Geriatric Emergency Medicine
Principles and Practice

노인응급의학

대한노인응급연구회

Joseph H. Kahn

Brendan G. Magauran Jr

Jonathan S. Olshaker

노인응급의학

첫째판 1 쇄 인쇄 | 2019 년 1 월 31 일
첫째판 1 쇄 발행 | 2019 년 2 월 13 일

지 은 이   Joseph H. Kahn / Brendan G. Magauran Jr. / Jonathan S. Olshaker
역   자   대한노인응급연구회
발 행 인   장주연
출 판 기 획   이성재
책 임 편 집   박미애
편집디자인   서영국
표지디자인   김재욱
발 행 처   군자출판사
             등록 제 4-139 호 (1991. 6. 24)
             본사 (10881) **파주출판단지** 경기도 파주시 회동길 338(서패동 474-1)
             전화 (031) 943-1888   팩스 (031) 955-9545
             홈페이지 | www.koonja.co.kr

ISBN 979-11-5955-397-4

정가 35,000 원

목차

저자 목록

Robert S. Anderson Jr., MD
Assistant Professor of Emergency Medicine and Internal Medicine, Tuft s University School of Medicine, Boston, MA, USA, and Attending Physician, Departments of Emergency and Internal Medicine, Maine Medical Center, Portland, ME, USA

(Mary) Colleen Bhalla , MD
Emergency Medical Research Director, Summa Akron City Hospital, Akron, OH, and Assistant Professor of Emergency Medicine, Northeast Ohio Medical University, Rootstown, OH, USA

Michelle Blanda , MD, FACEP
Chair, Department of Emergency Medicine, Summa Health System, Akron, OH, and Professor, Department of Emergency Medicine, Northeast Ohio Medical University, Rootstown, OH, USA

Christopher Carpenter , MD, MSc, FACEP, FAAEM
Associate Professor of Emergency Medicine, and Director, Evidence Based Medicine, Division of Emergency Medicine, Washington University School of Medicine, St. Louis, MO, USA

Chris Chauhan, MD
Resident, Jacobi/Montefi ore Residency in Emergency Medicine, Jacobi Medical Center, Bronx, NY, USA

Paul L. DeSandre , DO
Assistant Professor of Emergency Medicine and Associate Program Director, Fellowship in Hospice and Palliative Medicine, Emory University School of Medicine, and Assistant Chief, Section of Palliative Care, Department of Veterans Aff airs Medical Center, Atlanta, GA, USA

Maura Dickinson , DO
Resident Physician, Department of Emergency Medicine, Boston Medical Center, Boston, MA, USA

Jonathan A. Edlow , MD, FACEP
Professor of Medicine, Harvard Medical School, and Vice-Chairman of Emergency Medicine, Beth Israel Deaconess Medical Center, Boston, MA, USA

Dany Elsayegh , MD
Division of Pulmonary/Critical Care/Sleep Medicine, Staten Island University Hospital, Staten Island, NY, USA

Kara Iskyan Geren , MD, MPH
Department of Emergency Medicine, Maricopa Integrated Health Systems, Assistant Professor of Emergency Medicine, University of Arizona, Phoenix Campus, Phoenix, AZ, USA

Peter J. Gruber , MD, FAAEM
Assistant Professor of Emergency Medicine, Albert Einstein College of Medicine, and Coordinator of Resident Education, Department of Emergency Medicine, Jacobi Medical Center, Bronx, NY, USA

Jin H. Han , MD, MSc
Assistant Professor of Emergency Medicine, Vanderbilt University School of Medicine, Department of Emergency Medicine, Nashville, TN, USA

Marianne Haughey , MD
Associate Professor of Emergency Medicine, Jacobi Medical Center, Albert Einstein College of Medicine, Bronx, NY, USA

Teresita M. Hogan , MD, FACEP
Director of Geriatric Emergency Medicine, University of Chicago, Chicago, IL, USA

Ula Hwang , MD, MPH
Department of Emergency Medicine, Brookdale Department of Geriatrics and Palliative Medicine, Mount Sinai School of Medicine, New York, and Geriatric Research, Education and Clinical Center, James J. Peters VAMC, Bronx, NY, USA

Lindsay Jin , MD
Attending, Department of Emergency Medicine, Resurrection Emergency Medicine Residency, Partner of Infi nity Healthcare, Saint Francis Hospital, Evanston, IL, USA

Michael P. Jones , MD
Associate Residency Program Director, Department of Emergency Medicine, Jacobi Medical Center, and Assistant Professor, Department of Emergency Medicine, Albert Einstein College of Medicine, Bronx, NY, USA

Joseph H. Kahn , MD, FACEP

Associate Professor of Emergency Medicine, Boston University School of Medicine, and Director of Medical Student Education, Department of Emergency Medicine, Boston Medical Center, Boston, MA, USA

Keli M. Kwok , MD

Department of Emergency Medicine, Boston Medical Center, Boston, MA, USA

Denise Law , MD

Department of Emergency Medicine, Boston Medical Center, Boston University School of Medicine, Boston, MA, USA

Megan M. Leo , MD, RDMS

Assistant Professor, Department of Emergency Medicine, Boston University Medical Center, Boston, MA, USA

Stephen Y. Liang , MD

Instructor of Medicine, Divisions of Infectious Disease and Emergency Medicine, Washington University School of Medicine, Saint Louis, MO, USA

Judith A. Linden , MD, FACEP

Associate Professor of Emergency Medicine, Boston University School of Medicine, Boston Medical Center, Boston, MA, USA

Brendan G. Magauran Jr ., MD, MBA

Assistant Professor of Emergency Medicine, Boston University School of Medicine, and Physician Advisor for Utilization Management, Boston Medical Center, Boston, MA, USA

Joseph P. Martinez , MD

Assistant Professor of Emergency Medicine, University of Maryland School of Medicine, Baltimore, MD, USA

Amal Mattu , MD

Professor and Vice Chair of Emergency Medicine, University of Maryland School of Medicine, Baltimore, MD, USA

Karen M. May , MD

Fellow, Hospice and Palliative Medicine, Emory University School of Medicine, Atlanta, GA, USA

Aileen McCabe , MB, BCh, BAO, BMed Sci, DCH, MSc, MCEM Emergency Care Research Unit (ECRU), Division of Population Health Sciences, Royal College of Surgeons in Ireland

Kerry K. McCabe , MD

Assistant Professor of Emergency Medicine, Boston Medical Center, Boston University School of Medicine, Boston, MA, USA

Jolion McGreevy , MD, MBE, MPH

Emergency Medicine Resident, Department of Emergency Medicine, Boston Medical Center, Boston, MA, USA

Ron Medzon , MD

Associate Professor, Department of Emergency Medicine, Boston Medical Center, Boston University School of Medicine, Boston, MA, USA

Ravi K. Murthy , MD

Department of Emergency Medicine, Boston Medical Center, Boston, MA, USA

Aneesh T. Narang , MD

Emergency Professional Services, Banner Good Samaritan Medical Center/Banner Estrella Medical Center, Phoenix, AZ, USA

Lauren M. Nentwich, MD

Attending, Department of Emergency Medicine, Boston University Medical Center, Boston, MA, USA

David E. Newman-Toker , MD, PhD, FAAN

Assistant Professor of Neurology, Johns Hopkins School of Medicine, Baltimore, MD, USA

Jonathan S. Olshaker , MD, FACEP, FAAEM

Professor and Chair, Department of Emergency Medicine, Boston University School of Medicine, and Chief, Department of Emergency Medicine, Boston Medical Center, Boston, MA, USA

Joseph R. Pare , MD

Resident Physician, Department of Emergency Medicine, Boston Medical Center, Boston, MA, USA

Thomas Perera , MD

Residency Program Director, Jacobi/Montefi ore Medical Centers, and Associate Professor, Department of Emergency Medicine, Albert Einstein College of Medicine, Bronx, NY, USA

Joanna Piechniczek-Buczek , MD

Vice-Chair, Clinical Services, Boston Medical Center, Division of Psychiatry, Boston University School of Medicine, Boston, MA, USA

Jesse M. Pines , MD, MBA, MSCE

Director, Offi ce for Clinical Practice Innovation, Professor of Emergency Medicine and Health Policy, George Washington University, Washington, DC, USA

Timothy Platts-Mills , MD

Department of Emergency Medicine and Department of Anesthesiology, University of North Carolina Chapel Hill, Chapel Hill, NC, USA

Suzanne Michelle Rhodes , MD

Assistant Professor of Emergency Medicine, University of Arizona College of Medicine, Tuscon, AZ, USA

Lynne Rosenberg , PhD, MSN
President, Practical Aspects LLC, Denville, NJ, USA

Mark Rosenberg , DO, MBA
Chairman, Department of Emergency Medicine; Chief, Geriatric Emergency Medicine; and Chief, Palliative Medicine, Department of Emergency Medicine, St Joseph's Healthcare System, Paterson, NJ, USA

Todd C. Rothenhaus , MD
Chief Medical Offi cer, Athenahealth Inc., Watertown, MA, USA

Kristine Samson , MD
Assistant Professor, Department of Emergency Medicine, Jacobi/NCB Hospital Center and Albert Einstein College of Medicine, Bronx, NY, USA

Arthur B. Sanders , MD
Professor of Emergency Medicine, University of Arizona College of Medicine, Tuscon, AZ, USA

Jeff rey I. Schneider , MD, FACEP
Assistant Professor of Emergency Medicine and Residency Program Director, Boston University School of Medicine, Boston Medical Center, Boston, MA, USA

Rishi Sikka , MD
Vice President, Clinical Transformation, Advocate Health Care, and Clinical Associate Professor, University of Illinois Chicago School of Medicine, Chicago, IL, USA

Kirk A. Stiffl er , MD, MPH
Associate Director, Emergency Medicine Research Center, Summa Akron City Hospital, Akron, and Associate Professor of Emergency Medicine, Northeast Ohio Medical University, Rootstown, OH, USA

Morsal R. Tahouni , MD
Assistant Professor of Emergency Medicine, Boston University School of Medicine, Department of Emergency Medicine, Boston Medical Center, Boston, MA, USA

Mary E. Tanski , MD
Department of Emergency Medicine and Health Policy, George Washington University, Washington, DC, USA

Abel Wakai, MD, FRCSI, FCEM
Emergency Care Research Unit (ECRU), Division of Population Health Sciences, Royal College of Surgeons in Ireland, and Department of Emergency Medicine, Beaumont Hospital, Dublin, Ireland

Scott T. Wilber , MD, MPH
Director, Emergency Medicine Research Center, Summa Akron City Hospital, Akron, OH, and Associate Professor of Emergency Medicine, Northeast Ohio Medical University, Rootstown, OH, USA

Deborah R. Wong , MD
Clinical Instructor of Emergency Medicine, Harvard Medical School, Cambridge, MA, USA

역자 목록

강경원
제주대학교 의과대학
26. 노인정신응급

김아진
인하대학교병원
16. 요통

김의중
차의과학대학교 분당차병원
06. 노인의 전신쇠약
23. 노인의 류마티스성 응급질환과 정형외과적 응급질환

김한준
가톨릭대학교 서울성모병원
10. 노인의 호흡곤란

김혁훈
아주대학교병원 응급의학과
21. 노인에서의 소화기계 응급질환

민영기
아주대학교병원
18. 노인의 신경학적 응급질환

박규남
가톨릭대학교 서울성모병원
04. 노인소생술

박상협
인하대학교병원
17. 노인에서 나타날 수 있는 눈, 귀, 코, 목의 응급질환

박세훈
소방청
29. 노인의 기능 평가

박신률
영남대학교병원
30. 응급실의 완화 및 삶의 마지막 지점의 치료

박홍인
차의과학대학교 구미차병원
28. 대안적 노인치료와 질 측정

배진건
차의과학대학교 분당차병원
05. 노인 약리학

백진휘
인하대학교병원
09. 노인환자의 흉통

안희철
포항성모병원
07. 노인 외상환자의 처치

위정희
가톨릭대학교 여의도성모병원
11. 노인에서의 복통

오재훈
한양대학교병원
27. 노인에서 대사성 및 내분비 응급질환

왕순주
한림대학교 동탄성심병원
01. 노인응급의학 총론
02. 노인응급실

유기철
한림대학교 한강성심병원
20. 노인에서의 심혈관계 응급질환

이동훈
중앙대학교 의과대학
19. 노인 환자에서 호흡기계 응급

이동훈
전남대학교병원
12. 노인에서의 의식 변화

이승준
국립중앙의료원 중앙응급의료센터
22. 노인에서의 비뇨생식기 및 부인과 응급 상황

이정아
한림대학교 동탄성심병원
08. 노인에서의 통증 치료

* 가나다 순서로 정렬하였습니다.

서문

사람은 나이가 들어감에 따라 노화에 따른 신체 변화와 더불어 생리적 능력의 변화가 동반되며, 젊었을 때 무사히 넘어갔던 여러 의학적 상황이 위기로 다가올 가능성이 높아지게 됩니다. 따라서 일반적 응급의학에서 다루던 여러 사실들이 노인에게는 그대로 적용되지 않는 경우를 흔히 보게 됩니다. 게다가 노인 인구의 증가와 그에 대한 환경, 사회시스템의 변화는 응급의료 종사자와 노인을 만나게 되는 의료진들이 노인에 대한 보건의료 패러다임에 대한 변화를 이해하고 노인의 응급상황을 적절히 대처해야 한다는 숙제를 주고 있습니다. 그러므로 노인의 응급상황에 대한 의학적 이해와 대처는 더이상 미룰 수 없는 이슈가 되고 있다고 하겠습니다.

그럼에도 불구하고 노인의 응급상황과 관련된 최신의 의학적 내용을 다룬 국내의 저작은 그동안 미흡하였고 노인응급의학의 적절한 교과서나 참고 서적으로 사용할 만한 내용을 구하기 어려운 것이 사실이었습니다. 물론 노인응급처치나 노인응급의학 관련 번역서가 있기는 했지만 실제 많이 활용되지 못하였고, 급격히 변하는 국내외 보건의료 환경을 대변하기 위하여 이를 위한 저서가 있어야 한다는 대한노인응급의학연구회의 논의가 있어 국내에서 임상 및 학술, 참고자료로서 넓게 활용할 수 있는 '노인응급의학 교과서'를 편찬하기로 하였습니다. 단 아직 미흡한 국내 노인응급의학 기반을 감안하여 가장 권위있는 최신의 외국 교과서를 국내 실정에 맞게 수정하여 번역하기로 하였고 금번 일차 완성판이 나오게 된 것입니다.

아무쪼록 의사, 간호사, 응급구조사 등 응급실에서 노인응급환자 진료에 종사하거나 현장 및 이송 중 노인응급환자를 돌보아야 하는 분들, 학술적으로 노인응급의학에 관심을 두고 다루어야 하는 분들, 노인들의 응급상황을 대비하는 시스템 구축이나 정책에 관여하시는 분들 및 기타 노인들을 가까이 모시고 노인의 응급상황을 대비하셔야 하는 분들 등 노인응급과 관련된 모든 분들에게 본 저서를 통하여 노인응급에 대한 큰 도움과 발전이 있으시길 기원드립니다.

2018년 12월

편찬위원장 **왕순주**

축하의 글

유엔은 65세 이상 인구가 전체 인구에서 차지하는 비율이 7% 이상이면 '고령화사회', 14% 이상이면 '고령사회', 20% 이상이면 '초고령사회'로 분류하고 있습니다. 2018년 12월 현재 우리나라 65세 이상 인구가 14.3%로 고령사회에 진입하였으며 통계청은 9년 후인 2026년에 초고령사회가 올 것으로 예상하고 있지만 이보다 빨라질 수도 있다고 합니다. 이미 전라남도는 노인인구가 21.4%(2017년 8월)로 초고령사회가 되었으며 응급실 현장에서 일하는 응급의학과 의사들이 느끼는 노인응급환자들의 비율은 훨씬 높아서 지역에 따라서 30%-60%에 달하기도 합니다.

전 세계적으로 증가하는 노인인구 비율과 함께 우리나라보다 응급의학이 발전한 미국 및 서구 여러 나라에서는 노인응급의학의 중요성이 강조되어 소아응급의학, 응급외상학과 같이 응급의학 전공의 교육에 중요한 코어 컨텐츠로 자리매김 하였습니다. 현재 응급의학과 의사는 실제 응급실 현장에서 노인응급환자를 진료할 때 젊은 환자에 비해서 여러 증상들(복통, 의식변화, 어지럼증, 불명 열, 두통, 다발성외상)에 대한 진단과 치료에 어려움을 느끼고 있으며 그 이유로 진료에 많은 시간과 의료자원이 필요하고 노인응급의학에 대한 충분하지 않은 교육으로 인한 지식의 한계와 지속적인 교육과 연구의 필요성을 지적한 바 있습니다.

이에 2012년 대한응급의학회 내에서 노인응급의학의 교육, 연구, 학술의 발전을 위하여 대한노인응급의학연구회가 발족되었으며 현재까지 연 4회 학술집담회, 전공의 교육, 다기관 연구 등을 통하여 응급실 현장에서 노인응급환자 치료에 도움을 주고자 노력하여 왔습니다. 이번에 발행된 노인응급의학 교과서가 수련 중인 전공의뿐만 아니라 일선에서 노인응급환자를 진료하고 계시는 전문의 선생님들께도 많은 도움이 될 것을 기대합니다. 아울러 노인의 건강과 행복을 위하여 우리나라 노인응급의학이 한층 더 발전하는 계기가 되기를 바랍니다.

노인응급의학 교과서의 출간을 축하드립니다.

2018년 12월

대한노인응급연구회 회장
최승필

노인응급의학 총론

노인응급의학

노인 응급실(ED) 환자의 진료에는 여러 임상적, 사회적, 윤리적, 경제적 도전이 있다. 노인들은 일반적으로 응급실에서의 진료 흐름 및 세금 자원에 젊은 층보다 큰 영향을 준다. 예를 들어 75세의 당뇨병, 고혈압 및 심장병을 앓고 있는 여성이 집에서 낙상을 당했을 때를 가정하면, 이 노인 여성에 대한 초기 진단 차이는 많은 생명을 위협하는 전형적이거난 비정형적인 임상 양상을 포함한다. 이 노인 환자는 광범위한 평가와 치료가 필요하며, 이 환자의 필요 조치는 진단 외에도 여러 복합성 관리 능력, 개인 재정 자원, 가족 지원, 재택 서비스 제공자 또는 재활의 가용성 혹은 지역 사회의 시설에 달려 있다. 또한 치료 및 입원 결정은 이 환자의 기본 기능 상태와 양질의 삶에 대한 환자의 비전과 일치하는 임상적 및 사회적 개입에 대한 환자의 믿음을 고려해야 한다.

개별 응급실은 노인 환자를 돌볼 수 있는 능력이 다르다. 일차 진료 제공자와 밀접한 관계가 있는 소규모 지역 사회 병원의 클리닉은 불필요한 입원과 반복 방문을 줄이고 간호 및 처분에 대한 공동 결정을 내릴 수 있다. 대형 센터의 의료진은 예를 들어 증가되는 경막하 출혈을 진료할 수 있는 전문가에게 보다 쉽게 접근 할 수 있다. 더 큰 시설은 응급실 내 사회 복지사와 사례 관리자를 포함하여 숙련된 간호 및 재활 시설을 갖춘 병원에 노인들을 연결하기 위해보다 광범위한 자원을 보유하는 경향이 있다. 주어진 병원의 규모에 관계없이 응급실의 노인 진료가 주증상을 해결하는 것만으로는 끝나지 않는다는 의료진과 행정가의 인식은 급속도로 증가하는 노인의 진료의 질을 향상시키는 데 필수적이다.

전공의 프로그램에서 노인 응급 의료 교육을 향상시킬 수 있는 기회와 마찬가지로 노인의 응급 처치와 관련된 연구 질문이 많다. 미국에서는 65세 이상의 성인 인구가 전체 인구보다 훨씬 빠르게 증가하고 있으며, 85세 이상인 "가장 나이든 노인"이 가장 빠르게 성장하고 있다. 미국의 경우 연간 Medicare 예산의 약 30%가 최종 생년의 환자를 대상으로 하며, 마지막 달에 중환자실 수준의 치료 비용의 80%가 지급된다. 영국의 2개 응급실에서 실시한 한 연구에 따르면, 응급실에서 사망 한 노인 환자의 절반이 응급실을 방문했거나 전년도에 병원에 입원한 환자였다. 노인은 심폐소생술과 관련하여 삶의 종말 시의 선호 방안을 표현할 수 있는 조기 기회를 제공 받아야 한

다. 그러나 생의 마지막 날에 심폐소생술 포기 약정문서(DNR)가 작성되는 경우도 많다. 예후와 관련하여 환자 및 가족과의 초기 논의는 완화 옵션의 도입을 허용한다. 응급실의 진료 품질과 효율성, 노인과 그 가족의 만족도를 향상시키는 것은 응급의학과의 흥미로운 과제이다. 이는 건강 관리의 전반적 질과 비용에 큰 영향을 미치게 된다.

인구 노령화

노인은 이질적 집단이다. 65세 이상의 개인은 기능 상태, 합병증, 부작용의 위험, 재원, 사회적 지원 및 치료 목표와 관련하여 크게 다르다. 노인 가운데 건강에 관심이 있는 사람은 여러 명의 동반 질병이 있는 젊은 사람보다 전반적으로 더 나을 수 있다. 그러나 평균적으로 노인 환자는 구급차로 응급실에 올 가능성이 많으며, 응급실에서 더 많은 시간을 보낸다. 더 많은 검사를 받아야하며 더 높은 수준의 진료를 받아야 할 수 있다. 이 모든 것이 노인 진료 비용을 증가시킨다.

오늘날 65세 이상의 환자는 미국 인구의 13%, 응급실 방문의 20%를 차지한다. 2030년까지 노인은 미국 인구의 20%를 차지할 것이다. 노인 중에는 가장 노령의 노인들이 2050년까지 인구 증가율이 2000년 인구 비율의 두 배에 달하는 가장 빠른 성장세가 나타날 것이다. 이 그룹이 노인들 중 가장 높은 응급실 방문률을 가지고 있음을 감안할 때, 이 연령 집단의 확장은 응급실 활용에 상당한 영향을 미칠 것이다. 2050년까지, 일하는 성인과 노인의 비율은 오늘날 4:1과 비교하여 2:1이 될 것이다.

광범위한 건강관리 안전망이 있는 국가에서는 납세자가 재정적 부담을 감수하며 이는 계속 증가 할 것이다. 노인을 돌보는 것이 경제적으로 미치는 영향은 이 연령 집단의 인구 증가뿐 아니라 전체적 가족 구조의 변화가 중요하다. 거의 모든 선진국이 한 어린이 가정의 높은 비율로 변함에 따라 더 많은 개인과 부부가 노인 부모를 위한 유일한 지원이 될 것이다.

노인들은 수십 년 전과 비교해 평균적으로 재정적 안전성이 더 높지만 응급실 인력은 가정의 건강 전문가나 요양원과 같은 가정과 자택에서의 자기 관리의 상대적 안전성과 비용에 관해 환자와 가족과 이야기하는 기회가 더 많아지게 된다. 가정 건강 관리는 미국에서 두 번째로 빠르게 성장하는 직업 범

주이다. 양로원에 거주하는 연장자의 비율은 지난 20년 동안 일정하게 유지되었지만, 인구는 나이가 많고 의존적인 환자 증가로 인하여 한정된 양로원 입실에 대한 경쟁이 더욱 치열 해졌다.

응급실에서는 급속도로 증가하는 노인 환자들에게 효율적이고 수준 높은 치료를 제공하고 동시에 가족, 주치의 및 기타 지역 사회 치료 제공자와 협력하여 노인을 위한 병원 외 돌봄을 향상시키고 비용이 많이 드는 반복 방문, 병원 입원을 줄일 수 있다. 보건의료체계가 서비스당 지불 체계에서 질환별 지불 체계로 전환함에 따라 값 비싼 급성 진료 방문 예방이 점점 더 중요해질 것이다.

보건의료체계 목적

노인 환자의 고품질 진료는 활동적인, 즉 장애가 없는 평균 수명을 최대화한다는 보다 큰 보건의료체계의 목표에 기여한다. 노인 환자의 급성 상태를 확인함으로써, 응급의학과 의사는 사망 및 장애를 줄일 수 있다. 노인 환자는 젊은 환자보다 급성 질환의 비정형 징후 및 증상을 나타낼 가능성이 더 높다. 그러나 아직 노인 환자의 응급 상태에 대한 진단과 치료를 구체적으로 다루는 임상 연구는 제한적인 것이 현실이다.

응급실에서는 부작용을 방지하고 인지 기능 장애를 예방하여 부상을 입거나 노인 환자의 일상 생활 활동 능력을 관리함으로써 노인 환자의 건강을 더 향상시킬 수 있다. 그러나 급성 질환 관리에 대한 노인의 특정 증거가 제한된 것처럼 노인 간 기능 상태 및 상해 위험에 대한 응급실 기반 평가와 관련된 양질의 연구가 부족하다.

보건의료체계는 공식 의료 서비스 제공에만 국한되지 않는다. 가족 구성원은 노인 환자의 건강 증진에 중요한 역할을 한다. 사회적 지지가 없는 노인은 반복적인 응급실 방문 위험이 높다. 가정 간호 서비스와 같은 비공식 보호자에 대한 부담을 줄이는 중재는 응급실 및 병원 이용을 감소시킬 수 있으며 궁극적으로 노인 환자의 건강을 향상시키는 비용 효율적인 방법이 될 수 있으며, 특히 응급실에서 퇴원한 후 노인 환자의 기능적 감소의 위험이 증가하게 된다.

큰 병원은 가정의 건강 서비스를 제공할 수 있는 응급실 환자를 볼 수 있지만 소규모 병원은 응급실 또는 입원 병동에서 퇴원한 노인 환자가 자신의 가정에 적합한 평가를 받을 수 있도록 주치의와 긴밀히 협력해야 할 것이다. 지난 6개월 이내에 입원하거나 우울증을 앓고 있는 노인 환자는 기능적 감소, 장기간 입원 또는 사망과 같은 부작용이 있거나 응급실로 돌아올 위험이 더 높다. 응급실에서 퇴원한 노인 환자의 부작용 예방에 관한 증거 기반 표준은 없지만 자가보고 설문지를 포함한 간단한 검사 도구가 연구되었다. 제한된 증거는 학대, 우울증, 약물 남용, 인지, 시력 또는 청력 감소에 대한 응급실 내 선별 검사가 응급실 또는 병원에서 퇴원한 후 부작용 위험이 있는 노인을 효과적으로 식별할 수 있다고 제안한다. 그러나 급성 질환에 대한 평가와 치료의 주요 목표를 고려할 때 바쁜 응급실에서 선별 검사를 반드시 실시해야 하는지는 분명하지 않다. 한 가지 해결책은 의사가 아닌 사회복지사와 사례 관리자가 노인들의 활동 기대 여명을 줄이게 될 상황이나 가정 상황에 대하여 선별하는 것이다.

응급실 방문 기간 동안의 노인들의 광범위한 요구로 이에 대한 개별 공개 초안의 개발이 촉진되었다. 노인응급의학 의사들은 노인의 급성 질환 관리를 전문으로 한다. 노인 환자의 "비전형적인 증상 발현"은 노인의 응급 처치를 전문으로 하는 임상의에 의해 상당히 전형적으로 보일 수 있다. 노인 환자를 대상으로 하는 응급실의 부서에서는 응급실 내 사회 복지사, 사례 관리자 및 약사와 협력하여 노인의 다중 병력 및 다약제의 효과를 고려하고 노인의 특정 선별작업을 적용하는 데 필요한 시간을 할애할 수 있고, 다른 환자의 치료를 지연시키지 않고 노인평가도구를 사용할 수 있다. 노인 응급의료의 핵심 목표는 노인의 활동 기대 여명을 줄이는 상황의 예방 및 치료를 위해 보다 공정하고 저렴하며 근거 중심의 개입을 개발하는 것이다.

임상적 도전

복잡한 환자

노인 환자는 복잡하며, 응급실에서 노인 환자에 대한 의학적 평가는 젊은 환자의 평가보다 더 많은 비용과 시간이 소요되는 경향이 있다. 젊은 환자들보다 노인들 사이에 응급실에서의 긴급한 증상 발현의 비율이 더 높다.

미국 응급의학회(ACEP)는 2030년까지 미국에서 65세 이상의 인구는 인구의 20%를 차지하는 7천만 명에 이를 것이라고 예측한다. 이것은 인구의 13%를 차지하는 65세 이상 인구가 3천 5백만 명인 2000년에서 증가한 것이다. 2030년까지, 노인 환자는 ED 방문 중 적어도 4분의 1을 차지할 것이다. 또한 미국에서 가장 오래된 노인 인구는 계속 증가하고 있으며 2010년에는 90세 이상 인구가 190만 명이었다. 미국 인구 통계국(Census Bureau)의 예측에 따르면 2050년까지 이 연령대에 9백만 명의 미국인이 생겨날 것이다. ED에 나타나는 노인 환자는 여러 가지 합병증이있는 경향이 있으므로 그들의 평가는 자주 쉽지 않다. 또한 젊은층보다 심각한 질병의 가능성이 더 높다. 집에 있는 노인은 일반 노인 인구와 비교하여 대사 이상, 심혈관 질환, 뇌 혈관 질환, 근골격계 장애, 인지 장애, 치매 및 우울증의 비율이 높다. 스위스의 경우, 응급실 환자를 대상으로 한 노인 환자의 경우 23%의 빈도로, 특히 일반화된 약점의 주요 불만 사례에 대해서는 과소 평가되었다.

다약제 복용은 응급진료를 제공받는 노인 환자들에게 공통적 문제이다. 노인은 자신의 주치의와 전문의료진을 포함하여 여러 명의 의사의 진료를 볼 수 있으며 각각 여러 가지 약을 처방할 수 있다. 포괄적인 약물 목록은 일반적으로 응급 처치 제공자가 이용할 수 없기 때문에 응급 상황에서 노인 환자의 평가와 치료가 복잡해진다. 진료의 변경은 노인환자를 약물 관련 문제에 특히 취약하게 만든다. 특히 노인에게 잠재적으로 부적절한 약물은 우선적 치료약물로 종종 처방된다. 흥미롭게도, 노인들의 약물 부작용에 대한 입원의 대다수는 부적절한 약물 때문이 아니라 와파린, 인슐린, 항혈소판제 및 경구 저혈당과 같은 흔히 사용되는 약물에 의한 것이다.

인지 손상은 신뢰할 만한 병력을 얻는 것을 매우 어렵게 만든다. 환자는 구음 장애, 혼란 또는 치매의 결과로 자신을 잘 표현할 수 없다. 다양한 급성 의학적 상태는 섬망을 유발할 수 있어, 노인 환자와의 의사 소통이 평소 기준보다 훨씬 더 어렵다. 노인 환자는 종종 응급실에 보내졌던 이유를 기억하지 못해 가족 구성원, 응급 의료 서비스 제공 업체 및 만성 질환 치료 시설과의 의사 소통의 중요성이 강조된다. 응급실에서 귀가한 후, 이환율과 사망률이 악화되는 빈도는 젊은 사람들보다 노인들에서 더 높다. 이러한 이유로 일차진료의사, 가족 및 장기 요양 시설과의 의사 소통은 퇴원 전에 필수적이다. 이는 의도된 치료 계획이 수립되고 적시에 후속 진료가 준비되는 데 도움이 되며, 환자 상태가 악화되면 즉시 응급실로 복귀하면 된다.

응급실에서 귀가한 노인은 이후에 계획되지 않은 재입원의 위험이 높다. 위험노인선별도구(Identification of Seniors at Risk, ISAR)와 중증도분류 위험계층도구(Triage Risk Stratifiion Tool, TRST)와 같은 선별 도구는 재입원 위험이 높은 노인 환자를 예측하기 위해 개발되었다. 미국의 Medicare는 높은 재입원율로 병원에 벌칙을 부과할 수 있기 때문에 미국의 일부 병원은 최근 노인 환자를 입원시키기보다는 관찰하기 위해 환자를 입원하지 않고 수용하기도 한다.

유럽에서는 단기 입원 노인병동을 활용하여 응급실의 노인 환자가 재입원을 늘리지 않고 짧은 기간 동안 입원할 수 있다. 보호자와 가정의 건강 관리 제공자가 환자가 안전한 환경을 유지하고 만성 질환을 관리할 수 있도록 하는지 여부에 따라 집에서 사는 노인 환자의 결과가 달려 있다. 겨우 기능을 유지하는 환자에게는 사소한 부상이라도 집에 머무는 것이 안전하지 않을 수 있다. 급성 질환이나 부상의 추가 부담은 이 환자들을 돌보는 가족 구성원에게 너무 많은 것일 수 있다. 이는 재택 간호 자원이 추가로 필요하거나, 환자가 숙련된 간호 시설에 임시 배치를 요구할 수 있으므로, 응급 처치 담당자 또는 사례 관리자가 수행할 수 있는 중요한 평가이다. 노인 환자는 또한 보고 의무가 있는 노인 학대 및 방치에 대해 선별 검사를 받아야 한다. 응급구조사는 훈련을 통해 학대와 방치의 위험에 처한 노인을 정확하게 파악하고 병원 입원 시 직원에게 알릴 수 있다.

흉통과 호흡 곤란은 노인들 사이에서 가장 흔한 응급 증상이며, 이 인구에서의 응급실 방문의 11%를 차지한다. 노인들은 심근 경색, 외과적 복증 및 패혈증과 같은 심각한 질병에서 비정형적이고 미묘한 징후 및 증상이 나타나기 때문에 사소한 불만이 있는 경우에도 광범위한 후속 치료가 필요할 수 있다. 다발성 외상은 특히 노인 환자에게 치명적일 수 있다. 텍사스 주

달라스에 있는 감리교병원에서는 다분야의 접근을 통해 급성 손상과 만성 질환의 치료를 용이하게 하는 노인 외상 유니트를 만들었다. 펜실베이니아 주 랭커스터 종합 병원은 신속하게 노인들의 쇼크를 확인하고 공격적으로 치료하는 외상 계획을 수립했는데, 이 프로토콜은 노인 외상 환자에서 사망률을 현저하게 감소시켰다.

노인의 응급 처치의 복잡성과 관련된 중요한 연구 질문은 다음과 같다.
–의약품 관리와 기능 평가 및 응급의료진의 개입으로 노인 환자를 안전하게 퇴원시킬 수 있는지 여부
–다학제적 노인 구역 단위가 노인 환자 최종 결정의 안전성과 효율성을 향상시키는지 여부
–외래 환자가 비경구 항생제를 사용하면 노인 환자의 입원을 안전하게 줄이고 단축시킬 수 있는지 여부

비싼 의료비

노인 응급 환자를 돌보는 것은 여러 이유로 일반 환자보다 더 비싼 경향이 있다. 노인 환자는 젊은 응급 환자보다 구급차를 통해 도착할 가능성이 더 크다. 노인 환자의 중환자실 치료가 필요한 환자의 비율과 전체 입원율도 높다. 삶의 마지막 달에 응급실을 방문하는 노인 환자의 75% 이상이 병원에 입원한다. 많은 응급의학 의사들은 노인 환자의 진료 시 확신을 덜 느끼고 노인응급의학 분야에서 더 많은 훈련을 원한다. 이로 인해 노인의 비정형화된 증상 발현에 대한 고도의 시뮬레이션을 포함한 응급의학 전공의 교육훈련에서 노인에 대한 주제 노출을 증가시키기 위한 노력이 시작되었다. 심각한 질병의 발병율이 높고 생명을 위협하는 질병에 대한 불분명한 증상발현 가능성 때문에 젊은 환자보다 노인 환자에서 더 많은 검사가 시행된다. 비싼 치료는 응급 치료를 포함한 모든 단계에서 의료비 지출을 줄이려는 노력에 반한 문제가 된다.

연구 질문에는 더 많은 검사를 시행한 고가의 진료와 입원 환자 및 중환자실의 더 높은 진료가 노인 환자의 이환율과 사망률을 감소시키는지 여부가 포함된다. 또 다른 중요한 연구 문제는 응급의료체계가 진료를 지연시키지 않고 환자를 병원으로 이송하기 전에 정확한 재택 평가를 수행할 수 있는지 여부이다.

혼란한 환경

응급실 환경 그 자체는 노인 환자의 효율적인 치료에 효과적일 수 있다. 응급실의 소음과 활동 수준은 잘 기능하는 노인들조차도 혼란스럽고 동요할 수 있다. 그러나 응급실 내 의료진은 노인 환자의 필요를 수용하는 것이 어려울 수 있다. 노인 환자는 장시간 동안 침대에 누워있는 것이 용인될 수 없으며, 젊은 사람들에 비해 화장실 사용 필요도가 높다. 게다가 도움 없이 침대에서 내려 욕실에 걸어가려 할 때 넘어지는 것은 응급실에서 발생하는 낙상의 빈번한 원인이 된다. 환자 낙상은 병원에서 결코 일어나지 않아야 할 사건으로 미국에서도 메디 케어

및 메디케이드 서비스가 해결해야 할 목표로 삼았다. 간호사와 간호조무사는 바쁜 응급실에서 노인 환자가 요구하는 치료를 제대로 제공하지 못하기 쉽다. 마찬가지로, 목표 지향적으로 한 가지의 주요 의학적 문제에 초점을 맞춘 병력청취 및 진찰을 수행하는 데 익숙한 응급의학과 의사는 많은 노인 환자들이 필요로 하는 포괄적인 평가를 수행할 수 없기 쉽다. 이는 응급의학과 의사가 원래 의심보다 더 심각한 임상적 문제를 나타내는 중요한 단초를 놓칠 수 있게 한다.

2008년 메릴랜드 주 실버 스프링의 홀리 크로스 병원에서 첫 노인 응급실을 창설한 이래로 뉴저지의 세인트 조셉 지역 의료 센터(St. Joseph's Regional Medical Center), 미시간 주 세인트 조셉 머시 앤 아버 병원(St. Joseph Mercy Ann Arbor Hospital) 뉴욕의 시내산 의료원(Mt. Sinai Medical Center), 뉴저지의 뉴와크 베스이스라엘 병원(Newark Beth Israel Medical Center) 등이 대표적이고, 미국 내 35개 노인 응급실이 있다. 노인응급의료센터는 노인 환경에 대한 특별한 요구 사항을 충족시키고, 보다 편안한 침대 및 높은 의료진 대 환자 비율을 제공한다. 이곳은 전형적인 응급센터보다 노인의 사회 복지 및 사례 관리에 더 잘 접근할 수 있다. 노인응급의료센터에서의 노인 환자의 만족도는 매우 높으며 더 많은 노인응급의료센터가 미국 전역에서 계획 단계에 있다.

만성적 질병을 가진 노인 환자는 완화 의료 서비스와 연결되어야 한다. 응급센터에서 적극적인 인공호흡 치료를 원하지 않는 환자를 위한 완화 치료가 시작될 수 있다. 사랑하는 환자와 함께 집에서 죽는 것을 선호하는 많은 노인 환자들이 임종에 가까운 의학적 변화가 발생할 때 응급실로 옮겨지고 응급실에서는 완화된 치료 제공자와 이들 환자를 연결해야 한다. 완화 치료는 더 이상 최후의 수단으로만 시행되지 않는다는 점에 유의하는 것이 중요하다. 이는 또한 환자와 가족들과의 열린 의사소통과 지원 및 심각한 질병으로 치료받는 노인 환자들을 위한 통증 관리 제공을 포함한다. 불행히도, 응급실에서 나타나는 노인 환자의 통증은 종종 치료되지 않는다. 응급실에 있는 노인 응급실과 완화 치료 서비스의 시작 정도를 결정하여 환자 및 가족의 만족도를 향상시키기 위한 추가 연구가 필요하다.

가족

Luppa 등은 문헌 리뷰를 통해 노인이 요양 시설에 가게 됨을 예측하는 6가지 요소, 즉 연령 증가, 스스로 해결능력이 떨어지는 건강 상태, 기능 및 인지 장애, 치매, 과거의 요양원 사용 경력 및 여러 처방 약품을 확인하였다. 덜 강력한 증거로 뒷받침되는 예측 인자에는 남성 성기능, 우울증, 제한된 교육, 낮은 경제적 지위, 뇌졸중, 고혈압, 요실금 또는 이전 입원 병력이 포함되었다. 요양시설 간호는 비용이 많이 들고, 비인간적인 경우도 많아 대부분의 경우 지속 가능한 재택 간호가 노인 환자와 그 가족에게 더 좋은 선택이다.

재택 간호는 방문 간호사 방문, 간호 보조원 방문, 집에서

의 검사실 수집, 간호사와 의사 방문 가정 방문을 포함하여 대부분의 가정에 추가적인 자원이 필요하다. 노인들이 집에 남아서 계속 지역 사회의 활동적인 구성원이 되기 위해서는 추가적인 의료 및 사회 복지 서비스가 요구될 뿐만 아니라 이러한 서비스가 통합되어야 한다. 안전한 가정 간호에 관한 환자 및 가족 교육에는 사고 및 낙상 예방에 대한 지침이 포함되어야 한다. 낙상이 기능의 급속한 감소로 이끄는 전조증상으로의 역할을 나타낼 수 있으므로, 가정 평가 및 낙상 예방의 중요성은 과대 평가될 수 없다.

지속성 유지는 노인 인구의 지속적인 가정 간호를 가능하게 할 수 있으며, 지속 증진 프로그램은 노인의 장기요양시설 배치를 지연시킬 수 있다. 노인이 의사 결정 능력을 상실하기 전에 의료 서비스 대리인을 확인해야 한다. 건강 관리 대리인은 종종 가까운 친족이나 가까운 가족 구성원이지만 노인 건강에 재앙적 사건이 발생하기 전에 설정해야 한다. 또한 노인이 자신의 소원을 표현할 수 있는 능력이 있는 동안 사전 지시는 환자와 가족 및 건강 관리 대리인과 논의되어야 한다. 이는 치명적인 사건이 발생했을 때 건강관리 대리인이 합리적인 결정을 내리는 것을 더 쉽게 만든다. 사랑하는 가족에게는 의료 행위의 보류 결정이 매우 어렵고 환자의 희망을 미리 확립하는 것이 위기의 시기에 도움이 될 수 있다.

노인 간호에 가족 구성원이 참여하는 것과 관련된 연구 문제들은 노인층 중 몇 퍼센트가 건강 관리 대리인을 가지고 있는지, 몇 퍼센트는 사전 지시가 있는지, 가족 및 건강 관리 대리인이 심각한 질병이 닥쳤을 때 사전 지시에 의한 결정을 내리는지 등이 포함된다. 응급실 방문, 입원 및 장기 요양 보호를 효과적으로 감소시키는 가정간호관리 모델을 개발하는 것도 중요하다.

특별한 도전

노인 인구 내의 특정 집단은 특히 도전적이다. 저소득의 도심 및 시골 가정은 노인을 돌보는 데 필요한 건강 보험 및 추가 자원이 부족하다. 미국의 경우 보건 의료에서의 인종 불균형은 적절한 가정간호관리에 영향을 줄 수 있다. 많은 이민자들은 보험에 가입하지 않았으며 노인을 돌보는 데 필요한 자원을 알지 못한다. 정기적으로 의료 혜택을 받지 못하는 노인들은 중환자의 질병이나 부상을 입을 때 위기에 처한 의료 보험이나 사전 지시서를 가지고 있지 않다. 지리와 인구 통계를 기반으로 한 숙련된 간호 시설과 가정간호관리 유형을 확인하려면 추가 연구가 필요하다.

응급실에서의 보존적 진료

만성질환을 가진 노인 환자들에 대한 완화 치료는 통증, 호흡곤란 및 우울증을 감소시킨다. 또한 응급실 방문 및 입원을 줄이고 환자 및 가족 만족도를 높인다. 대부분의 노인들은 집에서 사망하는 것을 선호한다. 그러나 많은 사람들이 응급실이나 중환자실에서 사망한다. 응급실에서 사망한 노인 환자는 같

은 병원에 입원하거나 같은 응급실을 최근 방문했지만, 사전 진료 지침이나 완화 치료 서비스와의 접촉이 거의 없는 경우가 많다. 만성질환을 가진 노인 환자에 대한 완화 치료, 재택 간호 및 호스피스 서비스를 연결하는 응급실 내 서비스는 복지를 향상시키고 병원 방문 및 사망을 줄인다. 응급실 완화 치료와 관련된 연구 우선 순위는 임상의료진의 교육, 응급실 내 선별 도구, 응급실에서 시작된 완화 치료 결과 및 집에 안전하게 돌아갈 수 없는 노인 환자를 위한 입원에 대한 적절한 비용, 효과적 대안을 포함한다.

일차진료종사자와 요양시설과의 접촉

응급실 의료진과 일차진료 의사 간의 의사 소통은 병원 입원을 줄일 수 있다. 일차진료 의사는 진료소나 환자의 집에서 노인 환자를 만날 수 있으며 치명적인 응급실 방문 및 입원으로 이어지기 전에 많은 급성 질환 및 만성 질환의 악화를 치료할 수 있다. 노인 환자가 병원 수준의 치료를 필요로 할 때, 일차진료 의사는 방문 이유에 앞서 응급실 의료진에게 통보할 수 있으며, 더 중요한 것은 퇴원 시 예상되는 후속 치료에 대하여 기록할 수 있다는 것이다. 경우에 따라 응급의학과 의사는 생명을 위협하는 상태를 배제하고 환자가 일차 진료 제공자와의 신속한 후속 조치를 준비할 수 있다면 환자를 귀가시킬 수 있다.

응급의학과 의사와 병원 간호 제공자 간의 협력 또한 필수적입니다. 응급의학과 의사는 반복되는 응급실 방문이나 집에서 발생하는 부작용의 위험을 증가시킬 수 있는 조건을 갖고 퇴원할 가능성이 있는 노인을 선별할 수 있지만, 입원할 노인을 대상으로 선별 검사와 예방 계획을 합리적으로 연기할 수도 있다. 입원 환자 진료 제공자는 환자의 투약 목록을 주의 깊게 검토하고, 외래 진료 제공자와 의사소통하고, 우울증과 영양실조를 선별하고, 잠재적 치료 순응 문제 및 약물 투약 부작용을 검토함으로써 노인의 반복 응급실 방문 및 입원을 줄일 수 있습니다. 응급실 또는 병원에서 퇴원한 노인 환자가 이전만큼 또는 이전보다 더 활동적이 되어 집으로 돌아갈 가능성을 높이려면 응급의학과 의사, 병원 진료 제공자 및 지역 사회 일차진료 의사 간의 의사 소통을 개선하는 방법에 대한 추가 연구가 필요하다.

노인응급의학 교육

미국의 응급의학과는 노인 환자에게 지속적이고 수준 높은 의료 서비스를 제공하는 능력을 지속적으로 향상시킬 필요가 있다. 향후 10년 동안 예상되는 노인 환자의 응급실 방문량이 급격히 증가하면서 임상적 지식과 응급실 자원이 추가로 위협받

게 되어 최적의 결과가 나오지 않을 위험이 커진다. 응급의학과 의사는 노인 환자를 편안하게 평가하고 치료해야한다. 아직 많은 응급의학과 의사들은 젊은 성인보다 노인 환자를 돌보는 것이 더 어려우며, 전공의 수련 기간 동안 노인 교육이 부적절하다고 생각한다. Hogan 등(2010)은 노인 응급의학에 대한 응급의학과 전임의 과정뿐만 아니라 전공의 수련 프로그램을 개발하는 데 사용할 수 있는 역량 증진 세트를 개발했다. 대체로 노인 응급의학 능력은 비전형적인 증상발현을 인식하고 외상 및 인지장애를 관리하며 노인 환자에 대한 개입의 위험과 이점을 평가하고 약물 치료를 관리하며 안전한 진료 전환에 참여하고 동반 질환의 장기적인 관리에 기여하는 능력을 포함한다.

미국 내 노인 응급 의학 전임의 과정은 소수에 불과하지만, 내과 의사를 위한 노인 복지 전문 교육 프로그램은 100개가 넘는다. 대부분의 노인 응급의료 훈련은 전공의 수련 프로그램에서 이루어진다. 전공의와 응급의학과 전문의가 노인 진료에 대한 추가 교육 훈련으로부터 혜택을 받으며, 노인 관련 진료 부서와의 긴밀한 교육 협력이 이루어져야 한다. 이러한 협력을 통해 응급의학과 의사는 노인 진료 경험이 풍부한 노인의학 전문가에게서 배울 수 있지만, 더 중요한 것은 응급실과 일차 진료 기관 간에 더 나은 보호 연속성을 위한 토대를 마련하는 것이다. 응급의학과 의사와 노인의학 전문가 간의 긴밀한 협력은 노인에게 발생한 가정에서의 급성 질환에서 급성 진료 병원 환경, 재활 시설 및 가정으로의 복귀를 촉진할 수 있다. 보건 체계가 증가하는 노인 인구의 요구를 충족시키기 위해서는 이러한 지속적인 치료가 중요하다.

요약

고령화된 미국 인구는 앞으로 수십 년 동안 의료 시스템에 수많은 도전을 제기할 것이다. 응급실은 간호사와 의사를 위한 노인 응급의학 교육을 개선하고 노인 환자를 돌보는 데 추가 자원을 투입해야 한다. 비정상적인 심각한 질병의 증상이 있는 환자는 신속하게 확인하고 적극적으로 치료해야 한다. 만성 질환 및 기능 저하를 경험하는 노인은 적절한 배치를 결정하고, 사전 지시를 수립하고, 완화 관리 서비스와 연결하며, 가족 및 주치의의 의견을 수렴하는 사회복지 서비스 및 사례관리가 필요하다. 비용이 많이 드는 병원 입원과 반복 방문을 줄이는 조치는 건강관리 체계가 전체 지불로 전환해 감에 따라 병원이 노인 환자에게 고품질의 진료를 계속 제공하는 데 도움이 된다. 이러한 혁신은 노인 응급실 환자를 돌보는 새로운 패러다임으로 이어질 수 있다.

핵심과 주의점

핵심

- 현재 노인은 미국 인구의 13%와 응급실 방문의 20%를 차지하고 있다. 2030년까지 미국 인구의 20%는 65세가 되며 응급실 방문의 25% 이상을 차지할 것이다.
- 응급실에서 귀가하기 전에 손상된 기능 상태에 대해 노인 환자를 선별하는 역할이 있다. 사례 관리자와 사회복지사는 많은 선별 책임을 수행할 수 있다.
- 응급실 방문은 진료 지시 사항을 논의하고, 건강관리 대리인을 정하고, 노인 환자와 그 가족에게 완화 치료 서비스를 연결하는 기회를 제공한다.

주의점

- 노인 환자는 흔히 심각한 질병의 전형적 증상이 없다.
- 응급실 또는 입원 병동에서 퇴원한 노인 환자는 반복적인 응급실 방문 및 병원에 대한 재입원율이 높다.
- 다약제복용은 응급실을 방문하는 노인 환자들의 공통적인 문제이다.

참고문헌

1. McCusker J, Ionescu-Ittu R, Ciampi A, et al. Hospital characteristics and emergency department care of older patients are associated with return visits. *Acad Emerg* Med. 2007;14(5):426.33.

2. Hogan C, Lunney J, Gabel J, et al. Medicare benefi ciaries' costs of care in the last year of life. *Health Aff airs*. 2001;20(4):188.95.

3. Beynon T, Gomes B, Murtagh FE, et al. How common are palliative care needs among older people who die in the emergency department? *Emerg Med J.* 2011;28(6):491.5.

4. Bailey FA, Allen RS, Williams BR, et al. Do-Not-Resuscitate orders in the last days of life. J Palliat Med. 2012;20(4):751.9.

5. A mbulatory Medical Care Utilization Estimates for 2007 (United States Department of Health and Human Services, Centers for Disease Control and Prevention, 2011, Series 13, Number 169).

6. A Profi le of Older Americans: 2011 (Department of Health and Human Services, Administration on Aging [online; cited July 19, 2012]), accessed from www.aoa.gov/aoaroot/aging_statistics/Profi le/2011/4.aspx

7. Crescioni M , Gorina Y , Bilheimer L , Gillum R . Trends in Health Status and Health Care Use among Older Men (United States Department of Health and Human Services, Centers for Disease Control and Prevention, National Center for Health Statistics, 2010).

8. Hobbs F, Damon B. 65+ in the United States. In Current Population Reports, Special Studies (Washington, DC: United States Census Bureau, 1996), pp.23.190.

9. G eriatrics Review Syllabus: A Core Curriculum in Geriatric Medicine , 5th edn (Malden, MA : Blackwell Publishing, 2002).

10. Boris E, Klein J. Home-care workers aren't just 'companions'. The New York Times. 2012, July 1.

11. Carpenter CR, Heard K, Wilber S, et al. Research priorities for high-quality geriatric emergency care: medication management, screening, and prevention and functional assessment. Acad Emerg Med. 2011;18(6):644.54.

12. McCusker J, Bellavance F, Cardin S, et al. Prediction of hospital utilization among elderly patients during the 6 months after an emergency department visit. Ann Emerg Med. 2000;36 (5):438.45.

13. McCusker J, Verdon J, Tousignant P, et al. Rapid emergency department intervention for older people reduces risk of functional decline: results of a multicenter randomized trial. J Am Geriatr Soc. 2001;49(10):1272.81.

14. Carpenter CR, Bassett ER, Fischer GM, et al. Four sensitive screening tools to detect cognitive dysfunction in geriatric emergency department patients: brief Alzheimer's Screen, Short Blessed Test, Ottawa 3DY, and the caregiver-completed AD8. Acad Emerg Med. 2011;18(4):374.84.

15. Mion LC, Palmer RM, Anetzberger GJ, et al. Establishing a case-fi nding and referral system for at-risk older individuals in the emergency department setting: the SIGNET model. J Am Geriatr Soc. 2001;49(10):1379.86.

16. Sinha SK, Bessman ES, Flomenbaum N, et al. A systematic review and qualitative analysis to inform the development of a new emergency department-based geriatric case management model. Ann Emerg Med. 2011;57(6):672.82.

17. Kahn JH, Magauran B. Trends in geriatric emergency medicine. Emerg Med Clin North Am. 2006;24(2):243.60.

18. Fitzgerald R. Th e Future of Geriatric Care in our Nation's Emergency Departments: Impact and Implications(Irving, TX: American College of Emergency Physicians; 2008).

19. He W, Muenchrath M. 90+ in the United States: 2006-2008 (National Institutes of Health, National Institute on Aging; 2011).

20. Qiu WQ, Dean M, Liu T, et al. Physical and mental health of homebound older adults: an overlooked population. J Am Geriatr Soc. 2010;58(12):2423.8.

21. Grossmann FF, Zumbrunn T, Frauchiger A, et al. At risk of undertriage? Testing the performance and accuracy of the emergency severity index in older emergency department patients. Ann Emerg Med. 2012;60(3):317.25.

22. Garcia-Caballos M, Ramos-Diaz F, Jimenez-Moleon JJ, et al. Drug-related problems in older people aft er hospital discharge and interventions to reduce them. Age Aging. 2010;39(4):430.8.

23. American Geriatrics Society 2012 Beers Criteria Update Expert Panel. American Geriatrics Society updated Beers Criteria for potentially inappropriate medication use in older adults. J Am Geriatr Soc. 2012;60(4):616.31.

24. Budnitz DS, Lovegrove MC, Shehab N, et al. Emergency hospitalizations for adverse drug events in older Americans. N Engl J Med. 2011;365(21):2002.12.

25. Graf CE, Giannelli SV, Herrmann FR, et al. Identifi cation of older patients at risk of unplanned readmission aft er discharge from the emergency department. comparison of two screening tools. Swiss Med Wkly. 2012;141:w13327.

26. Bowman L. Hospitals hold off admitting Medicare patients. The Republic. 2012, June 20.

27. Traissac T , Videau MN , Bourdil MJ , et al. Th e short mean length of stay of post-emergency geriatric units is associated with the rate of early readmission in frail elderly. Aging Clin Exp Res. 2011;23(3):217.22.

28. Sanders AB. Th e training of emergency medical technicians in geriatric emergency medicine. J Emerg Med. 1996;14(4):499.500.

29. Mangram AJ, Shiffl ette VK, Mitchell CD, et al. Th e creation of a geriatric trauma unit "G-60." Am Surg. 2011;77(9):1144.6.

30. Wendling P. Team-based protocol cut geriatric trauma mortality. ACEP News. 2012.

31. Nguyen HH. Hospitalist to home: outpatient parenteral antimicrobial therapy at an academic center. Clin Infect Dis. 2010;51 Suppl. 2:S220.3.

32. Span P. At the end, a rush to the ER. Th e New York Times. 2012, June 5.

33. Sanders AB. Care of the elderly in emergency departments: conclusions and recommendations. Ann Emerg Med. 1992;21(7):830.4.

34. Schumacher JG, Deimling GT, Meldon S, et al. Older adults in the Emergency Department: predicting physicians' burden levels. J Emerg Med. 2006;30(4):455.60.

35. Wilber ST, Gerson LW. A research agenda for geriatric emergency medicine. Acad Emerg Med. 2003;10(3):251.60.

36. Singler K, Christ M, Sieber C, et al. [Geriatric patients in emergency and intensive care medicine]. Internist (Berl). 2011;52(8):934.8.

37. Mattie AS, Webster BL. Centers for Medicare and Medicaid Services' "never events": an analysis and recommendations to hospitals. Health Care Manag (Frederick). 2008;27(4):338.49.

38. Baker B. Serenity in emergencies: a Silver Spring ER aims to serve older patients. Th e Washington Post. 2009, January 27.

39. http://adgap.americangeriatrics.org/retreat/2013/biese_and_hwang.pdf. Accessed 19 August, 2013.

40. Hartocollis A. For the elderly, emergency rooms of their own. The New York Times. 2012, April 9.

41. Meier DE. Increased access to palliative care and hospice services: opportunities to improve value in health care. Milbank Q. 2011;89(3):343.80.

42. Bell CL, Somogyi-Zalud E, Masaki KH. Factors associated with congruence between preferred and actual place of death. J Pain Symptom Manage. 2010;39(3):591.604.

43. Morhaim D. Viewpoint: Palliative care belongs in the ED. Emerg Med News. 2012;34(6).

44. Luppa M, Luck T, Weyerer S, et al. Prediction of institutionalization in the elderly. A systematic review. Age Aging. 2010;39(1):31.8.

45. Tung TK, Kaufmann JA, Tanner E. Th e eff ect of nurse practitioner practice in home care on emergency department visits for homebound older adult patients: an exploratory pilot study. Home Healthc Nurse. 2012;30(6):366.72.

46. B e lacd F, Hollander MJ. Integrated models of care delivery for the frail elderly: international perspectives. Gac Sanit. 2011; 25 Suppl. 2:138.46.

47. Sanders AB. Changing clinical practice in geriatric emergency medicine. Acad Emerg Med. 1999;6(12):1189.93.

48. Roe B, Flanagan L, Jack B, et al. Systematic review of the management of incontinence and promotion of continence in older people in care homes: descriptive studies with urinary incontinence as primary focus. J Adv Nurs. 2011;67(2):228.50.

49. Genet N, Boerma WG, Kringos DS, et al. Home care in Europe: a systematic literature review. BMC Health Serv Res. 2011;11:207.

50. Seah ST, Low JA, Chan YH. Symptoms and care of dying elderly patients in an acute hospital. Singapore Med J. 2005;46(5):210.14.

51. Mahony SO, Blank A, Simpson J, et al. Preliminary report of a palliative care and case management project in an emergency department for chronically ill elderly patients. J Urban Health. 2008; 85(3):443.51.

52. Quest TE, Asplin BR, Cairns CB, et al. Research priorities for palliative and end-of-life care in the emergency setting. Acad Emerg Med. 2011;18(6):e70.6.

53. Legrain S, Tubach F, Bonnet-Zamponi D, et al. A new

multimodal geriatric discharge-planning intervention to prevent emergency visits and rehospitalizations of older adults: the optimization of medication in AGEd multicenter randomized controlled trial. J Am Geriatr Soc. 2011;59(11):2017.28.

54. Hogan TM, Losman ED, Carpenter CR, et al. Development of geriatric competencies for emergency medicine residents using an expert consensus process. Acad Emerg Med. 2010;17(3):316.24.

55. E mergency Medical Services at the Crossroads (W ashington,DC: National Academies Press, Institute of Medicine Committee on the Future of Emergency Care in the US Health System, 2006).

56. McNamara RM, Rousseau E, Sanders AB. Geriatric emergency medicine: a survey of practicing emergency physicians. Ann Emerg Med. 1992;21(7):796.801.

57. Carpenter CR, Lewis LM, Caterino JM, et al. Emergency physician geriatric education: An update of the 1992 Geriatric Task Force Survey. Has anything changed? Ann Emerg Med. 2008;52(4):554.6.

58. F ellowship Directory (Society for Academic Emergency Medicine [online; cited July 18, 2012]), accessed from www. saem.org/fellowship-directory

59. S ubspecialty Careers: Geriatric Medicine (American College of Physicians [online; cited July 18, 2012]), accessed from www. acponline.org/medical_students/career_paths/subspecialist/ geriatric_medicine.htm

2 장

노인응급실

총론

최근 수십 년 동안 인간은 수명이 연장되고 건강이 개선되어, 전 세계의 전문가들이 이러한 인구통계학적 경향의 영향에 맞서기 위해 노력하고 있다. 건강관리는 노령화의 패러다임 변화와 맞물려, 노령화된 65세 이상의 "노년기"의 개념을 바꾸었다. 동질적 집단으로 간주되던 65세 이상이 서로 다른 집단으로 인식되고 있는데, 이는 상대적으로 젊은 노인(65~74세), 노인(75~84세), 상대적으로 더 연로한 노인(85세 이상)의 세 가지 집단으로 나눌 수 있다.

응급의학 문헌에는 노인 인구 집단을 포용하기 위한 논의와 전략이 반영되어있다. 흥미롭게도 이 토론은 지난 30년 동안 일관되게 진행되었다. 1982년 Gerson은 인구통계학적 변화가 응급의료체계에 미치는 잠재적 영향을 지적하고 국가의 자료보고 체계에 응급의료 및 고급 생명지원 서비스에 대한 수요 증가에 대비할 것을 촉구했었다. Lowenstein 등은 인구 고령화에 대한 대중의 관심을 자극한 건강 및 인구 통계와 관련된 추세에 대하여 언급하였다: 인구 증가, 인구 고령화로 인한 추가적인 재정 및 인력 지원, 그리고 이들이 보건 의료의 가장 큰 소비자이며 편중된 건강관리 소비를 설명한다는 점이다. 30년 전, 응급 환자의 19%는 65세 이상이었고, 응급실에서의 체류 기간이 길고, 응급진료 비용이 더 많이 들며, 진단 검사가 더 많이 이루어졌고, 입원율이 높고, 재발률이 높다. 연구자들은 건강 공동체가 "연약하고 만성적으로 장애가 있는 노년층의 요구를 충족시키기 위해 지금 준비해야 한다"고 결론지었다. 응급실인 이미 과밀과 제한된 자원에 직면해 있었기 때문에 그와 같이 결론을 내렸으며, 과거 권고 사항에는 응급 의료가 노인에게 어떻게 전달되는지 평가하고 외상 센터나 소아 응급실과 유사한 "노인 응급 의료 센터"를 고려하는 것이 포함되었다.

우리는 지금 어디에 있나?

노인 집단에 제공된 응급 처치의 적합성, 효과성, 비용 및 결과는 특별한 관심사이다. 응급실은 장기간의 건강관리뿐만 아니라 급성 의료 체계의 관문이 되고 있으며 필요에 따라 응급 진료와 1차 진료를 제공한다. 최근 몇 년간 응급실은 의료 서비스를 제공하는 안전망으로서 혹은 서로 다른 의료 수준 간의 전환점으로서 활용되었다.

노인 환자는 젊은 환자보다 응급실을 더 자주 사용하며, 미국에서 전체 응급실 내원환자의 24%를 차지한다. 30년 전과 마찬가지로, 노인 환자는 응급실에서 계속해서 더 오래 머물게 된다. 더 많은 진단 검사가 필요하며, 입원률이 높고 중환자실 입원율이 더 높다.

교육의 발전으로 대부분 응급의학과에서의 응급의학 수련 교육 커리큘럼에서 노인응급의학 임상강사 과정과 보건의료 전문가를 위한 핵심 노인의학 모듈이 생겨났다. 그러나 노인 환자는 오진과 적절한 외래 환자 자원의 부족으로 인해 일반적인 임상 결과가 좋지 않다. 다른 기여 요인으로는 노인 환자의 복잡성과 요구에 비해 빠른 평가와 처분 결정에 초점을 맞춘 응급실의 현재 패러다임이 포함된다(표 2.1).

표 2.1. 응급의료의 두 가지 패러다임

일반 응급 환자	노인 응급 환자
☐ 단일 호소	☐ 다중적 문제: 의학적, 기능적, 사회적
☐ 급성	☐ 만성 질환의 급성화, 아급성
☐ 진단과 치료	☐ 증상 조절 ☐ 기능 최대화 ☐ 삶의 질 향상
☐ 신속한 결정 배치	☐ 지속적 건강 관리

장해

노인을 위한 응급의료의 장벽은 중요하다. 혼란스럽고 의존적인 노인의 특성으로 말미암아 응급실 진료에서 노인 환자를 꺼려하는 원인이 될 수 있다. 의료진은 일반적으로 노인과 그들의 특수한 필요에 초점을 둔 풍부한 교육 프로그램과 연구와 관계없이 노인 환자들을 대하는 것이 편하지만은 않다.

응급 처치에 대한 많은 장해물은 응급실 진료 모델 내부의 문제이다. 응급실은 이러한 환자에 대한 포괄적인 병력 및 검사를 유도하는 데 도움이 되는 환경이 아니다. 응급 진료를 위해 제시된 노인 환자의 복잡성은 환자가 "침대 번호"로 불리거나 불만을 제기할 때 고려되지 않을 수 있다. 노인 환자는 응급실에서 더 많은 시간을 보내므로, 귀중한 인력 자원의 추가적 사용과 응급실 내 장시간 침대 사용이 발생한다. 현재 응급 진료 모델은 응급실 내 노인 환자의 증상이나 최적의 진료에 대한 지원을 응급실 의료진이 인식할 시간을 허용하지 않기 때문에 노인 환자에게 최적이 아니다.

목표 설정

응급의료 제공의 변화를 고려할 때 프로그램의 목표를 정의하는 것은 필수적이다. 병원에서 노인 환자를 위한 응급실 내 실제 공간 확보와 설계를 지원하는가? 또는 공간 제한과 예산을 통해 노인 인구를 수용할 수 있는 장소 제공에 대한 정책 변경을 요구하는가? 노인 인구에 대한 응급 진료를 제공하는 방법을 고려할, 때 지역 사회에 거주하는 노인들의 특성과 가능한 의료 자원을 아는 것이 중요하다. 65세 이상 인구의 현재 인구 비율은 어떻게 되는지? 그 노인들이 지역 사회에서 독립적으로 거주하거나 주거 시설에 거주하고 있는지? 이 프로젝트의 전반적인 목표가 입원을 늘리거나 줄이는 것인지, 독립을 유지하는 것인지, 노인들을 위한 더 나은 응급 치료를 제공하는 것인지 확인해야 한다. 마케팅 전략이 무엇인지 확인하고, 마케팅이나 품질 관리 또는 두 가지 모두에 해당되는지 확인이 필요하다.

이러한 질문과 주제를 둘러싼 논의는 노인 인구의 응급진료를 개선하기 위한 기본 틀을 제공하게 된다. 건축가, 자문가 및 기타 공급 주체와 협력할 때 이러한 집중력과 관점을 유지하는 것이 어려울 수 있다. 기존 자원 및 공간과 인원의 현재 활용도를 평가하는 것보다 더 크고 더 나은 것을 만드는 것이 항상 신중한 것은 아니다. 궁극적으로 인프라와 상관없이 가장 중요한 기능은 주변 지역 사회에 양질의 응급 진료를 제공하는 것이다.

노인응급실의 고려

노인 응급실을 고려해야 하는 이유는 세계적인 인구통계학적 변화의 영향, 건강관리 규정 변경으로 인한 영향, 및 노년층 환자의 임상 결과 등이 있다. 인구 노령화는 수명 연장과 전체 인구 중 비율 면에서 세계적 경향이다. 더 중요한 것은 연령 집단의 비율, 이용 가능한 자원 및 임상 결과 측면에서 특정 응급실이 담당하는 지역 사회의 인구 통계를 논의해야 한다는 것이다. 인구 통계와 무관한 기여 요인은 임상 진료 내에서의 변화에 초점을 맞추게 된다. 일차 진료의 대상이 되는 인구는 전체적으로 감소하고 있는데, 가정의학 진료의 대상이 되는 인구는 2만 5천 명의 노년학 학자들이 2030년까지 50% 감축된다고 하였고, 내과 진료의 대상이 되는 환자들도 일차진료의 대상으로 변경되어 감소한다고 한다. 미국에서는 많은 의사가 관행적으로 더 이상 새로운 메디케어(Medicare) 환자를 받아들이지 않는다고 한다. Medicare는 많은 노인 환자의 일차 보험으로서, 민간 보험 회사보다 25.31% 낮은 금액을 지불하여 특정한 노인 인구를 돌보는 재정적 동기의 부족이 강조되고 있다.

연구에 따르면 노인은 건강관리 필요성이 증가되며, 모든 응급실 환자의 15~20%를 차지한다는 것이 입증되었다고 한다. 노인은 응급실 서비스를 7배 더 많이 사용하며, 중증 입원

의 48%를 포함하여 모든 입원 중 43%를 차지한다고 한다. 노인은 또한 급성 진료를 요하는 입원 환자의 체류 기간이 20% 더 길다.

응급실의 노인병 진료에 대한 미국응급의학회(ACEP) 보고서는 노인 환자의 임상 결과가 좋지 않음을 나타낸다. 불량한 결과는 지연되거나 잘못된 진단을 포함한다. 우울증과 같은 예상치 못한 진단, 높은 비율의 요도 카테터 삽입 및 약물 투여 등의 과량 진료, 통증 관리에 대한 과소 진료도 불량한 임상 결과에 기여한다. 또한 노인은 대개 사회적 문제로 인해 복합적으로 나타나는 만성 질환으로 인해 복잡한 증상을 나타낸다. 노인은 400% 더 많은 사회봉사 개입과 50% 더 많은 진단 연구가 투입된다. 인지, 이동성, 운송 및 준전문가 이용 가능성에 관한 의료 관리를 노인 환자에게 적용하는 것을 고려해야 할 필요가 있으며, 외래 진료 형태로는 환자 관리가 불가능할 수 있다. 대조적으로 응급실 방문 중에는 진단, 치료 계획을 제공하는 임상검사, 영상검사 및 전문부서 자문을 포함하여 응급진료 과정을 완료할 수 있다.

보편적인 믿음과는 반대로, 외래 환자로 가정의학 진료과정과 응급실 진료과정을 비교한다면 응급실 내 진료가 더 비싸지 않을 수 있다. 각자에게 돌아가는 이익은 환자 평가 및 진단에 투자되는 시간이다. 외래 환자로 며칠 또는 몇 주가 걸릴 수 있는 치료 계획은 응급실을 통해 몇 시간 내에 완료 될 수 있다. 노인 응급실은 이러한 취약 계층인 노인을 위해 안전망을 제공할 수 있다.

황 및 모리슨(Hwang and Morrison)에 따르면, 응급실은 외래 환자, 입원 환자, 병원 이전 단계, 가정 및 확장 건강관리 장소 설정과 겹치는 독특한 교차점에 위치하고 있다. 응급실 자체 내에서 뿐만 아니라 응급실과 간호 간 전환 시에 건강관리의 전달을 언급함으로써, 외래 진료 및 병원, 병원 입원 서비스, 전반적인 노인 환자 진료가 모든 면에서 개선될 것으로 기대된다.

이러한 이유들로 인하여 노인 응급실의 수는 증가하고 있으며 응급의학 진료의 표준이 될 가능성이 높다. 응급의학의 전문과목으로서 특정 인구 집단에 대한 다른 접근 방법으로 접근한 소아 전문, 외상 전문 또는 흉통 센터에서 제시한 표준 응급진료 형태는 상기와 같이 이름은 지어졌으나 실제는 매우 적다. 이것은 응급의학에서의 패러다임 변화와 응급 진료의 새로운 모델을 이끌어 냈다. 즉 노인 응급의학과 노인 응급실이다.

노인응급실

노인응급실을 고려할 때 논의의 요점은 다음과 같다. 행정 지원; 주요 업무를 달성하고 유지하기 위한 지역 기관, 인물의 확인; 적절한 환자 집단의 확정; 실제 서비스를 제공할 곳의 물리적 위치; 구조 개조의 재정 및 물류지원 가능성; 그리고 부서 모든 직원의 교육.

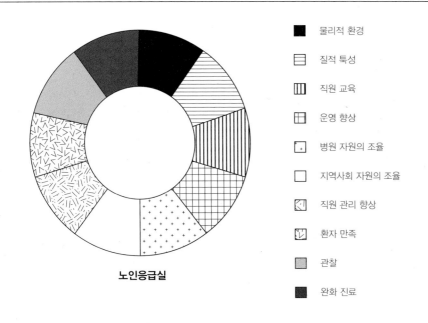

그림 2.1. 노인응급실의 구성요소

- ■ 물리적 환경
- 目 질적 특성
- Ⅲ 직원 교육
- ⊞ 운영 향상
- ⋅ 병원 자원의 조율
- □ 지역사회 자원의 조율
- ⬊ 직원 관리 향상
- ⬋ 환자 만족
- ▨ 관찰
- ■ 완화 진료

노인응급실

응급실은 다양한 인구의 요구를 충족시켜야 한다. 병원들은 노인 응급 서비스를 제공하는 방법을 논의할 때 이를 고려해야 한다. 노인응급실은 환자 만족도, 편안함, 결과를 향상시키기 위해 특징적인 개입 방법을 사용한다. 일부 병원은 소아응급실과 유사한 별도의 단위를 지원하지만 다른 병원은 기존의 응급실 구조 내에서 노인들을 지원한다. 응급의학과 벤치마크 연합(Emergency Department Benchmarking Alliance, EDBA)의 데이터에 따르면 응급실에서 약 1,500회의 방문/검사 영역을 볼 수 있다. 응급실에서 9,000명의 노인을 진료하는 경우, 해당 부서는 6개의 노인용 침대 사용으로 이익을 볼 것이다. 별도의 노인응급실을 만들지 않기로 결정한 경우, 노인 환자를 위한 진료 지침 및 절차를 통해 방문하는 모든 환자에게 응급 서비스를 제공함과 동시에 노인들을 위한 진료를 진행할 수 있다.

기존의 공간 및 재정적 제약과 같은 요소는 노인 응급실을 운영하는 방법에 대한 결정에 영향을 미친다. 물리적 기반 시설의 전통적인 이미지와는 달리 노인응급실에서는 벽돌로 된 벽이 반드시 포함될 필요는 없다(그림 2.1). 물리적 환경은 노인응급실의 10개 부분 중 하나일 뿐이며, 노인응급실의 성공에 반드시 필요한 것은 아니다.

물리적 환경

각 병원이나 기관은 노인의 요구를 가장 잘 충족시킬 수 있는 방법을 결정하기 위해 특정 응급실의 대상 인구와 주변 지역사회를 고려해야 한다. 또한 노인 응급실이 물리적 구조인지 공간인지를 결정할 때 병원 임무와 재무 능력을 염두에 두어야 한다. "공간"은 응급실의 전용 침상에서 별도의 구역에 이르기까지 다양 할 수 있으며, 설계에 포함된 노인 환자의 요구에 주의를 기울일 수 있도록 한다. 진단 및 치료 서비스의 위치, 자문인 및 간병인 작업 공간, 가족 구성원을 위한 추가 숙소 등을 고려해야 한다. 노인 인구 집단의 특정 필요를 위해 적절한

투자와 공간이 사치품으로 간주될 수도 있다. 그러나 물리적 환경의 설계(신규 또는 기존)가 노인응급실의 발전을 저해하지 않는다는 것을 명심해야 한다.

기존 응급실은 모든 응급실이 노인 친화적이어야 한다는 보편적 설계 원칙을 사용하여 수정할 수 있다. 보편적 설계란 장애인에게 일반 사람들과 동일한 접근을 허용하는 설계의 한 형태이다. 건축 문학에서 보편적 설계의 개념은 론 메이스(Ron Mace)가 "가능한 한 최대한으로 모든 사람이 사용할 수 있는 건물 기능뿐만 아니라 제품을 통합하는 디자인에 대한 접근 방법"으로 정의되었다. 일반적인 예는 거리 모퉁이의 보도에 있는 모서리(cutout)이다. 원래는 휠체어에서 사용하기 쉽도록 만들어졌기 때문에 자전거를 타던지 유모차나 수레를 밀고 다니는 사람들에게 유익하다. 또는 자동문을 통과하는 경험을 고려하면, 자동문은 보행기, 휠체어 사용 또는 도보로 도착하는지 여부에 관계없이 모든 사람이 사용할 수 있는 대부분의 응급실의 출입구에 이미 적용된 보편적 설계의 훌륭한 예이다. 보편적 설계를 고려해야 할 기타 사항으로는 입구 위의 보호용 피난처, 명확하게 표시된 응급실 입구, 직원과 눈을 마주치게 설계된 환자 대기 공간 및 표지판의 대형으로 명확하게 적힌 글자가 포함된다. 노인 환자의 신체적, 심리적 요구를 충족시키는 응급 진료 환경을 조성하면 응급실 내 다른 환자들에게도 이득이 될 수 있다.

별도의 구역을 만들거나 기존의 응급실을 변경하든 상관없이 노인 문헌을 기반으로 핵심 수정 작업을 할 수 있다. 물리적 환경이 노인 환자의 이동성과 독립성을 향상시키거나 저지할 수 있다는 인식이 점차 커지고 있다. 긴 응급실 방문은 노인의 혼돈(confusion)과 같은 정신 상태 변화에 기여할 수 있다. 노인응급실에 대한 특별한 수정 조치는 환자 만족, 안심 및 결과를 향상시킬 뿐만 아니라 전반적으로 지지적이고 안전한 환경을 촉진할 수 있다. 미끄러운 타일 바닥과 불량한 조명과 같은 잠재적 손상 위험을 확인하기 위해 환자의 관점에서 시각적 안

전을 확보해야 한다. 정맥, 카테터 및 튜브는 움직임을 제한하거나 환자복에 엉키게 될 수 있다. 전략적으로 준비된 손잡이 및 자연광은 복도에서 환자 안전을 향상시킬 수 있다. 미끄럽지 않고 눈부심이 없는 바닥은 안전한 보행을 향상시키고 소리를 흡수하는 데에도 유용하다.

환자와 진료 제공자 모두에 대한 소음의 영향은 광범위하게 연구되어 왔으며, 응급실은 일상적으로 과도한 소음이 발생하는 곳이다. 따라서 노인응급실의 실제 물리적 위치가 고려해야 할 또 다른 요소가 된다. 연구 결과에 따르면 직원이 정신적 스트레스를 줄이고 환자에게 보다 편안한 환경을 제공하기 때문에 조용한 진찰 영역에서 더 나은 결과를 얻을 수 있다고 한다. 더 조용한 분위기는 바쁜 3차 응급센터의 외상 호출 방송 및 중독 환자로 인한 산만함 없이 노인 환자의 현재 질병의 정확한 병력을 유도하는 데 더 도움이 될 수 있다.

노인들은 일반적으로 복잡한 표현 때문에 응급실에서 더 많은 시간을 보내고 딱딱한 매트리스의 결과로 허리 통증을 자주 경험한다. 응급실 침상은 일반적으로 이동성과 위치 조정을 제한하는 좁은 들것이다. 잠재적 해결책으로서 응급실 침상들을 병실 침상으로 교체하거나 환자의 편안함을 향상시키기 위해 들것에 더 두꺼운 매트리스를 사용하는 것뿐만 아니라 응급실에서 피부 손상을 막기 위한 지지 표면을 제공하는 것 등이 있다. 응급실 환자의 경우 하나의 치료실에서 다양한 조명을 사용하면, 조명 민감도나 저조도에서의 보기 어려움과 무관하게, 진찰 혹은 시술을 하는 의료진이 활동할 수 있다.

질적 향상

노인응급실 절차를 개발하는 병원에서는 물리적 환경에 집중하여 변경의 목적을 잊기 쉽다. 노인응급실의 목표는 기능을 수행하고 유지하는 독립적인 노인들을 위해 응급 의료를 향상시키는 것이다. 그러므로 양질의 진료와 지속적인 질관리가 중요하며 이는 모든 노인응급실 프로그램의 필수적인 부분이다.

이상적으로 질관리는 기존 응급실의 질향상 활동에 따라 진행되어야 하며 약물 상호 작용 또는 낙상 위험 가능성과 같은 고위험 영역에 중점을 두어야 한다. 이러한 과정은 운영 개선을 위한 영역을 선별하고 지속적인 직원 교육 프로그램에 대한 요구에 대한 평가로서 기능한다.

응급실 질관리 위원회는 의무기록 검토를 수행하고 질평가 프로그램에 있는 측정 기준과 관련된 임상 결과를 모니터한다. 이 위원회는 기존 응급실 질관리 위원회의 소위원회이거나 별도의 단체로 보고될 수 있다. 위원회 구성에는 일반적으로 프로그램 코디네이터, 노인의학 의사, 간호 관리자, 노인 간호사, 케이스 관리자, 사회복지사 및 약사가 포함된다. 사례의 질 측정 기준에는 낙상, 폴리 카테터 사용, 구속 사용, 72시간 및 30일 이내의 재내원, 약물 투여, ST 분절 상승 심근 경색(STEMI)에서의 식별 지연, 모든 사망, 다른 병원 내 부서의 질관리 이전 및 환자 불만이 포함된다(그림 2.2). 품질 프로그램은 측정 기준, 위원회 구성 및 회의 빈도와 관련하여 지역 사회 노인응급실 대상 인구의 특정 요구를 반영하는 것이 중요하다.

낙상 및 낙상 평가

응급실 프로그램. 응급실 방문 혹은 중증도분류 시 조기에 낙상 평가를 받아야 한다. 예를 들어 골절된 손목이 있는 환자는 손목 골절이 아니라 단지 낙상한 것이다. 프로그램은 위험에 처한 개인을 식별하고 보호해야 한다. 항히스타민제, 벤조디아제핀 또는 진통제와 같은 진정 작용이 있는 약물로 약물 치료를 받은 환자는 환자의 안전을 보장하기 위해 독립적 보행을 허용하기 전에 낙상 가능성에 대한 선별 검사를 받아야 한다.

많은 낙상 사정 선별검사가 노인에 대해 제공된다. 한 가지 가능한 도구는 "일어나서 가기 검사(Get-up and Go Test)"이다. 이 검사는 간단하며 환자 치료 팀의 대부분 구성원이 수행할 수 있다. 선정된 도구와 상관없이 낙상 평가는 부서 전반에 걸쳐 표준화되어야 한다.

약물

노인응급실의 품질 및 환자 안전의 필수적인 부분은 두 가지 주요 영역을 다루는 약물 프로그램이다. 이는 약물 상호작용과 노년층에서 잠재적으로 부적절한 약물 사용의 제한이다. 노쇠, 동반 질환, 연령 관련 생리적 변화 및 여러 가지 약복용은 이 집단에서 약 부작용과 관련이 있다.

노인들은 일반적으로 여러 의사의 처방전이 여러 개 있다. 그리고 사람들이 나이가 들면서 점점 더 많은 약물을 복용하는 경향이 있다. 65세 이상 인구의 40%는 5~9가지 약을 복용한다. 이 목록에는 처방 의약품, 처방전 없이 구매할 수 있는 의약품, 비타민 및 보충제가 포함된다. 음주도 고려해야 한다. 연구 결과 약물의 수가 많을수록 약물 간 상호 작용의 위험이 더 커진다고 한다. 환자가 5개 이상의 약물을 복용하는 동안 약 부작용의 가능성이 100% 있으므로 이는 노인에서 중요하다. 모든 반응이 심각하지는 않지만 모두 고려해야한다. 변비, 우울증, 혼란, 낙상, 골절 및 움직이지 못하는 것 같은 증상은 질병보다는 약 부작용로 인한 것일 수 있다. 약 부작용의 80%는 와파린, 인슐린, 디곡신 등의 처방약으로 인한 것이다. 특히 와파린은 고령 환자의 약 부작용으로 인한 응급 입원 중 1/3과 관련이 있다.

모든 노인응급실에서는 약물 간 상호 작용에 대해, 응급실에서 처방을 받은 환자와 함께 환자의 현재 약물을 평가하는 과정이 필요하다. 응급실의 구체적인 필요와 자원에 따라 고려해야 할 다양한 옵션과 조합이 있을 수 있다. 여기에는 기본적으로 세 가지 고려 사항이 있다. 첫째 응급실 약사가 환자 방문 또는 정의된 시간 과정과 동시에 약물을 검토하는 약사 스크리닝 프로그램, 둘째 응급의학과 의사의 스마트폰용으로 설계된 Epocrates 또는 Medscape와 같은 애플리케이션, 셋째 약물 이상반응을 탐지하기 위한 컴퓨터 프로그램이 있는 전자의무기록. 고위험 약물을 확인하는 다른 도구에는 Beers 기

노인응급실 측정 평가 검토 항목	1월	2월	3월	4월	5월	6월	7월	8월	9월	10월	11월	12월
Global Measures												
65세 넘는 노인 환자수												
입원 수와 비율												
재입원												
72시간 내 재방문												
높은 수준 진료를 위한 노인 전원												
24시간 내 일반병실에서 중환자실로 전원												
심폐정지												
사망												
개별 질환에 대한 측정												
1. 낙상												
골반골절												
외상성 뇌출혈												
복부 둔상												
사망												
다약물 복용 선별												
낙상 선별												
2. 도뇨관												
유치도뇨관												
도뇨관(Foley) 삽입												
체크리스트 적용												
관 유지												
자동 중지 적용												
LOS w and wo CAUTI												
3. 약물 관리												
고위험약물 표시												
응급실에서 고위험약물 사용												
부작용으로 인한 재방문												
약물 부적합으로 인한 재방문												
4. 섬망 및 제지 평가												
적응증 표시												
화학적 제지 시도												
행동 물리적 제지 활용												

그림 2.2. 품질 측정 항목. 허가와 함께 사용. Jason Greenspan, James De La Torre "응급의료협회 노인 응급실 이니셔티브 – 작업 초안"

준, START 기준, STOPP 기준 등이 있다. 노년층에서 부적절한 약물 사용을 식별하는 데 사용되는 Beers 기준은 가장 널리 사용되는 기준이며 가장 논란이 되고 있다. 생리학적 시스템에 따라 구성된 START/STOPP 기준은 포괄적인 약물 프로그램에 대한 Beers 기준과 보완적인 방식으로 사용되어야 한다고 제안되었다.

직원 교육

의사, 간호사 및 응급 의료와 관련된 대부분의 직원은 모든 연령대의 환자를 돌볼 수 있다고 생각한다. 지원을 얻는 데 있어 가장 큰 장애물 중 하나는 노인 환자가 다른 연령 그룹과 다르다는 점을 직원에게 인식시키는 것이다. 노인 환자는 막연한

호소, 합병증, 만성적인 질환, 여러 약물 복용 등의 상황이 나타나며, 독특한 증상발현과 관련된 직원 교육이 필요하다. 노인들은 더 복잡한 의학적 필요를 가지고 있으며 더 많은 노동 투여가 요구된다. 이는 막연한 병력과 호소를 해결하기 위해 더 많은 시간을 할애해야 함을 의미한다.

노인응급센터의 가장 중요한 구성 요소는 직원 인식 및 교육이다. 둘 다 노인병 환자의 진료를 개선하고 노인병 치료 프로그램의 성공을 위해 필수적이다. 부서의 질관리 프로그램은 위험 영역을 파악하고 그곳에 집중하게 하여 적절한 직원 교육 프로그램에 인도할 수 있다. 직원은 노인 환자의 요구에 맞는 역량을 입증해야 한다. 인구 통계, 노인에 대한 태도 및 노화와 관련된 정상적인 변화에 관한 일반 정보는 수요자의 요구

평가를 통해 확인된 다른 구체적인 전문분야를 가진 모든 직원을 위한 토대가 된다. 미국에서는 응급간호협회(ENA) 등에서도 노인을 위한 노인간호교육(GENE)을 통해 특정 교육 모듈을 제공한다.

의료진은 노화와 함께 발생하는 기능적 예비율의 감소로 이어지는 생리학적 변화를 인식할 필요가 있다. 복부 통증과 같은 특정 증상은 의사가 "최악의 경우를 대비"하고 "최선을 희망합니다"라고 경고하는 적색 신호이어야 한다. 노인 환자가 낙상으로 인한 손목 골절로 응급실을 방문하는 경우 포괄적인 진료가 필요하고 낙상과 잠재적인 합병증의 원인을 결정하기 위해 자세한 문진이 필요하다.

미국응급의학회(ACEP)와 미국학술응급의학회(SAEM)는 다음을 포함하는 노인 교육 과정과 일련의 교육영상을 개발하였다 :

- 노인 환자의 일반적인 평가
- 노화의 생리
- 정신 착란, 변화된 의식 상태
- 복통
- 낙상과 외상
- 감염성 질환
- 현기증
- 약리학
- 가슴 통증 및 호흡 곤란
- 삶의 끝
- 다약제 / 약물투여 / 약물 상호 작용

응급의학과 전공의 프로그램을 위한 노인 분야는 응급 환자에게 적용되는 핵심 노인 개념, 응급 외상 및 처치, 및 기본적인 노인의료 원칙을 다루고 있다. 노인 응급의학 펠로우 과정은 응급 진료를 위해 나타나는 노인의 복잡성에 대한 이해를 더 깊이 다루게 된다.

운영

노인을 위한 응급중증지표 지침

응급의학과 의사나 응급실 간호사가 담당하는 중증도분류는 대개 응급실 진료 시스템의 시작점이다(그림 2.3). 중증도분류는 특정 정책과 교육을 통해 고위험 환자를 식별 할 수 있는 기회가 된다. "진료 형태는 노인 환자 집단에 특정한 조건의 선별과 평가를 위해 수정될 것이다". 위험에 처한 노인 확인(Identification of Seniors at Risk)과 같은 간략한 검증된 검사 도구는 입원 위험 또는 응급실 방문 위험이 있는 노인 환자를 식별하는 데 필수적이다. 또한 환자는 낮 시간과 운영 시간에 따라 노인응급실로 가도록 분류가 될 수 있다.

응급중증지표(Emergency Severity Index, ESI)는 환자의 급성 정도와 필요에 따라 최소에서 최대의 5단계를 제공하는 분류 알고리즘이다. 노인 환자에서는 막연한 호소와 증상발현으로 ESI가 수정될 수 있다(그림 2.4).

의료진은 "나는 기분이 좋지 않다"와 같은 노인 환자의 모호한 호소를 인식해야 한다. 정상적인 생체 신호(예: 120/80 혈압)가 실제로 노인에서 비정상적이거나 흉통이 노인 환자가 허혈성 심장 질환을 앓고 있을 때 흔히 발생하지 않는다는 것을 인식하는 것 자체가 의료진이 노인 환자를 적절하게 선별하여 진단 및 치료를 더 빨리 시작할 수 있게 해준다.

노인 환자의 복잡성은 이러한 전략적 접근을 필요로 하고 실제 진료하는 인력은 과도하게 경계해야 하며 항상 최악의 상황에 대비해야 한다. 일부 기관에서는 3등급 노인 환자와 같은 분류가 없다. 이 경우 노인응급실은 노인을 병원의 특정 정책 및 절차에 따라 우선 순위를 높여준다. 노인 환자는 표준 ESI 수준 또는 수준 3이 수준 2인 수정 ESI 수준에 따라 분류할 수 있다. 상위로 분류하는 환자 사례는 82세의 여성이 변비와 막연한 복부 통증으로 선별 검사를 받고 내원한 경우이다. 환자는 의료진이 볼 때 의식이 명료하고, 깨어있으며, 뜨개질을 하고 있는 정도여서 중증도분류 등급은 3일 수 있지만 상위 분류를 하여 환자는 2등급을 받았다. 이후 이 환자는 농양 형성이 있는 맹장 파열로 진단 받았다. 또 다른 예는 심근 경색으로 판명된 허약함의 주증상만을 가진 75세 노인 여성, 또는 실제로 패혈증 환자인 80세의 노인이다. 이와 같은 3등급 분류를 더 높은 선별 수준으로 이동하지 않으면 많은 노인들의 주증상이 모호해지면서 실제보다 하위로 분류되어진다. 의료자원이 이미 많이 투여되고 치료의 적시성이 중증도분류를 기반으로 하는 바쁜 응급실에서 상위등급으로의 분류는 노인 인구에 대한 보다 적절한 치료와 가능성 있는 결과를 제공한다.

2단계 노인 프로그램

노인 환자의 상당수는 퇴원 후 30일 이내에 기능이 저하된다. 이러한 기능의 감소는 치료를 위해 환자를 응급실에 데려온 원래의 문제의 지속 또는 악화와 관련이 있는 경우가 많다. 때때로 기능 저하는 고령자가 고위험 노인을 확인하고 지역사회 지원 서비스를 시작할 수 있는 기회로 간주될 수 있다.

응급실에서 2단계 노인 프로그램은 잠재적인 문제가 있는 노인 환자를 식별하고 응급실 방문 후 기능 저하를 방지하는 과정이다. 이 프로그램은 연중 무휴로 운영된다. 1단계에서 선별 도구는 개별 병원의 특정 기준을 사용하여 위험에 처한 환자를 확인하는 것이다. "노인 위험성(Seniors at Risk)"과 같은 선별 도구는 기능 상태의 감소, 지역 사회 서비스의 필요성, 응급실 재방문, 장기 요양입원 및 사망률을 예측하게 된다. 위험에 처한 환자를 위하여 병원 및 지역 사회 자원의 상황을 완전히 확인하고 진료 계획을 개발하기 위한 보다 상세한 평가가 수행된다. 본질적으로 1단계는 방문 중에 발생하며 진료의 전환을 수립하는 단계이다.

추적 관찰의 가장 중요한 요소는 2단계에서 발생하는 진료 전환이다. 노인의료팀의 구성원은 환자가 퇴원 지시를 준수할 수 있었는지 여부를 결정하기 위해 응급실에서 귀가한지 24

그림 2.3. 노인 응급실 중증도 분류

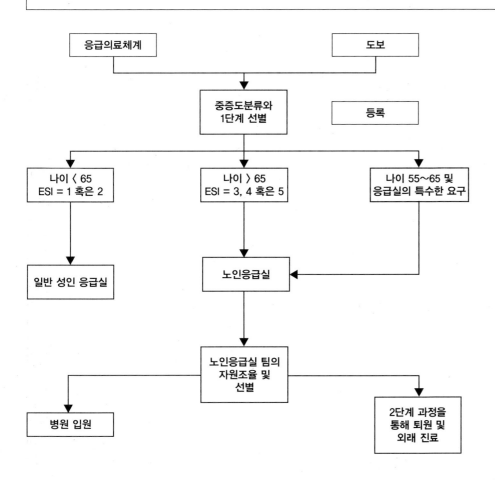

표준 ESI	수정 ESI	
표준법에서의 분류 결과	수정 1	수정 2
1	1	1
2	1	2
3	2	2
4	4	4
5	5	5

그림 2.4. 수정 ESI법을 통한 노인 중증도분류

시간 이내에 환자에게 전화연락을 한다. 콜백 알고리즘을 사용하여 전화 상담에서 더 많은 요구 사항을 확인하게 된다(그림 2.5). 적절한 경우, 약사나 독성 전문가가 현재 약물 치료를 검토하며, 병원과 지역사회 자원이 조정되고 동원된다. 퇴원한 응급실 환자와 노인팀 구성원 간의 의사 소통은 환자 만족을 위한 것이 아니고, 응급실 방문의 필수 부분이다. 2단계의 노인의료 프로그램(Second-step Geriatric Program)은 고령자를 위한 응급 진료를 개선하기 위한 병원의 접근법의 하나이다. 이 프로그램은 그 가능성이 유망하지만 더 많은 연구와 검증이 필요하다.

일차진료의사(PMD, Primary Medical Doctor)에 대한 정보제공은 노인 환자를 위한 안전망 및 지속적인 진료를 제공하는 데 있어 중요하다. 환자가 자신의 일차진료의사가 없다면 환자에게 할당해야 한다. 환자의 이웃에 있는 몇 명의 종사자의 이름을 제공하고 자신의 선호도(성별, 나이, 구어) 및 편안함을 기반으로 누군가를 선택할 수 있게 하는 것이 가장 좋다.

환자의 증상이 악화되거나 새로운 정보를 사용할 수 있는 경우 환자를 다시 응급실로 보낼 수 있다. 이 경우의 재방문은 간소화된다.

병원 자원의 조율

노인응급실 운영에 있어 병원 내에서 뿐 아니라 지역 사회 내에서 사용 가능한 자원을 확인하고 구조화하는 것이 필수적이다. 응급실 내의 직원 자원과 자원의 병원 시스템으로 확장은 노인응급실에서의 역할을 위해 평가되고 고려될 필요가 있다. 대부분의 병원에는 응급실 이외의 곳에서 사용할 수 있는 자원이 있다. 많은 급성 진료 병원에는 사회복지사, 물리치료사, 작업치료사, 정신건강요원, 번역서비스, 언어병리학, 영적치료, 완화치료, 약 및 약물 상호 작용에 대한 상담 약사가 있다. 미국의 경우 독성 전문가는 병원 내에 있지 않은 경우 현지의 독극물 관리센터에서 사용할 수 있다. 국내에는 아직 법적 문제로 허용되지 않고 있지만 일부 병원에서는 원격 진료 기능을

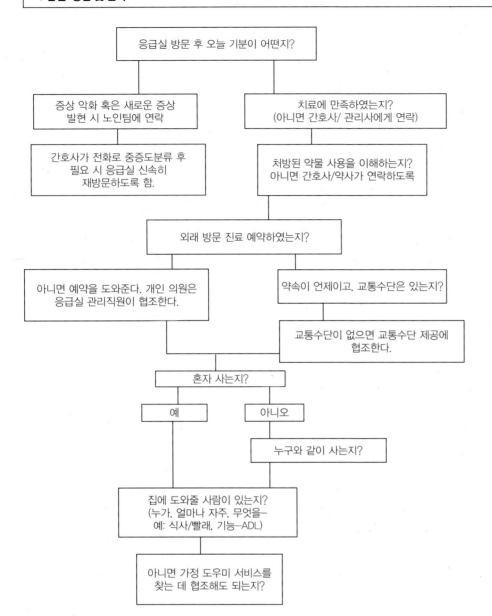

그림 2.5. 콜백 알고리즘. St. Joseph's Regional Medical Center, Paterson, NJ. 의 허가를 받고 사용

통해 다른 의료적 자원이나 자문에 접근할 수 있다. 노인 응급 의료 과정이 성공적으로 진행되려면 응급실에서 노인 환자에게 이러한 서비스를 제공하기 위해 관련 부서 및 다른 인력들과 협력해야 한다. 대형 노인응급실에서는 이러한 서비스가 응급실 자체와 서비스를 제공받는 환자에게만 기능할 필요가 있다. 예를 들어, 노인 응급 환자는 노인응급 담당 전업 사회복지사의 서비스를 요구할 수 있다.

지역사회 자원의 조율

노인응급실 운영에 있어 병원 내에서 뿐 아니라 지역사회 내에서 사용 가능한 자원을 확인하고 구조화하는 것이 필수적이다. 응급실 내의 직원 자원과 병원 시스템으로 확장하는 것은 노인응급실의 역할에 대해 평가되고 고려될 필요가 있다. 대부분의 병원에는 응급실 이외의 곳에서 사용할 수 있는 자원이 있다. 많은 급성 진료 병원에는 사회 복지사, 사례 관리자, 물리 치료사, 작업 치료사, 정신건강 요원, 번역 서비스, 언어 병

리학, 영적 지원, 완화 치료 및 약과 약물 상호 작용에 대한 상담약사가 있다. 독성 전문가가 병원 내에 있지 않은 경우 현지 독극물 관리 센터에서 활용할 수 있다. 일부 병원에서는 원격 진료 기능을 통해 다른 자원이나 자문에 접근할 수 있다. 노인 과정이 성공적으로 진행되려면 응급실에서 노인 환자에게 이러한 서비스를 제공하기 위해 이들 부서 및 다른 인력들과 협력해야 한다. 대규모 노인 응급센터에서는 이러한 서비스가 응급실 자체와 이곳을 방문하여 서비스를 받는 환자에게만 기능하도록 해야 할 수도 있다. 예를 들어, 노인은 전업 사회복지사의 서비스를 요구할 수 있다.

직원 보강

운영 또는 운영의 향상은 노인 응급의료의 개인별 목표에 따라 달라진다. 병원 프로그램은 프로그램 및 지역 사회의 필요에 따라 많은 직원을 배치할 수 있다. 이상적으로는 노인응급센터를 지지하는 것은 노인을 위한 새로운 진료모델을 수용하

는 데 필요한 문화 변화를 지원하는 데 도움이 될 수 있다. 프로그램에 대해 지식 있고 열정적인 사람이라면 이 역할에 대해 추측할 수 있을 것이다.

일상적인 운영을 위해서는 프로그램의 성공에 핵심적인 참가자들이 토론 초기에 확인되어야 한다. 노인 응급의학에 관심이 있는 의사들은 응급의학과 전문의 자격을 취득하는 것이 좋다. 미국에서 응급실의 의사는 노인의학 전임의 과정을 할수도 있고 응급의학 및 내과 또는 응급의학 및 가정의학에서 이중 전문의 자격을 가질 수도 있다.

최소한 프로그램 코디네이터는 전반적인 책임 및 후속 조치의 측면에서 이점이 있어, 행정 직원에게 가장 적합하다. 그러나 프로그램 코디네이터는 프로그램에 대한 전반적인 책임을 지는 의사, 간호사 또는 관리자일 수 있다. 프로그램 코디네이터는 후속 조치에 대한 세부 사항에 세심한 주의를 기울여야 하며, 훌륭한 의사 소통 및 조직 기술이 필요로 한다.

간호사 코디네이터, 응급의학과 수련을 받은 노인의학 전임의, 노인 응급실 의료 관리자, 약사 및 물리 치료사 등이 기타 다른 직원으로서의 보강 사항에 포함될 수 있다. 일부 노인 응급실에서는 심각한 약물 상호 작용에 대해 독성 전문가와 상의하기로 선택하며, 반면 약사는 일상적인 약물 치료를 계속 제공합니다. 독성 전문가는 다 약제 복용 빈도와 심각한 약물-약물 상호 작용의 가능성 때문에 이 집단의 중요한 자원이다. 지원을 수행하는 직원이 가장 중요하며 사회 복지사, 사례 관리자 및 행정 직원의 서비스가 포함된다. 노인 인구는 400% 더 많은 서비스를 이용하며, 물리 치료, 작업 요법 및 재가 서비스에 대한 접근을 필요로 한다. 노인 응급센터의 구성 및 인력 배치 양상은 지역 사회의 고령 인구의 필요를 반영해야 한다.

미국응급의학회는 의사, 간호사, 사회 복지사/사례 관리자, 노인 중간수준 서비스 제공자(mid-level provider, MLP)로 구성된 노인 전문 팀을 제안하였다. 약사, 종교적 서비스 제공자 및 직업/물리 치료사가 이 팀을 보충한다. 미국응급의학회에서는 다음과 같이 언급하고 있다: 응급실 의사와 간호사는 급성 의학 문제를 다룰 필요가 있지만, 나머지 모든 팀원은 모든 관련 임상 정보를 수집하고, 중요한 처치 옵션을 평가하고, 결과에 영향을 줄 수 있는 다른 조건을 선별해야 한다.

환자 만족

"환자 만족도가 중요한 이유는 무엇일까? 왜냐하면 환자 만족을 통해 여러분이 양질의 진료를 더 쉽게 제공할 수 있기 때문이다". 일부 매우 간단한 환자 만족 과정은 노인응급실의 일부로 간주되어야 한다. 노인 환자는 체온이 낮아지는 경향이 있으므로 베개와 담요가 필요하다. 교육 프로그램이 있거나 없는 TV, 독서 안경 및 청력 보조 장치는 또 다른 고려 사항이다. 다른 방법을 요구하지 않는 한 직원을 소개하고 이름을 막 부르는 것을 삼가는 것과 같은 기본적인 예절이 중요하다.

가장 중요한 점은 소통하고 신뢰를 구축하는 데 도움이 되는 환경을 만드는 데 시간을 투자하는 것이다. 이는 일반 응급실에서 하는 것보다 쉽다. 노인 환자와의 관계를 수립하는 것은 증상 발현에 대한 더 나은 문진과 더 나은 의학적 결과를 가져올 수 있다.

환자 만족도는 눈부심이 없는 조명과 큰 전광판을 뛰어 넘는다. 노인 환자의 환자 만족도와 치료의 질을 향상시키기 위해서는 패러다임 전환이 필요하다. 이 변화는 지도력과 훈련을 통해 생각과 행동의 변화를 요구한다.

환자는 응급 진료의 질을 측정할 수 없지만, 질적으로 관리된 진료를 기대한다. 만족도를 측정하는 도구는 일반적으로 의료 및 의학적 결과를 측정하지 않는다. 주관적인 평가는 환자 만족도 설문 조사의 기초가 되며, 직원의 주의 또는 부서의 청결 상태에 따라 진료에 대한 인식이 나타나게 된다.

환자 만족도는 의료구매에도 반영된다. 가치 기반 구매(VBP)는 품질 척도와 환자의 진료 인식에 관련된다. 의료 개혁의 시대에 재정상의 이유와 환자 진료를 위해 가치 기반 구매를 이해하는 것이 중요하다. 가치 기반 구매는 품질 척도와 환자 진료 경험으로 구성된다. 이 점수는 전반적인 의사 소통, 통증 관리, 약물 치료, 절차 및 퇴원 지시에 대한 설명과 관련하여 간호사와 의사가 환자 및 그 가족과 어떻게 상호 작용하는지에 초점을 둔다. 병원 및 부서 청결도 및 소음 수준도 조사된다.

관찰 및 가정에서의 확장 관찰

응급실은 의료제도나 규정이 변화됨에 따라 입원을 위한 통로가 될 수 있다. 환자는 집, 요양원과 다른 이들 사이에서 장기 간호를 제공하는 병원 등에서 응급실에 도착한다. 응급실에서는 입원 또는 퇴원 또는 관찰 여부와 상관없이 진료 계획과 진료의 전환 계획을 수립한다. 관찰이 가능하지 않거나 적절하지 않은 경우, 가정 관찰의 연장이 하나의 선택일 수 있다.

노인환자의 재원 기간을 단축하여 효율성을 극대화하기 위해서는 노인진료팀의 조율된 접근 방식이 필수적이다. 의료진은 보다 광범위한 평가를 하고, 더 오래 환자를 관찰하고, 더 많은 상담을 찾고, 외래진료가 가능한지 알아볼 수 있다. 노인 환자를 대상으로 한 대부분의 응급실 진료 시간은 종종 부적절하다. 결과적으로 노인 환자는 결정 시점에 사용 가능한 정보를 토대로 퇴원 또는 입원할 수 있다. 노인 환자를 관리할 때 적절한 수준의 보살핌이 가능하다면 노인 환자를 병원에 입원시키는 것은 "하지 말아야"한다. 그러나 급성 진료를 위한 입원이 필요한 경우 급히 시행해야 하며 노인 환자는 가능한 빨리 집안의 침대로 옮길 수 있어야 한다.

응급실에서는 노인 환자에 대한 의심스러운 입원을 예방하기 위해 관찰 단위를 활용할 수 있다. 관찰 또는 23시간 이하의 체류는 노인 환자를 종합적으로 평가하고 불만을 제기할 수 있는 기회를 제공한다. 환자가 이후에 입원하면, 입원 병동에는 의학적 자문, 임상검사 및 기타 검사 결과와 함께 적용중인 진단이 제공된다.

응급실에 활용 가능한 관찰 단위의 개념은 복부 통증이 있는 70세 여성 환자의 예를 통해 가장 잘 설명된다. 완전한 평가는 게실염임을 밝혀내게 된다. 보존적 치료 계획이 수립되었지만 이 환자가 치료를 어떻게 견뎌낼지는 불분명하다. 이 환자를 노인 관찰 단위에서 관찰하면 약물 치료 및 반복된 진찰을 안정화될 때까지 시행할 수 있다. 완전한 호전이 달성되지 않더라도 환자는 노인복지사에게 진료의 전환을 통해 안전하게 퇴원, 인도될 수 있다.

사용을 고려해야 할 또 다른 도구는 가정 관찰을 확대하는 것이다. 이 모델은 중요한 연구가 진행되고 있다. 확장된 가정 관찰을 사용하면 같은 70세의 환자가 응급실 또는 관찰 단위에서 퇴원할 수 있다. 환자는 집에서 치료를 계속하기 위해 서면 지시를 받고 환자와 가족에게 편리한 시간에 응급실로 돌아가는 약속이 이루어진다. 돌아올 때, 노인팀의 구성원은 환자를 선별 및 등록 데스크를 우회하여 환자의 침대로 직접 데리고 온다. 컴퓨터 단층 촬영 스캔이나 임상병리 검사와 같은 반복 검사가 재검사로 시행된다.

계획된 응급실 방문과 더불어 확대된 가정 관찰은 여러 이점이 있다. 이 모델은 치료의 끊김없는 연속성을 제공함과 동시에 환자가 자신의 주변 환경에 편안함을 느끼게 한다. 2단계의 노인 프로그램은 가정에서의 지원 서비스와 후속적 응급실에서의 진료 예약으로 구성된다. 이 모델의 단점은 분명하다. 의료비, 교통수단, 재평가의 장소, 생활 환경, 가족 문제 등이다. 확장된 가정 관찰 모델은 고려할 선택 중 하나이지만 모든 상황에서 작동하지는 않는다. 환자가 "중단 시간" 동안 응급실로 되돌아오도록 요청할 수도 있다. 이미 지나친 부담을 가진 응급실에서는 환자를 다시 방문하도록 예약하는 것을 환영하지 않을 수 있다. 이것이 성취될 수 없다면, 주치의와의 추적 관찰을 준비하면 충분할 것이다.

노인의 보존적 치료

만성 질환을 앓고 있는 노인은 복잡하고 취약한 인구집단이며 인생의 마지막 한 해 동안 여러 번 응급실을 방문하게 된다. 응급의료 제공자는 환자의 질병 단계의 초기에 보존적 의료를 지원하여 삶의 질을 향상시킬 뿐 아니라 진료와 관련된 비용을 절감할 수 있는 독특한 기회를 가지고 있다.

응급실은 하루 24시간 내내 개입할 수 있는 많은 분야 팀에 대한 접근을 제공하여 이러한 환자의 외래 환자 서비스와의 큰 차이를 해결할 수 있는 해결책을 제공한다. 그러나 삶의 시간을 연장하는 중재에 대한 응급의학과 의사들의 전형적인 대응은 이 특정 집단의 목표와 일치하지 않을 수도 있다. 따라서 임상 지침은 이러한 환자의 여러 가지 호소에 대한 대응으로 증상 완화를 위한 약을 제공하는 데 좋은 수단이 될 수 있다. 응급실에서의 보존적 요법은 적시 치료, 개선된 결과, 호스피스로의 직접 소개 전원, 체류 기간 단축, 환자 및 가족에 대한 만족도가 높고 일반적인 진료를 받는 유사 환자와 비교하여 중환자 진료의 활용도가 적어, 비용 절감 효과가 있다.

결론

노인 인구와 그 의료 수요가 급속히 증가하고 있다. 더 나은 노인의료 모델의 필요성이 분명하다. 노인응급실은 양질의 진료를 제공하고 진료를 전환하며 기능 저하를 방지함으로써 취약 계층의 요구를 충족시킬 수 있다. 노인 보건 프로그램의 목표는 효율적이고 안전한 진료 모델에서 기능적으로 독립적인 노인들을 위한 응급 진료를 개선하는 것이다.

이 장에서는 노인병 환자를 위한 필요성을 검토하고 10가지 주요 영역을 통해 이를 정의하는 데 도움이 되었다. 이는 국제적 문제이며 노인병 전문가가 해결책을 제시할 수 있다. 캐나다, 중국, 싱가포르 및 한국을 비롯한 많은 국가에서 노인병 진료사업을 수행해 왔다. 이것은 소아과의 발달 이후 응급 진료의 가장 큰변화 일 수 있다.

마지막으로, 노인 응급 서비스를 고려할 때는 주의해야 한다. 기반시설 및 설계 계획에 있어 노인병 진료 계획을 고려한 병원위원회의 중요한 관심이 필요할 수 있다. 그러나 노인 환자의 환자 만족도와 진료의 질을 향상시키기 위해서는 패러다임의 변화가 필요하다. 이 변화는 지도력과 훈련을 통해 생각과 행동의 변화를 요구한다. 궁극적으로, 노인응급의료 프로그램의 성공은 각각의 의료진들에게 달려 있다.

핵심과 주의점

핵심

- 노인 전문 질관리 프로그램을 개발하라. 그 후 교육의 필요성이 나타낼 것이다.
- 직원 교육은 성공의 열쇠이다.
- 모든 병원 및 지역 사회 자원 목록을 작성하라. 그런 다음 목록에 있는 모든 사람과 모임을 설정하고 팀 구성원으로 초대하라.
- 응급실에서 퇴원한 모든 노인에게 전화하여 치료 및 후속 조치를 평가하라.

주의점

- 물리적인 설비만으로는 결과가 개선되지 않는다.
- 다약제복용 및 약물간 상호 작용을 조심하라.
- 막연한 호소는 종종 가장 큰 도전이다.

참고문헌

1. Sanders A. Care of the elderly in emergency departments:Conclusions and recommendations. Ann Emerg Med. 1992;21:830.4.

2. Sanders A. Care of the elderly in emergency departments: Where do we stand? Ann Emerg Med. 1992;21:792.4.

3. Strange G, Chen E, Sanders A. Use of emergency departments by elderly patients: Projections from a multicenter database. Ann Emerg Med. 1992;21:819.24.

4. Lowenstein S, Crescenzi C, Kern D, Steel K. Care of the elderly in the emergency department. Ann Emerg Med. 1986;15:528.34.

5. Singal B, Hedges J, Rousseau E, et al. Geriatric patient emergency visits Part I: Comparison of visits by geriatric and younger patients. Ann Emerg Med. 1992;21:802.7.

6. Gerson LW. Emergency medical service utilization by the elderly. Ann Emerg Med. 1982;11:610.12.

7. Aminzadeh F, Dalziel W. Older adults in the Emergency Department: A systematic review of patterns of use, adverse outcomes and eff ectiveness of interventions. Ann Emerg Med. 2002;39:238.46.

8. Samaras N, Chevalley T, Samaras D, Gold G. Older patients in the emergency department: A review. Ann Emerg Med. 2010;56:261.9.

9. Fitzgerald R. Th e Future of Geriatric Care in Our Nation's Emergency Departments: Impacts and Implications (Irving, TX: American College of Emergency Physicians, 2008), accessed October 1, 2011 from http://apps.acep.org/WorkArea/DownloadAsset.aspx?id=43376

10. Naccarato MK, Kelechi T. Pressure ulcer prevention in the emergency department. Adv Emerg Nurs J. 2011;33:155.62.

11. Kihlgren A, Nilsson M, Skovdahl K, Palmblad B, Wimo A. Older patients awaiting emergency department treatment. Scand J Caring Sci. 2004;18:169.76.

12. Rosenberg M, Rosenberg L. Improving outcomes of elderly patients presenting to the emergency department. Ann Emerg Med. 2011;58:479.81.

13. Profile of Older Americans: 2011 (Administration on Aging (AoA), US Department of Health and Human Services), accessed from www.aoa.gov/aoaroot/aging_statistics/Profi le/2011/docs/2011profi le.pdf .

14. Iyer R. Pain documentation and predictors of analgesic prescribing for elderly patients during emergency department visits. J Pain Symptom Manage. 2011;41:367.73.

15. Hwang U , Morrison S. Th e geriatric emergency department. J Am Geriatr Soc. 2007;55:1873.6.

16. Emergency Department Benchmarking Alliance (www.EDBA. org).

17. Connell BR, Jones M, Mace R, et al. The Center for Universal Design. The Principles of Universal Design. Accessed February 15, 2005 from www.design.ncsu.ed/cud/univ_design/principles/udprinciples.htm.

18. Demirbilek O, Demirkan H. Universal product design involving elderly users: a participatory design model. Appl Ergon. 2004:35;361.70.

19. Tijunelis MA, Fitzsullivan E, Henderson SO. Noise in the ED. Am J Emerg Med. 2005;23:332.5.

20. Mathias S, Nayak USL, Isaacs B. Balance in elderly patients: the "get-up and go" test. Arch Phys Med Rehab. 1986;67:387.9.

21. Budnitz DS, Lovegrove MC, Shehab N, Richards CL. Emergency hospitalizations for adverse drug events in older Americans . N Engl J Med. 2011;365:2002.12.

22. Winbery S. Medication management, simplifi cation & the older adult: Putting the problem into perspective. In Quality Insights of Pennsylvania, accessed October 20, 2011 from www.

qualitynet.org/dcs/BlobServer?blobkey

23. Epocrates Inc. 2012 (www.Epocrates.com).

24. WebMD LLC. Medscape Reference (www.reference.medscape.com).

25. Fick D, Semla TP. American Geriatrics Society Beers Criteria: New year, new criteria, new perspective. J Am Geriatr Soc. 2012;60:614.15.

26. Barry PJ , Gallagher P , Ryan C , O'Mahony D. START (screening tool to alert doctors to the right treatment). an evidencebased screening tool to detect prescribing omissions in elderly patients. Age Aging. 2007;36:632.8.

27. Hamilton H, Gallagher P, Ryan C, Byrne S, O'Mahony D. Potentially inappropriate medications defi ned by STOPP criteria and the risk of adverse drug events in older hospitalized patients. Arch Intern Med. 2011;171:1013.19.

28. G eriatric Emergency Nursing Education . (Emergency Nurses Association), accessed from www.ena.org/coursesandeducation/education/GENE/Pages/CourseOutlin.aspx

29. ACEP. Clinical Resources-Geriatric Videos, accessed from www.acep.org/Clinical . Practice-Management/Geriatric-Videos/

30. Hogan T, Losman E, Carpenter C, et al. Development of geriatric competencies for emergency medicine residents using an expert consensus process. Acad Emerg Med. 2010;17:316.24.

31. Hwang U, Morrison RS. Th e geriatric emergency department. J Am Geriatr Soc. 2007;55:1873.6.

32. Gilboy N, Tanabe T, Travers D, et al. Emergency Severity Index (ESI): A Triage Tool for Emergency Department Care, Version 4 . Implementation Handbook, 2012 edn (Rockville, MD , AHRQ Publication No. 12.0014), Agency for Health Care Research and Quality, November 2011.

33. Rosenberg M. Th e Geriatric Emergency Department (April 28, 2011), accessed from www.urgentmatters.org/webinars.

34. Dendukuri N, McCusker J, Belzile E. The identification of seniors at risk screening tool: further evidence of concurrent and predictive validity. J Am Geriatr Soc. 2004;52:290.6.

35. Caplan GA, Brown A, Croker WD, Doolan J. Risk of admission within 4 weeks of discharge of elderly patients from the emergency department. the DEED study. Age Aging. 1998;27:697.702.

36. David J. Th e life cycle of the banana: Rethinking geriatric falls in the ED. Emergency Physicians Monthly. 2011; August 10.

37. Mayer TA, Cates RJ. Leadership for Great Customer Service, ACHE Management Series (Chicago, IL : Health Administration Press, 2004).

38. Quest T, Asplin B, Cairns C, Hwang U, Pine J. Research priorities for palliative and end-of-life care in the emergency setting. Acad Emerg Med. 2011;18:e70.6.

39. Lamba S. Early goal-directed palliative therapy in the emergency department: A step to move palliative care upstream. J Palliat Med. 2009;12:767.

40. Penrod J, Deb P, Dellenbaugh C, et al. Hospital-based palliative care consultation: Eff ects on hospital cost. J Palliat Med. 2010;13:973.7.

41. Stone S. Emergency department research in palliative care: Challenges in recruitment. J Palliat Med. 2009;12:867.8.

42. O'Mahony S, Blank A, Simpson J, et al. Preliminary report of a palliative care and case management project in an emergency department for chronically ill elderly patients. J Urban Health. 2008;85:443.51.

43. Grudzen CR, Stone S, Morrison S. Th e palliative care model for emergency department patients with advanced illness. J Palliat Med. 2011;14:945.50. 44. I mproving Palliative Care in Emergency Medicine. Retrieved March 11, 2012 from www.capc.org/ipal/ipal-em

45. Meier D, Beresford L. Fast response is key to partnering with the emergency department. J Palliat Med. 2007;10:641.5.

46. Beemath A, Zalenski R. Palliative emergency medicine: Resuscitating comfort care? Ann Emerg Med. 2009;54:103.4.

47. Penrod J, Deb P, Luhrs C, et al. Cost and utilization outcomes of patients receiving hospital-based palliative care consultation. J Palliat Med. 2006;9:855.60.

노인 환자에 대한 일반적 접근

장 3

서론

노인 환자에 대한 응급센터에서 접근법은 젊은 환자에 대한 전통적인 방법과 다르며, 의학적 기능적 정신사회적 문제들을 통합하여 평가하는 것이 필요하다. 또한 이 장에서는 질병에 취약한 노인 환자가 생명을 위협하는 질환의 전형적인 증상과 징후를 보이지 않는 과정에 대하여 알아볼 것이다.

노인 응급의학의 원칙

응급의학은 즉각적인 주의를 필요로 하는 긴급한 질병뿐만 아니라 생명이나 사지를 위협하는 문제들을 파악하기 위해 주 호소 증상에 중점을 두어 진료하는 전문과목이다. 응급센터를 방문하는 대부분 환자들을 위한 표준진료로서 병력에 초점을 맞춘 진찰방법은 많은 노인 환자에게 부적절할 수도 있다. 일반적으로 노인은 비특이적이고 국소화되지 않는 증상으로 내원한다. 인지장애나 청각장애를 앓는 노인 환자에서 병력을 청취하는 것은 이러한 어려움을 가중시킨다. 노인 환자는 재방문, 오진단, 입원, 이환율 및 사망률 증가의 위험에 노출되어 있다. 많은 다른 문제들뿐만 아니라 급성 관상동맥증후군, 충수염, 패혈증, 외상 때문에 젊은이에 비해서 노인에서 사망률이 의미 있게 증가한다. 응급센터에서 노인을 적절한 방식으로 진료하기 위해서는 만성질환의 급성악화와 사회적 기능적 문제와 연관된 여러 인자들을 중요하게 고려하여야 한다.

　노인 환자는 소아 환자, 산과 환자, 외상 환자처럼 특별하기 때문에 전통적인 응급의학적 접근방법을 대신할 수 있는 진료 모델이 필요하다. 노인은 생리현상, 약물에 대한 반응, 질병 발현양상, 치료에 대한 반응이 젊은이와 완전히 구별된다. 이전의 환자병력, 동반질환, 사회적 지지에 대한 정보 없이 환자를 처음 만나는 응급의학과 의사는 특히 환자치료에 어려움을 겪게 된다. 소아 환자의 경우처럼, 응급의학과 의사는 젊은 성인에 비해서 노인 환자를 치료하는 데 자신감이 감소한다. 임산부와 소아 환자와 마찬가지로 노인은 대부분의 임상시험에서 제외되기 때문에 임상의는 임상결과를 노인 환자에 추정하여 적용하는 데 어려움을 느낀다. 노인에서 예방백신은 중요한 고려사항이며 그에 대한 효과가 입증되었다. 소아와 비슷하게 노인학대는 미국에서 연간 100만~250만 건이 발생하는 것으로 추정된다. 소아에 대한 응급의학적 평가를 위한 접근법은 비우

표 3.1. 노인 응급의학의 원칙

- 복합발현 양상(Complex presentation)
- 흔한 질병의 비정형적 발현양상(Atypical presentations of common disease)
- 동반질환의 교란효과(Confounding effects of comorbid illness)
- 발현양상, 진단, 치료에 고려할 요인으로써 다중약물요법 (Polypharmacy as a factor in presentation, diagnosis, and management)
- 인지장애의 역할(Role of cognitive impairment)
- 진단검사에서 정상 값의 차이(Different normal values for diagnostic tests)
- 기능 예비량의 감소(Decreased functional reserve)
- 사회적 지지의 적절성과 간병인에 대한 신뢰 (Adequacy of social support and reliance on caregivers)
- 기초 기능상태의 중요성(Importance of baseline functional status)
- 건강문제에 대한 정신사회적 적응 (Psychosocial adjustments to health problems)

Sanders AB, Witzke DB, Jones JS, Richmond K, Kidd P. Principles and models of care. In: Sanders AB, ed. Emergency Care of the Elder Person. St. Louis, MO: Beverly Cracom; 1996. p. 62. Adapted with permission from the Society for Academic Emergency Medicine.

발적 외상의 고려뿐만 아니라 사회 환경, 돌보는 사람과 특별한 니즈, 수유와 예방접종을 포함한다. 표 3.1은 노인 환자의 응급처치를 위한 모델에 특별히 필요하고 관심을 두어야 할 사항을 기술하였다.

건강한 노화

노화는 기쁨과 고통의 각양각색의 경험과 함께 오는 또 다른 삶의 단계로 볼 수 있다. 노인은 현명하고, 가족처럼 삶의 중요한 부분에 헌신할 시간이 더 많으며, 풍부한 지식과 경험 때문에 많은 문화영역에서 가치 있게 평가된다. 노인은 다양한 인구 구성원으로 이루어져 있어서 부정적인 태도와 고정관념을 피하는 것이 중요하다. 응급의학과 의사는 여러 만성질병 상태를 동반하는 위독한 노인 환자를 자주 치료한다. 이들은 단지 노인들 중에 일부분임을 깨닫는 것이 중요하며, 많은 노인은 그들의 삶을 매우 적극적이고 생산적으로 산다.

　생리학적 변화는 죽상경화증과 전립샘비대와 같이 일부 질병상태에서 흔히 발생하는 특성 때문에 질병 과정과 대조적으로 정상 노화 과정의 일부로 분류하기가 어려울 수 있다. 요실금, 착란, 허약함과 같은 자주 연관된 상태는 노화의 정상적인

과정이 아니며 질병의 식별과 적극적인 치료가 필요하다. 사랑하는 사람의 상실과 신체적 변화는 노인 인구에서 일반적인 현상이며 슬픔은 정상적인 반응인 데 반하여 우울증은 정상적이지 않기 때문에 반드시 평가되고 적절하게 치료되어야 한다. 마찬가지로 잦은 넘어짐을 정상적인 노화로 생각하지 말아야 하며 원인을 조사하고 치료하여야 한다.

연령에 따른 생리학적 변화

동일한 나이의 개인이더라도 노화와 함께 생물학적 물리적 기능에서 현저한 차이가 있을 수 있으며 실제 나이와 생물학적 나이 간의 차이를 보일 수 있다. 이는 유전적 다양성, 환경적 요인 노출, 질병상태, 건강에 유리하거나 해로운 행동 그리고 기타 많은 요소들 때문에 발생할 가능성이 있다. 당신 앞에 있는 환자가 노화의 스펙트럼상 어디에 위치하는지를 고려하는 것이 중요하다. 질병이나 약물 복용력이 없는 80세 환자는 여러 질병, 약물 복용, 심혈관 질환의 위험요소를 가지고 있는 40세의 환자보다 생리학적으로 더 나을 수 있다. 표 3.2는 연령에 따른 일반적인 생리학적 변화를 요약한 것이다.

신체 조성

체중은 노화에 따라 크게 변하지 않아야 하지만 조성은 중요한 변화가 일어난다. 지방축적의 증가와 함께 비례하여 마른체중(lean body weight)과 골질량의 감소가 일어난다. 이로써 총체액량(total body water) 비율의 감소가 발생한다. 결과적인 약물분포의 변화는 지질친화성 약물의 축적 가능성과 제지방 조직에 분포하는 약물의 양 감소로 독성의 잠재력을 높인다. 총체액량 감소로 인해 노인은 스트레스를 받을 시 탈수와 전해질 및 오스몰농도 이상에 훨씬 쉽게 빠질 수 있다. 지방조직은 말초 및 피하영역에서 중앙부위로 재분포된다. 이와 함께 피하 지방의 손실이 발생하고 뼈 돌출부에 피부 손상의 위험성이 증가한다.

활력징후

노화와 함께 활력징후는 전반적으로 변동성의 감소가 일어나고 스트레스 시에 적절하게 보상할 수 있는 능력이 저하된다. 노화에 따라 호흡수와 맥박산소측정은 현저하게 변화하지 않지만 체온, 혈압, 맥박은 변화된다. 노령 인구에서 정상 활력징후를 보이는 것이 심각한 질환을 배제할 수 있는 것은 아니다. 연령과 관련된 최대심박수 감소와 카테콜라민에 대한 반응성 감소는 스트레스에 대한 초기 빈맥 반응성을 둔화시킬 것이다. 외상이 발생하였을 때에 노인 환자의 활력징후는 쇼크에 대한 초기 지침으로서 전문외상구조술(ATLS)에 의한 교육처럼 반응하지 않을 수 있다. 일생 동안 발생하는 다양한 혈관손상이나 분자변화로 인한 동맥의 경직도가 증가하기 때문에 순방향의 혈류를 얻기 위해 증가된 수축기 혈압이 요구된다. 노인 인구에서 고혈압은 매우 흔하게 발생한다. 노인 환자에서 또한

표 3.2. 노화의 생리학적 변화와 잠재적 효과

생리학적 변화	잠재적 효과
신경계	
혈액–뇌 장벽의 효율성 감소	뇌수막염 위험성 증가 과장된 약물반응의 위험성
온도변화에 대한 반응 감소	손상된 체온조절 기능
자율신경기능의 변화	혈압의 변이; 기립성 저혈압 위험성. 발기기능 감소, 요실금
신경전달물질 변화	복합 정신 기능의 둔화
피부/점막	
모든 피부 층의 위축	단열기능 감소 피부손상 위험성 증가 감염의 위험성 증가
땀샘의 수와 기능 감소	고열의 잠재 위험
근골격계	
진행되는 골질량 소실	골절 위험성 증가
섬유연골성 & 윤활 조직의 퇴화	관절의 불안정성과 통증
마른체중(lean body mass) 감소	약동학의 변화
지방조직 비율의 증가	약동학의 변화
면역계	
세포매개면역 감소	종양에 대한 감수성 증가 잠복병의 재활성 경향
항체역가 감소	감염 위험성 증가
심혈관계	
수축촉진(inotropic) 반응 감소	심근벽 스트레스의 효율적인 반응 감소
심박수변동 반응 감소	최대심박수 감소
말초혈관저항 증가	혈압 증가
심실충전(ventricular filling) 감소	장기관류 변화
호흡계	
폐활량 감소	
폐/기도 탄성 감소	기도저항 증가
과탄산증/저산소증에 대한 화학수용체 감소	급속한 대상부전 위험성
환기구동(ventilatory drive) 감소	산소분압 감소와 이산화탄소분압 증가
확산능(diffusion capacity) 감소	산소분압 감소
간기능	
간세포량 감소	재생능력 감소
간혈류 감소	약동학 변화
기저막(basement membrane) 비후	약동학 변화
비타민 D의 수산화(hydroxylation) 감소	저칼슘혈증의 위험성, 골다공증
총체액량 감소	약동학 변화
갈증반응(thirst response) 감소	탈수증과 전해질 이상의 위험성
신장 바소프레신 반응 감소	탈수증과 전해질 이상의 위험성
위장관계	
위점막 감소	위궤양 증가
중탄산염 분비 감소	위궤양 증가
위장관계로 혈류 감소	회복시간 증가
상피세포 감소	회복시간 증가

Birnbaumer DM. The elder patient. In: Marx JA, Hockberger RS, Walls RM, Adams J, Rosen P, eds. Rosen's Emergency Medicine: Concepts and Clinical Practice . Philadelphia: Mosby/Elsevier; 2010. p. 2349. Reproduced with permission from Mosby/Elsevier.

압력반사(baroreflex)의 민감도 감소, 심방 순응도 감소, 혈장 부피 감소 및 기타 요인들 때문에 기립성 저혈압 발생의 위험도가 증가한다. 노화는 또한 낮은 기초체온, 화농성 분자(pyogenic molecules)와 온도 조절에 대한 반응성 변화를 일으킨다. 노인은 발열 반응을 나타낼 능력이 떨어지므로 기준 체온으로부터 약간의 변화도 기저 감염을 대변할 수 있다. 응급센터에서 항상 이용이 가능하지 않더라도 환자의 기준 체온을 아는 것은 도움이 되며 1.0~1.3℃ 증가는 노인 환자에서 열성 반응으로 고려되어야 한다. 37.8℃와 같은 발열에 대한 낮은 임계치가 노인에서 사용되어야 한다.

피부/점막

피부는 혈류의 감소와 함께 탄력성이 저하되고 위축되어 경미한 외상에서 조차도 피부상처와 조직손상이 증가한다. 혈류는 당뇨와 말초혈관질환에 의해서 훨씬 감소하며 결과적으로 피부감염의 위험성이 증가한다. 상처치유는 상피증식의 감소 때문에 더욱 더뎌진다. 점막은 또 다른 감염의 중요한 장벽이다. 노인은 연령 관련 변화와 약물투약의 변화 때문에 구강건조증에 빠지기 쉽다. 이는 감염에 대한 방어기능에 부정적인 영향을 주며, 충치를 촉진시키고, 입안의 정상균무리(normal flora)를 변화시킨다(그람 음성 장내세균집락을 증가시킴). 땀샘 수의 감소는 고열의 위험을 증가시킨다.

심혈관

휴식시 심장박출량은 30세 이후에 매년 1%씩 감소하며 이는 모든 장기 시스템으로 가는 관류를 감소시킨다. 나이가 들수록 심장의 전도조직에 아교질의 탄력조직(collagenous and elastic tissue)이 증가한다. 이는 동방결절에서 생성되는 활동전위(action potential) 최대 발생률을 감소시키기 때문에 서맥이 발생하거나 심한 경우 동기능부전증후군(sick sinus syndrome)에 빠질 수 있다. 노인은 심근수축력을 생성하기 위해 순환하는 카테콜라민에 더욱 의존성이 있다. 기타 연령 관련 변화에는 동맥 탄성도(arterial compliance) 감소와 수축기 혈압 증가 때문에 발생하는 후부하(afterload) 증가, 좌심실확장기능 이상(left ventricular diastolic dysfunction)이 있다. 아교질(collagen) 축적과 근세포 수의 감소를 포함하는 심실의 변화는 좌심실 크기의 증가와 확장기능이상을 야기시킨다. 지방조직 증가, 측만증, 흉벽구조 변화뿐만 아니라 앞서 언급한 변화가 시간이 지남에 따라 많은 노인 환자에서 심전도의 변화를 일으킨다. 일례로 좌심실 비대와 연관된 심전도 변화는 노인의 40%까지 존재하는 것으로 추정된다. 각차단(bundle branch blocks)은 또 훨씬 빈번하며 이는 심근허혈과 섬유화 때문에 일어날 수 있다. 다른 변화에는 좌측편위(left axis deviation), PR 연장, QT 간격 연장, 낮은 진폭파가 나타날 수 있다.

호흡기

후만증, 늑골연골 석회화, 근육경직을 포함한 흉곽모양의 변형은 횡경막의 효능을 감소시킴으로써 호흡운동량이 증가되고 생리적 예비량(physiologic reserve)이 저하된다. 또한 나이를 먹음에 따라서 섬모운동이 감소하면 많은 세균이 구인두에서 하부기도로 유입된다. 이는 흡연에 의해서 더욱 악화된다. 골다공증은 또한 비교적 경미한 외상으로도 늑골과 흉골의 골절을 일으키며 폐좌상에 취약하게 만든다. 전폐용량(total lung capacity)은 조금 변하는 데 반하여 잔기량(residual volume)은 증가하고 폐활량(vital capacity)은 감소한다. 주로 환기관류불균형(ventilation-perfusion mismatch) 때문에 예상되는 산소분압(PaO$_2$)의 감소가 발생한다. 과탄산혈증과 저산소증에 대한 화학수용체(chemoreceptor)의 민감도가 감소되기 때문에 환기구동(ventilatory drive)이 저하된다.

위장관

노인은 식도 연동파 진폭(amplitude of peristaltic waves of the esophagus)의 감소와 하부 식도 괄약근(esophageal sphincter)의 불안전한 이완 때문에 위식도역류에 취약해진다. 위산도(pH)의 증가는 리스테리아(Listeria)와 살모넬라(Salmonella)의 제거에 덜 효과적이라는 것을 의미한다. 헬리코박터 파일로리(Helicobacter pylori)는 나이와 함께 증가하며 환자의 80%에서 분리되었다. 점막두께의 감소와 중탄산염 분비가 결합하여 궤양 위험이 증가한다. 혈류의 저하, 벽두께의 감소, 림프조직의 감소를 포함한 충수의 변화가 이 환자 군에서 천공의 위험을 높인다는 가설이 있다. 창자간막신경얼기(mesenteric plexus)에서 뉴런 수의 감소는 대장을 통한 대변 이동이 늦어지며 변비를 자주 유발하게 된다. 부검연구에 의하면 75세 이상 노인의 50%에서 게실이 발견되었다고 한다. 담석은 70세 이상 노인의 50% 이상에서 존재한다. 간세포 량과 기능의 감소로 약동학의 변화가 발생한다.

비뇨생식기

사구체의 수와 기능의 감소로 인해 신장기능이 저하된다. 신장은 소변을 농축시킬 수 없게 되어 노인 환자는 탈수에 빠지기 쉽다. 빈번한 혈관 내 용적 감소와 사구체 여과율 감소는 노인이 조영제 부작용에 빠지기 쉽게 한다. 갈증반응의 저하와 항이뇨 호르몬에 대한 신장 반응성의 감소는 특히 움직이지 못하여 물의 접근이 어려울 경우에 탈수 위험이 높아진다. 고칼륨혈증의 위험성 증가는 사구체 여과율 감소, 레닌-알도스테론 시스템에 대한 반응성 감소, 많은 약리원인(pharmacologic causes)과 질병상태로부터 발생한다. 반면에 식이요법의 변화와 이뇨제의 사용은 저칼륨혈증에 취약하게 한다. 또한 사구체기저막에 게실이 발생하여 뇨정체와 요로감염을 호발시킨다. 여성에서 요도주위 부분은 에스트로겐 노출의 감소 때문에 감염으로부터 보호를 덜 받게 된다. 골반저부(pelvic floor)이상 때문에 불완전한 방광배출이 발생하고 남자에서는 전립선 비대증이 요정체를 일으킨다.

근골격계

골격근량의 감소로 힘 저하가 일어난다. 연골 건조 및 노후화로 관절염의 비율이 높아지고 삶의 질에 부정적인 영향을 미친다. Paget병, 악성종양, 신진대사장애뿐만 아니라 골다공증은 낙상과 같은 비교적 경미한 외상에도 골절의 위험을 증가시킨다.

신경계

성숙한 뇌는 65세까지 뇌 중량의 10%를 잃고 빈 공간이 증가하고 교정맥(bridging veins)이 당겨져 늘어나서 경막하혈종의 위험성이 증가한다. 두개골 안의 공간 증가는 또한 작은 출혈을 더욱 포착하기 어려울 수 있음을 의미한다. 두개골에 경막의 부착으로 인해 경막외출혈의 확률은 적다. 노르에피네프린의 순환 농도는 매 10년당 10%씩 증가하며 이는 특히 골격근과 심장에 교감신경계의 출력증가를 시사한다. 신경섬유 종류의 변화(빠른 델타 A에서 C섬유로)는 통증 지각의 속도를 둔화시키고 복막징후(peritoneal sign)의 소실에 기여할 수 있다. 인지장애는 건강한 노화과정의 일부가 아니지만 노인 공동체에서 매우 흔하다. 85세 이상 환자 중 50%까지 어떤 형태의 인지장애를 가진다. 양로원 거주자의 3분의 2 정도가 인지력 손상을 가지고 있다.

정신

노인은 어느 연령대 중에서도 자살로 인한 사망 위험이 가장 높다. 85세 이상 환자의 자살률은 전체 평균 10만 명당 11명인데 비하여 18명으로 더욱 높다. 우울증이 있는 노인은 없는 노인에 비해 자살을 제외한 사망률이 4배 높은 위험성을 가지고 있다. 우울증이 있는 노인은 또한 응급의료서비스를 사용할 확률도 2배 높다.

내분비계

젊은이와 달리 노인은 심장에서 에피네프린을 분비할지라도 부신수질에 의한 에피네프린의 분비는 감소한다. 또한 스트레스 상황에서 에피네프린 분비는 건강한 노인에서도 감소한다. 에스트로겐, 테스토스테론, 성장 호르몬 및 많은 다른 호르몬은 감소되는 반면, 노르에피네프린, 인슐린, 코티솔은 증가한다. 갑상선 호르몬은 질병상태를 제외하고 변화는 없다.

면역계

노화에 따른 변화는 여러 가지이며 세포수준 및 시스템 수준 모두에서 일어난다. 면역노화는 이러한 변화 중 하나이며 이는 결핵, 대상포진과 같은 잠복성 감염의 재활성 위험을 증가시키고 악성종양의 위험성을 증가시킨다. T 세포의 양과 질의 저하가 있으며 덜 활발한 helper T 세포반응 때문에 세포매개면역(cell-mediated immunity)이 부족하고 체액면역(humoral immunity)이 저하된다. 순환하는 항체가 감소한다. 파상풍에 대한 혈청 방어율은 18~49세 환자가 90% 이상인데 비해서 70세 이상의 환자는 60%대로 낮다. 장기요양시설에 거주하는 것과 같은 환경요인은 노인 환자가 다제내성균(multidrug-resistant organisms)에 노출되도록 한다.

혈액계

헤모글로빈은 일정하게 유지되지만 헤모글로빈 해리곡선를 왼쪽으로 이동시키는 2, 3-diphosphoglycerate의 감소가 발생한다. 빈혈은 노화의 자연스러운 결과는 아니지만 조혈조직(hematopoietic tissue)의 감소는 실혈에 대한 반응 능력을 감소시킬 수 있다. 적혈구생성인자(erythropoietin) 생산 감소는 또한 빈혈을 일으킨다.

다중약물요법과 노인

응급센터에서 노인 환자의 주호소 증상은 약물효과, 약물의 상호 작용, 또는 약물 부작용 때문일 수 있다. 다중약물요법은 노인에서 훨씬 더 일반적이며 이 연령대의 환자가 내원하여 평가할 때 훨씬 복잡해질 수 있다. 노인은 평균 4.5개의 처방전 약물과 2.1개 OTC (over-the-counter drugs) 약물을 복용한다. 대부분 노인 환자는 응급센터를 방문하는 동안 새로운 약물을 받는다. 최근 개정된 Beer's List는 노인 환자에서 이전의 약물과 새로운 약물의 효과를 평가할 때 참작해야 하는 좋은 자료이다. 5장에서 노인 환자의 약리학에 대해 보다 자세히 리뷰할 것이다.

진단검사와 나이

일부 검사실 변화는 노화에 기인되지만 알카리인산분해효소(alkaline phosphatase) 증가와 알부민 감소는 경미하며 노화에 기인되는 것은 아니다. 65세 이상 200명 환자에서 dipstick 요분석을 시행한 한 연구에서, 30%의 양성 세균배양의 경우에도 아질산염(nitrite) 음성과 백혈구 에스테르분해효소(leukocyte esterase) 음성의 결과를 보이며 부정확한 진단 능력을 나타내었다. 반면에 아질산염과 백혈구 에스테르분해효소 양성을 보인 환자에서도 50% 이상의 음성 세균배양 결과를 나타내었다. 양성 소변검사 결과를 보일지라도 응급의학과 의사는 잠재적 감염의 원인으로써 다른 감염의 출처를 여전히 고려해야 한다. 균혈증의 노인 환자의 20~45%는 정상 백혈구 소견을 보일 수 있다. 표 3.3은 노인 환자에서 일반적으로 시행되는 진단 검사를 보여주며 나이에 따라 변하지 않는다.

비정형 질병 발현

감염

노인 환자는 노화, 동반질환, 생활환경과 연관된 이전의 변화 때문에 감염에 대한 취약성이 증가된다. 무뎌진 발열반응과 감염의 비정형 징후는 진단을 매우 어렵게 만들고 노인인구에서 높은 이환율과 사망률을 일부분 설명해준다. 노인에서 요로감염은 젊은 성인에 비해서 5~10배의 높은 사망률을 갖도록 하며 반면에 폐렴은 3배 높은 사망률을 설명한다. 인플루엔자 사망자의 90%는 65세 이상 환자에서 발생한다(H1N1 형 출현 이전). 노인에서 이환율과 사망률의 주요 원인인 패혈증은 흔히 발생하며 높은 사망률과 이환율과 연관성이 있다.

질환 감염원의 비정형적이고 미세한 발현은 노인 인구에서 흔하다. 심각한 세균성 또는 바이러스성 감염이 있는 노인 환자 중 20~30%는 체온이 상승하지 않는다. 나이가 많은 환자는 더 낮은 체온을 가지려는 경향이 있으며 요양원 거주자에 대한 연구에서 세균성 질병은 단지 40%에서만 38.3℃ 체온을 가진다고 보고하였다. 노인 환자가 열이 나는 것은 그 상황의 90%에서 감염 원인 때문이며, 병인학적으로 세균성일 가능성이 가장 높다. 요로감염은 요실금, 정신상태변화(altered mental status) 또는 기능 상태변화로 내원할 수 있다. 폐렴 환자는 발열이나 백혈구 수 증가 없이 내원할 수 있으며 자주 가래가 없는 기침을 동반할 수 있다. 노인 환자는 폐렴의 발생 시 10%가 완전히 무증상일 수 있다. 균혈증은 젊은이보다 노인 환자에서 흔하다. 많은 일반적인 징후 및 증상과 균혈증을 찾는 데 의존하는 객관적 기준이 없을 수 있다. Fontanarosa 등은 균혈증과 연관된 유일한 인자로 6% 이상 띠호중구(band neutrophil), 의식상태변화, 구토를 발견하였다. 균혈증 예측에 실패한 인자는 백혈구 수, 체온, 호흡기 또는 비뇨기 증상, 헤모글로빈, 활력징후, 혈액요소질소(BUN) 및 크레아티닌 농도가 있다. 감염의 다른 일반적인 증상으로는 쇠약, 기능저하, 낙상 그리고 착란(confusion)이 있으며 이러한 증상이 있으면 감염의 원인을 즉시 조사하여야 한다. 상대 저혈압, 빈호흡 및 저체온과 같은 신체검사 소견은 감염 원인에 대한 민감한 단서가 될 수도 있다.

노인의 감염에 대한 또 다른 고려 사항은 다른 종류의 세균이 질병을 유발할 수 있다는 것이다. 예를 들어 성인(주로 여성)에서 요로감염은 전형적으로 대장균(Escherichia coli)이 유발하지만 노인에서는 보다 다양한 세균인 Proteus, Klebsiella, Pseudomonas, Enterobacter 등이 요로감염을 유발하기 때문에 치료제를 선택할 때 이점을 반드시 고려해야 한다. 마찬가지로 수막염의 경우에 일반적인 병원균에 더해서 Listeria는 노인 환자에서 반드시 고려되어야 한다. 최근 장기간 입원하였거나 장기요양시설에 거주하는 노인 환자는 다제내성균에 감염되었을 수도 있다.

급성 관상동맥증후군

심장병은 노인 인구의 주요 사망 원인이다. 부검 시 노인에서 죽상경화증(atherosclerosis)의 유병율은 50~70%로 매우 높으며 반면에 협심증의 비율은 10~23%로 훨씬 낮다. 이는 노인 인구에서 심장병의 초기 소견으로서 부정맥과 급성심장사의 비율이 합쳐져서 노인의 무증상 급성관상동맥증후군(ACS)이 높은 비율로 존재한다고 믿게 만든다. 무증상 심근허혈(ACS에 기인된 무증상이며 심전도상 Q파 심근경색의 증거)은 노인의 21~68%가 영향을 받는다. 자율신경장애 이외에 곁순환(collateral circulation) 및 인지장애는 나이에 따라 무증상 심근경색(MI)의 비율이 증가하기 때문에 의심되는 근거이다. 전형적인 흉통이 아닌 비정형적 발현양상은 신체기능 저하, 호흡곤란, 신경학적 증상, 또는 위장증상으로 나타날 수 있다. 노인은 허혈손상 시 통증보다 오히려 부족한 심장 박출량 또는 울혈성심부전과 같은 허혈의 결과로 발현될 수 있다. ACS의 비정형적인 발현 때문에 증상이 만성폐쇄성폐질환(COPD)과 같은 다른 동반 질환으로 여겨질 수 있다. 또한 노인 인구에서 ACS는 탈수 또는 감염에 의해서 갑자기 생길 수 있다.

ACS로 인한 이환율과 사망률은 노년층에서 더 높다. Aronow의 한 연구에서, 무증상 ACS 환자 중에 MI와 급성심장사의 발생율은 45개월 추적관찰에서 무증상 MI 병력이 없는 집단의 2배에 달한다고 하였다. 이는 ST분절 상승 심근경색증(STEMI)과 함께 비ST분절 상승 심근경색증(NSTEMI)의 높은 발생율에 파생적인 것일 수 있으며 노인 환자에서 ACS의 적은 비율을 설명한다. Global Registry of Acute Coronary Events (GRACE) 연구는 65세 미만 환자보다 85세 이상 환자에서 NSTEMI가 11% 더 많이 발생하는 것을 보고하였다. 다른 요인으로는 이전의 MI, 고혈압, 심실비대, ACS로 여겨지는 증상에 대한 늦은 병원방문의 가능성이 있다.

노인에서 ACS를 진단하려면 강하게 의심하는 것이 필요하다. 노인에서 증상이 있는 ACS는 착란, 행동변화, 복통, 실신, 호흡곤란, 또는 현기증으로 나타날 수 있다. National Registry of Myocardial Infarction (NRMI) 연구에서, 통증 없는 비정형 증상은 많은 노인 환자에서 발견되고 흉통을 갖는 85세 이상의 환자는 단지 40%뿐이다. 한 개의 대규모 관찰연구에서 당시의 33%가 흉통이 없다고 하였다. 흉통이 없는 환자는 호흡곤란(49%), 발한(26%), 구역과 구토(24%), 실신(19%)으로 발현될 수 있다. 이들 환자는 나이가 많고(74.2 대 69.9), 여성(49 대 38%)이며, 당뇨병(36.2 대 25.4%) 환자의 경향을 보였다. 노인 환자는 많은 경우에 미진단적(nondiagnostic) 심전도를 가질 가능성이 높다. NRMI 연구에서 미진단적 심전도를 갖는 NSTEMI 환자는 65세 이상 환자의 23%에서 85세 이상 환자의 43%까지 증가한다. 좌각차단은 85세 이상 환자의 심전도상 1/3에서 관찰되었다.

또한 노인에서 속발성 ACS는 폐렴, 낙상, COPD 악화, 또는 다른 스트레스 요인들에 의해 더 발생하기 쉬우며 관상동맥

표 3.3. 노인 환자의 검사실 평가

변하지 않는 검사실 요소[1]

혈색소와 적혈구용적률

백혈구

혈소판

전해질(Sodium, potassium, chloride, bicarbonate)

혈액요소질소(Blood urea nitrogen)

간기능검사(Transaminases, bilirubin, prothrombin time)

자유티록신지수(Free thyroxine index)

갑상샘 자극.호르몬(Thyroid–stimulating hormone)

칼슘

인

흔한 비정상 검사실 요소[2]

Parameter	Clinical signifi cance
침강율	10~20 mm는 연령 관련 변화일 수 있다.
혈당	포도당 내성이 감소; 급성질병 동안 혈당증가가 흔하다.
크레아티닌	마른체중과 내인성크레아티닌 일 생성의 감소 때문에 최고 정상 또는 약간의 증가된 수치가 일련의 신기능 감소를 보일 수 있다.
알부민	나이에 따라 평균 수치 감소(<0.5 g/ml), 특히 급성질환 상태에서, 그러나 일반적으로 영양부족을 의미한다.
알칼리성 인산분해효소(Alkaline phosphatase)	무증상의 미약한 상승은 흔하다; 중등도로 상승하면 간질환 또는 Paget 병을 고려해야 한다.
혈청 철, 철결합능, 페리틴	감소된 수치는 노화에 의한 변화는 아니며 영양부족, 위장관 혈액소실을 의미한다.
전립선 특이 항원	전립선비대증 환자에서 증가할 수 있다. 뚜렷한 상승 또는 시간이 지남에 따라 수치의 증가는 즉각적으로 추가 검사가 고려되어야 한다. 암이 진단되면 전립선암의 치료가 진행되어야 한다.
요검사	무균성 농뇨나 세균뇨는 흔하며 치료는 거의 필요 없으며 혈뇨는 비정상적이며 추가 검사가 필요하다.
단순흉부방사선사진	폐간질 변화는 흔한 연령과 관련된 소견이다; 미만성 골밀도 감소는 일반적으로 진행된 골다공증을 의미한다.
심전도	ST 분절과 T 파 변화, 심방과 심실 부정맥, 그리고 다양한 차단은 무증상 노인에서 흔하고 특수한 평가나 치료는 필요하지 않을 수 있다.

Evaluating the geriatric patient. In: Kane RL, Ouslander JG, Abrass IB, Resnick B. Essentials of Clinical Geriatrics , 6th edn. New York: McGraw-Hill; 2009. p. 56–7. Adapted with permission from McGraw-Hill.

1 Aging changes do not occur in these parameters; abnormal values should prompt further evaluation.

2 Includes normal aging and other age-related changes.

질환이 있을 시 심근의 산소 요구량 증가로 발생할 수 있다. 이 차원인, 비정형 발현, 잠재적 인지제한 등의 이유 때문에 적시에 진단하기 위해서는 강하게 의심하는 것이 중요하다.

근거중심의 치료는 자주 노인인구에서 덜 사용된다. 자연사망의 사전지시가 있거나 장기요양시설에 기거하는 ACS를 갖는 노인 환자는 심장도관삽입술을 받을 가능성이 떨어진다. 또한 이들은 나중에 병원에 입원하는 경향이 있고, 아스피린, 심장도관삽입술 및 용해제를 포함하는 근거중심의 치료를 받을 가능성이 적으며, 높은 사망률을 가진다. 건강관리치료를 제한하는 사전지시에 의한 적극적인 치료를 금지하지 않는 다면 원하는 치료와 치료계획에 관한 상담을 신속히 해야 한다.

급성복증

복부 통증은 응급센터에 내원하는 노인 환자 중 네 번째로 흔한 원인이다. 호소증상의 60% 가량은 수술적 치료를 요한다. 응급의학과 의사는 이 점이 노인 환자에서 평가하기 가장 어려운 호소증상임을 고려해야 한다. 복부응급의 비정형 증상 발현은 발현양상, 원인, 잠재적 사망률에서 젊은 환자와는 아주 다르다. 천공된 소화성 궤양 환자의 연구에서 복막징후는 단지 21%에서만 발견되었다. 이전 수술은 노인 환자의 통증에 대한 지각을 감소시킬 수 있다. 복강 내 통증을 지각하는 데 차이를 보이는 이유에 대하여 많은 가설이 있다.

또한 노인은 심방세동, 고혈압, 죽상경화증 및 말초동맥질환의 유병률 증가 때문에 복통의 혈관질환의 위험성이 증가한다. 장간막 허혈은 드물지만 잠재적으로 치명적일 수 있으며(원인에 따라 60~90% 사망률) 진단하기가 어렵다. 소화성 궤양질환은 약물과 H. pylori의 발생률 증가 때문에 노인에서 더 흔하다. 장폐색은 응급센터에 내원하는 노인의 복통 원인으로 10~12%에서 발생한다. 게실염, 장염전, 대장폐색, 무결석 담낭염을 포함하는 젊은 연령에 흔하지 않은 장애나 질병은 노인에서 더 흔하므로 노인 복통의 감별에 포함되어야 한다.

복통으로 응급센터에 내원하는 노인에서 오진의 추정치는 40%로 높고 10%의 사망률에 기여한다. 담도질환, 췌장염, 맹장염을 포함하는 많은 일반적인 질병에서도 노인은 비특이적인 증상 때문에 나중에 내원하는 경향이 있으며 젊은 환자보다 더 높은 사망률을 보인다. 한 연구에서, 복통으로 내원한 노인 환자 중에 응급센터에서 진단된 것과 입원 후 진단된 경우의 사망률의 차이는 8% 대 19%였다. 진단의 어려움 때문에 복통을 갖는 많은 노인 환자에서 통증의 원인을 추가적으로 평가하기 위해 복부 CT를 촬영한다. 최근 전향적인 다기관 연구에서 복부 CT는 60세 이상 환자의 37%에서 촬영되고 57%가 진단에 중요하였다. 복통을 호소하는 노인에서 CT촬영의 낮은 임계치(low threshold)를 설명하는 이유로 진단의 어려움, 증가된 이환율 및 사망률, CT의 높은 양성 진단율을 들 수 있다.

맹장염

복통을 호소하는 노인 인구의 3~4%가 맹장염을 앓는다. 단일기관의 후향 연구에서 60세 이상 환자의 단 10%만이 맹장염의 전형적인 증상인 우하복부 통증, 발열, 백혈구 상승, 메스꺼움 또는 구토를 가진다. 노인 인구에서 천공율은 약 50%로 젊은 성인보다 훨씬 높다. 노인에서 맹장염의 합병증은 젊은 환자의 1%에 비해서 노인 환자의 70% 정도까지 보고된다. 노인에서 CT를 사용하기 전과 사용한 기간에 맹장염을 비교하는 단일기관의 연구에서, 노인 연령 군은 지속적으로 늦게 내원하였다. 부정확한 진단은 늦게 내원한 것뿐만 아니라 천공의 위험성을 높이는 인자로 이는 CT 시대에도 지속적으로 발생하고 있다. 천공율이 72%에서 51%로 감소되었음에도 사망률은 일정하게 유지되고 있다. CT 사용의 증가와 복강경 충수절제술 시행 전과 후의 시대에 70세 이상 환자를 평가한 연구에서 천공율, 이환율과 사망률이 이 연령대에서 계속 변화가 없다. 많은 이가 비정형적 증상발현이 이환율 증가의 원인이라고 주장하는 반면, 다른 이는 지연된 내원, 동반질환, 노화와 연관된 맹장의 변화에 의한 병의 빠른 진행이 원인이라고 주장한다.

노인 응급진료 모델

접근

소아과 환자와 마찬가지로 노인 환자를 위한 별도의 차트는 응급의학과 의사가 병력의 중요성과 집에서 부양상태, 정신상태 선별검사(mental status screening), 예방접종, 일상생활능력(activities of daily living, ADL) 및 노인학대 선별검사와 같은 노인 환자에 특수한 진찰소견을 상기하는 데 도움이 될 수 있다.

병원 전 치료

가정환경과 생활환경에서 응급의료시스템(EMS)에 대한 평가의 중요성은 아무리 언급해도 지나치지 않다. 노인 환자의 대략 30%는 EMS에 의해 응급센터로 이송된다. 가족 구성원의 연락처, 노인학대 위험성, 낙상을 조장하는 환경요인, 거주현황, 투약 목록과 최근 변경사항과 같이 EMS로부터 얻는 정보는 매우 유용하다. 부상 또는 질병 이전의 기능과 정신상태 또한

매우 도움이 된다. 농촌지역에서 성공적인 EMS의 접근이 가능한 노인 환자 중 충족되지 않은 의료요구 사항(낙상, 약물, 우울증)의 사례발견을 위해 EMS가 사용되어 왔다. 또한 EMS 제공자는 노인에게 보청기, 안경 또는 기타 보조기구를 제공하여 의사 소통을 용이하게 할 수 있다. 병원에 모든 약물을 가져오도록 격려해야 한다.

노인 환자를 치료하고 이송할 때 EMS는 부족한 체온조절 능력에 대해 고려하고 적극적으로 저체온증을 치료하고 예방하여야 한다. 노인 환자가 척추고정이 필요한 경우에 압력점에 패드를 넣어 주고 고정시간을 제한하는 것이 중요하다. 왜냐하면 하드보드에서 짧은 시간이더라도 생리학적 변화 때문에 피부 손상이 일어날 수 있기 때문이다. 어떤 이는 70세 이상의 외상 환자인 경우 16~70세 환자에 비해서 사망률이 매우 높기 때문에 전문외상센터로 이송되기 위해서 낮은 임계치를 적용할 것을 제안한다. 젊은 성인과 다르게 노인은 GCS 13 또는 14점에서도 사망률이 의미 있게 증가하기 때문에 특히 외상센터 이송을 위해 GCS 14점 이하의 점수가 제안되어 왔다.

EMS는 일반적으로 노인을 장기요양시설(LTCF)에서 응급센터로 이송한다. 매년 요양원 거주자의 최대 25%가 응급센터를 방문한다. 요양원 거주자의 10%는 어떤 진료기록 없이 도착하고 다른 90%도 아주 중요한 정보가 누락되어 있다. 또한 요양원 직원은 검사결과와 중요한 다른 정보 없이 갑자기 환자를 되돌려 보내는 데 대해 불만사항을 응급센터에 표시한다. Society for Academic Emergency Medicine (SAEM)의 노인 응급의학 태스크 포스는 요양원의 질 지표로서 응급센터로 환자를 이송 시에 요양원이 분명히 전원사유, 코드상태(code status), 약물 알레르기, 약물목록, 연락처 정보(위임장, 친족, 요양원, 일차 진료제공자)를 문서화 하도록 추천한다. 다제내성균의 시대에 접촉주의를 위해환자가 어떤 균에 감염되었는지를 아는 것은 매우 중요하다. 요양원에서 이송되는 환자와 동반해야 하는 기본정보는 다음을 포함한다. 인적사항, 현재 약물복용, 내과 및 외과 병력, 알레르기, 기준 신체 및 정신 상태, 코드상태 및 사전 지시사항, 최근 활력징후, 가장 최근의 검사 결과, 요양원 이름과 연락처, 주치의 이름, 연락처가 있는 가족 구성원.

응급센터 평가

중증도분류(triage)

Emergency Severity Index (ESI)는 노인 인구에서 입증되었고 입원, 의료자원 활용, 체류기간과 생존을 예측하는 것으로 알려져 있다. 주목할 만하게도 65세 이상 환자의 81.8%는 중증도 1-3단계에 해당된다. 입원율은 전반적으로 41.2%였다. 가능한 한 노인은 음식, 물, 또는 약물에 접근할 수 없이 딱딱한 의자에서 기다리도록 해서는 안 되며 기다리는 시간이 길고, 낮은 중증도 레벨로 분류되었다면 자주 재평가되어야 한다.

병력

완전하고 정확한 병력을 획득하는 데 어려운 이유는 청각장애, 인지장애, 급성 또는 만성 정신상태 변화, 고통의 표현을 안 함, 입원의 두려움, 기억장애 등이 포함되어 있다. 응급의학과 의사가 질문에 답할 시간을 많이 주고 안심을 시켜주면 노인 환자와의 소통에 가장 좋다. 이는 노인 환자의 일부에서는 두려움을 덜어줄 것이다. 음성의 톤을 낮추고, 주위 소음을 최소화하고, 천천히 명확하게 말하는 것이 노화에 따른 청력변화 때문에 발생하는 대화의 어려움을 극복하는 데 도움을 줄 수 있다. 인지장애가 있는 환자에서 가족 구성원, 일차 진료 제공자 또는 과거 기록이 병력을 보완하는 데 사용될 수 있다.

병력에는 일반적인 약물치료, 알레르기, 과거병력 및 문진소견 이 외에도 호소하는 증상, 기초 기능상태 그리고 치료, 선호도, 사전지시에 관한 문제가 포함되어야 한다. 환자가 복용하는 정확한 약물목록을 확보하는 것이 필수적이며 어떤 것이 새로운 약물이고 최근에 용량의 변화가 있었는지 아는 것도 중요하다. 이는 낙상, 쇠약, 정신상태 변화를 포함하여 공통적으로 많은 증상발현에 특히 중요하다. 기초 인지 및 기능 상태의 병력이 중요하고 노인은 학대의 가능성에 대한 선별검사를 받아야 한다.

신체검사

자가처치나 방치(neglect)의 징후를 평가하기 위해 일반 외모나 차림새를 고려하는 것이 도움이 된다. 노인의 피부는 얇고 탄성력의 소실과 함께 건조할 수 있다. 신체의 수분상태(hydration status)의 평가를 위해 피부 긴장도(skin turgor)보다 점막 또는 뺨의 측면부가 보다 정확할 수 있다. 노인 자색반(senile purpura)은 노인에서 정상일 수 있으나 멍은 응고병증, 방치, 낙상의 흔적 또는 학대를 위해 평가를 하여야 한다. 노화 때문에 안구지방 소실과 안구함몰이 발생하고 이는 다시 말해 신체의 수분상태를 반영하는 신뢰할 만한 지표는 아니다. 청력소실은 귀지 박힘(cerumen impaction)에 의해서 발생할 수도 있으며 검사가 필요하다. 노인에서 수포음은 일반석으로 폐의 기저부에서 청진될 수 있다. 미세한 수축성 박출잡음(systolic ejection murmurs)은 일반적이며 특히 대동맥판막 경화 때문에 일어날 수 있지만 이완기 잡음, 더 큰 수축기 잡음 그리고 실신이나 협심증이 동반된 미세한 수축성 박출잡음은 추가적인 평가가 필요하다.

복부 벽이 얇기 때문에 복부 대동맥류를 더 쉽게 촉지할 수 있지만 이 때문에 비틀린 대동맥(tortuous aorta)으로부터 대동맥류를 구별하기는 어려울 수 있다. 복부 근육의 소실의 결과로 심한 복막염에서 조차도 복막징후가 없을 수 있다. SAEM의 노인 응급의학 태스크 포스는 모든 노인 환자에서 정신상태 선별검사가 시행되기를 권고한다. 노인 환자의 25%까지 응급센터 내원 시 정신상태변화를 보일 수 있다. 대략 10%는 섬망(delirium)을 가질 수 있다. 이러한 인지 장애는 응급의학과 의사 진찰 시에 단지 28~38%만이 인지된다. 섬망으로

퇴원한 환자는 3배 높은 사망의 위험성이 있다. 섬망을 진단하는 것 외에도, 인지장애를 인식하는 것은 퇴원지시에 따르거나 처방된 약물을 복용할 수 있거나 또는 병력의 신뢰성에 영향을 미칠 수 있기 때문에 중요하다. 이 때문에 응급센터에서 개발된 많은 인지장애 선별 검사 방법이 있으며 이는 이후에 보다 자세히 설명할 것이다. 사용되는 도구에 관계없이, 의식수준과 혼란수준에 대해 주목하고 고위험 환자를 위해서 Mini-Mental State Exam (MMSE)와 같은 검사를 하는 것과 같이 체계적인 접근법이 권장된다. 환자의 걸음 걸이 또한 관찰되어야 하며 특히 낙상한 환자에서는 더욱 그렇다. 환자가 의자에서 일어서서 걷는 능력을 보는 "get up and go test"는 지역사회에 거주하는 낙상한 노인에서 필수적이다.

예방 관리

예방 접종 및 낙상 예방을 포함한 예방적 조치는 이환율과 사망률을 감소시키는 가능성을 가지므로 노인에서 중요하다. 폐렴구균과 인플루엔자 예방접종 비율은 노인 인구에서 질병관리본부(CDC) 목표비율 80%보다 의미 있게 낮다(각각 62%와 66%). 폐렴과 인플루엔자는 노인에서 5번째 주요 사망 원인인 것을 고려한다면, 예방접종은 사망률을 낮추는 가능성을 가진다. CDC는 예방 접종율을 높이기 위해서 예방접종 장소를 응급센터와 다른 급성 치료소(acute care sites)로 확장하도록 권고하여 왔다. 완전한 파상풍 백신 시리즈(3개 이상 백신)를 받지 않은 노인은 질병 위험에 노출되기 때문에 파상풍 예방접종 이외에 파상풍 면역 글로블린을 필요로 하는 것처럼 상처 치료시 이러한 환자들을 식별하는 것이 중요하다. 응급의학과 의사에 의한 연구는 노인을 위한 예방접종 권고에 낮은 순응도(poor compliance)를 보인다고 보고하고 있다.

배치

현재, 응급센터에서 평가된 환자의 약 절반 가량이 병원에 입원한다. 미래에는 가정병원모델(hospital at home model) 또는 장기요양시설(LTCF) 입원으로 일부 입원 환자를 분산할 수 있다. 가능하면 내과 병동보다 노인 병동에 입원하는 것이 사망률을 낮출 수 있다는 증거가 있다.

요양원으로 다시 퇴원하는 환자를 위해 응급의학과 의사는 요양원, 일차진료의사, 또는 호출 담당의사(on-call physician)와 연락을 해야 하며 검사 결과뿐만 아니라 진단을 제공해야 한다. 요양원으로 돌아가는 환자는 진단, 제공된 치료, 검사 결과, 치료 권고사항 그리고 후속 조치(follow up)를 위한 정보를 포함하는 중요한 퇴원정보를 가지고 가야 한다.

퇴원계획은 노인 환자를 위한 성공적인 치료경험을 위해 필수적이다. 노인 환자는 1개월에 12~24%, 3개월에 19~24%까지 응급센터 재방문의 위험성을 가진다. 어떤 환자가 재방문 위험성이 증가하는지 그리고 누가 보다 집중치료를 위한 의료자원을 필요로 하는지 예측하기 위해 개발된 몇 개의 선별도구가 있다. 환자의 최대 13%가 응급센터 방문 후에 의미 있는 기

능저하를 경험한다. 퇴원지시에 대한 설명이 환자의 40%에서 필요하다. 노인 환자는 응급센터 퇴원 후에 자택에서 자신을 돌보지 못할 수도 있다. 이에 대한 연구에서 그 이후 몇 주에 걸쳐 6~18%가 계획되지 않은 입원이 필요하며 27~52%가 자신을 돌보지 못한다. 사례관리 및 사회복지 서비스 제공은 가정으로 원활한 이행과 외래를 통한 지역사회 지지로 도와줄 수 있다. 31장에서 더 자세히 설명할 것이다.

새로운 약물은 신중하게 고려되어야 한다. 새로운 약물을 추가할 때는 현재의 의약품과 상호작용이 없는 것을 확실히 하는 것이 중요하고 환자가 적절하게 새로운 약물을 복용하는 법을 이해해야 한다. 약물을 추가하기 전에 노인에서 피해야 할 약물의 Beer's List가 고려되어야 한다. 노인 환자는 부적절한 통증 조절을 받을 가능성이 가장 높다. 아편유사진통제가 처방되었을 때 배변조절 약물이 또한 처방되어야 한다. 노인에서 약물문제는 5장에서 상세히 논할 것이다.

새로운 인지장애가 있는 환자가 집으로 보내진다면 적절한 가정 지지요법을 마련하고 특별한 추적조사 계획을 문서화하는 것이 중요하다. 응급센터에서 발견되지 않더라도 인지장애의 잠재 가역적 원인을 찾아내는 노력은 특별한 전문 진료소에 의뢰되어 외래환자로서 추적이 지속되어야 한다. 몇 몇 예외가 있지만, 섬망 환자는 원인을 추가적으로 알아내고 치료하기 위해 병원에 입원하여야 한다. 섬망 환자는 높은 사망률을 가지기 때문에 손상을 막기 위한 지속적인 관찰을 필요로 한다(그림 3.1).

환자 만족도

노인의 응급센터 방문비율이 커지고 환자 만족도 측정지표의 중요도가 증가할수록 노인 환자의 치료경험을 향상시키는 데 초점을 맞추어야 한다. 노인은 응급센터 방문과 연관된 불안감을 나타낸다. 응급센터는 불편하고 혼란스러운 곳으로 인식된다. 노인은 응급센터 방문과 관련된 두려움을 표현한다. 그곳의 딱딱한 이동용 들것에서 약물, 음식과 물의 접근 없이 그리고 심지어는 도움을 요청할 수 없는 두려움 속에서 장기간 방치된다고 말한다. 지연과 예상할 수 있는 것에 대한 최신 정보는 이러한 불안감의 일부를 완화시킬 수 있다. 도시의 대학병원 응급센터에서 노인 환자의 만족도는 응급센터 방문이 너무 길다고 느끼지 않는 것, 적절한 통증치료가 이루어짐, 검사와 결과에 대한 정보 제공, 신뢰관계 형성, 응급센터 방문 시보다 적은 동반질환 상태와 더 건강한 상태가 연관성이 있었다.

요약

노화는 신체생리, 치료의 반응성, 흔한 질환의 이환율, 그리고 질병 발현 양상의 차이와 연관성이 있다. 노인 환자에 대한 전문적인 접근법은 소아 환자와 비슷하게 이처럼 급속히 증가하는 응급센터 환자를 최적으로 치료하기 위해 필요하다.

핵심과 주의점

- 노화와 연관된 생리학적 변화를 아는 것은 병적인 변화로부터 정상 노화를 구별해내기 위해 중요하다.
- 응급의학과 의사는 노인 환자의 호소증상을 평가할 때 노인 응급진료 모델(geriatric ED care model)을 사용해야 한다. 이는 비정형적인 질병발현, 동반질환과 다중약물요법을 고려하면서 노인 환자에 대한 보다 포괄적인 접근방법을 포함한다.

- 정신상태 평가는 응급센터에서 병력과 신체검사의 신뢰성, 퇴원계획, 섬망 선별검사에 대한 효과를 중심으로 하는 핵심요소이다.
- 진단검사가 잘못될 수도 있으므로 나이에 따른 차이를 고려해야 한다
- 기초 기능상태와 간병인 역할을 포함하는 사회 지원 시스템은 응급센터 노인 환자를 평가하고 치료하기 위해 고려되어야 한다.

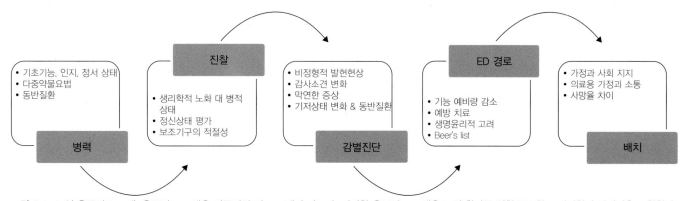

그림 3.1. 노인 응급진료 모델. 응급진료 모델은 전통적인 진료 모델과 다르다. 이러한 응급진료 모델은 노인 환자를 위한 중요한 고려사항과 차이점을 포함한다.

참고문헌

1. Chang CC, Wang SS. Acute abdominal pain in the elderly. Int J Gerontology. 2007; :77.82.

2. Samaras N, Chevalley T, Samaras D, Gold G. Older patients in the Emergency Department: A review. Ann Emerg Med. 2010;56:261.9.

3. Mandavia D, Newton K. Geriatric trauma. Emerg Med Clin North Am. 1998;16:257.

4. Aminzadeh F, Dalziel WB. Older adults in the emergency department: a systematic review of patterns of use, adverse outcomes, and eff ectiveness of interventions. Ann Emerg Med. 2002;39:238.47.

5. Sanders AB. Emergency care of the elder person. In Geriatric Emergency Medicine Task Force (St. Louis, MO: Beverly Cracom Publications, 1996:53.83).

6. Wilber ST, Gerson LW, Terrell KM, et al. Geriatric emergency medicine and the 2006 Institute of Medicine reports from the committee on the future of emergency care in the US health system. Acad Emerg Med. 2006;13:1345.51.

7. Schumacher JG, Deimling GT, Meldon S, Woolard B. Older adults in the emergency department: Predicting physicians' burden levels. J Emerg Med. 2006;30:455.60.

8. Ambepitiya GB, Iyengar EN, Roberts ME. Silent exertional myocardial ischemia and perception of angina in elderly people. review. Age Aging. 1993;22:302.7.

9. Jokhadar M, Wenger NK. Review of the treatment of acute coronary syndrome in elderly patients. Clin Interv Aging. 2009;4:435.44.

10. Wilber ST, Gerson LW. A research agenda for geriatric emergency medicine. Acad Emerg Med. 2003;10:251.60.

11. Clarke ME, Pierson W. Management of elder abuse in the emergency department. Emerg Med Clin North Am. 1999;17:631.

12. Geroff AJ, Olshaker JS. Elder abuse. Emerg Med Clin North Am. 2006;24:491.

13. Chester JG, Rudolph JL. Vital signs in older patients: Agerelated changes. J Am Med Directors Assoc. 2011;12:337.43.

14. Piechniczek-Buczek J. Psychiatric emergencies in the elderly population. Emerg Med Clin North Am. 2006;24:467.

15. Ragsdale L, Southerland L. Acute abdominal pain in the older adult. Emerg Med Clin North Am. 2011;29:429.

16. Fontanarosa PB, Kaeberlein FJ, Gerson LW, Th omson RB. Diffi culty in predicting bacteremia in elderly emergency patients. Ann Emerg Med. 1992;21:842.8.

17. Yoshikawa TT. Epidemiology and unique aspects of aging and infectious diseases. Clin Infect Dis. 2000;30:931.3.

18. Bender BS. Infectious disease risk in the elderly. Immunology Allergy Clin North Am. 2003;23:57.

19. Marx JA, Hockberger RS, Walls RM, Adams J, Rosen P. Rosen's Emergency Medicine: Concepts and Clinical Practice, 7th edn (Philadelphia, PA: Mosby/Elsevier, 2010).

20. Jones J, Srodulski ZM, Romisher S. Th e aging electrocardiogram. Am J Emerg Med. 1990;8:240.5.

21. Alexander KP, Newby K, Cannon CP, et al. Acute coronary care in the elderly, Part I Non-ST-segment-elevation acute coronary syndromes. A scientifi c statement for health care professionals from the American Heart Association Council on Clinical Cardiology. in collaboration with the Society of Geriatric Cardiology. Circulation. 2007;115:2549.69.

22. Grassi M, Petraccia L, Mennuni G, et al. Changes, functional disorders, and diseases in the gastrointestinal tract of elderly. Nutricion Hospitalaria. 2011;26:659.68.

23. Shamburek RD, Farrar JT. Disorders of the digestive system in the elderly. N Engl J Med. 1990;322:438.43.

24. Podnos YD, Jimenez JC, Wilson SE. Intra-abdominal sepsis in elderly persons. Clin Infect Dis. 2002;35:62.8.

25. Zhou XJ, Saxena R, Liu ZH, Vaziri ND, Silva FG. Renal senescence in 2008: progress and challenges. Int Urol Nephrol. 2008;40:823.39.

26. Kane RL, Kane RL. E ssentials of Clinical Geriatrics, 6th edn (New York: McGraw-Hill Medical; 2009).

27. Seals DR, Esler MD. Human aging and the sympathoadrenal system. J Physiol London. 2000;528:407.17.

28. Gerson LW, Counsell SR, Fontanarosa PB, Smucker WD. Casefi nding for cognitive impairment in elderly emergency medicine department patients. Ann Emerg Med. 1994;23:813.17.

29. Wilber ST. Altered mental status in older emergency department patients. Emerg Med Clin North Am. 2006;24:299.

30. Terrell KM, Miller DK. Challenges in transitional care between nursing homes and emergency departments. J Am Med Dir Assoc. 2006;7:499.505.

31. Banks WA, Morley JE. Endocrine and metabolic changes in human aging. J Am Aging Assoc. 2000;23:103.15.

32. Talan DA, Abrahamian FM, Moran GJ, et al. Tetanus immunity and physician compliance with tetanus prophylaxis practices among emergency department patients presenting with wounds. Ann Emerg Med. 2004;43:305.14.

33. American Geriatrics Society Beers Criteria Update Expert P. American Geriatrics Society updated Beers Criteria for potentially inappropriate medication use in older adults. J Am Geriatr Soc. 2012;60:616.31.

34. Norman DC. Fever and aging. Infect Dis Clin Pract. 1998;7:387.90.

35. Skolnick AH, Alexander KP, Chen AY, et al. Characteristics,

management, and outcomes of 5,557 patients age >= 90 years with acute coronary syndromes. Results from the CRUSADE initiative. J Am Coll Cardiol. 2007;49:1790.7.

36. Aronow WS. Silent MI. Prevalence and prognosis in older patients diagnosed by routine electrocardiograms. Geriatrics. 2003;58:24.

37. Alexander KP, Newby LK, Armstrong PW, et al. Acute coronary care in the elderly, Part II. ST-segment-elevation myocardial infarctio . A scientifi c statement for health care professionals from the American Heart Association council on clinical cardiology. In collaboration with the Society of Geriatric Cardiology. Circulation. 2007;115:2570.89.

38. Avezum A, Makdisse M, Spencer F, et al. Impact of age on management and outcome of acute coronary syndrome: Observations from the Global Registry of Acute Coronary Events (GRACE). Am Heart J. 2005;149:67.73.

39. Tresch DD. Management of the older patient with acute myocardial infarction: Diff erence in clinical presentations between older and younger patients. J Am Geriatr Soc. 1998;46:1157.62.

40. Canto JG, Shlipak MG, Rogers WJ, et al. Prevalence, clinical characteristics, and mortality among patients with myocardial infarction presenting without chest pain. JAMA. 2000;283:3223.9.

41. Brieger D, Eagle KA, Goodman SG, et al. Acute coronary syndromes without chest pain, an underdiagnosed and undertreated high-risk group. Insights from the Global Registry of Acute Coronary Events. Chest. 2004;126:461.9.

42. Han JH, Miller KF, Storrow AB. Factors aff ecting cardiac catheterization rates in elders with acute coronary syndromes. Acad Emerg Med. 2007;14:228.33.

43. McNamara RM, Rousseau E, Sanders AB. Geriatric emergency medicine. a survey of practicing emergency physicians. Ann Emerg Med. 1992;21:796.801.

44. Martinez JP, Mattu A. Abdominal pain in the elderly. Emerg Med Clin North Am. 2006;24:371.88.

45. Kizer KW, Vassar MJ. Emergency department diagnosis of abdominal disorders in the elderly. Am J Emerg Med. 1998;16:357.62.

46. Baraff LJ, DellaPenna R, Williams N, Sanders A. Practice guideline for the ED management of falls in communitydwelling elderly persons. Ann Emerg Med. 1997;30:480.92.

47. Tong K, Merchant R. Nonacute acute abdomen in older adults. J Am Geriatr Soc. 2012;60:370.1.

48. Hustey FM, Meldon SW, Banet GA, et al. Th e use of abdominal computed tomography in older ED patients with acute abdominal pain. Am J Emerg Med. 2005;23:259.65.

49. Paranjape C, Dalia S, Pan J , Horattas M. Appendicitis in the elderly: a change in the laparoscopic era. Surg Endosc. 2007;21:777.81.

50. Storm-Dickerson TL, Horattas MC. What have we learned over the past 20 years about appendicitis in the elderly? Am J Surg. 2003;185:198.201.

51. Hui TT, Major KM, Avital I, Hiatt JR, Margulies DR. Outcome of elderly patients with appendicitis. Eff ect of computed tomography and laparoscopy. Arch Surg. 2002;137:995.8.

52. Sanders AB. Missed delirium in older emergency department patients: A quality-of-care problem. Ann Emerg Med. 2002;39:338.41.

53. Shah MN, Caprio TV, Swanson P, et al. A novel emergency medical services-based program to identify and assist older adults in a rural community. J Am Geriatr Soc. 2010;58:2205.11.

54. Caterino JM, Raubenolt A, Cudnik MT. Modifi cation of Glasgow Coma Scale criteria for injured elders. Acad Emerg Med. 2011;18:1014.21.

55. Terrell KM, Hustey FM, Hwang U, et al. Quality indicators for geriatric emergency care. Acad Emerg Med. 2009;16:441.9.

56. Baumann MR, Strout TD. Triage of geriatric patients in the emergency department: Validity and survival with the Emergency Severity Index. Ann Emerg Med. 2007;49:234.40.

57. Hendrickson M, Naparst TR. Abdominal surgical emergencies in the elderly. Emerg Med Clin North Am. 2003;21:937.

58. Sanders AB. Mental status assessment in emergency medicine. Int Emerg Med. 2007;2:116.18.

59. Mathias S, Nayak USL, Isaacs B. Balance in the elderly. the get-up and go test. Arch Phys Med Rehabil. 1986;67:387.9.

60. Kahn JH, Magauran B. Trends in geriatric emergency medicine. Emerg Med Clin North Am. 2006;24:243.60.

61. Di Bari M, Balzi D, Roberts AT, et al. Prognostic stratifi cation of older persons based on simple administrative data: Development and validation of the "Silver Code," to be used in emergency department triage. J Gerontol A Biol Sci Med Sci. 2010;65:159.64.

62. Moons P, De Ridder K, Geyskens K, et al. Screening for risk of readmission of patients aged 65 years and above aft er discharge from the emergency department: predictive value of four instruments. Eur J Emerg Med. 2007;14:315.23.

63. Jones JS, Young MS, LaFleur RA, Brown MD. Eff ectiveness of an organized follow-up system for elder patients released from the emergency department. Acad Emerg Med. 1997;4:1147.52.

64. Burns E. Older people in accident and emergency departments. Age Aging. 2001;30:3.6.

65. Baraff LJ, Bernstein E, Bradley K, et al. Perceptions of emergency care by the elderly. results of multicenter focus group interviews.

Ann Emerg Med. 1992;21:814.18.

66. Nyden K , Petersson M, Nystrom M. Unsatisfi ed basic needs of older patients in emergency care environments . obstacles to an active role in decision making. J Clin Nursing. 2003;12:268.74.

67. Nerney MP, Chin MH, Jin L, et al. Factors associated with older patients' satisfaction with care in an inner-city emergency department. Ann Emerg Med. 2001;38:140.5.

노인 소생술

4장

서론

인구 중 노인인구 비율 증가가 미국의 사회 경제적 환경을 변화시켰고 점차적으로 의료 서비스의 관행을 바꾸었다. 일반 인구에 비해 노인들은 응급상황이 많아 응급실 자원을 더 많이 소모하며, 더 자주 병원에 입원하고, 또한 중환자실 입원 비율이 더 높다. 현재 응급실 내원하는 노인환자의 추세를 감안할 때, 향후 노인 중환자는 증가할 것으로 예상된다. 불행하게도 이러한 환자들을 진단하고 소생시키는 데 여전히 어려움이 있다. 노화와 관련된 정상적인 생리적 변화는 중대한 질병을 가장하여 소생술의 효과에 영향을 미칠 수 있다. 노인환자에서 의사들은 임상 결정을 공식화할 때 사전지시사항 및 의학적 무의미 문제를 고려해야 한다. 이번 장에서는 노인 환자의 소생술에 관한 기초과학과 실제적인 결정과정에 관한 내용을 요약하였다. 또한 패혈증, 호흡 부전, 심부전과 같이 노인에게서 흔하게 발생하는 응급상황에 대해서도 다루었다. 이는 노인 중환자를 위한 근거중심 응급치료를 도와주는 지침으로 사용될 수 있도록 기획되었다.

역학과 결과

노인이 아프게 되면 입원하거나 사망할 위험이 높다. 평소에 노인은 3~4개의 만성 질환을 가지고 있고, 연간 20%의 노인이 입원할 위험을 가지고 있다. 일단 입원한 노인환자의 3분의 2가 6개월 이내에 재입원을 한다. 안타깝게도 대다수의 노인은 병원에서 사망한다. 응급실에서 노인소생술을 향상시키기 위한 첫 번째 단계는 노인의 소생술의 결과와 예후를 더 잘 이해하는 것이다.

병원 내·외 심폐소생술의 결과에 관한 문헌들은 몇 가지 중요한 정보를 제공한다. 입원 환자들에 대한 심폐소생술에 관한 연구는 잘 되어져 있다. 이전 연구결과에 의하면 입원하고 있는 노인환자의 심폐소생술 성적이 저조하여, 일부에서는 이들 환자에 대한 심폐소생술의 유용성에 의문을 제기한다. 그러나 이전의 연구와는 다르게 최근의 연구들은 보다 좋은 결과를 보고했다.

대부분의 연구결과에 따르면 병원 생존퇴원률이 10~29%였으며, 나이가 생존율에 중요한 결정인자가 아니라는 것을 보여주었다. 심실빈맥/심실세동인 환자의 생존퇴원률은 상당히 높으나 무수축인 경우는 낮다. 심폐 소생술 시행기간뿐 아니라 환자의 심정지전 질병상태가 병원 생존퇴원률에 상당한 영향을 끼친다. 이들 연구들의 후속 자료에 의하면 생존퇴원 환자의 절반 이상이 살아 있었으며, 대부분의 환자가 일상적인 활동에 아무런 도움 없이 집에서 독립적인 생활을 하고 있었다.

일반적으로 만성 질환이 적으며 기능적으로 상태가 좋고, 심장원인으로 입원하고 있으며 심정지 전 집중 관찰하고 있던 환자는 심폐소생술의 결과가 좋을 가능성이 높다. 이러한 상황에서는 심폐소생술이 매우 성공적이 될 수 있고, 노인환자라도 젊은 환자와 같이 유용할 것이다.

병원 밖 심정지의 효과를 조사한 연구 결과들이 서로 상반되지만 초기 리듬으로 심실세동을 가진 노인 환자들의 생존률은 대부분의 연구에서 14~24% 사이로 나타났다. 그러나 무수축 혹은 무맥성전기활성(PEA)를 가진 환자에서는 훨씬 낮았다. 이와 같이 넓은 범위는 연구 방법론, 소생술 전 심정지 시간, 현장에서의 전문심장구조술의 유효성의 차이와 응급구조사의 교육수준이 부분적으로 관여된다고 생각된다. 일반적으로, 대부분의 분석에서 노인에서 좋은 예후를 보이는 경우는 심실성 부정맥이 원인인 경우이다. 병원 내, 외 심정지에 대한 연구들과는 대조적으로 요양원에서 시행된 심폐소생술의 효과에 관한 자료는 거의 없다. 심폐소생술이 이와 같은 곳에서 수행되는 경우는 거의 없다.

대부분의 분석에서 심폐소생술을 받은 대다수의 환자에서 생존율이 낮았다. 그러나 일부 데이터는 목격된 심정지에다 초기리듬이 VT 또는 VF인 경우에는 심폐소생술이 효과적일 수 있다는 것을 보여준다.

결론적으로 나이는 단독적으로 심폐소생술을 받은 심정지 환자의 생존을 결정짓는 중요한 요인으로 보이지 않는다. 하지만, 앓고 있는 질환 수가 적고, 기저 기능 상태가 좋은 급성 심장 질환을 가진 노인 환자는 좋은 심폐소생술 결과를 보여준다. 나이에 기초해 소생술의 성공 가능성을 결정하는 것은 근시안적이고 증거 기반이 아니다. 만성적이고 쇠약한 질병을 앓고 있는 노인 환자들의 심폐 소생술에 대한 잠재적 반응은 질병이 거의 없고 활동적이고 활기찬 노인 환자들과 동등하지 않다.

병태생리

노화에 따라 동반된 중요한 병리학적 변화, 특히 심혈관계에서의 변화로 인해 노인 환자에 소생술 시 어려움이 있다. 노화됨에 따라 심근세포 수가 점차 감소할 뿐만 아니라 콜라겐 함량, 결합 조직 및 지방이 증가한다. 이로 인해 심실 순응도가 감소하고 동기능부전증후군(sick sinus symdrome), 심방 부정맥 및 다갈래차단(bundle branch block)이 증가한다. 이러한 생리적인 변화는 최대 심박수, 최대 유산소 용량, 최대 운동 심박출량 및 최대 박출률 감소로 나타난다. 노인에서는 종종 심박수를 증가시킴으로써 감소된 심박출량을 보상할 수 없다. 노인에서는 주로 심실 충만 및 일회 박출량(stroke volume)의 증가로 심박출량이 증가한다. 결과적으로 노인에서는 적은 혈액량 감소도 심장기능의 현저한 저하를 초래할 수 있다. 폐 기능 또한 노화에 의해 영향을 받는다. 개인이 노화됨에 따라 호흡기 근육의 강도, 흉벽의 컴플라이언스 및 늑골 이동성이 크게 감소한다. 이로 인해 최대 흡기 및 호기력이 최대 50%까지 감소하고, 저산소증과 고탄산혈증에 대한 인공 호흡 반응도 각각 50% 및 40% 감소한다. 또한 환경 손상과 감염을 방어하는 호흡기 시스템의 능력도 감소한다. 노인에게 발생하는 T세포 기능, 점액섬모 제거기능, 삼키는 기능과 기침 반사 등의 감소로 인해 흡인의 가능성이 높아지고 이로 인해 호흡기감염과 부전의 빈도가 증가할 수 있다. 호흡기 시스템 내의 이러한 모든 변화는 폐렴, 다른 호흡기 감염 및 호흡 부전의 발병률과 중증도를 증가시킨다.

신장 기능도 노화 과정의 영향으로부터 벗어나지 못한다. 80세까지 사구체 여과율(GFR)이 약 45% 감소함에 따라 신장관 기능도 감소한다. 결과적으로 신장 기능을 평가하고 크레아티닌 클리어런스를 계산하는 것은 노인에서 사용되는 약물의 유형과 용량을 결정할 때 중요하다. 또한 용적량(volume status)을 조절하는 것은 노인에게서는 매우 어려운 문제이다. 나트륨을 보존하고 수소 이온을 배출하는 능력이 떨어짐에 따라 노화된 신장은 수분과 산-염기 균형을 잘 조절할 수 없다. 노화된 신장이 나트륨과 물의 비신장성 손실을 잘 보상할 수 없어서 탈수는 악화될 수 있다. 이와 같은 현상은 레닌-안지오텐신계가 감소하고 항 이뇨 호르몬에 대한 말단 기관 반응이 감소하기 때문인 것으로 생각된다. 또한 GFR의 감소와 네프론의 희석 부분의 기능 손상으로 인해 용적과잉(volume overload)이 문제가 될 수 있다.

노화와 함께 발생하는 다른 중대한 변화는 중추 신경계에도 발생한다. 시력, 고유 수용력, 균형 및 촉각과 같은 감각 지각의 모든 구성 요소는 노화됨에 따라 감소하고 환자가 새로운 환경에 적응하는 것을 어렵게 만든다. 환자가 이러한 상황에 놓이면 혼란스럽고 우울해지고 심각한 타격을 받는다. 시상하부 기능 저하, 기초 대사율 감소, 말초 혈관 수축 및 떨림 등의 변화로 열 생성 및 보존 능력이 감소한다. 수술 후 또는 부상 후 발열 반응이 둔화될 수 있다. 노화로 인한 급성 통증을 인지하는 능력에 변화가 와서 임상에서 오진과 과소 치료로 이

어질 수 있다. 실제 임상에서 노인환자들에게 증상이 없는 심근 경색 및 십이지장 궤양이 종종 발생한다.

소생술 관리

노인들은 응급의학과 의사가 중환자를 인지하고 심폐소생술의 모든 단계에서 시행되는 다양한 중재의 효과에 영향을 주는 많은 변화를 겪는다. 기본인명구조술의 초기 단계는 기도를 확보하고 적절한 산소 및 환기를 제공하는 것을 목표로 한다. 그러나 노화 과정으로 인해 노인 기도 관리를 전형적인 기도 관리와 약간 다르게 해야 한다. 노인의 입을 벌리는 것은 측두하악관절 질환에 의해 제한될 수 있다. 종종 빈약한 치열로인해 치아가 구인두로 빠질 수 있기 때문에 직접적 후두경 검사 중에는 특별한 주의를 기울여야 한다. 비록 이가 없는 노인에게 구강 대 구강 혹은 구강 대 마스크 술기를 시행할 때 접합(sealing)이 어려워서 환기가 더 어려울 수 있더라도 틀니와 브릿지를 제거해야 한다.

고리-뒤통수 관절(atlanto-occipital joint)레벨에서 경추의 움직임 범위가 감소할 수 있으므로, 머리의 위치를 조절하는 것과 성문을 보는 것이 어려울 수 있다. 목을 강제로 신전시키면 고리-뒤통수(atlanto-occipital) 아 탈구와 척수 손상을 초래할 수도 있다

이러한 수많은 해부학적 변화로 인해 응급의학과 의사는 종종 기도 확보 시 대체 전략과 기술을 사용해야 한다. 호흡 부전, 우울한 정신 상태와 저산소증에 대한 내성이 좋지 않아 노인에게 삽관과 기계 환기가 필요할 수 있다. 이것들은 환자의 나이 때문에 보류되어서는 안 되며, 또한 삽관을 가볍게 시행해서도 안 된다. 압력손상(barotrauma) 및 원내성 폐렴의 위험이 상당히 증가하고, 노인 환자에게 인공 호흡기를 떼어내는 것은 종종 매우 어렵다.

기도삽관이 필요한 경우, 삽관이 어려운 것을 예측하는 데 도움이 될 수 있는 노인의 해부학적인 특징에 주의를 기울이는 것이 중요하다. 근육이완제를 투여 후 상대적으로 빨리 산소포화도가 저하된다는 사실 때문에 전산소화(Preoxygenation)는 노인층에서 훨씬 더 중요한 구성 요소가 된다. 전 처치 제제의 투여는 심혈관 및 뇌혈관 질환의 발병률이 높은 노인 환자에서 강력하게 고려되어야 한다. 리도카인은 환자의 두개 내 압이 높거나 반응성 기도 질환을 가진 환자에게 도움이 될 수 있으며, 펜타닐은 후두 조작으로 나타나는 카테콜라민 반응을 무디게 한다. 노인 환자는 오피오이드에 더 민감하기 때문에 신중히 사용해야 한다. 펜타닐을 사용할 때에는 더 천천히 투여해야 한다. 소아 환자에서 숙시닐콜린(succinylcholine) 투여 전에 종종 투여되는 비 탈분극 신경근 차단제의 소량의 프라이밍 용량을 주는 것은 노인에게서 사용하지 않도록 권장된다. 노인에서는 비 탈분극 신경근 차단제의 소량의 프라이밍 용량조차도 인공 호흡 및 기도 반사를 완전히 차단할 수 있다. 또한, 바비츄레이트, 벤조다이아제팜 및 에토미데이트를 포함한

유도제의 투여량은 노인에서 심억제(cardiac depression)와 저혈압의 발생을 최소화하기 위해 20~40% 줄여야 한다. 그러나, 신경근 차단제의 투여량은 줄여서는 안 된다.

밀러 블레이드(Miller blade)가 매킨토시보다 더 작은 플랜지를 가지고 있어서 랜드 마크 및 기관 내 튜브의 통로를 쉽게 시각화할 수 있어 유용할 수 있다. 어려운 기도(difficult airway)를 가진 고령 환자에서 후두 마스크 기도기, 비디오 후두경검사(videolaryngoscopy), 탄성고무부지(gum elastic bougie) 및 광섬유 후두경검사와 같은 보조적인 기도 장치의 사용을 고려하는 것도 중요하다.

노인 환자에서는 기관삽관으로 인한 합병증이 더 커지므로 지속적인 기도양압(continuous positive airway pressure) 또는 바이팝(BIPAP, Bilevel Positive Airway Pressure)과 같은 비침습적 양압 환기(NIPPV)의 사용을 고려해야만 한다. 특히 이들 NIPPV는 노인 호흡부전의 매우 흔한 원인으로 알려진 만성울혈성 심부전 및 만성 폐쇄성 폐 질환 악화를 관리하는 데 유용한 것으로 입증되었다. 또한 가역적인 원인을 가진 호흡 부전 환자에게도 NIPPV이 도움이 될 수 있다. 급성으로 만성 폐쇄성 폐 질환이 악화된 상황에서 NIPPV는 호흡에 필요한 작업량을 감소시키고 폐포 환기를 향상시킨다. 몇 가지 임상시험들과 메타 분석결과들이 NIPPV의 사용이 호흡기 관련 폐렴, 삽관, 중환자실(ICU)에 머무르는 기간과 사망률을 줄이는 것을 지지해준다. 만성울혈성 심부전에서 NIPPV는 또한 산소 공급을 개선하고 호흡에 필요한 작업량을 감소시키며 삽관을 예방하고 사망률을 감소시킬 수 있다. 산성 만성 폐쇄성 폐 질환이 악화된 경우나 의료적 치료에 반응하지 않는 만성울혈성 심부전으로 입원 한 환자에게 반드시 NIPPV의 사용을 고려해야 한다. 노인에서 발생하는 호흡 생리학의 변화가 다양하기 때문에 노인의 호흡 평가도 문제가 된다. 노화됨에 따라 기준 동맥 산소 장력이 감소하는 것은 나이와 관련된 확산 용량 감소와 나이 관련 인공 호흡-관류 불일치 때문이다. 빈번한 영양 부족으로 인한 호흡에 필요한 작업량의 증가로 노인은 호흡 부전의 위험이 높아진다. 저산소증과 저탄산혈증에 대한 환기 및 심박수의 반응이 모두 감소되기 때문에 호흡부전을 진단하는 것은 매우 어려우므로 조심스럽고 빈번한 모니터링이 필요하다. 흉부 방사선 사진은 호흡 곤란을 평가하는 데 중요하다. 무증상 심근 허혈이 급성 질환에서 흔히 발생하므로 노인에게 심전도검사도 중요하다. 탄산가스축적에 대한 우려가 있는 경우, 벤 츄리 마스크가 비강 캐뉼라보다 선호된다. 벤 츄리 마스크는 보다 정확하게 산소를 전달하고 환자가 주로 입이나 코에 호흡하는지 여부에 따라 공급하는 산소양이 달라지지 않는다.

삽관이 필요한 만성 폐쇄성 폐 질환 환자의 경우 인공 호흡기 치료는 호흡기 알칼리증을 피해야 한다. 이는 인공호흡기의 이탈과 기관튜브의 발관 시도에 중요한 장애물이 된다. 일반적으로 6~8 ml/kg의 1회 호흡량과 함께 낮은 호흡률을 사용하면 생리학적 효과가 높아지고 환자의 호흡에 필요한 작업량을 줄일 뿐만 아니라 최고압과 압력손상을 최소화 할 수 있다. 폐 산소 독성은 PO_2를 최소 60 mmHg로 유지하는 데 필요한 최소량의 산소를 사용함으로써 최소화된다.

환기평가 후 다음 단계는 혈액 순환을 평가하는 것이다. 경동맥 맥박을 촉진하는 것이 일반적인 권장 사항이지만, 경동맥 병변 및 심한 혈관 협착 등을 가지고 있는 노인의 경우에는 어려울 수 있다. 맥박 촉진 시 발생가능한 잠재적인 합병증으로는 경동맥 폐색 또는 후속 원위 혈관 색전증을 동반한 플라크의 파열이 있다. 이와 같은 환자에게는 대퇴동맥의 맥박을 촉진하는 것이 합리적인 대안이 될 수 있다. 노인들은 저혈당, 패혈증, 외상, 급성 관상 동맥 국소 빈혈 또는 호흡 부전과 같은 스트레스에 대한 중요한 반응을 일으키기에 충분한 심예비력(cardiac reserve)가 없는 경우가 종종 있다는 것을 인지하는 것이 중요하다. 기도를 확보한 후 쇼크에 대한 초기 접근법은 정맥주사로를 확보하고 정맥내로 수액을 주입하는 것으로 시작한다. 반복적으로 재평가를 하면서 소량의 수액(250 ml)을 여러 차례 주입함으로써 수액 과부하 및 심인성 폐부종의 발생을 상당부분 줄일 수 있다.

노인 중환자에서 혈관 내 용적의 측정은 매우 어려울 수 있다. 저혈량성 또는 패 혈성 쇼크의 많은 환자들은 정맥 내로 수 리터의 수액을 투여 받았음에도 불구하고 혈관 내 수액이 고갈 상태에 있을 수 있다. 승압제의 사용은 이러한 상황에서는 시기상조일 수 있으며 말단 기관 관류를 악화시킬 수 있다. 한편으로 체액이 일부 부족한 패혈성 쇼크 환자는 기존에 심근증을 가지고 있을 수 있어, 과도한 수액투여로 폐부종이나 호흡 부전으로 이어질 수 있다. 또한 중심 정맥 또는 폐동맥 카테터를 사용하면 결과를 개선하고 적절한 치료법을 선택하는 데 도움이 될 수 있다. 충만압을 측정함으로써, 환자가 적절한 혈압을 유지하기 위해 승압제 치료가 필요한지 여부를 평가하는 것이 더 쉬울 것이다. 초음파로 충만압 혹은 전체 심장기능을 평가하는 것은 적절한 소생술시행 하는 데 유용하다. 혈관내 용적이 감소함에 따라 절대적인 하대정맥(inferior vena cava, IVC) 직경이 감소하고, IVC 크기의 호흡에 따른 변동은 정적인 측정(static measurement)보다 우심실 충만압을 예측하는 데 유용하다. IVC 콜랩스 검사는 환자가 지시에 따를 수 있을 때 킁킁거리며 냄새를 맡게 하거나 강압적으로 흡기를 유도시키면 더 잘 측정할 수 있다.

흡기 시에 IVC가 50% 이상 콜랩스되면 중심정맥압이 10 mmHg 미만인 것을 예측하고, IVC가 50% 미만 콜랩스되면 중심정맥압이 10 mmHg보다 큰 것을 예측한다. 흡기 시에 완전한(또는 거의 완전한) 콜랩스를 보여주는 작은(< 1.5 cm) IVC는 쇼크의 원인이 용적이 고갈되었음을 나타낸다. 이런 경우에는 적극적인 수액보충이 필요하다. 흡기에 변화를 보이지 않거나 미미한 변화를 보이는 2.5 cm 이상 큰 IVC는 볼륨과 부하된 환자에게 관찰되고 또한 우측 심부전 및 만성 폐 고혈압 환자에게도 관찰된다.

침상에서 초음파를 사용하여 전반적인 수축기 기능을 평가하면 응급의학과 의사가 얼마나 적극적으로 수액을 주어야 하는지, 승압제사용이 언제 필요한지에 관한 정보를 얻을 수 있다. 또한, 노인환자에게 초음파를 이용하여 대동맥 동맥류, 심낭 파열, 기흉, 및 대규모 폐색전증 등의 상태를 평가하여 원인을 찾는데 도움을 얻을 수 있다. 응급의학과 의사가 초음파에 대한 경험이 축적이 되어 숙련됨에 따라 초음파의 이용은 노인 환자에게 소생술 시 치료결정을 하는 것과 쇼크의 원인을 찾는데 많은 도움을 줄 수 있다. 응급의학과 의사는 정상적인 생체신호를 가진 환자가 여전히 상당한 조직 저환류상태에 있는지 판단할 수 있어야 한다. 모세 혈관 재충전 및 말단 온도의 변화는 노인의 쇼크의 늦은 징후로 나타난다.

동맥 또는 정맥의 젖산 농도가 도움이 될 수 있으며 중환자실 입원 및 사망에 대한 민감한 지표가 되는 것으로 나타났다. 동맥혈 가스검사상 설명되지 않은 대사성 산증은 젖산 생산을 의미할 수 있지만 민감도는 낮다. 노인 쇼크의 원인에는 패혈증, 탈수증, 심장 기능 상실 및 출혈이 포함된다. 흉부 엑스레이 사진뿐만 아니라 전체 피검사를 시행하는 것이 필수적이다. 발열이 균혈증 또는 패혈증이 있는 노인환자에서 없을 수 있고, 저체온증이 심한 저관류상태 때문에 패혈증 시 발생할 수 있다. 심전도는 급성 관상 동맥 국소 빈혈 또는 부정맥이 역할을 하는지 여부를 결정하는 데 필수적이다. 패혈증은 노인인구에서의 이환율과 사망률에 영향을 미치는 매우 흔하고 중요한 원인이다. 고령 인구의 사망률은 지난 10년간 증가했다. 노인 환자를 진단하고 조기 관리하는 데 많은 어려움이 있다. 노인 환자는 젊은 성인보다 감염 시 발열이나 백혈구 증식 반응을 일으킬 가능성이 적다. 그들의 심박수는 노인들이 자주 복용하는 방실절(AV node)에 영향을 주는 약제들에 의해 반응이 둔해지기도 한다. 따라서 전신성 염증 반응 증후군(SIRS)은 노인 인구에서 종종 나타나지 않는다. 패혈증의 임상 양상은 최소한으로 나타나고, 드물고, 비특이적 또는 모두 발생하지 않을 수 있다. 임상양상으로 약점, 불쾌감, 섬망, 혼란, 식욕 부진, 낙상, 요실금 등이 포함될 수 있다.

조기 목표 지향 치료(Early goal-directed therapy)는 노인의 중증 패혈증 및 패혈성 쇼크 관리에서의 소생술의 주류로 남아있다. 노인의 심박출량을 향상시키기 위해서는 노인에서 잘 반응하지 않는 심박수보다 수축기 기능에 초점을 맞추어야 한다. 따라서 심박출량을 증가시키기 위해 적절한 예압(preload)을 유지하는 것이 필수적이다. 그러나 지나치게 많은 양의 수액 투여는 나이와 함께 발생하는 이완기 기능 장애로 조심할 필요가 있다. 신체검사 결과가 불분명하다면, 초음파의 사용은 체적 상태와 심장 기능을 확인하는 데 도움이 될 수 있다. CVP 모니터링도 이러한 패혈증 환자를 관리하는 데 필요하다. 수액 소생에 반응하지 않는 저혈압의 경우 도파민이나 노르에피네프린과 같은 혈압상승제를 사용하여 관류를 유지할 수 있다. 초기에 광범위한 스펙트럼의 항생제를 사용하는 것은 사망률을 감소시키는 것으로 나타났으며 패혈증을 인지한지 1시간 이내에 투여해야 한다. 코르티코스테로이드의 사용은 논

쟁의 여지가 있으며, 정맥 내 수액 투여나 혈압상승제에 반응하지 않는 노인 환자에서만 사용을 고려해야 한다.

중증 패혈증 및 패혈성 쇼크 노인환자는 호흡 곤란으로 인해 종종 기계적 환기를 필요로 한다. 기관 삽관의 필요성은 이 인구 집단에서 사망률의 증가와 독립적으로 연관되어 있는 것으로 나타났다. 급성 호흡 곤란 증후군(ARDS) 네트워크에 의한 연구에 의하면 기존 일회호흡량(12 ml/kg) 군과 비교하여 저 일회호흡량(6 ml/kg) 군의 상대 위험(relative risk reduction)가 9% 감소, 절대 위험(absolute risk reduction)이 22% 감소하였다.

따라서 30 cmH_2O 미만의 고원압(plateau pressure)을 목표로하는 노인 환자의 경우에서도 급성 폐손상(ALI) 또는 ARDS 환자의 1회 호흡량 6 ml/kg을 권장한다. 몇몇 연구에서 나이가 패혈증의 사망률에 대한 독립적인 예측 인자임을 알게 되었다. 고령자는 중증 패혈증과 관련하여 더 높은 사망률을 보이나, 특정 개체의 예후는 노인 인구기준으로 일반화 될 수 없다는 점에 유의해야 한다.

연령이 중요한 요소임에도 노인환자들에게 관찰된 높은 사망률은 동반질환의 증가로 인한 것으로 생각되며, 이들 중 중요한 것은 전이성 신생물, 만성 간질환, 비 전이성 신생물, 만성 신질환 및 만성 폐쇄성폐질환이다. 전염성 면역 또는 유전 상태, 병원 내 사건, 합병증, 질병의 중증도, 연령이 75세 이상인 경우 및 정신 상태가 변한 경우와 같은 다른 요인들도 결과에 대한 독립적인 예측인자들로 자주 인용되었다. 다른 좋지 않은 예후 인자로는 쇼크의 존재, 젖산 수치의 상승, 장기 부전, 특히 호흡기 또는 심부전의 존재가 있다. 노인성 패혈성 환자의 장기간 예후는 주로 입원 시 병의 중증도 보다는 기능적 상태에 의존한다. 따라서 공격적 소생술은 이 집단에서 무용지물이 아니며 기존의 동반질환이 거의 없거나 기능 상태가 좋은 환자에서 예후가 매우 양호하다. 노인의 쇼크 관리는 다른 이유로도 문제가 된다. 환자가 적절한 순환의 증거가 없을 때 심박출량을 유지하기 위해 흉부 압박을 시행해야 하지만, 이는 판막 장애가 많이 발생하는 노인에서 효과적이지 않다. 또한 늑골, 흉골, 심장, 폐, 위 혈관, 간 및 상부 위장에 대해 외상을 포함하여 노인에게 심각한 손상을 일으킨다. 골감소증과 척추 후만증이 있는 환자에서 흉부 압박에 의한 흉 요추부 추체 골절의 증례보고가 있다. 여러 연구에서 압박 강도와 깊이를 표준화하고 부상과 합병증을 최소화하기 위해 수동 및 기계식 압축 장치를 사용하였다. 노화 과정은 또한 소생술 동안에 사용되는 약물의 표준 용량에 영향을 줄 수 있다. 노화 동안 신체 조성의 변화는 친유성 약물의 분포 양을 증가시키고 친수성 약물의 분포량을 감소시킨다. 혈장 단백질에 결합하는 약물의 정도는 노화에서 보이는 알부민의 감소로 인해 영향을 받는다. 또한, 노년층에서 베타아드레날린 성 반응이 감소된 증거가 있다. 이러한 모든 생리학적 변화에도 불구하고, 소생술 시 약물 사용에 관해 현재 권고된 ACLS 지침이 이 집단에서 효력이 없다고 시사하는 증거가 없기 때문에 노인에게 약물 변경

을 요구하지 않는다.

그러나 노년층에서 특히 중요한 ACLS 약물은 마그네슘 일 수 있다. 고령자는 일일 섭취량이 낮고 이뇨제, 흡수 장애 및 당뇨병으로 인해 저마그네슘 혈증에 빠지기 쉽다.

마그네슘 결핍은 심부정맥, 심장 기능 부전 및 갑작스런 심장사와 관련이 있다. 노인에서 마그네슘의 사용이나 다형성 심실빈맥(torsades de pointes)의 발생에 관한보고는 없지만, 급성 심근 경색 후 위약과 비교하여 마그네슘을 투여받은 70세 이상의 환자의 경우 병원 사망률이 감소한 것으로 보고 된 연구도 있다.

응급의학과 의사에게 중요한 노인 소생술의 또 다른 영역은 급성 뇌졸중이다. 기도, 호흡 및 혈액 순환의 평가 및 관리가 중요하지만, 노인 뇌졸중 환자는 의사가 적절히 잘 대응해야 할 많은 다른 과제를 가지고 있다. 노인 뇌졸중 환자는 초기에 더 심한 장애를 가지고 있고 젊은 환자보다 천천히 회복한다. 노인 허혈성 뇌졸중 환자는 젊은 환자보다 효과적인 치료를 받지 못하고 이로인해 결과가 더 나쁘다. 허혈성 뇌졸중 환자의 근본적인 치료의 목적은 빠른 시간 내에 재관류를 시켜 뇌 신경보호를 시키는 것이다. 허혈성 뇌졸중 후 3~4.5시간이내에 재조합 조직 플라스미노겐 활성제(rtPA)를 사용한 초기 혈전 용해치료는 환자의 결과를 개선한다. 그러나 노인 환자는 혈전 용해제에 대한 가장 큰 연구에서 충분하게 표현되지 않았거나 배제되었으므로 이 치료에 얼마나 잘 반응하는지, 출혈 합병증이 더 자주 또는 더 심하게 발생하는지 확실하지 않다. 80세 이상의 42명의 환자만을 대상으로 한 NINDS rtPA 연구를 포함한 연구들에서 모든 연령 그룹에서 rtPA의 유익한 효과를 보여주었고 연령만으로는 후보자를 제외하는 것을 지지하지 않았다.

그러나 일부 연구에서는 뇌 혈관 출혈의 위험성에 대한 우려로 이 환자들을 제외시켰다.

rtPA로 치료받은 80세 이상의 환자들을 체계적으로 검토한 결과, 젊은 환자들보다 3배 높은 사망률과 3개월 후의 좋지 않은 결과를 보였다. 그러나 증상이 있는 두개 내 출혈의 위험은 두 그룹 모두에서 유사했다. 이러한 연구결과로 노인환자는 rtPA를 투여하는데 금기 사항이 아니라는 것을 인식하는 것이 중요하다. 그러나 두개 내 출혈의 위험이 높다고 간주될 경우 투여 전에 신중해야 한다. 혈전 용해의 이점이 출혈의 잠재적 위험보다 중요한지 더 잘 이해하기 위해 더 많은 노인 환자들을 대상으로 하는 무작위 대조 임상 시험이 필요하다. 뇌졸중 치료의 또 다른 중요한 원칙은 고혈당 환자가 이환율과 사망률이 높기 때문에 혈당 수치를 관리하는 것이다. 뇌졸중 후 진행된 고혈당과 고령이 동반된 경우는 더 큰 위험 인자로 생각된다. 따라서 75세 이상의 환자는 처음 48시간 이내에 고혈당을 적극적으로 치료해야 한다. 발열 조절, 혈압 관리 및 아스피린 사용은 모두 응급의학과 의사의 뇌졸중 조기 관리에 중요한 요소이다. 간질지속상태(Status epilepticus)는 노인들 사이에서 의사가 편안하게 인식하고 관리해야 하는 흔한 상태이다.

급성 발작, 간질 및 간질지속상태는 다른 어떤 연령 군과 비교하여 60세 이상인 경우에서 가장 높다.

또한 간질도 젊은 층보다 노인에서 2~5배 더 흔하게 발생한다. 뇌 혈관 및 신경 퇴행성 장애와 같은 나이와 관련된 신경 질환의 유병률이 증가하는 것이 가장 중요한 요인이다. 노년층에서 간질로 이어지는 가장 흔한 증상은 뇌 혈관 질환, 특히 허혈성 뇌졸중이다. 전체적으로, 간질지속상태에서 단기간 사망률은 발작 기간뿐 아니라 간질의 원인과 환자의 나이와도 독립적으로 관련되어 있다. 그러므로 간질지속상태에 있는 노인 환자에게 조기에 즉각적인 중재가 가장 중요하다. 간질을 진단하는 것은 부분 발작의 미묘한 징후뿐만 아니라 연령 관련인지 기능 장애, 동반 질환 및 약물 치료의 존재로 인해 어렵다. 많은 사람들은 처음에는 정신 상태, 혼란, 실신의 변화로 잘못 진단한다. 응급의학과 의사는 발작으로 인해 발생하는 골절, 탈구, 흡인 성 폐렴과 중대한 머리 부상 등 심각하고 생명을 위협하는 문제가 발생 할 수 있다는 것을 인지해야 한다. 항상 초기 평가는 기도, 호흡 및 혈액 순환에 초점을 맞추어야 한다. 외상, 특히 머리와 얼굴부위의 상처에 주의를 기울이는 것이 중요하다. 의식수준과 운동 및 눈 움직임을 관찰하는 것은 발작의 본질을 결정하는 데 유용할 수 있다. 간질지속상태의 초기 치료는 벤조다이아제팜, 바람직하게는 정맥 내 로라제팜을 투여하는 것으로 시작한다. 발작이 지속된다면, 다음 최선의 선택은 페니토인보다 심장 부작용이 적고 더 빨리 주입될 수 있는 포스 페니토인(fosphenytoin) 일 것이다. 레베트리아세탐(levetriacetam), 발프로익산(valproic acid), 라코사마이드(lacosamide)와 같은 다른 일반적인 약제는 발작 중단에 도움이 될 수 있지만 첫 번째 또는 두 번째 라인 치료 옵션으로 사용할 수 있는 무작위 대조 임상 시험은 보고된 바 없다. 무반응성 간질지속상태는 일반적으로 기관삽관 및 페노바비탈, 펜토 바비탈, 프로포폴, 미다졸람 또는 케타민과 같은 약물의 지속적인 주입을 해야 하며, 이들 중 어느 것이나 원하는 수준으로 투여될 수 있다. 약제의 선택은 주로 의학적 동반질환과 약물-약물 상호 작용의 최소화에 근거하여야 한다. 장기간의 신경근 차단은 신뢰할 수 있는 신경 학적 검사가 수행 될 수 있도록 피해야 한다. 발작이 조절되고 환자가 상대적으로 안정되면 비 조영제 전산화 단층 촬영(CT)을 시행해야 한다. 감염 가능성이 있는 경우 요추 천자를 시행하기 전에 경험적 항생제 및 항바이러스 치료를 지연해서는 안 된다. 이 경우에는 대사 이상이나 고열도 적극적으로 교정해야한다. 발작 활동 중단 후 20~30분 내에 정신 상태가 호전되지 않으면, 비 경련 상태의 존재를 배제하는 것이 중요하다. 간질상태가 1차 또는 2차 치료법에 반응하지 않거나 뇌파 검사(electroencephalography, EEG)가 필요할 때 신경과와의 협진이 권고된다.

소생술과 말기 치료에 관한 윤리

응급의학과 의사들은 노인 환자들의 소생에 대한 복잡한 딜레마에 직면하는 것 외에도, 수명 말기 치료와 관련된 수많은 다른 문제들에 점점 더 직면하게 될 것이다. 불행히도, 죽어가는 사람들의 보살핌의 일부 측면은 응급의학과 의사의 전문적인 사명과 응급실의 환경과는 상충될 수 있다. 응급의학과 의사들은 죽어가는 것을 막고 죽음을 피하는 재귀 본능(reflexive instinct)을 가지고 있다.

어려운 소생술에 대한 전문 지식은 전문 분야의 특징이다. 그러나 많은 비용을 들여서 생명을 구하기 위한 노력을 말기 환자에게 해서는 안 된다. 응급실의 빠른 속도와 개인 사생활 보호에 대한 부족한 부분은, 적절한 수명 말기 치료에 부적절할 수 있지만, 응급의학과 의사는 환자 중심적이고, 인간적인 접근을 시도해야 한다. 응급의학과 의사는 환자들의 생명말기 치료에 대한 필요에 대하여 알고, 이를 존중해야 한다. 이와 같은 접근을 하려면 사전의료의향서(advanced directives)에 대한 실무적인 지식과 무의미한 치료에 대한 개념을 이해할 필요가 있다.

사전의료의향서

사전의료의향서(Advanced directives, AD)는 환자가 스스로 결정할 수 없을 때 환자의 의향에 대한 지침을 제공하는 문서이다. 사전의료의향서는 유언장(Living wills) 또는 위임장(power of attorney) 형식을 취하고 있다. 유언장은 특히 환자가 말기 병에 이르렀을 때 어떤 치료를 해야 하고 어떤 치료를 하지 말아야 할지에 대한 내용을 포함하고 있다. 유언장은 매우 상세한 문서부터 모호한 지시까지 다양할 수 있다. 이와는 대조적으로 위임장은 환자가 더 이상 의사결정을 할 수 있는 능력을 가지고 있지 않은 경우에 대리 의사결정자를 확인한다. 사전의료의향서는 현재는 결여되어 있지만 한때 적절한 의사 결정능력을 보유하였던 개인의 자율성을 확보한다. 이러한 환자 자율성은 법으로 보호되고 있으며 권장되고 있다. 미국 50개 주 전체가 사전의료지향서 내에서 구체화된 환자 자율을 인정한다. 1991년에 제정된 연방 정부 환자 자기 결정법(The federal Patient Self-Determination Act)에 따라 환자가 병원에 입원 시 의무기록 안에 사전의료지향서를 포함하도록 하고 있다.

전문 기관과 일반 환자 공동체가 사전의료의향서를 받아들이지만, 이들의 사용은 산발적이며, 이들의 시행에는 문제가 있다. 한 연구에서는 약 700명의 요양원 환자 중 단 8%만이 사전의료의향서를 보유하고 있었다. 13,000명 이상의 미국인 사망자에 대한 이차적 분석에 따르면 10% 미만이 사전의료의향서를 지니고 있는 것으로 나타났다. 그러나 단순히 사전의료의향서를 작성하는 것이 적용이 잘 되고 있는 것을 보장하지는 않는다. 삶의 마지막에 있는 환자들이 사전의료의향서 없

이 응급실에 도착하는 것은 드문 일이 아니다. 사전의료의향서는 분실되거나, 외래 차트에 있거나 또는 거주지에서 잊어버렸을 수도 있다. 환자는 자신이 사전의료의향서를 가지고 있는 것을 의사에게 말하지 못했을 수도 있다. 마찬가지로 응급의학과 의사는 사전의료의향서나 소생술 옵션에 대해 환자에게 물어보는 것을 주저한다. 응급의학과 의사는 이 과정을 시작하는 것을 부적절하다고 느끼고, 환자와 지속적인 관계를 맺어온 일차 진료 의사에게 미루고 싶어 한다. 응급의학과 의사는 또한 이 과정을 어렵고 시간 낭비하는 것이라 느낄 수 있다. 하지만 이러한 우려 사항들은 어떠한 자료로도 뒷받침되지 않는다. 대부분의 환자들은 의사와 함께 말기치료에 대하여 의논하는 것을 환영하고, 외래 환경에서 DNR을 받는데 16분가량 밖에 걸리지 않았다. 응급의학과 의사는 사전의료의향서와 관련되어 실제 현장에서 적용하는 문제와 말기치료와 관련된 도덕적 모호성에 대처하기 위한 전략이 필요하다. 사전의료의향서가 있지만 응급실에 제출하기 어려운 경우라면, 응급의학과 의사는 사용 가능한 정보의 신뢰성을 평가하고 환자가 이전에 언급하였던 의지에 부합하는 임상결정들을 내려야 한다. 의사는 환자가 연명치료를 선호한다는 유혹에서 벗어나야 한다. 일반적으로 의사들은 삶의 끝에서 있는 개인 환자의 소생에 대한 선호도를 정확히 예측할 수 없다.

만약에 응급실에서 사전의료의향서가 제출되었다면 응급실 의사가 이를 무시해서는 안 된다. 사전의료의향서를 무시하는 것은 부도덕하고 환자의 자율을 무시하는 행동이다. 환자가 혼수상태에 있고 그들의 친족이나 건강관리 대리인이 환자를 완전히 소생시키기 원할 때 비록 사전의료의향서를 지키기 어려울 수 있을 지라도 의사는 사전의료의향서 지침을 준수해야 한다. 하지만 만일 사전의료의향서의 유효성에 의심의 여지가 있거나 친인척 또는 건강관리 대리인이 소생술을 주장한 경우 일단 환자를 소생시키고 이러한 문제를 보다 자세히 추후에 논의하는 것이 합리적이다. 응급의학과 의사는 환자나 가족의 소원이 모호하거나 명확하지 않을 때 소생시켜야 하며 추후 시기가 적절할 때 의향을 논의해서 선호도를 명확히 해야 한다. 의사는 사전의료의향서의 초안 작성 이후 환자의 선호도가 변경되었다는 분명한 증거가 있는 경우 사전의료의향서를 무시할 수 있다. 응급의학과 의사는 사전의료의향서가 없으나 작성이 필요한 환자들과 사전의료의향서를 작성을 논의할 기회를 가져야 한다. 말기 환자에 대한 입원 및 외래 진료의 후속 조치를 촉구하는 과정이 필요하다. 이 과정은 삶의 끝에서 있는 환자들을 위해 봉사하는 모든 건강관리팀의 협력과 책임을 촉진하는 적극적인 자세이다.

무의미한 치료

종종 사전의지를 알 수없는 노인환자가 사망 직전에 응급실에 방문한다. 이러한 상황에서는 환자의 희망과 관련하여 생각할 시간과 방법이 없을 수 있다. 치료의 지연은 소생술의 효과를

크게 저해할 수 있다. 의사는 치료가 효과가 없다고 생각하면 치료할 최우선의 법적 또는 윤리적 의무가 없다.

무의미한 치료는 다양한 잠재적 결과를 포함할 수 있다. 그 것은 성공의 가능성이 낮거나, 생존 가능성이 낮은 치료나, 적 절한 삶의 질을 회복하지 못 할 가능성이 있는 치료를 의미한 다. 현재 의사들에게는 무의미한 치료에 대한 의견이 모아진 정의가 부족하다. 이러한 모호함의 결과로 인해, 가족 및 기타 전문가들과 논의할 때는 잠재적인 무의미한 치료에 대한 해석 의 정확한 설명이 필요하다.

전문기구와 사법제도는 비효율적인 치료를 중단하는 것 에 대한 논쟁에 의미 있는 공헌을 했다. 미국 응급의사학회 (ACEP)는 응급의학과 의사가 환자에게 실질적인 의료 혜택을 줄 수 없는 치료를 보류할 수 있다는 정책 성명서를 발표했다. 대부분의 사법권에서는 효과 없는 치료의 중단에 대한 주법이 나 연방법이 없다. 대신 판례법은 치료의 중단에 대한 지침을 제공한다. 일반적으로, 법원과 배심원은 가족의 지속적인 치료 에 대한 욕구를 무시하기를 꺼려한다. 마찬가지로, 그들은 의 사가 그들의 개입이 비효율적이라는 판단에 대해 책임을 지게 하는 것에 대해서는 말을 아낀다. 그럼에도 불구하고, 응급의 학과 의사는 치료의 효과에 대한 그들의 결정이 법적 조사를 받을 수 있다는 점을 명심해야 한다. 치료효과에 관한 결정은 소생술의 결과에 대한 확실한 근거가 있어야 한다.

ACEP과 최근의 법적 선례에도 불구하고, 응급의학과 의 사들은 여전히 치료를 보류하기를 꺼린다. 법적 우려와 책임에 대한 두려움은 소생술에 관한 응급의학과 의사들의 결정에 중 요한 영향을 미친다. 이러한 관심사를 다루고 윤리적, 인간적 관심을 증진하는 최선의 전략은 개방된 의사소통과 과학적 데 이터에 대한 지식에 달려 있다. 열쇠는 환자, 가족 및 대리인 을 가능한 조속히 그들의 선호도를 표현하도록 관여시키는 것 이다. 이러한 선호들은 다양한 대체 중재치료의 이점과 위험에 관한 유용한 증거의 맥락에서 중요시되어야 한다.

가족들이 참여된 소생술

가족 구성원이 심폐소생술 중에 참석할 수 있는지 여부가 전 세계적으로 의학계에서 상당한 논쟁을 불러일으켰다. 노인 환 자 수가 지속적으로 증가함에 따라 의사와 교수들은 이 문제 를 더 자주 제기하게 되었다. 전통적으로 가족을 소생술실 밖 에서 있게 하였지만, 일부 사람들은 자신이 사랑하는 사람 이 사망 한 것을 확인하려고 기다리는 것 보다, 소생술에 참 여하는 것을 선호할 수 있다. 사실 미국 심장협회(American Heart Association)(2000, 2005) 캐나다 중환자 의료 간호사 협회(the Canadian Association of Critical Care Nurses) (2006), 유럽 중환자 간호사 협회(The European Federation of Critical Care Nursing Associations), 유럽 소아, 신생 아 집중 치료 학회(The European Society of Pediatric and Neonatal Intensive Care) 심혈관 간호 유럽 심장학회(the

European Society of Cardiology Council on Cardiovas-cular Nursing and Allied Professions)들은 가족이 참여된 소생술을 권장한다.

가족들이 소생술에 참여할 수 있도록 하는 것은 많은 이점 이 있다. 그것이 성공적이지 못한 경우에도, 대부분의 가족 구 성원들은 소생술에 참여한 것이 그들이 사랑하는 사람을 잃는 것을 받아들이는 데 도움이 된다고 느꼈다. 가족들은 또한 모 든 소생술 시도가 수행되었음을 안심하였고, 스텝들과의 친밀 감 형성과 사랑하는 사람의 상태에 대한 질문에 대해 즉각적 으로 답변되는 것에 대해 높이 평가하였다. 외상 후 스트레스 장애(PTSD)는 참여하지 않은 사람들보다 참여한 가족에서 더 낮은 것으로 나타났다.

그러나 많은 의사와 의료진들은 가족 구성원이 소생술 과 정을 방해하고 의료진의 수행을 방해하며 불안을 증가시키고 불필요한 소생 연장에 기여할 수 있다는 우려를 표명한다. 또 한 소송 위험의 증가와 가족 구성원에 대한 심리적 영향에 대 한 두려움이 있다. 또한 일부 가족 구성원이 소생술 중에 기절 하여 의료 조치가 필요 할 수 있어 고려해야 할 문제들이 있다. 스텝들은 날카로운 도구가 포함된 소생술을 시행할 때 가족 구 성원이 부상을 입지 않도록 주의해야 한다.

일부 연구 결과에 따르면 응급실에서의 이전 경험, 의사의 성별, 응급실 교육(Continuing Medical Education, CME) 에 참여한 것이 가족참여 소생술에 영향을 주는 것으로 나타 났다. 한 연구에서는 눈에 보이는 출혈과 소생술의 실패가 스 텝과 가족 모두에게 가족참여 소생술에 부정적인 영향을 미치 는 것으로 보여졌다. 여성 의료진과 여성 간호사는 남성 의사 나 남성 간호사보다 가족 참여에 대해 부정적인 반응을 보였 다. 전체적으로 더 경험이 많은 의사일수록 환자의 소생술에 가족 구성원이 포함되는 것을 더 편하다고 느꼈다.

가족 참여 소생술을 더 확실하게 하기 위해서는 소생술에 참여하지 않은 직원이 가족 지원을 담당하는 것이 중요하다. 입실하기 전에 가족들이 목격할 가능성이 있는 것들을 설명하 고(예: 침습적 개입), 가족이 환자와 접촉하고 환자와 이야기 하도록 격려하는 명확한 기본 규칙에 대해 가족 구성원을 준비 시키는 것이 중요하다. 이 가족 지원 직원은 항상 가족 구성원 과 함께 있어야 하며 실신할 느낌이 있거나 불쾌하다고 느끼면 소생술실에서 나올 수 있도록 도와줘야 한다. 소생술을 끝내기 위한 결정은 세심한 방식으로 되어야 한다. 가족 지원 직원은 결정을 하는 데 도움을 준다. 이 결정에 참석한 가족 구성원을 참여시키는 것이 항상 이상적이다. 대부분의 문헌은 간호사가 가족 지원 담당자의 역할을 맡는 것을 권장한다. 그 이유는 그 들은 24시간 동안 참여가 가능하며, 임상 지식과 소생술에 대 한 경험이 있기 때문이다. 반면에 이 역할을 수행하기에 불충 분한 스텝도 있을 수 있으며, 참여할 간호사에 대한 정서적 영 향 또한 과소평가되어서는 안 된다. 한 연구에서는 70%의 간 호사가 가족구성원들이 소생술에 참관하는 동안 그들의 필요 사항을 처리 할 수 없다고 느꼈다. 다른 이들은 소생술을 목격하는 동안 사제들이 가족 지원 담당자를 하는 것이 감정적, 영적 지원에 능숙하기 때문에 해야 한다고 주장한다. 그러나 사제들은 모든 시간에 있을 수 없고, 일부 가족들은 사제들과 있는 것에 불편함을 느낄 수 있다. 요약하면, 가족들이 참여된 소생술은 가족 구성원이 경험에 대해 적절하게 준비되어 있고, 지원 인력이 도울 수 있는 상황에서 강력하게 고려되어야 한다. 이 결정과 관련된 다른 요인으로는 가족 구성원의 정서적 상태, 가족 구성원의 나이 및 수를 들 수 있다. 더 많은 훈련, 전문성 개발 및 직업 경험을 통해 의사는 가족이 소생술에 참여할 수 있도록 허용하는 것에 대해 더 편안하게 느끼게 된다.

개요

향후 응급의학과 의사들은 노인 중환자의 방문 횟수가 증가 할 것으로 예상할 수 있다. 이들에 대한 신속한 식별과 조기에 적극적인 중재가 필요하다. 불행히도, 정상적인 생리에 노화에 따른 변화가 노인 중환자를 인식하는 데 어려움을 준다. 이 같은 생리학적 효과는 표준적인 인명구조 중재술의 효과에 영향을 미칠 수 있다. 응급의학과 의사들은 이들 환자들의 병리 생리학 및 효과적 치료법을 이해하여 효과를 배가시켜야 한다.

이 정보에 대한 보다 철저한 지식은 또한 그들 삶의 끝을 향한 노인 중환자의 윤리적인 치료를 돕는다. 환자의 증거기반의 이해는 인생의 끝을 향한 노인 개인의 치료의 핵심 구성 요소이다. 이 정보는 ADs 및 환자 및 가족 선호도의 해석을 돕는다.

궁극적으로 노인중 환자의 진료 개선은 의사소통 개선에 달려 있다. 응급의학과 의사는 이과같은 과정에서 일차 진료 제공자, 전문의, 병원 전 진료 제공자, 환자 및 가족을 적극적으로 참여시켜야 한다. 실행 가능하고 적절한 지원이 있을 때, 의사는 가족 구성원이 소생술에 참관하는 것을 강력하게 고려해야 한다. 바라건대, 이 과정을 시작하면 모든 노인 환자에 대해 인도적이며 환자 중심적인 보살핌의 목표를 더욱 높일 수 있을 것이다.

핵심과 주의점

핵심

- 환기를 할 수 있는 해부학적 특징을 주의한다. 노인 환자에게 삽관하는 것이 어렵다.
- 초음파 검사를 사용하면 쇼크 상태의 노인 환자의 볼륨 상태를 평가하고 소생술을 가이드하는 데 매우 유용할 수 있다.
- 고령 그 자체가 급성 뇌졸중에 투여하기 위한 혈전 용해제 사용에 대한 부적응증이 아니다.
- 삶의 마지막 치료 문제를 능숙하게 처리한다. 만일 사전의료의향서를 사용할 수 없거나 환자의 바람이 분명하지 않은 경우에는 대개 환자를 소생시키는 것이 더 안전하다.

주의점

- 노인 집단에서 발생하는 독특한 병리 생리학적 변화를 인식하지 못한다.
- 노력은 항상 쓸데없는 것이라는 오해로 노인 환자를 적극적으로 소생시키려 하지 않는다. 이 환자들 중 상당수는 적절한 치료로 여전히 좋은 예후를 보인다.
- 노인 환자의 임상 평가에서 발열, 백혈구 증가 및 빈맥과 같은 고전적 징후와 약물과다 복용은 적절한 치료를 지연시키고 오해를 야기할 수 있다.
- 패혈증이 있는 노인 환자가 애매하고 비특이적인 증상을 보이는 경우가 많다는 점을 인식하지 못하고 있다.

참고문헌

1. Milzman D, Rothenhaus T. Resuscitation of the geriatric patient. Emerg Med Clin North Am. 1996;14:233–44.

2. Mueller PS, Hook CC, Fleming KC. Ethical issues in geriatrics: a guide for clinicians. Mayo Clin Proc. 2004;79:554–62.

3. Callahan E, Th omas D, Goldhirsch S, et al. Geriatric hospital medicine. Med Clin North Am. 2002;86:707–29.

4. Schears RM. Emergency physicians' role in end-of-life care. Emerg Med Clin North Am. 1999;17:539–59.

5. Murphy DI, Murry AM, Robinson BE, et al. Outcomes of cardiopulmonary resuscitation in the elderly. Ann Intern Med. 1989;111:199–205.

6. Tafet GI, Teasdale TA, Luchi RJ. In-hospital cardiopulmonary resuscitation. JAMA. 1988;260:2069–72.

7. Gulati RS, Bhan GL, Horan MA. Cardiopulmonary resuscitation of old people. Lancet. 1983;2:267–9.

8. Bedell SE, Delbanco TL, Cook EF, et al. Survival aft er cardiopulmonary resuscitation in the hospital. N Engl J Med. 1983;309:569–75.

9. Woog RH, Torzillo PJ. In-hospital cardiopulmonary

resuscitation: prospective survey of management and outcome. Anaesth Intensive Care. 1987;15:193–8.

10. George AL Jr, Folk BP III, Crecelius PL, et al. Pre-arrest morbidity and other correlates of survival aft er in-hospital cardiopulmonary arrest. Am J Med. 1989;97:28–34.

11. Tortolani AJ, Risucci DA, Rosati RJ, et al. In-hospital cardiopulmonary resuscitation: patient arrest and resuscitation factors associated with survival. Resuscitation. 1990;20:115–28.

12. Robinson GR II, Hess D. Postdischarge survival and functional status following in-hospital cardiopulmonary resuscitation. Chest. 1994;105:991–6.

13. Roberts D, Landolfo K, Light RB, et al. Early predictors of mortality for hospitalized patients suff ering cardiopulmonary arrest. Chest. 1990;97:413–19.

14. Rosenberg M, Wang C, Hofman-Wilde S, et al. Results of cardiopulmonary resuscitation. Arch Intern Med. 1993;153:1370–5.

15. Berger R, Kelley M. Survival aft er in-hospital cardiopulmonary arrest of noncritically ill patients. Chest. 1994;106:872–9.

16. Tresch DD, Heudebert G, Kutty K, et al. Cardiopulmonary resuscitation in elderly patients hospitalized in the 1990s: a favorable outcome. J Am Geriatr Soc. 1994;42:137–41.

17. Tresch DD, Th akur RK. Cardiopulmonary resuscitation in the elderly. Benefi cial or an exercise in futility? Emerg Med Clin North Am. 1998;16:649–63.

18. Tresch DD, Th akur RK, Hofmann RG, et al. Comparison of outcome of paramedic-witnessed cardiac arrest in patients younger and older than 70 years. Am J Cardiol. 1990;65:453–7.

19. Tresch DD, Th akur RK, Hofmann RG, et al. Should the elderly be resuscitated following out-of-hospital cardiac arrest? Am J Med. 1989;86:145–50.

20. Bonnin MJ, Pepe PE, Clark PS. Survival in the elderly aft er out-of-hospital cardiac arrest. Crit Care Med. 1993;21:1645–51.

21. Denes P, Long L, Madison C, et al. Resuscitation from out-ofhospital ventricular tachycardia/fi brillation (VT/VF): the eff ect of age on outcome. Circulation. 1990;82(Suppl.):III-81.

22. Eisenberg MS, Horwood BT, Larson MP. Cardiopulmonary resuscitation in the elderly. Ann Intern Med. 1990;113:408–9.

23. Longstreth WT Jr, Cobb LA, Fahrenbruch CE, et al. Does age aff ect outcomes of out-of-hospital cardiopulmonary resuscitation? JAMA. 1990;264:2109–10.

24. Applebaum GE, King JE, Finucane TE. Th e outcome of CPR initiated in nursing homes. J Emerg Geriatr Soc. 1990;38:197–200.

25. Awoke S, Mouton CP, Parrott M. Outcomes of skilled cardiopulmonary resuscitation in a long-term care facility: futile therapy? J Am Geriatr Soc. 1992;40:593–5.

26. Gordon M, Cheung M. Poor outcome of on-site CPR in a multilevel geriatric facility: three and a half years experience at the Baycrest Center for Geriatric Care. J Am Geriatr Soc. 1993;41:163–6.

27. Tresch DD, Neahring JM, Duthie EH, et al. Outcomes of cardiopulmonary resuscitation in nursing homes: can we predict who will benefi t? Am J Med. 1993;95:123–30.

28. Ghusn HF, Teasdale TA, Pepe PE, et al. Older nursing home residents have a cardiac arrest survival rate similar to that of older persons living in the community. J Am Geriatr Soc. 1995;43:520–7.

29. Rosenthal R, Kavic S. Assessment and management of the geriatric patient. Crit Care Med. 2004;32:S92–105.

30. Liu L, Carlisle A. Management of cardiopulmonary resuscitation. Anesthesiol Clin North Am. 2000;18:143–58.

31. Walls RM, Murphy MF. Manual of Emergency Airway Management (Philadelphia, PA : Lippincott, Williams and Wilkins, 2008).

32. Delerme, S, Ray, P. Acute respiratory failure in the elderly: diagnosis and prognosis. Age Aging. 2008;37:251–7.

33. Byrne MW, Hwang JQ. Ultrasound in the critically ill. Ultrasound Clinics. 2011;6:235–59.

34. Destarac LA, Ely EW. Sepsis in older patients: An emerging concern in critical care. Advances Sepsis. 2002;2:15–22.

35. Nasa P, Juneja D, Singh O. Severe sepsis and septic shock in the elderly: An overview. World J Crit Care Med. 2012;1:23–20.

36. Chen RL, Balami JS, Esiri MM, et al. Ischemic stroke in the elderly: an overview of evidence. Nat Rev Neurol. 2010;6:256–65.

37. Llinas R. Acute stroke treatment and prevention in the elderly. US Special Populations. 2006;24–6 (accessed from www.touchbriefi ngs.com/pdf/2032/Llinas.pdf July 15, 2012).

38. Verellen RM, Cavazos JE. Pathophysiological considerations of seizures, epilepsy, and status epilepticus in the elderly. Aging Dis. 2011;2:278–86.

39. Mauricio, EA, Freeman WD. Status epilepticus in the elderly: diff erential diagnosis and treatment. Neuropsychiatr Dis Treat. 2011;7:161–6.

40. Rowan, JA. Epilepsy in older adults: common morbidities infl uence development, treatment strategies, and expected outcomes. Geriatrics. 2005;60:30–4.

41. Walker RM, Schonwetter RS, Kramer DR, et al. Living wills and resuscitation preferences in the elderly population. Arch Intern Med. 1995;155:171–5.

42. Danis M, Southerland LI, Garrett JM, et al. A prospective study of advance directives for life-sustaining care. N Engl J Med. 1991;324:882–8.

43. Prendergast TJ. Advance care planning: pitfalls, progress,

promise. Crit Care Med. 2001;29:N34 –9.

44. Wolf SM, Boyle P, Callahan D, et al. Sources of concern about the Patient Self-Determination Act. N Engl J Med. 1991;325:1666–71.

45. American College of Physicians. Ethics manual, 4th edn. Ann Intern Med. 1998;128:576–94.

46. Orentlicher D. Advanced medical directives. JAMA. 1990;263:2365–7.

47. Emmanuel LL, Barry MJ, Stoeckle JD, et al. Advance directives for medical care – a case for greater use. N Engl J Med. 1991;324:889–95.

48. Jones JS, Dwyer PR, White LJ, et al. Patient transfer from nursing home to emergency department: outcomes and policy implications. Acad Emerg Med. 1997;4:908–15.

49. Hanson LC, Rodgman E. Th e use of living wills at the end of life: a national study. Arch Intern Med. 1996;156:1018–22.

50. Miles SH, Koepp R, Weber EP. Advanced end-of-life treatment planning: a research review. Arch Intern Med. 1996;156:1062–8.

51. Teno JM, Licks S, Lynn J, et al. SUPPORT Investigators. Do advance directives provide instructions that direct care? J Am Geriatr Soc. 1997;45:508–12.

52. Hakim RB, Teno JM , Harrell FE, et al. Factors associated with do-not-resuscitate orders: patients' preferences, prognoses, and physicians' judgments. Ann Intern Med. 1996;125:284–93.

53. Schonwetter RS, Walker RM, Solomon M, et al. Life values, resuscitation preferences and the applicability of living wills in an older population. J Am Geriatr Soc. 1996;44:954–8.

54. Smith TJ, Desch CE, Hackney MK, et al. How long does it take to get a "do not resuscitate" order? J Palliat Care. 1997;13:5–8.

55. Marco CA. Ethical issues of resuscitation. Emerg Med Clin North Am. 1999;17:527–38.

56. Hamel MB, Lynn J, Teno JM, et al. Age-related diff erences in care preferences, treatment decisions, and clinical outcomes of seriously ill hospitalized adults: lessons from SUPPORT. J Am Geriatr Soc. 2000;48:S176–82.

57. Ramos T, Reagan JE. " No" when the family says "go": resisting families' requests for futile CPR. Ann Emerg Med. 1989;18:898–9.

58. Marco CA, Larkin GL, Moskop JC, et al. Determination of "futility" in emergency medicine. Ann Emerg Med. 2000;35:604–12.

59. Solomon MZ. How physicians talk about futility: making words mean too many things. J Law Med Ethics. 1993;21:231–7.

60. McCrary SV, Swanson JW, Youngner SJ, et al. Physicians' quantitative assessments of medical futility. J Clin Ethics. 1994;5:100–5.

61. N onbenefi cial ("Futile") Emergency Medical Interventions (Policy Statement) (Dallas, TX: American College of Emergency Physicians, 1998, accessed from www.acep.org/policy/PO400198. HTM).

62. Marco CA, Bessman ES, Schoenfeld CN, et al. Ethical issues of cardiopulmonary resuscitation: current practice among emergency physicians. Acad Emerg Med. 1997;4:898–904.

63. Wagner JM. Lived experience of critically ill patients' family members during cardiopulmonary resuscitation. Am J Crit Care. 2004;13:416–20.

64. Al-Mutair AS, Plummer V, Copnell B. Family presence during resuscitation: a descriptive study of nurses' attitudes from two Saudi hospitals. Nurs Crit Care. 2012;17:90–8.

65. Cottle EM, James JE. Role of the family support person during resuscitation. Nursing Standard. 2008;23:43–7.

66. Gordon ED, Kramer E, Couper, I, et al. Family-witnessed resuscitation in emergency departments: Doctors' attitudes and practices . S Afr Med J. 2011;101:765–7.

67. Itzhaki M, Bar-Tal Y, Barnoy S. Reactions of staff members and lay people to family presence during resuscitation: the eff ect of visible bleeding, resuscitation outcome and gender. J Adv Nurs. 2012;68:1967–77.

장
5
노인 약리학

서론

사회가 고령화되면서 노인인구는 증가하고 있다. 그로 인해 응급의료서비스에 노인들이 차지하는 비중이 높아졌다. 응급의료서비스와 자원의 활용을 적절히 하기 위해서는 노인들의 특성을 이해할 필요가 있다. 이를 위해 노인을 소아 환자와 같은 특별한 집단으로 간주해 그들만의 의료 모델을 만드는 것이 바람직할 것으로 여겨진다. 이 개념은 특히 이 특별한 집단에서 약물의 활용과 관련이 있다.

약리학을 고려한 약물의 사용은 노인의 급성 및 만성 상태의 치료에 있어서 매우 중요하다.

노인에게 약물을 사용할 때에는 약물치료가 줄 수 있는 이득과 함께 그로 인해 유발될 수 있는 부작용 또한 생각하여야 한다. 노인 환자의 이환율, 사망률, 기능, 삶의 질에 유익한 영향을 미칠 수 있는 치료를 제공하면서, 투약으로 인한 유해 작용을 방지하기 위한 노력은 쉽지 않은 일이다.

"노인 이질성"은 건강, 질병 및 장애에서 개인 간의 차이 및 이러한 요인이 나이에 따라 어떻게 변화 하는지를 설명하는 노인학의 원칙이다. 이 이질성은 노인들의 다양한 의학적 상태로 인해 유발되는 것이다. 이런 이질성은 처방 결정의 일반화를 어렵게 한다. 이런 다양성을 지닌 노인들의 약물 사용에 영향을 미치는 요소는 만성질환, 노인에게 사용했을 때의 유효성에 대한 제한된 근거, 많은 약물의 사용, 약동학의 변화, 기능적 상태, 인지 장애, 사회적 지지가 있다.

노인 환자는 종종 Rochan의 "연쇄처방(prescribing cascade)"으로 기술된 악순환에 빠져들게 된다. 이 연쇄처방은 유해한 약물 반응이 새로운 질환으로 오해될 때 시작된다. 이 새로운 '의학적상태'를 치료하기 위해 새로운 약을 처방하게 되고 이는 또다른 유해 효과를 유발하게 된다. 약물의 부작용에 대한 잘못된 판단은 불필요한 치료와 다른 약물로 인한 부작용을 유발할 수 있다. 노인 환자는 여러 의학적인 문제가 있기 때문에, 여러 약물을 처방하게 되어 부작용의 위험이 높아진다. 이러한 부작용의 대부분은 약물로 인해 야기된 것으로 판단되지 않게 되고 그로 인해 추가적인 약물 투여가 이뤄지게 된다. 이것은 부작용의 지속적인 사이클을 지속시킨다.

이 장에서는 노인의 약물 처방에서 발생할 수 있는 문제에 대해 다루고 있다. 약물의 부작용과, 임상노인 약리학의 기본 원리, 입원에 미치는 영향, 일반적으로 부작용을 유발하는 약물에 대한 리뷰 등을 설명할 것이다. 여기에는 피해야 할 약에 관한 권고가 포함되어 있으며, 이것들을 대체하고, 노인 환자에 대한 약물을 선택할 때의 위험과 이익의 증거를 평가하는 방법을 설명할 것이다.

역학

노인에 대한 처방은 여러 가지 조건을 고려하는 것이 중요하다. 고령화의 진전, 만성 질환의 존재, 여러 약제의 사용 등이 고려되어야 한다. 또한 약동학 및 약력학은 나이와 질환에 따라 달라질 수 있으므로, 노인은 특히 영향을 받을 위험성이 높다. 이러한 점들은 모든 유해한 약물 반응에 대한 감수성을 증가시킨다.

2010년에는 미국에서 65세 이상 인구는 4,040만 명으로 2000년 이후 540만 명(15.3%)이 증가하였다. 이 그룹은 전체 처방약의 30%를 사용하였는데, 이는 젊은 층이 사용하는 양의 두배에 해당한다. 또한 일반 의약품의 25% 이상을 사용하고 있다. 이 수치는 1946년에서 1964년 사이에 태어난 베이비 붐 세대가 65세가 되는 2011년부터 2030년 사이에 이 연령대에서 놀라운 증가가 전망되고 있다. 2030년까지 미국에서 2000년의 2배인 7,200만 명의 노인이 발생할 것이다. 선진국에서는 수명이 연장되고, 어린이의 수가 적기 때문에 인구 구성이 빠르게 변화하고 있다. 따라서 이런 노인 인구의 증가는 더욱더 많은 영향을 미치게 될 것이다.

앞서 언급했듯이, 만성 질환 및 질병의 발생률은 나이가 들면서 증가하고 이로 인해 여러 약물의 사용이 증가하게 된다. 비록 이 용어는 부정적인 의미를 내포하고 있지만, 많은 의약품의 사용은 때때로 필요하다. 노인들에게 적절하게 사용되고 있지 않다는 널리 퍼진 견해에도 불구하고 임상시험에서 사망률을 낮추는 것이 증명된 약의 사용이 빈번해지고 있다. 고 콜레스테롤 혈중에서 스타틴, 관상 동맥 질환 예방이나 뇌졸중 예방 약물(특히 와파린을 복용할 수 없는 환자)을 위해 사용되는 아스피린, 고혈압치료시에 사용되는 thiazide이뇨제, 베타 차단제, 안지오텐신 전환 효소(ACE)억제제, 심부전 치료제인 ACEi, 심방 세동의 항 혈소판제 및 심근 경색 환자의 항 혈소판제 및 베타 차단제 등이 이에 해당한다.

노인은 다른 연령대보다 더 많은 약물을 복용하기 때문

표 5.1. 고령자들이 복용하는 약초와 건강보조제*

약초/보조제	사용 이유	상호작용하는 약물
비타민류	일반 건강보조제	아스피린, 칼슘600, 크레스타
비타민D	골다공증 예방	알루미늄, 칼시포트리엔
비타민E	알츠하이머, 파킨슨 예방	아스피린, 칼슘
비타민C	항암, 심혈관질환 예방	아스피린, 칼슘
멀티비타민		아스피린, 칼슘, 콜에이스
보조제		
루테인	황반변성, 항산화	베타케로틴
라이코펜	항산화, 항암, 심혈관 질환 및 당뇨 예방	항암제, 싸이프로/옥싸센(oxacen)
클루코사민/콘드로틴	골관절염, 통증경감, 항염작용	
어유(fish oil), 아마씨유	심장건강, 관절유연성, 면역력, 정신건강	없음
마늘	면역력 강화, 항암	와파린/항혈소판 제재, 프로테아제 억제재
은행잎 추출물	혈관성 치매 예방	항경련제재, 아스피린
코엔자임 Q	알츠하이머, 말초혈관 질환, 이명	와파린, 아세트아미노펜
인삼	Cure—all herb	와파린, 알코올
센나(senna), 카스카라(cascara)	완하제	모든 약제의 약효를 감소시킬수 있음.

* 사용 빈도가 높은 순에서 낮은순으로.

에 약물 오류와 부작용에 대해 더 많이 노출되게 된다. Slone Survey는 미국인을 대상으로 한 무작위 표본의 전화 조사이며, 일반인이 사용하는 약물의 범위에 대한 데이터를 제공하였다.

2006년 65세 이상의 환자에서는 조사 전주에 여성 57%, 남성의 59%가 적어도 5회 투약을 받았고 17%의 여성과 10%의 남성이 10회 이상의 투약을 받은 것으로 나타났다. 요양시설 내 거주자를 대상으로 한 다른 조사도 비슷한 수치를 보고하고 있는데, 2~6개 약제와 1~3개의 비 처방약을 정기적으로 복용하고 있는 것으로 드러났다.

Slone survey는 또한 이 연령대에서 일반적으로 사용되는 비타민, 약초 및 일반약품 사용에 대해 보고했다. 가장 일반적으로 사용되는 OTC (over-the counter)는 아스피린이다. 65세 이상 환자의 양쪽 성별에서 사용된 것은 멀티 비타민, 비타민 E, 비타민 C였다. 또한 여성은 칼슘과 비타민 D를 사용했다. 일반적으로 사용되는 허브와 보조제를 표 5.1에 기술하였다. 처방약과 비처방약 모두에 있어서 환자의 안전과 약물섭취에 의한 위험성을 줄이기 위해서 다양한 의약품의 사용에 대한 인식은 필수적이다.

병원에 입원해 있는 동안 기록을 남기지 않거나 의사에 의해 인지되지 않고 사용된 약물은 부작용을 유발할 수 있다. 투약력 평가에서 1차 평가에서 기술되지 않았던 1.5개의 약물이 2차 평가에서 드러나는 것으로 나타났다. 진통제, 벤조디아제핀, 라니티딘이 초기에 밝혀지지 않고 소변검사에서 발견되는 대표적인 약물들이다. 의사가 환자가 사용한 약물을 인지하지 못하는 이런 현상은 응급실, 수술실, 외래에서 광범위하게 발생하고 있다.

정의

유해 약물 반응(Adverse drug reactions, ADRs)은 세계 보건기구(WHO)에 의해 "예방, 진단 또는 치료 목적으로 인간에 사용되는 용량에서 일어나는 약물의 해롭고 의도하지 않고 원치 않았던 효과"라고 정의되어 있다. 이것은 치료적 실패, 중독(우발적이거나 의도적인), 과도한 처방, 약물 남용, 투약 오류 또는 불순응은 포함하지 않는다. 이로 인해, 유해 약물 반응이라는 용어는 약제로 인해 발생하는 이벤트의 실제 발생률을 과소 평가하게 할 수 있다.

유해 약물 반응(adverse drug reaction)이 아닌 다른 용어가 사용된다. "유해 약물 사건(adverse drug event)"은 약물의 투여에 의해 발생하는 모든 손상을 가리킨다. "약물관련 문제(drug-related problem)"는 상기한 정의도 포함하지만, 의학적문제에 약물을 투약 받지 못하는 것(과소처방(under-prescribing))과 적응증이 없는 약물사용(처방착오(misprescribing))을 포함한다. 그러나 대부분의 문헌은 이러한 광범위한 정의를 사용하지 않는 경향이 있다.

최근 문헌에 따르면 "적절한 처방(appropriate prescribing)"을 정의하는 것이 좋을지도 모른다고 시사하고 있다. 적절성을 결정하는 세 가지 중요한 영역은 환자의 요구, 과학적 기술적 합리성, 일반적인 이익(가족 및 사회적 가치)이다. 고령 환자에서의 적절한 처방은 효능에 대한 약물 시험이 거의 없거나 치료 목표가 젊은 환자와 동일하지 않기 때문에 더욱 복잡하다. 또한 사회 경제적 요인도 다를 수 있다. 이 주제의 주요 목표 중 하나는 의사들에게 약물로 인해 발생할 수 있는 부작용은 예방 가능하다는 것을 인지시켜주는 것이다 하지만 약물 유해반응은 약물을 적절하게 사용한다 할지라도 여전히 심각한

표 5.2. 고령자에서 약물 제거 경로

제거 경로	해당 경로를 거쳐 제거 되는 약물의 예
신장	심혈관계 : 아테노롤, 디곡신, 퓨로세마이드, 하이드로클로사이아자이드, 프로캐이나마이드, 에날라프릴, 리시노프릴
	항생제 : 앰피실린, 셉트리악손, 젠타마이신, 페니실린, 싸이플로싸신, 레보플록싸신, 오플로싸신
	소화기계 : 씨메티딘, 라니티딘, 파모티딘
	신경계 : 아만타딘, 리튬, 판큐로니움, 페노바비탈
	혈당강하제 : 클로프로파마이드, 글리부라이드
간	심혈관계 : 라베타롤, 리도케인, 프라조신, 프로프라노롤, 퀴니딘, 살리실레이트, 와파린
	진통제 : 아세트아미노펜, 이부프로펜, 코데인
	호흡기계 : 세오필린
	신경계 : 아미트립틸린, 바비튜레이트, 페니토인, 벤죠다이아제핀

부작용을 유발할 수 있음을 명심하고 있어야 한다

약동학

약의 흡수, 분포, 대사, 배설 및 약물에 대한 생리적 반응은 노화와 함께 변화한다. 장의 절제, 박테리아의 과증식, achlorhydria로 인한 약물 흡수의 저해는 최소한의 임상적 의미가 있는 것으로 판단된다. 그러나 약물 상호작용은 한 약물의 흡수 특성이 다른 약물의 흡수 특성을 바꾸는 경우에 발생한다. 다른 약물에 결합하는 약물의 전형적인 예는 칼슘과 마그네슘을 포함한 제산제이다. 항생제, 아스피린, 디곡신을 제산제와 동시에 투여할 경우 약물의 흡수가 심각하게 방해될 수 있다. 또한 위장관 통과 시간의 변화는 결과적으로 약물의 약리 작용을 변화시킬 수 있다. 임상의는 위장관 통과 시간을 변화 시키는 약을 인지하고 있어야 하며, 이런 약제를 사용할 경우 환자 모니터링을 신중히 하여야 합니다.

노화가 진행되면 전체 신체의 근육량이 감소하고 몸 전체의 수분이 감소하고 체지방의 비율이 증가하여 약물 분포가 크게 변화할 가능성이 있다. 이러한 변화는 약물의 분포용적을 감소시키고 약물의 혈청 농도를 증가시킨다. 쿠마진, 디곡신 및 프로프라놀롤과 같은 수용성 약물은 고령의 환자에서는 일반적인 농도보다 높은 혈장 농도를 가진다. 디곡신, 아미노글리코사이드, 리튬 및 프로카인아미드 등의 therapeutic window가 낮거나 좁은 약물은 독성을 일으킬 수 있다.

혈청 단백질, 특히 알부민도 나이와 함께 감소한다. 단백질 결합 약물에 대한 결합 부위가 감소해 약물의 혈청 농도가 높아진다. 영양실조는 혈청 알부민의 감소의 원인이며, 고령의 환자, 특히 시설에 수용된 환자에서 흔하다. 다른 약물에 의한 단백질 결합 부위의 경쟁 저해는 하나의 약물이 다른 약물로 대체되고 대체되는 약물의 농도의 증가를 가져올 수 있다. 일례는 아스피린과 와파린이며, 아스피린은 와파린의 비결합 부분을 증가시킨다.

약의 대사 및 제거 또한 나이가 들수록 변화된다(표 5.2). 불행히도, 병존 질환이 있는 고령의 환자들은 약물 시험에서 제외되므로 약물 대사에 관한 지식은 한정되어 있다. 신장 질환과 관련이 없는 노화에 의한 신장 기능 저하가 있다. 신장의 노화에 따라 사구체 여과 속도 및 뇨관의 효율이 저하된다. 이 감소된 신장 기능을 보완하기 위해 vasodilatory renal prostaglandins의 생산이 일어나고, 이 보상 메커니즘을 손상시키는 약물은 신장으로 제거되는 약물의 신진 대사를 감소시킬 수 있다. 비스테로이드 항염증제(NSAIDs)는 일례이다.

콩팥 단위 손실은 정상 노화 과정이며 이로 인해 사구체 여과 속도가 저하되며, 이로 인해 약 용량을 조정해야 한다. 사구체 여과율이 낮음에도 불구하고 크레아티닌 섭취량의 감소와 근육량의 감소로 노인 환자에서는 혈청 크레아티닌이 정상이 될 수 있다. 크레아티닌 청소율은 Cockroft-Gault 공식을 사용하여 연령과 이상적인 체중 보정으로 계산하는 것이 좋다 (크레아티닌 클리어런스 = (140 - 나이 × 체중 [kg]) / [72 × 크레아티닌(mg/dl) × 0.85 for females). 신장 기능 저하의 결과로는 신장으로 제거되는 약물의 반감기 연장, 혈청 내 농도의 증가, 임상적 약효의 증가가 포함된다. 항생제와 같은 일부 약물의 경우 신부전증은 심각한 영향을 미칠 수도 있고 그렇지 않을 수도 있다. 그러나, 메트포르민과 같은 약물은 신기능 감소를 고려하여 사용하지 않을 경경우 환자는 생명을 위협받는 사건에 노출될 수도 있다.

많은 약물의 대사에 기여하는 다른 장기는 간이다. 노인의 간 대사는 나이뿐만 아니라 생활 습관, 유전자형, 간 혈류, 간 질환 및 다른 약물과의 상호 작용과도 연관되어있다. 고령자는 30~50%까지 대사량이 줄 수 있다. 나이 관련 증거는 완전히 명확하지 않다. 간 대사는 2개의 biotransformation system을 통해 일어난다. I단계 반응은 약물을 제거하거나 약물의 산화 및 활성화를 가능하게 하는 시토크롬 P450계를 통해 일어난다. 일부 노년층에서는 이 현상이 훨씬 더 천천히 발생할 수 있다. I단계 반응의 변화는 혈청 농도 및 약물의 활성도 변화를 유발한다. P450계 억제제는 약물의 제거율에 손상을 입혀서 간 의해 대사되는 약물의 혈청 농도를 상승시킨다. P450 시스템 활성화를 유발하는 약물은 간을 통해 대사되는 약물 농도의 저하를 초래한다. P450 시스템의 metabolism은 나이와 노쇠의 영향을 항상 받고 있는 것은 아니며, 여성의 경우 남성에 비해 더 영향을 받는다. 기존의 연구에는 노령 인구가 거의 포함되지 않았기 때문에, 상당한 개인 간 변동성을 보이는 경향이 보고되었지만 결과 중 많은 부분이 확정적이지 않다. acetylation, sulfonation, conjugation, glucuronidation을 포함하는 II단계 반응은 고령자에서 최소한의 영향을 미친다. 담배 흡연, 알코올 사용 및 카페인도 간 대사에 영향을 미칠 수 있다.

많은 약물의 약력학에 영향을 미치는 다른 생리적 변화가 일어날 수 있다. 나이에 따라 심혈관 기능의 변화가 발생하고 이는 많은 약물에 대한 노인의 보상 용량 효과 감소를 설명할 수 있다. 노화로 인해 심장 형태에 변화가 생길 수 있는데, 근육 세포 수의 감소, 심근 세포의 경화, β-아드레날린성 자극에 대한 반응의 저하 및 심장의 수축 저하가 발생할 수 있다. 이러한 변화와 병행하여, 큰 동맥은 연령이 증가함에 따라 벽 두께가 증가하고 평활근이 증가함에 따라 확장된다. 이런 변화로 인해 수축기 혈압이 상승하고 좌심실 후 부하가 증가 하여 결과적으로 좌심실 벽이 두꺼워진다. 이런 상태는 좌심실의 순응도가 상실되고 확장 기능에 장애를 일으킨다. 노인의 다른 변화로는 β-아드레날린성 자극에 대한 감수성을 감소시키는 교감 신경 유출의 증가뿐만 아니라 자율 신경 및 압박 수용체 기능 장애가 자세 및 저혈압에 대한 반응 감소로 이어진다.

중추 신경계(CNS) 또한 노화를 고려할 필요가 있는 영역이다. 연구에 따르면 노화에 따라 단순히 뉴런의 수가 줄어드는 것이 아니라 시냅스 수준에서 미세한 변화가 일어나는 것으로 알려지고 있다. 세포 내 Ca^{2+}의 변화, 산화 스트레스를 다루는 능력, 재생 능력의 감소(re-myelination), 수용체 부위의 감소 및 이들 부위의 변화는 모두 노인에 있어서 CNS 작용의 감소와 약물의 민감성에 대한 설명으로 확인되었다.

약물 부작용의 결과

약물 관련 문제의 결과는 심각하다. 2004년 미국 질병 통제 예방 센터, 미국 소비자 제품 안전위원회 및 미국 식품 의약품국(FDA)의 공동 연구 그룹이 the National Electronic Injury Surveillance System-Cooperative Adverse Drug Event project (NEISS-CADES)을 개발하고 응급실(ED) 방문을 유발하는 유해 약물 사건(ADE)의 국가 부담에 대해 기술하였다. 최근 발표된 최신 데이터에서는 ADE는 65세 이상의 환자에서 매년 적어도 265,000번의 응급실 방문을 유발하는 것으로 추정되고 있다. 이러한 이벤트의 37.5%에서 입원이 필요했다. 국제적인 연구에서도 비슷한 비율을 보여주고 있다. 입원 환자의 절반은 80세 이상 노인이었다. 1,000명당 입원율은 85세 이상 환자는 65세부터 69세 성인에 비해 3.5배 높았다. 입원으로 이어진 노인의 응급실 방문은 비의도적 약물 과용이나 5개 또는 그 이상의 약물을 동시에 섭취함으로 인해 유발되었을 가능성이 더 컸다. 65세 이상 노인을 대상으로 한 연구에서 입원을 필요로 하는 ADE의 연간 비율은 65세 미만의 환자의 약 7배였다.

NEISS-CADES 데이터베이스상 입원해야 하는 가장 흔한 ADE 환자는 와파린(33.3%), 인슐린(13.9%), 경구 피임 약(13.3%), 경구 혈당강하제(10.7%)로 ADE가 유발된 환자였다. 이 4가지 약물은 ADE에 관련된 모든 병원 입원의 2/3와 연관되어 있다. 이들은 65세 이상 환자의 연령과 성별에 따라 계층화될 때 가장 흔한 약물이었다. 와파린 및 인슐린의 각각 12 및 15%의 증례에서 동일한 카테고리의 다른 약물이 이 문제에 기여하고 있다고 생각된다. 와파린에 대해서는 다른 항 혈소판제의 병용이 유해한 약물 사건에 기여하고, 인슐린은 경구 혈당 강하제의 병용이 유해한 약물 사건에 기여했다.

응급실 방문을 가장 요하는 치료제 카테고리는 표 5.3에 기술하였다. 현재 국가적 평가 기준에 의해 일반적으로 높은 위험 또는 잠재적으로 부적절하다고 판단되는 의약품은 거의 언급하지 않았다. 항혈전 및 항당뇨병 약의 안전한 사용을 위해 품질 측정(모니터링을 위한)을 실시해야 한다. 다수의 연구에서 의약품의 전반적인 소비량을 결정하기 어렵기 때문에 이러한 데이터를 검토할 때 주의해야 한다. 약물 부작용을 일으키는 약물에 관련된 약물들은 그것들이 얼마나 자주 사용되는지에 더 연관이 있을 수 있다. 병원 입원 환자의 3~28%는 약물 관련 문제 또는 약물 중독 영향으로 인한 것일 수 있다. 입원이 필요한 유해약물반응(ADR) 환자는 전체 입원에 비해 사망률이 20% 증가한다.

치명적인 ADR이 별개의 존재로 분류할 경우, 미국에 5번째의 주요 사망 원인이다. 폐렴과 당뇨병보다 ADR을 더 빈번한 사망 원인으로 간주된다. 이는 미국에만 국한된 것이 아니라 다른 국가에서도 마찬가지였다.

미국에서 약물 관련된 이환율과 사망률로 인해 지출 되는 비용은 1,770억 달러 이상으로 추정되고있다. ADR 관련 입원 비용은 총 비용의 70%인 1,210억 달러이다. 비용의 18%는 장기 입원 비용(328억 달러)이었다. 영국에서는 약물 관련 입원이 전체 수용가능 병상의 4%를 차지하고 있다. 병원 입원 관련 ADR 리뷰에서는 80%가 입원에 직접적으로 관여하고 "인과 관계"가 있는 것으로 알려졌다. 다른 20%는 '우연'이며, 입원에 직접적인 원인은 아니지만, 거의 삼분의 일은 입원을 피할 수 있었을 것으로 판단된다.

이러한 유해한 약물 반응의 영향은 입원을 유발하는 것에만 한정되지 않는다. 영국에서 입원 환자 중 2,216,000명의 환자가 치료 중에 유해한 약물 반응을 경험하고 이중 106,000명은 치명적인 영향을 미치는 것으로 추정되고있다. 이는 각병원에서 100회의 입원당 2명의 사망환자가 발생한다고 생각할 수 있다. ADR에 따른 사망 위험의 증가뿐만 아니라, 비용의 증가 또한 중요하다. 이러한 사고는 병원 체류 기간과 비용을 20% 증가시키고, 미국 전체 인구에 일반화하면 약 20억 달러의 비

표 5.3. 병원입원을 유발하는 약물*

이뇨제
와파린
비스테로이드성 항염제(아스피린포함)
항암제
당뇨약
강심제
항경련제
면역억제재
항생제

* 빈도순.

표 5.4. 너싱홈에서 목격되는 약물 상호작용 상위 10개 사례

상호작용	효과
와파린-NSAIDs	출혈 가능성 증가
와파린-설폰아마이드	와파린의 작용시간 연장. 항생제를 1주일 이상 사용 시 와파린의 용량을 50% 줄여야함.
와파린-마크로라이드계 항생제	와파린의 대사를 저해해 작용시간이 늘어나게 한다.
와파린-퀴놀론계 항생제	와파린의 작용시간 연장. 아마도 Vit K의 생성을 감소시키고 와파린의 대사를 변화시켜 이런 현상이 발생되는 것으로 추정됨.
와파린-페니토인	페니토인의 반감기를 연장시키고 혈장 내 농도를 증가시킴
ACE inhibitors-포타슘	ACEi에 의해 알도스테론의 생성이 감소되어 고칼륨 혈증을 유발할 수 있다.
ACE inhibitors-스파이로락톤	두 약물 모두 혈장내 칼륨의 양을 증가시켜 고칼륨혈증을 유발한다.
디곡신-아미오다론	아미오다론은 디곡신의 제거를 저해해 독성을 유발한다. 디곡신의 사용량을 50% 줄이고 레벨을 모니터링해야 한다.
디곡신-베라파밀	혈중 농도를 증가 시켜 서맥과 heart block를 유발한다.
테오필린-퀴놀론계 항생제	일부 퀴놀론계 항생제는 테오필린의 대사에 영향을 미쳐 독성을 유발할 수 있다.

용이 증가한다고 추정된다.

유해한 약물 반응은 노인요양시설에서도 역시 발생한다. 노인요양시설의 ADR의 발생 비율은 거주자의 100달 당 1.19~7.26건이다. 대부분은 약물에 대한 직접적인 반응이지만, 치료 실패 및 유해 약물 금단 현상도 발생한다. 노인요양시설의 ADR에 대한 대규모 연구에서 사건의 절반 이상이 예방 가능하며, 70%가 모니터링 에러와 관련 있음을 시사하고있다. 노인요양시설에서 약에 대한 지출 1$당 약물 관련 문제의 치료에 1.33$의 의료 자원이 소비되는 것으로 추정되고 있다.

의사에 의해 확인된 노인요양시설에서 문제를 일으키는 가장 흔한 약물은 표 5.4에 열거되어 있다. 와파린은 병원뿐만 아니라 요양시설에서도 문제를 유발하는 약으로 인식되고 있다. 그러나 처방자들은 와파린과의 상호 작용이 잘 증명된 약물을 처방할 때도 와파린 복용량을 조절하지 않는 경우가 종종 있다. 요양시설에서 문제를 일으키는 다른 약물로는 항정신병 약물, 항우울제, 진정제/수면제 등의 정신 작용제가 포함된다. 이 약을 사용하는 요양시설 환자의 비율은 각각 17,36 및 24%였다. 이 환자군에서는 과진정, 혼란, 환각, 정신 착란 등의 정신신경 증상이 가장 많이 볼 수 있었다. 넘어짐과 출혈이 ADR로 인해 발생하는 증상의 2위와 3위에 랭크 되었다.

약물 부작용의 위험요인

노인에서 약물사용의 문제는 잘못되거나 불필요한 처방, 적절한 모니터링 없는 사용, 과량 또는 부족한 용량의 처방, ADR, 비순응, 과다약물사용을 포함한다. 그러나 대부분의 경우 ADR은 약물의 알려진 약리 효과가 지나치게 발현되어서 발생한다. 이전에 언급했듯이, 심혈관계 약물이나 진통제 등 낮

은 치료 비율(평균 치료 용량과 독성 용량 사이의 비율)을 갖는 약제가 일반적으로 위험요소로 관여하고 있다. 또한 고령자에서 자주 사용되는 약물은 ADR과 관련이 있을 가능성이 높다. 실제 나이와 ADR와의 관계에 대한 실제적인 영향은 의문의 여지가 있다.

투약하는 약물의 수와 ADR 사이의 직접적인 관계가 입증되고 있다. 다제 병용 요법의 개념은 도전을 받고 있다. 노인 환자는 몇 가지 병적상태가 병존하는 것으로 알려져 있으며, 이러한 상태는 "의무 또는 합리적인 약학(obligatory or rational pharmacy)"을 가지고 여러 약물로 잘 치료될 수 있다. 약물 조합의 독성은 시너지 효과가 있을 수 있으며 각 약물 단독의 독성의 합보다 클 수 있다. 이것은 병원 입원 관련 ADR의 연구에 반영되었는데, 3~9회 투약 받은 환자의 교차비가 3회 미만의 투약을 받은 환자와 1.8임을 보여주었다. 3개의 투약을 받은 환자와 10 이상 투약을 받은 환자의 교차비는 13.4이다.

불순응(noncompliance)은 ADR로 이어질 다른 문제이다. 환자는 투약이 부족할 수도, 과용 또는 오용할 가능성도 있다. 혼자 사는 노인, 두 개 이상의 약물 복용, 약물 복용을 도와줄 사람이 없는 경우, 두 개 이상의 약국과 병원을 사용하는 경우 불순응할 가능성이 더 크다. 하루에 복용해야 할 약의 양이 많고 종류 또한 많을 경우 노인들은 약물 복용 방법에 순응하지 않게 된다. 불순응은 거의 균등하게 절반은 의도적 나머지 절반은 비의도적으로 발생한다고 판단된다. 건망증과 혼동, 약물 복용이 불필요하다고 느끼는 환자의 심리상태, 비용적 부담 등이 환자 측면에서 불순응을 유발하는 요인이다.

의약품의 비용도 ADR 관련 있는데, 이런 문제는 더 많은 부작용, 더 많은 약물 상호 작용, 이 모집단의 잠재적 반응에 대한 인식을 덜 가진 의사들이 처방하는 등의 문제가 발생할 수 있다.

노인 외래 환자의 유해한 약물 반응의 다른 위험 요인은 표 5.5에 기술하였다. 유사한 특성은 요양시설환자에서도 볼 수 있다. 여기에는 85세 이상, 6가지 이상의 만성 질환, 낮은 체중 또는 체질량 지수, 9가지 이상의 약물 사용, 1일 12회 이상의 약물 투여 및 이전의 부작용이 포함된다.

고령자에서 약물중독

독극물 통제 센터의 데이터에 따르면, 노인에서는 치료의 잘못이 더 일반적이다(노인 25%, 젊은 환자 14.5%). 노인환자는 독극물 센터에 급성으로 악화된 만성상태로 의뢰되는데 특히 여성 경우가 빈번하다. 이것은 이 집단이 부작용을 인지하지 못할 수도 있음을 시사한다. 또한 처방약이 추가되었거나, 자의적으로 복용한 약이 있다면 약물유해작용의 인지와 치료가 복잡해질 수 있다. 약물의 오용도 나이에 따라 증가하지만 가장 고령의 연령층에서는 감소한다. 우발적인 노출은 혼란, 치매,

표 5.5. 외래환자에서 부작용을 유발하는 위험요소

다수 약제 복용(5가지 초과)
복수(>2)의 만성 질환
약제 부작용의 기왕력
치매
신부전(크레아틴 청소율 <50 ml/min)
고령(>85세)
여러 의사에게서 처방 받는 경우

표 5.5. 고령자에서 부적절한 약물 노출을 유발하는 원인

정해진 회수 이상의 약물 복용
피부용 약을 구강으로 섭취하는 경우
약물이 아닌 것을 섭취하는 경우
귀에 사용할 약제를 눈에 사용하는 경우(또는 반대의 경우)
타인의 약물이나 반려동물용 약제를 복용하는 경우
음식 보관 용기에 담긴 비식용 물질을 섭취하는 경우

시력 저하, 건망증 또는 제품의 의도된 사용에 대한 지식이나 이해력의 부족 때문일 수 있다. 의도하지 않은 노출의 예는 표 5.6에 기술되었다.

고령자에게 부적절한 약물

노인 환자의 안전한 의약품 사용을 식별하기 위해 합의된 기준이 사용되었다. 명시적 기준은 처방의 질 및 처방의 잠재적 위험을 평가하는 데 유용한 도구를 제공한다. Beers에 의해 개발된 최초 기준은 취약한 요양시설 환자를 대상으로 하고 있었다. 가장 최근의 Beers Criteria 업데이트는 American Geriatrics Society (AGS)와 노인 간호 및 약물 요법 전문가 11명으로 구성된 학제 간 패널의 작업으로 체계적인 검토 및 조정을 통해 합의에 도달한 수정된 델파이 방법을 적용했다[43]. 53개의 약품 또는 약물 치료 클래스는 최종 업데이트된 Beers criteria로 나뉜다. 노인들에게 기피해야 할 잠재적으로 부적절한 약품과 클래스, 특정 질환과 증후군을 가진 노인들에게 처방하지 말아야 약물과 클래스로 기존의 질환을 악화시킬 수 있는 것들이다. 마지막으로 노인들에게 조심스럽게 사용해야 할 약물들이다. 이 업데이트는 Institute of Medicine Standards를 사용한 증거 기반 접근법의 사용을 포함하여 많은 장점을 가지고 있다. CMS, NCQA 및 약국 품질 동맹(PQA)을 포함한 여러 이해 관계자가 Beers Criteria를 중요한 품질 기준으로 판단했다. Beers Criteria는 장기 요양 보호 기관의 조사원을 위한 가이드 라인으로 Health Financing Administration에서 채택했다.

부작용에 대한 높은 중증도 등급을 가진 약물을 표 5.7에 기술하였다. 여기에서는 부적절하다고 분류된 약물에 대해 설명할 것이다. 항콜린약물 및 항콜린 작용을 갖는 약물은 부적절하다고 생각된다. 이러한 약물은 가벼운 부작용(구강 건조,

갈증, 산동)을 유발하지만, 소변 저류, 불안, 환각, 발작, 심장 부정맥, 심장 차단 등의 독성을 일으킬 수 있다. 체온 조절 기능이 약화되어 더운 날씨에 환자가 열사병의 위험에 처하게 된다. 정신 착란 및 인지 장애가 발생할 수 있다.

전통적인 항히스타민제는 중추 신경계의 작용 및 항콜린성 특성으로 인해 고령자에게 사용되지 않는다. 항히스타민제재는 불면증, 호흡기증상 및 알레르기증상에 대한 많은 OTC약물에 포함되어 있다. 진정 효과는 운동 반사를 감소시켜 교통사고, 실족 및 고관절 골절의 가능성을 높인다. 항히스타민제가 필요한 경우에는 제2 세대 항히스타민제재가 더 나은 선택이다.

항파킨스약, 진경제 및 페노티아진은 항콜린작용을 갖는 다른 약물이다. 시클로벤자프린(Flexeril/Amrix)은 중심으로 작용하는 근육 이완제이며, 노인은 피해야 한다. Diphenhydramine (Benadryl)은 빈번히 처방되고 있는 약물이다.

Tricyclic 항우울제(TCA)는 항콜린성효과뿐만 아니라 고령자의 경우 분포 용적(volume of distribution)이 증가하고 신진 대사가 느려서 부적절한 것으로 간주된다. 심장 독성은 심장 질환 환자에서 더 자주 발생한다. TCA는 심장 블록 및 치명적인 심실성 부정맥을 초래할 수 있다. 증상으로는 기립성 저혈압이 일반적이다. 착란과 경련 같은 중추 신경계의 영향은 고령 환자에서 더 일반적이다.

치매와 관련된 행동 장애를 가진 노인 환자에게는 항정신병약물이 처방될 수 있다. 항정신병약은 지연성운동장애(tardive dyskinesia)와 같은 추체외로증후군과 항콜린성작용을 유발할 수 있다. 이런 현상은 저용량, 단기간의 약물 사용으로도 유발될 수 있다. 전통적인 치료약과 비슷한 효과를 가지고 있지만 더 큰 안전성을 가진 새로운 세대 항정신병약(resperidone (Resperdal), olanzapine (Zyprexa) 및 quetiapine (Seroquel))이 이용 가능하다.

바비트레이트(barbiturates)는 항경련제로 사용되는 경우를 제외하고, 노인은 부적절하다고 생각된다. 이는 높은 지질 용해도와 긴 작용시간으로 인해 과도하게 축적되고 독성을 유발할 수 있기 때문이다. 진정효과에 대한 내성과 REM수면의 장애가 발생해 부자연스러운 수면현상이 나타날 수 있다. 벤조디아제핀은 불안장애에 사용된다. 이들은 반감기 및 활성 대사 산물의 유무에 따라 분류된다. 오래된 벤조디아제핀(diazepam (Valium), chlordiazepoxide (Librium), flurazepam (Dalmane))은 노인에서 분포용적이 증가한다. 이는 지질 용해성과 나이가 들면서 증가하는 지방 축적의 증가에 따른 것이다. 또한 벤조디아제핀은 간에서 분해되고, 노화가 간 기능에 영향을 미치기 때문에 젊은 환자에 비해 고령 환자에서는 반감기가 4~5배로 증가할 가능성이 있다. 낮은 지질 용해성 벤조디아제핀(lorazepam (Ativan), oxazepam (Serax))은 축적 및 독성의 위험이 더 낮다. 고령의 환자에서 벤조디아제핀의 사용을 피해야 한다. 필요에 따라, 저용량으로 처방되어 단기 치료에만 사용되어야 한다.

표 5.7. 고령자에게 부적절한 약

약제(실례)	부적절한 처방인 이유
암페타민/식용억제재	의존성, 고혈압, 협심증, 심근경색을 유발할 수 있음
진통제	
펜타조신	중추신경계 부작용
인도메싸신	NSAIDs가 유발하는 대부분의 부작용을 가지고 있음
케토로락	소화기계 출혈 유발 가능
NSAIDs	소화기계 출혈 유발 가능, 신부전, 고혈압, 심부전
항불안제/진정제/최면제	
항불안제/진정제/최면제	중독성 높음. 진정제와 최면제 보다 부작용이 많음. 대체 약제가 있음
지속성 벤조다이아제핀	저용량이 더 안전함
속효성 벤조다이아제핀	중독성 높음. 대체 약제가 있음
바비튜레이트	진정작용이 강한 이완제. 천천히 끊어야 함
메프로바메이트	약물 사용으로 인한 위험성이 이점보다 크다.
클로랄하이드레이트	Risks outweigh benefi ts
항부정맥제	**심방세동의 일차치료제로 항부정맥약제 사용은 피해야 한다.**
디소피리다몰	심근 수축력을 감소시킴. 심부전 유발 가능, 강력한 항콜린제
아미오다론	고령환자에서 유효성이 부족. QT, torsde를 연장시킴
드로네다론	심방세동과 심부전 환자에서 악화되는 경우가 보고됨
디곡신>0.125 mg/day	고용량은 이득이 없고 독성 유발 가능성이 높아짐
스파이로락톤>25 mg/day	고칼륨혈증(특히 ACEi, NSAIDs, angiotensin receptor blocker 또는 칼륨과 같이 복용하였을 경우)
니페디핀(속효성)	기립성 저혈압의 가능성이 높아지며 중추신경계에 부작용을 유발할 수 있음
항응혈제	
다이피리다몰	기립성 저혈압 유발 가능
티클로피딘	아스피린에 비교해 우월성이 없음. 독성만 유발할 가능성 있음
항우울제/삼차 TCAs	
아미트립틸린, 클로다이아족싸이드, 이미프라민, 도미파민, 독쎄핀>6 mg/day	항콜린성 효과(부정맥, 구갈, 안구건조, 배뇨장애)
항생제	
나이트론두란토인	신기능 손상가능
항파킨슨	
벤즈트로핀	더 효과적인 약물이 존재
항경련/근이완제	
디싸이클로민, 하이오스싸이아민, 벨라도나, 알카로이드, 사이클로벤자프린, 오페나드린	항콜린성 효과, 효능에 의문
혈당조절제	
설포닐유레아(클로프로파마이드, 글리뷰라이드)	반감기가 연장되어 저혈당을 장시간 지속 시킬 수 있음
인슐린, 슬라이딩 스케일	혈당조절에 이득없이 저혈당의 위험성만 증가시킴
심혈관계 약물	
알파 1-차단제(프라조신, 독사조신)	기립성저혈압의 가능성이 높음; 고혈압의 치료제로 일반적으로 처방되지 않는다.
알파차단제,중심성(클로니딘, 메실도파)	중추신경계에 위험 가능성이 높음. 서맥 유발 가.;고혈압 치료용 일차약제로 추천되지 않음
일세대, 이세대 항정신성약물	
티오리다진, 리스페리딘, 메소리다진, 지프라시돈	중추신경계 부작용, 추체외로효과, 더 효과적인 약물들이 존재
일세대 항히스타민	
디펜하이드라민, 하이드록신	혼돈, 진정작용이 있음
소화기계	
미네랄오일	흡인의 위험성이 있음
트리메소벤자마이드	추체외로 부작용가능성

약제(실례)	부적절한 처방인 이유
내분비	
에스트로젠(프로게스테론과 동시에 사용하거나 사용하지 않은 모든경우)	심혈관계에 부작용 가능성
성장호르몬	뇌하수체 제거 후에 호르몬 보충을 위해 사용하는 경우 외에는 사용하지 않는 것이 좋음
메실테스토스테론	전립선 비대와 심장문제를 유발할 수 있음
갑상선(건조됨)	심혈관에 문제 유발가능

추천되지 않는 모든 약을 기술한 것은 아님. www.americangeriatrics.org/health_care_professionals/clinical_practice/clinical_guidelines_recommendations/2012 for full 2012 guideline 참고.

NSAID는 증상 조절을 위해 노인에게 일반적으로 사용되고 있다. 비스테로이드성 소염진통제(NSAID)는 광범위한 단백질 결합성을 지닌 지용성 약물이다. 노인은 지방 축적의 증가로 의해 NSAID가 광범위하게 분포한다. 많은 노인 환자에서 혈장 단백질의 감소로 인해 미결합 약물이 증가한 것이 발견된다. NSAID는 신장으로 배출되는데, 노인 환자에서 신장 기능이 저하될 수 있으므로 과도한 약물농도 및 독성의 가능성이 있다. 위장장애는 NSAID의 보고된 부작용 중 가장 일반적인 부작용이다. 이러한 부작용은 위, 십이지장 및 식도뿐만 아니라, 소장 및 대장에서도 발생한다. 출혈은 항응고제와 프레드니손을 복용하는 환자에서 증가한다. NSAID는 또한 β 차단제와 안지오텐신 전환제와 같은 신장 프로스타글란딘을 통해 활성을 갖는 항고혈압약의 작용을 억제할 수 있다. NSAID는 신부전, 고칼륨혈증 및 체액 저류를 일으킬 수 있다. 노인 환자에서 사용하기에 부적절한 클래스로 NSAID를 분류할 충분한 근거는 없다 Beers는 특히 indomethacin은 CNS 독성 때문에, phenylbutazone은 bone marrow억제로 인해 부적절하다고 분류하였다. 그러나 NSAIDs가 많은 사람들에게 치료효과가 있기 때문에 저용량 및 단기 요법으로 신중히 사용하는 것이 적절하다고 판단된다. 특정 진통제는 Beers 지침에서 사용하지 말기를 권장하고 있다. Pentazocine은 충분한 효과를 갖지만, 다른 진통제에 비해 발작 및 CNS작용의 위험이 높은 혼합 opiate agonist/antagonist이다. Dipyridamole은 사용이 부적절하다고 분류되어 있다. 그러나 이것은 뇌졸중 예방작용이 있어 일부 환자에게 유익하다는 증거가 나오기 전에 분류된 것이었다. 노인들에게 부적절하다고 간주된 것은 치료 초기에 볼 수 있는 저혈압 때문이었다. 그러나 잠재적인 이익이 있다고 생각되는 경우 사용이 가능하다.

예방

가이드 라인에도 불구하고, 부적절한 약물 치료가 여전히 이뤄지고 있다. 노인에게 약물을 처방하는 의사는 약물 효과를 개선하고 약물로 인한 부작용을 감소시키는 것을 목표로 해야 한다. 많은 수의 의약품 사용은 항상 노인 환자의 의료 치료의 중요한 구성 요소이다. 과도한 약물 사용을 피하고 유익한 치료를 제공하는 것은 계속해서 더 어려울 것이다. ADRs의 6건 중 1건은 약물 간 상호작용에 의해 발생한다는 것을 유념해야

한다. 따라서 처방전에 대한 정기적인 검토, 전산화된 처방의 사용, 약사의 처방에 대한 검토는 약물 유해 반응을 제한 할 수 있다. 부작용이 있는 환자의 입원을 막을 수 있는 요인으로는 혈중 농도의 기록 또는 3 분의 2 이상의 실험실 검사가 있었다.

다른 예방 가능한 요소에는 부적절한 복용량, 비순응도 및 약물 상호 작용이 포함된다. 그러나 대부분의 이벤트에서는 여러 예방 가능한 요인이 관여하고 있다.

노인환자에 미칠 효과와 위험에 대한 지식을 임상 시험에 포함시키려는 노력이 필요하다. 이것은 특히 동반 질환이 있는 노인 환자에게 해당된다. 적절한 연구 결과가 없으면 의사는 약이 유익한지를 판단할 수 없어, 부작용을 염려해 약물의 사용을 자제할 수 있다. 미연방 정부는 약제를 모니터링하는 몇 가지 프로그램을 시작하고 있다. 미식품 의약청(Food and Drug Administration)의 프로그램 MedWatch는 일반 연령대에서 약물 부작용이 의심되는 것에 대한 자발적보고를 수집하지만, 노인환자만을 대상으로 하는 것은 아니다.

복잡한 노인 환자를 치료하기 위한 다학제 팀의 참여는 이러한 환자 치료의 질을 개선하고 잘못된 처방을 피할 수 있다. 이런 환자에 대한 접근법은 울혈성 심부전 질환 관리 등에서 유익했다. 또한 포괄적이고 의학 및 약리학적인 문제 뿐만 아니라 사회적 및 경제적 요소도 고려해야 한다.

부적절한 약물 치료를 피하는 데 중요한 다른 요소는 의사가 약물을 쉽게 검토하고 처방할 수 있는 연결된 정보 시스템이다. 전산화된 의사 결정 지원 시스템은 의사 및 약사에게 부적절한 약물 사용을 경고하고 대안을 제안할 수 있다. 약국 및 실험실 데이터를 포함하는 전자 의료 기록의 개입은 새로운 치료의 시작 및 임상 모니터링자료를 의사에게 알리는 것을 통해 ADR 발생률을 최소화하는 것을 도와줄 수 있다. 연령과 관련된 생리적 변화와 수반되는 질병을 고려한 환자의 개별 상태를 수용할 수 있는 시스템이 치료를 개선시킨다.

약물 처방 시 유용한 일반적 개념은 윤리적 원칙인 선행의 원칙, 해악금지 및 자율성의 원칙이다. 임상의는 "이 약이 환자에게 어떤 도움이 될 것인가?"라고 의문을 가져야 한다. 증거가 전혀 존재하지 않거나 고령자에 대한 근거가 없는 경우, 임상의는 근거가 없다 하더라도 환자에게 효과가 있을 수 있다고 판단이 된다면 약물을 시도하거나 임상적인 결정을 내릴 수도 있다. 임상의는 또한 "이 약제는 어떻게 특정 환자에게 해를 끼

치게 될 것인가?"라는 의문을 가질 수 있다. 부작용의 가능성이 높은 약물의 경우 처방을 시도하기 전에 약물의 효과에 대해 다시 한번 고려해 보아야 한다. 마지막으로, 처방자는 처방 결정에 환자의 의지를 고려해야 한다. 노인 환자는 질병이나 위험 요인이 발표된 지침에 따라 관리되는지 여부보다는 투약에 대해 본인이 독립적으로 결정할 수 있는 지와 약물의 부작용에 대해 우려할 수 있다. 마지막으로, 유익성과 위해성에 대한 면밀한 감독과 지속적인 재평가는 진료의 규범이 되어야 한다.

결론

노인에 대한 약효가 검증되지 않았지만 효과가 있을 수 있는 약을 기피하지 않으면서 부작용을 피할 수 있도록 약을 처방하는 것은 임상의가 직면한 어려운 도전이다. 노인에게 처방을 하는 의사는 자신이 사용하는 약물과 신약에 대해 부지런히 공부해야만 한다. 그래서 이런 약물들의 약효와 ADR에 대해 유념하고 있어야 한다. 업데이트된 명시적 기준에 대한 검토는 이 특별한 환자를 적절하게 이해하고 처방하기 위해 필수이다.

핵심과 주의점

핵심

- 와파린, 혈당강하제, 항혈소판제 및 인슐린에 특히 주의를 기울이고, 노인 환자에서 다제요법 및 부작용의 문제를 경계해야 한다.
- 잠재적으로 유해한 약물을 피하기 위해 Beers list를 사용한다.
- 저용량으로 시작하여 천천히 해야 한다.
- 비 약리학 적 조치를 고려해야 한다.

주의점

- 특히 실족의 위험이 있는 환자에게 항응고제를 사용하는 경우, 위험 혜택 분석을 실시하지 않는다.
- 복잡한 스케줄링 계획을 사용한다.
- PRN 약물의 사용을 제한하지 않는다.

참고문헌

1. Wilber S, Blanda M. Inappropriate medication use in older emergency department patients: results of a national probability sample. Acad Emerg Med. 2003;10:493.
2. Spinewine A, Schmader K, Barber N, et al. Appropriate prescribing in elderly people: how well can it be measured and optimised? Lancet. 2007;370:173–84.
3. Rochon PA, Gurwitz JH. Drug therapy. Lancet. 1995;346(8966):32–6.
4. Rochon PA, Gurwitz JH. Optimising drug treatment for elderly people: the prescribing cascade. BMJ. 1997;315(7115):1096–9.
5. A Profile of Older Americans (Washington, DC: US Department of Health and Human Services Administration on Aging, 2008, accessed from www.aoa.gov/AoAroot/Aging_Statistics/Profile/2008/docs/2008profile.pdf).
6. Chutka DS, Takahashi PY, Hoel RW. Inappropriate medication use in the elderly. Essent Psychopharmacol. 2005;6(6):331–40.
7. Delafuente J. Arthritis. In Th erapeutics in the Elderly, ed. Delafuente J, Stewart R (Cincinnati, OH: Harvey Whitney Books Co., 2001), pp.499–513.
8. Lindley RI. Drug trials for older people. J Gerontol A Biol Sci Med Sci. 2012;67(2):152–7.
9. Crome P. What's diff erent about older people. Toxicology. 2003;192(1):49–54.
10. Grandison MK, Boudinot FD. Age-related changes in protein binding of drugs: implications for therapy. Clin Pharmacokinet. 2000;38(3):271–90.
11. P atterns of Medication Use In Th e United States: 2006 (A report from the Slone Survey, 2006, accessed from www.bu.edu/slone/SloneSurvey/AnnualRpt/SloneSurveyWebReport2006.pdf).
12. Yang C, Tomlinson G. Medication lists for elderly patients. J Gen Intern Med. 2001;16(2):112–15.
13. Rieger K, Scholer A, Arnet I, et al. High prevalence of unknown co-medication in hospitalised patients. Eur J Clin Pharmacol. 2004;60(5):363–8.
14. Chung MK, Bartfi eld JM. Knowledge of prescription medications among elderly emergency department patients. Ann Emerg Med. 2002;39(6):605–8.
15. World Health Organization (WHO). International Monitoring: The Role of the Hospital (Geneva, Switzerland: World Health Organization, 2008).
16. Zeeh J, Platt D. The aging liver: structural and functional changes and their consequences for drug treatment in old age. Gerontology. 2002;48(3):121–7.
17. Swedko PJ, Clark HD, Paramsothy K, Akbari A. Serum creatinine is an inadequate screening test for renal failure in

elderly patients. Arch Intern Med. 2003;163(3):356–60.

18. Vuyk J. Pharmacodynamics in the elderly. Best Pract Res Clin Anaesthesiol. 2003;17(2):207–18.

19. Liukas A, Hagelberg NM, Kuusniemi K, Neuvonen PJ, Olkkola KT. Inhibition of cytochrome P450 3A by clarithromycin uniformly affects the pharmacokinetics and pharmacodynamics of oxycodone in young and elderly volunteers. J Clin Psychopharmacol. 2011;31(3):302–8.

20. Gardin JM, Arnold AM, Bild DE, et al. Left ventricular diastolic fi lling in the elderly: the cardiovascular health study . Am J Cardiol. 1998;82(3):345–31.

21. Toescu EC, Verkhratsky A. Parameters of calcium homeostasis in normal neuronal aging. J Anat. 2000;197(Pt 4):563–9.

22. Joseph JA, Denisova NA, Bielinski D, Fisher DR, Shukitt-Hale B. Oxidative stress protection and vulnerability in aging: putative nutritional implications for intervention. Mech Aging Dev. 2000;116(2–3):141–53.

23. Budnitz DS, Lovegrove MC, Shehab N, Richards CL. Emergency hospitalizations for adverse drug events in older Americans. N Engl J Med. 2011;365(21): 2002–12.

24. Ventura MT, Laddaga R, Cavallera P, et al. Adverse drug reactions as the cause of emergency department admission: focus on the elderly. Immunopharmacol Immunotoxicol. 2010;32(3):426–9.

25. Lai S-W, Lin C-H, Liao K-F, et al. Association between polypharmacy and dementia in older people: A populationbased case-control study in Taiwan. Geriatr & Gerontol Int. 2012;12(3):491–8.

26. Nguyen JK, Fouts MM, Kotabe SE, Lo E. Polypharmacy as a risk factor for adverse drug reactions in geriatric nursing home residents. Am J Geriatr Pharmacother. 2006;4:36–41.

27. Monastero R, Palmer K, Qiu C, Winblad B , Fratiglioni L. Heterogeneity in risk factors for cognitive impairment, no dementia: population-based longitudinal study from the Kungsholmen Project. Am J Geriatr Psychiat. 2007;15(1):60–9.

28. Budnitz DS, Pollock DA, Weidenbach KN, et al. National surveillance of emergency department visits for outpatient adverse drug events. JAMA. 2006;296(15):1858–66.

29. Mirmohamed M, James S, Meakin S, et al. Adverse drug reactions as cause of admission to hospital: prospective analysis of 18820 patients . BMJ. 2004;329(7456):15–19.

30. Wiff en P, Gill M , Edwards J, Moore A. Adverse drug reactions in hospital patients. Bandolier Extra. 2002;1–15.

31. Bond CA, Raehl C. Adverse drug reactions in United States hospitals. Pharmacotherapy. 2006;26(5):601–8.

32. Handler SM, Wright RM, Ruby CM. Epidemiology of medication-related adverse events in nursing homes. Am J Geriatr Pharmacother. 2006;4:264–72.

33. Hanlon JT, Schmader KE, Ruby CM et al. Suboptimal prescribing in older inpatients and outpatients. J Am Geriatr Soc. 2001;49:200–9.

34. Gurwitz JH, Field TS, Avorn J et al. Incidence and preventability of adverse drug events in nursing homes. Am J Med. 2000;109:87–94.

35. Bootman JL, Harrison DL , Cox E . Th e health care cost of drugrelated morbidity and mortality in nursing facilities. Arch Intern Med. 1997;157(18):2089–96.

36. Gurwitz JH, Field TS, Avorn J, et al. Incidence and preventability of adverse drug events in nursing homes. Am J Med. 2000;109(2):87–94.

37. Davidsen F, Haghfelt T, Gram LF, et al. Adverse drug reactions and drug noncompliance as primary causes of admission to a cardiology department. Eur J Clin Pharmacol. 1988;34:83–6.

38. Gurwitz JH, Avorn J. Th e ambiguous relation between aging and adverse drug reactions. Ann Intern Med. 1991;114(11):956–66.

39. Hajjar ER, Hanlon JT, Artz MB, et al. Adverse drug reaction risk factors in older outpatients. Am J Geriatr Pharmacother. 2003;1(2):82–9.

40. Routledge PA, O'Mahony MS, Woodhouse KW. Adverse drug reactions in elderly patients. Br J Clin Pharmacol. 2004;57(2):121–6.

41. Williams CM. Using medications appropriately in older adults. Am Fam Physician. 2002;66(10):1917–24.

42. Skarupski K, Mrvos R, Krenzelok E. A profi le of calls to a poison information center regarding older adults. J Aging Health. 2004;16(2):228–47.

43. American Geriatrics Society 2012 Beers Criteria Update Expert Panel. American Geriatrics Society updated Beers Criteria for potentially inappropriate medication use in older adults. J Am Geriatr Soc. 2012;60(4):616–31.

44. When Medicine Hurts Instead of Helps: Preventing Medication Problems in Older Patients (Washington, DC: Alliance for Aging Research, 1998, accessed from www.agingresearch.org/content/article/detail/706/).

45. Hastings SN, Sloane RJ, Goldberg KC, Oddone EZ, Schmader KE. Th e quality of pharmacotherapy in older veterans discharged from the emergency department or urgent care clinic. J Am Geriatr Soc. 2007;55(9):1339–48.

46. Lanza FL, Umbenhauer ER, Melsom RS, et al. A double blind randomized placebo controlled gastroscopic study to compare the eff ects of indomethacin capsules and indomethacin suppositories on the gastric mucosa of human volunteers. J Rheumatol. 1982;9:415–19.

47. Goulding MR. Inappropriate medication prescribing for elderly

ambulatory care patients. Arch Intern Med. 2004;164:305–12.

48. Le Couteur DG, Hilmer SN, Glasgow N, et al. Prescribing in older people. Aust Fam Physician. 2004;33(10):777–81.

49. Anderson WK, Wahler R. Pharmacy management can reduce Medicare – and human costs. Aging Today. 2001;January/February.

50. Schmader KE, Hanlon JT, Pieper CF, et al. Eff ects of geriatric evaluation and management on adverse drug reactions and suboptimal prescribing in the frail elderly. Am J Med. 2004;116:394–401.

51. Hanlon JT, Lindblad CI, Gray SL. Can clinical pharmacy services have a positive impact on drug-related problems and health outcomes in community-based older adults? Am J Geriatr Pharmacother. 2004;2(1):3–13.

노인의 전신쇠약

장 6

개요

전신쇠약과 피로는 응급실 노인 환자의 흔하지만 비전형적인 질병 호소 내용이다. 이들은 중대한 질병 상태이거나, 낙상, 퇴원 후 재입원을 요하는 상태가 되는 데 기여하거나 될 수 있다. 국립병원외래의료조사(National Hospital Ambulatory Medical Care Survey, NHAMCS)에서 181,786건의 진료에 대한 검토 한 결과, 전신쇠약 및 피로가 외상, 호흡 곤란, 흉통 및 복통에 이어 5번째로 흔한 주된 원인이었음을 알게 되었다. 전신쇠약 및 피로는 대개 광범위한 검사를 요구하며 종종 입원을 요한다. 또한 노쇠, 근육감소, 기능 저하, 빈번한 낙상, 요실금 및 보행 장애와 같은 여러 노인성 증후군과 관련되어 있다. 전신쇠약과 피로는 광범위한 치료가 필요하며 종종 입원을 유도한다. 이러한 증후군 중 상당수는 위험 인자, 연관 질환 및 진단이 중복되는 양상이다(표 6.1). 이 단원에서는 전신쇠약과 피로로 표현되는 질병 호소와 다른 노인성 증후군과 관련하여 논의할 것이다.

전신쇠약과 피로

주호소로 이야기 되는 전신쇠약과 피로는 광범위하게 연구되지 않았다. Basel Nonspecific Complaints (BANC) 연구에 따르면 응급실 환자 중 20%는 특별한 호소가 없고 50%는 급성의 의학적 문제가 있는 것으로 나타났다. 이 연구에서는 응급중증도가 2 또는 3인 성인 환자를 대상으로 특정 증상, 임상 증상을 통해 확인할 수 있는 질환 또는 혈역학적으로 불안정한 환자 또는 정상 범위를 벗어난 환자를 제외하였다(수축기 혈압이 90 mmHg 이하, 심박수 120 회/분 이상, 체온 〉 38.4°C (101.1°F) 또는 35.6°C (96.1°F) 미만인 경우). 비특이적인 호소를 하는 환자의 대부분은 82세의 중간 연령을 가진 노인이었다. 가장 빈번한 주 호소는 전신쇠약, 탈진된 느낌, 최근의 낙상이었다. 그들은 보행장애, 식욕 부진, 3개월 이내에 낙상, 만성 고혈압의 병력이 심각한 건강 상태를 예측하는 중요한 요인이라는 것을 발견했다. 이 연구는 또한 환자의 77%가 응급실에서 최종 진단을 받았지만 특정 진단에 대해서는 자세히 설명하지 못했다고 밝혔다. 이들 환자의 사망률은 9%였고 입원율은 82%였다. 동일 포함 및 제외 기준을 가진 또 다른 연구는 6.4%의 사망률과 87.7%의 입원율이라고 한다. 전반적으로

비특이적인 주호소를 보이는 환자는 85.6%가 65세 이상이고 43.4%는 일상 생활에서 적어도 하나 이상의 ADL활동에 의존을 해야 했다.

NHAMCS를 검토한 결과, 65세 이상 전체 응급실 환자 중 6.4%가 85세 이상에서 7.7%의 환자가 전신쇠약과 피로를 주호소로 이야기하였다. 이들 환자들은 전신쇠약이나 피로가 없는 사람들보다 체류 기간이 길고 입원율이 높았다. 이 연구에서, 발열과 저혈압은 전신쇠약과 피로 환자들에게 더 흔했다. 가장 흔한 최종 진단은 폐렴, 요로 감염, 울혈성 심부전, 체액용적 고갈, 발열, 빈혈, 탈수 및 위장관 출혈이 뒤따르는 "기타 불쾌감과 피로"였다. 65세 이상의 환자에 대한 "가정 간호 불가능"이라는 비특이적인 주호소를 표명한 환자에 대한 연구는 외래 방문의 9.3%를 차지하고 급성 의학적 상태가 51%에서 발견된 것으로 나타났다. 가장 일반적인 의학적 상태는 감염(24%)과 심혈관 질환(14%)이다.

이들 환자가 항상 특정 진단을 받는 것은 아니지만 병원에 입원하는 경우가 많다. 한 연구에 따르면 전신쇠약 환자의 입원율을 예측하는 확률 비율이 2.0이며 "30일 이내에 입원과 재방문"의 교차비(odds ratio)는 1.57이다. 병원 및 퇴원 후에 추가 자원을 필요하기 때문에 특별한 진단을 내릴 수 없는 이들을 식별하는 것은 여전히 중요하다. 한 연구에서 고관절 골절과 같은 장애가 있는 환자의 재활 능률과 비정상적인 전신쇠약 환자(ICD-9 728.2 근육 소모 및 위축 위축, 728.87 근육 약화, 780.79 기타 폭력 및 피로/무력증)의 급성 입원환자 재활의 효율성을 비교 관찰했다. 그들은 기능적 독립 측정법을 사용하여 환자를 평가한 결과, 비쇠퇴(nondebility group) 전신쇠약 환자의 재활 능률이 쇠퇴그룹(debility group) 그룹의 재활 능률보다 훨씬 높았으며 집으로의 퇴원률, 급성 진료 병원으로의 이동 및 사망률도 동일하다는 것을 발견했다.

전신쇠약의 임상 양상은 진단 또는 치료에 집중할 수 있도록 할 수 있다. 그러나, 종종 그 임상 양상과 검사는 비특이적이다. 병력을 청취할 때 특정 질병의 증상과 평가의 기준에서의 변화에 모두 초점을 맞춰야 한다. 환자가 자신의 쇠약에 더 자세히 설명하도록 유도해야 한다. 실재의 일반적인 쇠퇴, 가벼운 두통, 피로, 근육통, 집중력 약점, 졸림, 혼란, 우울증, 식욕의 손실, 통증, ALD의 장애, 고독, 굶주림, 학대, 방치 또는 공포, 모든 장기 시스템을 포함한 검사를 해야 한다. 모든 기능

표 6.1. 전신쇠약과 관련된 노인성 증후군의 특징

	노인의 성장장애	근육량감소	노쇠	기능장애	섬망
근육량 감소 / 지방 증가		D	A		A
체중감소 〉 기본체중의 5%	D	A	D		A
식욕 감소	D				
영양 부족	D		A		A
저콜레스테롤	D				
신체 활동 저하		A	D		
감염의 증가	A	A			
욕창	A			A	
실금				A	
반복적인 낙상		A	A	A	
ADL(능동적인 일상생활)의 어려움*	A	A	A	D	A
보행 속도 감소		A	D		
악력의 약화		A	D		
지구력 저하			D		
집중력/인지능력의 급성 변화					D

*ADL (능동적인 일상생활)
A = 연관된 기준, D = 진단 기준

장애는 전신쇠약이나 피로를 유발할 수 있다. 일반적인 외모는 자신을 돌보는 영양상태에 대한 것을 나타낸다. 일반적인 행동, 주의 및 오리엔테이션은 섬망, 치매, 중독, 약물 반응 및 정신 질환의 징후를 나타낼 수 있다. 신경학적 검사는 뇌졸중, 전해질 이상, 약물 중독 또는 중추 신경계 감염의 징후를 나타낼 수 있다. 피부에 대한 철저한 검사는 감염, 외상, 학대, 욕창, 황달, 빈혈 또는 응고장애를 나타낼 수 있다. 심혈 관계, 폐, 비뇨기 및 위장 검사 또한 심각한 건강 상태를 배제하고 평가 지침을 작성하는 데 필요하다.

대부분의 환자는 치료의 목표에 따라 진단검사실 검사와 방사선 검사가 필요하다. 병력 및 신체 검사가 특정 진단으로 추론되지 않는다면 최소한 소변 검사, 혈구수, 일반화학 패널 및 흉부 X-ray를 수행해야 한다. 심전도(ECG), 심근효소, 컴퓨터단층촬영(CT) 검사, 간 기능 검사, 요추 천자 및 디곡신과 같은 특정 약물 치료와 같은 추가 검사가 병력 및 증상에 따라 필요할 수 있다. 정신과 및 사회사업팀, 약국, 물리 치료 또는 재정적 지원과 같은 특수 전문 분야에 대한 필요성을 고려해야 한다. 건강 상태의 심각성, 진단, 집에서 관리받을 수 있는 능력, 재정적 상황, 후속 치료의 유용성 및 치료의 전반적인 목표에 따라 입원의 결정을 할 수 있다. 응급실에서 전신쇠약이나 피로에 대한 주호소를 하는 환자를 평가할 때, 광범위한 감별 진단을 고려하는 것이 중요하다. 응급실에서 광범위한 검사가 필요한 환자를 확인하고 추가 평가를 위해 입원해야 하는 환자를 확인해야 하며, 검사를 하는 자원이 진단을 명확하게 내릴 수 없을 수도 있다는 것을 알아야 한다.

(노인의) 성장 장애(Failure to thrive)

성장 장애, 전신쇠약, 기능 상실 및 노쇠는 상호 교환적으로 사용되는 용어이지만 성인의 성장 장애는 ICD-9 코드(783.7)가 전신 쇠약의 건강 상태(780.79)와는 별개이다. 근력 약화(728.87), 기타 불쾌감과 피로(780.79), 악액질(799.4), 쇠약, 비 특이성(799.3), 정신병에 대한 언급이 없는 노약(797) 및 요실금(788.3). 노쇠 또는 기능 저하에 대한 ICD-9 코드는 없다. 성인의 성장 장애는 기저치의 5% 이상 체중 감소, 식욕 감퇴, 영양 부족, 콜레스테롤 수치 저하 등으로 정의된다. 감염률 증가, 세포 매개 면역 감소, 고관절 골절, 욕창 및 수술 사망률 증가와 관련이 있다. 연구에 따르면, 번성 실패는 지역 사회 거주 고령자의 35%, 요양원 거주자의 25~40%, 입원한 재향군인의 50~60%에서 발견된다. 병원 내 사망률은 거의 16%에 이른다. 성장 장애 환자의 경우, 기능 장애, 영양 실조, 우울증, 인지 장애 등의 모두가 부작용을 예측 할 수 있다. 이러한 기능 중 많은 부분은 노쇠와 기능 저하와 관련이 있습니다. 노인의 성장장애로 의심되는 환자는 기능적 쇠퇴 및 추가 자원의 필요성을 평가하기 위한 특정 건강 상태에 대한 후속 조치와 함께, ADL 및 일상 생활 활동(IADL)의 필요 사항에 대한 평가를 받아야 한다. 성장 장애는 종종 인생의 마지막에서 발생하기 때문에, 진단은 불필요하거나 원치 않는 중재를 예방하기 위해 미리 이러한 것에 대한 논의를 해야 한다. 성인의 성장 장애로 인한 번거로움과 관련된 불만은 종종 "가정 간호가 불가능합니다"라고 하는 호소로 응급실에 방문한다. 이것은 종종 환자가 더 이상 스스로 또는 가족에 의해 집에서 치료받을 수 없을 때 하는 주 호소이다. "가정 간호가 불가능하다"는 주호소를 가진 사람들에 대한 연구에서 67%는 낙상, 48%는 요실금, 61%는 인지 능력저하를 경험했다.

전신 쇠약 환자를 평가할 때, 성장 장애가 육체적 또는 영양 치료, 가사 노동 또는 식사 지원 또는 환자가 집으로 돌아가기 위한 간호 방문과 같은 추가 자원을 필요로 하는 원인이 될 수 있음을 인식하는 것이 중요합니다. 또는 성장 장애는 환자가 숙련된 간호 시설에서 재활 또는 장기 요양을 받아야 하는 시점까지 진행되었을 수 있다. 더이상의 쇠퇴를 막기 위해 퇴원 전에 조정해야 한다. 노인 학대와 태만은 또한 성장 장애의 잠재적 원인으로 간주되어야 하며, 그들의 존재는 거취에 대한 판명에 대한 추가 조사와 배려를 촉구해야 한다. 응급실 의사는 학대 및 방임이 의심되는 노인을 보고하는 것과 관련된 현지 법률을 알아야 한다.

근육감소

근육감소는 미사용, 내분비 기능 변화, 만성 질병, 염증, 인슐린 저항성 및/또는 영양결핍으로 인한 골격근 질량과 기능의 연령 관련 소실이다. 마스터 운동선수에서도 나이와 관련된 근육량의 예상 손실이 있다. 40세 이후에는 마라톤 선수와 근력 강화 운동선수의 성적이 떨어지고 80세까지는 50%가 감소한다.

20~80세 사이에는 근육량이 30% 감소하고, 단면적이 20% 감소한다. 근육감소는 단독 또는 증가된 지방량과 관련하여 근육 질량의 상실과 관련이 있으며, 이중 X선 흡광도측정법(DXA)에 의해 측정하여 남성은 부속지방량/신장^2 ≤7.23 kg/m^2 및 여성은 ≤ 5.67 kg/m^{2}으로 진단된다. 근육량 감소의 초기 증상은 기능, 힘 및 건강 상태의 감소(자체보고 된 이동성 관련 어려움, 반복되는 낙상, 최근 의도하지 않은 5% 이상 체중 감소, 입원 후, 만성 질환)와 관련이 있다. 유병률은 60~70세의 환자의 경우 약 12%이며, 80세 이상인 경우 30%이다. 근육감소는 병상에 누워 있거나, 독립적으로 의자에서 일어날 수 없고, ADL을 수행하는 데 어려움이 있으며, 병력이 있거나, 최근의 체중 감소의 기록, 만성 신장질환 같은 근육 손실과 관련된 만성적인 병력 또는 1 m/s 미만의 보행 속도를 보이는 노년층 환자에서 의심되어야 한다. 근육감소는 낙상과 원내 감염을 예측하므로 모든 고령 환자에서 연구되고 확인되어야 한다. 근육감소의 원인은 다양하며 다중 신호 전달 경로를 수반한다. 연령과 관련된 근육 소모는 골격근의 손실, 힘 발생 능력의 감소, 근육 수축의 최대 속도 및 근육 수축과 이완의 전반적인 둔화로 특징지어진다. 근섬유의 소실과 관련된 운동 단위 개조와 관련된 산화 스트레스, 고속 운동유닛의 우선적인 손실과 저속트위치 유닛보다 빠른 고속운동 유닛을 포함하는 신경근 접합 재형성 등 연령과 관련된 생물학적 과정이다. 이러한 과정은 운동만으로 막을 수는 없다. 종양괴사인자-알파(TNF-α)와 인터루킨-6(IL-6)과 관련된 근육감소증에서 나타나는 골격근에 연령 관련 염증반응이 있다. TNF-α는 세포 사멸을 증가시키고 골격근의 손상에 대한 염증 반응을 손상 시키며, 높은 수준의 IL-6은 근육 소모를 일으킨다. 또한 무활동 골격

근 전구세포 수 또는 기능의 감소로 인해 근육 재생능력이 연령과 관련하여 감소할 수 있다. 이러한 과정은 테스토스테론, DHEA, 성장호르몬, IGF-I (인슐린 유사 성장인자-1), TSH 그리고 T3 같은 호르몬의 감소로 정의되는 호르몬계통의 변화의 결과일 수 있다.

비록 미국 중앙의료센터(Medicare and Medicaid Services, CMS) 또는 미국 연방의약품관리국(FDA, Federal Drug Administration)에 의해 인정되지는 않았지만, 현재 근육감소의 확인 및 치료는 현재 치료할 수 있는 상태로 될 수 있는지에 대한 연구를 하고 있다. 현재 연구중인 치료 옵션은 신체 활동, 영양 요법 및 안드로겐 요법입니다. 마스터 운동선수 및 주로 몸을 많이 움직이지 않는 성인과 관련된 연구에 따르면 연령 관련 위축, 약화 및 피로도가 느려지지만 멈추지는 않은 것으로 나타났다. 가장 성공적인 프로그램은 12주 이상 지속되며 주당 3회 이상 발생하며 3가지 유형의 근육 수축(단축, 등척성, 길이 연장)을 포함하며 점진적으로 체중 부하를 증가시킨다. 응급실에서 근육감소가 의심되는 환자를 평가할 때, 이 사항을 입원 후 의료진 또는 후속 진료의사에게 전달하여 환자가 신체 조절 프로그램에 대한 접근성 및 적합성을 평가할 수 있도록 하는 것이 중요하다. 근육 감소와 골격근을 감소시키고 급성의 신체 변화로 응급실에서 진료를 받는 유발 인자의 조합은 근육 약화와 일련의 해로운 결과를 초래할 수 있다(그림 6.1). 근육감소를 예방하고 치료는 환자의 관리 목표에 매우 주요하며, 응급실에서부터 개입을 목표로 한 더 많은 연구가 환자 치료에 도움이 될 수 있다.

노인성증후군

노인성증후군은 특정 질병 범주에 들지 않는 노인에서 나타나는 임상형태를 표현하는 데 사용되는 용어이다. 섬망, 낙상, 노쇠, 어지럼증, 실신, 요실금, 욕창, 기능 저하 등이 포함된다. 이러한 증후군은 모두 예방이 가능하며 다양한 원인으로 발생하고, 다른 질환으로의 이환 및 나쁜 예후를 보인다. 연구에 의하면 이 증후군에는 기저인지/기능 장애, 이동성 장애 및 노년층과 같은 몇 가지 공통 위험 요소가 있음이 밝혀졌다. 이러한 유사성이 있는 위험요소 때문에 여러 가지 다양한 체계의 조절 장애, 염증, 근육감소, 죽상경화증 등의 유사한 병태생리가 있을 것으로 생각된다. 종종 요로감염의 경우처럼 멀리 떨어져 있고 별개의 장기에 영향을 주는 것과 같은 연관성이 있는 것이 확인된다. 요로 감염은 염증 및 다체계 조절장애를 유발할 수 있으며, 섬망과 관련된 인지 및 행동 변화의 형태로 신경기능을 변화시킨다. 근력 약화 및 근육감소로 인한 전반적인 노쇠 환자는 요실금을 유발하는 요로 감염으로 기능 저하가 악화될 수 있으며, 갑자기 더 이상 독립적으로 ADL을 수행할 수 없게 된다. 섬망, 전신쇠약 또는 기능적 쇠퇴로 인해 낙상이 발생하여 환자가 더 약해지고 쇠약해질 수 있다. 그로 인해 노쇠는 불안정성과 욕창을 일으킬 수 있으며, 이는 요실금으로 악

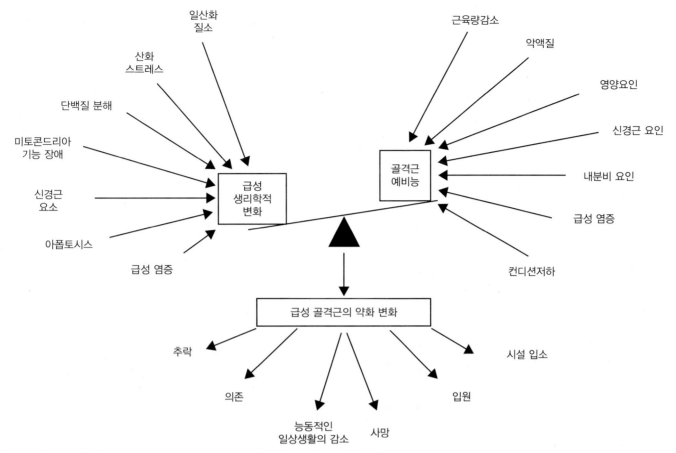

그림 6.1. 급성 질환을 가진 고령환자의 근력 약화 이론 모델(copyright Scott Wilber, 2012).

화된다.

낙상

환자는 응급실에서 낙상으로 인한 부상, 낙상 이후 후유증으로 인한 기능 제한, 낙상예방을 위한 활동 제한에 대한 두려움을 호소하고, 퇴원 후 기능 저하로 응급실에 재방문한다. 노인성 증후군으로서 낙상은 의도하지 않은 상해의 주요 원인이며 노인들 사이에서 6번째로 높은 사망원인이다. 낙상은 65세 이상 성인의 30%, 80세 이상의 40%에서 발생하며, 기능 저하, 병원 및 요양시설 입원 및 건강 관리비용의 증가로 이어진다. 낙상은 흔히 심각한 부상과 관련이 있으며 부상에 대한 진료 후 집에 돌아갈 수 있는 사람조차도 기능적 쇠퇴의 위험이 높다. 다른 연구에서는 낙상의 위험 인자를 찾아 이를 변경할 수 있는지에 대해 연구하려고 했다. 여러 약물과 가정 내의 위험, 균형감각의 감퇴 및 관절염은 한 연구에서 연관성이 있는 것으로 나타났다. 반면 다른 연구에서는 치유되지 않은 발의 욕창, 이전 낙상 기록, 자가보고 우울증, 자신의 발톱을 자르지 못하는 것이 낙상의 위험인자가 된다고 한다. 노년층의 비만은 하지의 운동 저하의 위험인자이며, 체질량지수(BMI)와 허리 둘레는 운동 장애의 시작 또는 악화 예측 인자이다. 육체적 피로도 낙상의 위험 요소가 될 수 있다. 한 연구에서는 반복적인 앉아

서 하는 작업으로 의도적으로 피로를 겪은 환자와 피로하지 않은 환자의 보행을 코호트 비교하였을 때 피곤한 일을 수행한 후 관찰한 걸음걸이 변화는 낙상 위험이 있는 노년층의 걸음걸이 변화와 일치하였다고 한다.

낙상에 대한 두려움은 낙상 후 흔히 나타나며, 측정 방법에 따라 85%까지 나타난다. 활동 제한을 일으키는 낙상에 대한 두려움을 가진 환자는 종종 해를 끼치는 병력, 천천히 신체 활동을 하는 병력, 2개 이상의 만성질환 및 우울한 증상이 있는 경우가 많다. 낙상에 대한 두려움은 육체적 정신적 수행의 감소, 낙상의 위험 증가 및 건강 관련 삶의 질의 점진적인 감소로 이어진다. 한 가지 낙상 방지 프로그램은 프로그램 완료 시 Short form36 (SF-36)으로 측정된 건강 관련 삶의 질적 향상에 대한 신체적 기능이 향상되었다. 낙상으로 인한 변화를 두려워하는 여성들은 반 마일 걸으면서, 의자에서 일어나기 어렵고, 시력으로 인해 활동이 제한되고, 종종 급성 입원을 하게 되고, 주치의를 자주 방문하며, 습관적인 신체 활동이 감소한다. 낮은 신체 활동이 근육감소 및 기타 노인성증후군과 관련되어 있다는 것을 감안할 때 기능 저하를 막기 위해서는 후유증에 대한 두려움을 조사하고 해결하는 것이 중요할 수 있다.

응급실로 오는 많은 환자들은 반복되는 낙상의 병력이 있다. 나이, 운동 장애, 골다공증, 요실금, 낙상에 대한 두려움, 기립성 저혈압은 모두 반복적인 낙상과 관련이 있다. 낙상이나

둔 상 이후 많은 환자들이 기능적 쇠퇴를 겪거나 응급실을 반복적으로 방문할 필요가 있다. 기능적 쇠퇴는 골절, 낙상 이전의 기능적 독립성의 저하, 그리고 TUG (timed upand-go) score와 관련이 있다. 미래의 연구는 낙상 재발을 방지하기 위한 기능 저하의 예방을 다루는 분야에 대한 연구를 할 수 있다. 낙상 환자나 손상, 이전의 낙상으로 인한 부상 또는 병력이 있는 환자의 거취를 정하기 전에, 환자의 주거 환경 및 이용 가능한 자원을 고려하는 것이 중요하다. 가벼운 부상을 입은 일부 환자는 신체적 제한으로 인해 혼자서 돌볼 수 없기 때문에 입원이나 간호가 필요할 수 있다. 또한 환자에게 낙상 예방에 대해 조언하거나 병원, 가정 기반의 균형 클리닉 또는 추락 방지 프로그램에 대한 소개를 제공하는 것도 중요하다.

노쇠

노쇠는 생리학적 예비율의 감소로 인해 급성 및 만성 스트레스 요인에 대한 취약성이 높아진 상태이다. 노쇠는 심혈관건강연구협동연구 그룹에서 다음 중 3개 이상으로 정의된다.

1) 전년도의 체중 감소 또는 의도하지 않은 체중 감량
2) 그립 강도의 약화
3) 자신의 지구력과 힘이 감소되었다고 생각하는 것
4) 15피트(5 m) 걸을 때의 느린 속도
5) 주당 소비 된 킬로 칼로리의 가중 스코어로 정의된 낮은 신체활동.

임상 노쇠 지수(Clinical Frailty Scale), 뇌쇠지표- 포괄적 노인의 접근(Frailty Index-Comprehensive Geriatric Assessment)과 건강과연령 노쇠지수에 대한 캐나다 연구 등의 여러 가지 방법으로 노쇠를 평가 연구하는 도구가 있으며 이는 모두 기능 저하, 보호시설로 보내지는 위험 증가 및 사망률과 관련이 있다. 낙상, 골다공증성 골절, 실금, 인지 쇠퇴, 영양 부족, 근육 감소 및 빈혈 의 다른 노인성 증후군과 관련되어 있기 때문에 노쇠를 확인하는 것이 중요하다. 노쇠한 환자는 입원, 요양원 입원 및 사망 위험이 높다.

한 연구에 따르면 사망률은 3년 동안 비노쇠 환자보다 6배 더 높았고 7년 동안 3배 더 높았다. 입원 환자가 노쇠한 입원 환자라면 ADL에 대한 기능적 감소와 의존성이 더욱 증가한다. 노쇠의 유병률은 연구 대상 인구와 정의 기준에 따라 7~36.6%이다. 노쇠의 위험 요소에는 울혈성 심부전, 심근경색증, 당뇨병, 고혈압, 우울증, 만성폐쇄성폐질환(COPD), 무증상 뇌졸중 및 경동맥 협착 및 낮은 발목 상완 지수로 발견되는 무증상 죽상경화증과 같은 진단이 포함된다. 또한 과도한 음주, 흡연, 신체 활동 저하, 자신이 인지하는 낮은 신체 건강, BMI 〈 18.5 또는 〉 25, ADL 제한 등이 있다. 노쇠한 환자가 카켁식(cachectic)하다는 선입견을 가질 수 있지만, 비만 환자 또한 노쇠할 수 있다. 근육량의 상대적인 근육 감소 또는 손실이 전체 체중보다 중요하다. 동반 질환 및 장애와의 연관성이 있지만, 이 용어는 노쇠와 동의어가 아니다. 이러한 위험 요소를 가

진 환자는 노쇠하지 않으며 노쇠하지 않은 장애가 있다. 위험인자가 없는 노쇠 환자도 있다. 한 연구에 따르면 노쇠한 환자의 72%가 운동성으로 어려움을 겪었고 60%는 IADL로 어려움을 겪었지만 27%만이 ADL로 어려움을 겪었다. 노쇠는 임상 및 무증상 질환과 무관한 장애를 유발한다.

노쇠를 설명하는 두 가지 주요 이론이 있다. 첫 번째는 중증의 독립적인 질환의 누적으로부터 발생한다는 것이다. 다른 하나는 질병이 아닌 노화의 생리학적 변화의 결과로 인한다는 것이다. 노화와 함께, 정상적인 항상성의 적응반응은 점진적으로 제한된다. 염증 및 응고 경로는 정상적인 노화와 노쇠에 중요한 역할을 하는 것으로 보인다. 몇몇 연구에 의하면 C-반응성 단백질, 백혈구증가증, IL-6 및 TNFα가 정상적인 노화에서 증가한다는 것이 밝혀졌다. 높은 IL-6은 이동성의 상실과 장애 및 노쇠의 발달과 관련이 있다. C-반응성 단백질은 또한 노쇠와 관련이 있다. 염증매개체도 근육량감소에 기여한다. D-dimer, fibrinogen 및 factor VIII와 같은 응고인자 마커는 나이가 들어감에 따라 증가하며, 노쇠하지 않은 군에 비해 노쇠군이 더 높게 나타난다. 증가된 D-dimer는 IADL의 제한, 하지의 기능 감소 및 인지 검사에서의 낮은 수행과 관련이 있는 것으로 밝혀졌다. 염증 및 응고 경로는 긍정적인 방식으로 피드백을 받아 자기 영구화가 된다.

이동성의 감소는 낙상과 노쇠의 모두 관련이 있다. 느린 걷는 속도, 쉽게 피로해짐 및 열악한 악력은 모든 노쇠의 구성요소이다. 우리는 최대 에너지소비(VO₂max), 사용 가능한 에너지의 상한선 또는 활발한 활동을 수행하는 능력이 연령에 따라 감소한다는 것을 알고 있다. VO₂max의 감소는 30세에 시작하여 건강과 활동 수준에 따라 10년마다 약 10%씩 감소한다. 노화와 이동성 손실 사이의 관계를 설명하는 한 이론은 VO₂max가 일반적인 보행에 필요한 에너지에 접근 할 때 보행 속도가 개인이 능력 한계 내에 머물 수 있도록 하는 적응으로 감소한다고 가정한다. 호기성 능력이 떨어지면 개인은 피로감을 유발하는 에너지 요구를 충족시키기 위해 혐기성 경로에 접근해야 한다. 따라서 피로로 인한 근육량 감소, 좌식 행동, 낮은 영양상태, 내구성 감소, 운동능력의 감소로 인해 활동 감소의 노쇠 사이클로 들어간다(그림 6.2).

노쇠는 섬망과 관련되어 나타날 수 있다. 노쇠와 섬망은 두 개의 독립된 경과로 보이더라도, 염증, 죽상동맥경화증 및 만성적인 영양 결핍과 관련된 일반적인 병리 생리학적 과정을 공유한다. 수술 전 노쇠 술 후 섬망의 위험인자이며, 섬망의 발생은 지방과 단백질 저장에 영향을 줄 수 있고, 근육감소를 유발할 수 있다. 섬망 환자는 영양섭취 부족과 체중 감소에 취약하다. 지속적인 섬망이 있는 환자는 ADL기능을 회복할 가능성이 적어서 새로운 또는 더 심해지는 노쇠가 진행된다.

건강상태에서 노쇠로 변하는 노쇠전단계가 있다. 노쇠사이클이 진행되고 환자가 근육 감소가 되면 신체 활동의 회피, 생리적 시스템의 하향 조절 및 더 많은 근육감소 및 신체 활동의 제한 증가로 이어진 일반적인 기능의 저하가 발생한다. 노쇠는

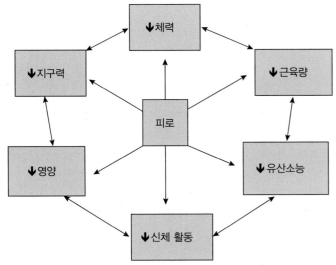

그림 6.2. 노쇠 사이클(copyright Mary Colleen Bhalla, 2012).

ADL에서 말기 기능 저하를 일으키기 전에 운동기능에 영향을 미치기 시작하므로 노쇠와 노쇠 전 단계는 조기에 발견하여야 한다. 영양부족, 근육감소 및 비만은 노쇠 전 단계에서 노쇠로 이어지는 중요한 단서다. 노쇠는 새로운 스트레스를 받은 후 느리고 불완전한 회복되는 특징이 있다. 노쇠전 상태에서는 완전한 회복과 함께 스트레스에 반응하기에 충분한 생리학적 예비가 있다. 환자가 ADL의 기능 말기 상태가 되면, 환자는 이러한 능력을 되찾을 수 없으며 ADL를 충족시키기 위해 추가 자원이 필요해진다. 영양 부족, 근육감소 및 비만은 노쇠전 단계에서 노쇠로 진행되는 중요한 선구자이며 이는 예방을 목표로 할 수 있는 잠재적인 영역이다. 다른 노쇠 예방 전략은 식이 요법, 규칙적인 운동, 능력 모니터링, 감염 예방, 스트레스가 많은 상황 예측 및, 스트레스가 많은 상황 발생 후 빠른 재조정이 포함된다. 현재까지 신체 활동 연구만이 중등도 노쇠 환자에게 도움이 되는 것으로 밝혀졌지만 심각한 노쇠 환자는 그렇지 않은 것으로 밝혀졌다. 저항 훈련 프로그램의 가장 큰 장점은 힘을 증가시키고 노쇠에 대한 위험 요소를 개선하는 것으로 확인되었다.

근육감소 예방과 무지방 근육량의 보존은 노쇠와 관련된 신진대사율의 감소의 예방에 도움이 된다. 영양 개선만으로는 효과가 없다.

노쇠로 의심되는 환자를 평가할 때는, 집과 병원에서 취약성과 부가적으로 필요한 자원에 주목해야 한다. 또한 환자들이 노쇠를 예방하기 위한 조치를 취하는 것을 인지하는 것이 중요하다. 예를 들어, 상완골 골절환자는 보호대를 착용하고 집으로 귀가할 수 있다. 이로 인해 음식을 조리하지 못할 수 있으며 영양 상태가 악화될 수 있다. 가족이 환자가 보호대를 착용하는 기간 동안 식사에 도움이 필요함을 알게 되면 노쇠를 방지할 수 있습니다. 반대로 발의 골절 환자는 에어로빅 수업에 더 이상 참여할 수 없기 때문에 회복하는 동안 운동을 포기할 수 있으나, 자신이 운동프로그램을 유지하는 중요성을 이해한다면 손목 사이클을 포함하는 운동요법을 시작할 수도 있다.

기능적 쇠퇴

기능 쇠퇴 또는 ADL 수행 능력의 감소는 병원 입원 후 질병이나 손상의 결과 또는 응급실을 방문 또는 응급실 진료를 받게 하는 원인일 수 있습니다. ADL은 IADL과 일상 생활의 신체 활동(PADL)으로 나눌 수 있다. PADL은 걷기, 옷 입히기, 이동하기, 목욕, 몸단장, 독서, 식사 등을 포함한다. IADL은 쇼핑, 집안일, 교통, 식사, 약, 돈 및 전화 사용이 포함된다. 응급실 진료를 유발하는 기능 쇠퇴를 조사를 한 연구에 따르면, 75세 이상 환자의 74%가 PADL 또는 IADL이 감소 후 48% 이상 지연 된 후 진료 받는 것으로 나타났다. IADL이 감소한 환자의 3분의 2와 PADL이 감소한 환자의 3/4이 이러한 것으로 응급실 진료를 받는데 영향을 주었다고 한다. 또 다른 연구는 PADL 장애로 도움을 받지 않고 살던 노년층과 그들의 입원율에 대한 조사한 것이다. 가정에서 PADL 필요성을 충족시키기 위해 환자에게 추가적인 자원이 제공되었을 때, 입원 율은 PADL 요구가 미충족된 고령자와 비슷한 수준으로 떨어졌습니다. 미충족된 PADL 요구 사항에 따라 생활하는 것은 낙상, 욕창, 구축 및 1차, 긴급 및 급성 의료 서비스 사용의 증가와 관련이 있습니다. 입원을 요구하는 특정 호소가 없는 고령 환자는 PADL 또는 IADL 필요가 충족되지 않아 집으로 돌아갈 수 없다. 응급실에서 "가정 간호 불가능"으로 분류된 환자에 대한 연구는 90%에서 IADL의 문제, 75%에서 의사 소통에 문제, 67%는 장애, 48%는 실금, 61%는 인지 능력의 이상이 있다고 한다.

기능 쇠퇴 또한 병원이나 응급실에서 퇴원 할 때도 발생할 수 있다. 집에서 퇴원한 둔상으로 응급실에서 진료받고 집으로 퇴원한 64세 이상 환자를 대상으로 한 연구에서 1주일 안에 40%가 기능 저하를 보이고, 49%는 새로운 진료를 시작했으며, 33%는 예상치 못한 의료서비스를 받은 것으로 나타났습니다. 4주 동안에 15%가 응급실에 반복 방문했고 11%가 입원했다. 대다수의 환자들은 가족에 의해 다시 진료를 받았다. 기능 저하의 예측 인자는 여성, IADL 의존성, 사지의 골절 또는 탈구, 체부 또는 두부 손상이었다.

기능 상실을 예측할 수 있는 몇 가지 도구가 있는데, 두 가지 예는 자체 완성된 6개 항목 측정법인 Identification of Seniors at Risk (ISAR)와 선별 검사 간호사가 작성한 Triage Risk Screening Tool (TRST)입니다(표 6.2). 두 가지 방법 모두 기능 저하로 인해 응급실로 돌아갈 가능성이 있는 환자를 확인한다. 두 가지 도구로 양성인 것으로 판명된 환자는 보다 자세한 기능 평가를 위해 일차 진료의, 가정간호 또는 사회 복지 서비스에 의뢰될 수 있다.

응급실에서 환자를 평가할 때, 기능 저하가 응급실로 오는 이유에서 주요한 역할을 하는 것을 환자의 입퇴원 거취를 결정할 때 먼저 고려 하는 것이 중요하다. 퇴원 후에 잠재적인 쇠퇴를 고려하여, 가족을 교육하거나 환자가 고령자 서비스나 물리치료와 같은 적절한 자원에 접근할 수 있도록 조치를 취할 수 있도록 하는 것이 중요하다.

표 6.2. 기능적 쇠퇴를 예측하는 도구

Self-reported, Yes/No response 자가보고, 예/아니오 응답	Completed by nurses, Yes/No response 간호사의 예/아니오 응답
일반적으로 기억에 심각한 문제가 있습니까?	인지 장애의 존재?
질병이나 부상으로 인해 응급실에 방문하는 것으로, 당신 자신을 돌보는 데 평소보다 많은 도움이 필요했습니까?	보행, 이동의 장애 또는 최근의 낙상?
질병이나 부상으로 인해 응급실로 오기전에, 당신을 정기적으로 도울 사람이 필요합니까?	간병해 주는 사람 없이 혼자 살고 있습니까?
매일 3가지 이상의 약을 복용합니까?	5개 이상의 처방 의약품?
지난 6개월 동안 1일 이상 병원에 입원했습니까(응급실 체류 제외)?	최근 30일 동안의 응급실 진료 또는 최근 90일 동안의 입원?
일반적으로, 잘 보입니까?	간호사의 위험환자 등록?

요약

전신 쇠약은 그 원인을 찾아내기 위해 광범위한 검사가 필요하거나 성장 장애, 기능 저하, 근육량 감소, 노쇠 및 낙상과 같은 다른 노인성 증후군과 관련될 수 있는 주호소이다. 응급실을 방문한 노인 환자를 진료할 때, 의료진은 노인 환자의 기능적 상태와 치료 목표를 고려해서 치료의 목표와 응급실 치료 이후의 환자의 거취를 계획 할 때 항상 염두해야 한다. 주요 목표는 항상 환자를 특정 진단이 아닌, 보다 큰 사회 및 보건 의료 전달 시스템의 일부로 고려하는 것이다.

핵심과 주의점

핵심

- 전신 쇠약과 피로는 특정 질병이나 상태로 인해 발생하거나 노인성 증후군의 일부로 나타날 수 있음을 인식하십시오.
- 광범위한 치료를 계속하기 전에 환자의 치료 목표를 생각하는 것을 잊지 마십시오.
- 퇴원을 계획할 때 환자의 가정 상황을 고려하십시오.
- 평가, 퇴원 계획 및 간병인 지원을 돕기 위해 병원, 정부 및 지역의 지원을 파악하십시오.

주의점

- 정신 건강 평가의 중요성을 잊지 마십시오.
- 노인 학대와 방임에 대해 항상 의구심을 가지십시오.
- 병력 청취 시 환자의 가족과 친구들을 참여시키는 것을 잊지 마십시오.
- 감별진단 및 퇴원 계획을 고려할 때는 항상 다양한 약물의 역학 및 약물 상호 작용을 고려하십시오.

참고문헌

1. Bhalla M, Stiffler K, Gerson L, Wilber S. Abstracts of the SAEM (Society for Academic Emergency Medicine) Annual Meeting, June 1–5, 2011, Boston, MA. Acad Emerg Med. 2011;18(Suppl.1):S221–2.

2. Nemec M, Koller MT, Nickel CH, et al. Patients presenting to the emergency department with nonspecific complaints: the Basel Nonspecific Complaints (BANC) study. Acad Emerg Med. 2010;17(3):284–92.

3. Nickel CH, Ruedinger J, Misch F, et al. Copeptin and peroxiredoxin-4 independently predict mortality in patients with nonspecific complaints presenting to the emergency department. Acad Emerg Med. 2011;18(8):851–9.

4. Rutschmann OT, Chevalley T, Zumwald C, et al. Pitfalls in the emergency department triage of frail elderly patients without specific complaints. Swiss Med Wkly. 2005;135(9–10):145–50.

5. LaMantia MA, Platts-Mills TF, Biese K, et al. Predicting hospital admission and returns to the emergency department for elderly patients . Acad Emerg Med. 2010;17(3):252–9.

6. Haley R, Sullivan DH, Granger CV, et al. Inpatient rehabilitation outcomes for older adults with nondebility generalized weakness. Am J Phys Med Rehabil. 2011;90(10):791–7.

7. Anon. International Classification of Diseases, Ninth Revision, Clinical Modification (ICD-9-CM) (accessed May 8, 2012 from www.cdc.gov/nchs/icd/icd9cm.htm).

8. Robertson RG, Montagnini M. Geriatric failure to thrive. Am Fam Physician. 2004;70(2):343–50.

9. Fielding RA, Vellas B, Evans WJ, et al. Sarcopenia: an

undiagnosed condition in older adults. Current consensus definition: prevalence, etiology, and consequences. International working group on sarcopenia. J Am Med Dir Assoc. 2011;12(4):249–56.

10. Faulkner JA, Larkin LM, Clafl in DR, et al. Age-related changes in the structure and function of skeletal muscles. Clin Exp Pharmacol Physiol. 2007;34(11):1091–6.

11. Ryall JG, Schertzer JD, Lynch GS. Cellular and molecular mechanisms underlying age-related skeletal muscle wasting and weakness. Biogerontology. 2008;9(4):213–28.

12. Inouye SK, Studenski S, Tinetti ME, et al. Geriatric syndromes: clinical, research, and policy implications of a core geriatric concept. J Am Geriatr Soc. 2007;55(5):780–91.

13. Wilber ST, Blanda M, Gerson LW, et al. Short-term functional decline and service use in older emergency department patients with blunt injuries. Acad Emerg Med. 2010;17(7):679–86.

14. van Nieuwenhuizen RC, van Dijk N, van Breda FG, et al. Assessing the prevalence of modifiable risk factors in older patients visiting an ED due to a fall using the CAREFALL Triage Instrument. Am J Emerg Med. 2010;28(9):994–1001.

15. Vincent HK, Vincent KR, Lamb KM. Obesity and mobility disability in the older adult. Obes Rev. 2010;11(8):568–79.

16. Marsh AP, Rejeski WJ, Espeland MA, et al. Muscle strength and BMI as predictors of major mobility disability in the Lifestyle Interventions and Independence for Elders pilot (LIFE-P). J Gerontol A Biol Sci Med Sci. 2011;66(12):1376–83.

17. Helbostad JL, Leirfall S, Moe-Nilssen R, et al. Physical fatigue affects gait characteristics in older persons. J Gerontol A Biol Sci Med Sci. 2007;62(9):1010–15.

18. Scheffer AC, Schuurmans MJ, van Dijk N, et al. Fear of falling: measurement strategy, prevalence, risk factors and consequences among older persons. Age Aging. 2008;37(1):19–24.

19. Murphy SL, Williams CS, Gill TM. Characteristics associated with fear of falling and activity restriction in community-living older persons . J Am Geriatr Soc. 2002;50(3):516–20.

20. Vind AB, Andersen HE, Pedersen KD, et al. Effect of a program of multifactorial fall prevention on health-related quality of life, functional ability, fear of falling and psychological wellbeing. A randomized controlled trial. Aging Clin Exp Res. 2010;22(3):249–54.

21. Martin FC, Hart D, Spector T, et al. Fear of falling limiting activity in young-old women is associated with reduced functional mobility rather than psychological factors. Age Aging. 2005;34(3):281–7.

22. Russell MA, Hill KD, Blackberry I, et al. Falls risk and functional decline in older fallers discharged directly from emergency departments. J Gerontol A Biol Sci Med Sci. 2006;61(10):1090–5.

23. Fried LP, Tangen CM, Walston J, et al. Frailty in older adults: evidence for a phenotype . J Gerontol A Biol Sci Med Sci. 2001;56(3):M146–6.

24. Lang PO, Michel JP, Zekry D. Frailty syndrome: a transitional state in a dynamic process. Gerontology. 2009;55(5):539–49.

25. Kanapuru B, Ershler WB. Inflammation, coagulation, and the pathway to frailty. Am J Med. 2009;122(7):605–13.

26. Fried LP, Walston JD, Ferrucci L. Frailty. In Hazzard's Geriatric Medicine and Gerontology, 6th edn (McGraw-Hill Professional).

27. Schrack JA, Simonsick EM, Ferrucci L. The energetic pathway to mobility loss: an emerging new framework for longitudinal studies on aging. J Am Geriatr Soc. 2010; 58(Suppl.2):S329–36.

28. Quinlan N, Marcantonio ER, Inouye SK, et al. Vulnerability: the crossroads of frailty and delirium. J Am Geriatr Soc. 2011;59(Suppl. 2):S262–8.

29. Sands LP, Wang Y, McCabe GP, et al. Rates of acute care admissions for frail older people living with met versus unmet activity of daily living need. J Am Geriatr Soc. 2006;54(2):339–44.

30. Wilber ST, Blanda M, Gerson LW. Does functional decline prompt emergency department visits and admission in older patients? Acad Emerg Med. 2006;13(6):680–2.

31. Hustey FM, Mion LC, Connor JT, et al. A brief risk stratification tool to predict functional decline in older adults discharged from emergency departments. J Am Geriatr Soc. 2007;55(8):1269–74.

32. McCusker J, Cardin S, Bellavance F, et al. Return to the emergency department among elders: patterns and predictors. Acad Emerg Med. 2000;7(3):249–59

장 7

노인 외상환자의 처치

서론

노인 외상은 임상의사에게 중요한 한 분야이다. 심각한 손상의 빈도는 높으며, 숨은 손상 또한 자주 발생한다. 손상 형태 또한 젊은 성인과는 다르기에 특별한 주의를 요한다. 노화과정과 더불어 신체적 변화가 진행됨으로 인해 복잡한 의학적 평가가 되어야 하며 이것이 환자의 사망률과 유병률에 영향을 끼친다. 노인 환자는 기왕력이 심각하거나 또는 복용하는 약물로 인해 평가 및 처치 과정이 복잡해질 수 있다.

노화과정의 생리적 이해, 노인 손상의 독특한 형태, 노인 환자의 급성 및 만성 기왕력 등이 외상 환자 치료의 좋은 결과를 예측하는 중요 시사점임을 기억해야 한다. 이 장에서는 역학, 손상기전, 병원 전 단계에서의 고려 사항, 초기 평가, 그리고 응급센터 처치 및 이후의 치료 방침에 대한 개괄적인 사항이 포함되었다.

역학

노인 인구는 미국에서 가장 빨리 증가하는 연령군 중의 하나이다. 2035년까지 85세 이상의 인구는 1,400만 명 이상으로 약 2배 이상 증가할 것으로 예측되고 있다. 사람들은 더 오래 살고 활동적으로 생활하고 있다. 1982년에서 2005년까지 65세 이상의 연령군에서 장애가 없는 사람의 분포가 급속히 증가하고 있으며, 85세 이상의 연령이 약 32%까지 증가하였다.

미국에서 외상은 전 연령에서 사망 원인의 5번째이며, 65세 이상에서는 7번째로 높은 사망 원인이다. 가장 치명적인 사망원인은 전 연령군에서는 교통사고이다. 또한 노인 환자는 젊은 성인에 비해 아주 매우 높은 사망률과 입원률을 보이고 있다. 노인환자는 더 치명적인 손상을 당하며, 더 많은 합병증(54% 대 34%), 더 많은 사망률을(17% 대 4.7%) 보이고 있다. 병원 재원기간이 증가하며, 이로 인한 의료비 증가가 발생한다.

가장 많은 손상 원인은 서 있는 상태에서의 낙상(fall)이다. 그러나 최근 20년 동안의 기간에 교통사고 또는 높은 곳에서의 추락 같은 고에너지 손상이 증가하고 있으며, 노인 연령군의 지속적인 운전 및 좀 더 활동적인 삶의 변화들이 수반되고 있다.

손상 기전

낙상

65세 이상에서 약 30% 이상의 손상이 발생하며, 80세 이상에서는 최소 40% 이상의 손상 원인이다. 낙상은 노인군에서의 가장 많은 손상 원인이며, 합병증으로 많은 사망률을 보이고 있다. 낮은 높이의 낙상(서 있는 높이보다 낮은 곳)이 가장 많은 원인이다. 나이가 들어감에 따라 낙상 빈도는 높아지며, 생활양식에 따라 다양한 형태를 띠게 된다. 일상생활을 하는 연령군에서는 3~40%, 시설에 거주하는 노인은 50% 정도의 원인으로 추산된다. 전년도 낙상 경험이 있는 환자군에서는 이 비율이 60%까지 차지한다. 75세 이상의 연령군의 낙상환자가 응급실의 7% 정도의 환자 구성을 보이며, 이 환자군 중 최소 40% 이상이 입원하고 있다.

주요위험인자로는 낙상의 과거력, 여성, 보행장애, 보행도구 사용, 근력 약화, 관절염, 벤조디아제핀 등의 진정 약물 사용이 잘 알려져 있다. 다른 요인으로는 시력저하, 인지 장애, 빈혈 등의 만성병력, 환경 위험 및 기립성 저혈압 등이 있다. 위험요인이 많아지는 경우에는 낙상의 위험이 매우 증가한다. Tinnetti 등의 연구에서 4개 이상의 위험요인이 있는 경우에는 78%의 낙상이 발생하며, 하나 이하의 위험요소만 있는 경우의 27% 낙상에 비해 유의하게 낙상의 빈도가 증가한 것을 보고하였다.

노화와 더불어 낙상의 빈도가 증가와 더불어 중증도도 같이 높아진다. 두부, 골반 및 하지 손상이 같은 손상기전의 젊은 연령군과 비교해 자주 발생하는 특징이 있다. 낙상으로 인한 노인환자의 입원은 15% 미만이지만 사망관련 낙상손상 50% 이상을 차지한다. 낙상으로 인한 사망률은 11% 정도로 보고되고 있다. 5 m 이상의 높이에서의 추락사고는 흔하지 않지만 이런 손상기전인 경우 환자의 25% 정도의 사망률을 보이고 있다.

응급센터에서는 급성 외상환자의 평가에서 반드시 실신, 일과성 허혈성 뇌졸중, 대사 문제, 감염 등의 원인에 대한 평가는 필수적이다.

교통사고

노화의 병태생리와 더불어 동반되는 의학적 상태가 시력, 청력, 반사, 균형, 및 인지 기능 저하로 인해 노인 운전자의 주요 위험인자로 작용한다. 75세 이상의 운전자는 25세 이하의 젊은 연령군 다음으로 사고에 취약하며, 다른 어떤 연령군에 비해 가장 높은 사망률을 보이고 있다. 대부분의 사고는 좌회전 또는 합류지점에서 발생하며 이것은 인지기능, 반사 및 시력의 문제와 연관되어 있다. 악천후 또는 야간운전에도 노인 연령군은 사고에 취약하다. 많은 노인 운전자는 자기 몸의 기능적 퇴화를 인식하지 못하지만 교육을 통해 운전 습관 변화 및 위험에 대한 노출을 감소시킬 수 있다.

보행자 사고

심각한 손상을 입은 노인외상환자에서는 사망률이 25%를 상회하고 있다. 2005년 미국에서는 4,881명의 보행자 사망이 보고되었으며 65세 노인환자는 12.4%의 사고 빈도를 보였지만 사망 환자의 노인 비율은 20% 이상이었다. 현장 또는 응급실 내에서의 사망 원인으로는 대부분 중증뇌손상 또는 큰 혈관 손상이 발생한 경우였다. 치명적이지 않은 손상에서도 다른 연령의 환자군에 비해 심각한 손상으로 내원하는 경우가 많다. Richards 및 Carroll 등의 연구에서는 젊은 연령군에 비해 중증 두부 손상이 심각하게 발생하는 것으로 보고하였다. 노인 외상의 경우에는 척추, 흉부, 골절이 노화의 정도에 비례해서 증가하는 것으로 알려져 있으며, 복부 손상은 감소한다.

노인 보행자 사고는 교차로 또는 보도를 보행 중 주행차량과의 충돌에 의해 다빈도로 발생한다. 다가오는 차량의 속도를 잘못 판단하는 경우가 흔히 발생하며, 이런 상황에서 제대로 대처를 하지 못하는 경우가 많기 때문이다. 도시에서는 교차로 또는 합류지점에서의 사고로 인해 사고가 발생하기 때문에 좀 더 위험한 상황이다. 노인 보행자 사고는 겨울에 호발하며, 빨리 어두워지고, 어두울 때 사물을 잘 인지하지 못하기 때문인 것으로 알려져 있다.

화상

화상도 노인에서 상대적으로 흔하게 발생한다. 노화와 더불어 같이 오는 생리적 변화, 급 만성 의학적 상태, 사회적 고립(사고로 인한 화재) 등이 노인에서 화상으로 인한 유병률 및 사망률을 높이는 요인으로 작용하고 있다. 화상 입원 환자의 13% 정도가 노인화상 환자이다. 노인군에서는 전체 피부 화상, 사망률 및 장기간 입원이 증가한다. 60세 이상의 노인에서 50% 이상의 화상인 경우의 사망률은 100%로 보고되고 있다.

다른 형태의 외상과 같이, 노인의 경우 기저질환과 감소된 신체 예비능력으로 인해 화상 치료가 힘든 경우가 많다. 흥미로운 보고 중 하나는 심혈관계 약물을 복용해야만 하는 상황에서도 베타차단제가 좋은 예후를 보여주고 있다.

노인 학대

대부분의 임상의사가 인지하는 정도보다 노인학대는 심각한 수준이다. 취약 계층의 노인의 1/4에서 노인 학대의 위험이 있고 전 노인연령층의 6% 정도가 노인 학대로 추정되고 있다. 상당수의 노인이 가족에 의해 학대를 당하고 있지만 신고를 꺼려하는 경우가 대부분이다. 가해자의 대부분이 학대 노인과 가까운 사람들(44%)이며, 대부분이 성인자녀들에(33%) 의해 학대를 받는 것으로 알려져 있다. 노인 학대의 위험인자로는 여성, 80세 이상, 백인 등이다. 여성이 남성보다 학대에 취약하다.

모든 노인 외상환자에서는 학대의 증상 및 징후에 대한 철저한 검사가 필요하다. 다양한 시기의 많은 타박상, 설명이 쉽지 않은 골절, 치료 되지 않은 손상, 탈수나 영양실조 등의 학대 징후와 욕창 등은 중요한 단서가 된다.

노화 과정과 외상

노화는 정상이며, 예측 가능하고, 세월의 흐름에 따른 우리 몸의 기관계 기능의 비가역적인 퇴화 과정이다. 이러한 변화는 환자에게 다야한 형태로 나타나지만 일반적으로 기능 소실, 생리적 예비의 감소, 스트레스나 손상에 대한 대사요구를 충족하지 못하는 형태로 나타난다. 질환의 효과로부터 노화의 과정을 분리하기는 쉽지 않지만 지병의 존재가 외상에 의한 사망률과 이환율에 있어 정상적 노화과정과는 달리 영향을 미치는 요소이다.

심혈관계

심장의 기능적 예비는 노화와 더불어 감소한다. 심근퇴화 및 근세포는 콜라젠과 지방에 의해 대체된다. 세포는 살아있지만 수축력 및 순응도는 감소하여, 심박출량은 80세의 연령군에서는 기본에 비해 50%까지 감소하게 된다. 노화와 더불어 심장 유출로는 경화되고 이것에 의해 후부하가 증가한다. 또한 전도계의 노화에 의한 카테콜아민에 대한 심장박동수 반응(chronotropic)이 감소하며 복용하고 있는 베타차단제 또는 칼슘길항제에 의해 심장박동수 반응의 감소는 강화되는 현상이 발생한다.

노인군은 스트레스에 대해 심혈관계 반응이 느려진다. 저혈량 또는 쇼크상태에서 젊은 연령군에서 정상적으로 반응하는, 보상빈맥(compensatory tachycardia)은 자주 나타나지 않는다. 기존 연구에서는 중증 노인외상군의 약 50%의 정상 혈압군에서 숨은 쇼크 상태였으며 불량한 예후 상태를 보고했다. 이런 예후는 적극적인 수액처치(전부하), 수축촉진제, 그리고 후부하 감소를 통해 호전시킬 수 있다.

노화와 관련된 심장의 효과와 더불어 심부전이 발생할 수 있으며, 이것은 심박출량 저하가 더욱 심화되게 한다. 심장 차단은 스트레스에 대한 반응에 대해 심박동수가 빨라지지 않게 한다. 관상동맥 질환 또한 외상에 의한 스트레스 동안 허혈에 취약한 상황을 더욱 악화시킨다. 급성심장사의 위험은 모든 노인외상 환자에서 꼭 고려해야 할 요소이다. 심전도 검사는 초기에 시행해야 한다.

호흡기계

호흡기계 기능 또한 노화와 더불어 감소한다. 폐와 흉벽의 탄성도 저하로 인해 순응도가 감소하며 호흡일이 증가하고 이것은 급성 질환 또는 손상 동안 더욱 명백하게 나타난다. 허파꽈리 감소와 확산능의 감소는 노화과정과 같이 증가하고, 동맥산소압은 80세 전후하여 78~92 mmHg 정도로 감소한다. 그렇지만 이산화탄소 분압은 같은 양상으로 발생하지 않기 때문에 과탄산혈증은 병적인 상태로 인식해야 한다. 점액섬모청소율 감소 또한 기관지나무의 청소능력 감소 과정에 가장 주요한 요소이며, 호흡기 감염의 빈도를 증가시킨다. 폐활량, 강제날숨량, 그리고 기능적 예비 또한 노화와 더불어 감소하고 호흡 평가시 반드시 고려되어야 하는 상황이다.

소화기계

기능변화와 관련된 나이 자체는 응급실에서 치료를 변화시키지 않는다. 그러나 간 질환은 외상 환자의 사망률을 증가시킨다. 말기 간질환 및 간경화 환자는 출혈 위험과 조절되지 않는 출혈의 위험성으로 인해 사망률이 매우 높다.

신장계

기능하는 신장단위의 숫자는 노화와 더불어 감소하고, 거의 모든 노인환자에서 무시되고 있는 신장 혈류 감소와 더불어 크레아티닌 청소율 감소의 가장 중요한 요인이며, 근육 감소(크레아티닌의 가장 중요한 인자) 또한 노화와 더불어 증가한다. 임상의는 노인군에서 "정상 크레아티닌"은 실제적인 신장기능의 심각한 저하상태를 반영하고 있다는 사실을 반드시 염두에 두어야 한다. 이 사실은 혈관 조영제를 사용하는 경우 반드시 기억해야 할 사항이고, 혈관 내 볼륨 증가를 통해 조영제–유발 신독성 빈도를 감소시켜야 한다.

근골격계

노화와 더불어 총 체중에 비해 마른체중은 감소한다. 근육의 힘도 60세가 되면 1/3 정도 감소하며 움직임과 균형을 유지하기가 힘들어진다. 여성은 남성에 비해 뼈의 감소가 가속화되지만, 60세 전후에서는 차이가 없어지는 것으로 알려져 있다. 전체적으로 뼈의 감소와 뼈의 생성의 변화가 젊은 연령군에 비해 더욱 약하고 손상에 취약해진다.

피부

피부 기능도 노화와 더불어 감소한다. 랑거한스 세포와 멜라닌 형성세포의 수가 감소하고 표피–진피 접합부가 평탄화된다. 각질세포 형성이 감소하고, 기저층에서 피부표피까지 이동하는 시간이 두 배 이상 증가하게 된다. 또한 진피의 혈관밀집도도 감소한다.

피부의 노화는 손상에 대한 취약성이 증가한다. 신경 말단의 감소는 통증 감각을 떨어뜨리며, 화상의 위험 및 기계적 손상의 위험을 증가시키고 취약성의 증가는 기계적 힘에 의한 열상 또는 찢김 손상이 많아진다. 상처 치유 과정 또한 상처 치유의 전 단계에 걸쳐 시간이 많이 걸린다.

내분비계

노인군은 포도당 견딤 능력도 감소해서 손상 이후 발생하는 스트레스–유발 고혈당증의(SIH–Stress induced hyperglycemia) 빈도가 증가한다. SIH는 다발성 외상환자의 사망률을 2배 정도 높이며, 뇌손상 환자의 예후를 나쁘게 만드는 요인이다. 철저한 인슐린 치료는 사망률을 감소시키며, 나이와 손상의 증가관계에 영향을 끼친다. 손가락 혈당 검사는 초기 검사에 반드시 포함되어야 하며, 손상 후 일정한 간격을 두고 검사해야 한다.

복용중인 약물

정신작용제, 고혈압 약물과 같은 약물은 노인 외상환자에서 많은 상관관계가 있으며, 항경련제 및 녹내장 약물 등도 일부 영향을 미치고 있다. 사고로 인한 추락환자의 80% 정도의 환자가 위의 약물을 복용중인 것으로 조사되었다. 4가지 이상의 약물 복용군은 특히 추락 손상과 밀접한 상관 관계를 보이고 있다.

투약 약물의 확인은 노인 외상환자의 치료에 있어 결과 및 치료결과에 매우 중요한 영향을 미치고 있다. 고혈압 약물은 환자의 치료를 매우 어렵게 하고 있다. 한 후향적 연구에서는 베타차단제 복용 중인 65세 이상의 환자군에서 사망률이 높음을 보고했다. 또한 고혈압 약물 용량 초과도 고려해야 하며, 출혈이나 허혈이 완전히 배제되기까지 저혈압은 매우 신중하게 치료해야 한다.

항응고제 및 항혈전제

경구 와파린(쿠마딘)을 장기 복용하는 환자, 프라닥사 등의 새로운 항응고제, 그리고 아스피린, 플라빅스 등의 항혈전제를 복용 중인 환자는 계속 증가하고 있다. 정맥혈전증, 심방세동, 뇌졸중, 판막치환술을 포함한 많은 의학적 치료 상황에서 와파린의 사용은 계속 증가하고 있다. 와파린 사용의 빈도 역시 노화와 더불어 증가하고 있다. 불행히도, 중요 출혈 합병증 및 치료 범위 이상의 INR 수치 역시 와파린 사용의 빈도 증가와 같이 증가 추세에 있다. 와파린은 중증 뇌손상 환자의 예후를 나쁘게 하지만, 두부손상이 없는 환자에서의 사망률에는 영향이 미미한 것으로 알려져 있다. 비슷하게 아스피린이나 클로피도그렐을 복용중인 환자군에서도 두개 내 손상이 동반된 경우 사망위험이 증가하는 것으로 보고되고 있다. 이런 이유는 대조군에 비해 많은 출혈 경향이 있기 때문이다. 항혈전제를 복용하는 환자군에서 초기 GCS 점수와 초기 출혈량이 사망률과 관계된 가장 중요한 요인이다. 대조적으로 와파린을 복용하는 군에서는 저강도 출혈이 고강도 출혈로 진행되는 경향으로 인해 사망률이 증가한다. 혈소판 수혈은 항혈전제를 복용하고 있는 대뇌출혈 환자에서 효과가 입증되지 않았다. 그러나 빠른 INR 수치의 역전은 와파린을 복용하는 환자에서는 효과적인 치료이다.

와파린을 복용중인 손상환자의 치료는 개별적 접근이 필요하며, 지속적인 치료 여부(인공 판막과 색전으로 인한 위험), 즉각적인 교정이 필요한 경우(생명이 위급한 출혈 또는 대뇌 출혈 등), 긴급한 교정이 필요치 않은 상황(계획된 수술 전 처치), 또는 와파린을 끊는 경우(추락의 위험성이 증가하는 경우) 등 환자의 상태에 따라 결정 해야 한다.

응급실에서 와파린 복용환자의 빠른 정상적 전환을 요하는 치료는 이미 발표된 지침처럼 신선동결혈장(FFP) 또는 비타민 K 사용보다는 4가지-요소 프로트롬빈 복합체(prothrombin complex concentrate, PCC) 사용을 권장하고 있다. 불행히도, 현재 미국에서는 3가지-요소 프로트롬빈 복합체만 사용 가능하다. 일반적으로 70 kg 환자에서는 6~10 단위의 FFP (1,500~2,500 ml) 사용이 권장된다. 기존 심장병이 있는 환자 또는 단독 두부손상 환자에게는 많은 혈장량이다. FFP는 평균적으로 와파린을 정상화시키는 데 약 30시간이 소요되고, 비타민 K 또한 12~24시간 정도 소요되는 것으로 알려져 있다. 대조적으로 PCC제재는 20 ml의 양으로 15분 이내에 와파린 약효를 정상화시킨다. 과거에는 PCC제재가 혈색전의 원인이 된다는 보고로 인해 사용을 기피했었다.

프로트롬빈 복합제재를 사용하지 못하는 상황에서는 FFP와 비타민 K (10 mg IV)를 사용해야 한다. 반복적인 사용이 필요할 수 있으며, INR 수치에 따라 용량을 조절한다. 긴급하지 않은 상황에서는 한 번 용량의(1~2.5 mg) 비타민 K 만으로도 충분하다.

새로운 경구 항응고제인 프라닥사(Pradaxa) 또는 자렐토 (Xarelto)는 각각 심방세동과 심부색전증인 경우 권장약물로 사용되고 있다. 이 약물은 환자와 의사에게 약물 농도의 추적 검사나 추가 검사가 필요없고, 와파린과의 상호작용도 없어 사용하기 편한 약물이다. 그렇지만 심각한 출혈이 발생한 경우에는 해독제가 없기 때문에 사용에 주의해야 한다. 최근의 지침은 약물 중단(상대적으로 짧은 반감기와 1~2일내에 약효 소실), 보존적 치료 제공, 등의 편의점으로 인해 PCC 사용을 고려하는 것이 좋은 것으로 알려져 있다.

병원 전 단계 고려사항

중증 외상환자인 경우에는 노인을 포함해서 중증외상센터에서 치료하는 것이 합당한 결정이다. 노인 외상환자를 중증외상센터로 이송하는 것이 좋다는 보고는 있으나 정확한 나이 기준에 대한 연구는 미비하다. 모든 종류의 손상 중증도와 관련되어 60세 이상의 환자군은 유병률 및 사망률이 증가한다. 실제적으로 젊은 연령보다 경증 손상일지라도 노인군의 사망률 및 유병률은 증가한다. 최근 연구에서는 경증손상의 손상심각지수(Injury severity score, ISS)군에서 유병률은 3배, 사망률은 5배 증가하고, 중증 손상인 경우 2배, 4배의 유병률과 사망률 증가를 보이고 있다.

모든 75세 이상의 연령군의 사고에서 외상팀 활성화를 주장하는 그룹도 있다. 단독 골반골절과 같은 단독 손상환자가 외상체계의 부담이 된다는 이야기도 있지만 다른 그룹은 모든 외상환자를 외상센터에서 처치를 주장하고 있다. 한 연구에서는 70세 이상의 모든 노인외상 환자 및 65세 이하에서 기존 질환이 있으며 손상지수가 3점 이상인 군에서는 병원전 단계에서 외상센터로 이송을 권장하고 있다. 질병관리본부에서 발표한 최근 외상센터로 이송이 필요한 경우의 환자 지침은 다음과 같다: 55세 이상, 수축기 혈압 〈 110 mmHg, 항응고제 사용. 또한 질병관리본부 지침에서는 낮은 높이에서의 낙상이라도 중증외상 환자 가능성이 많기 때문에 외상센터로의 이송을 적극 검토를 제안하고 있다.

평가 및 처치

초기 평가(Initial evaluation)

기도, 호흡, 순환과 관련되어(ABC) 초기 처치가 부적절한 경우에는 저산소증, 호흡부전, 쇼크 및 죽음에 이를 수도 있다. 적극적인 처치가 필요한 상황이다. 노인외상환자의 ABC 평가는 매우 중요하다.

노인군은 기도 반사의 감소 때문에 흡인을 예방하기 위해서는 신속한 기도 처치가 필요하다. 해부학적으로 노인의 기도 처치는 힘든 상황이 많다. 구강 개구가 힘들고, 보철이 존재하며, 척추의 중립자세 유지가 필요하고, 척추후만증, 또는 후두경 검사가 어려운 경우가 많다. 노인 환자군에서는 다양한 기도 유지 보조 장치를 통해 기관 삽관을 할 경우가 많다.

빠른 순서 연속기관삽관(RSI)을 하는 경우에도 순서의 조정이 필요하다. 반면에 신경근 차단제 약물 용량은 감소시킬 필요가 없지만, 벤조디아제핀, 바르비튜레이트, 그리고 에토미데이트 등의 약물은 저혈압을 발생시킬 수 있기에 용량을 줄여서 투여한다. 두개 내 손상 환자에서 전처치 약물로 사용하는 리도카인 및 아편제재의 용량은 줄여서 투약한다. 시동 또는 탈분극율 유발하는 비탈분극 신경근 차단제 사용을 할 경우 먼저 호흡이 없어지며 불완전한 근육이완 상태에서 무호흡을 유발시킬 수 있다.

노인 외상환자에서 임박한 호흡 부전을 빨리 발견하는 것은 어려울 수 있다. 노인환자에서의 저산소증 및 고탄산혈증에 대한 신체 반응이 무뎌지는 관계로 잠재적인 호흡 부전이 발생할 수 있다. 응급센터 밖으로 검사를 하는 경우에는 빠른, 계획된 기관삽관이 필요하다. 즉각적인 기관삽관 기준이 되지 않는 경우에도 동맥혈 검사를 주기적으로 시행해야하며, 호흡부전의 징후, 흉부 외상, 의식변화, 또는 산소포화도를 유지하기 위해 산소가 필요한 경우에는 기관삽관을 고려해야 한다.

아마도 노인외상 환자의 처치에서 가장 흔히 하는 실수는 적절한 소생술을 시행하지 않는 것이다. 임상 형태를 과소평가, 작은 혈관 주사, 울혈성 심부전에 대한 두려움으로 필요한 수액을 충분히 공급하지 않는 상황 등이다. 쇼크 상태를 인식하지 못하거나 부적절한 소생술은 극히 불량한 예후를 초래한다. 표준 혈역학 지표 만으로는 노인 환자의 상태를 제대로 파악하기에 불충분하다. 심장 모니터, 잦은 활력징후 검사, 응급실에서의 철저한 중환처치가 가장 중요한 규칙이다. 소생술 시에는 정질액을 사용하고, 환자가 저혈압인 경우에는 빠른 수혈도 고려한다. 대사성 산증, 동맥혈 검사에서 염기 결핍 또는 젖산 증가는 쇼크 상태를 반영하며 출혈의 원인에 대한 철저한 검사가 필요하다. 또한 대사성 산증이 없거나 정상 젖산 범위의 환자라 할지라도 노인외상환자가 심각한 손상을 완전히 배제할 수 없다.

염기 결핍이 6 이상인 환자는 반드시 중환자실 입원을 고려해야 한다. 또한 노인외상환자는 소생술 시행 시 저체온에 취약하기에 외부 가온 장비 사용을 적극적으로 고려해야 한다.

중추신경계

두부 손상이 있는 노인환자는 전산화단층촬영(CT)을 적극적으로 시행해야 한다. NEXUS연구에서 노인군에서(12.5%) 65세 이하의 연령층(7.9%)보다 두개 내 손상 빈도를 보고했다. 이 연구에서는 경미한 손상기전, 명료한 의식상태, 그리고 정상 신경학적 검사 상황임에도 불구하고 중증 뇌손상 환자가 많음을 보고했다. 와파린, 다른 항응고제 또는 항혈전제를 복용하는 환자군에서는 더 증가하는 것을 보고하고 있다. 미국의 현재 지침은 아니지만 유럽(2202년) 지침은 초기 CT 검사, 24시간 경과 관찰, 그리고 퇴원 전 CT 촬영을 권고하고 있다. 이 전향적인 연구에서 대부분의 지연 출혈을 확인했으며 6% 정도의 환자군에서 추적 검사에서 출혈을 확인하였다. 이 연구에서 INR > 3 이상인 환자군에서 14%의 지연성 출혈을 보고하였다. 이런 이유로 초기의 CT 검사 시행, 혈액응고 검사 및 노인환자군에서 뇌손상이 있는 경우에는 2시간 이내에 치료 범위 이상의 혈액응고장애에 대한 치료를 권고한다.

척추

영상검사상 젊은 연령군에 비해 2배 정도의 경추 손상 빈도가 노인환자군에서 높다. 낮은 높이에서의 추락인 경우에도 뒤통수와 C2 사이의 손상 빈도가 증가하며, 높은 곳에서의 추락과 교통사고 시에는 하부 경추 손상의 빈도가 증가한다. 여러 곳의 다발성 경추 손상 빈도 또한 증가한다.

캐나다 경추손상 지침에서는 65세 이상의 연령군에서 영상검사를 배제하는 어떤 지침도 제공하지 않고 있다. 그러나 NEXUS 지침에선 14% 영상검사 빈도가 감소되었으며, 평가 당시 중독환자인 경우에는 15% 정도의 손상 빈도를 보고하였다.

C1-C2 복합체의 손상 빈도가 높기 때문에 두부 CT 촬영이 요구되는 경우에는 경추 CT 검사를 강력히 권고하고 있다. 일부 병원에서는 단순 x-ray 검사와 관계없이 외상환자에서 두부 CT 검사를 하는 모든 환자에서 경추 CT 검사를 같이 시행하는 것을 권장하고 있다. 이 지침은 젊은 연령군에서는 방사선 용량 문제로 일부 이견이 발생하고 있다. 그러나 노인 외상환자에서는 경추 손상이 의심되는 경우의 처음 영상검사 방법으로 CT 촬영을 강력히 권고하고 있다.

X-ray(또는 심지어 CT 검사) 검사가 정상인 경우라도, 척추관의 협착으로 인한 척추 굳음증과 목의 과신전으로 인해 척수손상이 발생하는 SCIWORA (Spinal cord injury without radiologic abnormality) 환자를 완전히 배제할 수 없음을 기억해야 한다. 중심척수증후군 또는 Brown-Sequard 증후군 증상으로 나타나는 경우도 있다. 감압술이 필요한 디스크 탈출인 경우에는 응급 MRI 촬영이 필요하다.

흉부

다발성 손상에서는 늑골골절 자체만으로도 심각한 상태인 동시에 손상 중증도의 표지로도 활용될 수 있다. 흉부 외상 환자에서 약 2/3 정도 비율로 늑골골절이 보고되고 있고, x-ray상 정상인 경유에도 약 50%까지 숨은 골절이 있는 것으로 알려져 있다. 노인 외상환자에서는 낮은 ISS 및 높은 GCS인 환자에서도 성인군에 비해 2배 정도의 높은 사망률을 보인다. 또한 1~2곳의 골절에서는 12%정도의 사망률을 보고하지만 7개 이상의 다발성 늑골 골절인 경우에는 40% 정도의 사망률을 보고하고 있다. 한 곳의 골절이 있는 경우라도 상당한 정도의 유병률 및 사망률을 보인다. 이런 이유로 환자 퇴원 시 적절한 사회적 지지, 빠른 외래 추적 관찰, 통증치료 약물 처방 등을 확인해야 한다. 입원이 필요한 경우에는 빠른 경막외 통증 치료 등을 통해 폐기능을 좋게 유지하는 것이 핵심 치료 목표이다.

복부

복부 검사는 전통적으로 노인환자에서 특히 신뢰성이 떨어지는 것으로 알려져 있지만 젊은 연령층에 비해 빈도는 낮은 것으로 보고되고 있다. 해부학적으로, 퇴화과정으로 인해 비장이 작아지기 때문에 손상 빈도 또한 감소한다. 단독 장기 손상이 있는 경우 비수술적 처치 또한 금기는 아닌 것으로 알려져 있다. 아주 나이가 많은 연령군에서는 손상조절수술(Damage control surgery)을 하는 경우에도 사망률은 50%를 상회한다.

근골격계

추락에 의한 고관절 골절의 빈도가 가장 높다. 미국에서는 매년 250,000명 이상의 환자가 보고되고 있으며 30년 만에 2배의 빈도로 증가되었다. 일반적인 외상 환자의 빈도로 단독 고관절 골절환자의 중증도는 비슷하며, 비슷한 정도의 중증 합병증이 보고되고 있다.

유병률 및 사망률을 감소시키는 다학제적 치료를 통해 환자의 사망률 감소 및 만족할 만한 기능적 결과를 보고하고 있다.

잠복 골절인 경우 지속적인 고관절 통증을 호소하며, 정상 영상 검사 소견을 보이는 경우가 있는 경우 꼭 의심을 해봐야 한다. 이런 환자의 4.4%가 추후 골절로 판명되었다. 이 환자군의 90%가 65세 노인군이었다. MRI 검사가 잠복골절을 진단하는 가장 좋은 방법이다. 일반 영상에서 정상인 경우 MRI 검사를 시행하는 것이 좋다. MRI를 시행하지 못하는 경우에는 CT 검사를 시행해야 한다.

관골구 골절은 일반 영상검사에서 정상으로 보이는 경우가 많다. CT 또는 MRI 검사를 시행을 고려해야 한다. 외상 후 골반이나 고관절의 통증을 호소하는 인공관절 시술을 받은 환자군은 반드시 인공보철 주위 골절을 생각해야 한다.

척추골절은 노인 환자에서는 경한 외상이나 불명확한 외상인 경우에도 흔히 발생한다. 척추 골절의 빈도는 연령의 증가에 비례하여 증가한다. 골절 부위의 통증 및 그 위치에 합당한 피부분절의 통증이 특징적이다. 통증은 척추 부위를 압박하는 경우 저명하며, 특히 움직임 시 심해지는 양상(앉는 자세 또는 서는 자세)이며 축하중이 걸리는 경우 심해진다. 세가지 형태의 손상이 가장 흔하다. 전방 압박 골절, 양면오목 및 분쇄 골절. 통증을 호소하는 노인군에서는 영상검사를 시행해야 하며, 정상 영상검사라 하더라도 골절이 완전히 배제될 때까지는 주의해야 한다. 검사 결과가 확실하지 않은 경우에는 MRI 또는 골주사 검사 시행을 반드시 고려한다.

골반골 골절이 있는 환자군은 높은 유병률 및 사망률이 동반된다. 치골지 골절이 가장 많은 부위(56%), 관골구(19%), 좌골(11%) 부위 순으로 보고되고 있다. 다발성 골절이 흔히 발생하며 젊은 연령군보다 사망률이 높다. 노인 외상군의 골반골 골절은 출혈이 많은 특징이 있으며, 이런 이유로 혈관조영술 검사가 필수적이다. 또한 외측압박골절 형태가 흔히 발생하며, 이런 이유로 많은 수혈이 필요하며, 높은 사망률을 보이는 특징이 있다.

사지 손상을 진단하지 못하거나 부목을 시행하지 않는 명백한 실수가 환자의 검사나 처치 과정에서 환자의 손상을 더욱 악화시키는 가장 중요한 요소이다.

예후

빈사상태로 응급실에 내원하는 노인외상환자의 예후는 매우 나쁘다. 중증 손상을 입은 환자군의 초기 사망률은 매우 높지만, 병원에서 생존하는 경우의 환자의 예후는 중증손상이라 할지라도 만족할 만한 예후를 보이고 있다. 나이라는 요소만으로 환자의 적극적인 처치를 시행하지 않는 것은 반드시 피해야 한다.

중증 노인외상 환자의 중환자실 입원 비율은 높으며, 사망률 및 이환률 또한 높은 특징이 있다. 대부분의 사망은 입원 24시간 이내에 발생한다. 손상 후 회복은 시간이 많이 걸리지만 적극적인 처치를 시행한 90% 이상의 환자에서 만족할 만한 예후를 보이고 있다. 장기 ICU 입원이라 하더라도 나쁜 예후와 상관관계가 있는 것은 아니다.

정리

다발성 외상 환자는 입원치료가 필요하며, 외상센터에서 치료하는 것이 좋은 예후를 기대할 수 있다. 환자의 상태가 안정화 되는 경우, 일반외과, 신경외과 중환자실 처치가 필요한 환자나 화상환자는 빠른 이송이 필수적이다.

사고 기전의 확인 또한 필수적이다. 추락이나 사고의 원인이 실신, 심근경색, 또는 감염에 의한 것인지에 대한 감별을 시행해야 한다.

추락 이후 단독 손상인 경우에는 응급실에서 퇴원이 가능하다. 의식상태가 명료하지 않거나 보행장애가 있는 경우에는 퇴원의 기준이 되지 않는다. 하지 손상이 있는 환자들은 더욱 주의 깊게 관찰해야 한다. 지팡이나 보조기가 환자의 추락 위험을 더욱 증가시킨다.

핵심과 주의점

핵심

- 외상의 의학적 원인을 찾는다: 실신, 심근경색, 경련 또는 감염 등
- 단독 고관절 골절인 경우에도 높은 유병률 및 사망률에 주의한다.
- 모든 손상의 확인 및 부목을 꼭 기억한다.

주의점

- 기도 및 호흡에 대한 적극적인 처치를 시행하지 않는 경우 저산소증 및 사망에 이를 수 있다.
- 수액 처치로 인해 울혈성 심부전으로 진행할 것이라는 두려움으로 인해 쇼크/저혈량인 상황에서 올바른 소생술을 시행하지 못하는 경우가 많다.
- 상대적으로 덜 심각한 노인외상 환자에서 유병률 및 사망률이 높지 않다는 생각이 환자를 위험에 빠지게 한다.

참고문헌

1. Vincent G, Velkoff V. Th e next four decades: The older population in the United States: 2010 to 2050. US Bureau of the Census. Current Population Reports. 2010;P25–1138.

2. Manton KG, Gu X, Lamb VL. Change in chronic disability from 1982 to 2004/2005 as measured by long-term changes in function and health in the US elderly population. Proc Natl Acad Sci. 2006;103(48):18374–9.

3. Mini ñ o AM , Murphy SL. Death in the United States, 2010. NCHS data brief, no. 99 (Hyattsville, MD: National Center for Health Statistics, 2012).

4. Bergen G, Chen LH, Warner M, Fingerhut LA. Injury in the United States: 2007 Chartbook (Hyattsville, MD: National Center for Health Statistics, 2008).

5. Newell MA, Rotondo MF, Toschlog EA, et al. Th e elderly trauma patient: an investment for the future? J Trauma. 2009;67(2):337–40.

6. Stevens JA, Ryan G, Kresnow MS. Fatalities and injuries from falls among older adults–United States, 1993–2003 and 2001–2005. MMWR. 2006;55(45):1221–4.

7. Tinetti ME, Speechley M, Ginter SF. Risk factors for falls among elderly persons living in the community. N Engl J Med. 1988;319:1701–7.

8. Graafmans WC, Ooms ME, Hofstee HM, et al. Falls in the elderly: A prospective study of risk factors and risk profi les. Am J Epidemiol. 1996;143:1129–36.

9. Campbell AJ, Borrie MJ, Spears GF. Risk factors for falls in community-based prospective study of people 70 years and older. J Gerontol. 1989;44(4):M112–17.

10. Th apa PB, Brockman KG, Gideon P, Fought RL, Ray WA. Injurious falls in non-ambulatory nursing home residents: a comparative study of circumstances, incidence, and risk factors. J Am Geriatr Soc. 1996;44:273–8.

11. Sattin RW. Falls among older persons: A public health perspective. Annu Rev Public Health. 1992;13:489–508.

12. Th omas DC, Edelberg HK, Tinetti ME. Falls. In Geriatric Medicine: An Evidence-based Approach, ed. Cassel CK , Liepzig R, Cohen H, et al. (New York: Springer, 2003).

13. Nevitt MC, Cummings SR, Hudes ES . Risk factors for injurious falls: A prospective study. J Gerontol. 1991;46:M164–70.

14. Demetriades D, Murray J, Brown C, et al. High-level falls: type and severity of injuries and survival outcome according to age. J Trauma. 2005;58:342–5.

15. Stapin L, Lococo KH, Martell C, Stutts J. Taxonomy of Older Driver Behaviors and Crash Risk. National Traffi c Highway Safety Administration, Report No DOT HS 811 468A, February 2012.

16. Zegeer C, Henderson D, Blomberg R, et al. Evaluation of the Miami-Dade Pedestrian Safety Demonstration Project (Washington, DC: USA National Highways Transport Safety Administration, 2008).

17. Richards D, Carroll J. Relationship between type of head injury and age of pedestrian. Accid Anal Prev. 2012;47:16–23.

18. Demetriades D, Murray J, Martin M, et al. Pedestrians injured by automobiles: relationship of age to injury type and severity. J Am Coll Surg. 2004;199:382–7.

19. Sklar DP, Demarest GB, McFeeley P. Increased pedestrian mortality among the elderly. Am J Emerg Med. 1989;7(4):387–90.

20. Rolison JJ, Hewson PJ, Hellier E, et al. Risk of fatal injury in older adult drivers, passengers, and pedestrians. J Am Geriatr Soc. 2012;60:1504–8.

21. Cleven AM, Blomberg RD. A Compendium of NHTSA Pedestrian and Bicyclist Research Projects: 1969–2007 (accessed from NHTSA website, July 2007).

22. Manktelow A, Meyer AA, Herzog SR, Peterson HD. Analysis of life expectancy and living status of elderly patients surviving burn injury. J Trauma. 1989;29(2):203–7.

23. Anous MM, Heimbach DM. Causes of death and predictors in burned patients more than 60 years of age. J Trauma. 1986;26:135–9.

24. Linn BS. Age diff erences in the severity and outcome of burns. J Am Geriatr Soc. 1980;28:118123.

25. Zanni GR. Th ermal burns and scalds: clinical complications in the elderly. Consult Pharm. 2012;27(1):16–22.

26. Arbabi S, Ahrns KS, Wahl WL, et al. Beta blocker use is associated with improved outcomes in adult burn patients. J Trauma. 2004;56(2):265–9.

27. Cooper C, Selwood A, Livingston G. Th e prevalence of elder abuse and neglect: a systematic review. Age Aging. 2008;37:151–60.

28. McMahon DJ, Schwab CW , Kauder D. Comorbidity and the elderly trauma patient. World J Surg. 1996;20 :1113–20.

29. Milzman DP, Boulanger BR, Rodriguez A, et al. Pre-existing disease in trauma patients: a predictor of fate independent of age and injury severity score. J Trauma. 1992;32:236–43.

30. Martin JT, Alkhoury F, O'Connor JA et al. 'Normal' vital signs belie occult hypoperfusion in geriatric trauma patients. Am Surg. 2010;76(1):65–9.

31. Heff ernan D, Th akkar RK, Monaghan SF, et al. Normal presenting vital signs are unreliable in geriatric blunt trauma victims. J Trauma. 2010;69:813–20.

32. Scalea TM, Simon HM, Duncan AO, et al. Geriatric blunt multiple trauma: Improved survival with early invasive monitoring. J Trauma. 1990:30:129–34.

33. Menaker J, Scalea TM. Geriatric care in the surgical intensive care unit. Crit Care Med. 2010;38(9)(Suppl.):S452–9.

34. Grossman MD, Miller D, Scaff DW, Arcona S. When is an elder old? Eff ect of pre-existing conditions on mortality in geriatric trauma. J Trauma. 2002;52:242–6.

35. Laville M, Juillard LJ. Contrast-induced acute kidney injury: how should at-risk patients be identifi ed and managed? Nephrology. 2010;23(4):387–98.

36. Czosnyka M, Balestreri M, Steiner L, et al. Age, intracranial pressure, autoregulation, and outcome aft er brain trauma. J Neurosurg. 2005;102:450–4.

37. Carpenter CR, Stern ME. Emergency orthogeriatrics: Concepts and therapeutic alternatives. Emerg Med Clin N Am. 2010;28:927–49.

38. Sgonc R, Gruber J. Age-related aspects of cutaneous wound healing: A mini-review. Gerontology. 2012, accessed from http://content.karger.com/produktedb/produkte. asp?DOI=10.1159/000342344.

39. Jeremitsky E, Omert LA, Dunham CM, Wilberger J, Rodriguez A. Th e impact of hyperglycemia on patients with severe brain injury. J Trauma. 2005;58(1):47–50.

40. Kerby JD, Griffi n RL, MacLennan P, Rue LW 3rd. Stressinduced hyperglycemia, not diabetic hyperglycemia, is associated with higher mortality in trauma. Ann Surg. 2012;256(3):446–52.

41. Eriksson E, Christianson D, Vanderkolk W, et al. Tight blood glucose control in trauma patients: Who really benefi ts? J Emerg Trauma Shock. 2011;4(3):359–64.

42. Sterke CS, Ziere G, van Beeck EF, et al. Dose-response relationship between selective serotonin re-uptake inhibitors and injurious falls: A study in nursing home residents with dementia. Br J Clin Pharmacol. 2012;73(5):812–20.

43. Nordell E, Jarnlo GB, Jetsen C, Nordstrom L, Th orngren KG. Accidental falls and related fractures in 65–74 year olds: a retrospective study of 332 patients. Acta Orthop Scand. 2000;71:175–9.

44. Neideen T, Lam M, Brasel KJ. Preinjury beta blockers are associated with increased mortality in geriatric trauma patients. J Trauma. 2008;65:1016–20.

45. Hirsh J, Fuster V, Ansell J, et al. American Heart Association/ American College of Cardiology Foundation guide to warfarin therapy. Circulation. 2003;107:1692–711.

46. Williams TM, Sadjadi J, Harken AH, Victorino GP. Th e necessity to assess anticoagulation status in elderly injured patients. J Trauma. 2008;65:772–7.

47. Kirsch MJ, Vrabec GA, Marley RA, Salvator AE, Muakkassa FF. Preinjury warfarin and geriatric orthopedic trauma patients: a case-matched study. J Trauma. 2004;57:1230–3.

48. Lavoie A, Ratte S, Clas D, et al. Preinjury warfarin use among elderly patients with closed head injuries in a trauma center. J Trauma. 2004;56:802–7.

49. Mina AA, Bair HA, Howells GA, Bendick PJ. Complications of preinjury warfarin use in the trauma patient. J Trauma. 2003;54:842–7.

50. Ohm C, Mina A, Howells G, Bair H, Bendick P. Eff ects of antiplatelet agents on outcomes for elderly patients with traumatic intracranial hemorrhage. J Trauma. 2005;58:518–22.

51. Ivascu FA, Howells GA, Junn FS et al. Predictors of mortality in trauma patients with intracranial hemorrhage on preinjury aspirin or clopidogrel. J Trauma. 2008;65:785–8.

52. Holbrook A, Schulman S, Witt DM, et al. Evidence-based management of anticoagulant therapy: Antithrombotic therapy and prevention of thrombosis. 9th ed. American College of Chest Physicians Evidence-based Clinical Practice Guidelines. Chest. 2012;141:e152–84s.

53. Kaatz S, Kouides PA, Garcia DA, et al. Guidance on the emergent reversal of oral thrombin and factor Xa inhibitors. Am J Hematol. 2012;87:S141–5.

54. Majeed A, Eelde A, Agren A, et al. Th romboembolic safety and effi cacy of prothrombin complex concentrates in the emergency reversal of warfarin coagulopathy. J Th romb. 2012;129:146–51.

55. Ansell J, Hirsh J, Dalen J, et al. Managing oral anticoagulant therapy. Chest. 2001;119:22–38S.

56. Pracht EE, Langland-Orban B, Flint L. Survival advantage for elderly trauma patients treated in a designated trauma center. J Trauma. 2011;71(1):69–77.

57. Mann NC, Cahn RM, Mullins RJ, Brand DM, Jurkovich GJ. Survival among injured geriatric patients during construction of a statewide trauma system. J Trauma. 2001;50:1111–16.

58. Shiffl ette VK, Lorenzo M, Mangram AJ, et al. Should age be a factor to change from a level II to a level I trauma activation? J Trauma. 2010;69(1):88–92.

59. Demetriades D, Sava J, Alo K, et al. Old age as a criterion for trauma team activation . J Trauma. 2001;51(4):754–6.

60. Bergeron E, Lavoie A, Belcaid A, Ratte S, Clas D. Should patients with isolated hip fractures be included in trauma registries? J Trauma. 2005;58:793–7.

61. Fallon WF, Rader E, Zyzanski S, et al. Geriatric outcomes are improved by a geriatric trauma consultation service. J Trauma. 2006;61:1040–6.

62. Calland JF, Ingraham AM, Martin ND, et al. Geriatric Trauma Practice Management Guideline (Update 2010) (Chicago, IL: Eastern Association for the Surgery of Trauma, accessed from www.east.org/resources/treatment-guidelines/geriatric-trauma-(update)).

63. Centers for Disease Control and Prevention. Guidelines for Field Triage of Injured Patients Recommendations of the National Expert Panel on Field Triage, 2011. MMWR. 2012;61:1–21.

64. Milzman DP, Rothenhaus TC. Resuscitation of the geriatric patient. Emerg Clin North Am. 1996;14:233–45.

65. Demetriades D, Karaiskakis M, Velmahos G, et al. Eff ect of early intensive management of geriatric trauma patients. Br J Surg. 2002;89:1319–22.

66. Wang HE, Callaway CW, Peitzman AB, Tisherman SA. Admission hypothermia and outcome aft er major trauma. Crit Care Med. 2005;33(6):1296–30.

67. Rathlev NK, Medzon R, Lowery D, et al. Intracranial pathology in elders with blunt head trauma. Acad Emerg Med. 2006;13(v):302–7.

68. Mack LR, Chan SB, Silva JC, Hogan TM. Th e use of head computed tomography in elderly patients sustaining minor head trauma. J Emerg Med. 2003;24:157–62.

69. Li J , Brown J, Levine M. Mild head injury, anticoagulants, and risk of intracranial injury. Lancet 2001;357:771–2.

70. Reynolds FD, Dietz PA, Higgins D, Whitaker TS . Time to deterioration of the elderly, anticoagulated, minor head injury patient who presents without evidence of neurologic abnormality. J Trauma. 2003;54:492–6.

71. Meditto VG, Lucci M, Polonara S, et al. Management of minor head injury in patients receiving oral anticoagulant therapy: A prospective study of a 24-hour observation protocol. Ann Emerg Med. 2012;59(6):451–5.

72. Touger M, Gennis P, Nathanson N, et al. Validity of a decision rule to reduce cervical spine radiography in elderly patients with blunt trauma. Ann Emerg Med. 2002;40(3):287–93.

73. Lomoschitz FM, Blackmore CC, Mirza SK, Mann FA. Cervical spine injuries in patients 65 years old and older: epidemiologic analysis regarding the eff ects of age and injury mechanism on distribution, type, and stability of injuries. AJR Am J Roentgenol. 2002;178:573–7.

74. Stiell IG, Wells GA, Vandemheen K, et al. Variation in emergency department use of cervical spine radiography for alert, stable trauma patients. CMAJ. 1997;156:1537–44.

75. Schrag SP, Toedter LJ, McQuay N. Cervical spine fractures in geriatric blunt trauma patients with low-energy mechanism: Are clinical predictors adequate? Am J Surg. 2008;195:170–3.

76. Regenbogen VS, Rogers LF, Atlas SW , Kim KS. Cervical spinal cord injuries in patients with cervical spondylosis. AJR Am J Roentgenol. 1986;146:277–84.

77. Simon B, Cushman J, Barraco R. Pain management guidelines for blunt thoracic trauma . J Trauma . 2005 ; 59 : 1256 –67.

78. Bulger EM, Areneson MA, Mock CN, Jurkovich GJ . Rib fractures in the elderly . J Trauma . 2000;48(6):1040–7.

79. Stawicki SP, Grossman MD, Hoey BA , Miller DL, Reed JF 3rd. Rib fractures in the elderly: a marker of injury severity. J Am Geriatr Soc. 2004;52:805–8.

80. Bergeron E, Lavoie A, Clas D, et al. Elderly trauma patients with rib fractures are at greater risk of death and pneumonia. J Trauma. 2003;54(3):478–85.

81. Victorino GP, Chong TJ, Pal JD. Trauma in the elderly patient. Arch Surg. 2003;138:1093–8.

82. Newell MA, Schlitzkus LL, Waibel BH, et al. " Damage control" in the elderly: futile endeavor or fruitful enterprise? J Trauma. 2010;69(5):1049–53.

83. Nordell E, Jarnlo GB, Jetsen C, Nordstrom L, Th orngren KG. Accidental falls and related fractures in 65–74 year olds: a retrospective study of 332 patients. Acta Orthop Scand. 2000;71:175–9.

84. Dominguez S, Liu P, Roberts C, Mandell M, Richman PB. Prevalence of traumatic hip and pelvic fractures in patients with suspected hip fracture and negative initial standard radiographs – a study of emergency department patients. Acad Emerg Med. 2005;12(4):366–9.

85. Hossain M, Barwick C, Sinha AK, et al. Is magnetic resonance imaging necessary to exclude occult hip fracture? Injury. 2007;38:1204–08.

86. Della Rocca GJ, Leung KS, Pape HC. Periprosthetic fractures: epidemiology and future projections. J Orthop Trauma. 2011;25(Suppl.2):S66–70.

87. Papaioannou A, Watts NB, Kendler DL, et al. Diagnosis and management of vertebral fractures in elderly adults. Am J Med. 2002;113(3):220–8.

88. Chapman J, Bransford R. Geriatric spine fractures: An emerging health care crisis. J Trauma. 2007;62:S61–2.

89. Pottenger L. Orthopedic problems of aging. In Geriatric Medicine: An Evidence-based Approach, ed. Cassel et al.(New York: Springer, 2003).

90. Alost T, Waldrop RD. Profi le of geriatric pelvic fractures presenting to the emergency department . Am J Emerg Med. 1997;15(6):576–8.

91. Henry SM, Pollak AN, Jones AL, Boswell S, Scalea TM . Pelvic fracture in geriatric patients: a distinct clinical entity. J Trauma.

2002;53(1):15–20.

92. O'Brien DP, Luchette FA, Pereira SJ, et al. Pelvic fracture in the elderly is associated with increased mortality. Surgery. 2002;132(4):710–14.

93. Zietlow SP, Capizzi PJ, Bannon MP, Farnell MB . Multisystem geriatric trauma. J Trauma. 1994;37(6):985–8.

94. Finelli FC, Jonsson J, Champion HR, Morelli S, Fouty WJ. A case control study for major trauma in geriatric patients. J Trauma. 1989;29(5):541–8.

95. Oreskovich MR, Howard JD, Copass MK, Carrico CJ. Geriatric trauma: Injury patterns and outcome. J Trauma. 1984;34(7):565–72.

96. Ferrera PC, Bartfi eld JM, D'Andrea CC. Outcomes of admitted geriatric trauma victims. Am J Emerg Med, 2000;18(5):575–80.

97. Richmond TS , Kauder D , Strumpf N , Meredith T. Characteristics and outcomes of serious traumatic injury

98. Carrillo EH, Richardson JD, Malias MA, Cryer HM, Miller FB. Long term outcome of blunt trauma care in the elderly. Surg

Gynecol Obstet. 1993;176:559–64.

99. McConnell KJ, Newgard CD, Mullins RJ, Arthur M, Hedges JR. Mortality benefi t of transfer to level I versus level II trauma centers for head-injured patients. Health Serv Res. 2005;40(2):435–57.

100. Sampalis JS, Denis R, Frechette P, et al. Direct transport to tertiary trauma centers versus transfer from lower level facilities: impact on mortality and morbidity among patients with major trauma. J Trauma. 1997;43(2):288–95.

101. American Geriatrics Society, British Geriatrics Society, and American Academy of Orthopedic Surgeons Panel on Falls Prevention. Guideline for the Prevention of Falls in Older Persons. J Am Geriatr Soc. 2001;49:664–72.

102. Caplan GA, Williams AJ, Daly B, Abraham K. A randomized, controlled trial of comprehensive geriatric assessment and multidisciplinary intervention aft er discharge of elderly from the emergency department – the DEED II study. J Am Geriatr Soc. 2004;52(9):1417–23.

8 장

노인에서의 통증 치료

고려사항

불충분한 치료

노인의 통증 치료는 젊은 성인과 차이가 있다는 것을 여러 번 언급하였다. 노인은 다른 연령보다도 급성 및 만성 통증을 갖고 있지만, 젊은 사람들에 비해 치료를 덜 받고 있다. 이는 응급실에서 두드러지게 나타나는데, 응급실 퇴실 시 노인의 통증 정도가 청년에 비해 높고, 치료율은 낮게 나타났다. 이 문제에 대한 관심이 높아지면서 노인 진통제의 사용과 통증 관리 기술은 개선되었지만, 여전히 노인에서 급성 통증 치료는 젊은 환자들에 비해 덜 이루어지고 있으며, 통증을 남긴 채로 응급실에서 떠난다.

통증이 남아 있는 경우, 생리적, 기능적 및 심리적 결과에 부정적 결과를 낳고, 이는 환자 및 의료 시스템에 불필요한 부담을 초래한다. 노인 환자의 통증은 일상 생활의 기본적인 활동을 어렵게 하거나, 누군가의 도움을 필요로 하게 함으로써 일상적인 기능을 방해한다. 회복되지 않은 통증은 위장 및 폐 기능의 손상, 메스꺼움 및 호흡 곤란, 신진 대사율 증가(암의 경우 종양 성장 및 전이 증가), 면역 반응 장애, 불면증, 치유 지연 및 보행장애로 이어질 수 있다. 통증은 기능 저하 및 고령자에서의 의존성 증가의 위험 요소임이 입증되었다. 지속적인 통증은 불안과 우울증을 포함하여 정신적 변화와도 관련된다. 회복되지 않은 급성 통증은 입원 중 불량한 예후와 만성통증으로의 발전과 연관성을 보인다. 노인의 경우 회복되지 못한 골반 골절 통증이 장기 입원, 물리 치료의 단축 또는 생략, 보행 지연과 관련성을 보였다. 수술 후 노인에 대한 부적절한 진통제가 섬망을 가중시키는 위험인자로 나타났으며, 적절한 통증 치료를 받지 못한 골반골 골절 환자에서 심한 통증은 섬망의 위험도를 9배 증가시키는 것으로 나타났다.

노인에서의 약물 감수성과 제거율

노인층에서 효과적인 통증관리는 젊은 사람들에서보다 어려운 점이 많다. 연령과 관련된 신진대사 및 체질량 분포의 변화는 약물의 흡수와 제거에 영향을 미친다. 이러한 변화는 20~30세에서 시작하여 약역학(약물이 수용체에 어떻게 작용하는가)와 약동학(약물이 어떻게 분포하고 제거되는가)에 영향을 준다. 마른체중(lean body mass)과 총 체수분 감소, 지방조직

증가는 간과 신장의 제거율 감소와 더불어 약물의 제거 감소에 영향을 준다. 이러한 변화로 진통제, 특히 마약성 진통제를 노인환자에서 사용 시 젊은 환자들에 비해 용량을 줄여 사용해야 한다.

약물 부작용

노인의 통증 치료를 어렵게 만드는 두 번째 요인은 높은 다약제 사용률이다. 응급실에 내원하는 65세 이상의 환자 중, 90% 이상에서 한 가지 이상의 약물을 복용하고 있으며, 50%의 환자에서 퇴원 시 새로운 약을 처방 받는다. 노인에서의 약물 반응 위험성 증가는 나이 자체에 의한 것뿐만 아니라, 다약제의 높은 빈도, 기저질환, 이전 사용 약과의 반응 등과 함께 노인의 생리학적 변화에 이차적으로 나타난다. 65세 이상의 환자는 약물 부작용으로 응급실로 내원하는 환자의 1/4 이상을 차지하고 젊은 환자와 비교했을 때, 약물 부작용 가능성이 2배 이상 높게 나타난다.

Beers Criteria와 진통제의 위험

1990년대 초반부터 노인간호, 임상약리학 및 정신약물학의 전문가들이 노인환자들의 적절한 약물사용을 위한 지침 및 기준을 개발하였다. 이를 Beers Criteria라고 한다. 안전한 약물 사용을 위해, 변형 델파이법을 사용하여, 요양원, 지역사회, 외래와 급성 진료 환경에서의 부적절한 약물 사용에 대해 의학 문헌 고찰을 시행하였다. 2012년 가장 최근 버전을 완료하였으며, 다음과 같은 운영 지침을 제안하였다. 1) 질병 또는 상태와 관계없이 노인이 피해야 할 약물 2) 특정 질병이나 증후군을 가진 노인에게 잠재적으로 위험성 있는 약물 3) 주의 깊게 사용해야 하는 약물.

미국 노인 학회의 2012 최신 Beers Criteria 전문가 위원회는 53개의 약물을 지정하였는데, 그 중 26개는 마약류, 비 COX (non-cyclooxygenase)선택적, 비스테로이드소염제, 근육이완제의 범주하에 진통제나 근육이완제를 선정하였다. 이들 약물이 왜 사용을 피해야 하는지, 사용상 전문가들의 권고에 대해 표 8.1에서 확인할 수 있다. 특정 질병이나 증후군을 가진 환자에게 부적절한 것으로 생각되는 진통제와 근육이완제 목록은 표 8.2를 참조하면 된다.

표 8.1. 노인에서 잠재적으로 부적절한 약물에 대한 2012 AGS Beers Criteria – 진통제와 근육이완제

분류	근거	권고사항
Meperidine	경구 진통제는 효과 없음 신경독성 유발 가능함 더 안전한 대체약제 사용	사용을 피한다
Non-COX, NSAIDs(경구) Aspirin (> 325 mg/일) Diclofenac Diflunisal Etodolac Fenoprofen Ibuprofen Ketoprofen Meclofenamate Mefenamic acid Meloxicam Nabumetone Naproxen Oxaprozin Piroxicam Sulindac Tolmetin	소화기 출혈 위험성 증가(특히 75세 이상이거나 스테로이드, 항응고제나 항혈소판제 사용 환자) 3~6개월 치료받은 환자의 1%,1년 이상 치료받은 2~4% 환자에서 상부 위장관 궤양, 육안적 출혈이나 비스테로이드성소염제에 의한 천공 발생 양성자펌프억제제(PPI)나 미소프로스톨 사용은 위험도를 줄일 수 있으나 없앨 수 없음	다른 대체약제가 효과가 없고 환자가 위장관 보호제를 복용할 수 없다면, 장기간 사용을 피한다
Indomethacin Ketorolac (경구/비경구)	소화기 출혈 및 위산궤양 질환의 위험도를 증가시킴 Indomethacin: 부작용이 가장 많음	사용을 피한다
Pentazocine	마약성진통제는 중추신경계 부작용(정신착란, 환각) 유발 가능. 안전한 대체약제 사용	사용을 피한다
Skeletal muscle relaxants Carisoprodol Chlorzoxazone Cyclobenzaprine Metaxalone Methocarbamol Orphenadrine	대부분의 근육 이완제는 항콜린성 부작용, 진정, 골절위험도 때문에 권장되지 않음	사용을 피한다

진통제의 선택

안타깝게도 현재 노인 환자의 급성 진통제 투여에 대한 지침은 마련되어 있지 않다. 증거를 기반으로 한 노인의 통증 치료는 6주 이내의 단기간 통증과 6주 이상의 장기 통증 치료 두 가지로 나뉘며, 만성 또는 지속적 통증에 대한 치료에 초점이 맞추어져 있다. 급성 통증에 비마약성 진통제와 국소마취 등의 대체 요법들이 효과적이라는 증거는 불충분하다. 그러나 세계보건기구(World Health Organization, WHO)의 진통제 사다리(pain ladder)는 노인환자 급성통증의 응급실 치료 지침은 좋은 모델이다.

- 경미한 통증은 비마약성 진통제를 사용한다(예: 아세트아미노펜).
- 중등도 통증은 경구 마약성 진통제를 사용한다(예: 옥시코돈).
- 심한 통증은 용량 조절이 용이하도록 비경구 마약성 진통제를 사용한다.

비마약성 진통제

아세트아미노펜

아세트아미노펜은 투여량을 조절하기 쉽고, 적정 용량에서는 소화기, 신장, 심혈관에 주는 위험이 없기 때문에 응급실의 노인환자에 사용하기에 가장 안전한 약이다. 근골격계 통증에 효과적이며, 미국 노인 협회는 경증의 지속되는 통증에 일차 선택제로 권고하고 있으며, 통증이 지속된다면 하루 최대 4,000 mg까지 증량할 수 있다. 아세트아미노펜의 간독성 위험은 적으며, 장기간 사용 시에는 관찰이 필요하다. 그러나 간질환이 있거나 알코올 중독의 병력이 있는 환자에서는 사용하지 않도록 한다. 안타깝게도 염증성 통증과 중등도 이상의 급성통증에서는 효과적이지 않다.

비스테로이드성소염제

노인환자에서 부적절하게 사용되는 약물 목록에 흔하게 사용되는 비스테로이드성소염제들이 올라가 있다. 당뇨, 신장 기능 부전, 또는 신장 기능을 저해할 수 있는 약(이뇨제, ACE 저해제)

표 8.2. 노인에서 잠재적으로 부적절한 약물에 대한 2012 AGS Beers Criteria – 진통제와 근육이완제는 특정 질환이나 증후군을 악화시킬 수 있다

질환 또는 증후군	분류	근거	권고사항
심혈관 심부전	NSAID and COX-2 inhibitors	체액저류 촉진 및 심부전 악화	사용을 피한다
중추신경계 만성 경련	Tramadol	경련의 역치를 낮춘다 잘 조절되고 있는 경련 환자에서 유발 가능성 높임	사용을 피한다
중추신경계 섬망	Meperidine	섬망을 악화시킬 수 있으므로, 섬망의 위험도가 높은 노인환자에서는 사용을 피한다	사용을 피한다
위장관계 위 또는 십지지장 궤양 과거력	Aspirin (>325mg/일) Non-COX-2 selective NSAIDs	기존의 궤양을 악화시키거나 새로 발생	다른 대체약제가 효과가 없고 환자가 위장관 보호제를 복용할 수 없다면, 장기간 사용을 피한다
신장 만성신장질환 (IV, V단계)	NSAIDs	신장 손상 위험도를 증가시킴	사용을 피한다

이나 메포민을 복용하는 노인들에서는 비스테로이드성소염제를 단기간 사용하는 것도 지양해야 한다. 비스테로이드성소염제의 신장과 소화기계 독성은 약물의 양과 투약 기간에 비례한다. 비스테로이드성소염제를 투약하거나 처방하기 전에 약의 부작용과 최근 복용여부를 확인해야 한다.

이러한 지침에도 불구하고, 이부프로펜과 케토롤락은 급성 통증을 가진 노인환자에서 흔하게 사용하고 있다. 경구 및 비경구 케토롤락은 노인환자에서의 사용이 부적절하여 사용하지 말아야 할 진통제로 Beers Criteria의 목록에 올라왔다. 비선택적 비스테로이드성소염제(이부프로펜, 나프록센, 325 mg 이상의 아스피린 등)은 4주 이상 사용은 피할 것을 권장한다. "비스테로이드성소염제의 선택 시에는 통증 개선, 심혈관 위험도, 신장독성, 약물 상호작용, 위장관 독성을 고려해야 한다".

이러한 이유로 비스테로이드성소염제는 금기증(신장기능 저하, 위장관 질환, 심혈관 질환, 심부전)이 없는 노인에서 조심스럽게 사용해 볼 수 있다. 복용량을 줄이고 복용 횟수를 제한(예, 이부프로펜 200 mg 하루 3회 이하)한다. 비스테로이드성소염제를 투여할 때에는 약물의 위험도와 부작용 증상(소변량 감소, 복통, 오심)에 대해 교육해야 한다. 양성자펌프억제제(proton pump inhibitor) 추가 투여를 고려해야 한다.

마약성 진통제

미국 노인 협회와 세계보건기구는 지속되는 중등도 이상의 통증에서 마약성 진통제 사용을 권장한다. 중등도 통증(통증점수 4-7점)의 환자에서는 경구 마약성 진통제(예, 옥시코돈)을 초기 투여한다. 중증 통증(통증점수 8-10점)에서는 모르핀이나 하이드로모르핀 같은 비경구 마약성 진통제 투여가 효과적이며, 쉽게 투여량을 조절할 수 있다.

다행스럽게도, 많은 비마약성 진통제(예, 아세트아미노펜)와는 달리 마약성 진통제는 천장효과(ceiling effect)가 없다. 마약성 진통제는 최대용량이 없으며, 오심, 구토, 어지럼증, 변비, 기면 등의 부작용이 발생하기 전까지 사용 가능하다. 그렇기 때문에 응급실에서 퇴원할 때, 옥시코돈 같은 경구 마약성 진통제를 처방할 때에는 최대용량을 제한하는 다른 비마약성 진통제와의 합성 의약품(예: Percocet-아세트아미노펜과 옥시코돈, 아세트아미노펜은 하루 최대 4,000 mg을 넘지 말아야 한다)은 피해야 한다. 대신, 퇴원하는 노인환자들은 최대 용량의 아세트아미노펜과 마약성 진통제를 분리하여 처방받아야 한다. 또한 마약성 진통제는 변비가 생길 수 있어 정장제를 함께 처방하도록 한다. 대변 연화제(예: 도큐세이트)와 완화제(예: 센나) 두 가지 성분이 함께 있는 약을 권장한다.

불행히도 마약성 진통제는 노인에서의 낙상 및 낙상 관련 손상을 증가시킨다. 최근, 노인에서의 마약성 진통제 안전성에 대한 문헌에서는 마약성 진통제 용량이 높은 경우, 과다복용으로 인한 사망 가능성도 높다고 발표하였다. 하지만 통증이 있을 때만 약을 복용하거나, 규칙적으로 복약 설명에 따라 복용하는 경우에는 과다복용 위험성은 높지 않은 것으로 나타났다. 마약성 진통제를 처음 복용하기 시작하는 노인 환자에게는 퇴원 시, 잠재적 심각한 부작용에 대해 교육해야 한다.

몇몇의 마약성 진통제는 위험성을 가지고 있다. 하이드로코돈과 비교하여, 코데인은 투약 180일 후의 심혈관 위험도 증가와 관련이 있으며, 옥시코돈과 코데인은 30일 사망률의 증가와 관련을 나타난다. 메타돈(methadone)은 다른 마약류에 비해 QT연장과 다형심실빈맥(torsades de pointes)이 더 자주 나타났다. 또한 마약성 진통제는 골절과 부작용의 빈도를 증가시키고, 이로 인해 입원 및 사망률을 증가시켰다. 특히 메타돈, 프로폭시펜, 펜타닐이 손상률과 높은 관련성을 나타냈다. 장기 통증에 대한 치료가 중요함에도 불구하고, 관찰 연구 분석을 바탕으로 한 이 결과들은 보정을 거쳤다 하더라도, 반론의 여지가 있다(예: 사망가능성이 높은 환자들에게 마약성 진통제 사용 빈도가 높음). 결과적으로, 노인 환자에서 마약성 진통제가 통증 치료에 주는 영향에 대해서는 불분명하다.

노인들의 통증 치료의 필요성에 대한 인식이 증가함에 따라 미국 국립 건장 통증 학회(National Institutes of Health Pain Consortium)는 다음과 같은 연구 우선순위를 제시하였

다. 1) 흔히 사용하는 진통제의 장기적 안전성과 효능, 2) 부작용을 최소화 하기 위한 최적의 방법, 3) 맘양성 진통제의 남용/오용에 대한 위험인자와 조기 인지.

국소 마취

대퇴신경차단은 고관절 골절로 인한 통증을 조절하기 위한 효과적인 일차 또는 보조 요법이다. 대개 초음파 유도하에 지속성 국소 마취제(예, 부피바카인)를 투여한다. 국소 마취는 전신진통제의 사용을 줄이는 장점이 있다. 그러나 불행히도 많은 형태의 급성통증 치료에서 시행되지 않고 있다.

노인의 통증 관리 품질 지표

품질 지표는 치료가 잘 이루어졌는지 여부를 판단하기 위한 운영 방법이다. 임상의사가 해야 할 최소한의 치료 기준을 결정한다. 취약 노인 치료(Assessing Care of Vulnerable Elders, ACOVE)의 품질 지표에 의거하여, quality indicator approach[46], 미국응급의학교육학회(Society for Academic Emergency Medicine, SAEM)와 미국응급의학회(American College of Emergency Physicians, ACEP)의 실무 위원회에서는 응급실에서 받는 통증 치료의 질을 평가하기 위한 다음과 같은 지표를 개발하였다[47]:

1. 응급실 도착 한 시간 이내에 급성 통증의 유무에 대한 평가를 기록한다.
2. 환자가 응급실에 6시간 이상 머무르는 경우, 두 번째 통증 평가를 실시한다.
3. 통증에 대한 치료를 받았다면 퇴원 전 통증에 대해 재평가 해야 한다.
4. 중등도 이상의 통증을 가진 환자는 통증 치료를 시작해야 하며, 만약 치료를 시행하지 않았다면 그 이유를 기술해야 한다.
5. 노인환자에게 메페리딘(Demerol)은 사용해선 안 된다.
6. 퇴원 시 마약성 진통제를 처방하는 경우, 소화기계 약을 함께 처방해야 한다.

통증 치료의 목표

궁극적으로 치료 목표는 통증 평가, 통증 치료 및 통증 감소를 포함해야 한다. 합니다. 당뇨병 케톤산증 치료를 위해 혈당과 전해질 수치를 자주 측정하는 것과 같이, 노인의 급성 통증을 효과적으로 치료하기 위해서는 통증에 대해 자주 평가하고 치료하여야 한다. 노인환자에게 진통제를 투여할 때는 약물 감수성에 대한 우려, 체내 청소율 저하와 약물 부작용의 위험 증가를 고려하여, "낮은 용량부터 천천히 투여"해야 한다. 높아서 노인을 위한 진통제를 투여 할 때 "시작이 낮고 천천히"가 되는 것이 좋다. 조심스럽게 재검토를 하면서 조심성있게 적정하면 노

인에서 최적의 급성 통증 치료가 가능하다. 반복적으로 재평가 하면서 신중히 용량을 조절하는 것이 노인환자에서 최적의 통증 치료이다.

통증 평가

연구 결과에 따르면 진통 점수를 기록하면 진통제 투여 시 진통제 투여 방법을 개선시킬 수 있으나, 노인에서는 잘 기록하지 않는 경향이 있다. 진통제의 용량을 조절하기 위해서는 통증에 대한 평가를 자주해야 한다. 따라서 통증 평가는 급성 통증의 안전하고 효과적인 치료에 중요하다.

통증 점수

통증 평가에 대한 연구는 매우 많다. 인지력 장애가 없는 환자는 적으로 손상되지 않은 환자의 경우, 구두 통증 수치 척도(Verbal Numeric Rating Scale)가 가장 쉽고, 환자가 선호하는 방법이다. 구술 통증 점수(Verbal Descriptor Scale)는 구두 통증 수치 척도보다 더 민감하고 신뢰할 수도 있지만, 구술 통증 점수를 사용하는 것에 대한 이점은 명확하지 않다. 인지 장애가 있는 환자에서 사용할 수 있는 몇 가지 평가 방법이 있다. 이 방법들은 일반적으로 통증을 나타내는 행동 관찰을 기본으로 하며, Abbey Pain Scale (Abbey), 치매환자에서의 불편감 평가(Assessment of Discomfort in Dementia, ADD), 비언어 통증 지표 체크리스트 (Checklist of Nonverbal Pain Indicators, CNPI), 의사소통이 어려운 환자를 위한 통증 평가(Noncommunicative Patient's Pain Assessment Instrument, NOPPAIN), 의사 소통 장애를 가진 노인들을 위한 통증 평가 체크리스트(Pain Assessment Checklist for Seniors with Limited Ability to Communicate, PAC-SLAC), 중증 치매환자의 통증 평가(Pain Assessment in Advanced Dementia, PAINAD) 등이 있다. 이러한 평가도구 대부분은 개발 및 시험 초기 단계에 있다. 어떤 방법을 사용하느냐 보다 더 중요한 것은 모든 인지 장애 환자들의 통증을 평가하고, 통증이 있다면 치료하고자 노력하는 것이다.

통증치료의 목표

환자가 원하는 바와 통증 치료 및 완화의 목표를 통합하는 것은 노인 환자 치료에서 우선적으로 고려해야 한다. 노인의 통증 조절은 항상 통증 완화와 원하지 않는 부작용 사이에서 상충하기 때문에, 환자와의 대화가 통증이 어떤 문제를 일으킬 수 있고, 어떤 부작용의 위험이 있는지에 대해 이해하도록 도울 수 있다. 많은 노인들은 이전에 진통제를 복용한 경험이 있고, 이런 경험들이 의사 결정에 도움을 줄 수 있다.

통증이 심한 환자들은 대부분 통증이 응급실에서 일찍 좋아지기를 바라고, 의사가 진료를 하기 전에 투약하는 것에 대해 동의할 수도 있고 진정 등의 부작용 없이 통증 조절하는 것을 선호한다. 환자들이 이러한 바램들은 간호사가 진통제를 투약하는 지침을 마련하여 사용하는 것에 대해 지지한다. 또한

통증 조절과 진정 같은 부작용 사이의 균형을 맞추기 위해 노인의 통증 관리에 대한 적정 접근법의 요구도를 반영하고 있다.

요약

노인의 급성통증에 대한 효과적 치료는 응급실 의사에게 직면하는 공통적 문제이다. 노인들의 건강과 기능에 통증이 큰 영향을 주기 때문에 통증 치료는 무엇보다 우선시되고 있다. 하지만 진통제의 높은 부작용 발생 빈도 때문에 신중한 접근이 필요하다. 아세트아미노펜, 비스테로이드성소염제, 마약성 진통제와 국소 마취제는 각각 급성 통증 치료에 중요한 역할을 한다. 약물 사용의 제한점, 금기, 위험성을 잘 파악하는 것이 적절한 진통제를 선택하여 치료하는 데 필수적이다. 주치의와 환자가 약물에 대한 위험성에 대해 논의하고 긴밀히 외래 추적관찰 하는 것이 효과적이고 안전한 통증 치료를 위해 필수적이다.

핵심과 주의점

주의점

노인 성공적 통증치료를 위한 열쇠는 다음과 같다.
- 통증에 대한 평가, 치료, 재평가
- 낮은 용량으로 진통제를 천천히 투여하고 용량을 조절해 나감
- 경증의 통증에는 비마약성 진통제, 중등도 통증에는 경구 마약성 진통제, 중증 통증에는 용량을적정할 수 있는 마약성 진통제를 사용
- 집에서 진통제가 필요한 환자는 금기가 없다면 최대용량의 아세트아미노펜을 사용하고, 필요에 따라 마약성 진통제를 사용

참고문헌

1. Honori S, Patterson DR, Gibbons J, et al. Comparison of pain control medication in three age groups of elderly patients. J Burn Care Rehab. 1997;18:500–4.

2. Federman AD, Litke A, Morrison RS. Association of age with analgesic use for back and joint disorders in outpatient settings. Am J Geriatr Pharmacother. 2006;4:306–15.

3. Elliott AM, Smith BH, Penny KI, Smith WC, Chambers WA. Th e epidemiology of chronic pain in the community. Lancet. 1999;354(9186):1248–52.

4. Blyth FM, March LM, Brnabic AJ, et al. Chronic pain in Australia: a prevalence study. Pain. 2001;89(2–3):127–34.

5. Terrell KT, Hui SL, Castelluccio P, et al. Analgesic prescribing for patients who are discharged from an emergency department. Pain Med. 2010;11:1072–7.

6. Heins A, Grammas M, Heins JK, et al. Determinants of variation in analgesic and opioid prescribing practice in an emergency department. J Opioid Manag . 2006;2:335–40.

7. Hwang U, Richardson LD, Harris B, Morrison RS. Th e quality of emergency department pain care for older adult patients. J Am Geriatr Soc. 2010;58:2122–8.

8. Iyer RG. Pain documentation and predictors of analgesic prescribing for elderly patients during emergency department visits. J Pain Symptom Manage. 2010;c:367–73.

9. Arendts G, Fry M. Factors associated with delay to opiate analgesia in emergency departments. J Pain. 2006;7:682–6.

10. Platts-Mills TF , Esserman DA , Brown L , et al. Older US emergency department patients are less likely to receive pain medication than younger patients: results from a national survey . Ann Emerg Med . 2012 ; 60 (2): 199 –206.

11. Herr K, Titler M. Acute pain assessment and pharmacological management practices for the older adult with a hip fracture: review of ED trends. J Emerg Nurs. 2009;35:312–20.

12. Berry P, Dahl J. Th e new JCAHO pain standards: Implications for pain management nurses. Pain Manage Nurs. 2000;1:3–12.

13. Ferrell B, Ferrell B, Osterweil D. Pain in the nursing home. J Amer Gerontol Soc. 1990;38:409–14.

14. Jaycox A, Carr D, Payne R, et al. Management of Cancer Pain. Clinical Practice Guidelines No. 9 (Rockville, MD: Agency for Health Care Policy and Research, 1994).

15. Sasamura T, Nakamura S, Iida Y, et al. Morphine analgesia suppresses tumor growth and metastasis in a mouse model of cancer pain produced by orthotopic tumor inoculation. Eur J Pharmacol. 2002;441(3):185–91.

16. Harimaya Y, Koizumi K, Andoh T, et al. Potential ability of morphine to inhibit the adhesion, invasion and metastasis of metastatic colon 26-L5 carcinoma cells. Cancer Lett. 2002;187(1–2):121–7.

17. Hughs S , Gibbs J , Dunlop D , et al. Predictors of decline in manual performance in older adults . J Am Geriatr Soc . 1997 ; 45 : 905 –10.

18. Siddall P, Cousins M. Persistent pain as a disease entity: implications for clinical management. Anesth Analg. 2004;99:510–20.

19. Dworkin R. Which individuals with acute pain are most likely to develop a chronic pain syndrome? Pain Forum. 1997;6:127–36.

20. Desbiens N, Mueller-Rizner N, Connors A, Hamel M, Wenger N. Pain in the oldest-old during hospitalization and up to one year later. J Am Geriatr Soc. 1997;45:1167–72.

21. Morrison RS, Magaziner J, McLaughlin MA, et al. Th e impact of post-operative pain on outcomes following hip fracture. Pain. 2003;103(3):303–11.

22. Duggleby W, Lander J. Cognitive status and postoperative pain: older adults. J Pain Sympt Manage. 1994;9:19.27.

23. Lynch E, Lazor M, Gelis J, et al. Th e impact of postoperative pain on the development of postoperative delirium. Anesth Analg. 1998;86:781.5.

24. Morrison RS, MagazinerJ, Gilbert M, et al. Relationship between pain and opioid analgesics on the development of delirium following hip fracture. J Gerontol. 2003;58:76.81.

25. Evans R, Ireland G, Morely J, et al., ed. Pharmacology and Aging (Pasadena, CA: Beverly Cracom Publications, 1996).

26. Hwang U, Jagoda A. Geriatric emergency analgesia. In Emergency Department Analgesia, ed. Th omas S. (Cambridge, UK: Cambridge University Press, 2008).

27. Hohl C, Dankoff J, Colacone A, Afi lalo M. Polypharmacy, adverse drug-related events, and potential adverse drug interactions in elderly patients presenting to an emergency department. Ann Emerg Med. 2001;38:666.71.

28. Beers MH, Storrie M, Lee G. Potential adverse drug interactions in the emergency room. An issue in the quality of care. Ann Intern Med. 1990;112:61.4.

29. Beyth R , Schorr R , ed. Medication Use (Philadelphia, PA: W.B. Saunders, 1998).

30. McDonnell PJ, Jacobs MR. Hospital admissions resulting from preventable adverse drug reactions. Ann Pharmacother. 2002;36:1331.6.

31. American Geriatrics Society 2012 Beers Criteria Update Expert Panel. American Geriatrics Society updated Beers Criteria for potentially inappropriate medication use in older adults. J Am Geriatr Soc. 2012;60(4):616.31.

32. American Geriatrics Society Panel on the Pharmacological Management of Persistent Pain in Older Persons. Pharmacological management of persistent pain in older persons. J Am Geriatr Soc. 2009;57:1331.46.

33. WHO. WHO Pain Ladder (accessed January 4, 2007 from www. who.int/cancer/palliative/painladder/en/).

34. National Comprehensive Cancer Network. NCCN Clinical Practice Guidelines in Oncology (accessed January 4, 2007 from www.nccn.org/professionals/physician_gls/f_guidelines. asp#care).

35. Watkins PB, Kaplowitz N, Slattery JT, et al. Aminotransferase elevations in healthy adults receiving 4 grams of acetaminophen daily: A randomized controlled trial. JAMA. 2006;296:87.93.

36. Platts-Mills TF, Richmond NL, Hunold KM, Bowling CB. Lifethreatening hyperkalemia following two days of ibuprofen. Am J Emerg Med. 2012;13(2):465.

37. Bocing CB, O'Hare AM. Managing older adults with CKD: Individualized versus disease-based approaches. Am J Kidney Dis. 2012;59:293.302.

38. Huang AR, Mallet L, Rochefort CM, et al. Medication-related falls in the elderly: causative factors and preventive strategies. Drugs Aging. 2012;29:359.76.

39. Bohnert AS, Valenstein M, Bair MJ, et al. Association between opioid prescribing patterns and opioid overdose-related deaths. JAMA. 2011;305:1315.21.

40. Solomon DH, Rassen JA, Glynn RJ, et al. Th e comparative safety of opioids for nonmalignant pain in older adults. Arch Int Med. 2010;170:1979.86.

41. Chan BK, Tam LK, Wat CY, et al. Opioids in chronic non-cancer pain. Expert Opin Pharmacother. 2011;12:705.20.

42. Blackwell SA, Montgomery MA, Waldo D, et al. National study of medications associated with injury in elderly Medicare/ Medicaid dual enrollees. J Am Pharm Assoc. 2003;49(6):751.9.

43. Hwang U, Morrison RS, Richardson LD, Todd KH. A painful setback: Misinterpretation of analgesic safety in older adults may inadvertently worsen pain care . Arch Int Med. 2011;171(12):1127.

44. Reid MC, Bennett DA, Chen WG, et al. Improving the pharmacologic management of pain in older adults: identifying the research gaps and methods to address them. Pain Medicine. 2011;12(9):1336.57.

45. Beaudoin FL, Nagdev A, Merchant RC, Becker BM. Ultrasoundguided femoral nerve blocks in elderly patients with hip fractures. Am J Emerg Med. 2010;28(1):76.81.

46. Wenger N, Shekelle P. Assessing care of vulnerable elders: ACOVE project overview. Ann Intern Med. 2001;135(8,Part 2):642.6.

47. Terrell KT, Hustey FM, Hwang U, et al. Quality indicators for geriatric emergency care. Acad Emerg Med. 2009;16:441.50.

48. Fine PG. Treatment guidelines for the pharmacological management of pain in older persons. Pain Med.

2012;13(Suppl.2):s57.66.

49. Silka PA, Roth MM, Moreno G, Merrill L, Geiderman JM . Pain scores improve analgesic administration patterns for trauma patients in the emergency department. Acad Emerg Med. 2004;11:264.70.

50. Iyer RG. Pain documentation and predictors of analgesic prescribing for elderly patients during emergency department visits. J Pain Sympt Manage. 2010;41:367.73.

51. Ware LJ, Epps CD, Herr K, Packard A. Evaluation of the Revised Faces Pain Scale, Verbal Descriptor Scale, Numeric Rating Scale, and Iowa Pain Th ermometer in older minority adults. Pain Management Nursing. 2006;7(3):117.25.

52. Herr K, Spratt K, Mobiliy P, Richardson G. Pain intensity assessment in older adults: use of experimental pain to compare psychometric properties and usability of selected pain scales with younger adults. Clin J Pain. 2004;20:207.19.

53. Abbey J, Piller N, DeBellis A, et al. Th e Abbey Pain Scale. A 1-minute numerical indicator for people with late-stage dementia. Int J Palliat Nurs. 2004;10:6.13.

54. Krovach C, Weissman D, Griffi e J, Matson S, Machka S. Assessment and treatment of discomfort for people with latestage dementia. J Pain Sympt Manage. 1999;18:412.19.

55. Feldt K. The checklist of nonverbal pain indicators (CNPI). Pain Management Nursing. 2000;1:13.21.

56. Snow A, Weber J, O'Malley K, et al. NOPPAIN: a nurse assistant-administered pain assessment instrument for use in dementia . Dement Geriatr Cogn Disord. 2004;17:240.6.

57. Fuchs-Lacelle S, Hadjistavropoulos T. Development and preliminary validation of the pain assessment checklist for seniors with limited ability to communicate (PACSLAC). Pain Management Nursing. 2004;5:37.49.

58. Warden V, Hurley A, Volicer L. Development and psychometric evaluation of the pain assessment in advanced dementia (PAINAD) scale. J Am Med Dir Assoc. 2003;9.15.

59. Isaacs CG, Kistler C, Hunold KM, et al. Shared Decision Making in the Selection of Outpatient Analgesics for Older Emergency Department Patients (Chicago, IL: Society of Academic Emergency Medicine, 2012).

60. Bowling CB, O'Hare AM. Managing older adults with CKD: Individualized versus disease-based approaches. Am J Kidney Dis. 2012;59:293–302.

61. Beel TL, Mitchiner JC , Frederiksen SM, McCormick J. Patient preferences regarding pain medication in the ED. Am J Emerg Med. 2000;18:376–80.

9장

노인환자의 흉통

임상 증례

예시 1: 고혈압, 당뇨 기왕력의 79세 여자환자가 기력저하를 주소로 응급실에 방문하였다. 내원 1시간 뒤 확인한 심전도에서 V1~V3에 ST분절 상승이 관찰되었다.

예시 2: 당뇨 기왕력의 84세 남자환자가 경미한 호흡곤란을 주소로 응급실에 방문하였다. 흉부 엑스레이 이상 특이 소견은 없었으며 D-dimer 수치는 412 ng/ml이었다. 내원 2시간 후 시행한 흉부 CT상 폐색전증이 진단되었다.

서론

이번 장에서는 흉통으로 응급실에 방문하는 노인환자에 대하여 논의하고자 한다. 심근의 허혈에 의한 흉통 외에도 호흡기계, 혈관계, 근골격계, 소화기계 등 다양한 원인에 의한 노인의 흉통에 대하여 다루고자 한다. 한마디로 노인의 흉통은 모호한 양상의 비전형적인 경우가 많기에 의료진은 환자의 평가에 있어서 매우 주의 깊고 신중하게 접근하여야 하며 폭넓은 감별질환을 가져가는 것이 바람직하다.

심장 원인의 흉통

급성관상동맥증후군(Acute coronary syndrome)

응급실 내원 환자의 8~10%가 흉통환자이며 이중 2~8% 환자는 심인성 흉통임에도 퇴원처리된다. 특히, 65세 이상의 노인의 약 20%, 75세 이상 노인의 약 30%가 매년 1회 이상 흉통으로 응급실을 방문하게 된다.

흉부 불편감, 흉통을 주소로 응급실에 방문하는 환자에 있어서 일반적으로 응급실 의료진은 급성관상동맥증후군 가능성을 염두에 두고 매우 주의 깊게 진료에 임하게 된다. 하지만 특히 노인환자에 있어서는 급성 심근 허혈이 있는 환자임에도 흉통 없이 호흡곤란, 피로감, 무력감, 구역, 구토 등의 모호한 증상만 보이기도 한다는 사실을 명심해야 한다.

이에 대한 몇몇 연구들이 있는데 65세 미만 심근 경색환자의 약 90%에서 흉통을 호소하였으나 85세 이상의 심근 경색환자의 57%만이 흉통을 호소하였다고 한다. 다른 연구에 의하면 전체 연령의 심근경색 환자의 약 63%에서 흉통을 호소하였으나 75세 이상의 여성 심근 경색 환자에서는 절반 이하에서만 흉통을 호소하였다고 한다.

이러한 노인 급성관상동맥증후군 환자의 비전형적인 임상 증상을 보이는 것에 대한 몇몇 가설들이 있다. 그 중 하나는 고령에서는 폐기능, 좌심실 기능 저하인 경우가 많아 호흡곤란을 우선적으로 호소하는 경우가 많을 것이란 것 또는 인지기능 저하로 인하여 증상을 인지하고 호소하는 것이 다소 떨어진다는 것 등이다.

ST분절 상승 심근경색(STEMI)

모든 STEMI환자 치료의 목표는 빠른 재관류요법을 시행하는 것이다. 재관류요법은 혈전용해제 또는 관상동맥 중재술이 있으며 일반적으로 노인 환자의 STEMI에서 관상동맥 중재술이 선호된다. 혈전용해제 사용 시 금기증에 주의하여야 한다. 고령에서는 최근 뇌경색, 뇌출혈, 위장관출혈 또는 항응고요법 사용 등의 금기증을 가지고 있는 환자가 많은 경향이 있다. 이에 75세 이상의 환자에서는 혈전용해제 사용 시 합병증 발생 확률이 높은 것으로 보고되고 있다.

심근경색 환자에서 door to ballon 시간이 지연될수록 관상동맥 중재술이 혈전용해제 투여에 비하여 사망률 저하에 기여하는 효과는 반감되는데 65세 미만에서는 71분까지인 데 비하여 65세 이상에서는 155분으로 보고된 바 있다. 심인성 쇼크가 동반된 75세 미만의 STEMI환자에서 PCI는 30일 사망률을 15% 감소시켰으나 75세 이상에서는 사망률 개선이 명확하지 않다고 보고된 바 있다.

80세 이상 노인 심근경색 환자에서 PCI의 적용은 사망률을 62%에서 34%로 개선시킨다는 보고가 있다. 80세 이상에서 환자 또는 보호자의 PCI거부가 40%에 달하였다고 하는데 신기능 장애로 PCI를 시행하지 못한 경우는 18%, 인지장애로 인한 미시행은 14%였다고 한다.

다른 연구에서도 85세 이상 노인 STEMI에서 PCI의 적용이 85세 미만에 비하여 사망률 개선에 미치는 효과가 큼을 보고한 바 있다.

비ST분절 상승 심근경색(NSTEMI)

노인층과 비노인층 NSTEMI나 불안정 협심증에서의 약물치료 등의 사용은 다른 패턴을 보여주고 있다. 고령에서 aspirin이나 clopidogrel 같은 항혈소판제재의 사용은 덜 사용되는 경향을 보였고 재관류요법도 더 지연되어 시행되는 경향을 보였다. 심근경색의 재발, 울혈성 심부전, 뇌경색, 수혈의 필요 등의 합병증 동반 가능성도 높았으며 85세 이상에서 병원 내 사망률은 약 3배에 달하였다. 이러한 약품투여의 미스나 최종치료 지연 등은 노인환자의 비전형적인 임상양상에서 기인하는 것으로 보이며 이에 대한 주의가 중요하다.

비록 비전형적인 임상양상을 보이나 노인 급성관상동맥증후군 환자에서 응급실 도착 내원 시 혈액검사의 이상은 높게 보고되고 있다. 85세 급성관상동맥증후군 환자의 92%에서 병원 도착 시 혈액검사의 이상이 보고되었다.

요구 허혈(Demand ischemia)

급성관상동맥증후군을 동반하지 않은 환자에서 심장효소의 상승을 보이는 경우가 있다. 대표적으로 요구 허혈 같은 상황으로 증가된 산소요구량에 상대적으로 부족한 산소공급에 의한 허혈이다. 폐혈증, 대동맥 박리, 뇌경색, 광범위 화상, 약물 중독, 심근병증, 흉부 외상, 신부전 등에서 볼 수 있다. 실제로는 관상동맥 혈관의 경화가 기저에 가지고 있는 경우도 많으며 심근효소의 상승을 보이는 경우 그렇지 않은 경우에 비해 불량한 예후를 보인다. 요구 허혈에 대한 충분한 연구 자료는 부족하며 특히 고령 환자에 대한 연구는 더욱 그러하다. 관상동맥증후군에 대한 치료보다는 요구 허혈을 유발한 주요 원인에 대한 치료 및 교정이 권장된다.

심근경색 후 합병증(post-MI complications)

나이가 증가함에 따라 심근경색의 위험도는 올라가고 사망률도 올라간다. 또한 심근경색의 기계적 합병증(유두근 파열(papillary muscle rupture), 자유벽 파열(free wall rupture), 중격 괴사(septal necrosis), 중격 결손(septal defect)) 및 심정지 발생확률이 올라간다. 심부전 발생율도 올라가고 결

국 유병율과 사망률이 올라가게 된다. 심근경색은 심실재형성, 심근 수축력 저하를 유발하여 심부전에 이르게 되며 남성에서 더 발생한다. 40~49세 남성에서 1.9%, 80세 이상에서 14.7%이고 여성에서는 1.4%, 12.8%이다. 고령일수록 고혈압, 당뇨 등의 유병률이 올라가고 이는 고령에서 심부전 발생율을 올리는 요인이 될 수 있다.

심낭염(Pericarditis)

급성관상동맥증후군과 관련없는 흉통 중 5% 정도가 심낭염과 관련된 것으로 추정된다. 심낭염은 일반적으로 감염성, 비 감염성 원인으로 구분되며 심낭염의 위험요인은 나이가 증가함에 따라 증가한다. 전층심근경색증(trasmural infartion)환자의 5~10%에서 심낭염이 동반된다(dressler's syndrome). 심장수술을 받은 환자의 20%에서 수술 후 심낭염이 발생한다. 고령에서는 악성종양, 투석, 요독증, 통풍, 혈관염 등 비감염성 원인의 심낭염이 자주 발생하게 된다. HIV, 결핵, enterovirus, adnovirus, influenza 등의 감염성 심낭염도 발생할 수 있다. 노인에서 발생하는 심낭염은 젊은 층에 비하여 무증상 또는 비전형적 증상을 보이는 경우가 많다. 심낭염은 유발원인에 따라 그에 따른 치료를 시행하게 된다. 고령에서 NSAIDs 사용 시 심부전, 신부전, 위장관 출혈을 악화 또는 유발 가능하므로 주의하여 사용해야 한다. 수축성심낭염 발생 시 심막절제술이 필요하다. 고령에서 발생한 심막염은 불량한 예후를 보인다.

호흡기계 원인의 흉통

폐렴

고령환자에서 발생하는 폐렴의 경우 흉통이 유일한 증상일 수 있다. 10% 정도의 폐렴에서 호흡곤란, 기침, 발열을 보이지 않는다. 감염원인 중 폐렴은 가장 흔한 사망원인이 되며 80세 이상에서 폐렴 발생율은 지속적으로 증가하고 있다. 65세 이상 지역사회 획득 폐렴환자의 거의 절반(47.5%)은 80세 이상이었다. 다양한 원인으로 인하여 외래를 통한 폐렴치료가 증가하는 추세로 폐렴의 입원치료율은 1987년 63%에서 2005년 56% 감소하였다. 노인인구의 증가로 입원하지 않고 폐렴을 치료하는 노인수가 증가함에도 최근 노인 인구에서 발생하는 지역사회 획득 폐렴환자의 사망률은 감소하고 있다.

지난 20년간 지역사회 획득 폐렴의 치료율의 개선은 두 가지 정도의 요인으로 보인다. 첫 번째는 항생제 치료 가이드라인의 적용 두 번째는 influenza와 pneumococcus에 대한 예방접종의 확대이다.

장기요양 보호시설에 거주하는 노인은 병원성폐렴에 가능성이 있다. 병원성폐렴은 좀 더 치명적이고 항생제에 내성을 보인다. 장기요양 보호시설에 거주하는 환자의 사망률은 1,000명일 당 1명 정도로 알려져 있다. 만성폐쇄성 폐질환의 기왕력,

신체 기능 저하, 높은 흡인 위험성으로 인하여 노인에 있어 폐렴발생 위험도가 올라간다. 또한 덜 치명적인 세균이나 바이러스 감염도 노인에서는 치명적일 수 있다. 예를 들어 노인에서 influenza와 respiratory syncytial virus 감염의 사망률은 5~40%로 보고된다. 노인에서 발생하는 virus 호흡기 감염에서는 지역사회폐렴처럼 임상양상의 정도, 환자의 기능 상태, 장기요양 보호시설의 수준과 능력 등을 고려하여 입원치료 여부를 결정해야 할 것이다.

폐색전증

폐색전증은 모든 연령에서 발생하며 그 임상양상은 다양하다. 빠른 진단과 치료가 매우 중요한 질환이다. 폐색전증의 위험요소를 가지는 흉통환자에서 폐색적증 진단을 위한 검사의 진행여부를 빠르게 결정하는 것이 중요하다. 일반적으로 폐색전증의 위험요소는 기저질환 또는 환경적 요인이다. 정맥울혈과 혈관내피손상은 폐색전증의 발생을 증가시킨다. 또한 고령 자체도 폐색전증의 위험요인이 된다. 추가적으로 비만, 고혈압, 활동저하, 암, 만성폐쇄성 폐질환, 당뇨, 뇌경색, 심박동기 장착, 심부전, 최근의 고관절 수술 등이 위험요소가 된다.

고령의 폐색전증 환자의 치료에 있어 몇 가지 고려해야 할 점이 있다. 항응고요법 시행 시 젊은 층에 비해 출혈의 위험도가 높다. 항응고요법의 약물 선택 시 환자의 질환 상태를 고려하여야 한다. 예를 들어 암환자에서 발생한 폐색전증의 재발을 줄이기 위해서는 warfarin보다 low-molecular weight heparin (LMWH)이 유리하다. LMWH을 고령에서 사용 시 약물 용량은 신사구체 여과율을 고려하여야 한다. 노인에서 특별한 원인 없이 발생한 폐색전증에서는 숨은 악성 종양을 의심해야 한다.

폐색전증은 모호하고 다양한 증상으로 인하여 진단이 쉽지 않다. 연구에 의하면 노인에 있어서 늑막성 흉통 호소가 젊은 층에 비해 적다(60 vs 74%). 고령에서 실신, 청색증, 저산소증 발생이 더 흔하다. 폐색전증은 고관절 수술 환자에서 흔한 합병증이다. 연구에 의하면 고관절 수술 환자의 약 2%에서 폐색전증이 발생하였다고 한다.

현재 대부분의 폐색전증 진단은 전통적인 혈관촬영이나 환기관류 검사보다는 혈관촬영 CT를 통해서 이루어진다. 많은 임상의는 폐색전증이 의심되는 경우 D-dimer를 추가적 검사 진행여부를 결정하기 위한 선별검사로 사용한다. 한 연구에서 D-dimer가 시행된 환자의 수치값을 연령별로 측정한 자료가 있는데 40대 이상 환자는 249 ng/ml, 60~80세는 854 ng/ml, 80세 이상은 1,400 ng/ml였다. 흥미롭게도 80세 이상 심부정맥혈전증 이나 폐색전증 환자의 5%에서 D-dimer수치는 500 ng/ml 미만이었다. 이러한 이유로 고령에 있어 D-dimer의 진단적 가치는 제한적일 수밖에 없다. 고령 폐색전증 환자에 대한 D-dimer의 진단적 가치에 대한 연구가 필요하다고 판단된다.

고령환자에서 혈관촬영 CT시행 시 의료진은 조영제 유발 신독성에 유의하여야 한다. 신사구체여과율이 60 ml/min/1.73 m^2 미만인 경우 약 30%에서 조영제 유발 신기능 장애가 발생한다고 한다. 이는 입원기간의 지연, 투석이 필요한 환자의 35%는 사망에 이를 수 있다. 고령에서 조영제 사용 CT 시행 시 수액투여, theophylline, bicarbonate, N-acyl-cysteine, ascorbic acid 등 신장 기능 보호를 위한 치료의 사용은 고려할 필요가 있다.

고령환자의 폐색전증 환자는 Geneva prognostic index의 나쁜 예후를 시사 하는 하나 이상의 요인을 가지는 경우가 많다. 암, 심부전, 저산소증, 저혈압, 심부정맥 혈전증 등이다. 쇼크를 보이는 폐색전증 환자는 색전이나 혈전 절재술을 시행을 고려해야 한다. 혈전용해제 투여 시 고령에서는 출혈의 위험도가 높음을 주지하여야 한다.

기흉

기흉 역시 노인에서 발생하는 흉통에서 고려해야 할 감별질환이다. 노인에서 COPD나 폐암같은 폐질환에 동반된 이차성 기흉이 많은 것으로 문헌에 흔히 기술되나 명확한 비교 연구 자료는 없다. 한 연구에 의하면 62세 이하의 기흉환자의 2/3에서 급격히 발생하는 늑막성 흉통을 호소한 데 비해 65세 이상은 18%에서만 이러한 양상의 흉통을 보였다고 한다. 노인 기흉 7명중 6명 환자에서 비전형적 통증 또는 통증이 없었다. 11명 중 9명의 환자에서 일차적으로 호흡곤란을 호소하였다고 한다. 반면 65세 이하의 환자 15명 중 1명만이 일차적으로 호흡곤란을 호소하였다고 한다. 또한 증상발생 후 의료기관까지 방문하기까지 걸린 시간도 노인에서는 5일로 젊은 층의 1일보다 길었다. 신체문진의 진단적 가치도 젊은 층에 비해 낮게 보고되었다.

혈관계 원인의 흉통

노인에서 발생하는 대동맥 박리나 대동맥류의 진단은 응급실에서 다른 원인에 의한 흉통과 감별이 어렵다. 늦은 진단과 치료는 높은 사망률로 이어진다. 이러한 질환을 급성관상동맥증후군으로 오인하여 혈전용해제나 항응고요법을 시행하면 환자에게 치명적일 수 있다. 의료진은 노인환자는 자신의 증상 양상을 정확히 구분 표현하기 어렵다는 것을 명심하고 진단에 임해야 한다.

대동맥 박리

대동맥 박리는 고령에서 주로 발생하는 질환으로 주로 60~80세에 호발한다. 기대수명의 증가로 대동맥 박리를 비롯한 심혈관계 질환이 발생율이 증가하고 있다. 일반적으로 남성에서 호발하는 것으로 되어있으나 연령이 증가할수록 여성의 기대수명이 크기에 남녀의 차이는 사라진다. 대동맥 박리는 매우 치명적 질환이나 수·시술 치료 방법의 발전으로 인하여 사망률은 감소하고 있다. 근위부 대동맥 박리로 수술을 시행받은 환자의

30일 생존율은 80~85%, 10년 생존율은 55%로 보고되었다. 하행성 대동맥에 발생하여 혈압강하제 등 약물치료를 시행한 환자의 30일 생존율은 90% 이상, 10년 생존율은 56%로 보고되었다. 대동맥 박리의 위험요소인 고혈압, 혈관염, 혈관 내 시술 기왕력, 대동맥 판막 수술 같은 심장수술 등이 노인에서 더 흔하다. 하지만 병력청취나 신체문진만으로 대동맥 박리의 진단 배제는 어렵다는 것을 명심해야 한다. 한 연구에 의하면 70세 이상 대동맥 박리 환자에서 급격히 발생하는 찢어지는 듯한 통증, 맥박결손, 대동맥 역류에 의한 심장잡음이 덜 발생하였다고 한다. 이런 전형적인 증상 발생은 적었던 데 비해 저혈압은 더 흔하게 보인다고 한다.

노인에서 전형적인 증상 발생이 적어 진단이 어려우므로 위험요소를 갖는 높은 혈압을 보이며 급격히 발생하는 흉통에서 반드시 대동맥 박리는 감별진단으로 고려해야 한다. 특히 뇌경색, 실신, 척수증후군, 장간막허혈과 동반된 흉통에서는 강하게 의심해야 한다. 병력청취나 신체문진은 매우 중요한 진단 단서가 될 수 있다. 대개의 흉강 내 대동맥 박리 환자는 급격히 발생하는 흉통, 맥박결손 또는 국소 신경학적 이상을 보인다. 심전도나 흉부 엑스레이의 진단 민감도, 특이도는 낮다. 의료진은 병력청취, 신체문진, 흉부엑스레이 등을 사용하여 진단을 유추하고자 하나 이는 대동맥 박리를 배제할만한 충분한 근거가 되지 못한다. CT angiography, MRI, 경식도 심장초음파가 진단적 가치를 갖는다.

type A 대동맥 박리는 시간이 지날수록 사망확률이 올라가므로 즉각적인 수술적 처치가 일반적으로 권유된다. 그러나 수술적 처치는 위험도가 높으며 이는 고령일수록 그러하다.

70세 이상의 type A 대동맥 박리에서 수술적 치료의 적용은 다소 논쟁의 여지가 있다. 몇몇 연구자들은 70세 이상 노인에서 상행성 대동맥 박리 수술의 사망률은 70세 이하와 비슷하다고 보고한 바 있으나, 몇몇 연구자들은 수술 중, 수술 후 사망률이 매우 높다고 보고하기도 하였다.

대단위 연구에 의하면 70세 미만 상행성 대동맥 박리 환자에서 70세 이상보다 더 많이 수술적 치료가 시행되고 있다고 한다. 이러한 이유로는 나이가 많아서, 혈관벽 내 혈종이라서, 심한 기저질환으로 인하여, 환자나 보호자 등의 수술적 치료 거부라고 한다. 80대에는 수술적 치료과 약물적 치료의 사용비율은 비슷하였으며 90대 이상에서는 대부분 약물적 치료가 적용되고 있다고 한다. 수술적 처치의 적용 시 병원 내 사망률은 나이가 증가함에 따라 증가하는 반면 약물적 치료의 경우 병원 내 사망률은 연령대에서 모두 비슷하다고 하였다. 80세 미만에서 수술적 치료가 적용된 경우 약물치료에 비해 병원 내 사망률은 유의하게 낮았다고 한다. 80에서 90대의 사망률은 두 군에서 비슷하다고 한다. 치료의 방법과 상관없이 70세 이상에서 발생하는 발생하는 type A 대동맥 박리는 병원 내 사망의 위험요소라 할 수 있다.

요약하자면, 노인에서 type A 대동맥 박리 치료에서 수술적치료나 약물적 치료를 선택하는 것은 논란이 있으며 아직까지 전향적 무작위적 비교분석 연구도 없었다. 또한 두 가지 방법 모두 고령에서 높은 사망률을 보이고 있다. 고령은 약물적 치료에 비해 수술적 치료에서 높은 위험요소가 된다고 믿어지고 있다. 하지만 대부분의 연구자들은 선택된 고령의 환자에서 적극적 수술적 치료는 충분히 타당한 치료법이고 단순히 나이가 많다는 이유만으로 수술적 치료를 배제하는 것은 옳지 않다고 판단한다. 고령 환자에서 endovascular stent 적용에 대한 연구 데이터는 아직 충분하지 않다. 만약 혈관파열이 진행되었다면 수·시술 없이는 사망률은 100%라 할 수 있다.

대동맥 박리의 약물적 치료는 nitrates, beat blockers, 통증 조절을 통해 혈압과 맥박을 안정화시켜 혈관벽의 전단력을 낮추어 주는 것이다.

대동맥류

대동맥류는 종종 무증상을 보이지만 상복부 통증이나 흉통을 동반할 수 있다. 크고 치료받지 못한 대동맥류에서 파열과 같은 합병증이 발생하게 되면 매우 치명적이다. 복부의 대동맥류는 선별초음파 상 노인의 4~8%에서 발견된다. 60세 이상에서 점차 발생율은 증가하게 된다. 기대수명 증가에 따라 복부 대동맥류의 유병율도 증가할 것으로 예측되었으나 몇몇 선별검사에서 그 발생율은 감소하였는데 이는 아마도 흡연율 감소와 연관이 있을 것으로 보인다.

대부분의 대동맥류는 무증상으로 선별검사나 다른 질환의 감별검사에서 우연히 발견된다. 하지만 통증이나 파열에 의한 혈역학적 불안정을 보이는 경우 빠른 진단과 치료가 필요하다. 대동맥류의 지름이 클수록, 확장의 속도가 빠를수록 그리고 여성의 경우 파열의 가능성은 높아진다. 파열 시 매우 높은 사망률을 보인다. 몇몇 연구에 의하면 응급 수·시술 시행된 경우의 30일 사망률은 40%이상이라고 한다. 정규 수술 대상으로 시행된 연구에 의하면 75세 이상, 이전의 관상동맥 질환 기왕력, 심부전, 만성폐쇄성 폐질환, 크레아틴 수치 2.0 이상이 사망률과 연관된다고 한다. 일반적으로 5.5 cm 이상 직경의 대동맥류는 수술적 처치가 권장된다. 하지만 기대수명이 적거나 심한 동반질환으로 수술위험도가 높고 혈관 내 시술도 어렵다면 수술을 지연시키기도 한다. 대동맥류와 마찬가지로 증상이 있거나 응급 수·시술 대기 중 혈압의 조절이 매우 중요하다. 지속적인 혈액누출이 있을 때 수액이나 수혈 등이 필요할 수 있다.

흉벽 원인의 흉통

늑연골염

근골격계 원인의 흉통은 급성관상동맥 증후군 같은 치명적인 원인의 흉통과 감별하기가 굉장히 어렵다. 노인의 늑연골염에 대한 몇몇 연구에 의하면 늑연골이나 늑흉골의 압통이 있다고 해서 다른 치명적 원인의 질환을 배제할 수 없다고 한다. 다른 원인의 질환을 충분한 검사로 배제한 후 늑연골에 저명한 압통을 보이는 경우에 한해 늑연골염을 진단할 수 있다. 비외상성 흉통을 대상으로 시행된 한 연구에 의하면 흉부 앞쪽에 압통을 동반한 경우의 6%에서 심근경색이 진단되었다고 한다.

악성종양

노인에 발생한 흉통에서 악성종양은 감별해야 할 질환이다. 갈비뼈나 흉골의 원발성 종양보다 전이성 종양이 좀 더 흔하다. 흉곽의 뼈는 원발성, 전이성 종양 모두 발생가능하다. 긴 뼈들은 조혈작용에 중요하다고 알려져 있으며 흉골 역시 그러하다. 흉골, 갈비뼈, 빗장뼈에 원발성 종양 발생은 드물지만 형질세포종(plasma cell myeloma), 림프종, 연골육종(chondrosarcoma)는 발생할 수 있다. 성인에서 다양한 암이 뼈로 전이가 능하다. 전립성, 유방, 신장, 폐암의 약 75%에서 골전이가 된다. 이는 노인에서도 비슷한 양상을 보인다. 골전이는 보통 다발성으로 발생한다. 신장이나 갑상선 암은 특별히 단발성 전이를 보일 수 있다. 척추, 골반, 두개골, 갈비뼈, 흉골과 같은 중축 골격은 가장 흔하게 골전이가 이루어지는 부위이다.

흉부외상

노인에서 낙상은 가장 중요한 유병율의 원인이 된다. 65~74세의 32%, 75~84세의 35%, 85세 이상의 51%에서 낙상이 겪게 된다. 노인 낙상의 약 5%에서 골절이 발생하고 이 중 12%는 사망한다. 노인에서 많은 약의 사용은 의식저하, 균형감 저하, 기립성 저혈압 등을 유발하여 낙상 확률을 증가시킬 수 있다. 또한 노화로 인한 기능 저하, 기력저하, 시력저하 및 낮은 조명, 미끄러운 바닥 같은 환경 요인이 노인에서 낙상 증가를 초래한다. 낙상 후 사지에 발생하는 골절은 영상검사에서 저명하게 확인되는 경우가 많지만 상대적으로 늑골골절은 감지하기 어려울 수 있다. 중요한 것은 노인에서 발생하는 늑골골절은 유병률과 사망률에 관여하는 중요한 요인이 된다는 것이다. 한 연구에 의하면 젊은 층에 비해 긴 인공호흡기 적용 기간, 긴 중환자실 체류시간, 높은 사망률을 보였다. 늑골골절이 증가할수록 유병율, 사망률도 증가한다. 늑골골절이 추가될수록 사망률은 19%, 폐렴 발생은 27%씩 증가하게 된다. 폐렴과 같은 감염 합병증은 젊은 층에 비해 자주 발생한다(31% 대 17%). 2일 이상의 입원을 요하는 경우 경막외 마취를 통한 통증조절은 사망률을 낮춘다고 한다(16 to 10%). 젊은 층에서는 경막외 마취를 사용한 경우의 사망률은 0%, 아닌 경우는 5%였다. 이러한 이유로 노인의 늑골 골절에서 주의 깊은 평가, 입원치료,

충분한 통증조절이 매우 중요하다고 할 수 있다.

대상포진

노인에서 발생하는 흉통은 대상포진과 관련이 될 수 있다. 대상포진 환자의 50% 이상은 50세 이상에서 발생하였다. 이는 고령으로 갈수록 저하되는 면역력에 의한 것으로 보인다. 보통 발진이 나오기 4~14일 전부터 통증이 선행되고 대상포진의 50% 정도는 흉부를 침범한다. 위험요인으로는 암, 외상, 면역결핍 상태, HIV, 정신적 스트레스이다. 통증의 양상은 다른 원인의 통증과 유사하며 타는 듯한 양상에서 쑤시는 또는 찌르는 듯한 양상으로 표현되는 경우가 많고 증상은 지속되거나 간헐적이다. 가장 흔한 합병증은 대상포진 후 신경통이고 이는 70세 이사에서 자주 발생한다. 60세 이상에서는 백신 접종이 권장되며 감염뿐만 아니라 대상포진 후 신경통도 감소시키는 것으로 알려져 있다. 흉통환자에서 피부병변을 관찰하는 것이 중요하며 발진은 통증 후 발생할 수 있음을 명심하여야 한다.

소화기계 원인의 흉통

식도파열

식도 천공환자는 흉통을 호소할 수 있다. 일반적으로 강한구토, 약물에 의한 식도염, 부식제 음독, 바렛식도, AIDS 연관 감염석 궤양, 의인성으로 발생한다. 식도 천공의 유병율, 사망률과 관련되어 치료를 받지 않는 경우 매우 치명적일 수 있다. 식도파열이 의심되는 경우 흉부 엑스레이는 반드시 시행되어야 한다. 한 연구에 의하면 식도파열환자의 97%에서 흉부엑스레이 이상 이상소견이 보였다고 한다. 하지만 기종격은 27%에서만 관찰되었다. 가장 흔한 이상소견은 흉수로 61%에서 관찰되었다. 현재 노인 인구에 대한 식도파열에 대한 연구는 거의 찾기 어렵다. 이에 대한 연구가 필요하다.

복부장기 원인

노인에서 복부 원인의 질환은 모호한 양상의 흉통이나 상복부 통증을 유발할 수 있다. 복부장기의 질환들은 11장에서 다루고자 한다. 다만 췌장염, 소화성 궤양, 소화기계 암, 담도계 질환 등은 반드시 노인 흉통에서 감별질환으로 고려해야 함을 알아야 하겠다.

핵심과 주의점

핵심

- 노인 흉통 환자에서 폭넓게 감별질환을 가져야 하며 우선적으로 생명을 위협하는 질환부터 감별해야 한다.
- 노인에서는 증상이 모호하고 비특이적인 경우가 많다

- 문헌적 근거는 부족하지만 환자의 나이는 다양한 환자의 치료법의 효과에 영향을 끼친다. 하지만 고령 자체는 침습적, 적극적 치료의 금기가 아니다.
- 일반적으로 심각한 원인에 의해 발생한 노인 흉통환자의 예후는 젊은 층에 비해 좋지 않은 편이다.

참고문헌

1. Pitts SR , Niska RW, Xu J, Burt CW. N ational Hospital Ambulatory Medical Care Survey: 2006 Emergency Department summary. National health statistics reports, No. 7 (Hyattsville, MD: National Center for Health Statistics, 2008).

2. Pope JH, Aufderheide TP, Ruthazer R, et al. Missed diagnoses of acute cardiac ischemia in the emergency department. N Engl J Med. 2000;342(16):1163–70.

3. Garcia TC, Bernstein AB, Bush MA. Emergency Department Visitors and Visits: Who used the emergency room in 2007? NCHS data brief, No. 38 (Hyattsville, MD: National Center for Health Statistics, 2010).

4. Rogers WJ, Bowlby LJ, Chandra NC, et al. Treatment of myocardial infarction in the United States (1990 to 1993). Observations from the National Registry of Myocardial Infarction. Circulation. 1994; 90 (4):2103–14.

5. Carro A, Kaski JC. Myocardial infarction in the elderly. Aging Dis. 2011;2:116–37.

6. Pinto DS, Kirtane AJ, Nallamothu BK, et al. Hospital delays in reperfusion for ST-elevation myocardial infarction: Implications when selecting a reperfusion strategy. Circulation. 2006;114(19):2019–25.

7. Hochman JS, Sleeper LA, Webb JG, et al. Early revascularization in acute myocardial infarction complicated by cardiogenic shock. SHOCK investigators. Should we emergently revascularize occluded coronaries for cardiogenic shock. N Engl J Med. 1999;341(9):625–34.

8. Kashima K, Ikeda D, Tanaka H, et al. Mid-term mortality of very elderly patients with acute myocardial infarction with or without coronary intervention. J Cardiol. 2010;55(3):397–403.

9. Oqueli E, Dick R. Percutaneous coronary intervention in very elderly patients. In-hospital mortality and clinical outcome. Heart Lung Circ. 2011;20(10):622–8.

10. Alexander KP, Roe MT, Chen AY, et al. Evolution in cardiovascular care for elderly patients with non-ST-segment elevation acute coronary syndromes. J Am Coll Cardiol. 2005;46(8):1479–87.

11. O'Connor RE, Brady W, Brooks SC, et al. Part 10: Acute coronary syndromes: 2010 American Heart Association Guidelines for Cardiopulmonary Resuscitation and Emergency Cardiovascular Care. Circulation. 2010;122(18, Suppl. 3):S787–817.

12. Senter S, Francis GS. A new, precise defi nition of acute myocardial infarction. Cleveland Clinic J Med. 2009;76(3):159–66.

13. Wu A. Increased troponin in patients with sepsis and septic shock: myocardial necrosis or reversible myocardial depression? Intensive Care Med. 2001;27(6):959–61.

14. Ezekowitz JA, Kaul P, Bakal JA, et al. Declining in-hospital mortality and increasing heart failure incidence in elderly patients with fi rst myocardial infarction. J Am Coll Cardiol. 2009;53(1):13–20.

15. Shih H, Lee B, Lee RJ, Boyle AJ. Th e aging heart and postinfarction left ventricular remodeling. J Am Coll Cardiol. 2011;57(1):9–17.

16. Troughton RW, Asher CR, Klein AL. Pericarditis. Lancet. 2004;363(9410):717–27.

17. Spodick DH . Evaluation and management of acute pericarditis. ACC Current Journal Review. 2004;13(11):15–19.

18. Janssens JP, Krause KH. Pneumonia in the very old. Lancet Infect Dis. 2004;4(2):112–24.

19. Ruhnke GW, Coca-Perraillon M, Kitch BT, Cutler DM. Marked reduction in 30-day mortality among elderly patients with community-acquired pneumonia. Am J Med. 2011;124(2):171–8

20. Muder RR. Pneumonia in residents of long-term care facilities: epidemiology, etiology, management, and prevention. Am J Med. 1998;105(4):319–30.

21. Goldhaber SZ. Pulmonary embolism. Lancet. 2004;363(9417):1295–305.

22. Wells PS, Anderson DR, Rodger M, et al. Derivation of a simple clinical model to categorize patients probability of pulmonary embolism: increasing the models utility with the SimpliRED D-dimer. Th romb Haemost. 2000;83(3):416–20.

23. Singh B, Parsaik AK, Agarwal D, et al. Diagnostic accuracy of pulmonary embolism rule-out criteria: A systematic review and meta-analysis. Annals Emerg Med. 2012;59(6):517–20.

24. Kline JA, Mitchell AM, Kabrhel C, Richman PB, Courtney DM. Clinical criteria to prevent unnecessary diagnostic testing in emergency department patients with suspected pulmonary embolism. J Th romb Haemost. 2004;2(8):1247–55.

25. Capodanno D, Angiolillo DJ. Antithrombotic therapy in the elderly. J Am Coll Cardiol. 2010;56(21):1683–92.

26. Verbeeck RK, Musuamba FT. Pharmacokinetics and dosage adjustment in patients with renal dysfunction. Eur J Clin Pharmacol. 2009;65(8):757–73.

27. Timmons S, Kingston M, Hussain M, Kelly H, Liston R. Pulmonary embolism: diff erences in presentation between older and younger patients. Age Aging. 2003;32(6):601–5.

28. Barrett JA, Baron JA, Beach ML. Mortality and pulmonary embolism aft er fracture in the elderly. Osteoporosis Intl. 2003;14(11):889–94.

29. Harper PL, Th eakston E, Ahmed J, Ockelford P. D-dimer concentration increases with age reducing the clinical value of the D-dimer assay in the elderly. Int Med J. 2007;37(9):607–13.

30. Sinert R, Doty CI. Prevention of contrast-induced nephropathy

in the emergency department. Annals Emerg Med. 2007;50(3):335–45.

31. Liston R, McLoughlin R, Clinch D. Acute pneumothorax: A comparison of elderly with younger patients. Age Aging. 1994;23(5):393–5.

32. Larson EW, Edwards WD. Risk factors for aortic dissection: a necropsy study of 161 cases. Am J Cardiol. 1984;53(6):849–55.

33. Hagan PG, Nienaber CA, Isselbacher EM, et al. The International Registry of Acute Aortic Dissection (IRAD): New insights into an old disease. JAMA. 2000;283(7):897–903.

34. Trimarchi S, Eagle KA, Nienaber CA, et al. Role of age in acute type A aortic dissection outcome: Report from the International Registry of Acute Aortic Dissection (IRAD). J Th oracic Cardiovasc Surg. 2010;140(4):784–9.

35. Yanagisawa S, Yuasa T, Suzuki N, et al. Comparison of medically versus surgically treated acute type A aortic dissection in patients <80 years old versus patients ≥ 80 years old. Am J Cardiol. 2011;108(3):453–9.

36. Olsson C, Th elin S, Stahle E, Ekbom A, Granath F. Th oracic aortic aneurysm and dissection: Increasing prevalence and improved outcomes reported in a nationwide population-based study of more than 14,000 cases from 1987 to 2002. Circulation. 2006;114(24):2611–18.

37. Masuda Y, Yamada Z, Morooka N, Watanabe S, Inagaki Y. Prognosis of patients with medically treated aortic dissections. Circulation. 1991;84(5, Suppl.):III7–13.

38. S ä ve-S ö derbergh J, Malmvall BE, Andersson R, Bengtsson BA. Giant cell arteritis as a cause of death. Report of nine cases. JAMA. 1986;255(4):493–6.

39. Ohmoto Y, Ikari Y, Hara K. Aortic dissection during directional coronary atherectomy. Int J Cardiol. 1996;55(3):289–91.

40. von Kodolitsch Y, Loose R, Ostermeyer J, et al. Proximal aortic dissection late aft er aortic valve surgery: 119 cases of a distinct clinical entity. Th orac Cardiovasc Surg. 2000;48(6):342–6.

41. Klompas M. Does this patient have an acute thoracic aortic dissection? JAMA. 2002;287(17):2262–72.

42. Sullivan PR, Wolfson AB, Leckey RD, Burke JL. Diagnosis of acute thoracic aortic dissection in the emergency department. Am J Emerg Med. 2000;18(1):46–50.

43. Mehta RH, O'Gara PT, Bossone E, et al. Acute type A aortic dissection in the elderly: clinical characteristics, management, and outcomes in the current era. J Am Coll Cardiol. 2002;40(4):68 –92.

44. Tan MESH, Morshuis WJ, Dossche KME, et al. Long-term results aft er 27 years of surgical treatment of acute type A aortic dissection. Annals Th oracic Surg. 2005;80(2):523–9.

45. Stamou SC, Hagberg RC, Khabbaz KR, et al. Is advanced age a contraindication for emergent repair of acute type A aortic dissection? Interact Cardiovasc Th orac Surg. 2010;10(4):539–44.

46. Shrestha M, Khaladj N, Haverich A, Hagl C. Is treatment of acute type A aortic dissection in septuagenarians justifi able? Asian Cardiovasc Th orac Ann. 2008;16(1):33–6.

47. Rylski B, Suedkamp M, Beyersdorf F, et al. Outcome aft er surgery for acute aortic dissection type A in patients over 70 years: data analysis from the German Registry for Acute Aortic Dissection Type A (GERAADA). Eur J Cardio-Th oracic Surg. 2011 (accessed June 20, 2012 from www.sciencedirect.com/ science/article/pii/S1010794010010535).

48. Chavanon O, Costache V, Bach V, et al. Preoperative predictive factors for mortality in acute type A aortic dissection: an institutional report on 217 consecutives cases. Interact Cardiovasc Th orac Surg. 2007;6(1):43–6.

49. Ehrlich M, Fang WC, Grabenw ö ger M, et al. Perioperative risk factors for mortality in patients with acute type A aortic dissection. Circulation. 1998; 98(19, Suppl.): II294–8.

50. Neri E, Massetti M. Acute type A dissection and advanced age. Ann Th orac Surg. 2005;80(1):384–5; author reply, 385.

51. Slonim SM, Nyman U, Semba CP, et al. Aortic dissection: percutaneous management of ischemic complications with endovascular stents and balloon fenestration. J Vasc Surg. 1996;23(2):241–21; discussion, 251–3.

52. Scott RA, Ashton HA, Kay DN. Abdominal aortic aneurysm in 4237 screened patients: prevalence, development and management over 6 years. Br J Surg. 1991;78(9):1122–5.

53. Lederle FA, Johnson GR, Wilson SE, et al. Prevalence and associations of abdominal aortic aneurysm detected through screening. Aneurysm Detection and Management (ADAM) Veterans Aff airs Cooperative Study Group . Ann Intern Med. 1997;126(6):441–9.

54. Sicgh K, B ø naa KH, Jacobsen BK, Bj ø rk L, Solberg S. Prevalence of and risk factors for abdominal aortic aneurysms in a population-based study: The Troms ø Study. Am J Epidemiol. 2001;154(3):236–44.

55. Svensjö S, Bj ö rck M, G ü rtelschmid M, et al. Low prevalence of abdominal aortic aneurysm among 65-year-old Swedish men indicates a change in the epidemiology of the disease. Circulation. 2011;124(10):1118–23.

56. Sandiford P, Mosquera D, Bramley D. Trends in incidence and mortality from abdominal aortic aneurysm in New Zealand. Br J Surg. 2011;98(5):645–51.

57. Lederle FA. Th e rise and fall of abdominal aortic aneurysm. Circulation. 2011;124(10):1097–9.

58. van Walraven C, Wong J, Morant K, et al. Incidence, follow-up, and outcomes of incidental abdominal aortic aneurysms. J Vasc

Surg. 2010;52(2):282–9.e1–2.

59. Brewster DC, Cronenwett JL, Hallett JW, et al. Guidelines for the treatment of abdominal aortic aneurysms: Report of a subcommittee of the Joint Council of the American Association for Vascular Surgery and Society for Vascular Surgery. J Vasc Surg. 2003;37(5):1106–17.

60. Nevitt MP, Ballard DJ, Hallett JW Jr. Prognosis of abdominal aortic aneurysms. A population-based study. N Engl J Med. 1989;321(15):1009–14.

61. Katz DA, Littenberg B, Cronenwett JL. Management of small abdominal aortic aneurysms. Early surgery vs watchful waiting. JAMA. 1992;268(19):2678–86.

62. Mastroroberto P, Chello M. Emergency thoracoabdominal aortic aneurysm repair: clinical outcome. J Th orac Cardiovasc Surg. 1999;118(3):477–81;discussion 481–2.

63. Cowan JA, Dimick JB, Henke PK, et al. Epidemiology of aortic aneurysm repair in the United States from 1993 to 2003. Annals NY Acad Sci. 2006;1085(1):1–10.

64. Disla E, Rhim HR, Reddy A, Karten I, Taranta A. Costochondritis: A prospective analysis in an emergency department setting. Arch Int Med. 1994;154(21):2466–9.

65. Habib P, Huang G-S, Mendiola J, Yu J. Anterior chest pain: musculoskeletal considerations. Emergency Radiology. 2004;11 (1) (accessed July 19, 2012 from http://springerlink. metapress. com/openurl.asp?genre=article&id=doi:10.1007/s10140–004–0342–7).

66. Kumar V, Fausto N, Abbas AK, Cotran RS, Robbins SL. Robbins and Cotran's Pathologic Basis of Disease (Philadelphia, PA; London: Elsevier Saunders, 2004).

67. Baraff LJ, Della Penna R, Williams N, Sanders A. Practice guideline for the ED management of falls in communitydwelling elderly persons. Ann Emerg Med. 1997; 30(4):480–92.

68. Bulger EM, Arneson MA, Mock CN, Jurkovich GJ. Rib fractures in the elderly. J Trauma. 2000; 48(6):1040–6;discussion,1046–7.

69. Oxman MN, Levin MJ, Johnson GR, et al. A vaccine to prevent herpes zoster and postherpetic neuralgia in older adults. N Engl J Med. 2005;352(22):2271–84.

70. Weinberg JM. Herpes zoster: Epidemiology, natural history, and common complications. J Am Acad Dermatol. 2007;57(6):S130–5.

71. Pate JW, Walker WA, Cole FH, Owen EW, Johnson WH. Spontaneous rupture of the esophagus: A 30-year experience. Ann Th orac Surg. 1989;47(5):689–92.

72. Michel L, Grillo HC, Malt RA. Esophageal perforation. Annals Thoracic Surg. 1982;33(2):203–10.

73. Flynn AE, Verrier ED, Way LW, Thomas AN, Pellegrini CA. Esophageal perforation. Arch Surg. 1989;124(10):1211–14; discussion,1214–15.

장
10

노인의 호흡곤란

임상 증례

예시 1: 75세 남자 환자가 3일전부터 발생한 기침과 호흡곤란을 주소로 내원하였다. 환자는 5년전 만성 폐쇄성 폐질환을 앓고 있던 환자로 호흡기 내과를 지속적으로 다니는 환자였다.

내원 당시 환자는 혈압은 정상이었으나 38도의 열과 분당 120회의 빈맥 및 분당 30회의 빠른 호흡수를 보이고 있었다. 환자는 양쪽 폐음 청진상 천명음이 들렸으며, 맥박산소측정기 상 85%의 산소 포화도를 보이고 있었다.

환자는 x-ray 검사상 오른쪽 폐하부에 폐렴 소견이 보였으며, 산소 공급 및 베타 2 아드레날린 작용제의 흡입, 이프라트로피움 브로마이드 및 코르티코 스테로이드 흡입으로 안정화되었으며, 입원하여 항생제 치료 후 안정적으로 퇴원하였다.

예시 2: 82세 여자 환자가 밤부터 시작된 호흡곤란을 주소로 내원하였다. 환자는 최근 들어 움직일 때 숨찬 증상이 있었으나 병원에는 가지 않았고, 당일 밤부터 숨이 차 누울 수 없다고 하였다. 내원 당시 환자는 혈압 및 체온은 정상이었으나 분당 110회의 빈맥과 분당 30회의 빠른 호흡수를 보이고 있었고, 신체검진상 양쪽 폐에서 수포음이 들렸으며, 양쪽 다리에 부종이 보였다. 응급실에서 시행한 검사상 BNP가 3,000 pg/ml로 상승되어 있었고, x-ray상 양쪽 폐에 부종 소견이 보였다.

환자는 심초음파상 확장성 심근병증에 의한 심부전으로 진단받고 이뇨제 및 질산염으로 치료 후 안정화되었으며 입원 치료 후 안정적으로 퇴원하였다.

Introduction

2010년 센서스에 따르면, 미국은 65세 이상인 사람이 3,000만 명을 넘었으며, 이는 2000년보다 15.1% 증가한 것이다. 이러한 증가율은 미국 역사상 가장 높은 것이며, 9.7%의 전체 인구 증가율보다 상당히 높다. 이러한 비율은 1940년대~60년대의 "베이비 붐"시대로 인해 향후 20년 동안 계속 증가할 것으로 기대된다. 노인은 응급실 방문의 12~21%를 차지하며, 이 중 30~50%가 입원이 필요한 방문으로 추정된다. 또한 노인들은 집중 치료실로 입원할 확률이 더 높다.

노화에 의한 생리학적 변화로 인해 노인환자는 일반 성인과는 다른 특성을 가지게 되며 이로 인해 응급의학 의사는 많은 어려움을 겪을 수 있다. 특히, 일반 인구와 비교하여 노인층에서는 다중 합병증의 유병률 증가와 함께 급성 폐 및 심장 질환의 발병률이 증가한다.

호흡 곤란은 노인에서 가장 빈번한 주 호소 중 하나이다. 이에 대한 원인의 진단 및 급성기 관리는 다소 복잡한데 이는 이 집단에서 나타나는 증상 및 이학적 소견의 다양성에 기인한다. 최근의 역학 조사에 따르면 급성 호흡 곤란의 가장 흔한 네 가지 원인은 울혈성 심부전(43%), 지역 사회 획득 폐렴(35%), 만성 폐쇄성 폐질환 악화(32%), 폐색전증(18%)이다. 그 외에 다른 병인에는 대사 산증의 원인이 되는 당뇨병성 케톤 산증, 급성 신부전 및 패혈증이 있다.

급성 호흡곤란으로 내원한 노인 환자에게 접근할 때, 의사는 많은 감별진단을 염두에 두어야 한다. 문진상, 최근 거동이 없는 상태에서 갑자기 생긴 호흡곤란은 폐색전증을 의심할 수 있고, 기좌호흡, 말초 부종, 발작성 야행성 호흡 곤란이 있으며 과거력상 심부전이나 관상 동맥 질환이 있는 경우 폐부종을 의심해야 한다. 천식과 만성 폐쇄성 폐 질환을 가진 노인환자는 흉통 및 호흡곤란을 흔하게 동반한다. 또한 천명음은 심장 천식의 징후일 수 있다.

초기 평가는 항상 환자의 기도, 호흡 및 순환(ABCs)의 평가로 시작해야 한다. 환자가 숨이 차거나 산소 포화도가 낮으면 정맥로를 확보하고 산소를 공급하며 모니터 자리에 배정하는 것이 특히 중요하다. 신체 검사에는 모든 활력징후와 폐 청

표 10.1. 순응도의 상실과 가스 교환 능력에 기여하는 폐의 연령 관련 구조 변화.

Structural change	Mechanism	Outcome
Osteoporosis	Kyphosis will ↓ height	↓ Volume
Calcification of rib cage	↓ Expansion of chest wall	↓ Volume
Weakening of diaphragm	↓ Atrophy of fast-twitch fibers	↑ Resp. failure when ill
Stiffening of pulmonary artery	Change in supporting connective tissue in bronchioles	↑ Peripheral vasc. resistance
Reduction in number of alveoli	↑ Ratio of collagen to elastic tissue	↓ Surface area, ↓ gas exchange
↑ Inflammation of lower resp. tract	↑ Ratio CD 4 :CD 8 lymphocytes, ↑ release of superoxides	↓ Gas exchange

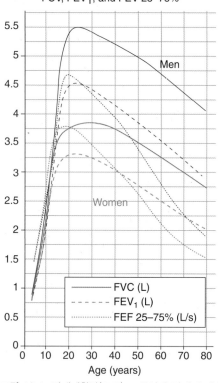

그림 10.1. 강제폐활량(FVC), 1 초안의 강제 호기 (FEV 1), 및 강제 호기량 25~75% (FEF 25~75%)의 정상 값. Y 축은 L에서 FVC 및 FEV 1을, L/s에서는 FEF 25~75%를 나타낸다.

진 및 경정맥 확장에 대한 평가 그리고 말단 부종에 대한 평가를 포함한 포괄적인 폐 및 심장 검사가 포함되어야 한다. 열이 없다고 폐렴을 감별진단에서 배제하여서는 안 된다. 진단 평가에는 혈액 샘플을 얻는 것이 포함되며 어떤 검사를 진행할지는 사례별로 결정해야 한다. 적절한 검사에는 전혈검사, 포괄적인 대사 패널, B-natriuretic peptide (BNP) 및 심장 마커가 포함될 수 있다. 환자가 호흡 곤란 또는 호흡기 질환이 발병한 경우, 환자의 호흡 상태에 대한 유용한 정보를 제공할 수 있기 때문에, 동맥 혈액 가스(ABG) 분석을 해야한다. 폐 색전증이 의심되는경우 D-dimer를 확인해야 하지만, 임상의는 노인환자에서 여러 기저 질환에 의해 값이 자주 거짓으로 상승될 수 있다는 것을 명심해야 한다. 급성 호흡 곤란이 있는 모든 노인 환자에서 심전도 및 흉부 X선 촬영도 시행되어야 한다. 낮은 산소 포화도, 신체 검사상 흉부견축, 빈맥, 발한 또는 호흡수 증

가가 나타나는 환자는 초기에 안정화시키고 즉시 추가 평가 및 치료를 위해 급성 치료 구역으로 이동되어야 한다.

이 장에서는 노화 과정에서 발생하는 호흡기 및 순환계의 생리적 변화에 대해 논의하고 호흡 곤란으로 이어질 주요 질병 프로세스의 일부를 다룰 것이다.

호흡기계 구조 역학

전체 호흡기계가 일생 동안 해부학적 변화를 겪기 때문에, 폐 질환이 없는 사람이라도 나이를 먹음에 따라 폐 기능이 악화된다. 호흡기계는 흉곽, 폐 및 횡격막으로 구성되며 이들 모두가 전체 시스템의 순응도에 기여한다. 순응도는 압력 변화에 대한 용적의 변화로 정의된다. 나이가 많아짐에 따른 구조 변화는 순응도의 감소를 초래한다.

흉곽의 연령과 관련된 골다공증은 흉곽의 높이를 줄이고 후만증을 야기하여 폐부피를 감소시킨다. 흉곽의 석회화는 경직의 원인이되고, 폐의 팽창능력을 감소시키며, 용적과 순응도를 감소시킨다. 이러한 흉벽 순응도의 감소는 높은 잔기량과 관련이 있다. 호흡역학에 필수적인 요소인 횡경막은 나이가 들수록 약해진다. 이러한 강도의 감소는 빠른연축근섬유부전 뿐만 아니라 근육위축 때문이다. 횡격막은 일찍 피로해지며, 그 결과 심폐 기능에 대한 스트레스가 증가하는 동안 호흡 장애가 발생한다.

폐 실질의 파괴와 폐 실질 사이 지지 구조물의 손실로 인해 나이가 들수록 폐의 구조적 변화가 일어난다. 이러한 변화에는 폐포관과 폐포 주머니의 확장뿐만 아니라 세 기관지 기도의 축소가 포함된다. 이러한 모든 변화로 폐의 과다팽창이 일어난다.

폐 혈관계의 경직성의 증가는 폐동맥의 확장성의 감소로 이어지며, 이는 말초 혈관 저항(peripheral vascular resistance, PVR)을 증가시킨다. 이것은 세기관지를 지지하는 결합 조직의 변화 때문이라고 여겨진다. 말초 혈관 저항은 전신 혈관 저항보다 더 영향을 받는다. 콜라겐의 비율 증가와 탄성 조직의 감소로 인하여 폐포 수가 적어지며, 결국 가스 교환을 위해 이용 가능한 표면적이 줄어든다(표 10.1).

폐 기능에 대한 영향

위에서 밝힌 생리학적 변화들이 합쳐져서 노년층에서는 호흡

표 10.2. 수축력 감소 및 부정맥에 기여하는 심장 구조의 연령 관련 변화.

Structural change	Mechanism	Outcome
↓ Number of myocytes	Cell death	↓ Contractility
↑ Size of myocytes	Filling space from cell death	Left ventricular hypertrophy
↓ Number of myocytes in SA node	Cell death	↑ Arrhythmias
Fibrotic foci appear	↑ Collagen, elastic tissue, fat deposition	↓ Contractility
Thickening of blood vessel walls	Sclerosis of intima and subendothelium	↓ Blood-carrying ability

시 기류속도 및 휴식기의 폐용적, 가스교환 등의 폐 기능이 감소된다. 폐 기능은 35세 전후로 감소하기 시작한다(그림 10.1). 동적 흐름의 감소는 강제폐활량과 1초 동안의 강제호기량을 감소시키고 강제폐활량에 대한 강제호기량의 비율을 감소시킨다. 예상 감소율은 25~30 ml/년이지만 70세 이후에는 두 배가 될 수 있다. 이러한 변화는 주로 흉곽의 경직이 증가하고 폐의 탄성 반동의 상실로 인하여 호흡 근육에 의해 생성 되는 힘이 감소하기 때문이다. 또한 기능잔기용량과 잔기량이 증가하여 정적 폐 용량의 변화가 생기며, 결국 폐활량이 감소한다. 마지막으로, 나이가 들수록 가스 교환의 장애가 발생한다. 이것은 폐를 관류하는 모세 혈관 수의 감소, 폐포 표면적의 감소 및 말초 세기관지의 허탈을 포함하여 많은 요인에 기인하며, 이들 모두 환기 – 관류 부적합을 증가시키고 전체 폐확산 능력을 감소시킨다.

요약하면, 언급된 모든 구조적 변화로 인해 호흡기계는 점진적인 노후화를 겪게 된다. 예컨대 PaO_2의 경우 30대부터 10년마다 2~3 mmHg씩 거의 선형으로 감소한다. 건강한 80세의 환자는 PaO_2 기준치가 78~92 mmHg이다. 이렇게 노인에서는 기본 산소포화도가 낮고 폐기능이 저하되어 있어 급성 폐손상 시 성공적으로 대처하는 것이 더 어려울 수 있다.

노인의 심혈 관계 변화

생활 양식 및 유전적 요인과는 독립적으로 나이에 증가함에 따라 심혈관에 중요한 변화가 일어난다. 이러한 변화는 심폐 질환의 유병률 증가에 기여하며 종종 노인의 호흡 곤란으로 나타난다.

구조적 변화

나이가 들면서 심장 근육 조직에 많은 변화가 발생한다. 크기가 증가할 뿐만 아니라 심근세포의 수는 감소한다. 콜라겐, 탄력조직 및 지방이 축적되고 노화 된 심근에서 섬유화 된 부위가 나타나기 시작한다. 이것은 결국 좌심실의 비대 및 근세포 수축력을 감소시킨다. 동심방결절의 심근 수는 극적으로 감소하여 부정맥에 대한 감수성 및 빈도를 고조시킨다. 이러한 모든 변화는 관상 동맥 질환의 존재와 관련 없이 독립적으로 발생할 수 있지만 관상동맥 질환에 의해 더 악화된다.

혈관에서는 동맥의 근위부에서 나이에 의한 변화가 가장 먼저 나타나는 경향이 있으며 이런 변화는 결국 혈관 전체로 진행하게 된다. 이는 동맥경화증의 발병과는 무관하게 나이에 따라 내막 및 내피밑층에서 발생하며 이로 인해 내벽이 두꺼워지고 혈관 벽 전체에는 더 큰 경직성이 생기게 된다. 이러한 모든 구조적 변화는 노인의 심혈관 기능을 악화시키는 요인으로 작용한다(표 10.2).

생리학적 변화

심박출량(CO)은 심박수와 일회 박출량을 측정하여 계산된다. 심박출량은 나이가 듦에 따라 감소하게 되는데 이는 매우 다양한 원인에 기인한다. 연령에 따라 영향을 줄 수 있는 심장 박출량의 결정 요인 중 일부는 심박수, 전부하 및 후부하, 내재근수행능력 및 신경 호르몬 조절이다. 흥미롭게도, 심장 박동수는 노화에 따라 감소하지만, 최대 심장 박출량은 Frank-Starling 메커니즘을 통해 보존된다. 동맥의 경직된 움직임(특히 상행 대동맥)과 작은 혈관상들의 표면적이 감소되어 말초 혈관저항이 이 증가하고 이로 인하여 후부하가 증가한다. 후부하가 증가한 결과로 심장 작업량이 증가하고, 이는 좌심실 비대에 큰 영향을 줄 가능성이 있다.

근세포비대와 흥분수축결합(excitation-contraction coupling) 메커니즘은 연장 된 이완기를 야기함으로써 이완기 기능 장애를 일으킨다. 연장된 이완과 심근의 증가 된 경직성은 심실 충전을 지연시키고, 휴식 및 운동 중에 좌심실 확장기 압력을 더 높게 한다. 이것은 폐 및 정맥 울혈을 초래할 수 있으며 심부전의 증상을 일으킬 수 있다. 이완기 기능 장애는 또한 세포 수준의 변화로 두드러진다. 칼슘 항상성은 나이가 들면서 붕괴된다. 근세포질그물은 칼슘을 효율적으로 격리하는 능력을 잃어버린다. 이것은 연령과 연관되어 일시적인 trans-sarcolemmal 칼슘 유입의 증가를 일으켜 이완기의 증가뿐만 아니라 연장되고 약해진 근육 세포의 수축력을 초래한다. 이것은 수축 장애, 부정맥 및 세포 사멸을 일으킨다. 감소된 산화 인산화와 누적 된 미토콘드리아 과산화는 심근 기능을 더 악화시킬 수 있다. 심혈관 질환이 없는 경우, 노인에서 이완기 기능 장애는 수축기 기능 장애보다 먼저 나타난다.

혈관계 변화

심장 기능의 변화 이외에도 심혈관 시스템의 변화는 고령자의 휴지기 수축기 혈압을 증가시킨다. 휴지기 심박수에는 변화가 없지만, 운동 중 최대 심박수는 나이가 들수록 줄어든다. 또한 심혈관 보상 기전이 지연되거나 불충분하여 자세, 식후 및 혈관미주신경과 관련한 실신이 증가하는데 이는 젊은 인구에서 볼 수 없는 수축기 혈압의 현저한 저하로 인한 것이다.

호흡 곤란의 원인

울혈성 심부전

미국에서는 570만 명의 성인이 심부전을 가지고 살고 있으며 이중 75%가 65세 이상이다. 이는 노인에서 입원을 야기하는 주요 원인이며 의료 시스템 이용에 지출되는 비용 중 가장 많은 부분을 차지한다. 여러 연구에서 나이와 심부전의 유병률 간에 양의 상관 관계가 있음이 입증되었다. 사실, 나이 자체는 심장 혈관 시스템의 변화로 인한 심부전 위험의 가장 강력한 예측 인자로 나타났다. 나이가 들어감에 따라 고혈압과 관상 동맥 질환의 유병률이 높아지는데, 이는 심부전의 두 가지 가장 큰 위험 인자이다. 노인의 심장은 심근 경색(MI) 후 재형성이 어려워 허혈성 심부전을 일으킬 확률이 높다. 노인 인구에서 심부전으로 입원한 환자의 사망 위험성은 젊은 환자의 약 2배(10.7% vs 5.6%)이다.

심부전은 수축기 및 이완기(보존 된 분출 분획으로 정의)의 두 가지 유형이 있으며, 후자는 70세 이상에서 더 많이 유행한다. 수축기 심부전은 근섬유 수축의 힘이 감소할 때 발생한다. 반대로, 이완기 심부전은 좌심실 이완 장애로 인한 정맥 울혈을 유발한다.

두 가지 유형의 심부전 모두 운동성 호흡 곤란, 발작성 야행성 호흡 곤란 및 기좌호흡이 비슷하게 나타날 수 있다. 징후로는 목 정맥 확장, 심장 검사 시 S3 존재, 폐 수포음 및 하체 부종이 있다. 특히 호흡곤란이 있을 때 BNP 〈 100 pg/ml라면 호흡곤란의 원인으로 심부전을 배제할 수 있고 〉 500 pg/ml라면 심부전에 의한 호흡곤란으로 생각할 수 있다. 그러나 신부전 및 기타 노인에게 동반될 수 있는 다른 합병증에 의해 BNP는 심부전 없이도 상승할 수 있다. 응급실에서 BNP를 확인하는 것은 환자를 분류하는 시간을 줄이고 입원 비용 및 30일 사망률을 감소시키는 것으로 나타났다.

응급실에서의 치료는 주로 이뇨제, 모르핀 및 정맥과 동맥의 확장을 위한 고용량의 질산염으로 이루어진다. 고농도의 질산염은 사망률을 낮추는 반면 furosemide 단독으로는 사망률을 낮추지 못하는 것으로 나타났다. 베타 차단제는 수축력 감소 효과 때문에 급성 심부전에서 피해야 한다. 비 침습적 양압 환기(NIPPV) (both continuous and biphasic positive airway pressure)가 현재 심부전에 더 자주 사용된다. NIPPV는 호흡 일을 감소시키고 산소공급과 폐포 환기를 향상시킨다. 또한 산소 공급을 개선하고, 호흡의 일을 줄이고, 때로는 삽관을 막고, 사망률을 감소시킨다. 그러나 NIPPV는 명료한 의식과 협조의 정도가 떨어질 수 있는 정신 착란 및 치매를 보이는 사람들에게 위험할 수 있으므로 사용 시 주의가 필요하며, 이런 경우 NIPPV를 견디지 못할 가능성 및 흡인의 위험성이 높다.

폐 색전증

노인 인구는 Virchow's triad(고 응고 상태, 내피 손상 및 증가 된 정체)의 정의에 따르면 혈전 색전증 위험이 증가한다. 이것은 감소된 운동성, 증가된 응고 인자를 통한 응고 항진성과 섬유소용해장애, 중심 정맥압의 증가 및 죽상 경화성 변화로 인한 내피 손상의 증가 때문이다. 최대 40%까지 부검 전에 진단되지 않은 상태에서 노인 사망률의 12%는 폐색전증에 기인한다고 추정된다.

가장 흔한 증상은 호흡 곤란, 빈 호흡, 흉막 흉통, 기침, 객혈, 실신이다. 그러나 젊은 인구와 비교해 나이든 환자의 경우 진단이 어려울 수 있다. 임상의는 호흡 곤란의 급성 병력이 있는 노인 환자 또는 응급실에 있는 동안 갑자기 상태가 나빠지는 노인 환자에서 폐색전증을 고려해야 한다. 젊은 환자는 흉막 흉통이 더 자주 발생하는 경향이 있는 반면, 노인 환자는 아마도 심폐 예비력이 약한 결과로 인해 단독 호흡 곤란이나 실신이 발생할 가능성이 더 크다. Wells 및/또는 Geneva Score는 사전 테스트를 통해 폐 색전증의 발생 확률을 평가하는 데 사용된다.

진단 검사는 노인에서 덜 민감하다. D-dimer 결과가 혈전 색전증에 대한 높은 민감도를 유지하지만, 특이도는 연령에 따라 급격히 떨어진다. 그 결과 더 높은 비율의 노인환자에서 폐 색전증을 배제하기 위해 2차 검사를 받아야한다. 임상적으로 더 유용한 것은 사전 테스트에서 확률이 낮은 사람이 음성 D-dimer 결과를 보이는 것이다. 이것은 매우 높은 음성 예측치를 가지고 있다. ECG 결과들은 비특이적이며 동성빈맥(가장 일반적임), 우각 차단 및 비특이적 ST-T파 이상을 포함 할 수 있다. CT 폐동맥 혈관 조영술은 폐 색전증을 진단하는데 있어 선택해야 할 영상기법이다. 신장 기능이 좋지 않아 IV 조영제를 투여할 수 없다면 환기-관류 스캔과 하지 말단 도플러 초음파를 포함한 다른 방법을 이용할 수 있다. 그러나 환기-관류 스캔은 근본적인 심폐 질환으로 인한 간섭으로 인해 비진단적이기도 하다. 깊은 정맥 혈전증(DVT)을 감지하는 말단 정맥 초음파의 민감도는 나이가 증가함에 따라 증가한다. 급성 호흡 곤란과 폐 색전증이 의심되는 상황에서 초음파에서 보이는 최근 깊은 정맥 혈전증의 존재는 폐 색전증의 진단을 뒷받침하고 즉각적인 항응고 치료를 가능하게 한다는 증거가 있다.

급성 관상 동맥 증후군

허혈성 심장 질환(IHD)는 선진국에서 사망의 주요 원인이다. 2004년 허혈성 심장 질환은 미국에서 65세 이상 사망자의 35%를 차지했다. 노인 인구는 허혈성 심장 질환으로 인한 모든 사망의 83%를 차지했다.

노인들은 일반인 인구와 비교하여 비 ST 분절 상승 급성 관상 동맥 증후군(NSTE ACS)에서 비정형 증상(흉통의 부재로 정의되는)을 더 많이 나타낸다. 가장 흔한 증상은 호흡 곤란(급성 관상 동맥 세계 등록 소에서 49%로 보고됨), 발한, 메스꺼움, 구토, 그리고 실신을 포함하며, 이는 때로는 심근 경색 인지의 지연 또는 누락으로 이어질 수 있다. 비정형 증상은 지연 진단과 치료로 인한 나쁜 결과뿐만 아니라 증거 기반 의학의 사용감소와 연관된다. 무증상심근경색은 85세 이상에서 심근경색의 21~68%를 차지하는 것으로 나타났다. 노인 인구는 또 다른 급성 질환으로 급성관상동맥 증후군이 발생할 확률이 높다. 이러한 모든 요인들 때문에 의사들은 노인에서 급성관상동맥 증후군에 대해 항상 많은 의심을 가져야 한다.

ACC/AHA 가이드 라인은 흉통이나 급성관상동맥 증후군과 일치하는 다른 증상을 호소하는 모든 환자에서 응급실에 도착한지 10분 이내에 표준 12유도심전도를 얻을 것을 권장한다. 이것은 다른 질병이 있는 상황에서 노인 인구가 단기간 사망 또는 치명적이지 않은 MI 위험이 상대적으로 높다는 것을 고려하면 매우 중요하다.

만성 폐쇄성 폐 질환

만성 폐쇄성 폐 질환은 만성 기관지염 및 폐기종을 포함하는 다양한 질병 상태를 포함하며, 이는 잔기량 및 FEV1의 증가로 인한 감소된 호기 유량이 측정되는 것을 특징으로한다. 급성호흡 부전은 저산소증(PaO2 〈 60 mmHg로) 또는 불량한 폐호환기에 의한 고탄산혈증(PaCO2 〉 50 mmHg)으로 정의된다. 후자가 더 흔하며 다양한 폐질환에 의해 발생할 수 있다. 나이 자체는 급성 악화와 급성 악화로 인한 입원의 필요성에 대한 독립적인 위험 요소이다. 10년이 지날때마다 급성악화의 횟수가 20% 증가하는 것으로 나타났다. 65세 이상에서 5년이 지날 때마다 입원이 36% 증가한다.

노인들은 호흡 곤란에 대한 둔한 인식과 증상이 단순하게 몸 상태가 안 좋은 것 때문이라고 가정하는 것을 포함하여 여러 가지 원인에 의하여 증상의 표현을 지연시키는 경향이있다. 흔히 나타나는 증상으로는 호흡 곤란, 기침, 흉부 압박감, 가래량의 및 천명음 등이 있다. 그러나 노인들은 가래 생산의 변화를 쉽게 인지하지 못한다. 징후에는 빈 호흡, 빈맥, 길어진 호기가 포함된다. 급성 악화에서는 호흡 소리의 감소 또는 부재를 천명음보다 더 자주 볼 수 있다. 중증에서는 오래 지속되는 만성 폐쇄성 폐 질환과 폐동맥 고혈압에 의해 우심실 확장(cor pulmonale)이 일어나고, 이로 인하여 경정맥 팽창(JVD), 간 비대, 말초 부종으로 이어질 수 있다. 다른 청색증의 증거가 될 만한 징후에는 곤봉지 및 의식수준의 감소가 있다. 악화된 말초성 부종과 공존하는 폐렴은 노인 인구에서 더 많이 발생한다. 만성 폐쇄성 폐 질환을 가진환자가 갑자기 악화의 소견을 보이면 자발기흉을 고려하는 것이 중요하다.

BNP나 흉부 엑스레이와 같은 검사가 심부전이나 폐렴과 같은 다른 진단을 배제할 수 있는 검사인 반면에 만성 폐쇄성 폐 질환의 악화를 진단하기 위해 수행할 수있는 결정적인 실험실 검사 또는 영상검사 방법은 없다. 그러나 연령, 수행도, 혈액 요소 질소(BUN), 혈청 알부민 및 동맥 산소 포화도는 사망률의 독립적인 예측 인자로 제시되었다.

만성 폐쇄성 폐 질환의 악화 시 응급치료는 저산소증과 호기류폐쇄를 바로 교정하는 것이다. 치료로는 산소보충, 베타 2 아드레날린작용제의 흡입, 이프라트로피움 브로마이드 및 코르

티코 스테로이드가 있다. 치료의 목표는 90% 이상의 동맥 산소 포화도를 유지하는 것이다. 노인 인구에서 만성 폐쇄성 폐 질환 악화 시 치료는 연령이 증가함에 따라 감소하는 베타 2 수용체로 인해 흡입 형 기관지 확장제치료가 어려울 수 있다. 기관지 확장제는 혈청 칼륨의 용량 의존적인 저하를 유발하여 QT 분절의 연장을 초래할 수 있으며, 이미 QT 분절을 연장하는 여러 약물을 복용 중인 사람들에게는 걱정스러울 수 있다. 만성 폐쇄성 폐 질환 환자에서 코르티코 스테로이드는 천식 악화에서 재발률을 감소시키고 염증을 감소시키는 것으로 나타났다. 객담의 증가 또는 색의 변화가 있는 환자의 경우 항생제가 권장된다. NIPPV는 만성 폐쇄성 폐 질환의 급성 악화에서 산소공급을 위해 점점 더 많이 사용되고 있으며, 호흡기 근육을 지지하고 폐포 환기를 보완하여 PaCO2를 감소시키는 역할을 한다. 급성 저산소 혈증에서 적절한 PaO2를유지하는 데에도 도움이된다. NIPPV는 삽관의 필요성, 인공 호흡기 관련 폐렴, 중환자실 체류 기간 및 병원 내 사망률을 줄이는 것으로 나타났다. NIPPV에 대한 초기 연구는 중년 환자에서 수행되었다. 그러나 더 최근의 연구는 같은 결론이 노령 인구에게도 적용될 수 있음을 보여 주었다.

천식 악화

천식은 상기도의 염증성 질환으로 점액 분비물, 기관지 경련 및 기도 부종으로 인하여 전반적으로 기도가 좁아지는 것이다. 진단은 외래에서 폐기능 검사를 통해 FEV1의 증가와 기관지 확장제에 의한 FEV1의 가역적 변화를 통해 이루어진다.

노인 인구에서의 유병율은 천식과 유사한 증상을 일으킬 수 있는 집단에서 발견되는 여러 가지 기본 동반 질환 때문에 과소 평가될 수 있다. 노인에서 천식은 적은 비율을 차지하지만 입원 및 사망에서는 높은 비율을 보인다. 급성 악화의 증상과 지속 기간 및 비가역적 폐쇄의 다양성 증가는 노인에서 볼 수 있는 특이한 것이다. 이것은 기도의 리모델링, 호중구의 증가로 인한 단백질 분해효소 분비의 증가뿐만 아니라 만성 폐쇄성 폐 질환, 기관지 확장증 및 폐 섬유증을 포함하는 폐 기저 질환 때문으로 생각된다.

급성 천식 악화 및 진단 검사에 대한 제시는 만성 폐쇄성 폐 질환 악화 때와 유사하며 위의 만성 폐쇄성 폐 질환 섹션에서 다루고 있다. 다시 말하지만, 만성 폐쇄성 폐 질환을 가진 사람에서와 같이, 임상의는 천식을 가진 사람에서 반드시 기흉을 고려해야 한다.

급성 천식 악화의 치료는 젊은 인구에서의 치료와 비슷하다. 치료의 주축은 흡입 형 단기 작용 베타 2 아드레날린 작용제(알부테롤), 흡입형 항콜린성 물질(이프라트로피움) 및 코르티코 스테로이드다. 그러나 노인 인구에서 증상을 완화시키는 것이 더 어려울 수 있다. 폐 기능의 감소, 특히 흉벽의 경직된 움직임, 호흡근 기능의 감소, 탄력 반동의 상실로 인한 잔류량의 증가는 기관지 확장제 및 코르티코 스테로이드에 대한 반응 감소로 이어진다. 노인들은 또한 빈맥, 진전, QTc 연장, 혈청

칼륨 감소와 같은 베타 2 아드레날린 작용제의 부작용에 더 취약하다. NIPPV는 울혈성 심부전과 만성 폐쇄성 폐 질환을 악화 시킬 수 있기 때문에 천식 악화에 효과적이지 않은 것으로 나타났다.

폐렴

노인들은 여러 동반 질환, 영양 결핍, 최근의 입원, 가정 간호, 보호시설 그리고 일반적인 건강악화와 같은 수많은 이유로 폐렴 발병의 위험이 높아진다. 노인에서 매년 거의 1백만 건의 지역 사회 획득 폐렴이 진단되며, 이 중 환자의 3분의 2 이상이 입원을 필요로 한다. 2008년, 폐렴은 미국 노인 인구에서 다섯 번째 주요 사망 원인이었다.

폐렴을 앓고 있는 환자의 절반 이상이 65세 이상이다. 요양원 환자는 특히 폐렴으로 인한 사망률이 증가하는데, 이는 44%로 높게 보고되고 있다[36,38]. 세균성 폐렴은 비인두에서 유래하는 경우가 많지만, 노인의 경우 기침 반사, 식도 연동 장애 및 의식상태의 저하로 인해 흡인에 노출된다. 면역 반응의 감소와 함께 근력 저하와 분비물을 제거하는 능력의 저하와 같은 구조적 변화는 노인 환자를 감염에 더 민감하게 하고 감염이 발생했을 때 중병이 될 가능성을 높게 한다. 이러한 요인들은 폐렴 발생 시 노인 인구에서 더 높은 이환율과 사망률을 초래한다.

노인들은 흔히 비정상적인 증상을 나타내며, 가장 흔히 호흡 곤란(58~74%로보고 됨), 기침, 발열 및 가래가 뒤따른다. 폐렴으로 진단된 70세 이상의 환자의 절반에서 건강의 악화, 혼란, 쇄약 및 의식 수준의 감소와 같은 비호흡기 증상을 호소했다는 점에 유의해야 한다.

노인에서 폐렴의 검사는 전혈구계산(CBC), 혈액 배양, 흉부 X선 촬영, 그리고 가능하다면 객담 배양과 같은 일반 인구에서의 폐렴검사와 유사하다. 고열, 백혈구 증가 및 가래 생산과 같은 전형적인 징후 및 증상이 빈번히 없어 진단이 더욱 어려워진다. 흉부 X선 촬영은 폐혼탁도를 확인하는데 낮은 민감도와 음의 예측도를 보이므로 흉부 X선 촬영상 음성인 경우에도 폐렴 진단을 배제할 수 없다.

여러 가지 이유로, 노인 인구의 50% 미만에서만 원인 균이 확인된다. 그러나 지역 사회에서 가장 흔한 균으로는 Streptococcus pneumoniae, Haemophilus infl uenzae, Moraxella catarrhalis가 있다. 요양원 인구에서는 Legionella pneumophila, Chlamydia pneumoniae, Mycoplasma와 같은 비정형 박테리아의 비율이 높을 뿐만 아니라 다약제 내성이 더 많이 발생한다.

노인의 지역 사회 획득 폐렴에서 나타나는 높은 이환율과 사망률은 주로 감염균보다는 기능적 상태로 인한 것으로 생각된다. Gramnegative rods와 multidrug-resistant Staphylococcus aureus (MRSA)는 폐렴의 흔한 원인은 아니지만, 중증인 경우 더 자주 나타난다. MRSA는 이전의 바이러스성 질병이 있는 상황에서 발생률이 증가한다. 폐렴의 응급

처치는 적절한 산소 공급 유지, 탈수회복 및 항생제 투여를 포함한 환자의 호흡 상태를 초기에 안정화시키는 것으로 구성된다. 요양원 획득 폐렴에 대한 가장 최근의 항생제 지침은 요양원에서 초기 치료를 위해 fluoroquinolone 또는 amoxicillin/clavulanic acid와 macrolide를 포함하는 것이다. 입원 치료가 필요한 경우, antipseudomonal cephalosporin에 추가로 Macrolide의 투여가 권장된다. 심한 폐렴이 있는 사람들에게는 cephalosporin과 Ciprofloxacin 그리고 추가로 vancomycin투여가 권장된다. 위험도가 낮고 지역사회 획득 폐렴 환자의 경우, 비정형 적용 범위와 항염증 특성으로 인해 표준 외래 치료로 현재 매크로 라이드 단독 요법이 권장된다. 그러나 서유럽에서 더 많이 볼 수 있는 특정 개체군은 macrolides에 대한 저항성이 증가하고 있으므로 amoxicillin이나 amoxicillin/clavulanic acid 투여가 추천된다. 입원을 요하는 심각한 지역사회 획득 폐렴의 경우, 사망률의 감소를 포함한 유의하게 예후를 향상시키는 광범위한 항생제의 조합이 사용되어야 한다. 그러나 항생제의 특정 조합이 다른 항생제보다 훨씬 효과적이라는 데이터는 거의 없다. 여러 관찰 연구에 따르면 복합 요법에는 macrolide가 포함되어야 한다. macrolide/fluoroquinolone 대 macrolide/beta-lactam 조합 또는 macrolide/beta-lactam 대 fluoroquinolone/beta-lactam 조합 사이에 입증된 차이는 없다. 다른 macrolide 사이에 효능의 차이가 있는지에 대해서도 불분명하다. 다른 연구에서는 Pseudomonas aeruginosa에 대한 우려가 있는 경우 piperacillin/tazobactam을 추가하는 것을 추천하였다. 치료 기간은 항생제의 15일 코스가 더 적절한 것으로 밝혀진 P. aeruginosa의 감염을 제외하고는 5일에서 7일이어야 한다. 적절한 항생제 선택을 결정할 때 기관 기반 유병률과 민감도 또한 고려되어야 한다.

요약

급성 호흡 곤란은 노인의 흔한 증상이며, 상당한 이환율과 사망률을 초래할 수 있다. 폐 및 심혈관계 모두에 대한 구조적, 기계적 및 생리학적 변화로 인해 노인은 심각한 급성 손상에 더욱 취약해진다. 그들은 질병 발병에 더 취약할 뿐만 아니라 전형적인 증상 및 징후가 나타나지 않으며 손상에 대한 적절한 대응을 하기가 어려울 수 있다.

이러한 점을 감안할 때, 임상의는 호흡 곤란이있는 노인 환자를 평가할 때 많은 감별진단을 고려해야 한다. 급성 호흡 곤란의 가장 흔한 원인은 위에서 간략하게 논의됐다. 그러나 노인 인구의 호흡 곤란에 포함되어야 하는 다른 질병 과정이 있다. 여기에는 기흉, 대사성 산증, 당뇨병 케톤 산증, 급성 복강 내 또는 신장의 병리 및 패혈증이 있으나 이에 한정되지는 않는다. 일차성 대사 산증의 존재는 호흡 수의 보상적 증가를 유발한다. 노년층에서 볼 때, 감소된 폐 기능과 낮은 PaO_2 기준선을 감안할 때 효율적으로 보상할 수 없다. 또한, 호흡일의 증

가는 위에서 논의된 다른 기저질환을 악화시킬 수 있다. 특정 질병 과정에 대한 자세한 내용은 이 책의 3절을 참조하기 바란다.

요약하면, 임상가는 급성 호흡 곤란이 있는 노인의 경우, 나이가 들수록 변화를 보이는 폐 및 심혈관계로 인하여 진단적 접근과 치료가 바뀔 수 있다는 사실을 인식해야 한다.

핵심과 주의점

핵심

- 폐 및 심혈관계의 연령과 관련된 구조적 및 생리학적 변화는 노인 인구를 급성 생리학적 스트레스 요인에 더 민감하게 하고 극복하기 힘들게 한다.
- 노인의 폐는 기능적 용량이 감소하고, 예비 부피가 감소하며, PaO_2의 기준선이 감소합니다.
- 노인의 심장은 휴식과 운동 시 모두에서 심장 출력이 감소하고, 안정 시 수축기 혈압이 높아지며 말초 혈관 질환의 유병률이 증가한다.
- 천식이나 만성 폐쇄성 천식의 과거력이 있거나 응급실에서 급격한 악화를 나타내는 환자의 경우, 의사는 항상 기흉을 감별해야한다.
- 급성 호흡 곤란을 앓고있는 노인 환자는 젊은 층에서 나타나는 고전적인 증상이나 증상을 보이지 않는 경향이 있다. 감별해야 할 질환을 넓게 가져야 한다.

주의점

- 노인의 급성 호흡 곤란은 심폐와 관련없는 여러 가지 원인으로 비롯될 가능성이 높으며, 보다 광범위한 검사가 필요하다.
- 상대적으로 건강한 노인 환자조차도 급성 폐 또는 심장 손상의 상황에서 효과적으로 보상할 수 없다. 급성 호흡곤란을 가진 노인환자에서는 입원이나 외래추적관찰에 적용되는 역치가 낮다.
- 급성 호흡 곤란의 원인으로 의심되는 것에 대한 치료를 시작할 때, 임상의는 가장 적절한 치료를 제공하기 위해 환자의 다른 동반질환 및 의식수준을 고려해야 한다.
- 환자가 흉통을 호소하지 않더라도 노인 인구에서는 호흡 곤란의 원인으로 급성 관상 동맥 질환을 항상 고려해야 한다.

참고문헌

1. Aminzadeh F, Dalziel WB. Older adults in the emergency department: a systematic review of patterns of use, adverse outcomes, and eff ectiveness of interventions. Ann Emerg Med. 2002;39:238–47.
2. Ray P, Birolleau S, Lefort Y, et al. Acute respiratory failure in the elderly: etiology, emergency diagnosis and prognosis. Critical Care (London). 2006;10:R82.
3. Ray P, Birolleau S, Riou B. Acute dyspnoea in elderly patients. Revue Des Maladies Respiratoires. 2004;21:8S42–54.
4. Sharma G, Goodwin J. Eff ect of aging on respiratory system physiology and immunology. Clinical Interventions Aging. 2006;1:253.
5. Taylor NAS. Pulmonary function in aging humans. In Handbook of the Biology of Aging, ed. Masoro EJ, Austed SN (Amsterdam: Elsevier, 2010), p.421.
6. Williams JM, Evans TC. Acute pulmonary disease in the aged. Clin Geriatr Med. 1993;9:527–45.
7. Wei JY. Age and the cardiovascular system. N Engl J Med. 1992;327:1735–9.
8. Lakatta, E. Changes in cardiovascular function with aging. Eur Heart J. 1990;11:22.
9. Th omas S, Rich MW. Epidemiology, pathophysiology, and prognosis of heart failure in the elderly. Heart Failure Clinics. 2007;3:381–7.
10. Carek S. Heart failure in older people. Generations. 2006;30:25–32.
11. Baker S, Ramani GV. Heart Failure in the Elderly (Bethesda, MD: National Institutes of Health, 2006).
12. Michelson E, Hollrah S. Evaluation of the patient with shortness of breath: an evidence based approach. Emerg Med Clin N Am. 1999;17:221–37.
13. Wang CS, FitzGerald JM, Schulzer M, Mak E, Ayas NT. Does this dyspneic patient in the emergency department have congestive heart failure? JAMA. 2005;c4:1944–56.
14. Delerme S, Ray P. Acute respiratory failure in the elderly: diagnosis and prognosis. Age Aging. 2008;37:251–7.
15. Archambault P, St-Onge M. Invasive and noninvasive ventilation in the emergency department . Emerg Med Clin N Am. 2012;30:421–49.
16. Bersten AD. Best practices for noninvasive ventilation. CMAJ. 2011;183:293–4.

17. Kim DY, Kobayashi L, Barmparas G, et al. Venous thromboembolism in the elderly: the result of comorbid conditions or a consequence of injury? J Trauma Acute Care Surg. 2012;72:1286–91.

18. Moayedi S. Approach to dyspnea among older adults. Geriatrics Aging. 2008;11:347–50.

19. Masotti L, Ray P, Righini M, et al. Pulmonary embolism in the elderly: a review on clinical, instrumental and laboratory presentation. Vasc Health Risk Management. 2008;4:629–36.

20. Castelli R, Bergamaschini L, Sailis P, Pantaleo G, Porro F. The impact of an aging population on the diagnosis of pulmonary embolism: comparison of young and elderly patients. Clin Appl Thromb/Hemostasis. 2009;15:65–72.

21. Calvo-Romero JM, Lima-Rodrguez EM, Bureo-Dacal P, Perez-Miranda M. Predictors of an intermediate ventilation/perfusion lung scan in patients with suspected acute pulmonary embolism. Eur J Emerg Med. 2005;12:129.

22. Righini M, Goehring C, Bounameaux H, Perrier A. Eff ects of age on the performance of common diagnostic tests for pulmonary embolism. Am J Med. 2000;109:357–61.

23. Righini M, Le Gal G, Perrier A, Bounameaux H. Clinical probability assessment of pulmonary embolism by the Wells' score: is the easiest the best? J Th romb Haemost. 2006;4:702–4.

24. Le Gal G, Righini M, Roy PM, et al. Prediction of pulmonary embolism in the emergency department: the revised Geneva score. Ann Intern Med. 2006;144:165–71.

25. Goodman SG, Huang W, Yan AT, et al. The expanded Global Registry of Acute Coronary Events: baseline characteristics, management practices, and hospital outcomes of patients with acute coronary syndromes. Am Heart J. 2009;158:193–201.

26. Wright RS, Anderson JL, Adams CD, et al. 2011 ACCF/AHA Focused update incorporated into the ACC/AHA 2007 Guidelines for the management of patients with unstable angina/non-ST-elevation myocardial infarction: a report of the American College of Cardiology Foundation/ American Heart Association Task Force on Practice Guidelines . J Am Coll Cardiol. 2011;57:e215.

27. Abbatecola AM, Fumagalli A, Bonardi D, Guff anti EE. Practical management problems of chronic obstructive pulmonary disease in the elderly: acute exacerbations. Curr Opin Pulmon Med. 2011;17:S49.

28. Imperato J, Sanchez LD. Pulmonary emergencies in the elderly. Emerg Med Clin N Am. 2006;24:317–38.

29. Stone RA, Lowe D, Potter JM, et al. Managing patients with COPD exacerbation: does age matter? Age Aging. 2012;41:461–8.

30. Ray P, Al-Harty A. Management of Acute Respiratory Failure in Elderly Patients: Prognosis and Risk Factors (accessed from www.touchemergencymedicine.com/.../private/articles/10513/pdf/ray.pdf).

31. Bellia V, Battaglia S, Catalano F, et al. Aging and disability aff ect misdiagnosis of COPD in elderly asthmatics: the SARA study. Chest. 2003;123:1066–72.

32. Enright PL, McClelland RL, Newman AB, Gottlieb DJ, Lebowitz MD. Underdiagnosis and undertreatment of asthma in the elderly. Chest. 1999;116:603–13.

33. Hanania NA, King MJ, Braman SS, et al. Asthma in the elderly: Current understanding and future research needs: a report of a National Institute on Aging (NIA) workshop. J Allergy Clin Immunol. 2011;128:S4–24.

34. Reed CE. Asthma in the elderly: diagnosis and management. J Allergy Clin Immunol. 2010;126:681–7.

35. Bhattacharyya D, Prasad B, Rajput A. Recent advances in the role of non-invasive ventilation in acute respiratory failure. Med J Armed Forces India. 2011;67:187–91.

36. Ewig S, Welte T, Chastre J, Torres A. Rethinking the concepts of community-acquired and health-care-associated pneumonia. Lancet Infect Dis. 2010;10:279–87.

37. Caterino JM. Evaluation and management of geriatric infections in the emergency department. Emerg Med Clin N Am. 2008;26:319 –43.

38. Adedeipe A, Lowenstein LR. Infectious emergencies in the elderly. Emerg Med Clin N Am. 2006;24:433–48.

39. Feldman C. Pneumonia in the elderly. Emerg Med Clin N Am. 2001;85:1441.

40. Self WH, Courtney DM, McNaughton CD, Wunderink RG, Kline JA . High discordance of chest X-ray and computed tomography for detection of pulmonary opacities in ED patients: implications for diagnosing pneumonia. Am J Emerg Med. 2012;31:401–5.

41. Th iem U, Heppner HJ, Pientka L. Elderly patients with community-acquired pneumonia: optimal treatment strategies. Drugs Aging. 2011;28:519–37.

42. Mylotte JM. Nursing home-acquired pneumonia: update on treatment options. Drugs Aging. 2006;23:377–90.

43. Waterer GW, Rello J, Wunderink RG . Management of community-acquired pneumonia in adults. Am J Resp Crit Care Med.2011;183:157–64.

44. Wilson BZ, Anzueto A, Restrepo MI, Pugh MJV, Mortensen EM. Comparison of two guideline-concordant antimicrobial combinations in elderly patients hospitalized with severe community-acquired pneumonia. Crit Care Med. 2012;40:2310–14.

장

11

노인에서의 복통

임상 증례

82세 여자가 약 1주 전부터 발생한 우측 옆구리 통증으로 내원하였다. 오심, 구토, 설사의 복부 증상은 없었고, 활력징후는 다음과 같았다. 혈압 144/78 mmHg, 맥박 86회/분, 호흡 18회/분, 체온 38.3도. 신체 진찰에서 복부는 전반적으로 부드러웠고, 우측 늑골척추각과 우측 하복부에 압통이 관찰되었다. 시행한 검사실 결과에서 백혈구 11,470/μL, 혈색소 12.1 g/dL, 혈소판 216,000/μL였고, 혈액 화학 검사는 특이 소견 없었으며, 소변 검사에서는 잠혈(occult blood) 3+, 요침사검사(urine sediment analysis)에서 적혈구 20-49/HPF였다. 감별진단을 위해 촬영한 복부 CT에서 천공성 충수염과 충수주위 농양이 진단되어 외과에 입원하여, pigtail 카테터 삽입과 항생제 치료 후 지연 수술(delayed operation)하고 증상 호전되었다.

배경

급성복통으로 응급실에 내원하는 노인 환자는 의료진이 만나는 가장 복잡하고, 위험하고, 시간이 오래 걸리는 환자 중 하나이다. 이들은 다른 환자군들보다 더 많은 시간과 의료 자원을 소비한다. 같은 증상을 가진 젊은 환자와 비교하여 노인 복통 환자는, 응급실에 20% 이상 더 오래 체류하고, 약 반 수에서 입원이 필요하며, 약 1/3에서 응급 수술적 처치를 필요로 한다. 복통으로 인한 노인 사망률은 10%에 이르며, 이는 젊은 이들에 비해 9배나 높다. 또한, 귀가한 환자들의 1/3은 병원을 재방문한다. 응급의학을 하는 많은 의사들은 환자를 "아프다 또는 아프지 않다"로 인지하는 데 숙련되어 있다. 이는 환자를 진료하는 중요한 기술이기는 하나, 노인 복통 환자의 경우에는 충분하지 않다. 응급실에서 환자의 수술 컨디션 진단을 놓치게 되면, 환자가 지속적 관찰을 위해 병원에 입원하더라도 사망률은 크게 증가한다. 세계 인구가 계속 노령화됨에 따라 임상의들은 이러한 사례를 더 많이 접하게 될 것이다. 따라서, 노인에서 복통의 위험성을 제대로 인식하는 것이 중요하다. 이와 더불어 노인 복통의 구조화된 접근과 심각한 질병의 비전형적 현상을 이해하는 것이 생명을 구하고 양질의 의료를 제공하는 핵심일 것이다.

병력 청취

복통 환자에서의 정확한 병력 청취는 매우 중요하다. 겉보기엔 간단한 병력 청취가 노인 환자들에서는 문제가 될 수 있다. 청력 저하, 기억력 감퇴, 아픔을 참으려는 경향은 의료진이 당면하는 문제들이다. 노인 환자들은 종종 여러 가지 질환을 앓고 있으며, 여러 가지 약물을 복용하고 있다. 일부 환자들은 그들이 병원에 입원할 것, 독립성을 잃어버릴 것에 대한 두려움 때문에 정확한 병력을 제공하지 않을 수 있다. 따라서, 병력 청취 자체는 젊은 복통 환자들에게서 발견되는 위험한 신호에 맞춰 시행되어야 한다. 여기에는 피가 섞인 구토물 또는 대변, 열, 실신과 같은 심각한 증상이 갑작스레 시작, 동반되는 것이 포함된다. 그러나, 젊은 복통 환자들과 노인 복통 환자들의 몇몇 차이점들은 꼭 기억해야 한다. 노인은 혈관성 질환 발병률이 높다. 혈관 응급 질환은 치료 가능 시기가 매우 짧기 때문에, 항상 초기에 고려하여야 한다. 노인 환자는 수술적 상황이 발생해도 종종 병원 방문을 늦게 한다. 충수염으로 진단된 노인 환자의 1/4 이상이 증상 발생 3일 이후에 병원에 방문하고, 상당 수의 환자에서는 증상 발생 1주일 이후에 병원에 방문하는 것으로 나타났다.

흔히, 노인들에서는 복용 약물 목록이 길다. 약물은 복부 병리의 원인이 되기도 하고, 증상을 숨기거나, 질환으로 인해 나타나리라 예상되는 활력 징후 변화를 숨기기도 한다. 약물 부작용으로 인한 입원은 전체 노인 입원의 약 15%를 차지한다. 특히, NSAID는 소화성 궤양 발병 위험성을 크게 증가시킬 수 있으므로 병력 청취 시 꼭 물어봐야 한다. 스테로이드는 류마티스성 관절염, 일시적인 관절염(temporal arthritis), 폐

질환 등에서 흔히 사용된다. 스테로이드 사용은 복막염에 대한 염증 반응을 둔화 시킬수 있고, 소화성 궤양 발병에도 또한 중요 인자이다. 베타 차단제는 복강 내 패혈증에서 동반되는 빈맥이 나타나지 않도록 할 수 있다. Digitalis, metformin, colchicine은 실제로 복통을 유발할 수 있다. 처방전 없이 구입할 수 있는 의약품, 한약 및 영양 보충제를 포함한 정확한 약품 목록을 알고 있는 것이 노인 복통 환자 진료에 매우 중요하다. 만약 환자가 이에 대한 정보를 제공하지 못하는 경우에는 가족, 약을 처방한 의사 또는 약국에 문의하여야 한다.

이학적 검사

노인 복통 환자에서의 신체학적 진찰 역시 어렵다. 이는 노인에서의 활력 징후는 신뢰성이 떨어지기 때문이다. 노인 환자는 질환으로 인해 예상되는 발열이 없을 수 있다. 이들은 심지어 심각한 복강 내 질환이 있어도 체온이 정상이거나 오히려 저하될 수 있다. 전 세계적으로 10억 명이 고혈압을 앓고 있다. 겉으로 보기에 정상 혈압인 것이 고혈압이 있는 사람에게서는 실제 심각한 저혈압일 수 있다. 앞서 언급한 약물 이외에도, 심장의 후천적 전도 이상으로 인해 빈맥이 나타나지 않을 수 있다. 복부는 주의 깊게 진찰하여야 하고, 특히 덩어리나 멍이 있다면 꼭 기록하고, 외과적 수술 흉터 또한 기술되어야 한다. 숙련된 의사는 환자의 복부가 딱딱하고 판자 같은 "외과적 배(surgical abdomen)"가 없다고 안심하여서는 안 된다. 노화로 인해 복근이 감소되므로, 흔히 이 연령 그룹에서는 복부 강직, 근성 방어(guarding)가 예상보다 훨씬 적다. 천공된 궤양의 80%에서 복부 강직이 나타나지 않을 수 있다. 이 연령 그룹의 여성에서 대퇴 탈장은 소장 폐색의 더 흔한 원인임을 유념하며 탈장을 찾아내야 한다. 신체 진찰은 복부에만 국한되어서는 안 된다. 환자의 전반적인 외관 또한 중요한데, 창백하거나 황달이 있다면 질환의 중요한 단서가 된다. 심폐 기능 검사는 간성 울혈을 동반한 울혈성 심부전 또는 하엽 폐렴으로 인해 유발되는 통증 진단에 도움이 된다. 심방세동이 있다면 급성장간막허혈의 가능성을 증가시키므로 매우 중요하다.

진단 검사

흔히 노인 복통 환자에서는 검사실 검사를 많이 시행한다. 일반적 함정 중 하나는 검사실 값이 "정상"임에 안심하는 것이다. 예를 들어, 백혈구 증가는 노인 충수염 환자 1/4에서 나타나지 않는다. 또 다른 함정은 환자의 임상 증상과 상관 없는 비정상 검사 수치에 현혹되는 것이다. 아밀라아제 상승은 췌장염에서 볼 수 있지만, 이 비특이적인 검사 결과는 장간막허혈과 같이 훨씬 생명을 위협하는 질환에서도 볼 수 있는 현상이다. 현미경적 혈뇨는 신장결석에서 나타나지만, 동맥류 파열에도 동반될 수도 있다. 노인 충수염 환자 17%는 빌리루빈이 상승하

고, 40%까지는 비정상 소변 검사를 보인다. 심전도 검사는 복부 통증이 있는 노인 환자의 초기에 시행되어야 한다. 심각한 복강 내 병리로 인한 스트레스는 심근 허혈을 유발할 수 있기 때문이다. 또한, 노인환자는 심근 경색 증상으로 복통을 보일 수도 있다. 심근경색이 있는 노인 여성의 약 1/3 가량은 흉통 대신 복통을 나타낸다.

영상 검사

단순 방사선 사진

일반적으로, 단순 방사선 사진은 노인 복부 평가의 첫 단계로 시행된다. 복강 내 공기, 장폐색 또는 복강 내 이물질이 의심된다면, 이 검사는 유용하다. 그러나 모든 환자의 선별검사로서는 그 유용성이 제한적이다. 의료진들은 단순 방사선 사진이 정상이라고 해서 심각한 질환이 없다고 안심하여서는 안 된다. 검사실 검사와 마찬가지로, 의료진이 정확한 진단을 못하게 하는 다양한 결과들이 있을 수 있다. 예를 들어, 정맥석(phleboliths)은 흔히 요로 결석으로 잘못 해석되어 진단에 붙여진다.

초음파

초음파는 그 이용 범위가 점점 넓어지고, 더 많은 임상의들이 그 사용법을 배우고 있다. 초음파 적응증은 점점 많아지고 있다. 초음파 조작이 미숙한 사람도, 복부 대동맥 크기는 매우 신속하게 측정할 수 있다. 초음파는 급성 복통 진단에 매우 유용한 도구이다. 초음파는 대동맥류파열을 결정할 수 없지만, 이에 부합하는 임상 상황이라면, 초음파에서 발견되는 동맥류만으로도 긴급 수술을 결정할 수 있다. 초음파는 담도의 병리를 평가하는 확실한 검사(test of choice)이다. 노인에서 급성 담낭염이 급성 복부 수술의 가장 흔한 원인이기에 초음파는 특히 유용하다. 노인에서는 초음파에 잘 검출되지 않는 온쓸개관돌증(choledocholithiasis) 발병률이 높기에 주의가 필요하다. 또한, 초음파는 난소나 고환의 병리 발견에도 유용하다.

전산화단층촬영법

전산화 단층촬영(computed tomography, CT)은 사용이 점점 확대되는 또 다른 검사 방법이다. 다중 검출기 CT(multidetector row CT, MDR-CT)의 등장으로 해상도가 향상되고 혈관 조영 영상까지 얻을 수 있게 되었다. 노인 진료에 관한 결정이 CT 촬영으로 인해 바뀌는 것으로 밝혀졌다. 2004년 연구에서 CT 사용으로 인해 환자의 45%가 진단이 바뀌고, 약 1/4에서 입원 결정이 바뀌었다고 한다. 노인에서 방사선 노출에 대한 위험은 무시할 만하며, CT는 지속적인 복부 진찰을 위해 입원하는 것과 비교하여 비용 효과가 있는 것으로 밝혀졌다.

혈관조영술

MDR-CT 혈관 조영술을 선호하는 의료진들이 많아짐에 따라 혈관조영술(angiography)은 점점 사용이 줄어들고 있다. 신장독성(nephrotoxicity)의 위험이 있고 침습적 방법임에도 불구하고, 혈관 조영술은 장간막허혈 평가에 있어 매우 중요한 도구이다. 이는 장간막허혈을 확진할 수 있고, 단독치료 요법 또는 보조 요법으로 유용하다.

감별진단

노인 복통 환자에서 감별해야 할 진단은 매우 광범위하다. 노인에서는 죽상경화(atherosclerosis) 발생률이 매우 높기 때문에 항상 혈관성 응급질환을 진료 초기에 고려하여야 한다.

혈관응급질환

복부대동맥류 파열(Ruptured abdominal aortic aneurysm)

복부대동맥류 파열(abdominal aortic aneurysm, AAA)은 노인에서의 주 사망 원인 중 하나이고, 사망률은 매우 높다. 한 연구에 따르면, 응급실 내원부터 수술실 입실까지 12분 밖에 걸리지 않았어도 사망률은 70%에 이른다고 보고하였다. 복부대동맥류 파열의 전형적 증상은 복부 통증, 저혈압 및 박동성 복부 종괴이다. 그러나, 임상에서는 이 전형적 증상이 잘 나타나지 않고, 비전형적인 증상 발현이 많다. 복부대동맥류 파열로 생존하여 내원한 환자의 약 65%에서 저혈압이 없고, 복부의 박동성 종괴는 1/4에서 없다. 복부대동맥류 파열의 가장 흔한 오진은 신장 산통(renal colic)이다. 이 두 질환은 많은 부분에서 징후와 증상이 중복되는데, 요로를 자극하는 AAA의 경우 현미경적 혈뇨를 동반하며 사타구니로 방사되는 옆구리 통증이 있다. 일반적으로, 50세 이상에서 새롭게 발병한 신장 결석은 퇴원 전에 CT나 초음파로 대동맥 검사를 시행하기를 권장한다. 그 외 흔한 오진으로는 근골격계 요통, 실신, 말초신경병증(femoral 또는 obturator nerve가 압박될 때)이 있다. 자세한 신체 진찰이 매우 중요하다. 앞서 언급했듯이, 박동성 종괴가 없을 수도 있지만, 박동성 종괴가 있다면 진단을 내리는 데 도움이 된다. 말초 맥박이 있는지 알아보는 것도 중요하다. 발가락의 반상출혈(ecchymosis)은 대동맥 혈전에 의한 색전의 결과일 수 있다. 복부, 옆구리, 또는 사타구니의 설명할 수 없는 반상출혈 역시 복부대동맥류 파열을 의미하는 것일 수 있다. 대동맥류 대부분이 복강 내 또는 후복막 공간으로 파열이 일어난다. 또한 대정맥으로 파열되어 지속적인 복부의 잡음 및 고박출 심부전(high-output heart failure)을 나타낼 수 있다. 또한, 대동맥류는 비정상적으로 위장관계와 연결될 수 있다. 위장관 출혈이 있는 환자 중 AAA가 있거나, AAA 복원술을 받은 기왕력이 있는 환자는 대동맥-장막 누공을(aortic-enteric fistula, AEF) 의심하여야 한다. 이는 1차 AEF보다 2차 AEF(복원술 받은 AEF)에서 훨씬 흔하다. 출혈

표 11.1. 급성장간막 허혈의 진단에 도움이 되는 병력들

원인	단서
상장간막동맥색전(SMA embolus)	환자의 1/3이 이전에 색전 경험
상장간막동맥혈전증 (SMA thrombosis)	상장간막동맥혈전증(SMA thrombosis)
장간막정맥혈전증 (mesenteric venous thrombosis)	1/2의 환자에서 본인 또는 가족이 정맥혈전 색전증 병력
비폐색장간막허혈 (nonocclusive mesenteric ischemia)	투석/digitalis

SMA, superior mesenteric artery; NOMI, nonocclusive mesenteric ischemia; VTE, venous thromboembolic disease.

은 처음에는 경미하다. 파열이 의심되는 AAA의 진단 검사는 환자 상태가 얼마나 안정되어 있는지에 달려있다. 신체 검진 또는 침상에서 시행된 초음파에도 AAA가 진단 또는 의심되는, 상태가 불안정한 환자는 신속하게 수술실로 이송해야 한다. 상태가 안정적인 환자는 조영증강 CT로 추가 검사를 시행할 수 있다. 만약, 검사에서 AAA 누출이 밝혀지면, 곧바로 수술적 치료가 이루어져야 한다. 나이가 많다고 복원술 비적응 대상은 아니다. 개방 복원술을 시행할지, 혈관 내 복원술을 시행할지(open versus endovascular repair) 여부는 수술하는 외과의와 상의하여야 한다. 상태가 안정적인 환자에서 많은 양의 수액 치료는 피해야 하지만, 이들에서도 종종 상당량의 수혈이 필요할 수 있으므로 최소 10단위 이상의 대량의 혈액을 준비해두어야 한다.

급성장간막허혈(acute mesenteric ischemia, AMI)

급성장간막허혈(AMI)은 병태생리가 밝혀지고, 치료 방법도 더욱 좋아졌음에도 사망률은 여전히 높다. 장간막허혈은 적절한 시기에 진단하기 어렵고, 치료 역시 어렵다. 치료에는 재관류, 혈관 경련수축 및 허혈-재관류 손상을 다루는 다각적 요소가 포함되어야 한다. 장간막허혈은 일반적인 용어이고, 이에는 최소 4가지 유형이 있다. 상장간막동맥색전(superior mesenteric artery (SMA) embolus), 상장간막동맥혈전증(SMA thrombosis), 장간막정맥혈전증(mesenteric venous thrombosis, MVT), 비폐색장간막허혈(nonocclusive mesenteric ischemia, NOMI). 모든 유형에서 진단에 어려움이 있지만, 진단에 도움을 주는 단서들이 있으니 주의 깊게 찾아보아야 한다(표 11.1). SMA 색전은 AMI의 가장 일반적인 유형이다. 환자는 복통을 호소하고, 가장 흔한 원인은 심방 세동이지만, 좌심실의 정체를 일으키는 어떤 질환에 의해서도 발생할 수 있다. 장 허혈이 발생하면, 장은 내용물을 비우려는 성질 때문에, 통증은 종종 구토, 설사 같은 "장 비우기(gut emptying) 증상"과 함께 나타난다. AMI가 장염으로 가장 흔히 오진되는 것이 이 때문이다. SMA 색전증 환자의 1/3에서 이전에 색전 이벤트를 갖고 있다. 따라서 이전에 색전증, 신장 또는 비장 경색, 하지 동맥 색전증이 있었는지에 대해 의무기록을 검토하고 환자에게 병력 청취를 하여야 한다. SMA 혈전증은 급성관상동맥 증후군(acute coronary syndrome, ACS)과 유

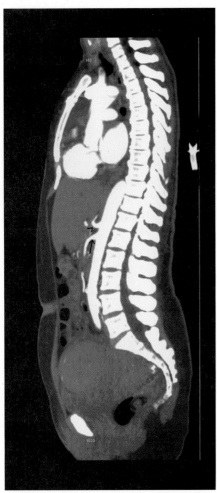

그림 11.1. MDR-CT. 정상 celiac axis(화살표 머리)와 정상 상장간동맥(화살표).

인해서도 발생할 수 있다. Digoxin을 복용하는 환자들 또한 발병 위험이 증가한다. NOMI는 중환자실 환자 중 복부 팽창 및 위장관계 출혈을 보이는 경우 종종 나타난다. AMI 환자는 검사에 비해 훨씬 심한 통증을 호소한다. 환자 진료에는 검사실 검사, 영상 검사뿐 아니라 혈관 외과 및 일반 외과로의 협진을 포함하여야 한다. AMI를 암시하는 검사실 검사는 대사성 산증, 백혈구 증가증, 아밀라아제와 젖산 농도 증가가 있다. 단순 영상 검사는 진단에 도움이 되지 않는다. 복막 증상이 나타나기 전 조기에 시행하는 혈관 조영술만이 사망률을 낮추는 것으로 입증된 유일한 치료이다. MDR-CT 혈관조영술의 등장으로 AMI 진단이 많이 발전하였다(그림 11.1). 영상의 질이 좋아지고 검사 시행이 쉽다는 이점으로, 많은 병원에서는 AMI가 의심되는 경우 MDR-CT 혈관조영술을 시행한다. 또한, 전통적인 혈관조영술에서 AMI 양성 소견이 나온 경우에도 수술적 접근법을 계획하고 혈관경련수축을 치료하는 전략을 세우는데 이를 이용하고 있다. 개방 수술을 받기에 너무 상태가 안 좋은 환자는 때로 카테터를 이용한 혈관 조영술로 치료하고 있다.

장폐색(Bowel obstruction)

소장 폐색(Small bowel obstruction, SBO)

소장 폐색은 노인 환자나 젊은 환자나 비슷한 양상을 갖는다. 전형적으로 메스꺼움, 구토, 복부 팽창, 변비가 나타난다. 노인에서의 예후는 더욱 나빠서, 사망률은 14~35%이다. 높은 사망률은 진단을 놓치거나 진단을 지연시킨 것이 일부 원인인데, SBO는 부적절하게 집으로 퇴원시키는 질환 중 충수염 다음으로 많은 질환이다. 이런 부적절한 퇴원은 심각한 복통을 호소하지 않은 경우에 자주 발생한다. 따라서 응급실에서 적절하게 진단을 하는 것이 매우 중요하겠다. 만약 SBO환자가 외과적 수술이 필요한데 잘못 진단되어 내과로 입원하여 보존적 치료를 받는다면, 질병을 키우고, 사망률을 높이게 된다. 노인 SBO 대부분의 원인은 유착, 탈장이다. 담석 질환은 젊은 환자에서 SBO의 2%만을 유발하지만, 65세 이상 여성 SBO의 1/4은 담석에 의해 발생한 것이다.

대장폐색(Large bowel obstruction, LBO)

대장폐색 대부분의 원인은 장꼬임(volvuvus), 암, 게실염이다. 대장폐색이 소장폐색보다 덜 일반적이지만, 이 연령대에서는 암과 게실염이 더 많이 발병하므로, 대장폐색이 노인에서 많이 나타난다. 대장폐색 환자는 전형적으로 구토, 변비, 복통을 호소한다. 그러나 많은 노인 환자들은 대장폐색이 있으면서 설사를 동반하고, 절반에서만 변비나 구토를 호소한다. 장꼬임(volvuvus)은 대장폐색의 덜 빈번한 원인이나, 종종 수술적 치료가 필요한 질환이다. 장꼬임은 구불창자(sigmoid colon) 또는 맹장(cecum)에서 발생할 수 있으며, 구불창자꼬임(sigmoid volvulus)이 더 흔하다. 구불창자꼬임은 쇠약하고 만성 질환들에서 발생하는 경향이 있으며, 서서히 발병한다(그림 11.2).

사한 병태 생리를 나타낸다. SMA 기시부에서의 난기류는 플라크 침착을 유발한다. 환자는 흡연을 포함한 죽상경화증 위험 인자를 갖는 경향이 있다. 협착으로 인한 혈류 흐름 제한이 발생하면, 식후 복통으로 인한 음식 공포(food fear)와 체중 감소를 일으키는 "intestinal angina"가 발생한다. 이는 수개월에서 수년간 지속될 수 있어 상당한 체중 감소를 수반할 수 있다. ACS와 유사하게 플라크 파열이 발생하면, SMA로의 혈류가 갑자기 감소되어 SMA 색전증과 비슷한 증상이 나타난다. Intestinal angina의 병력은 AMI 진단을 훨씬 쉽게 해주므로, 이와 연관된 증상이 있는지 환자에게 물어봐야 한다. 장간막정맥 혈전증(MVT)은 다른 AMI의 원인들과 중요한 차이가 있다. 이는 젊은 환자에서 발생하는 경향이 있으며, 그 중 많은 사람들이 응고 항진 상태를 기저질환으로 가지고 있다. 병의 경과는 증상 시작부터 진단까지 며칠에서 수주까지 걸릴 수 있다. MVT 진단의 중요한 단서는, 환자의 절반이 환자 본인 또는 가족이 정맥 혈전색전증(venous thromboembolism)의 가족력을 갖고 있다는 점이다. 비폐색성장간막허혈(NOMI)은 패혈증, 심한 혈량 부족, 또는 심인성 쇼크 같은 저 혈류 상태 때문에 발생한다. 또한, 투석 환자에서 일시적인 저관류로

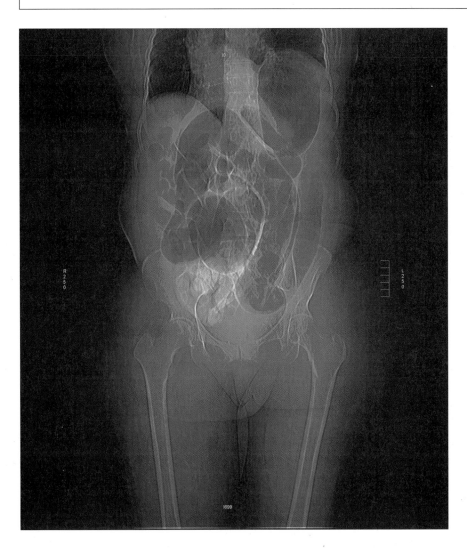

그림 11.2. 구불창자꼬임를 시사하는 구부러진 튜브 모양을 보여주는 CT.

초기에는 구불창자내시경을 통한 감압술(sigmoidoscopic decompression)을 통해 비수술적으로 치료할 수 있으나, 높은 재발률로 인해, 수술적 요법을 통한 확실한 치료가 종종 필요하기도 한다. 맹장꼬임(cecal volvulus)은 보통 젊은 연령에서 발병하는데, 해부학적 위치 때문에, 내시경을 통한 감압은 시행할 수 없고, 거의 항상 외과적 수술이 필요하다.

소화성궤양 질환(Peptic ulcer disease)

통증 없는 소화성궤양은 젊은 환자들에게선 흔치 않지만, 1960년대의 연구에 따르면, 내시경으로 입증된 소화성궤양을 가진 60세 이상의 환자 중 35%는 통증이 없었다. 소화궤양을 앓고 있는 노인 환자 중 반은 소화궤양으로 인한 합병증을 첫 증상으로 표현한다. 이 합병증은 흔히 천공이지만, 때로는 출혈, 위출구폐쇄(gastric outlet obstruction), 또는 근처 구조물로의 관통으로 나타나기도 한다. 노인 환자들은 이러한 합병증이 있더라도, 그 증상이 비전형적으로 나타날 수 있다. 복부 강직은 천공의 20% 미만에서 나타나며, 환자의 절반 이하만이 급성 통증을 호소한다. Upright 흉부 방사선 사진은 복강 내 자유 공기를 선별하는 데 좋다. 그러나, 이 또한 장 천공이 일어난 노인 환자의 40%에서는 나타나지 않는다(그림 11.3). 천공이 일어나면 사망률은 30%에 가까운데, 이는 젊은 환자들의 세 배에 해당한다. 만약 천공 진단이 24시간 지연되면, 사망률은 8배 증가한다. 70세 이상의 환자들은 보존적 치료가 수술보다 덜 효과적이다. 노인 소화궤양 환자는 젊은 환자들보다 출혈 가능성이 높다. 이들은 또한, 재출혈률과 수혈 필요성이 높으며, 출혈 조절을 위한 수술이 많이 요구된다.

담도 질환(Biliary tract disease)

급성 담낭염은 노인에서 가장 흔한 응급 수술 질환이다. 응급 담낭 절제술을 시행할 경우 예정된 스케줄로 시행한 수술보다 사망률이 4배 높다. 담도 질환으로 인한 합병증 비율은 노인에서 더 높다. 담낭은 혈관 조직이 잘 형성되지 않아, 죽상경화를 기저 질환으로 많이 가지고 있는 이 연령대에서는 천공에 더 취약하다. 노인들은 기종성담낭염(emphysematous chole-cystitis), 담석 유발성 췌장염(gallstone-induced pancre-atitis) 및 담낭 괴저(gallbladder gangrene)의 위험 또한 높다. 총담관결석증(choledocholithiasis) 또한 많아, ascend-ing cholangitis 발병 역시 높다. 환자가 구체적으로 RUQ에 통증을 호소하지 않더라도, 급성 담낭염의 일반적인 소견은 담낭이 있는 RUQ 압통이다. 급성 담낭염의 여러 징후 및 증상

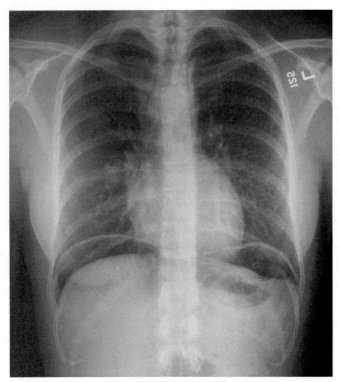

그림 11.3. 복강 내 자유 공기를 보여주는 upright 흉부 사진.

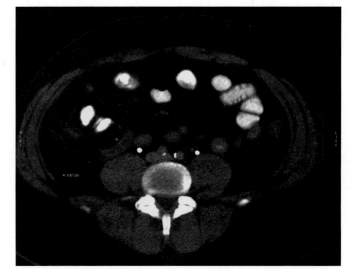

그림 11.4. 조영 증강 없이 팽창되어 충수염에 합당한 CT.

우 더욱 적극적으로 검사하여야 한다. 앞서 언급한 바와 같이, 고아밀라아제혈증은 급성장간막 허혈에서도 보일 수 있으므로, 의료진은 적절한 임상 증상 없이 아밀라아제 상승만으로 췌장염 진단을 하지 말아야 한다.

은 나타나지 않을 수 있어, 진단이 늦어지고 합병증이 증가하게 된다. 노인 담낭염 환자의 절반이 열이 없고, 흔히 메스꺼움과 구토는 동반되지 않는다. 백혈구 증가증은 30~40%에서 나타나지 않으며, 간 기능 검사는 흔히 정상이다. 노인에서는 무결석 담낭염(acalculus cholecytitis)의 빈도가 높아, 초음파 검사와 함께 간 담즙산 이미노디아세트산 스캔(hepatobili-ary iminodiacetic acid scan, HIDA scan)으로 추가 검사를 시행해야 한다. 진단이 의심된다면, 광범위 항생제를 사용한다. 수술 지연은 이환율과 사망률 증가를 초래하므로, 조기에 외과에 수술을 위한 의뢰를 하는 것이 필수적이다. 노인에서는 ascending cholangitis 또한 흔하다. 급성 화농성 담관염(acute suppurative cholangitis)은 즉각적인 감압이 필요한데, 개방 수술, 내시경 감압 도는 경피적 감압을 이용할 수 있다.

췌장염(Pancreatitis)

65세 이후 췌장염 발병은 200배 증가한다. 췌장염은 노인에서 가장 흔한 내과적 복부 질환이다. 70세 이상에서는 사망률이 40%에 달한다. 노인에서의 췌장염 증상은 젊은 환자와 비슷하나, 소수에서는 단순히 의식 상태 변화, 저혈압의 증상만 보이는 경우도 있다. 때로 이들은 심한 통증 없이 메스꺼움과 구토 증상을 보이기도 한다. 80세 이상의 노인에서는 괴사성 췌장염의 위험이 더욱 높고, 이는 종종 상태가 급속히 악화된다. 췌장염이 의심되는 노인에서는 CT 촬영 기준을 낮출 필요가 있고, 특히 전신염증반응증후군(systemic inflammatory response syndrome, SIRS) 또는 패혈증의 증상을 보이는 경

충수염(Appendicitis)

충수염은 한때 젊은이들의 질병으로 생각되었으나, 지금은 노인에서도 발생할 수 있다고 인지되고 있다. 실제로 충수염은 노인에서 세 번째로 가장 흔한 복부 수술 질환이며, 오진되거나 부적절하게 퇴원하는 가장 흔한 질환이다. 노인 충수염 환자는 모든 충수염의 14%에 불과하지만, 충수염으로 인한 사망은 노인이 50%를 차지한다. 충수염의 전체 사망률은 1%인 반면, 노인 충수염 환자는 4~8%의 사망률을 보인다. 노인에서의 이환율 역시 증가하여, 수술을 받을 때까지 노인 충수염 환자의 70%에서 천공이 발생한다. 노인에서의 충수염 진단은 어려워, 약 1/4 환자에서는 초기 내원 시 진단을 놓친다.

많은 의사들은 Alfredo Alvarado score에 대해 잘 알고 있으며, 이를 일반적으로 MANTRELS라고 한다. 이는 충수염의 전형적인 징후와 증상을 포함한다. 환자는 다음 기준들에 부합하면 각각 1점 또는 2점을 받는다. RLQ로의 통증 이동(1점), 메스꺼움과 구토(1점), RLQ의 압통(2점), 반발압통(1점), 체온 상승(1점), 백혈구 증가증(2점), 호산구 증가(shift to left, 1점). 이 시스템은 유용하지만, 노인에서는 그 효과가 떨어진다. 수술적으로 충수염이 진단된 143명을 대상으로 한 연구에서, MANTRELS 점수를 이용하여 12건의 사례가 누락되었는데, 이 중 10건이 60세 이상이었다. 노인에서는 충수염 증상이 비전형적으로 나타나는 것이 오히려 정상으로 여겨진다. 노인 충수염 환자의 20%만이 고열, 식욕 부진, RLQ 통증 및 백혈구증가증이 나타난다. 발열은 1/3에서만 나타나고, 1/4은 정상 백혈구 수를 가지며, 30%는 신체검진에서 RLQ 압통이 없다. 노인은 질환이 한참 진행된 후에 병원에 내원하는 경

향이 있다. 1/5에서는 증상 발생 3일 이후에 병원에 방문하고, 증상 발생 1주 후에 내원하는 경우도 약 10% 정도이다. 이러한 이유로 천공의 위험이 증가할 수 있다. 높은 오진률 역시 천공의 원인인데, 많은 의사들은 증상이 1주 이상 지속되었을 때 충수염의 가능성은 떨어진다고 생각하는 것도 높은 오진의 한 원인이다. 따라서, 의사들은 이전에 충수절제술을 받지 않은 노인 복통 환자에서는 꼭 충수염을 의심해봐야 한다. 이런 평가를 위해서는 CT 시행을 적극 고려해야 한다(그림 11.4). 충수염이 의심스럽거나 모호한 경우에는 일단 외과에 협진을 시행하기를 권장한다. 이 연령대에서는 조기에 진단적 개복술을 시행하는 것이 증상을 관찰하는 경우보다 예후를 향상시킨다.

게실 질환(Diverticular disease)

다른 질환과 마찬가지로, 게실 질환 역시 나이에 따라 발병이 증가한다. 발병률이 70세 이상에서는 50%이고, 85세 이상에서는 80%로 증가한다. 게실 질환은 위장관 출혈이나 게실염으로 나타날 수 있다. 하부 위장관 출혈의 가장 흔한 원인은 게실이다. 게실병 환자의 15%에서는 최소 1회의 심각한 출혈을 경험한다. 노인 환자에서의 출혈은 매우 중요한데, 이들은 재출혈의 위험 또한 약 25%로 높다. 게실염은 발열, 메스꺼움, 백혈구증가증, 좌측 하복부의 압통을 전형적으로 나타낸다. 그러나 노인에서는 절반에서 발열이 없고, 상당수에서 백혈구증가증이 나타나지 않는다. 대신 다른 증상들이 나타날 수 있는데, 고름뇨(pyuria) 또는 요로의 자극으로 인한 혈뇨는 신장결석 또는 요로감염으로 잘못 진단되어질 수 있다. 우측의 게실염은 충수염으로, 만져지는 종괴는 악성 종양으로 잘못 해석될 수 있다. 모든 게실염 중 절반이 처음에는 오진된다. 노인들은 게실염으로 인한 합병증 위험이 훨씬 높다. 이에는 농양 형성, 누공(fistula) 형성, 장폐색 및 패혈증이 포함된다. 천공 또한 흔해서 사망률이 25%에 달한다. 이전에 언급했듯이, 상당수의 심근 경색 노인 환자들의 증상이 위장관 증상으로 나타난다. 마찬가지로, 복부 외의 원인이 복부 증상으로 나타날 수 있다. 폐렴, 기흉, 흉막 삼출 및 폐색전과 같은 폐질환, 특히 하엽을 포함하는 경우, 복통으로 나타날 수 있다. 심장막염(pericarditis)나 심부전 같은 심장 질환도 고려해야 한다. 당

뇨병케톤산증 또는 고칼슘혈증 같은 내분비 원인은 종종 비특이적인 복통을 수반한다. 대상포진(특히 수포 이전 단계)은 피부분절을 따라 복통을 유발할 수 있다. 따라서 의사들은 복부 증상의 감별 진단에 비 복부 원인을 고려해야 함을 잊지 말아야 한다.

비-복부 원인들

복부는 진공 상태가 아니므로, 복부 이외의 원인 때문에 복통이 발생할 수 있다. 이전에도 언급했듯이, 심근 경색이 발생한 노인 환자의 상당수에서 위장관 증상을 나타낸다. 즉, 복부 외부분이 복부 증상으로 나타날 수 있다. 폐렴, 기흉, 흉막 삼출 및 폐색전 같은 폐 질환, 특히 하부엽을 포함하는 경우, 복통을 유발할 수 있다. 심장막염(pericarditis), 진행된 심부전 같은 심장 질환 역시 복통의 원인으로 생각해야 한다. 당뇨병케톤산증이나 고칼슘혈증과 같은 내분비 원인은 종종 비특이적 복통을 동반한다. 헤르페스 대상 포진(특히 수포 생성 이전 단계)은 침범된 피부 분절을 따라 복통이 발생할 수 있다. 따라서 의사들은 복부 증상의 감별진단에 비-복부 원인을 꼭 고려해야 한다.

배치

복통을 호소하는 노인 환자는 진료에 오랜 시간과 광범위한 검사 및 처치가 필요하다. 각종 검사 후에도, 많은 노인 환자들은 위험한 상태가 아님을 진단하기 위해 입원 또는 장기 관찰이 필요하다. 퇴원 시에는, 증상 악화 시 재내원하라고 교육하여서는 안 되고, 추적 날짜 및 계획을 정확하게 교육시켜야 한다. 연속적인 검사를 통해 다음의 의무 기록을 작성해야 한다. 증상이 개선됨, 검사실 및 영상 검사에서 영향을 미칠만한 소견이 없음, 본인의 약제 및 유동식을 섭취할 수 있음, 퇴원 후 돌 볼 성인이 있는지에 대한 기록. 의사는 "위장염(gastroenteritis)", "위장 독감(stomach flu)"과 같은 용어를 사용하지 않는 것이 좋다. 이런 용어의 사용은, 환자가 증상이 악화되더라도 추가 검사의 필요성을 못 느끼게 할 수 있다.

핵심과 주의점

핵심

- 많은 노인 환자들은 수술이 필요한 복부 질환 상태라도 정상 체온과 정상 백혈구 수치를 보인다.
- 급성 복통과 심실세동과 같은 좌심실의 정체가 있는 환자는 비록 복부 검진이 정상이더라도 장간막허혈을 평가해 보아야 한다.
- 노인의 소화성 궤양은 그로 인한 합병증이 흔히 첫 증상으로 나타난다.
- 노인 충수염 환자는 증상 발생 1주 후에 병원을 방문하기도 한다.
- 노인에서의 비전형적 증상을 감안하여, 의사는 CT같은 고차원의 영상검사 시행 기준을 낮춰야 한다.

- 심근경색을 앓는 65세 이상 여성의 1/3에서는 심근경색의 증상으로 복통을 호소한다.

주의점
- 천공 진단에서의 복부 강직 – 복부 강직이 80%에서 없음.
- 급성 화농성 담관염에서 감압 시기를 늦추지 않기.

- 충수염 진단에 MANTRELS 점수 같은 전형적 증상 및 징후를 강하게 신뢰하지 않기.
- 혈관 응급을 질환 초기에 고려하지 않기 – 치료 가능 시기가 매우 짧음.
- 비특이적 복통 환자에 위장염과 같은 양성 진단 내리지 않기.

참고문헌

1. Baum SA, Rubenstein Z. Old people in the emergency room: age-related diff erences in emergency department use and care. J Am Geriatr Soc. 1987;35:398–404.

2. Brewer RJ, Golden GT, Hitsch DC, et al. Abdominal pain: an analysis of 1,000 consecutive cases in a university hospital emergency room. Am J Surg. 1976;131:219–24.

3. Freund HR, Rubinstein E. Appendicitis in the aged: is it really diff erent? Am Surg. 1984;50:573–6.

4. Beijer HJ, deBlaey CJ. Hospitalizations caused by adverse drug reactions (ADR): a meta-analysis of observational studies. Pharmacy World & Science. 2002;24(2):46–50.

5. Fenyo G. Diagnostic problems of acute abdominal diseases in the aged. Acta Chir Scand. 1974;140:396–405.

6. Fenyo G. Acute abdominal disease in the elderly: experience from two series in Stockholm. Am J Surg. 1982;143:751–4.

7. Storm-Dickerson TL, Horattas MC. What have we learned over the past 20 years about appendicitis in the elderly? Am J Surg. 2003;185:198–201.

8. Martinez JP, Mattu A. Abdominal pain in the elderly. Emerg Med Clin North Am. 2006;24:371–88.

9. Lusiani I, Perrone A, Pesavento R, et al. Prevalence, clinical features, and acute course of atypical myocardial infarction. Angiology. 1994;45:49–55.

10. Jehle D, Davis E, Evans T, et al. Emergency department sonography by emergency physicians. Am J Emerg Med. 1989;7(6):605–11.

11. Esses D, Birnbaum A, Bijur P, et al. Ability of CT to alter decision making in elderly patients with acute abdominal pain. Am J Emerg Med. 2004;22(4):270–2.

12. Romero J, Sanabria A, Angarita M, Varon JC. Cost-eff ectiveness of computed tomography and ultrasound in the diagnosis of appendicitis. Biomedica. 2008;28(1):139–47.

13. Johansen K, Kohler TR, Nicholls SC, et al. Ruptured abdominal aortic aneurysm: the Harborview experience. J Vasc Surg. 1991;13:240–5.

14. Barry MC. An "all comers" policy for ruptured abdominal aortic aneurysms: how can results be improved? Eur J Surg. 1998;164(4):263–70.

15. Martinez JP, Hogan GJ. Mesenteric ischemia. Emerg Med Clin N Am. 2004;22:909–28.

16. Sack J, Aldrete JS. Primary mesenteric venous thrombosis. Surg Gynecol Obstet. 1982;154:205.

17. Rhee RY, Gloviczki P, Mendonca CT, et al. Mesenteric venous thrombosis: still a lethal disease in the 1990s. J Vasc Surg. 1994;20:688–97.

18. Boley SJ, Sprayregen S, Siegelman SJ, Veith FJ. Initial results from an aggressive roentgenologic and surgical approach to acute mesenteric ischemia. Surgery. 1977;82:848.

19. Wasnik A, Kaza RK, Al-Hawary MM , Liu PS , Platt JF. Multidetector CT imaging in mesenteric ischemia – pearls and pitfalls. Emerg Radiol. 2011;18:145–56.

20. Schwab DP, Blackhurst DW, Sticca RP. Operative acute small bowel obstruction: admitting service impacts outcome. Am Surg. 2001;67(11):1034–8.

21. Sanson TG, O'Keefe KP. Evaluation of abdominal pain in the elderly. Emerg Med Clin N Am. 1996;14(3):615–27.

22. Greenlee HB, Pienkos EJ, Vanderbilt PC, et al. Acute large bowel obstruction. Arch Surg. 1974;108:470–6.

23. Leverat M. Peptic ulcer disease in patients over 60: experience in 287 cases. Am J Dig Dis. 1966;11:279–85.

24. Caesar R. Dangerous complaints: the acute geriatric abdomen. Emerg Med Rep. 1994;15:191–202.

25. McNamara RM. Acute abdominal pain. In Emergency Care of the Elder Person, ed. Sanders AB (St Louis, MO: Beverly Cracom Publications, 1996), pp.219–43.

26. Wakayama T. Risk factors infl uencing the short-term results of gastroduodenal perforation. Surg Today. 1994;24(8):681–7.

27. Croft s TJ, Park KG , Steele RJ. A randomized trial of nonoperative treatment for perforated peptic ulcer. N Engl J Med. 1989;320(15):970–3.

28. Borum ML. Peptic-ulcer disease in the elderly. Clin Geriatr Med.

1999;15:457–71.

29. Rosenthal RA, Anderson DK. Surgery in the elderly: observations on the pathophysiology and treatment of cholelithiasis. Exp Gerontol. 1993;28:458–72.

30. Madden JW, Croker JR, Beynon GPJ. Septicemia in the elderly. Postgrad Med. 1981;57:502–6.

31. Martin SP, Ulrich CD II. Pancreatic disease in the elderly. Clin Geriatr Med. 1999;15:579–605.

32. Paajanen H. AP in patients over 80 years. Eur J Surg. 1996;162(6):471–5.

33. Kauvar DR. Th e geriatric acute abdomen. Clin Geriatr Med. 1993;9:547–58.

34. Shoji BT, Becker JM. Colorectal disease in the elderly patient. Surg Clin N Am. 1994;74:293–316.

35. Gupta H, Dupuy D. Abdominal emergencies: has anything changed? Surg Clin N Am. 1997;77:1245–64.

36. Yamini D, Vargas H, Bongard F, et al. Perforated appendicitis: is it truly a surgical urgency? Am Surg. 1998;64:970–5.

37. Alvarado A. A practical score for the early diagnosis of acute appendicitis. Ann Emerg Med. 1986;15:557–64.

38. Gwynn LK. The diagnosis of acute appendicitis: Clinical assessment versus computed tomography evaluation. J Emerg Med. 2001;21(2):119–23.

39. Horattas MC, Guyton DP, Wu D. A reappraisal of appendicitis in the elderly. Am J Surg. 1990;160:291–3.

40. Koruda MJ. Appendicitis: laparoscopic strategy in diagnosis and treatment. N Carol Med J. 1992;53:196–8.

41. Ferzoco LB. Acute diverticulitis [review]. N Engl J Med. 1998;338(21):1521–6.

42. Henneman PL. Gastrointestinal bleeding. In Rosen's Emergency Medicine: Concepts and Clinical Practice, 5th ed, ed. Marx JA, Hockberger RS, Walls RM, et al. (St Louis, MO: Mosby Inc., 2002), pp.194–200.

43. Ponka JL, Welborn JK, Brush BE. Acute abdominal pain in aged patients: an analysis of 200 cases. J Am Geriatr Soc. 1963;11:993–1007.

44. Krukowski ZH, Matheson NA . Emergency surgery for diverticular disease complicated by generalized and faecal peritonitis: a review. Br J Surg. 1984;71:921–7.

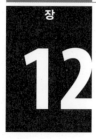

노인에서의 의식 변화

임상 증례　70세 여성 환자가 1일 전부터 발생한 의식변화와 발열을 주소로 내원하였다. 환자는 6년 전부터 파킨슨병을 앓고 있던 환자로 항파킨슨제 약물을 복용 중이었다.

내원 당시 혼수(coma) 상태로 혈압은 정상이었으나 39도의 고열과 분당 138회의 빈맥을 보이고 있었다. 혈액 검사상 WBC 16,200 mm³ 상승 외에 특이 소견 보이지 않았으며 CRP도 정상 범위였다. 두부 CT 및 MRI 상 brain atrophy 외에는 특이 소견 보이지 않았고, 뇌파검사 및 뇌척수액 검사에서도 특이소견 보이지 않았다.

내원 이후 40도 이상의 고열, 좌측 손의 불수의적 떨림을 보였으며 60 mmHg 이하의 저혈압을 보였다. 이전의 파킨슨병 앓고 있었던 점, 40도 이상의 고열을 보이나 특별한 감염 원인을 찾을 수 없다는 점 등으로 미루어 보아 임상적으로 악성 고열증이 의심되었다.

이후 냉각담요를 이용하여 체온을 낮추고 dantrolene을 투여하였다. 내원 5일째부터 항파킨슨제 약물을 도입하였다. 환자는 이후 내원하기 이전 상태로 의식을 회복하였고 집으로 퇴원할 수 있었다.

개요

의식 변화는 응급실로 내원하는 노인 환자의 공통적인 문제이며, 최대 10명의 환자 중 6명이 영향을 받는다. 혼란, 기면, 의식 수준 변화, 지남력 장애, 섬망, 격앙, 부적절한 행동, 부주의, 환각, 기면 등을 포함한 여러 동의어가 의식 변화를 기술하기 위해 사용된다. 표준화된 용어의 부재로 이러한 임상 증후군을 평가하고 적절하게 관리하는 데 어려울 수 있다. 사용되는 용어와 상관없이, 의식 변화는 인식의 변화(주변 환경에 대한 인식 수준 또는 깨어남의 수준) 및 또는 인지의 변화(혼란 및 또는 지각력 장애)로 표현되는 뇌 기능의 장애로 설명된다.

의식이나 인지의 변화는 급성, 아급성 또는 만성일 수 있으며, 각각은 응급실에서 노인 환자의 평가에 영향을 줄 수 있다. 의식 상태의 급격한 변화는 다양하고 심각한 의학적 상태로 인해 발생할 수 있으며 최상의 예후를 위해 즉각적인 인지와 치료가 필요하다. 또한 의식의 변화는 환자의 병력 청취, 진단에 대한 정확성, 그리고 퇴원교육과 같은 환자의 치료에 영향을 줄 수 있다.

이 장에서 우리는 의식의 급성 장애(혼수, 혼미 및 섬망)뿐만 아니라 인지 기능의 급성(섬망) 및 만성(치매) 장애에 대하여 검토하고자 한다. 우리는 의식 변화에 대한 평가와 치료뿐만 아니라, 응급실로 내원한 노인 환자들에 대한 의학적인 의사 결정 능력에 대하여 논의하고자 한다.

의식(Consciousness)의 급성 장애

혼수(Coma) 및 혼미(Stupor)

혼수 상태의 환자는 외부 자극에 반응이 없거나 외부 환경에 대한 인식이 없으며, 혼수 상태의 환자들은 modified Richmond Agitation and Sedation Scale (mRASS)의 −5에 해당된다(표 12.1 및 의식 수준 평가 항목 참조, 아래). 혼미는 환자가 최대한의 자극에 깨어나는 수면상태의 의식 수준을 말하며 mRASS의 −4에 해당된다. 혼수의 주요 원인은 일차성 중추신경계 이상이 아닌 전신 질환(85%)이며, 혼수와 섬망의 병인은 비슷하다. 결과적으로 혼미 또는 혼수에 대한 내용과, 혼미나 혼수 상태까지 도달하지 못한 의식 변화를 포함하는 섬망에 대한 내용에는 상당한 중복이 있다. 환자의 의식 수준이 혼미 혹은 혼수까지 내려가면, 의식 변화와 관련된 생명을 위협하는 급성 의학적 질병에 대한 관심도 증가해야 한다. 비록 혼수와 혼미 환자들은 신속한 평가가 요구되고, 때로는 생명을 위협하는 상황에 보다 적극적인 처치가 필요하지만, 평가는 섬망 환자의 평가와 유사하다.

섬망(Delirium)

섬망은 의식과 주의력의 급격하고 변동이 심한 변화이며, 인지 장애나 지각 장애를 동반하며 기존의 치매로는 잘 설명되지 않는다. 의식과 인지 수준의 변화는 수시간에서 수일의 기간에 걸쳐 발생하며, 증상은 하루의 과정에서 심해졌다가 약해지는

표 12.1. modified Richmond Agitation and Sedation Scale (mRASS). 10번 참고문헌 참조

1 단계 : 환자의 이름을 말하고 환자에게 눈을 뜨고 검사자를 바라보도록 요청하십시오.
"환자분 오늘 기분이 어떤지 말씀해보세요"라고 질문하십시오.
- 짧은 대답(10초 미만)이 있다면, 두 번째 질문은 개방형 질문을 하십시오.
- 언어적 신호에 아무런 반응이 없으면, 어깨를 흔들면서 환자를 물리적으로 자극합니다.

Step 2: Score modifi ed RASS below

점수	용어	설명
+4	전투적인	집중할 수 없음. 공공연하게 싸우고 폭력적이며 의료진에게 수시로 위협을 가함
+3	전투적인	매우 산만 함. 눈을 마주치거나 주의를 끌기 위해 반복적인 호출 또는 접촉이 요구된다. 집중할 수 없다. 튜브 또는 카테터를 당기거나 제거한다. 공격적인. 사람인 아닌 주위 환경들과 싸운다
+2	살짝 불안한	쉽게 산만함. 빠르게 집중을 잃는다. 보살핌을 받거나 비협조적이다. 잦은 목적성 없는 운동
+1	초조한	약간 산만하다. 대부분의 시간에 집중을 기울인다. 불안하지만 협동적임. 공격적이거나 활발하지 않은 움직임
0	명료하고 조용한	집중할 수 있다. 눈을 마주침; 주변 환경을 인식. 이름을 부르거나 접촉에 즉각적으로 적절하게 응답
−1	쉽게 깨는	약간 졸림. 눈 접촉 〉10초; 완전히 깨어 있지는 않지만 계속 각성을 유지함. 눈을 뜨고 눈을 마주 침 〉10초
−2	느리게 깨는	매우 졸림. 잠시만 집중할 수 있음. 불렀을 때 깨어나 눈 마주침 〈 10초
−3	어렵게 깨는	눈을 마주치거나 집중하기 위해서 반복적인 호명이나 접촉이 필요하다. 집중, 움직임 또는 부름에 눈을 뜨는 반응(눈을 마주 치지 않음)을 위해 반복적인 자극(촉감 또는 음성)이 필요
−4	의식의 명료를 유지할 수 없는	각성은 가능하나 집중은 할 수 없음. 언어에 반응 없으나 물리적 자극에 움직이거나 눈을 뜸
−5	무반응	언어와 물리적 자극에 반응 없음

경향이 있다. 섬망은 전형적으로 급성의 의학적 질병에 의해 야기되며, 그러한 질병의 첫 징후일 수 있다.

하위 유형

섬망은 정신 운동의 하위 유형에 의해 과소활동성, 과다활동성 및 혼합성 섬망으로 분류될 수 있다. 과소활동성 섬망은 하향된 의식 수준과 관련이 있다(mRASS 〈 0, 표 12.1). 과소활동성 환자는 "조용"하고 증상이 미묘하기 때문에 이 유형의 섬망은 우울증이나 피로와 같은 다른 상태에 기인할 수 있으며, 임상에서 종종 오진하는 경우가 있다. 과다활동성 섬망은 걱정, 격앙 또는 호전성과 같은 정신 운동의 증가된 활동(mRASS 〉 0, 표 12.1)과 관련이 있으며, 임상에서 쉽게 진단할 수 있다. 혼합성 섬망은 과소활동성에서부터 과다활동성까지 변동이 심한 의식 수준의 변화를 보인다. 과소활동성 및 혼합성 섬망은 노인 환자에서 가장 흔하고, 반면에 과다활동성 섬망은 흔하지 않다. 섬망의 유형을 알면 섬망의 병인을 이해하는 데에 도움이 될 수 있는데, 과소활동성 섬망은 감염이나 대사성 장애로 인해 발생할 가능성이 높고, 과다활동성 섬망은 알코올이나 벤조디아제핀 금단 증상에 의해 발생할 가능성이 높다.

역학 및 예후

섬망은 흔한 질환으로 응급실로 내원한 노인 환자의 7~20%에서 발생한다(표 12.2). 섬망 환자의 예후에 관한 많은 정보들은 입원한 노인 환자를 대상으로 한 연구에 기반한다. 섬망 환자들은 사망하거나, 보호시설에 수용되거나, 치매가 발생하거나, 사회적 기능이 저하될 가능성이 높고, 입원 기간이 길어지며, 의료비지출도 많이 발생하는 것으로 알려져 있다. 섬망의

표 12.2. 응급실로 내원한 노인 환자에서 의식 변화의 발생율(%).

달리 분류되지 않는 인지 장애	26–60
섬망 없이 인지 장애	16–38
혼미 또는 혼수	5–9
섬망	7–20
간병인이 상주하는 경우 섬망 발생	38
간병인이 상주하지 않는 경우에서 섬망 발생	6

기간이 길어질수록 예후는 악화되고, 3개월째 사망 위험은 48시간마다 11%씩 증가한다. 즉 섬망의 조기 발견 및 치료가 중요하다. 응급실에서 섬망은 6개월째 사망률(37%의 비 조정 사망률) 및 입원 기간(1.5일 중앙값 증가) 증가의 독립적인 예측 인자이며, 사회적 기능에 대한 저하의 가속화와 관련이 있을 수 있다.

위험 인자

섬망은 기저 요인과 악화 요인 사이의 복잡한 상호 작용으로 발생한다(표 12.3). 유의한 기저 요인을 가진 환자는 생리적 예비능력이 약하기 때문에 더욱 취약하다. 이 환자들은 요로 감염이나 항콜린제 단독복용과 같은 작은 생리적 자극에도 섬망이 발생할 수 있다. 유의한 기저 요인이 없는 환자에서 섬망이 발생하기 위해서는 심각한 패혈증이나 항콜린제 다중 복용과 같은 더욱더 강한 생리적 자극이 필요하다.

치매는 응급실 환자와 입원 환자 모두에서 섬망에 가장 일관되게 관찰되는 기저요인이다. 치매의 중증도가 악화되면 섬망의 위험도 증가한다. 응급실로 내원한 치매의 병력이 있는 노인 환자는 섬망의 발생 확률이 3배 더 높고, 치매 환자의 경우 섬망과 구별하기가 더 어렵다. 응급실 환자에서 확인된 다

표 12.3. 섬망의 기저 요인

기저 요인	기저 요인
인구 통계적 • 고령 • 남성	전신 질환 • 감염 / 패혈증 • 탈수 • 저산소증 • 과탄산증 • 쇼크 • 전해질 불균형 • 저혈당증 또는 고혈당증 • 저체온증 또는 고열증 • 외상 • 급성 심근 경색
합병증 • 합병증의 개수 • 합병증의 중증도 • 시력 장애 • 청력 장에 • 치매 • 우울증 • 섬망 기왕력 • 뇌졸중 • 낙상 • 기능 장애 • 시한부 중증 • 영양실조	일차성 뇌병증 • 뇌졸중 • 뇌내출혈 • 뇌수막염 • 뇌염 • 간질 또는 간질후 상태 • 경막내 출혈 • 경막외 출혈
약물 • 다중약물요법 • 기저 정신병약물 사용(Baseline psychoactive medication use) • 알코올 남용(Alcohol abuse) • 약물 남용(Drug abuse)	약물 • 다중약물요법 • 알코올 및 진정제 금단 증세 • 기분 전환 약제 또는 알코올 남용 • 항콜린제 약물(Anticholinergics) • 수면진정제 • 아편계 약물
	환경적/의인적 • 연장된 응급실 체류 기간 • 수면 결핍 • 물리적 억제 • 요도카테터 유치 • 통증 • 수술 또는 시술

른 위험 인자로는 발병 전 기능 장애 및 청력 손상, 고령, 뇌혈관 질환 및 발작 장애가 있다.

섬망에는 많은 잠재적인 악화 요인이 있다. 악화 요인에 관계없이, 질병의 중증도가 높거나 또는 생리적 자극이 강한 환자는 섬망을 일으킬 위험이 더 높다. 또한 여러 병적인 요인들이 동시에 발생할 수 있으며 때로는 원인을 밝히지 못할 수도 있다. 감염은 섬망의 가장 흔한 원인이며, 발생 빈도는 절반까지 보고된다. 지역 사회에 거주하는 고령 환자에서의 섬망의 악화 요인에 대한 연구에서, 감염은 43%, 두개 내 질환은 25%, 심혈관 질환은 18%, 약물 관련은 12%를 보였다.

약물은 섬망에 대한 기저 요인 및 악화 요인이다. 마약, 벤조디아제핀 및 항콜린성 약제를 포함한 기존의 약물 사용은

섬망의 기저 요인이 될 수 있다. 최근의 체계적인 문헌고찰에서는 아편계 약물, 벤조디아제핀, 항히스타민이 섬망과 관련이 있음을 보여주었다. 비록 아편계 약물이 섬망을 일으키거나 악화시킬 수 있지만, 통증에 대해 불충분한 치료를 한다면 이는 섬망 환자의 불안을 유발할 수 있기 때문에 위험에 대해서 정확히 평가하고 균형을 맞추어야 한다.

노인 환자에서 섬망의 악화 요인으로 일반적으로 알려진 항콜린제는 응급실에서 항히스타민, 근이완제, 구토방지제, 그리고 진정제 등으로 사용되고 있다.

주목할 점은 일부 연구에서는 이러한 약물들과 섬망 사이의 연관성을 발견하지 못했지만 다른 연구에서는 연관성을 보여 주었다. 또한, 이러한 약물들이 섬망의 중증도를 증가시킬 수 있다는 보고도 있다.

최근에 개정된 'Beers Criteria for Potentially Inappropriate Medication Use in Older Adults'에서는 섬망 환자 또는 섬망의 위험이 높은 환자에서 항콜린성 약물의 사용이 섬망을 유발하거나 악화시킬 수 있으므로, 항콜린성 약물의 사용을 피할 것을 권장한다. 이 권고안은 중등도의 증거와 일치된 패널들의 강력한 권고를 바탕으로 만들어졌다. 이 권고안에서는 항콜린제 약물의 목록을 제공하며, American Deriatrics Society 웹 사이트에서 포켓용 카드 형식으로 다운로드할 수 있다. 이 단체에서는 섬망을 피하기 위한 약물로 벤조디아제핀, 그 외의 진정 수면제, 부신피질호르몬, H2 수용체 길항제 및 메페리딘을 제시한다.

인지기능(Cognition)의 만성 장애

치매

섬망과는 달리, 치매는 주로 기억 영역에서 시작하여 여러 영역에서의 점차적이고 점진적인 인지 기능의 결핍을 나타낸다. 섬망 및 치매는 별개의 질환이지만 치매는 섬망의 발병에 대한 중요한 기저 요인이며, 두 질환은 동시에 발생할 수 있다. 치매 병력이 있는 응급실 환자의 경우 섬망이 발생할 확률이 3배 높으며, 치매와 혼합된 섬망을 진단하는 것은 매우 어려울 수 있다. 특히 중증 치매 환자에서 섬망이 없이도 부주의, 의식의 변화, 무질서한 사고, 수면-각성 주기 장애 및 지각 장애와 같이 섬망과 유사한 증상을 겪을 수 있다. 그러나 중증 치매 환자들에서도 섬망은 여전히 의식과 인지 기능의 급격한 변화를 특징으로 한다는 점에 유의해야 한다. 따라서 섬망을 진단하려면 가족, 간병인, 일차 진료 제공자 또는 요양원으로부터 환자의 평소 의식 상태에 대한 정보를 얻는 것이 필요하다.

치매는 일반적으로 비가역적이며 의학적 질병에 의해 이차적으로 발생하지 않는다. 그러나 응급의학과 의사는 치매의 일부 사례들이 의학적 질병에 이차적으로 발생하고 가역적일 수 있음을 유의해야 한다. 갑상선 기능 항진증, 비타민 B12 결핍증 및 우울증은 가역적인 유사 치매 질환을 일으킬 수 있다.

정상 뇌압 수두증(Normal pressure hydrocephalus)은 잠재적으로 가역성이며 치매 환자의 6%를 차지한다. 정상 뇌압 수두증은 보행 장애, 요실금, 인지 기능 장애의 특성을 보인다. 두부 전산화 단층 촬영(Computed tomography)에서 확장된 뇌실의 발견은 응급실로 내원한 노인 환자에서 이 증후군을 생각해 볼 수 있다. 진단은 위에서 언급한 임상 소견, 신경 영상, 뇌척수압 감시 및 CSF 배액 후 증상 호전에 근거하여 내릴 수 있다. 뇌실-복강간 션트(Ventriculoperitoneal shunt) 배치는 정상 뇌상 수두증의 증상을 호전시킬 수 있다.

　루이소체 치매(Demantia with Lewy bodies)는 알츠하이머병 다음으로 치매에서 흔한 유형이다. 알츠하이머 병과 달리 루이소체 치매에서 인지 기능의 저하는 신속하고 수시간 또는 수일 동안 변동이 심할 수 있다. 루이소체 치매 환자는 일반적으로 지각 장애를 보인다. 이러한 이유로 루이소체 치매와 섬망을 구별하는 것은 응급의학과 의사에게는 어려울 수 있다. 한 가지 구별할 수 있는 특성으로, 루이소체 치매 환자는 톱니바퀴처럼 딱딱 끊어지는 근육강직, 발을 질질 끌며 걷는 걸음걸이, 뻣뻣한 운동, 그리고 보행 중 팔을 덜 흔드는 등의 파킨슨병의 운동 증상을 보인다. 하지만 이러한 행동들은 전형적으로 섬망이 있는 환자에서는 보이지 않는다. 그러나 환자들에게 이러한 진단을 결정하기 위해서는 일반적으로 신경과 전문의나 신경정신과 전문의의 상세한 평가가 필요하다. 이 평가는 응급실, 입원실 또는 외래 환경에서 수행할 수 있고, 현재 증상의 중증도 또는 협진의 가용성에 달려 있다.

평가

병력 청취

응급실에서 의식 변화가 발생한 환자로부터 병력 청취를 한다는 것은 매우 어려울 것이다. 혼수 및 혼미 상태에서는 어떠한 병력도 알아낼 수 없으며, 섬망과 치매가 있는 환자의 경우 제공하는 정보를 신뢰할 수 없을 것이다. 하지만 일부 환자는 최소한의 병력을 제공할 수 있다. 일부 환자는 최근 지각 장애에 대한 기억을 되살릴 수 있다. 환자를 평가할 때 도움이 될 수 있는 한 가지 질문은 다음과 같다. "지난 며칠 동안, 비현실적인 것은 보거나 들은 적이 있나요?"

　의식 변화가 발생한 환자들의 많은 경우에서, 병력에 대한 정보는 가족, 간병인, 주치의 또는 요양원과 같은 대리인으로부터 입수할 것이다. 병력 중, 증상의 정도(의식 수준, 혼란, 지각 장애의 변화), 증상의 시작 시기, 변동의 유무("당신이 발견했던 증상이 나타났다가 사라지나, 좋아졌다가 나빠지나, 아니면 지속되는가?")는 중요한 정보이다. 많은 약물들이 잠재적으로 섬망을 일으킬 수 있기 때문에, 대체 약물이나 디펜하이드라민(diphenhydramine)과 같은 처방전 없이 구입할 수 있는 약물의 가능성을 포함하여 충분한 약물 치료 기록을 알아내야 한다. 어떠한 새로운 약물도 환자의 증상 발현과 관련이 있을 수

있음을 인지하고, 약물이 일시적으로 관련이 있는 경우 그 약물이 원인이 될 수 있음을 가정하는 것이 중요하다.

신체검진

신체검진은 의식 변화가 발생한 환자를 평가할 때 매우 중요한 평가 방법이다. 의식 변화를 동반한 중환자의 경우, 신체검진은 치료와 동반되어 시행할 수도 있다.

의식수준 평가

검증된 척도를 사용하여 의식 변화가 발생한 환자의 의식 수준을 평가하면, 다른 간병인과의 원활한 의사 소통에 도움이 되며 시간의 경과에 따른 의식의 변화 양상을 평가할 수 있다. 의식 수준을 평가하기 위해 여러 가지 다른 척도가 사용된다. 가장 단순한 것 중 하나는 "AVPU" 척도로, 명료하고(Alert), 구두 자극에 반응하고(Verbal), 고통스런 자극에 반응하거나(Painful), 반응이 없음(Unresponsive)을 나타내는 척도이다. 그러나 "AVPU" 척도는 자극에 대한 반응의 수준을 평가하지 못하기 때문에 그 유용성에 제한이 있다. 예를 들어, 강한 통증에 대하여 깨어나거나 평가자와 소통이 되는 환자와 강한 통증에 회피하거나 자세를 취하는 환자와는 실질적으로 다르다. 의식 수준에 대한 설명을 향상시키기 위해 글라스고우 혼수척도(Glasgow Coma Scale)를 사용할 수 있다. 글라스고우 혼수척도는 개안운동, 구두와 통증에 대한 운동 반응, 그리고 언어 기능에 대한 평가이다. 혼수 상태의 환자는 눈을 뜨지 않고 명령에 따르지 않으며, 이해할 수 있는 대화는 불가능하다.

　Confusion Assessment Method (CAM)는 명료(정상), 경계(과민), 무기력(졸음, 쉽게 각성됨), 혼미(각성이 어려움) 또는 혼수 상태(각성되지 않음)를 포함하는 의식 수준을 평가하기 위해 언어 척도를 사용한다. 그러나 이 척도는 다소 주관적이다.

　mRASS는 의식 수준에 대한 객관적인 수치이며 빨리 측정할 수 있고(~10초), 신뢰할 수 있고, 유효하며, 환자의 상태 변화에 민감하다(표 12.1). 간결성, 객관성 및 재현성을 고려할 때 mRASS는 의식 변화가 발생한 노인 환에서 의식 수준을 평가하고 기록하는 데에 추천된다. 이 척도는 추가 시간의 필요 없이 환자의 기본 평가에 쉽게 통합될 수 있고, 환자의 상태 변화를 평가하기 위해 연속적으로 측정할 수 있다.

　주의력 결핍 또한 의식의 장애이다. 주의력 결핍은 자연스럽게 환자를 관찰하고, 20부터 1까지 거꾸로 부르게 하고, 월명(month)을 역순으로, 또는 요일명을 역순으로 읊도록 함으로써 평가할 수 있다. Digit-Span Forward 또는 Digit-Span Backwards 검사, Vigilance "A" 검사 및 Digit Cancellation 검사와 같은 공식적인 테스트도 있다. 각 검사는 객관적으로 주의력을 평가하고, 이 검사는 입원한 노인 환자의 섬망을 평가하는 데 유용할 수 있다. 응급실로 내원한 노인 환자에 대한 사용에는 추가 평가가 필요하다.

인지능력 평가

인지 기능 손상은 흔하며 응급실 의사는 응급실로 내원한 노인 환자들에 대해 인지기능 손상 가능성을 항상 고려해야 한다. 보통 환자가 명료하고 대화를 할 수 있다면 공식적인 검사 없이 인지 기능이 정상이라고 평가한다. 실제로 일반적인 어구 "A & O × 3"를 사용하는 것이 공식적인 검사보다 환자가 명료하고 대화가 가능함을 잘 반영할 수 있다. 그러나 노인 환자의 증상의 발현이 복잡함을 감안할 때, 인지 능력을 객관적으로 평가하는 것은 중요하다. 그런데 많은 인지 기능 평가 중 상당수는, 바쁜 응급실 환경에서 사용하기가 어려울 수 있다.

1975년 이래로 고전적인 인지 기능 검사로 MMSE (Mini-Mental State Exam)가 있다. 지남력, 기억 등록, 기억 회상, 주의 집중 및 계산, 명령에 따를 수 있는지에 대한 20가지 질문의 포괄적인 검사로서, 대부분의 응급의학과 의사에게 익숙해야 한다. 그러나 여러 가지 문제로 인해 일반적으로 응급실에서 사용하기에는 부적합하다. 응급실로 내원한 노인 환자의 경우 완료까지 5~15분이 소요될 수 있다. 또한 평가를 시행하기 위해서는 환자가 적절한 시력, 청력 및 쓰기 능력을 가지고 있어야 한다. 응급실로 내원한 노인 환자의 경우, 안경을 잃어버리거나, 보청기가 없거나, 수액 라인으로 인해 손이 불편하다면, 이 검사를 시행하는 것이 불편할 수 있다. 마지막으로, 평가 기록을 기억하거나 점수를 매기기 쉽지 않기 때문에 안내서나 채점표를 꼭 사용해야 한다.

그 외에 많은 정신 상태에 대한 검사가 개발되고 검증되고 있다. 응급실 사용을 위해 연구된 검사에는 Clock-drawing Test, Mini-Cog, BAS (Brief Alzheimer 's Screen), 간병인이 작성한 AD8, Short Blessed Test (SBT, Orientation Memory Concentration Test라고도 함), Six-item Screener, Ottawa 3DY가 있다(표 12.4). Clock-drawing Test 및 Mini-Cog는 Clock-drawing Test와 3가지 사물에 대한 기억회상을 통합했기 때문에, 적절한 시력과 쓰기 능력이 필요해서 응급실로 내원한 노인 환자들에게는 불편할 수 있다.

응급실로 내원한 노인 환자에 대하여 BAS, SBT, Ottawa 3DY 및 간병인 작성한 AD8을 MMSE 와 비교하여 평가한 최근 연구가 있다. 이 도구들 중 BAS, SBT, Ottawa 3DY는 가장 민감도가 높았고 SBT도 가장 높은 특이도를 보였다(표 12.4). 이 검사들은 온라인을 통해 이용이 가능하다.

SBT는 응급실로 내원한 노인 환자의 정신 상태를 평가하기 위해 응급실을 기반으로 한 다른 연구에서 사용되고 있다[1,5]. 시간에 대한 지남력, 20부터 숫자를 거꾸로 세기, 월명(month)을 역순으로 말하기, 단기 기억력을 포함한 6가지 질문으로 구성되어 있고, 평가는 2~5분이 걸린다. 질문의 수와 가중 점수로 인해, 관리를 위해 채점표, 포켓 카드 또는 컴퓨터 시스템이 필요하다. BAS의 요소에는 세 가지 사물에 대한 기억 회상, 날짜, 가능한 많은 동물의 이름을 30초 내에 쓰기, 그리고 "WORLD"를 철자를 거꾸로 쓰기가 있다. 이러한 구성요소로 인해, 완료하는 데 몇 분이 걸릴 가능성이 높으며 관리

표 12.4. 응급실로 내원한 노인 환자들에서 인지 기능 평가를 위한 선발 검사

검사	민감도(%)	특이도(%)
Mini-cog	77	85
Brief Alzheimer's Screen	95	52
Short Blessed Test	95	65
Ottawa 3DY	95	52
Caregiver-completed AD8	63-83	63-79
Six-item Screener	63-94	77-85

및 점수 계산을 위해 계산기나 컴퓨터 프로그램과 같은 복잡한 점수 시스템이 필요하다. 비록 MMSE에 비해 SBT의 민감도, 특이도 및 간결성의 조합이 더욱 복잡한 환자나 보조 직원이 평가를 수행하게 되는 노인 관련 응급실에서 더 유용할 수 있지만, 위에서 언급한 쟁점 때문에 SBT와 BAS가 일반적인 응급실 평가에 덜 유용할 수 있다.

오늘이 무슨 요일인지 묻고(Day of the week), "WORLD"를 철자를 거꾸로 쓰고(Dlrow), 몇 월 며칠인지(Date), 그리고 몇 년도 인지를(Year) 묻는 Ottawa 3DY는, 빠르며 쉽게 기억할 수 있고 점수 계산도 쉽다(검사에서 어떠한 오류도 인지 장애에 대한 양성 결과이다). SIS (Six-item Screener)는 빠르고 쉽게 기억할 수 있으며 쉽게 점수를 매길 수 있는 정신 상태 검사이다. SIS는 세 가지 사물에 대한 기억 회상과 년, 월, 요일에 대한 지남력, 그리고 정확히 답변한 항목의 합계로 평가한다. 응급실 노인 환자를 대상으로 SIS를 시행한 여러 연구가 있었다. 이 연구들에서 합계가 4개까지를 비정상, 5개 이상을 정상으로 정했을 때, SIS는 MMSE와 비교하여 63~94%의 민감도와 77~86%의 특이도를 보였다(표 12.4). SIS는 응급실 노인 환자에게 시행할 때 1분의 중간값이 소요되며 Ottawa 3DY도 비슷할 것으로 여겨져, 이 두 가지의 검사는 신체 검사와 함께 평가할 수 있고 노인 환자에 대한 총 평가 시간도 크게 늘리지는 않으리라 생각된다. 또한 이 두 가지 검사는 평가도 쉽고 점수 채점도 쉬워서 채점표 또는 포켓 카드가 필요하지 않다.

신경학적 검사

의식수준과 인지능력의 평가와 더불어, 의식이 변화가 발생한 환자는 충분한 신경학적 검사가 필요하다. National Institute of Health Stroke Scale (NIHSS)는 의식의 변화가 발생한 환자의 신경학적 검사에 탁월한 접근법이다. 근력과 감각을 객관적으로 측정하는 것 외에도, 소뇌기능, 실어증, 무시(neglect)를 평가하여 의식 수준이 변화된 환자에서의 뇌졸중 진단에 도움을 줄 수 있다. NIHSS는 의식 수준이 낮아짐에 따라 점수가 더 복잡해지므로, 명령을 따르지 못하는 환자의 점수를 이해하고 안내서가 있는 채점표 또는 포켓카드를 사용하는 것이 중요하다. 교육은 비용 없이 온라인으로 미국심장협회(American Heart Association) 웹사이트를 통해 온라인으로 이용할 수 있다.

의식 수준이 변한 환자를 평가할 때 강조해야 할 신경학적 검사의 몇 가지 중요한 특징이 있다. 첫째, 국소적이거나 편향적인 신경학적 징후를 평가하는 것이 중요하다. 국소적이거나 편향적인 징후인 신경학적 소견과 함께 의식의 혼미나 혼수 상태가 동반된 경우, 뇌졸중이나 뇌출혈, 혹은 종양과 같은 뇌내 이상을 의심할 수 있으며 이러한 경우 신속한 CT 스캔을 필요로 하며 결과에 따라 신속한 치료가 필요하다. 둘째, 눈꺼풀, 눈 또는 사지의 반복적인 움직임과 같은 발작의 경미한 증세를 평가하는 것이 중요하다. 이러한 소견이 보이는 경우, 비경련성 간질 중첩증을 평가하기 위한 응급 뇌파검사가 필요하다. 또한, 발작과 관련된 의식의 변화는 벤조디아제핀 투여에 대한 적응증 중 하나이다(치료 부분 참조).

일반적인 신체검사

의식 변화의 원인을 결정하는 데 도움을 주기 위하여, 상세한 신체검사가 수행되어야 한다. 기도, 호흡 및 순환에 대하여 평가하고 생명을 위협할 만한 상황에 대해서 즉각적인 처치가 이루어진 후(치료 부분 참조), 머리부터 발끝까지 검사를 수행해야 한다. 활력징후는 원인에 대한 단서를 제공할 수 있다. 발열이나 저체온은 감염성 원인을 암시한다. 저혈압은 대뇌관류 저하를 의미할 수 있다. 빈맥은 교감신경 흥분성, 항콜린성 독성 또는 감염성 병인을 의미할 수 있다. 빈호흡은 폐렴을 의미할 수 있다. 두부 검사 시에는 외상의 징후를 평가해야 하는데, 이는 두개 내 손상에 대한 평가가 의심되어야 함을 시사한다. 동공 이상은 약물중독(아편제의 경우 축동, 교감신경 흥분제와 항콜린제의 경우 산동)에서 나타날 수 있다. 안진은 알코올이나 다른 약물에 의한 중독을 의미할 수 있다. 수막자극증이나 갑상선 비대 확인을 위해 목에 대한 검사도 필요하다.

심장, 폐, 그리고 복부 검사를 통해 감염 또는 기타 잠재적 원인 가능성에 대해 평가해야 한다. 족부, 회음 및 천골 부위를 포함한 철저한 피부검사를 실시하여 감염, 황달 또는 펜타닐이나 스코폴라민과 같은 약물 패치 부착 여부를 평가해야 한다. 항콜린성 약물이 자주 섬망을 일으키기 때문에, 항콜린성 중독증후군(건조한 입, 요 정체(urinary retention), 빈맥, 발열)과 일치하는 증상이 있는지 주의해야 한다. 알코올 또는 진정-수면제의 금단은 거친 떨림(tremor), 빈맥 및 저등급의 발열과 관련 있다.

섬망의 평가

섬망은 흔하고 심각할 수 있다라는 사실에도 불구하고, 응급의학과 의사가 진단하지 못하는 경우가 많다. 응급의료 관련 연구에서, 응급의학과 의사의 진단에 대해 민감도가 11~46%로 나타났다고 한다. 즉, 응급실 단계에서 진단이 되지 못한 섬망 환자가 더 많을 수 있다. 이것은 환자에게 영향을 미치는데, 응급실에서 섬망이 진단되지 않고 입원한 노인 환자의 대다수가(94%) 입원 후에도 섬망이 진단되지 않을 수 있기 때문이다. 한 연구에서, 섬망이 진단되지 않은 환자는 6개월 사망률

이 31%로, 섬망이 아닌 환자(14%)와 섬망이 진단된 환자(12%)에 비해 높았다. 이러한 이유로 섬망에 대한 평가가 노인 응급의료의 품질 지표로 제안되고 있다.

섬망의 진단 기준은 Diagnostic and Statistical Manual of Mental Disorders, Fourth Edition (DSM-IV)에 의해 정의한다. 섬망에 대한 진단 기준을 충족시키기 위해서는 다음을 만족해야 한다. 1) 주의력을 집중, 유지 또는 전환할 수 있는 능력의 저하와 함께 의식의 장애(즉, 환경에 대한 인식의 감소), 2) 기존에 존재하거나 진단된, 또는 진행하는 치매에 의해 잘 설명되지 않는 인식의 변화 또는 지각 장애의 심화, 3) 짧은 기간(보통 수시간에서 수일)에 걸친 장애의 발생과 하루 동안의 변동의 심함, DSM-IV의 네 번째 기준은 섬망의 병인을 포함한다.

첫 번째 DSM-IV 기준에서는 의식과 주의력의 장애가 반드시 존재해야 한다. 부주의는 의식의 장애로 간주되며 섬망의 주요 특징이다. 부주의한 환자는 검사하는 동안 쉽게 산만해지며 부주의한 환자에 대해서는 반복 질문해야 할 수도 있다. mRASS점수가 +1에서 +5, -1에서 -3인 환자는 섬망일 가능성이 매우 높다.

두 번째 DSM-IV 기준 중 인지 기능이 포함되며 신속하고 검증된 평가 도구를 사용하여 응급실에서 평가할 수도 있다(인지기능 평가 참조). 가장 먼저 나타나는 인지 기능의 결핍은 일반적으로 단기 기억 손상으로 섬망 환자에서 거의 보편적인 특징이다. 한 연구에서, 기억력 장애는 섬망에 대하여 100% 민감도, 33% 특이도를 나타냈고, 시간 또는 장소에 대한 지남력 상실은 89% 민감도, 63% 특이도를 나타냈다. 지각 장애는 두 번째 기준의 일부이며 망상, 환상, 착각 또는 환각을 포함할 수 있다. 시각적 환각이 가장 흔하지만 청각, 촉각, 미각 또는 후각의 착각 또는 환각이 발생할 수 있다. 지각 장애는 기억력 장애보다 덜 흔하며 섬망 환자의 23%에서만 발생하지만 더 특이적이다(90% 특이도). 세번째 기준인 급성도와 심한 변동은 환자를 잘 아는 간병인, 가족 또는 다른 사람들로부터 가장 쉽게 알아낼 수 있다. 심한 변동은 응급실에서 체류하는 중에 관찰될 수 있고, 관찰된다고 하더라도 추가적인 병 청취가력 필요할 수도 있다.

CAM (Confusion Assessment Method, 의식장애평가)은 신경정신과에 전문이 아닌 의사가 섬망을 빠르고 정확하게 식별할 수 있도록, 섬망에 대한 DSM-III 기준을 활용하여 개발되었다. CAM의 기준에는 급격한 발병, 심한 변동, 주의력 결핍, 그리고 비현실적인 사고 또는 의식의 변화가 있다. 기존 CAM의 유효성에 관한 연구는 입원 환자를 대상으로 실시되었으며, 96%의 민감도와 93%의 특이도를 보였다. CAM은 상당한 교육이 필요하며 임상 경험이 적은 사람들이 사용하는 경우 민감도가 떨어질 수 있다. 교육설명서에서는 Modified Mini-Cog 및 Digit Span 검사의 사용을 요구하며 이 검사를 완료하는 데 5분 이상 소요될 수 있다. 이러한 이유로, CAM은 섬망을 진단하기 위해 응급실에서 보편적으로 적용하

기 어려울 수 있다.

섬망에 대한 검사가 간단할수록 응급실에서 더 적합할 것이다. bCAM (briefing Confusion Assessment, 간략 의식장애 평가법)은 CAM을 기반으로 하며 중환자실에서 사용하기 위해 개발되었다. bCAM은 주의력 결핍이나 비현실적인 사고에 대한 검사를 위해 간략히 만든 객관적 평가를 사용하고, 의식 변화의 수준을 평가하기 위해 RASS (Richmond Agitation Sedation Scale)를 사용하며, 환자의 의식 변화가 없거나 변동이 과정이 없는 경우 조기에 평가를 종료한다. 평가 시간이 2분 미만으로 응급실에서 검사하기에 충분하다. 섬망에 대한 또 다른 간단한 검사로 Single Question in Delirium (SQiD)가 있다. 이 검사는 단순하게 환자의 가족이나 간병인에게 "최근에 환자분이 더 혼란스러워졌다고 생각하십니까?"라는 질문을 하면 된다. 종양 환자를 대상으로 이 검사에 대한 연구에서 신경정신과 의사의 평가 비교하여, 80%의 민감도와 71%의 특이도를 보였다. 최근 연구에서 mRASS 점수가 0인지 아닌지로 평가하는 것은, 섬망에 대해 64% 민감도와 93% 특이도를 보였으며, 연속적으로 측정할 경우 74%와 92%로 증가하였다. 응급실 환자에게 SQiD와 mRASS 검사 모두 측정할 필요가 있고, 응급실에서 사용을 위한 간단한 검시가 현재 개발 중에 있다.

진단적 검사

의식 변화가 있는 환자에 대한 진단적 검사를 시행하면, 증상의 원인을 발견하여 효과적인 치료가 제공될 수 있다. 다양한 감별 진단과 의식 변화를 일으키는 여러 원인 질환의 가능성을 감안할 때, 검사는 매우 광범위할 수 있다. 의식의 변화가 발생한 환자의 진단적 평가는 신중한 병력 청취 및 신체 검사를 기반으로 하며, "산탄식(shotgun)" 접근 방식보다는 개별 환자에게 맞춤형으로 접근해야 한다.

의식의 변화를 보이는 대부분의 노인 환자에서 빈혈, 백혈구 증가, 전해질 이상, 탈수증, 요독증, 저혈당증 및 심장 허혈이 흔하므로, 원인을 평가하기 위해서는 최소한으로 전혈구 수치, 전해질, BUN, 크레아티닌, 혈당수치 및 심전도검사가 필요하다. 감염은 고령 환자에서 섬망의 가장 흔한 원인이며, 이러한 감염은 발열이나 백혈구 수치의 증가 없이 나타날 수 있다. 노인환자의 일반적인 감염원으로는 폐렴, 요로감염, 피부 및 연조직 감염, 그리고 복강 내 감염이 있다. 흉부 방사선 검사와 소변 검사가 도움이 될 수 있고, 의식 변화와 복통이 같이 있는 환자에서는 복부 CT 스캔이 유용하다. 의식 변화가 발생한 환자에서 두통이 동반되거나, 명확한 원인이 없는 발열이 있는 경우, 그리고 수막염이나 뇌염이 임상적으로 의심될 경우에는 요추천자 검사가 고려되어야 한다.

급성 심근경색이 섬망의 병인 중 하나이기 때문에, 심장 허혈의 증상이 있거나 새로운 심전도 변화가 있다면 심장 효소를 측정해야 한다. 만성 폐질환이나 수면 무호흡증 환자는 의식 변화를 일으키는 고탄산혈증을 평가하기 위해 정맥혈 또는 동맥혈 가스분석을 실시해야 한다. 간질환의 기왕력이 있거나 공막 황달, 황달 또는 자세고정불능(asterixis)과 같은 간질환이 의심스러운 환자에서는, 간기능 검사 및 혈청 암모니아 수치를 측정한다. 갑상선 기능 항진증과 갑상선 기능 저하증 모두 의식의 변화를 일으킬 수 있으므로, 갑상선 자극 호르몬 수치 검사가 도움이 될 수 있다.

혼미 혹은 혼수 상태인 환자, 국소 신경학적 소견이 있거나, 또는 최근의 두부 외상의 병력이 있는 환자의 경우, 응급으로 비조영증강 두부 CT 검사를 시행해야 한다. 그러나 섬망 증상이 있는 노인 환자에서 두부 CT의 사용에 대한 근거는 빈약하다. 두 개의 후향적 연구에서 혼란이나 의식의 변화가 발생한 환자의 약 15%에서 비정상적인 두부 CT 결과를 보인 것으로 나타났다. 그러나 혼수, 외상 또는 국소 신경학적 소견이 없는 경우, 이 환자들에서 두부 CT 결과 양성을 보인 경우는 없었다. 따라서 외상이나 새로운 신경학적 소견이 없는 섬망 증세를 보이는 환자에서 두부 CT를 일반적으로 사용하는 것은 권장되지 않는다. 그러나 병력청취, 신체검사 및 혈액검사 후에도 섬망의 명확한 병인이 결정되지 않는다면 두부 CT를 고려해야 한다.

응급실에서 뇌 MRI(뇌자기공명영상)와 뇌파의 역할은 덜 명확하며, 응급의학과 의사에게 이러한 검사를 시행하는 것은 적절하지 않을 수 있다. 뇌 MRI는 두부 CT가 비진단적인 시간대에 급성 허혈성 뇌졸중 환자를 평가하는 데 도움이 될 수 있다. 예를 들어, 우측 두정엽에 허혈성 뇌졸중이 있는 환자는 뇌졸중의 증상으로 어떠한 다른 국소 신경학적 소견 없이 유일한 징후로 섬망을 보일 수 있다. 비경련 간질 중첩증 또한 의식의 변화를 나타낼 수 있다. 체계적인 문헌 고찰에서는 의식이 변화된 환자의 8~30%에서 비경련 간질 중첩증이 발생했다고 보고하였다. 뇌파 검사는 이에 대한 진단을 하기 위해 필요하며, 평가 후에도 혼미 및 혼수 환자에서 평가 후 식별 가능한 원인이 없는 경우 뇌파 검사를 고려해야 한다. 허혈성 뇌졸중과 비경련 간질 중첩증 모두에서 조기진단과 치료가 예후를 개선시킬 수 있다. 응급실에서 신경과적 협진은 이러한 환자들의 진단적 검사를 수행하는 데 도움이 될 수 있다.

치료

의식이 심하게 손상된 환자의 경우, 평가와 치료를 동시에 수행해야 할 것이다. 환자의 기도, 호흡 및 순환에 대한 평가가 이뤄져야 하고, 각 영역에서 확인된 문제를 해결해야 한다. 특히, 기도확보가 어려운 환자는 적절한 기도 관리가 필요하다. 그리고 중대한 장애가 될 수 있는 산소공급과 관류에 대한 평가 또한 중요하다.

의식의 변화가 발생한 환자를 치료하기 위한 가장 효과적인 방법은 근본 원인을 확인하고 치료하는 것이다. 저산소증이나 저관류와 같은 일부의 경우에는 즉각적인 치료가 의식의 회복을 신속하게 이룰 수 있다. 그러나 다른 경우에는 회복이 더딜 수 있다. 섬망은 전통적으로 일시적인 증상이지만, 최근의 연구 결과에 따르면 일부의 경우 회복 속도가 느리고 오래 지속될 수 있으며, 증상이 수개월에서 수년 동안 지속될 수도 있다.

아편계 약물 과다투여로 의식이 변화된 것으로 의심되는 환자에서, 진단 및 치료 목적으로 날록손 투여가 도움이 될 수 있다. 심한 금단 증상을 예방하기 위해 생리식염수 10 ml에 0.4 mg을 희석해서 사용하며 원하는 효과가 나타날 때까지 천천히 수분에 걸쳐 투여하는 것이 좋다. 벤조다이아제핀 과량으로 인한 의식이 변한 경우, flumazenil의 투여는 발작의 위험성 때문에 권장하지 않는다.

섬망의 원인을 치료하는 것 외에도 다양한 비약물적 및 약물적 치료법이 있다. 항상 약물적 치료를 사용하기 전에 비약물적 치료를 먼저 시도해야 한다. 이러한 권장사항 중 많은 부분이 전통적인 응급의료 교육 및 실습과 상충되는 것처럼 보일 수 있다. 그러나 이러한 치료법에 주의를 기울이면 환자와 치료자의 안전을 유지하면서 섬망 및 불안증이 있는 노인 환자의 치료를 개선시킬 수 있다.

섬망 및 불안증에 대한 비약물적치료

섬망 환자에서 불안증을 줄이는 다양한 방법들이 있다. 이러한 방법은 또한 치매와 불안증이 있는 환자에서도 효과적일 수 있다. 환자감시장치는 환자 치료에 절대적으로 필요하지 않는 한 피해야 하며 의료진의 편의를 위해 사용해서는 안 된다. 가능하다면 간헐적인 측정을 시행하고, 혈압계, 맥박 산소 측정기 및 심전도 감시 장치는 중단해야 한다. 환자에게 지속적인 주입이 필요하지 않으면 정맥관은 잠금장치로 변경할 수 있으며, 정맥주사액은 연속 주입보다는 간헐적인 주입으로 변경될 수 있다. 환자가 정맥관의 잠금장치로 인해 불안하거나 제거하려고 한다면, 사용하지 않을 때는 석고 붕대를 이용해 보이지 않게 숨길 수 있다. 덜 사용하는 팔에 가짜 잠금장치 같은 유인책을 사용하는 것도 도움이 될 수 있다.

도뇨관 유치는 특별한 의학적 필요성 없이 유지하지 않아야 하며, 도뇨관 유치는 병원 내 사망률 및 90일 사망률의 증가, 입원 중 섬망이 발생할 위험이 2.4배 증가, 입원 기간의 증가와 연관이 있다. 적절한 적응증 중 하나로 급성요폐가 있지만, 이것 자체로도 의식의 변화가 있는 환자에서 불안증을 발생시킬 수 있다. 환자 평가의 일환으로 소변을 채취해야 하고 환자가 소변을 참을 수 없는 상황이라면, 유치카테터가 아닌 직접 도뇨관 삽입을 시행해야 한다. 요도카테터를 금하거나 제거하면, 불안증을 줄일 수 있고, 환자가 직접 도뇨관을 제거할 경우 발생하는 외상을 줄일 수 있으며, 또한 카테터 관련 감염의 위험을 줄일 수 있다.

신체적 구속은 입원 중 섬망을 일으킬 위험이 4.4배 높고 섬망 증상의 중증도와 관련이 있다. 섬망과 불안증이 있는 환자의 경우 환자 또는 의료진의 안전을 위해 절대적으로 필요하지 않는 한 신체적 구속을 피해야 하며, 비약물적 또는 약물적 대안이 효과를 발휘하기 전까지만 사용해야 한다. 가족이나 간호인의 도움은 환자가 침대에서 일어서거나 치료를 방해하는 등의 위험한 행동을 시작할 때 환자에게 피드백을 제공함으로써, 대부분의 환자에서 신체적 구속의 필요성을 줄일 수 있다.

감시 장치를 피하는 것 외에도 섬망의 치료를 위한 비약물적 방법에는, 안경이나 보청기와 같은 감각 보조장치의 사용을 권장하고 지남력과 관련된 자극을 주는 방법이 있다. 큰 시계 및 달력은 지남력에 도움이 될 수 있다. 밤에 인공조명을 줄이는 것도 섬망 환자의 지남력을 유지하는 데 도움이 될 수 있다. 가족은 환자와 함께 병상에 머무르도록 하고 필요 시 환자가 왜 여기 있는지, 여기가 어딘지를 상기시켜 지남력을 제공해 주도록 한다. 간호인 및 다른 의료진이 침대 옆에서 지남력을 일깨울 수도 있다(reorientation). 그러나 일부 저자는 지남력 일깨우기 및 단기 기억에 관련 질문이 환자를 불안하게 할 수 있으므로, "T-A-DA"접근법(즉, "참고(Tolerate), 예측하고(Anticipate), 불안하게 하지 않기(Don't Agitate)")을 권고한다. 이 저자들은 지남력 일깨우기를 시도하되, 효과를 보지 못한다면 환자가 해를 입지 않도록 지남력 장애 및 기타 행동들을 그대로 두도록 권장한다.

적절한 통증 치료는 의식의 변화가 발생한 환자에서 불안증을 줄일 수 있다. 노인 환자는 응급실 체류가 길어질 수 있으며 구강을 통한 물과 음식의 섭취가 불안증을 줄일 수 있다. 응급실 체류 기간을 줄이면 입원한 환자에서 섬망이 발생할 위험도 줄어들 수 있다. 12시간 또는 그 이상의 시간을 응급실에서 체류한 환자의 경우 체류 기간 동안 섬망이 발생할 위험이 2.1배 증가한다.

섬망의 약물적 치료

섬망의 약물적 치료에 대한 첫번째 접근은 환자 상태를 악화시킬 수 있는 약물을 피하는 것이다. 섬망과 관련된 불안증에 대한 약물적인 치료가 필요한 환자에서 전형 혹은 비전형 항정신병 약물이 권장된다. 섬망에 대한 치료 약물로 haloperidol, risperidone, olanzapine, quetiapine이 연구되어 왔다. 이 약물들은 섬망의 중증도와 지속기간을 감소시킬 수 있다. 이들 약제의 용량은 표 12.5에 나열되어 있다.

최근의 연구에 따르면 저용량 haloperidol(하루 3.5 mg 미만)에 비해 비전형 항정신병 약물인 risperidone과 olanzapine의 우월성에 대한 증거는 발견되지 않았다. 그러나 고용량 haloperidol(하루 4.5 mg 초과)은 추체외로 부작용 발생률이 높았다. haloperidol의 장점은 비경구적으로 투여할 수 있다는 것이다. 섬망이 있는 노인 환자에게 비경구로 투여될 때, 초기용량은 근주 혹은 정맥내로 0.5~1.0 mg로 매우 낮은 용량이다(정신병이 있는 젊은 환자에서 불안증을 치료하는 데 자주 사용되는 용량의 약 10%). 이 용량은 환자를 진정시키기 위해 필요에 따라 30분마다 반복 투여할 수 있으나, 환자를 과도하게 진정시키는 것은 권장되지 않는다(초기 용량의 총합은 일반적으로 3 mg 미만이 권장된다). 비록 응급실에서 일반적으로 사용되지만, 정맥 내 haloperidol 투여에 대한 FDA 승인은 없

표 12.5. 의식 변화 환자에서 불안 증세에 대한 항정신병을 이용한 약물적 치료

약물	용법	주의
Haloperidol (경구)	하루 2번 0.5 - 1.0 mg 필요 시 4시간마다	
Haloperidol (비경구)	0.5 - 1.0 mg 근주 투여 필요시 매 30-60분마다	정맥 내 투여 시 짧은 작용 시간으로 정맥 내 투여보다는 근주 투여가 선호된다. 보통 환자들은 3 mg 이하에서 반응한다.
Risperidone	하루 2번 0.5 mg 경구	
Olanzapine	하루 1번 2.5 - 5.0 mg 경구 투여	
Quetiapine	하루 2번 12.5 - 25.0 mg 경구 투여	Recommended in Parkinson's disease

다. 정맥 내 사용 시 QTc연장의 위험이 있으므로, 심장에 대한 감시 장치가 권장된다. 그에 반해, 근주 투여는 약물 동력학에 있어 보다 유리하다.

중환자실의 섬망 환자에서 quetiapine 대 haloperidol에 대한 최근의 소규모 무작위 대조 연구에서, quetiapine 군이 haloperidol 군에 비해 섬망 기간이 짧고 불안증이 더 적었다는 것을 발견했다. Quetiapine은 또한 QTc연장의 발생률이 낮고 haloperidol에 비해 추체외로 부작용이 적다. haloperidol은 파킨슨병 환자에서 추체외로 증상을 악화시킬 수 있으므로 파킨슨병 환자들에 대해서는 특히 quetiapine이 권장된다.

항정신병 약물이 QTc연장을 유발할 수 있으므로, QTc간격을 연장시킬 수 있는 다른 약물과 사용 시 주의해서 사용해야 한다(www.qtdrugs.org 참조).

벤조디아제핀은 오랜 기간 동안 불안증 환자를 치료하는 데 사용되었다. 그러나 벤조디아제핀은 섬망 증상을 악화시키고 연장시킬 수 있다. 최근의 코크란 연합 문헌고찰(Cochrane Collaboration review)에서는 섬망과 관련된 불안증을 치료하기 위한 벤조디아제핀의 사용을 뒷받침하는 어떠한 증거도 발견하지 못했으며 이 적응증에 대해 "권장할 수 없다"고 밝혔다. 기관 삽관이 되어 있는 중증 환자에서 dexmedetomidine을 이용한 진정은 벤조디아제핀에 비해 섬망의 발생률과 지속 기간이 짧았다. 섬망의 불안증 치료에서 벤조디아제핀에 대한 유일한 적응증은, 알코올이나 벤조디아제핀 금단 환자와 발작과 관련된 섬망을 가진 환자들뿐이다.

의사결정 능력에 대한 평가

응급의학과 의사는 고령 환자, 특히 의식의 변화가 발생한 환자가 치료적인 결정을 할 수 있는지, 또는 치료에 동의하거나 거부할 수 있는 능력이 있는지에 대해 평가해야 할 수도 있다. 여기에는 자율성(autonomy)과 온정주의(paternalism)라는 두 가지 윤리적 원칙이 있다. 자율성 또는 자기결정권은 결과에 관계없이 자신을 위한 결정을 내리는 능력이다. 온정주의는

환자에게 "최선"을 다하기 위해 자율성을 제한하는 것이다. 자율성은 환자가 의사결정 능력이 부족하지 않는 한 온정주의를 지배한다.

일반적으로 임상의는 환자의 의학적인 의사결정 능력을 적절하게 평가하지 못하고 종종 결정능력이 불능인 환자를 인지하지 못한다. 그러나 이 능력은 응급의학과 의사에게 중요한데, 많은 환자에서 결정능력이 부족할 수 있기 때문이다. 건강한 노인 환자는 일반적으로 의학적인 의사결정 능력을 보유하고 있으며 2.8%만이 의사결정불능을 보인다. 그러나 경증 인지장애가 있는 환자의 경우 20%, 요양원 거주자는 44%까지, 알츠하이머 치매는 54%까지 상승한다. MMSE와 같은 공식적인 평가로 측정한 인지장애의 중증도는 의사결정 불능의 유병률과 직접적으로 관련이 있다.

치료를 위해 동의가 되어야 하는 세 가지 요소가 있다. 1) 환자는 제안된 의료 서비스에 대한 위험, 혜택 및 대안을 포함한 적절한 정보를 제공받아야 한다. 2) 환자는 강요당하지 않아야 한다. 3) 환자는 의학적 의사결정 능력을 가져야 한다. 환자가 의사결정 능력을 갖추려면 네 가지 능력이 있어야 한다. 1) 위험, 이익 및 대안을 포함하여 제시된 정보를 이해하는 능력 2) 결정한 결과에 대해 인식할 수 있는 능력 3) 의사결정에서 이성을 사용할 수 있는 능력 4) 자신이 선택한 것을 표현할 수 있는 능력. 이러한 능력들은 현재의 의학적 상황의 맥락에서 평가되어야 한다. 환자는 정보가 제한적이고 위험할 수 있는 의학적 결정을 내릴 수 있지만, 보다 복잡한 고위험의 의료 결정에 대한 의사결정 능력이 부족할 수도 있다.

의학적 의사결정 능력을 평가하는 데 사용할 수 있는 여러 가지 검증된 평가도구가 있다. 최근 리뷰에 따르면 ACE (Aid to Capacity Evaluation)는 환자가 의학적 의사결정 능력을 가지고 있는지 여부를 판단하는 데 가장 좋은 도구라고 한다. ACE는 비용 없이 사용할 수 있으며 내용물에는 교육시나리오, 평가지침 및 임상 사용양식이 포함되어 있다. ACE는 다음과 같은 환자의 이해도를 포함한 7개의 영역을 평가한다. 1) 의학적인 상태 2) 제안된 치료 3) 대안 4) 치료 거부 옵션 5) 치료를 받아들인 결과 6) 제안된 치료를 거부한 결과 7) 그 결정이 우울증이나 정신병에 영향을 받는지의 여부. ACE는 유용하고 충분한 도구이지만, 평가하는 데에 10~20분 정도 소요되므로, 응급실에서의 사용은 중대한 위험을 지닌 복잡한 결정에 직면한 환자들에게 가장 적합하다.

환자가 의학적 의사결정 능력이 부족하면 대리인이 의사결정을 내려야 한다. 그러나 환자는 여전히 결정 과정에 참여할 수 있으며 결과가 최적화되도록 하기 위해 제공되는 의료서비스에 대해서 찬성 혹은 반대의견을 말할 수 있다. 대리 의사결정권자는 가능한 환자를 위한 의사결정을 내릴 때마다 "최선의 이익"보다는 "대체된 판단"을 해야 한다고 권고 받아야 한다. 대체된 판단은 의사결정 과정에서 환자의 기호와 신념을 바탕으로 자율성을 유지해야 한다. 이 정보를 대리 의사결정권자에게 전달하는 가장 간단한 방법은 "환자가 무엇을 하기를

바라는가?"보다는 "이 상황에서 환자가 우리에게 무엇을 원하겠습니까?"라고 질문을 하는 것이다. 환자의 선호도가 알려지지 않은 경우에만 대리인이 환자의 "최상의 이익"을 위해 행동해야 한다.

거취 결정(Disposition)

의식 변화의 발생 원인은 일반적으로 심각하며 증상은 보통 즉시 회복되지 않는다. 이러한 상황의 잠재적인 부작용 및 의식 변화 때문이라도, 일반적으로 일반 의료기관 또는 중환자실에 입원해야 한다. 의식 변화의 원인이 확인되고 제거되어 환자가 평상시 의식으로 회복된 경우, 환자는 적절한 관찰기간 후에 퇴원이 가능하다.

요약

의식의 변화는 응급실로 내원한 노인 환자에서 흔하고 심각한 상태이다. 객관적이고 검증된 평가도구를 사용하면 임상의가 의식의 변화가 있는 환자를 감지하고 정확하게 분류하여 최적의 치료를 할 수 있다. 의식 수준을 평가하기 위해서는 mRASS의 사용을 권장하고, Ottowa 3DY 또는 Six-Item Screener를 사용하여 변경된 인지능력을 평가하며, 동반된 가족이나 간병인이 있다면 SQiD를 통해 "노인에 대한 체계적 문진"을 사용할 것을 권장한다. 이들 검사는 평가에 소요되는 시간을 크게 늘리지 않고도 응급의학과 의사가 사용하는 노인 환자의 일반적인 평가에 포함될 수 있다. 이러한 도구를 사용하면 DSM-IV 기준 또는 CAM을 사용하는 것과 같은 정도의 섬망 진단에 대한 충분한 정보를 제공할 것이다. 그 대신에, 응급의학과 의사는 복잡한 환자에서는 bCAM을 사용해 볼 수 있다.

의식 변화에 대한 치료는 위험한 약물 복용을 피하면서, 근본적인 원인에 대해 치료하며, 섬망과 관련된 불안증에 대하여 비약물적 및 약물적 치료를 시행하는 것이다. 비약물적 치료는 밧줄이나 구속과 같은 불안증의 가능성을 제거하고 지남력 일깨우기를 제공하는 데 초점을 맞춘다. 약물적 치료는 비약물적 치료가 실패한 경우에만 적용하고, 주로 항정신병 약물을 사용한다. 벤조디아제핀은 제한된 적응증에서만 사용한다.

핵심과 주의점

핵심

- 급성의 의식 장애는 유동적이다; 혼수 또는 혼미 환자는 섬망으로 전환될 수 있고, 그 반대의 경우도 있다.
- 치매와 섬망은 별개의 증상이지만 치매는 섬망의 중요한 기저 요인으로 병용되어 나타날 수 있다.
- 섬망은 혼미나 혼수 상태보다 임상 증상이 더 미묘할 수 있어 응급의학과 의사가 자주 오진한다. 응급실로 내원한 노인 환자를 평가하기 위해 객관적이고 검증된 도구를 사용하면 섬망의 위험을 최소화할 수 있다.
- 의식이 변화된 환자의 평가와 치료는 근본적인 병인을 확인하고 치료하는 데 초점을 맞추어야 한다.
- 의식 변화의 수준이 더 심할수록(혼수 또는 혼미), 응급의학과 의사는 급성 생명을 위협하는 질병에 대해 관심을 기울여야 한다. 이 환자들에서는 신속한 평가와 치료가 매우 중요하다.
- 불안한 증세를 보이는 환자의 경우(과민성 정신 착란), 환자를 진정시키기 위해서 비약물적 개입이 초기에 시도되어야 한다. 육체적인 구속 및 방광내 카테터와 같은 감시장치는 불안을 더욱 악화시킬 수 있어 최소화

되어야 한다.
- 항콜린 제제는 섬망을 유발하거나 중증도를 악화시킬 수 있기 때문에 가능하면 피해야 한다.

주의점

- 의식 변화가 섬망보다는 치매 또는 정신 질환의 이차적인 증상이라고 가정하는 것은 진단을 지연시키고, 의학적 질병을 놓칠 수 있으며, 사망률의 증가를 초래할 수 있다.
- 에탄올이나 벤조디아제핀계 약물에 금단 증상을 보이지 않는 환자의 경우, 불안 증상에 대해 벤조디아제핀계 약물을 투여한다.
- 진통이 심한 섬망 환자에서 마약성 진통제는 섬망을 유발하거나 악화시킬 수 있으므로 피하도록 한다.
- 불안 증세에 대하여 젊은 정신병 환자에게 사용되는 용량으로 항정신병 약물을 투여한다. 섬망으로 인해 불안 증세를 보이는 노인 환자인 경우, 투여량은 젊은 환자의 약 1/10이다.

참고문헌

1. Gerson LW, Counsell SR, Fontanarosa PB, Smucker WD. Case finding for cognitive impairment in elderly emergency department patients . Ann Emerg Med. 1994;23(4):813–17.

2. Naughton BJ, Moran MB, Kadah H, Heman-Ackah Y, Longano J. Delirium and other cognitive impairment in older adults in an emergency department. Ann Emerg Med. 1995;25(6):751–5.

3. Naughton BJ, Moran M, Ghaly Y, Michalakes C. Computed tomography scanning and delirium in elder patients. Acad Emerg Med. 1997;4(12):1107–10.

4. Hustey FM, Meldon SW, Palmer RM. Prevalence and documentation of impaired mental status in elderly emergency department patients. Acad Emerg Med. 2000;7(10):1166.

5. Hustey FM, Meldon SW. The prevalence and documentation of impaired mental status in elderly emergency department patients. Ann Emerg Med. 2002;39(3):248–53.

6. Hustey FM, Meldon SW, Smith MD, Lex CK. The eff ect of mental status screening on the care of elderly emergency department patients. Ann Emerg Med. 2003;41(5):678–84.

7. Morandi A, Solberg LM, Habermann R, et al. Documentation and management of words associated with delirium among elderly patients in postacute care: a pilot investigation. J Am Med Dir Assoc. 2009;10(5):330–4.

8. Han JH, Bryce SN, Ely EW, et al. Th e eff ect of cognitive impairment on the accuracy of the presenting complaint and discharge instruction comprehension in older emergency department patients. Ann Emerg Med. 2011;57(6):662–71.e2.

9. Posner JB, Plum F. Plum and Posner's Diagnosis of Stupor and Coma (Oxford; New York: Oxford University Press, 2007).

10. Chester JG, Beth Harrington M, Rudolph JL. Serial administration of a modifi ed Richmond Agitation and Sedation Scale for delirium screening. J Hosp Med. 2011;7(5):450–3.

11. Inouye SK, van Dyck CH, Alessi CA, et al. Clarifying confusion: the confusion assessment method. A new method for detection of delirium. Ann Intern Med. 1990;113(c2):941–8.

12. Wolfe RE, Brown DFM. Coma and depressed level of consciousness. In Rosen's Emergency Medicine: Concepts and Clinical Practice, ed. Marx J (St. Louis, MO: Mosby, 2002), pp.137–44.

13. Anon. Practice guideline for the treatment of patients with delirium. American Psychiatric Association. Am J Psychiatry. 1999;156 (5 Suppl.):1–20.

14. American Psychiatric Association. Task Force on DSM-IV. Diagnostic and Statistical Manual of Mental Disorders: DSMIV-TR (Washington, DC: American Psychiatric Association, 2000).

15. Farrell KR, Ganzini L. Misdiagnosing delirium as depression in medically ill elderly patients. Arch Intern Med. 1995;155(22):2459–64.

16. Han JH, Zimmerman EE, Cutler N, et al. Delirium in older emergency department patients: recognition, risk factors, and psychomotor subtypes. Acad Emerg Med. 2009; 16(3):193–200.

17. Liptzin B, Levkoff SE. An empirical study of delirium subtypes. Br J Psychiatry. 1992;161:843–5.

18. O'Keeff e ST. Clinical subtypes of delirium in the elderly. Dement Geriat Cognit Disord. 1999;10(5):380–5.

19. Ross CA, Peyser CE, Shapiro I, Folstein MF. Delirium: phenomenologic and etiologic subtypes. Int Psychogeriatr. 1991;3(2):135–47.

20. Barron EA, Holmes J. Delirium within the emergency care setting, occurrence and detection: a systematic review. EMJ. 2012 (accessed July 31, 2012 from www.ncbi.nlm.nih.gov/pubmed/22833596).

21. Witlox J, Eurelings LSM, de Jonghe JFM, et al. Delirium in elderly patients and the risk of postdischarge mortality, institutionalization, and dementia: a meta-analysis. JAMA. 2010;304(4):443–51.

22. Inouye SK, Rushing JT, Foreman MD, Palmer RM, Pompei P. Does delirium contribute to poor hospital outcomes? A threesite epidemiologic study. J Gen Intern Med. 1998;13(4):234–42.

23. Francis J, Martin D, Kapoor WN. A prospective study of delirium in hospitalized elderly. JAMA. 1990;263(8):1097–101.

24. Leslie DL, Marcantonio ER, Zhang Y, Leo-Summers L, Inouye SK . One-year health care costs associated with delirium in the elderly population. Arch Intern Med. 2008;168(1):27–32.

25. Gonzalez M, Martinez G, Calderon J, et al. Impact of delirium on short-term mortality in elderly inpatients: a prospective cohort study. Psychosomatics. 2009;50(3):234–8.

26. Han JH, Shintani A, Eden S, et al. Delirium in the emergency department: an independent predictor of death within 6 months. Ann Emerg Med. 2010;56(3):244–52.e1.

27. Han JH, Eden S, Shintani A, et al. Delirium in older emergency department patients is an independent predictor of hospital length of stay. Acad Emerg Med. 2011;18(5):451–7.

28. Vida S, Galbaud du Fort G, Kakuma R, et al. An 18-month prospective cohort study of functional outcome of delirium in elderly patients: activities of daily living. Int Psychogeriatr. 2006;18(4):681–700.

29. Inouye SK. Delirium in older persons. N Engl J Med. 2006;354(11):1157–65.

30. Han JH, Wilson A, Ely EW. Delirium in the older emergency department patient: a quiet epidemic. Emerg Med Clin N Am. 2010;28(3):611–31.

31. Inouye SK. Predisposing and precipitating factors for delirium in hospitalized older patients. Demen Geriatr Cogn.

1999;10(5):393–400.

32. Pompei P, Foreman M, Rudberg MA, et al. Delirium in hospitalized older persons: outcomes and predictors. J Am Geriatr Soc. 1994;42(8):809–15.

33. Voyer P, Cole MG, McCusker J, Belzile E. Prevalence and symptoms of delirium superimposed on dementia. Clin Nurs Res. 2006;15(1):46–66.

34. Kennedy M, Enander RA, Wolfe RE, Marcantonio ER, Shapiro NI. Identifi cation of delirium in elderly emergency department patients. Acad Emerg Med. 2012;19(Suppl.1)(s1):S147.

35. Inouye SK, Viscoli CM, Horwitz RI, Hurst LD, Tinetti ME. A predictive model for delirium in hospitalized elderly medical patients based on admission characteristics. Ann Intern Med. 1993;119(6):474–81.

36. Rockwood K. Acute confusion in elderly medical patients. J Am Geriatr Soc. 1989;37(2):150–4.

37. Han JH, Morandi A, Ely W, et al. Delirium in the nursing home patients seen in the emergency department. J Am Geriatr Soc. 2009;57(5):889–94.

38. Lipowski ZJ. Delirium in the elderly patient. N Engl J Med. 1989;320(9):578–82.

39. Rahkonen T, Makela H, Paanila S, et al. Delirium in elderly people without severe predisposing disorders: etiology and 1-year prognosis after discharge. Int Psychogeriatr. 2000;12(4):473–81.

40. Schor JD, Levkoff SE, Lipsitz LA, et al. Risk factors for delirium in hospitalized elderly. JAMA. 1992;267(6):827–31.

41. Gustafson Y, Berggren D, Brannstrom B, et al. Acute confusional states in elderly patients treated for femoral neck fracture. J Am Geriatr Soc. 1988;36(6):525–30.

42. Clegg A, Young JB. Which medications to avoid in people at risk of delirium: a systematic review. Age Aging. 2011;40(1):23–9.

43. Anon. American Geriatrics Society updated Beers Criteria for potentially inappropriate medication use in older adults. J Am Geriatr Soc. 2012;60(4):616–31.

44. Anon. Drugs that may cause cognitive disorders in the elderly. Med Lett Drugs Ther. 2000;42(1093):111–12.

45. Campbell N, Perkins A, Hui S, Khan B, Boustani M. Association between prescribing of anticholinergic medications and incident delirium: a cohort study. J Am Geriatr Soc. 2011;59(Suppl.2):S277–81.

46. Agostini JV, Leo-Summers LS, Inouye SK. Cognitive and other adverse effects of diphenhydramine use in hospitalized older patients. Arch Intern Med. 2001;161(17):2091–7.

47. Luukkanen MJ, Uusvaara J, Laurila JV, et al. Anticholinergic drugs and their effects on delirium and mortality in the elderly. Demen Geriatr Cogn Extra. 2011;1(1):43–50.

48. Han L, McCusker J, Cole M, et al. Use of medications with anticholinergic effect predicts clinical severity of delirium symptoms in older medical inpatients. Arch Intern Med. 2001;161(8):1099–105.

49. Craft S, Cholerton B, Reger M. Cognitive changes associated with normal and pathological aging. In Hazzard's Geriatric Medicine & Gerontology, 6th edn, ed. Halter J, Ouslander J, Tinetti M, et al. (McGraw-Hill Professional, 2009), pp.751–65.

50. McGirt MJ, Woodworth G, Coon AL, et al. Diagnosis, treatment, and analysis of long-term outcomes in idiopathic normal-pressure hydrocephalus. Neurosurgery. 2005;57(4):699–705;discussion,699–705.

51. Sanders AB. Emergency Care of the Elder Person (St Louis, MO: Beverly Cracom Publications, 1996).

52. Sessler CN, Gosnell MS, Grap MJ, et al. The Richmond Agitation-Sedation Scale: Validity and reliability in adult intensive care unit patients. Am J Respir Crit Care Med. 2002;166(10):1338–44.

53. Ely EW, Truman B, Shintani A, et al. Monitoring sedation status over time in ICU patients: reliability and validity of the Richmond Agitation-Sedation Scale (RASS). JAMA. 2003;289(22):2983–91.

54. O'Keeffe ST, Gosney MA. Assessing attentiveness in older hospital patients: global assessment versus tests of attention. J Am Geriatr Soc. 1997;45(4):470–3.

55. Folstein MF, Folstein SE, McHugh PR. "Mini-mental state." A practical method for grading the cognitive state of patients for the clinician. J Psychiatr Res. 1975;12(3):189–98.

56. Carpenter CR, Bassett ER, Fischer GM, et al. Four sensitive screening tools to detect cognitive dysfunction in geriatric emergency department patients: brief Alzheimer's Screen, Short Blessed Test, Ottawa 3DY, and the caregiver-completed AD8. Acad Emerg Med. 2011;18(4):374–84.

57. Carpenter CR, Despain B, Keeling TN, Shah M, Rothenberger M. The Six-Item Screener and AD8 for the detection of cognitive impairment in geriatric emergency department patients. Ann Emerg Med. 2011;57:653–61.

58. Wilber ST, Lofgren SD, Mager TG, Blanda M, Gerson LW. An evaluation of two screening tools for cognitive impairment in older emergency department patients. Acad Emerg Med. 2005;12(7):612–16.

59. Wilber ST, Carpenter CR, Hustey FM. Th e Six-Item Screener to detect cognitive impairment in older emergency department patients. Acad Emerg Med. 2008;15(7):613–16.

60. Carpenter CR, Griffey RT, Stark S, Coopersmith CM, Gage BF. Physician and nurse acceptance of technicians to screen for geriatric syndromes in the emergency department. West J Emerg

Med. 2011;12(4):489–95.

61. Adams HP, Zoppo G del , Alberts MJ, et al. Guidelines for the Early Management of Adults With Ischemic Stroke. A Guideline From the American Heart Association/American Stroke Association Stroke Council, Clinical Cardiology Council, Cardiovascular Radiology and Intervention Council, and the Atherosclerotic Peripheral Vascular Disease and Quality of Care Outcomes in Research Interdisciplinary Working Groups: The American Academy of Neurology affi rms the value of this guideline as an educational tool for neurologists. Stroke. 2007;38(5):1655–711.

62 Kakuma R, du Fort GG, Arsenault L, et al. Delirium in older emergency department patients discharged home: effect on survival. J Am Geriatr Soc. 2003;51(4):443–50.

63. Terrell KM, Hustey FM, Hwang U, et al. Quality indicators for geriatric emergency care. Acad Emerg Med. 2009;16(5):441–9.

64. Wei LA, Fearing MA, Sternberg EJ, Inouye SK. Th e Confusion Assessment Method: a systematic review of current usage. J Am Geriatr Soc. 2008;56(5):823–30.

65. Inouye SK. Th e Confusion Assessment Method (CAM): Training Manual and Coding Guide, 2003 (accessed October 24, 2011 from www.hospitalelderlifeprogram.org/pdf/ TheConfusionAssessmentMethod.pdf).

66. Han JH, Wilson A, Vasilevskis EE. Diagnosing Delirium in older emergency department patients: Validity and reliability of the Delivium Triage Screen and the Brief Confusion Assessment Method. Ann Emerg Med 2013 (forthcoming).

67. Sands MB, Dantoc BP, Hartshorn A, Ryan CJ, Lujic S. Single Question in Delirium (SQiD): testing its effi cacy against psychiatrist interview, the Confusion Assessment Method and the Memorial Delirium Assessment Scale. Palliat Med. 2010;24(6):561–5.

68. Inouye SK. The dilemma of delirium: clinical and research controversies regarding diagnosis and evaluation of delirium in hospitalized elderly medical patients. Am J Med. 1994;97(3):278–88.

69. Bayer AJ, Chadha JS, Farag RR, Pathy MS. Changing presentation of myocardial infarction with increasing old age. J Am Geriatr Soc. 1986;34(4):263–6.

70. Hardy JE, Brennan N. Computerized tomography of the brain for elderly patients presenting to the emergency department with acute confusion. Emerg Med Australas. 2008;20(5):420–4.

71. Mesulam MM, Waxman SG, Geschwind N, Sabin TD. Acute confusional states with right middle cerebral artery infarctions. J Neurol Neurosurg Psychiatr. 1976;39(1):84–9.

72. Zehtabchi S, Abdel Baki SG, Malhotra S, Grant AC. Nonconvulsive seizures in patients presenting with altered mental status: an evidence-based review. Epilepsy Behav. 2011;22(2):139 –43.

73. Flaherty JH, Little MO. Matching the environment to patients with delirium: lessons learned from the delirium room, a restraint-free environment for older hospitalized adults with delirium. J Am Geriatr Soc. 2011;59(Suppl.2):S295–300.

74. Inouye SK, Charpentier PA. Precipitating factors for delirium in hospitalized elderly persons: Predictive model and interrelationship with baseline vulnerability. JAMA. 1996;275(11):852–7.

75. Holroyd-Leduc JM, Sen S, Bertenthal D, et al. Th e relationship of indwelling urinary catheters to death, length of hospital stay, functional decline, and nursing home admission in hospitalized older medical patients. J Am Geriatr Soc. 2007;55(2):227–33.

76. Tahir TA, Eeles E, Karapareddy V, et al. A randomized controlled trial of quetiapine versus placebo in the treatment of delirium. J Psychosomat Res. 2010;69(5):485–90.

77. Lonergan E, Britton AM, Luxenberg J, Wyller T. Antipsychotics for delirium. Cochrane Database Syst Rev. 2007;(2):CD005594.

78. Fosnight S. Delirium in the elderly. In Geriatrics (Pharmacotherapy Self-Assessment Program Book 7), in ed. Chant C, Chessman K, Richardson M (Rockville, MD: American College of Clinical Pharmacology , 2011), pp. 73–96.

79. Devlin JW, Roberts RJ, Fong JJ, et al. Effi cacy and safety of quetiapine in critically ill patients with delirium: a prospective, multicenter, randomized, double-blind, placebo-controlled pilot study. Crit Care Med. 2010;38(2):419–27.

80. Lonergan E, Luxenberg J, Areosa Sastre A, Wyller TB. Benzodiazepines for delirium. Cochrane Database Syst Rev. 2009;(1):CD006379.

81. Pandharipande PP, Pun BT, Herr DL, et al. Effect of sedation with dexmedetomidine vs lorazepam on acute brain dysfunction in mechanically ventilated patients: the MENDS randomized controlled trial. JAMA. 2007;298(22):2644–53.

82. Riker RR, Shehabi Y, Bokesch PM, et al. Dexmedetomidine vs midazolam for sedation of critically ill patients: a randomized trial. JAMA. 2009;301(5):489–99.

83. Drickamer M, Lai J. Assessment of decisional capacity and competencies. In Hazzard's Geriatric Medicine & Gerontology, 6th edn , ed. Halter J , OuslanderJ , Tinetti M, et al. (McGraw-Hill Professional, 2009), pp.171–6.

84. Sessums LL, Zembrzuska H, Jackson JL. Does this patient have medical decision-making capacity? JAMA. 2011;306(v):420–7.

85. Karlawish J, James B. Ethical issues. In Hazzard's Geriatric Medicine & Gerontology, 6th edn, ed. Halter J, Ouslander J, Tinetti M, et al. (McGraw-Hill Professional, 2009), pp.399–406.

장

13

노인환자에서의 실신

임상 증례

예시 1: 76세 여환이 실신을 하여 응급실로 내원하였다. 환자는 집에서 며느리와 함께 소소한 집안일을 하던 중 가슴의 답답함을 호소하며 실신을 하였다고 하며 내원 후에도 약간의 가슴 두근거림을 호소하였다. 내원 당시 환자의 생체징후는 혈압 115/45 맥박수 분당 110회 체온 35.6 호흡수는 분당 20회로 맥박이 다소 빨랐으나 특이소견은 없었다. 진찰소견상 환자는 결막 창백을 보였고 움직일 때 가슴이 두근거려 힘들다고 하였다. 당시 응급실 당직의사는 환자의 진찰 소견으로 미루어 위장관 출혈을 의심하였고 위장관 출혈을 확인하기 위한 검사를 하며 D-dimer를 포함한 혈액검사를 지시하였다. 환자는 응급실 재실 도중 갑작스럽게 심한 호흡곤란을 호소하며 산소포화도가 급격히 떨어졌으며 이후 확인한 결과 폐동맥 양쪽이 혈전으로 완전히 막혀 있었다.

예시 2: 80세 남환이 실신을 주호소로 내원하였다. 환자는 아내가 보는 가운데 갑자기 넘어지며 머리를 부딪혔다고 하고 뒤통수에는 약간의 부종이 있었다. 최근 허리가 아파 진통제를 자주 복용한 것 외에 다른 병력은 없었다. 환자는 넘어질 당시의 일을 잘 기억하지 못하지만 기억등록은 모두 정상적이었으며 다른 신경학적 이상을 보이지 않았다. 쓰러질 당시에 약간의 강직과 눈동자 편위가 있었다는 보호자 진술에 따라 당시 응급실 당직의는 환자에 대해 실신과 경련을 함께 감별하기 위한 검사를 진행하였다. 환자의 혈색소 수치는 10.9로 다소 낮은 소견을 보였고 다시 자세한 병력을 청취한 결과 낮에 검은 변을 봤다는 사실이 확인되었다.

두 가지 증례에서 볼 수 있듯 임상 현장에서 고령의 실신 환자를 대면할 때는 반드시 여러가지 요인을 고려해야 한다. 특히 증례 1에서 보는 바와 같이 환자의 생체 징후가 다소 안정적이고 다른 병력이 없었다고 하더라도 특별한 전구증상이 없었던 경우라면 심장의 구조적 문제등을 같이 고려해야 한다. 또한 노인 환자가 갑작스럽게 실신을 한 원인 중 하나로 위장관 출혈도 생각할 수 있어야 한다.

서론

의학적 의미의 실신은 대뇌 전체 혈류량이 갑작스럽게 떨어져 짧은 시간의 의식소실을 일으킨 후 정상 기능을 회복하는 것을 말한다. 결국 실신은 두개 내 혈류량 자동조절의 실패로 인한 것이다. 때문에, 저산소증, 저혈당증, 경련, 척추기저동맥 순환의 부전으로 인한 의식소실과 감별이 필요하다. 실신의 정의는 한 가지 이지만 병인에 의한 증상일 뿐, 진단 그 자체는 될 수 없다. 때문에 다양한 병인에 따라 예후도 다양하다. 예를 들어 미주신경성 실신의 경우 사망률이 0%이지만, 심인성 실신의 경우 사망률이 30%에 육박한다. 가장 위험한 심인성 실신은 급성 심근경색, 조기 흥분 증후군(Wolff-Parkinson-white syndrome) 긴 QT 증후군, 부르가다 증후군, 다형성 심실성 빈맥 등이 있다. 한 메타분석에 의하면 42%의 실신환자가 입원을 하며 삼분의 일은 진단 없이 귀가하였고, 다른 삼분의 일의 환자들은 기립성, 미주신경성 실신을 진단받았으며 약 10.4% 정도의 환자가 서맥성 혹은 빈맥성 부정맥을 포함한 심인성 실신을 진단받았다. 입원한 환자 중 사망위험이 있는 원인을 가진 환자는 4.4%였으나 심인성 실신 환자들의 연간 사망률은 24%에 달한다.

응급실에서의 실신에 대한 검사는 다음과 같은 몇 가지 목적을 가지고 실시해야 한다.
- 의식소실을 일으킬 수 있는 다른 원인을 감별한다.
- 응급처치를 결정한다.
- 필요한 검사들을 결정한다.
- 예후를 예측한다. – 단기간 내 이상반응이 올 환자들과 위험요소가 있는 군을 감별한다.
- 입원의 필요여부를 결정한다.

노화

실신의 빈도와 병인은 나이의 영향을 받는다. 노인에게서 실신을 일으킬 수 있는 나이와 연관된 인자들을 표 13.1에 정리하였다.

40세 이하에서 실신이 일어날 확률은 1,000분의 2 미만이며 10% 미만으로 입원을 한다. 하지만, 노인에서 실신은 1,000당 19.5명까지 증가하며 입원율은 60%에 이른다. 실신으로 인한 사망률은 나이에 따라 증가하지만, 특정 나이를 기준으로 위험도를 판단할 수는 없다. 실신은 70세 이상에서 확연하게 증가하며 심인성 실신은 61세에서 70세 사이에 가장 많다. 심장질환의 병력 가진 환자나 고령의 환자가 실신으로 인해 응급실을 방문하는 빈도가 높은 것은 나쁜 예후와 연관이 있다.

노인에게서 실신의 원인을 감별하는 것은 어렵다. 그 이유로 첫째, 노인에게서 실신의 원인은 복합적이다. 많은 부분의 검사가 어지러움, 일과성 허혈, 기립성 저혈압, 식사 후 저혈압, 약물 기인성, 낙상에 대한 것과 함께 이루어져야 한다. 실제로 노인 인구에서 낙상의 발생률은 연간 30%이며, 이중 30%가 실신으로 인한 것이다.

실신의 역학은 연령에 따라 크게 다르다. 고령자의 실신의 주요 원인은 기립성 저혈압(Orthostatic Hypotension), 경동맥 과민성(Carotid Sinus Hypersensitivity), 신경성 원인 및 부정맥 등이 있다. 기립성 저혈압은 노인의 20~30%에서 실신을 일으킨다. 기립성 저혈압에 의한 실신으로 입원하는 환자의 비율은 65~74세 노인에게서 4.2%이나, 75세 이상 노인 에게서 30.5%로 증가한다.

미도드린(midodrine)이나 플루드로 코르티손(fludrocortisones)을 이용하여 기립성 저혈압을 치료하는 것은 전형적으로 고혈압을 악화시킨다. 이렇듯 복합적 상황의 치료는 쉽지 않다. 기립성 저혈압을 가진 노인인구의 25%만이 노화로 인한 것이며 나머지 75%는 약물 복용에서 기인하기 때문에 고령의 실신환자를 진료할 때는 반드시 생리학적 원인 외에도 약물 복용력을 확인해야 하며 단일약물 효과 혹은 약물 간의 상호작용, 약물 – 질병 상호 작용을 고려해야 한다. 심장 부정맥의 발병률은 나이가 많아질수록 확연하게 증가한다. 80세 이상 환자의 9%에서 심방세동/조동이 발견된다. 류마티스 열 병력, 울혈성 심부전(Congestive Heart Failure, CHF) 또는 고혈압의 병력을 가진 환자의 경우 부정맥 발생의 위험성은 더 커진다.

나이에 상관없이 실신을 한 모든 환자에 대한 평가와 및 중재가 권장된다. 거동이 가능하며, 인지 기능이 있는 고령 환자의 실신에 다한 평가 자체는 젊은 환자에 대한 평가와 대동 소이하다. 하지만 고령환자 특히 신체조건이 허약한 고령환자의 실신에 대한 응급 진료는 생명을 위협하는 질환을 감별해내는 것 이외에도 반복되는 실신으로 인한 외상을 방지하는 것에 그 목적을 두어야 한다. 허약한 노인이라고 할지라도 기립 혈압측정 및 경동맥 마사지 검사는 시행할 수 있다. 경동맥 마사지 검사로 인한 신경계 후유증의 발생률은 일반적으로 낮고 고령이

표 13.1. 나이와 연관된 실신의 원인 인자.

두개 내 혈류량의 감소
a. 고혈압에 의한 자율신경계의 변화
b. 당뇨와 연관된 화학 수용체의 변화
심박출량의 감소
갈증을 느끼는 기전의 저하
물에 대한 항상성의 변화
염분에 대한 항상성의 변화
자율신경부전
압력수용체의 변화
경동맥굴의 과민성
구조적 심장질환

라고 할지라도 0.17에서 1%로 매우 낮다. 다만 경동맥 협착이 있거나, 3개월 이내에 일과성 허혈 발작(Transient Ischemic Attack, TIA), 뇌 혈관 사고(CerebroVascular Accident, CVA) 또는 심근경색(Myocardiac Infarction, MI)이 있는 환자에게는 시행해서는 안 된다. 고령의 환자에 대한 평가와 치료의 수준은 연령뿐만 아니라 치료 후 예후의 목표에 따라 결정되어야 한다.

심장기인성 실신과 신경성 실신을 구별해 내는 것은 고령자에서 더 어렵다. 때문에 환자의 병력을 통해 병인을 밝혀내는 것은 더 어렵고 더 제한적이다. 한 연구는 노인 인구에게서 환자의 병력 청취만으로 병인을 알아내는 것은 약 5%에서만 가능하다고 밝혔다. 그러나 65세 이상의 환자를 대상으로 했던 다른 연구는 신중한 병력 청취와 신체 진찰, 그리고 심전도를 통한 선별 검사를 통해 35에서 50%까지 진단해 낼 수 있다고 밝혔다. 호흡 곤란은 심인성 실신의 하나의 증상이나, 메스꺼움이나 시야가 흐려지는 증상, 식은땀 등 심장과 연관 없어 보이는 증상도 심장성 실신의 증상으로 나타난다. 또한, 나이가 많은 환자의 경우 운동하는 동안 일어난 실신이나 누워있는 동안 일어난 실신은 신경성 실신보다 심인성 실신과 더 연관이 있다. 이 연구에서는 시야가 흐려지는 증상 역시 신경성 실신보다 심인성 실신의 가능성이 더 높다고 밝혔다.

보다 정밀한 검사를 위해 많은 수의 환자가 입원함에도 불구하고, 54%의 환자는 확정적인 진단 없이 퇴원하게 된다. 관상 동맥 질환(Coronary Artery Disease, CAD)이 있는 실신 환자에서 사망 위험은 좌심실의 기능장애의 정도의 직접적으로 비례한다. 이런 환자들은 허혈성 혹은 구조적 심질환과 부정맥에 대한 검사가 필요하다. 좌심실의 분출율이 0.35 미만인 환자들은 제세동기를 삽입함으로써 생존률을 높일 수 있다. 주의할 점은 부정맥을 유발할 수 있는 기존의 손상에 대한 해결이 반드시 재관류 치료와 함께 시행될 필요는 없다는 것이다. 심근 허혈을 치료한 이유에 교정해도 늦지 않다.

85세 이상의 실신 환자 중 31~35%는 3년 이내에 반복된 실신으로 병원을 찾는다. 하나, 이러한 실신의 재발은 사망률 증가와 연관성이 없으며 이 중 9%의 환자만이 새로운 진단을 받는다. 85세 이상의 재발성 실신 경험이 있는 환자는 그 원인

표 13.2. 실신의 원인

신경 기인성 실신
• 미주 신경성 실신
• 상황성 실신
• 경동맥 굴 과민 반응
심장 기인성 실신
• 전기 생리학적 원인
• 부정맥(일반적으로 허혈성 심질환 혹은 고혈압성 질환)
• Stroke–Adams attack : 간헐적 방실 차단에 의한 무맥
• 구조적 원인
• 판막질환, 심근 허혈, 비후성 심근증, 다른 원인의 심근증, 심장내 종양
뇌혈관 질환
• Vascular steal syndrome
• 경련이 없었고 신경학적 이상이 없는 경우 매우 드물다.
• 일과성 허혈 발작이나 척추 기저동맥 부전으로 인해 생길 수 있다.
기립성 저혈압
• 저혈량에서 기인
• 약물 유발성
• 자율신경부전
정신과적 문제
• 20~35%의 환자들에게서 정신과적 검사가 필요
• 보다 젊은 환자들에게서 흔함
복합적 문제
• 복합적 원인은 나쁜 예후의 단독 예후 인자이다.

이 심장에서 기인했을 가능성이 가장 높으며 가장 낮은 생존률을 보인다. 하지만 이러한 결과는 이 인구집단이 다른 기저질환을 함께 가지고 있는 것과 상관이 있고 실신자체는 이와 관계가 없다. 비록 실신을 경험한 노인 환자의 대부분이 병원에서 특별한 처치 없이 퇴원하지만 일상 생활을 해 나가는 것은 다른 문제이다. 큰 문제 없이 퇴원한 환자일지라도 일상생활에서는 장애를 겪을 수 있다. 심지어 미주신경성 실신 같은 양성 진단조차도 환자의 삶의 질에 심각한 영향을 미칠 수 있다. 실신을 한 노인들의 삶의 질 평가를 보면 이들이 확연한 기능장애를 보임을 알 수 있다. 재발의 두려움 때문에 환자들은 운전 및 보행을 하지 않게 되고 전반적 활력저하와 사회적 기능 저하로 이어진다. 그 효과는 첫 6개월 이내에 가장 명확하며 반복적인 실신을 경험하면 기능적 감소는 더욱 심해진다 검사를 위한 입원, 협진이 필요했던 환자는 더 큰 기능적 감소를 일으켰다.

응급의학과 의사는 실신을 한 노인환자들이 향후 겪게 될 일상생활에서의 불편을 고려해야 한다. 환자의 실신이 양성 기전에서 일어났다고 결정한다면 기능적 쇠퇴를 완화하기 위하여 포괄적인 환자 교육 및 상담이 필요하다.

역학

실신환자는 응급실을 방문하는 모든 환자의 1~3%를 차지하며 전체 병원 입원환자의 6%를 차지한다. 그러나 80세 이상의 노인 환자는 실신을 주호소로 내원하여 58%가 입원한다. 70% 이상의 실신 입원환자가 응급실을 통해 입원한다. 전문가들은 심장병력이 있거나 고령인 환자들의 입원을 권장한다. 높은 입원율에도 불구하고 입원한 노인 환자의 60%는 치료적 중재없이 귀가하며 이들 중 39~50%는 정확한 진단명없이 귀가한다. 미국 전체의 실신으로 인한 의료비용은 2.4~26억 달러이며 한 번 입원 시의 평균 비용은 5,400달러 이다. 심인성 실신을 포함한 모든 실신에서의 1년 장애발생율과 사망률은 이러한 투자에 최소한의 영향을 받는다.

Framingham 연구에서 심인성 실신은 다른 원인에 의한 실신에 비해 사망 위험을 두배 증가시켰다. 또한 치명적이거나 치명적이지 않은 심혈관계 사건이 실신이 없었던 환자에 비해 증가하였다. 하지만 실신자체가 기존의 만성 심부전을 포함한 심장 질환 없이 심장 사건이나 사망의 위험을 증가시키지 않는 것으로 밝혀졌다.

원인

실신의 원인은 크게 신경성, 심인성 및 기립성 저혈압의 세 가지로 나눌 수 있다. 실신 원인 목록은 표 13.2에 정리하였다.

신경 매개성 실신(Neurally Mediated Syncope)

실신의 가장 흔한 원인은 신경 매개성 실신이다. 이는 일반적으로 기능장애로 인해 서맥성 부정맥이 발생하거나 혈관이 확장되는 형태로 나타나기 때문에 이렇게 분류한다. 때문에 신경 매개성 실신은 반사 부전으로도 생각하기도 한다. 이런 신경 매개성 실신은 미주신경성 실신(실신의 가장 큰 단일 원인)과 상황성 경동맥굴 과민성 증후군으로 나눌 수 있다. 경동맥굴 과민성(Carotid sinus hypersensitivity, CSH)과 연관된 실신을 경동맥굴 증후군(carotid sinus syndrome, CSS)으로 정의한다.

미주신경성 실신(Vasovagal Syncope)

공포, 심한 통증, 정서적 충격, 또는 장기간 서 있는 상태 등에 의해 유발된다. 전형적인 전구 증상은 발한, 메스꺼움, 시야가 좁아지는 현상과 의식 소실이 있다.

상황성 실신(Situational Syncope)

사정, 용변, 기침, 삼킴 후 바로 나타나는 실신을 말한다.

경동맥굴 과민성(Carotid Sinus Hypersensitivity, CSH)

경동맥 압력 수용기의 과활성화로 인해 대뇌 관류하는 혈액양이 줄어들면서 어지러움과 실신으로 이어지는 기전이다. CSH는 주로 노년의 남성 환자가 실신이나 낙상으로 내원하였을 때 발견된다. 일부 사람들은 CSH를 자율신경 조절장애로 분류하기도 한다. CSH는 재발성 실신이 있는 환자의 약 9%에서 발견되며, 요양원 환자의 14% 환자, 그리고 낙상으로 내원한 환자의 30%에서 발견된다. CSH 환자는 부상과 골절의 위험이 높음에도 불구하고 사망위험이 증가하지는 않는다. 무증상 환자의 33%에서 CSH가 있을 수 있다.

심장병 환자

두 번째로 흔한 실신의 원인은 심장 질환으로 부정맥과 심장의 구조적 이상 등이 있다. 이러한 심질환들은 심박출량을 감소시켜 실신을 일으킨다.

부정맥

심방세동/심장조동/고도 방실 차단, 심실 성 빈맥, 동기능 부전 증후군, 심박조율기의 작동이상 등이 모두 노인 인구에서 모두 고려되어야 한다.

심장의 구조적 이상

심한 판막 협착이나 심장 유출로의 막힘등이 실신을 유발할 수 있다. 대동맥 협착증에서 실신이 나타나기 시작하면 판막 교체를 하지 않을 경우 2년의 생존율을 가진다.

도혈 증후군(Vascular steal syndrome)

쇄골하 동맥 도혈 증후군은 같은 쪽의 쇄골하 동맥의 협착 혹은 막힘으로 인해 척추동맥의 혈류가 역행하면서 발생한다. 동측 팔을 움직이면 환자는 신경학적 증상을 느낄 수 있다.

기립성 저혈압

기립성 저혈압(Orthostatic hypotension, OH)은 쇠약으로 인한 조절 장애로 인해 노인에게서 나타나는 다요인 전신 질환의 한 징후이다. 기립성 저혈압의 유병률은 노인 인구 수에 비례한다. 일반적으로 5% 정도의 인구에게서 나타나지만, 65세 이상 노인인구에서는 그 유병률이 50%까지 올라간다. 기립성 저혈압의 예후는 기저 원인의 심각도에 비례한다. 기립성 저혈압이 있는 대부분의 환자는 증상이 없거나 비특이적 증상을 호소한다. 하지만, 기립성 저혈압은 노인 인구 실신의 가장 큰 원인이며, 다른 심혈관계 질환의 사망률과 밀접한 관계를 가지고 있다.

최근의 한 연구는 기립성 저혈압이 심근경색의 예측 인자라는 것을 밝혔다. 기립성 저혈압의 위험성과 스크리닝의 이점에도 불구하고 이에 대한 연구는 많지 않다. 이는 실신이 있는 노인환자의 실신의 원인으로 반드시 고려되어야 한다.

실신의 희박한 원인

일과성 허혈이 의식소실의 진정한 원인이 될 수 있는지는 매우 의심스럽다. 일과성 허혈이 척추기저동맥에 발생했을 때는 보다 논리적인 설명이 가능하다. 하지만 이런 경우 일반적으로 마비, 안구 운동 장애 및 현기증이 함께 나타난다. 다른 동반 증상 없이 의식소실이 먼저 일어나는 경우는 일과성 허혈이 아닌 다른 원인에서 기인한 의식소실일 가능성이 높음을 시사한다. 때문에 일반적인 증상을 가진 실신환자에게서 뇌혈관 질환을 반드시 검사할 필요는 없다.

병력

실신의 환자의 병력청취가 진단적 가치가 있다는 사실은 전형적 연구와 환자 – 대조 연구를 통해 밝혀졌다. 다음 세 가지 요소는 노인 실신에서 병력청취의 기초이다. 처음 두 가지 요소는 실신의 원인을 밝히는 것이고 마지막 한 가지는 위험성을 밝히기 위함이다. 또한, 병력 청취는 이후의 평가를 결정하는 주요 요소이기도 하다.

1. 의식소실이 실신에 의한 것인지 다른 원인에 의한 것인지 확인한다.
2. 의식소실이 실신에 의한 것임을 밝혀줄 근거를 찾는다.
3. 현재 심질환이 있는가?

발생한 이벤트의 순서

실신에 대한 완전한 평가를 위해서는 LOC 직전 일련의 사건을 알아내는 것이 중요하다. 유발 요인이 있었는지를 확인하기 위해 환자에게 의식 소실의 기간, 의식 소실 이전의 증상, 실제로 의식 소실이 있었는지를 확인하고 목격자의 진술을 함께 참고한다. 회복기와 각성 시에 어떤 증상이 있었는지 확인하고 의식 소실과 관련된 모든 외상을 확인해야 한다. 이러한 병력 청취는 환자의 인지기능이 소실되지 않았을 때 가능하다. 다른 경우에는 목격자의 진술을 함께 확인한다. 나이는 실신의 병력 청취에 독립적으로 영향을 주지 않지만, 최대 40%의 노인은 실신 상황에 대한 기억을 완전히 상실한다. 이것은 또한 실신 전후 증상을 파악하는 데 영향을 준다. 하지만 환자가 기억하지 못한다고 해서 이 중요한 요소를 파악하지 못해서는 안 된다.

특정 병력

환자의 병력에는 나이, 성별, 질병의 병력, 전구 증상, 그리고 현재의 약물에 관한 구체적인 질문이 포함되어야 한다. 특히 심혈관계 약물 복용에 주의해야 한다. 노인 환자의 병력 청취에는 항상 약물 복용력에 대한 신중한 확인이 필요하다. 약으로 인한 실신은 몇 가지 약물을 복용하고 있는 노인에게서 잘 일어난다. 특히 IA및 IC그룹의 부정맥 치료제에 대한 신중한 검토가 필수적이다. 신중한 병력 청취는 위장관 출혈, 심장병, 뇌내 출혈 등의 심각한 질병상태를 밝혀내는 데 도움이 된다. 선행 증상, 실신의 빈도, 위치 또는 활동 실신이 발생한 시간, 실신으로 인한 부상은 연령에 따라 크게 달라지지 않는다. 메스꺼움이나 구토와 같은 미주신경성 증상이 있는 환자나 오래도록 서 있었던 경우, 사람이 많은 장소나 더운 장소에 있었던 경우는 신경 매개성 실신과 연관될 가능성이 더 크다. 전구 증상이 없었거나 눕거나 앉은 상태에서 일어난 실신 혹은 운동 시 발생한 실신은 심인성 실신의 가능성이 높다.

실신과 발작을 구분하기 위한 증상

실신이 일어나는 생리학적 기전에 대한 이해는 발작 또는 일시적인 허혈성 사건과 혼동을 줄이는 데 도움이 된다. 실신에서는 짧은 기간의 혼란이나 방향 감각 상실 후에 안구가 중앙에 고정되는 현상과 유리를 응시하는 표정이 특징적으로 나타난다. 환자는 망막의 저 관류로 인한 증상을 시야가 좁아지고 회색으로 변한 다음 검정색으로 보이고 완전한 시력 상실이 일어난다고 호소한다. 청력 상실도 발생할 수 있다. 의식이 사라지면 눈동자는 위로 고정될 수 있다. 근육 연축성 경련 운동은 일반적이다. 일반적으로 목격자들은 대단히 짧고 심하지 않은 간장간대발작을 목격하기도 한다. 이러한 경련성 실신은 어떤 종류의 실신에서도 볼 수 있다. 일단 의식이 회복되면 실제 발작을 한 후 생기는 발작 후기간에 비해 신속하게 정상으로 회복된다. 경련성 실신은 실신과 발작을 구분하는 어려움을 더한다. Sheldon et al.은 총 118개의 질문으로 이루어진 실신과 발작을 구분하기 위한 질문지를 만들었으며 이는 94%의 민감도와 특이도를 가졌다. 질문의 숫자가 많아 ED 사용이 제한적이지만 몇 가지 증상 특화된 질문을 사용하는 것이 권장된다. 발작 환자는 주로 혀물기, 요실금, 데자뷰, 기분 변화, 환각, 의식 소실에 앞서 떨리는 증상을 경험하며, 실신 환자는 주로 발한, 호흡 곤란, 가슴 통증, 심계항진, 열감, 메스꺼움, 현기증 및 현훈을 경험한다.

심장으로 인한 실신을 의심할 수 있는 증상

전조가 없는 빠른 실신은 일차적인 심장 병인을 암시하는 임상적 단서이다. 이는 경동맥굴 증후군이나 안압에 의한 심장 억제에서도 볼 수 있다. 경동맥굴 증후군의 증상은 심장주기의 억제가 혈액의 흐름을 멈추는 기간에 의존한다. 환자를 똑바로 세우면 심장주기가 억제되었을 때 의식 소실이 일찍 발생한다. 일차성 심실 빈맥 리듬은 일부 전향성 혈류가 있을 수 있어 점진적인 LOC를 초래한다. 두근거림을 느끼는 것은 부정맥을 강하게 시사하는 증상이다. 관상 동맥 질환, 노년층 또는 구조적 심장 질환이 있는 환자를 확인하기 위해서는 주의 깊은 병력 청취가 필요하다.

자율신경계 조절장애의 요인

파킨슨 병(Parkinson's disease)과 당뇨병을 앓고있는 환자의 경우에는 자율신경계 조절부전을 고려해야 한다. 환자가 다른 영역에 국소 빈혈의 증상이 나타나면 1차 자율 신경계 실패를 시사한다. 시각 암점과 환각은 후두 허혈을 시사한다. 보다 낮은 위험성을 시사하는 심혈관 질환의 징후 없음, 동반 질환 없음 등의 요인은 노인 인구에서 종종 적용되지 않는다.

신체진찰

응급실에서의 모든 질환의 평가와 마찬가지로 가장 중요한 것은 기도, 호흡 및 순환의 확인이다. 이들이 확보되었다면 생체 징후를 확인해야 한다. 지속적인 저혈압 또는 빈맥은 혈역학적 불안정성을 나타내며, 출혈, 심장 마비, 패혈증 또는 저혈량과 같은 실신의 원인을 찾아야 한다. 심근 경색이나 부정맥과 같은 심각한 임상 병인의 결과로 실신을 한 약 70%의 환자에서 불안정한 생체 징후가 나타난다.

실신 진단에 가장 유용한 신체 검사는 심혈관, 신경계, 기립성 혈압 측정, 보행 및 기립 균형 평가이다. 기립성 저혈압은 기립 후 3분 이내에 수축기 혈압이 20 mmHg 이상 감소하거나 확장기 혈압이 10 mmHg 이상 감소할 때 진단할 수 있다. 서 있는 자세는 체내 혈액 순환의 25~30%가 하지 및 내장 − 장간막 순환으로 분포하면서 정맥 환류를 감소시킨다. 이 현상은 실신을 한 환자에게서 공통적으로 발견된다. 그러나 기립성 저혈압이 약물 치료로 인한 것이거나 노화로 인한 경우에는 신뢰성있게 재현하기 어렵다. 그러므로, 아침마다 반복적으로 측정하는 것이 기립성 저혈압을 진단하는 데 필요할 수 있다. 환자의 퇴원을 결정하기 전에 기립성 저혈압에 대한 신중한 위험도 평가가 이루어져야 한다. 최근의 한 연구는 실제로 기립 시 혈압이 저하되거나 낙상이 발생함에도 불구하고 환자가 어지러움증을 호소하지 않을 수 있음을 경고하였다. 기립성 저혈압은 압력 수용체 감수성 증가와, 심장 수축력 감소 및 자율 신경 기능 장애로 인해 노화와 함께 증가한다. 노인에게서 나타나는 자율 신경 기능 장애는 네 가지 주요 자율 신경 퇴행성 장애를 포함한다. 파킨슨 병, 레위 체 치매, 순수 자율 신경계 부전과 다발성 장기 위축(Shy-Drager syndrome)이 있다. 기립성 저혈압은 파킨슨 병이 있는 실신 환자에서 반드시 고려해야 한다. 2차 자율 신경계 장애는 당뇨병성 신경 병증, 간 또는 신부전, 알코올 남용으로 발생한다.

자율신경계 조절 이상은 일반인의 6% 정도에서 나타나는데 반해 노인인구의 54~56%에서 나타난다. 고혈압 약의 복용이 기립성 저혈압과 연관될 가능성이 높을 것 같지만, 최근 연구에서 둘 사이에 큰 연관성이 없음이 밝혀졌다. 인지기능 장애는 기립성 저혈압과 연관성이 높다. MMSE점수가 1 내려갈 때마다 기립성 저혈압의 위험성이 10% 정도 증가한다. 때문에 인지기능장애가 심하면 심할수록 기립성 저혈압을 가지고 있을 확률이 높다. 2분 정도 서 있을 때 현기증을 호소한다면 이는 기립성 저혈압을 고민 해야 하며 저 혈류량 혹은 약물 작용의 가능성을 고려해야 한다. 인지기능 장애가 심할수록 기립성 저혈압에 대한 병력 청취는 더욱 힘들어진다. 기립성 저혈압은 나이가 들수록 증가하며, 건강한 사람들을 대상으로 한 조사에서 70세 이상의 40% 정도가 기립성 저혈압의 증상을 가지고 있었던 반면, 60세 이하의 23% 정도만이 기립성 저혈압의 증상을 가지고 있었다. 기립성 저혈압은 반드시 다른 질환을 배제하여야 한다. 기립성 저혈압 환자들은 자율신경 조절부전으로 인해 누워서 잰 혈압이 고혈압인 경우가 흔하다. 만약 누워서 잰 혈압이 고혈압인 경우 자율신경 조절 부전을 감별진단으로 반드시 고려해야 한다.

심부전이나 심장의 구조이상의 징후가 없는지 알기 위해 말초 부종, 목정맥 팽대, 심잡음, S3/S4 심음 등을 확인해야 한다. 혀를 깨물었는지 여부를 알기 위해 구강 내를 주의 깊게 살펴야 한다. 비록 이것이 발작을 감별하는 데 있어 낮은 민감도를 보이나, 높은 특이도를 보인다.

경동맥굴의 과민반응은 나이든 사람에서 가장 흔히 나타나는 실신과 낙상의 요인으로 65세 이상 노인의 약 39%에서 나타난다. 아직까지도 경동맥굴 증후군은 실신이나 낙상의 원인으로 미처 평가되지 못하고 있다. 노인 실신 환자의 약 17.6%에서 경동맥굴을 마사지할 때 경동맥굴 증후군의 증상이 나타난다. 따라서 경동맥굴 마사지는 경동맥굴 증후군을 진단하는 하나의 방법으로 사용할 수 있다. 실신이나 낙상의 원인을 설명하기 힘든 노인 환자 혹은 설명할 수 없는 서맥과 저혈압을 가진 환자에게 경동맥굴 마사지를 시행해 보는 것이 필요하다.

경동맥굴 마사지를 시행해 보는 것은 노인 실신환자에게서 위험도를 감별하는 첫 번째 검사로 많은 가이드라인과 교과서에서 제시하고 있다. 40세 이상의 실신환자의 실신원인을 모를 때 경동맥굴 마사지를 시행하는 것은 Class I B로 추천된다. 주의할 점은 경동맥굴 마사지를 시행하는 것 자체가 환자의 미주신경성 실신을 일으킬 수 있다는 점이다. 따라서 경동맥굴 마사지에서 양성 반응이 나왔다고 해서 경동맥굴 증후군 한 가지로 진단할 수 있는 것은 아니다. 이렇듯 경동맥굴 마사지가 60~80세 환자에게 좋은 진단적 도구임에도 불구하고 실제 진료 환경에서는 잘 이용되지 않고 있다.

경동맥굴 마사지의 수행 방법은 다음과 같이 정리할 수 있다.
1. 환자를 적어도 5분 이상 누워있도록 한 후 목을 신전시킨다.
2. 경동맥 잡음을 들어보고 만약 잡음이 있다면 즉시 검사를 중단한다.
3. SCM 근육의 바로 안쪽 갑상연골의 위쪽 경계에 해당하는 부위에서 경동맥의 맥박이 가장 잘 잡히는 부위에 손가락 두개를 올린다.
4. 반드시 심전도와 혈압을 모니터한다.
5. 5초간 부드럽게 마사지하고 1분 정도 기다린다. 그리고 반대편에서도 같은 일을 반복한다.

다음과 같은 경우 검사는 양성이다.
1. 3초 이상 무수축 상태가 보이거나
2. 50 mmHg 이상 수축기 혈압이 떨어지거나
3. 두 가지가 함께 일어나 난 경우
유럽의 연구들은 보다 낮은 민감도를 가진 경계선을 설정하였으며 혈압이 60 mmHg 이상 강하하거나 6초 이상 무수축이 있을 때로 정의하였다.

이 검사는 최근 3개월 이내에 뇌경색, 심근경색의 병력이 있거나 70% 이상의 경동맥 협착이 있을 때 절대적 금기이다. 상대적 금기로는 심실 빈맥, 심실 세동이 있거나 경동맥 잡음이 있을 때가 있다. 경동맥굴 마사지로 인해 생기는 신경계 부작용이 일어날 확률은 0.2% 미만으로 매우 안전하다. 실신으로 인해 생긴 외상을 검사하는 것은 매우 중요하다. 왜냐하면 실신으로 인한 두부 외상이 1년 사망률과 연관이 있기 때문이다.

직장 수지 검사는 주의 깊은 병력 청취와 생체 징후 확인, 다른 신체 검진상에서 위장관 출혈을 의심할 만할 때 시행한다.

추가적 검사들

실신 환자에 대한 응급실에서의 검사는 표준화된 알고리즘을 따르지 않아 응급실마다 그 평가 기준과 방법이 다르다. 2007년 발간된 미국 응급 의사 협회 임상 정책. 실신과 함께 나타나는 환자의 평가와 관리에 관한 중요한 문제(American College of Emergency Physicians Clinical Policy: Critical Issues in the Evaluation and Management of Patients Presenting with Syncope)에서는 직접적이지 못한 검사가 낮은 수득률을 보임을 명시하였다. 입원한 실신환자들을 대상으로 조사하였을 때 응급실에서 시행한 검사로 가장 흔한 것은 심전도(99%) 심장효소(95%) 그리고 두부 전산화 단층촬영(63%) 순서였다. 심장효소와 두부 전산화 단층 촬영이 최종 치료에 영향을 미칠 확률은 5% 미만이었으며 진단적 가치가 있었던 경우는 2% 미만이었다. 기립성 혈압 측정은 38%의 환자에서만 이루어졌으나 18~26%에서 진단에 영향을 미쳤으며 25~30%에서 치료 제공에 영향을 미쳤다. 또한 이를 통해 실신환자의 15~21%에서 병인을 알아낼 수 있었다.

응급의학과에서의 실신에 대한 검사는 병력청취와 신체진찰을 바탕으로한 감별진단을 위해 이루어져야 한다. 이를 통해 비용을 절감하고 보다 확실한 결과를 얻을 수 있다.

심혈관계 검사

심전도

2007년 미국 응급의학회(ACEP)에서 심전도를 악성 심질환을 감별하기 위한 검사로 A등급으로 추천하였다. 실신을 일으키는 부정맥을 진단하기 위한 확진 검사는 증상이 있을 때 찍는 심전도이다. 응급실에 실신으로 온 노인환자에서 QTc가 500 ms이상으로 연장되어 있을 때 사망률이 올라간다. 그러나 심전도는 5% 미만의 환자에서만 진단을 내릴 수 있다.

30일 이내에 불리한 심장 결과를 예측하는 ECG의 기준으로 모비츠 유형 2 또는 3도 방실 차단, 1도 방실 차단을 포함한 다발 각 차단, 왼쪽 전방 또는 후방 차단, 우각차단, 새로운 허혈성 변화, 비 동성 리듬, 좌축편위 등이 있으며 이를 오타와 심전도 기준(Ottawa Electrocardiographic Criteria)이라고 한다. 이에 대한 외부 검정은 아직 이루어지지 않았다. 오타와 심전도 기준(Ottawa Electrocardiographic Criteria)이라 불리는 이러한 결과는 아직 외부 검정이 필요한 상태이다.

원격 측정 모니터링

모니터링에 의하면 환자의 85%에서 다양한 부정맥(서맥, 심실조기수축, 비지속성 상심실성 빈맥, 비지속성 심실빈맥 또는 짧은 동정지 등)이 확인되었지만 실신의 확실한 원인은 단 10 %에서만 발견되었다. 이전의 연구에 따르면 정상 대조군의 1~4%가 동정지 기간을 가지며 최대 2%에서 심실 빈맥의 짧은 발병을 보였으나 증상은 없었던 것으로 나타났다. 이상이 빈번히 발견되더라도 실신이나 사전 실신이 동반되지 않는 경우에는 우연한 발견일 수 있으며 이로 인한 인과 관계로 연결되어서는 안 된다는 사실을 유의해야 한다.

홀터 모니터링은 적어도 하루에 한 번 이상 일어나는 빈번한 증상에 적절하지만 이벤트 모니터링은 덜 일반적인 에피소드에 이상적이다. 이식할 수 있는 루프 레코더는 최대 14개월 동안 신호를 기록 할수 있으며 적응증인 환자의 90%에서 진단을 내렸다. 실신에 대한 ACEP의 실신에 대한 임상정책에 의하면, 24시간을 초과하는 지속적인 원격 측정은 의미가 없다.

심 초음파

신체 진찰상 특이소견이 보이지 않고 정상 심전도를 보이는 환자에서 심초음파의 일반적인 사용을 뒷받침하는 증거는 거의 없다. 심초음파 검사는 비정상적인 심전도를 보이거나, 신체 진찰상 이상소견이 있는 경우 실신의 원인으로 부정맥이 의심되

는 경우에 시행하면 된다.

자율 신경계 검사

일부 지침에서는 재발성 혹은 정도가 심한 실신을 앓고 있는 환자가 심장에 구조적 이상이 없고 정상적인 심전도를 보이더라도 머리 기울임 검사가 도움이 될 수 있다고 명시한다. 그러나 다른 연구결과에서는 실신의 초기 평가에서 머리 기울임 검사를 하는 것을 뒷받침할 만한 증거가 없다고 보고한다. 노인 환자에게 머리 기울임 검사를 시행하였을 때 양성 반응이 나올 확률은 약 25%이며, 약물 사용량이 많은 경우나 노인성 질환의 노인 지표의 값이 클수록 양성반응이 나오는 경향이 있다.

전기생리학적 검사(Electrophysiologic test, EPS)

정상적인 심전도 및 구조적으로 정상적인 심장을 가진 실신환자에게 EPS를 하는 것은 큰 가치가 없다. EKG상에 이상이 있는 환자, 오래된 심근경색 또는 좌각 차단(LBBB, Left bundle branch block) 같은 구조적 문제가 있는 환자, QT 연장이 있는 환자, 또는 항 부정맥 약제 복용중인 환자 침습적인 연구가 원인을 규명하지 못하면, ECG 증거가 있는 환자에서 비침습적 검사로 원인을 규명하기 힘들다면 EPS를 고려할 수 있다.

심장 카테터 삽입(심도자술)

심혈관 카테터 삽입술은 무조건 시행해서는 안 되며, 혈액 검사 결과나 심전도검사상에 이상이 있을 때만 시행한다.

24시간 혈압 기록

이것은 응급 처치의 범위를 벗어나지만, 약물 반응 또는 식후 저혈압을 고려할 때 도움이 될 수 있다.

경동맥 마사지

경동맥굴의 자극이 실신을 유발하는 경우는 미국 심장 학회/(American Heart Association/Heart Rhythm Society) 실무 가이드 라인 인 영구적인 박동기를 삽입 해야 하는 Class I 적응이다. 경동맥 도플러는 경동맥 수용체를 적절히 자극하지 않으므로 역동적인 과민성 확인에 적절한 검사가 아니다.

혈액검사

심근경색이나 빈혈을 확인하는 것 외의 일반적인 혈액검사는 실신의 원인을 밝히는 데 있어 큰 효용이 없다. 때문에 미국응급의학회(ACEP)에서는 실신을 하고 내원한 성인환자에 대한 무조건적인 혈액검사를 권장하지 않는다. 한 가지 예외는 적혈구 용적(Hematocrit)이며 Quinn et al.의 연구결과에 따르면 30% 미만일 때 좋지 않은 예후를 나타낼 수 있다. 다른 혈액검사는 초기의 신체검진, 최초 심전도, 임상적 예측 진단에 따라 시행해야 한다.

신경학적 검사

머리 컴퓨터 단층 촬영(Brain CT, BCT)

비록 응급실로 내원한 실신환자의 60%가 머리의 컴퓨터 단층 촬영을 시행하지만, 실신에 대한 병인이 확립되는 경우는 거의 없다. 그러나 머리의 CT는 실신으로 인해 일어나는 2차적 두부 외상에 대한 평가에 유용하다. 2008년 미국응급의학회 (ACEP)에서 발표한 임상 권장사항은 의식소실이 있었던 60세 이상의 환자에게 CT를 시행하는 것을 수준 A의 권장사항으로 권장하며, 의식소실이 없었던 65세 이상의 머리 둔상 환자에게 수준 B의 권장사항으로 권장한다.

뇌파검사(Electroencephalogram, EEG)

비록 실신환자에게서 뇌파검사가 광범위하게 시행되지만 진단적 가치는 없다. 이 검사가 시행되는 목적은 실신과 발작을 감별하기 위함이지만, 실신 환자의 상당수가 비정적 결과를 나타내고 이 비율이 정상대조군과 큰 차이가 없기 때문이다.

검사의 체계

응급의학과 의사는 실신의 원인을 명확하게 확립할 수 없는 경우 어떤 환자에게 추가 모니터링 및 평가가 필요한지 여부와 이것을 입원해서 시행할지 외래에서 시행할지를 결정해야 한다. 이러한 환자에게 위험도 분류가 필요하다. 위험도 분류는 나이가 많아지고 전신상태가 쇠약해짐에 따라 더 복잡해진다. 위험도 분류는 구체적으로 고위험, 중등도 위험 및 저위험의 3 가지 그룹으로 환자를 구별하는 것이다. 고위험 환자는 일반적으로 추가 평가 및 치료를 위해 병원에 입원해야 하며 저위험 환자는 외래 방문을 계획하고 안전하게 퇴원할 수 있다. 중등도 위험환자는 직접적으로 제시된 가이드라인이나 근거가 없어 응급의학과 의사가 환자의 거취를 결정하는 데 가장 큰 어려움이 있다.

임상 진료 지침은 특정 임상 과정에서 복잡한 문제를 가진 임상의를 돕기 위해 만든 전문가의 진술이다. 관련 의학 지식을 유용한 형식으로 추출해내기 위해 지침을 만드는 연구자는 연구 자료의 강점, 위험도 평가의 중요성 및 권고 사항을 판단해야 한다. 물론 이러한 판단은 주관적이고 가변적일 수 있다. 이미 너무 많은 임상진료 지침이 나와 있고 일부 진료지침의 근거나 내용의 품질이 좋지 않은 경우가 있어 보다 엄격한 기준으로 표준화할 필요가 있다. 또한 전 세계에서 만들어지는 임상지침의 증거의 질과 권고의 강도를 분류하는 데 사용되는 표준을 통일하기 위해 가이드라인 작성위원회(Grading of Recommendations Assessment, Development and Evaluation, GRADE) 시스템을 채택하고 있다.

임상 결정 규칙(Clinical Decision rules, CDR)은 병력, 진찰결과 혹은 전형적인 응급실 내 검사들로부터 세 가지 이상의 변수를 추출하여 조합함으로써 진단의 공산(likelihood)을 계산해내거나 예후를 예측하고자 했던 연구로부터 얻어진다. 임상 결정 규칙을 만들어내는 과정에서 가변성을 줄이고 방법론을 개선하는 데 도움이 되는 표준이 있다. 이 표준은 적절한 방법론(예후의 정의, 예측 인자, 주체, 통계, 검증력), 유효성 확인(Validation), 임상단계로의 구현, 비용 효율성 및 보급력 등 6단계에 중점을 둔다.

임상결정 규칙은 실제로 변화가 있고 임상적 정확성이 제한적이면서 자주 일어나는 질환에 가장 적합하다. 실신도 이중 하나이다. 실신환자를 진료하는 임상 의사의 결정을 돕기 위해 경험적 증거를 활용하여 여러 CDR이 개발되었다. 임상 결정 규칙이 단기에서 장기에 걸친 이상 반응을 확인하고 예측 변수와 대상을 정의하는 것이기 때문에 현장에서 합리적이고 구현 가능하여야 한다는 점도 중요하다. 불행히도 현재까지 실신에 대한 임상 결정 규칙의 방법론과 예후 정확도는 제한적이었다. 이러한 연구가 통계적으로 검증력을 갖기 위해서는 많은 수의 환자가 필요하며 외부 검증이 필요함에도 불구하고 그 숫자가 적거나 외부검증을 하지 못했기 때문이다.

비록 많은 임상진료 지침과 임상 결정 규칙이 응급실에서의 중증도 분류와 위험도 평가를 위해 개발되어 왔지만, 이러한 자료는 임상의들에게 충분히 전파되지 못하고 임상 현장에서 표준화된 기준으로 적용하기에 불충분하다. 또한 연구된 결과들로부터 환자가 얻을 이득이 불확실하며 방법론적 품질과 예후 정확성이 부족한 것으로 나타났다. 반대로 실천 지침 준수가 부족하다는 우려도 있다. 벤디트(Benditt)의 연구에 의하면 유럽 심혈관학회에서 출간한 실신 진료지침(European Society of Cardiology Syncope Guidelines)이 2년에 걸쳐 임상에 있는 응급의학과 의사들에게 전파되고 강조되었지만, 많은 의사들이 입원 기준 지침과 증거 기반 의학에 대한 지식에 반하여 실신 환자를 보존적으로 입원시켰다. 따라서 가장 강력한 증거 기반 임상 지침과 위험 계층화 모델조차도 임상 사례를 크게 변경시키지 않는다는 사실을 알 수 있다.

위험성의 예측

심인성 실신환자들이 심혈관 사건이나 사망의 위험이 증가하는 것과 달리 미주신경성 실신을 앓고 있는 환자들은 심혈관 사건이나 사망의 위험이 증가하지 않는다. 노화로 인한 자율 신경장애에서 비롯된 기립성 저혈압을 앓고 있는 사람들은 높은 이환율과 사망률을 보인다. 장기간의 이환율과 사망률은 심장 혈관계 질환에 의해 영향을 받을 뿐 실신을 하게 된 기전의 영향을 받지 않는다. 다음 연구들이 병력, 신체 검사 및 초기 응급실 검사를 통해 나쁜 예후를 예측함과 동시에 불필요한 입원 횟수를 줄이기 위한 임상 진료 지침을 만들기 위해 노력 중이다.

샌프란시스코 법칙(San Francisco Syncope Rule, SFSR)은 처음 출판될 때 비정상적인 초기 심전도, 수축기 혈압이 90 mmHg 미만, 적혈구 용적이 30% 미만, 빈호흡, 심부전의 증거가 있는 환자들의 경우 7일 사망률이 더 높았다고 밝

표 13.3. 다른 위험 인자

	고위험군	중등도 위험군	저 위험군
병력	• 구조적 심질환 • 좌심실 부전 • 울혈성 심부전 • 부정맥	• 외상없이 반복되는 실신 • 약 유발성 실신	• 심장 질환의 병력이 없음 • 확실한 미주신경성 실신
현재 보이는 징후	급성관상동맥증후군 • 호흡곤란 • 위장관 출혈 • 누워서 유발된 실신 • 심계 항진 이후의 실신 • 전구증상이 전혀 없는 경우		
신체 진찰 소견	• 불안정한 생체징후 • 수축기 혈압이 90 미만 • 분당 50회 미만의 서맥 • 소실되지 않고 증상이 있는 기립성 저혈압 • 경동맥 굴 마사지에 반응이 있을 때 • 구조적 심질환 • 직장 수지검사에서 대장 잠혈이 발견될 때	• 교정되는 기립성 저혈압 • 교정 가능한 원인으로 인한 탈수	• 정상의 안정적 생체 징후 • 정상적 보행
검사 결과	• 심전도 상에서 보이는 허혈 혹은 부정맥의 증거, QTc 연장이 500 ms이상일 때 혹은 다른 각차단이 보일 때 • 적혈구 용적이 30% 미만 • 혈색소 수치가 9 g/dL 미만일 때 • BNP 〉300 pg/ml	• 쉽게 교정되거나 설명 가능한 이상	• 정상 심전도 • 정상 혈액검사 수치

혔다. SFSR은 약 98%의 민감도와 56%의 특이도를 가진다. SFSR을 외부 검정한 결과 민감도는 90% 특이도는 33%로 낮았으며 5명의 사망자 중 3명은 응급실에서 퇴원한 환자였다 또한, SFSR은 5명의 나쁜 예후를 예측하지 못했으며 이중 4명은 응급실에서 나쁜 예후를 보였다. 특히 이 모든 현상은 SFSR을 따름으로 인해 상대적으로 입원한 환자가 많아 졌음에도 불구하고 나타났다. 따라서 SFSR은 입원을 줄이거나 나쁜 예후를 예측할 수 있음이 입증되지 않았다. 덧붙여 SFSR은 더 민감도와 특이도가 낮은 노인환자를 대상으로는 그 유효성이 검증되지 않았다.

응급실 실신환자의 위험 요소 규명 연구(The Risk Stratification of Syncope in the Emergency Department, ROSE)는 BNP (B-natriuretic peptide)가 300 pg/ml 이상이면 사망을 포함한 나쁜 예후의 주요 예측인자임을 밝혔다. 입원이 필요한 다른 위험인자로는 50 회/분 미만의 심박수와 직장 수지검사상 잠혈이 보인 경우, 헤모글로빈 수치가 9 g/dL 미만인 경우, 실신전 가슴통증을 호소한 경우, 심전도 상에 Q 파가 보이는 경우, 산소포화도가 94% 미만인 경우 등이 있다. BNP와 함께 ROSE를 임상 결정 법칙에 적용한 결과 입원률을 30% 이상 줄일 수 있었다. 하지만 ROSE는 1년 이내 나쁜 예후를 예측하지 못하였다. 특히 BNP수치가 오른 경우는 확실하게 비용이 더 많이 들었음에도 불구하고 검정군 코호트의 7%에서만 나타났다. ROSE를 검정하기 위한 연구는 87%의 민감도와 65.5%의 특이도를 나타냈다. 또한 98.5%의 음성예측도를 나타냈다. 따라서 1.5%의 환자에서 심각한 나쁜 예후를 예측하지 못 하였다.

응급의학과 의사들은 환자의 입원을 결정하기 위해 보스턴 실신 기준(Boston syncope criteria)을 이용할 것을 교육 받기도 한다. 이 법칙은 25개의 아이템을 8개의 카테고리로 나누어 만들어져 있는 복잡한 구조를 가지고 있으며 임상 적용을 시작하기 전에 훈련하고 적응하는 기간이 필요하다. 이 법칙은 95.6%의 사례에 적용되었으며 민감도는 100%, 특이도는 57% 였고 100%의 음성예측도를 보였다. 이들은 입원률을 11% 정도 낮추었으며 동시에 위험한 모든 환자를 입원시켰다. 입원환자의 40%에서 입원 중 심각한 결과가 나왔으며 4%에서 30일 이내에 발생하였다. 곧 검정을 위한 연구가 시작된다.

또 다른 연구로 이탈리아의 6개 병원에서 만들어낸 OESIL 점수(Osservatorio Epidemiologico sulla Sincope nel Lazio, OESIL score)가 있다. 이 연구는 자세한 응급실 병력 청취와 신체검진 및 심전도 소견에서 예후 인자를 밝혀내고자 하는 것으로 확실한 예후 인자로 65세 이상의 고령, 이미 알고 있는 심장병력, 실신이전 전구증상이 없는 경우와 비정상 심전도 소견을 찾아냈다. 이 법칙은 민감도 95%에 특이도 31%를 나타내며 비록 OESIL이 위험도가 높은 환자를 찾아낼 수 있긴 하지만, 위험한 환자를 놓치지 않고 입원률을 낮출 만큼 민감하지는 않다.

마틴과 그의 동료들은 부정맥과 사망률을 비정상 심전도, 심실 부정맥의 병력, 심부전의 병력, 45세 이상의 나이만으로 예측해낼 수 있다고 주장했다. 상기. 위험 요인 중 3개 이상을 가진 환자에게서 부정맥의 발생 또는 1년 사망률은 58~80%

그림 13.1. 응급실로 방문한 노인 실신환자 진료 지침

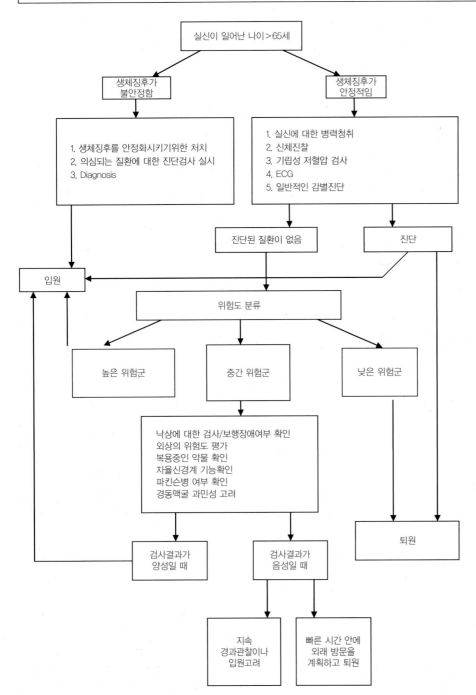

였다. 또한 재입원의 예측인자는 당뇨와 심방세동, 흡연이었다. 사망까지의 시간에 대한 예후인자는 당뇨, CABG를 받은 환자, 암환자, 흡연, 심방세동, 혈류량 부족 등이었다.

메타 분석법을 이용한 리뷰 저널에서 가장 예측력이 좋은 인자는 심계항진, 힘쓰는 일을 하다가 일어나는 실신, 기존의 관상동맥 질환과 심부전, 비정상 심전도이다. 덧붙여 안 좋은 예후를 가질 확률은 나이가 10세 증가할 때마다 증가한다.

리드와 그레이(Reed and Grey)는 국제 CDR과 가이드 라인을 평가하여 응급실 내 실신에 대한 진료에서 가장 신뢰할 수 있는 자료는 ACEP에서 발표한 임상 정책임을 밝혔다. 또한 OESIL 점수가 동맥관 개존증의 위험도 예측에 도움이 된다는

증거도 있다. 2007년 ACEP에서 발표한 실신에 대한 임상 지침을 검증하기 위하여 200명의 환자에 대한 연구가 시행되었다. 입원은 노년, 남성, 호흡 곤란 또는 구토, 관상동맥질환, 심부전, 혈관 질환, 당뇨병 또는 비정상 심전도에서 더 많이 나타났다. 심인성 실신에 대한 민감도와 특이도가 모두 높았고 일반적인 제도를 이용했을 때보다 B수준의 근거로 입원이 감소했다. 일반적으로 환자는 구조적 심장병이나 심부전, 구조적 심장 질환이나 검사 또는 치료 실패, 비정상적인 심전도(허혈, 부정맥 또는 중대한 전도 이상의 징후), 적혈구 용적률이 30% 미만인 경우, 허혈성 심질환이나 부정맥을 시사하는 증상을 호소하는 경우 입원 해야한다.

예후/위험요인의 감별

실신을 한 노인 환자는 모든 원인으로 인한 이환율과 사망률에 또 하나의 위험요인으로 작용할 수 있다. 단기간 사망률은 장기간 사망률과 다른 위험 요소를 가지고 있다. 단기적인 이상 반응의 위험 요인은 비정상 심전도, 동반된 외상, 전구 증상이 없는 경우, 남성인 경우이며, 장기 이환 위험 요인은 65세 이상의 나이, 뇌졸중, 악성 종양, 구조적 심장병 및 심실 부정맥의 병력 등이 있다. 표 13.3에 열거 된 다른 위험 인자는 단기 또는 장기간의 이상 반응과 관련이 있다고 밝혀지지 않았다.

운전과 실신

중독을 제외하고, 운전자의 갑작스런 운전 능력 상실은 1,000건당 1건의 자동차 충돌(MVC)의 원인으로 보고된다. 실신은 운전자 의식상실에 의한 사고의 21%를 차지하지만, 실신 이후 운전에 대한 적합성을 결정하는 수준 A 또는 B의 증거는 없다. 수준 C의 가이드 라인에서 "심장 질환과 실신이 있는 환자에게 최소한의 제한, 즉 운전을 하지 말 것을 권고하는 수준의 제한이 필요하다"고 하였다. 거의 치명적인 심실성 부정맥에서 소생한 환자에게 운전 재개 여부를 확인했을 때, 운전 중 흔히 증상을 경험했지만 사고는 일반 인구가 경험한 7.1%보다 적다. 이 환자들 중 78%가 6개월 이내에 운전을 재개했다. 운전 중에는 이식형 제세동기 – 제세동기 환자의 8%만이 충격을 받았다고 보고했다. 이 그룹의 차량 충돌 사고 시 11%의 환자에게서 증상이, 5%의 환자에게서 실신이 선행되었다. 실신이나 부정맥이 차량 충돌 사고로 의미가 있던 것은 제세동기 삽입 이전 년도의 차량 충돌 사고뿐 이었다. 차량 충돌 사고를 초래할 수 있는 증상이 자주 발생했지만 대부분의 환자는 충돌을 피하기 위해 차량을 제어할 수 있었다.

실신의 재발에 대한 장기 추적 연구를 보면 운전 중 실신은 9.8%의 환자에게서 발생했다. 일반인의 자동차 운전 중 실신의 재발 가능성은 8년 동안 7%였다. 그러므로 실신의 과거 증상이 있는 환자의 운전 중 실신 위험은 일반 운전자와 비슷하다. 실신이 4회 이상 발생한 노인 운전자는 더 정확한 위험 감별이 필요하다. 그러나 그 위험도를 어떻게 평가할 것인지에 대한 자료는 없다. 따라서 의사는 개별적으로 그 위험도를 판단해야 한다. 제안되어 있는 의견은 위험성 = 운전 시간(%) × 차량 유형(민간용~민간용) × 실신의 연간 위험도 × 부상 또는 사고 확률로 계산해내는 방식이다.

요약과 권장사항

고령의 성인 환자는 젊은 성인과 동일한 실신 평가의 혜택을 받아야 한다. 삶의 끝에서 질병에 대한 접근은 단순히 나이에 의해서가 아니라 치료와 예후의 목표에 의거해야 한다. 대부분의 다른 분야에서와 마찬가지로 나이가 든 실신 환자를 평가할 때 보다 특이적인 지식과 검사 및 처치가 필요하다. 고령자는 나이 때문에 나쁜 예후를 가질 위험이 높지만 연령만 고려한 특정 변곡점을 정의할 수는 없다. 위험 요인을 평가하는 것은 나이가 많아지고 전신 쇠약이 진행함에 따라 더욱 복잡해진다. 실신은 여러가지 원인을 고려해야 한다. 응급의학과 의사는 넘어짐과 실신이 함께 일어난다는 사실을 기억하고 이 둘을 감별해 낼 수 있어야 한다

일시적인 의식 소실을 보인 모든 환자는 실신, 일과성 허혈 발작, 저혈당, 저산소혈증, 발작 또는 경막 외 혈종등에 대한 감별이 필요하다. 실신을 했던 모든 노인들에 대해서는 체계적인 병력 청취와 신체 검사를 실시하여 전체적인 과정, 실신 전 구증상의 유무, 지속 기간 및 회복기에 대한 정보를 알아야 한다. 특히, 구조적 심장 질환, 좌심실 기능 장애, CHF 및 부정맥의 병력을 확인해야 한다. 또한, 약물 효과, 약물 – 약물 및 약물 – 질병 상호 작용에 대한 신중한 평가를 수행해야 한다. 신체 검사를 통해 구조적인 심장 질환, 기립성 저혈압, 심부전, 위장관 출혈, 탈수, 외상의 징후, 보행 및 균형 교란여부를 확인해야 한다.

실신으로 내원한 모든 노인에 대해 심전도를 확인해야 한다. 모든 추가 혈액 검사는 잘 생각하여 결정한 감별진단을 위한 것이어야 한다. 입원 결정을 할 때는 기존에 나와 있는 진료 결정 지침 및 임상 지침을 참고하는 것이 좋다. 환자의 안전과 비용 이득을 위해 위험 계층을 임상적 판단과 결합해서 활용해야 한다. 그림 13.1에 있는 흐름도는 실신으로 내원한 고령자의 평가와 처치에 대한 결정 사항을 요약한 것이다.

핵심과 주의점

핵심

- 나이든 환자에게 실신에 대한 검사를 시행하는 것은 같은 검사를 진행하는 것 보다 더 많은 가치가 있다.
- 모든 노인 실신환자에게 심전도를 찍어야 한다.
- 모든 노인 낙상환자에게 실신을 고려하라.
- 노인 실신환자에게 심장문제만 있는 것은 아니다. 반드시 기립성 저혈압과 약물 문제를 고려해야한다.

주의점

- 실신환자에게서 충분한 병력청취가 이루어지지 않는 경우
- 실신의 병력청취와 신체진찰과 맞는 검사가 이루어지지 않는 경우.
- 치료의 목표를 세우지 못하거나, 예후에 대한 판정을 잘못하여 입원 결정을 잘못할 때.
- 관상동맥질환, 울혈성 심부전, 심장의 구조적 이상, 빈혈, 비정상 심전도등 고위험 소견에 대한 증상이 없어 이를 간과할 때.
- 퇴원 전 노인안전과 기능에 대한 평가를 잘못 했을 때.

참고문헌

1. Strickberger SA, Benson DW, Biaggioni I, et al. AHA/ACCF scientific statement on the evaluation of syncope: from the American Heart Association Councils on Clinical Cardiology, Cardiovascular Nursing, Cardiovascular Disease in the Young, and Stroke, and the Quality of Care and Outcomes Research Interdisciplinary Working Group; and the American College of Cardiology Foundation: in collaboration with the Heart Rhythm Society: endorsed by the American Autonomic Society. J Am Col Cardiol. 2006;47:473 –84.

2. D'Ascenzo F, Biondi-Zoccai G, Reed MJ, et al. Incidence, etiology and predictors of adverse outcomes in 43,315 patients presenting to the emergency department with syncope: An international meta-analysis. Int J Cardiol. 2011;167:57–62.

3. Kapoor W, Karpf M, Wieand S, Peterson J, Levey G. A prospective evaluation and follow-up of patients with syncope. N Engl J Med. 1983;309:197–204.

4. Kapoor W. Evaluation and outcome of patients with syncope. Medicine. 1990;69:169–75.

5. Manolis AS . Evaluation of patients with syncope: focus on agerelated diff erences. ACC Curr J Rev. 1994:13–18.

6. Sun BC, Emond JA, Camargo CA Jr. Characteristics and admission patterns of patients presenting with syncope to US emergency departments, 1992–2000. Acad Emerg Med. 2004;11:1029–34.

7. Marrison VK, Fletcher A, Parry SW. Th e older patient with syncope: Practicalities and controversies. Int J Cardiol. 2012;155:9–13.

8. Soteriades ES, Evans JC, Larson MG, et al. Incidence and prognosis of syncope. N Engl J Med. 2002;347:878–85.

9. Roussanov O, Estacio G, Capuno M, et al. New-onset syncope in older adults: focus on age and etiology. Am J Geriat Cardiol. 2007;16(5):287–94

10. Colivicchi F, Ammirati F, Melina D, et al. Development and prospective validation of a risk stratification system for patients with syncope in the emergency department: the OESIL risk score . Eur Heart J. 2003;24:811–19.

11. Martin TP, Hanusa BH, Kapoor WN. Risk stratification of patients with syncope . Ann Emerg Med. 1997;29:459–66.

12. Sarasin FP, Hanusa BH, Perneger T, et al. A risk score to predict arrhythmias in patients with unexplained syncope . Acad Emerg Med. 2003;10:1312–17.

13. Kapoor W, Snustad D, Peterson J, et al. Syncope in the elderly. Am J Med. 1986;80:419–28.

14. Tinetti ME, Williams CS, Gill TM. Dizziness among older adults: a possible geriatric syndrome. Ann Intern Med. 2000;132:337–44.

15. McIntosh SJ, da Costa D, Kenny RA. Outcome of an integrated approach to the investigation of dizziness, falls and syncope in elderly patients referred to a syncope clinic. Age Aging. 1993;22:53–8.

16. Allcock LM, O'Shea D. Diagnostic yield and development of a neurocardiovascular investigation unit for older adults in a district hospital. J Gerontol. 2000;55(8):458–62.

17. Linzer M, Pontinen M, Gold DT, et al. Impairment of physical and psychosocial function in recurrent syncope. J Clin Epidemiol. 1991;44:1037–43.

18. Wolf PA, Abbott RD, Kannel WB. Atrial fibrillation as an independent risk factor for stroke: The Framingham Study. Stroke. 1991;22:983–8.

19. Brignole M, Alboni P, Benditt D, et al. Task Force on Syncope, European Society of Cardiology. Guidelines on management (diagnosis and treatment) of syncope. Eur Heart J. 2001;22:1256–306.

20. Davies AJ, Kenny RA. Frequency of neurologic complications following carotid sinus massage. Am J Cardiol. 1998;81:1256–7.

21. Munro NC, McIntosh S, Lawson J, et al. Incidence of complications after carotid sinus massage in older patients with syncope. J Am Geriatr Soc. 1994;42:1248–51.

22. Richardson DA, Bexton RS, Shaw FE , Kenny RA. Complications

of carotid sinus massage – a prospective series of older people. Age Aging. 2000;29:413–17.

23. Puggioni E, Guiducci V, Brignole M et al. Results and complications of carotid sinus massage performed according to the 'method of symptoms'. Am J Cardiol. 2002;89:599–601.

24. Walsh T, Clinch D, Costelloe A, et al. Carotid sinus massage – How safe is it? Age Aging. 2006;35:518–52.

25. Del Rosso A, Alboni P, Brignole M, Menozzi C, Raviele A. Relation of clinical presentation of syncope to the age of patients. Am J Cardiol. 2005;96:1431–5.

26. Galizia G, Abete P, Mussi C, et al. Role of early symptoms in assessment of syncope in elderly people: results from the Italian group for the study of syncope in the elderly. J Am Geriatr Soc. 2009;57:18–23.

27. Blanc JJ, L'Her C, Touiza A, et al. Prospective evaluation and outcome of patients admitted for syncope over a 1 year period. EurHeart J. 2002;23:815–20.

28. Getchell WS, Larsen GC, Morris CD, McAnulty JH. Epidemiology of syncope in hospitalized patients. J Gen Intern Med. 1999;14:677–87.

29. Bardy GH, Lee KL, Mark DB, et al. For the Sudden Cardiac Death in Heart Failure Trial (SCD-HeFT) Investigators. Amiodarone or an implantable cardioverter-defi brillator for congestive heart failure. N Engl J Med. 2005;352:225–37.

30. Dougnac A, Loyola S, Kychenthal A, et al. Syncope: recurrence and prognosis during 2 years. Rev Med Chil. 1990;118:414–22.

31. Van Dijk N, Sprangers MA, Colman N, et al. Clinical factors associated with quality of life in patients with transient loss of consciousness. J Cardiovas Electrophysiol. 2006;17:998–1003.

32. Kapoor WN. Evaluation and management of patients with syncope. JAMA. 1992;268:2553–60.

33. Quinn JV, McDermott DA, Kramer N, et al. Death after emergency department visits for syncope: how common and can it be predicted? Ann Emerg Med. 2008;51:585–90.

34. Linzer M, Yang EH, Estes NA III, et al. Diagnosing syncope part 2: unexplained syncope. Clinical Effi cacy Assessment Project of the American College of Physicians. Ann Intern Med. 1997;127:76–86.

35. American College of Emergency Physicians. Clinical policy: critical issues in the evaluation and management of patients presenting with syncope. Ann Emerg Med. 2007;49:431–44.

36. Getchell WS, Larsen GC, Morris CD, McAnulty JH. A comparison of Medicare fee-for-service and a group-model HMO in the inpatient management and long-term survival of elderly individuals with syncope. Am J Manag Care. 2000;6:1089–98.

37. Sun BC, Emond JA, Camargo CA Jr. Direct medical costs of syncope-related hospitalizations in the United States . Am J Cardiol. 2005;95:668–71.

38. Crane SD. Risk stratifi cation of patients with syncope in an accident and emergency department. Emerg Med J. 2002;19:23–7.

39. Kapoor W, Hanusa B. Is syncope a risk factor for poor outcomes? Comparison of patients with and without syncope. Am J Med. 1996;100:646 –55.

40. Tan MP , Kenny RA, Chadwick TJ, Kerr SR, Parry SW. Carotid sinus hypersensitivity: disease state or clinical sign of aging? Insights from a controlled study of autonomic function in symptomatic and asymptomatic subjects. Europace. 2010;12(11):1630–6.

41. Brignole M, Oddone D, Cogomo S, et al. Long-term outcome in symptomatic carotid sinus hypersensitivity. Am Heart J. 1992 ; 123(3):687–92.

42. Hampton JL, Brayne C, Bradley M, Kenny RA. Mortality in carotid sinus hypersensitivity: a cohort study. Geriatric medicine. BMJ Open. 2011;1:e000020doi:10.1136/bmjopen-2010–000020.

43. Freeman R. Syncope. In Harrison's Principles of Internal Medicine, 18th edn, ed. Longo DL, Fauci AS, Kasper DL, Hauser SL, Jameson JL, Loscalzo J (New York: McGraw-Hill, 2012, accessed July 10, 2012 from www.accessmedicine.com/content.aspx?aID=9095995).

44. Bhattacharyya S, Hayward C, Pepper J, Senior R. Risk stratifi cation in asymptomatic severe aortic stenosis: a critical appraisal. Eur Heart J. 2012;33(19):2377–87.

45. Bonow RO, Carabello B, De Leon AC Jr, et al. ACC/AHA guidelines for the management of patients with valvular heart disease. A report of the American College of Cardiology/American Heart Association Task Force on Practice Guidelines (Committee on Management of Patients with Valvular Heart Disease). J Am Coll Cardiol. 1998;32:1486–582.

46. Bonow RO, Carabello B, Chatterjee K, et al. ACC/AHA 2006 guidelines for the management of valvular heart disease. J Am Coll Cardiol. 2006;48:e1–148

47. Rockwood MR, Howlett SE, Rockwood K. Orthostatic hypotension (OH) and mortality in relation to age, blood pressure and frailty. Arch Gerontol Geriatr. 2010;54(3):255–60.

48. Lin ZQ, Pan CM, Li WH, Huang KQ, Xie ZQ. Th e correlation between postural hypotension and myocardial infarction in the elderly population. Zhonghua Nei Ke Za Zhi. 2012;51(7):520–3.

49. Fenech G, Safar M , Blacher J. Orthostatic hypotension: Marker of severity and management of antihypertensive treatment. Presse Med. 2012;Apr3.

50. Mader SL . Identifi cation and management of orthostatic hypotension in older and medically complex patients. Expert

Rev Cardiovasc Th er. 2012;10(3):387–95.

51. Hoefnagels WAJ, Padberg GW, Overweg J, Velde E, Roos R. Transient loss of consciousness: the value of the history for distinguishing seizure from syncope. J Neurol. 1991;238:39–43.

52. Alboni P, Brignole M, Menozzi C, et al. The diagnostic value of history in patients with syncope with or without heart disease. J Am Coll Cardiol. 2001;37(7):1921–8.

53. Calkins H , Shyr Y , Frumin H , Schork A , Morady F. The value of clinical history in the diff erentiation of syncope due to ventricular tachycardia, atrioventricular block and neurocardiogenic syncope . Am J Med . 1995 ; 98 : 365 –73.

54. Oh JH , Hanusa BH , Kapoor WN . Do symptoms predict cardiac arrhythmias and mortality in patients with syncope? Arch Intern Med . 1999 ; 159 : 375 –80.

55. Numeroso F , Mossini G , Spaggiari E , Cervellin G. Syncope in the emergency department of a large northern Italian hospital: incidence, effi cacy of a short-stay observation ward and validation of the OESIL risk score . Emerg Med J . 2010 ; 27 : 653 –8.

56. Kaufmann H. Syncope: a neurologist's viewpoint . Cardiol Clin . 1997 ; 15 : 177 –94.

57. Hanlon JT , Linzer M , MacMillan JP , Lewis IK , Felder A. Syncope and presyncope associated with probable adverse drug reactions . Arch Intern Med . 1990 ; 150 : 2309 –12.

58. Calkins H , Shyr Y , Frumin H , Schork A , Morady F. The value of the clinical history in the diff erentiation of syncope due to ventricular tachycardia, atrioventricular block, and neurocardiogenic syncope . Am J Med . 1995 ; 98 : 365 –73.

59. T he Merick Manual for Health care Professionals . S yncope 2010 (Whitehouse Station, NJ : Merick Sharp and Dohme Corp. , accessed November 6, 2012 from www. merckmanuals. com/professional/cardiovascular_disorders/symptoms_of_ cardiovascular_disorders/syncope.html#v1145060).

60. Wieling W , Th ijs RD , van Dijk N , et al. Symptoms and signs of syncope: a review of the link between physiology and clinical clues. Brain . 2009 ; 132 (10): 2630 –42.

61. Sheldon R , Rose S , Ritchie D , et al. Historical criteria that distinguish syncope from seizures . J Am Col Cardiol . 2002 ; 40 (1): 142 –8.

62. Ross Russell RW , Page GR . Critical perfusion of brain and retina . Brain . 1983 ; 106 : 419 –34.

63. Ward C , Kenny RA . Reproducibility of orthostatic hypotension in symptomatic elderly . Am J Med . 1996 ; 100 : 418 –21.

64. Gray-Miceli D , Ratcliff e SJ , Liu S , Wantland D , Johnson J. Orthostatic hypotension in older nursing home residents who fall: are they dizzy? Clin Nurs Res . 2012 ; 21 (1): 64 –78.

65. Coutaz M , Iglesias K , Morisod J. Is there a risk of orthostatic hypotension associated with antihypertensive therapy in geriatric inpatients? Euro Geriat Med . 2012 ; 3 (1): 1 –4.

66. Atkins D , Hanusa B , Sefcik T , Kapoor W. Syncope and orthostatic hypotension . Am J Med . 1990 ; 91 : 179 –85.

67. Rutan GH , Hermanson B , Bild DE , et al. Orthostatic hypotension in older adults. Th e Cardiovascular Health Study. CHS Collaborative Research Group . Hypertension . 1992 ; 19 (1): 508 –19.

68. Sarasin FP , Louis-Simonet M , Carballo D , Slama S , Junod A , Unger P. Prevalence of orthostatic hypotension among patients presenting with syncope in the ED . Am J Emerg Med . 2002 ; 20 (6): 497 –501.

69. Kerr SR , Pearce MS , Brayne C , Davis RJ , Kenny RA . Carotid sinus hypersensitivity in asymptomatic older persons: implications for diagnosis of syncope and falls . Arch Intern Med . 2006 ; 166 (5): 515 –20.

70. McIntosh SJ , Lawson J , Kenny RA . Clinical characteristics of vasodepressor, cardioinhibitory, and mixed carotid sinus syndrome in the elderly . Am J Med . 1993 ; 95 (2): 203 –8.

71. Kenny RA , Traynor G. Carotid sinus syndrome – Clinical characteristics in elderly patients . Age Aging . 1991 ; 20 : 449 –54.

72. Kymar NP , Th omas A , Mudd P , Morris RO , Masud T . The usefulness of carotid sinus massage in diff erent patient groups . Age Aging 2003 ; 32 (6): 666 –9.

73. Moya A , Sutton R , Ammirati F , et al. Guidelines for the diagnosis and management of syncope (version 2009): the task force for the diagnosis and management of syncope of the European Society of Cardiology (ESC) . Eur Heart J . 2009; 30 : 2631–71.

74. National Institute for Health and Clinical Excellence . Transient Loss of Consciousness (Blackouts) Management in Adults and Young People (accessed September 6, 2012 from www.nice.org. uk/guidance/CG109/FullGuidance).

75. Xiao-Ke Liu , Arshad Jahangir , Win-Kuang Shen . Hazzard's Geriatric Medicine and Gerontology Part IV. Organ Systems and Diseases Section B. Cardiology. Syncope in the Elderly, 6th edn (McGraw-Hill Professional, 2009).

76. Humm AM , Mathias CJ . Abnormal cardiovascular responses to carotid sinus massage also occur in vasovagal syncope – implications for diagnosis and treatment . Eur J Neurol . 2010 ; 17 (8): 1061 –7.

77. Cunningham R , Mikhail MG . Management of patients with syncope and cardiac arrhythmias in an emergency department observation unit . Emerg Med Clin North Am . 2001 ; 19 : 105 –21.

78. Krediet CT , Parry SW , Jardine DL , et al. Th e history of

diagnosing carotid sinus hypersensitivity: why are the current criteria too sensitive? Europace . 2011 ; 13 (1): 14 –22.

79. Parry S , Reeve P , Lawson J , et al. Th e Newcastle Protocols 2008: an update on head up-tilt table testing and the management of vasovagal syncope and related disorders . Heart . 1990 ; 95 : 416 –20.

80. Mendu ML , McAvay G , Lampert R , Stoehr J , Tinetti ME . Yield of diagnostic tests in evaluating syncopal episodes in older patients . Arch Int Med . 2009 ; 169 (14) 1299 –305.

81. Aggarwal A , Sherazi S , Levitan B , et al. Corrected QT interval as a predictor of mortality in elderly patients with syncope . Cardiol J . 2011 ; 18 (4): 395 –400.

82. Th iruganasambandamoorthy V , Hess EP , Turko E , et al. Defi ning abnormal electrocardiography in adult emergency department syncope patients: the Ottawa Electrocardiographic Criteria . CJEM . 2012 ; 14 (4): 248 –58.

83. Meininger G , Calkins H. Th e evaluation of syncope: pearls from the front lines . Acc Cur Rev . 2005 ; 14 : 8 –11.

84. Assar M , Krahn A , Klein G , Yee R , Skanes A. Optimal duration of monitoring in patients with unexplained syncope . Am J Cardiol . 2003 ; 92 : 1231 –3.

85. Vetta F , Ronzoni S , Costarella M , et al. Recurrent syncope in elderly patients and tilt test table outcome: the role of comorbidities. Arch Gerontol Geriatr . 2009 ; 49 (1): 231 –6.

86. Epstein AE , DiMarco JP , Ellenbogen KA , et al. ACC/AHA/HRS 2008 Guidelines for Device-Based Th erapy of Cardiac Rhythm Abnormalities: a report of the American College of Cardiology/ American Heart Association Task Force on Practice Guidelines (Writing Committee to Revise the ACC/AHA/NASPE 2002 Guideline Update for Implantation of Cardiac Pacemakers and Antiarrhythmia Devices) developed in collaboration with the American Association for Th oracic Surgery and Society of Th oracic Surgeons . J Am Coll Cardiol . 2008 ; 51 (21): e1 –62.

87. American College of Emergency Physicians . Clinical policy: neuroimaging and decision making in adult mild traumatic brain injury in the acute setting . Ann Emerg Med . 2008 ; 52 : 714 –52.

88. I OM Clinical Practice Guidelines We Can Trust (Washington, DC : National Academics PR , 2011).

89. Guyatt G , Oxman A , Vist G , et al. GRADE: an emerging consensus on rating quality of evidence and strength of recommendations . BMJ . 2008 ; 336 : 924 –30.

90. Quinn JV , Stiell IG , McDermott DA , et al. Derivation of the San Francisco Syncope Rule to predict patients with short-term serious outcomes . Ann Emerg Med . 2004 ; 43 : 224 –32.

91. Reed M.J , Newby DE , Coull AJ , et al. Th e ROSE (risk stratifi cation of syncope in the emergency department) study . J Am Col Cardiol . 2010 ; 55 : 713 –21.

92. Serrano LA , Hess EP , Bellolio MF , et al. Accuracy and quality of clinical decision rules for syncope in the emergency department: a systematic review and meta-analysis . Ann Emerg Med . 2010 ; 56 (4): 362 –73.

93. Del Greco M , Cozzio S , Scillieri M , et al. Th e ECSIT study (Epidemiology and Costs of Syncope in Trento). Diagnostic pathway of syncope and analysis of the impact of guidelines in a district general hospital . Ital Heart J . 2003 ; 4 : 99 –106.

94. Farwell DJ , Sulke AN . Does the use of a syncope diagnostic protocol improve the investigation and management of syncope? Heart . 2004 ; 90 : 52 –8.

95 . Cabana M , Rand C , Powe N , et al. Why don't physicians follow clinical practice guidelines? A framework for improvement . JAMA . 1999 ; 282 : 1458 –65.

96. Benditt , D. Syncope Management Guidelines at work: fi rst steps towards assessing clinical utility . Eur Heart J . 2006 ; 27 : 7 –9.

97. Ungar A , Del Rosso A , Giada F , et al. Early and late outcome of treated patients referred for syncope to emergency department; the EGSYS 2 follow-up study . Eur Heart J . 2010 ; 31 : 2021 –6.

98. Th iruganasambandamoorthy V , Hess EP , Alreesi A , et al. External validation of the San Francisco syncope rule in the Canadian setting . Ann Emerg Med. 2010 ; 55 (5): 464 –72.

99. Birnbaum A , Esses D , Bijur P , Wollowitz A , Gallagher EJ . Failure to validate the San Francisco Syncope Rule in an independent emergency department population . Ann Emerg Med . 2008 ; 52 (2): 151 –9.

100. Schladenhaufen R , Feilinger S , Pollack M , Benenson R , Kusmiesz AL . Application of San Francisco syncope rule in elderly ED patients . Am J Emerg Med . 2008 ; 26 (7): 773 –8.

101. Reed MJ , Henderson SS , Newby DE , Gray AJ . One-year prognosis aft er syncope and the failure of the ROSE decision instrument to predict one-year adverse events . Ann Emerg Med . 2011 ; 58 (3): 250 –6.

102. Grossman S , Bar J , Fisher C , et al. Reducing admissions utilizing the Boston Syncope Criteria . J Emerg Med . 2012 ; 42 (3): 345 –52.

103. Sule S , Palaniswamy C , Aronow WS , et al. Etiology of syncope in patients hospitalized with syncope and predictors of mortality and rehospitalization for syncope at 27 month follow-up . Clin Cardiol . 2011 ; 34 : 35 –8.

104. Reed MJ , Gray A. Collapse query cause: the management of adult syncope in the emergency department . Emerg Med J . 2006 ;(8): 589 –94.

105. Elesber AA , Decker WW , Smars PA , Hodge DO , Shen WK . Impact of the application of the American College of Emergency Physicians recommendations for the admission of patients with

syncope on a retrospectively studied population presenting to the emergency department . Am Heart J . 2005 ; 149 (5): 826 –31.

106. Sun BC , Th iruganasambandamoorthy V , Dela Cruz J . Standardized reporting guidelines for emergency department syncope risk-stratifi cation research . Acad Emerg Med . 2012 ; 19 (6): 694 –702.

107. Herner B , Smedby B , Ysander L. Sudden illness as a cause of motor vehicle accidents . Br J Int Med . 1966 ; 23 : 37 –41.

108. Driving and heart disease . Task Force Report. Prepared on behalf of the Task Force by MC Petch . Eur Heart J . 1998 ; 19 : 1165 –77.

109. Akiyama T , Powell JL , Mitchell LB , Ehlert FA , Baessler C. Antiarrhythmics versus Implantable Defi brillators Investigators. Resumption of driving aft er life-threatening ventricular tachyarrhythmia . N Engl J Med . 2001 ; 345 : 391 –7.

110. Strickberger SA , Cantillon CO , Friedman PL . When should patients with lethal ventricular arrhythmia resume driving? An analysis of state regulations and physician practices . Ann Intern Med . 1991 ; 115 : 560 –3.

111. Sorajja D , Nesbitt G , Hodge D , et al. Syncope while driving: clinical characteristics, causes, and prognosis . Circulation . 2009 ; 120 : 928 –34

112. Folino AF , Migliore F , Porta A , et al. Syncope while driving: pathophysiological features and long-term follow-up . Auton Neurosci . 2012 ; 166 (1–2): 60 –5.

113. Sorajja D , Shen WK . Driving guidelines and restrictions in patients with a history of cardiac arrhythmias, syncope, or implantable devices . Curr Treat Options Cardiovasc Med . 2010 ; 12 (5): 443 –56.

114. Turnipseed SD , Vierra D , DeCarlo D , Panacek EA . Reporting patterns for "lapses of consciousness" by California emergency physicians . J Emerg Med . 2008 ; 35 (1): 15 –21.

노인의 어지러움

임상 증례   75세 여자 환자가 내원 4시간 전 갑자기 발생한 어지러움과 구토 증상으로 내원하였다. 환자는 고혈압과 고지혈증의 과거력이 있었다고 하며, 주위가 빙빙 도는 것을 느꼈으며 가만히 누워 있으면 좀 덜하나 자세를 움직이면 증상이 심해진다고 하였다. 신경학적 진찰에서 좌측으로 향하는 수평-회선성 자발안진이 관찰되었고, 구음장애나 사지 실조, 감각, 운동 이상 등의 이상소견은 관찰되지 않았다.

서론 및 역학

어지러움은 자주 경험하는 흔한 증상으로 특히 노인에게 흔하다. 응급실에 내원하는 가장 흔한 증상 가운데 하나이다. 신경과 의사가 진료를 하더라도 오진이 흔하다고 한다. 어지러움의 원인은 매우 다양하며, 어지럽다는 의미가 사람마다 다르다. 어지러움을 호소하는 노인 환자들은 심각한 중추신경계 또는 심혈관계 원인을 가지는 빈도가 높다. 또한 독성대사 질환이나 감염병 같은 증상들에 의해서도 어지러움이 생길 수 있다. 이런 이류들로 정확한 진단은 매우 중요하지만 어렵다. 어지러움의 진단과 치료의 바탕이 되는 근거는 아직 약한 수준이지만, 최근 몇 년 동안 확실하게 증가되고 있다.

일부 제한점은 노인 자체의 특성과 연관된 것이다. 나이의 증가로 인한 심혈관계와 전정기능의 생리적 변화가 젊은 환자와 다른 내원양상을 보이게 한다. 둘째, 노인들은 인지 기능이 떨어져 있는 경우가 많은데 정도가 약하더라도 병력을 얻는 과정에 영향을 주어 환자의 평가를 어렵게 한다. 또한 여러 가지 약물을 복용하는 경우가 많아서 어지러움의 원인이 되거나 다른 원인에 의한 어지러움 증상을 악화시킬 수 있다. 넷째, 노인들은 심혈관계 위험인자들을 가질 가능성이 많아서 감별진단의 범위를 확장해야 한다. 마지막으로 어지러움의 원인은 양성이라 할지라도 이어지는 낙상이나 고관절 골절 등으로 인한 독립성 상실이 심각한 위협이 될 수 있다.

이런 문제들은 다른 곳에서 자세히 다룰 예정이다. 여기서는 노인의 급성 어지러움에 대한 진단에 초점을 맞출 것이다.

만성 어지러움과 관련된 문제와 특정 증후군의 치료에 대해서도 맥락에 따라 간략히 언급할 것이다.

전정기능 생리

정상적인 균형을 유지하는 것은 여러 가지 생리적 반응이 관여한다. 특히 심혈관계와 신경계가 핵심적인 역할을 담당한다. 말초신경계와 소뇌에서 발생하는 다양한 감각들이 중추에서 처리되어 정상적인 균형을 유지한다. 시간, 청각, 다양한 감각계통, 말초 전정기관, 심혈관계 반사 등 균형과 관계된 모든 기능들이 나이에 따라 감소된다. 이렇게 기능저하를 인지하게 되면 어지러운 증상을 느꼈을 때 넘어지는 것에 대한 불안이 발생하여 처음의 어지러움을 더욱 악화시킨다. 이런 요인들이 노인에게 어지러움 증상의 빈도를 증가시키는 데 기여한다. 비록 특정한 원인이 발견되지 않는 경우에도 노인의 어지러움은 이런 다양한 시스템들의 가벼운 기능저하에서 비롯되는 독특한 "노인 증후군(geriatric syndrome)"일 수 있다.

투약 관련 문제

노인들은 대개 여러 약물을 복용하고 있는데, 약물의 효과나 부작용, 약물 간 상호작용들이 심하게 나타날 수 있다. 65세 이상의 환자들의 50% 정도가 5가지 이상의 약을 복용하며, 10가지 이상을 복용하는 경우도 12%에 달한다. 노인들의 간기능, 신장 기능의 저하가 약물의 대사를 변화시킬 수 있다. 이들은 많은 경우 만성적인 어지러움을 호소하는데 새로운 약을 추가하거나 용량의 증가 또는 간이나 신장 기능 저하가 급성 어지러움을 유발하기도 한다. 어지러움 치료로 흔히 처방되는 meclizine은 어지러움을 악화시킬 수 있으므로 매우 선택적으로 사용되어야 한다. 노인의 약리학에 대해서는 5장에서 더 자세히 기술할 것이다.

낙상

노인의 낙상은 32장에서 더 자세히 다루는데 다음의 세 가지 이유로 중요하다. 첫째, 응급실 의사는 어지러움을 유발하는 원인들이 낙상의 직접적인 원인일 가능성을 고려해야 한다. 따라서 항상 낙상의 원인을 확인하는 것이 중요하다. 노인에서 낙상은 흔한데, 2000년 기준으로 미국의 65세 이상에서 낙상으로 인한 비치명적 손상은 260만 명, 치명적 손상은 만 명 이상으로 보고되었다. 응급실 방문으로 인한 직접 비용만 40억 달러로 추정된다. 낙상은 점점 증가되는 것으로 보인다. 어지러운 증상은 노인 낙상의 약 삼분의 일을 차지한다.

둘째, 어지러움의 원인을 정확히 진단하고 치료하는 것은 낙상 예방의 중요한 전략이다. 노인에서 어지러움으로 인한 유병율의 상당 부분은 낙상과 그에 따른 손상이 차지한다. 손목과 고관절 골절, 뇌출혈이 가장 흔한 손상들이다. 마지막으로, 낙상은 종종 거취에 영향을 준다. 노인들이 독립생활을 못하게 되면 커다란 심리적 문제를 가져온다. 손목 골절과 같이 상대적으로 가벼운 손상이라도 혼자 사는 노인 환자가 주로 사용하는 쪽을 다쳤다면 독립성에 상당한 영향을 미칠 수 있다.

우선적인 진단 전략

어지러움에 대한 전통적인 진단적 접근법은 "어지럽다는 것이 어떤 뜻입니까?"라는 질문을 하는 것으로 출발한다. 증상의 질에 기반한 이 접근법은 1972년 특수 클리닉의 소규모 환자들을 대상으로 한 연구에서 출발한 방법이다. "증상의 질" 접근법은 환자에게 어지럽다는 것이 어떤 것인지를 묻고, 그 반응에 따라 현훈(vertigo), 실신전단계(presyncope), 불균형(disequilibrium), 기타 비특이적 어지러움의 4개 범주로 분류한다. 각 범주들은 원인으로서의 의미를 갖는다. 즉, 현훈 환자는 전정기능(주로 말초성)에 의한 원인, 실신전단계 환자는 심혈관계 원인, 불균형 환자는 신경계 원인, 비특이적 어지러움 환자는 정신과적 질환에 의한 것으로 결론짓는다. 이는 대부분의 응급실 의사나 다른 전문가들에 의해 사용되어온 방식이었다.

이런 사실에도 불구하고 증상의 질(어지러움의 종류) 접근 방식은 심각한 문제를 가지고 있다. 먼저 1972년 논문의 방법론에 대한 것이다. 모집된 환자들은 영어가 능통하고 외래 추적을 위해 4회 방문이 가능한 사람들이었다. 등록된 125명의 환자 중 95명이 연구를 완료하였다. 한 명의 신경과 의사가 독립적인 확인 과정 없이 진단을 내렸다. 당시에는 일반 방사선 검사가 유일한 뇌영상 검사였다. 또한 지금은 어지러움의 원인으로 흔히 거론되는 전정성 편두통 등의 진단들은 당시에는 알려져 있지 않았다. 그럼에도 불구하고 검사에서 특별한 진단이 확인되지 않으면 어지러움의 종류가 최종 진단으로 확정되었다(예를 들어, 현훈이 있으면 다른 특별한 진단을 찾지 못하면 말초성 전정기능 이상으로 진단한다). 당시에는 중요한 논문이었지만 방법론적인 한계가 있으며, "증상의 질" 접근법은 적절히 검증되지 않았다.

게다가 어지러움으로 응급실에 내원한 환자들이 외래에서 심뇌혈관, 대사 및 감염질환 등에 대한 전문적인 후속 진료가 이루어지지 않았다. 당시에는 처방 약물도 적은 시대였다. 베타차단제는 propranolol뿐이었고, 혈압약이나 중복 처방의 수도 훨씬 적었다. 따라서 현재 환자들에게 당시의 연구 결과를 적용하기는 힘들다.

노인들의 어지러움에 대한 문제는 그 증상이 기술하기 어렵다는 점을 들 수 있다. 최근 연구 중에 환자들에게 어지러움의 종류를 기술하도록 한 적이 있다. 같은 질문을 답지의 순서를 바꾸어 10분 이내에 다시 질문했을 때 환자들의 절반은 처음의 답했던 어지러움의 범주를 바꾸었고 대부분의 환자들이 여러 가지의 범주를 기술하였다. 어떤 연구에서는 심장성 원인으로 인한 어지러움 환자들이 종종 자신의 증상을 현훈이라는 단어로 표현하였다. 그러나 또 다른 연구에서는 응급실에 어지러움으로 내원한 노인 중에 현훈으로 증상을 표현하는 것은 뇌혈관계 원인을 예측할 수 없었다. 불균형(imbalance)이란 단어는 뇌혈관 원인과 관련이 있었다.

그 반대도 성립된다. 명확하게 전정기관의 질환인 환자들도 종종 애매한 현기증(lightheadedness) 또는 비특이적 어지러움을 호소한다. 한 연구에 의하면 딕스-홀파이크 검사(Dix-Hallpike)가 양성인 양성 자세 현훈(BPPV) 환자들을 일부는 이비인후과로 보내고 어떤 환자들은 실신 클리닉으로 보냈다. 실신 클리닉으로 의뢰된 환자들은 더 나이가 많고 현훈 이외의 어지러움 증세를 많이 호소했으며 복용하는 약물과 혈관계 동반질환이 더 많았다. 즉, 일선의 의사들은 똑같은 문제를 가진 환자들이지만 현훈이란 단어를 사용하는 환자는 BPPV, 불분명한 용어로 어지러움으로 증상을 호소하는 환자들은 실신유사 증상을 먼저 생각한다.

종합하면 고전적인 "증상의 질" 방식은 어지러움 환자의 진단에 사용하기에는 심각한 문제가 있다. 대신에 "시간과 유발 계기"에 바탕을 둔 접근법이 제안되었다. 환자들은 자신들의 어지러움 양상을 자주 빠르게 변경했다고 했는데, 어지러움의 시간(timing)과 유발 계기(triggers)에 대한 반응은 보다 정확하였다. 어지러움의 종류만으로는 원인을 밝히기 어렵고 주요 어지러움 증후군들은 시간과 유발 계기가 믿을만하기 때문에, 시간과 유발 계기에 기반한 대체 방법이 임상의들에게 더 유용할 것이다.

표 14.1. ATTEST: 어지러움 환자를 진단하는 방법

A: 연관된 승상과 징후, 비정상 소견
병력(특히 과거력, 약물 등), 활력징후, 신체검진, 기본검사(간이 혈당검사, 심전도 등)를 이용하여 특정 진단을 시사하는 비정상 소견을 찾아본다.
T: 시간
어지러움이 지속적인가? 갑자기 시작되었는가? 얼마나 오래 지속되었는가?
T: 유발계기
어지러움을 유발하는 계기(예를 들어 고개를 돌리는 것, 새로운 약물을 복용한 것 등)가 있는가? 계기를 악화인자와 감별하라.
ES: 진찰소견
양성과 심각한 원인을 감별하는 데 임상적으로 매우 유용한 침상곁 검사를 시행하라.
T: 검사
병력과 진찰, 적절한 검사에도 여전히 애매한 경우에는 환자의 안전을 위해 확진을 위한 추가검사를 하거나 협진을 시행한다.

표 14.2. 연관된 증상들(특정 진단을 시사할 수 있는)

병력
새로 복용을 시작하거나 용량을 조절한 약물이 있는가?
최근에 이독성 약물(aminoglycosides 등)에 노출되었는가?
귀수술이나 최근에 중이/유양돌기 감염이 있었는가?
최근에 두부외상이 있었는가?
동반된 증상이 있는가?

- 두통
- 목통증
- 귀통증 또는 분비물
- 흉통 또는 심계항진
- 호흡곤란 또는 급성 호흡기 증상
- 복통
- 위장관 출혈 또는 체액소실
- 급성 신경학적 증상: 복시, 연하곤란, 구음장애 증

신체검진
비정상 활력징후

- 발열
- 서맥 또는 빈맥
- 저혈압 또는 심한 고혈압
- 빈호흡 또는 저산소증

새로 생긴 심잡음
새로 생긴 수포음이나 천명음
위장관 출혈
기타 새로 생긴 신경학적 진찰 소견

기본적 진단검사(필요시)
임신검사
소변검사
심전도

"시간과 유발 계기" 접근법은 약자를 따서 ATTEST로 암기할 수 있다(표 14.1 참조).

A: 연관된 증상과 징후, 기본 검사들(간이 혈당검사 등)
TT: 시간과 유발 계기
ES: 진찰 소견들
T: 검사(확진을 위해 필요한 경우)

먼저, 특정 진단을 시사하는 연관된 증상을 질문한다(표 14.2). 예를 들어 어지러움이 흉통, 구토와 설사, 급성 목통증, 기침과 발열 등을 동반한다면 다른 진단을 시사하게 된다. 환자가 새로 복용하기 시작한 약물이 있는지? 응급 환자들의 상당 부분은 다양한 질환으로 어지러움을 가질 수 있기 때문에 어지러움에 동반된 증상을 확인하는 것이 중요하다[4]. 이 단계는 종종 확실한 감별진단을 위한 검사로 연결되기도 하는데, 기침과 열이 나고 녹색 가래가 있는 어지러움 환자는 흉부 방사선 촬영을 하게 된다.

그 다음 질문은(병력 부분 참조) 환자를 4가지 "시간과 유발 계기" 범주에 따라 분류하기 위해 고안되었다(표 14.3 참조). 4개의 범주는 급성 전정 증후군(acute vestibular syndrome, AVS), 삽화성 전정 증후군(episodic vestibular syndrome, EVS), 자세 전정 증후군(positional vestibular syndrome, PVS), 만성 전정 증후군(chronic vestibular syndrome, CVS)이다. 병력을 청취하여 증상의 시작과 기간, 변동 정도, 유발 또는 악화 계기를 확인한다. 환자들은 일반적으로 어지러움의 종류보다는 이런 양상을 더 신뢰성 있게 기술한다. 네 가지 범주는 각각 특정한 감별진단을 시사한다(감별진단 부분과 표 14.3 참조).

일단 범주가 정해지면 감별진단을 세분화하기 위한 추가 검사를 진행한다(신체검진 부분 참조). 이들 검사에는 일반적인 신체검진도 포함된다. 환자의 의식이 정상인가? 앞을 똑바로 볼 때 안진이 관찰되는가? 심잡음 또는 심부전이 의심되는 징후가 있는가? 흑색변이나 위장관 출혈의 근거가 있는가? 확진을 위한 검사 중에 침상 곁에서 쉽게 할 수 있는 안구운동 검사는 말초와 중추성 전정질환을 감별하는 데 도움을 준다.

마지막 단계는 보다 복잡한 검사를 통해 확진을 하는 것이다. CT 조영술로 폐색전증을 진단하거나 급성 관상동맥 증후군을 심전도 감시나 심근효소 검사로 진단하는 것이다. 많은 경우에 기본 검사나 침상곁 진찰로 전정심경염, 이석증, 요로감염 등의 진단이 가능하므로 확진검사가 필요하지 않다.

저자의 경험으로는 "시간과 유발 계기" 방식이 기존의 "증상의 질"을 이용한 방식에 비해 진단을 내릴 가능성이 높다. 급성 전정 증후군(AVS) 및 자세 전정 증후군(PVS) 환자에 대한 접근법은 연구가 많이 되어 있으나, "시간과 유발 계기" 방식

표 14.3. 시간과 유발계기에 따른 어지러움 환자의 범주(와 흔한 감별진단)*

급성 전정 증후군: 오심, 구토와 함께 어지러움이 빠르게 시작되어 여러 날 지속되며 고개를 돌리면 심해지고 안진과 보행장애를 동반한다.

양성 원인: 전정신경염(청각증상 없음), 미로염(청각증상 있음)

심각한 원인: 소뇌 또는 뇌간 경색(드물게 출혈), 베르니케 증후군, 급성 감염(예. 리스테리아 뇌간뇌염)

삽화성 전정 증후군: 특별한 유발 계기 없이 삽화성 어지러움이 수분에서 수시간 지속된다.

양성 원인: 전정성 편두통, 메니에르 증후군(청각증상 동반), 미주신경성 실신

심각한 원인: 심장 부정맥, 저유량상태(폐색전증, 급성 관상동맥 증후군 등), 후순환 일과성허혈발작(TIA), 급성 감염 또는 독성대사장애

자세 전정 증후군: 짧은 어지러움이 어떤 계기로 유발되어 수초간만 지속된다.

양성 원인: 양성자세현훈(BPPV)

심각한 원인: 저혈량증에 의한 기립성 저혈압(어떤 원인이든), 중추성 자세 현훈(예. 소뇌 종양)

만성 전정 증후군: 어지러움이 수주에서 수년까지 지속된다.

양성 원인: presbylibrium (노화에 따른 균형장애), 만성 양측성 전정 기능부전, 비보상성 일측성 전정 기능부전

심각한 원인: 신생물딸림증후군(예. 소뇌변성), 후두와종양

* 백과사전식 리스트가 아닌 응급실에서 접할 수 있는 질환들

또는 ATTEST 접근법은 아직 완성된 진단방식으로서 체계적으로 검증된 것은 아니다.

감별진단

진단적 전략이나 알고리듬에 따라 접근하지 않으면 어지러움 환자의 진단은 미로를 헤매는 일이 될 수 있다. 일반적인 약물의 부작용에서 개인적 상황까지 수많은 원인이 어지러움을 유발하기 때문이다. 앞에서 살펴보았듯이 "증상의 질" 접근법이 어지러움의 종류에 따른 감별진단을 제공하지만 그 근거는 제한적이다. "시간과 유발 계기" 접근법을 이용하여 여러 범주에 따른 감별진단을 할 수 있다. 표 14.3은 가능한 진단 중에서 전정계, 중추신경계 등 흔하고 심각한 것들을 나열한 것이다.

급성 전정 증후군 환자들의 주된 감별진단은 말초 전정성 문제(제8 뇌신경과 말단 장기)와 뇌졸중을 감별하는 것이다. 제8 뇌신경은 전정신경과 와우신경으로 구성되는데 함께 또는 각각 영향을 미칠 수 있다. 전정신경염 환자들은 청력소실은 없이 어지러움을 호소한다. 돌발성난청 환자들은 청력이 저하되지만 어지러움은 없다. 미로염이란 용어는 종종 두가지 신경을 함께 침범한 경우를 말한다. 균형과 청각기관이 말초에 인접하여 위치하므로 청각과 균형이 함께 침범되면 일반적으로 말초성 원인을 의미한다.

그러나 항상 그런 것은 아니다. 미로(labyrinth)는 미로동맥에서 혈액을 공급받는데 이는 결국 기저동맥에서 나오는 전하소뇌동맥(AICA)에서 분지되는 것이다. 따라서 물론 말초성 원인이 훨씬 많지만 뇌졸중에 의해서도 급성 전정 증후군이나 돌발성 난청이 생길 수 있다. AICA 뇌경색이 생기면 종종 균형과 청각중추가 모두 침범된다. 천막상부 뇌졸중 환자에서도 현훈이 보고되었으나, 뇌졸중 환자에서 어지러움이나 현훈 증상이 주증상으로 나타나는 것은 후두와 뇌졸중이다. 전정신경염이 급성 전정 증후군 환자의 대다수를 차지하지만 소뇌 또는 뇌간 뇌졸중도 가능한 주요 감별진단이다. 침상곁 검사는 두 가지를 구별하는데 도움이 되는데, 초기 48시간 이내에는

MRI보다 나을 수 있다. 독성대사질환이나 감염질환을 가진 일부 노인들도 급성 전정 증후군으로 내원할 수 있는데 빈도는 1% 이하로 매우 낮으며 동반된 증상을 통해 진단이 가능한 경우가 많다. 그밖에 급성 전전 증후군을 보일 수 있는 흔한 경우로는 다발성 경화증이 있는데 노인에게 처음 진단되는 경우는 드물다.

삽화성 전정 증후군으로 내원하는 환자들 중에는 전정성 편두통이 가장 흔한 진단이다. 노인들이 새로 편두통이 생기는 경우가 많지 않아서 기존에 편두통 병력이 없는 노인에게 이런 진단을 내리기를 주저하게 된다. 하지만 편두통은 매우 흔하며, 한 연구에 의하면 65세 이상의 어지러움 환자의 13%에서 전정성 편두통을 발견하였다고 한다. 편두통에 의한 어지러움은 두통을 동반할 수도, 그렇지 않을 수도 있다. 증상은 보통 수 분에서 수 일까지 지속될 수 있지만, 10%에서는 수 초간만 나타났다. 머리 움직임으로 악화되는 경우가 흔하다. 메니에르병은 삽화성 전정 증후군의 또다른 원인이며 청력소실, 이명, 귀충만감을 동반한 삽화성 어지러움이 수 분에서 수 시간 지속된다.

삽화성 전정 증후군의 심각한 원인으로는 후순환 일과성허혈발작, 심장부정맥, 또는 폐색전증, 급성 관상동맥 증후군, 대동맥판 협착 등의 저유량상태를 들 수 있다. 심혈관계 원인들에 대한 자세한 언급은 여기서는 다루지 않는다. 후순환 일과성허혈발작에 대한 전통적 믿음은 특히 삼주 이상 발작이 반복되는 경우에는 대부분 뇌간 증상이 어지러움과 동반된다고 한다. 수개월간의 어지러움이 후속되는 기저동맥 뇌졸중의 전조였다는 보고도 있다. 몇몇 저자들은 일과성허혈발작이 어지러움 증상만을 나타낼 수도 있다고 보고하였다.

자세 전정 증후군의 감별진단은 좁다. 양성자세현훈(BPPV)이 가장 흔한 양성 원인이다. 환자들은 머리의 움직임으로 유발되는 15~30초 동안 지속되는 짧은 어지러움을 호소한다. 많은 경우 잠잘 때 발생되기 때문에 지속시간을 정확히 말하기가 어렵다는 점을 기억하는 것이 중요하다. 어지러움 때문에 잠에서 깨는 경우에 양성 진단을 받는 경우가 많은 이유

이기도 하다. BPPV 환자들은 어지러움의 전구증상을 느낄 수 있어서 가끔 수일간 지속적으로 어지러움이 있었다고 호소하는 경우가 있지만 자세히 병력을 들어보면 삽화성 어지러움이 드러나게 된다. 많은 BPPV 환자들이 현훈을 시인하지 않는다는 것도 중요하다. 더욱이 노인들은 BPPV를 잘 인지하지 못한다. 다시 강조하지만 현훈이외에도 애매한 현기증을 호소하거나 아침에 일어나서 증상이 시작되는 경우에는 기립성으로 오인되기 쉽다. 그렇지만 증상이 침대에서 구를때나 몸을 눕힐 때 발생하는지를 물어보면 기립성 저혈압과 구분이 가능하다.

자세 전정 증후군을 보이는 심각한 진단으로는 여러 원인에 의한 기립성 저혈압과 중추성 자세현훈이 있다. 전자는 저혈량증을 유발하는 모든 원인에 의해 유발될 수 있다. 예를 들면 위장관 출혈, 위장관염에 의한 체액소실, 지속되는 구토, 기타 약물 부작용 등이 있다. 노인의 경우 기립성 활력징후가 비정상인 경우는 매우 흔하다. 즉, 기립성 원인으로 발생하는 어지러움이 흔하지만, 다른 원인에 의한 어지러움 환자에게도 기립성 저혈압은 나타날 수 있다는 뜻이다. 또 고혈압이 있는 노인들은 예를 들어 평소에 150 mmHg에 적응되어 있었던 사람은 110 mmHg으로 떨어지면 증상이 발생될 수 있다. 중추성 자세현훈은 종양, 뇌졸중, 기타 중추신경계 병변으로 드물게 발생하는 BPPV 유사 증상이다. 대부분의 환자들은 자세검사(딕스-홀파이크) 동안의 신체검진 또는 에플리 등의 술기에 대한 치료반응을 통해 BPPV가 아니라는 것을 알 수 있다.

만성 전정 증후군은 증상이 수주간 지속된다. 정확한 통계가 있는 것은 아니지만 흔한 원인들로는 다중감각성 어지러움(종종 presbylibrium으로 불림), 양측성 전정 기능부전, 비보상성 일측성 전정 기능부전(poorly compensated unilateral vestibular failure), 변성 신경질환, 정신과적 증후군, 약물 부작용이나 상호작용 등이 있다. 가끔 천천히 자라는 후뇌와 종양 또한 만성 전정 증후군을 나타낼 수 있다.

병력

병력은 거의 대부분 진단적 접근에서 가장 중요한 부분이다. 임상의사가 감별진단을 시작하고 진찰 부위를 집중하고 다음 진단검사를 가르쳐주기 때문이다. 여기서 다루는 내용은 완전하고 자세한 병력이나 환자 증상의 변화표를 대체하고자 하기보다는 진단을 좁히고 감별진단 목록을 줄이는 데 도움을 주고자 하는 것이다.

우리는 표 14.1처럼 병력의 주요 사항을 모으는데 ATTEST 라는 암기도구를 제시하였다. 표 14.2에 나오는 것처럼 원인 질환의 실마리가 될 수 있는 연관증상을 확인하는 것은 중요하다. 최근의 약물 변경이나 두부외상의 병력은 각각 약물 부작용이나 외상성 BPPV를 시사한다. 임상의사는 갑자기 생긴 심한 두통을 동반한 환자와 복통 및 설사를 동반한 환자는 각각 다르게 접근할 것이다.

어지러움을 유발한 계기와 어지러움을 악화시키는 인자를 서로 구분하여야 한다. 어지러움의 계기는 어떤 것이 환자를 어지럽게 만드는지를 말한다. 예를 들면, 환자가 침대에 누워있는 증상이 없는 환자가 딕스-홀파이크 검사를 할 때 어지러움이 유발되는 것이다. 악화인자는 이미 어지러움을 느끼는 환자를 어떤 것이 더 심하게 만드는 경우를 말한다. 예를 들면, 누워있을 때에도 어지러운 전정신경염 환자가 머리를 움직일 때 어지러움이 더 심해지는 것이다.

이것은 매우 중요한 구분이며 어지러움에 관한 흔한 오해와 연관된 것이다. 그것은 머리를 움직일때 악화되는 어지러움은 말초성 전정기관의 이상에 의한 것이라는 속설을 말한다. 그것은 사실이 아니다. 뇌졸중, 다발성 경화증, 소뇌 종양 등에 의한 어지러움 환자들은 머리를 움직일 때 어지러움이 악화될 수 있다. 저혈량증 환자도 마찬가지로 자세 변화(기립)에 따라 어지러움이 악화된다.

다음은 "시간과 유발 계기"의 범주를 정하기 위한 질문이다.

- 언제 어지러움이 시작되었는가?
- 갑자기 시작되었는가, 아니면 점점 심해졌는가?
- 증상이 시작될 때 무엇을 하고 있었는가?
- 어지러움이 얼마 동안 지속되었는가?
- 증상이 지속적인가 아니면 간헐적인가?
- 간헐적이라면 그 증상은 얼마나 지속되었는가?
- 증상을 유발한 계기가 있는가, 아니면 경고 없이 시작되었는가?
- 유발되었다면 유발시킨 계기는 무엇이라고 생각하는가?

신체검진

어지러움 환자에 대한 신체검진은 가능한 많은 원인들을 생각하면 포괄적일 필요가 있다. 하지만 항상 활력징후를 먼저 고려하여야 한다. 처음 연관된 정보가 특정한 문제를 시사한다면 신체검진은 그 부분에 초점을 맞추어야 한다. 일례로 어지러움 환자가 새로 열이 난다면 열이 나는 원인을 찾아보아야 한다. 발열이 기침을 동반한다면 흉부 방사선촬영이 요구될 것이다. 어지러움이 빈맥을 동반한다면 어지러움으로 인한 탈수 때문일 수도 있지만 위장관출혈이나 폐색전증을 의심할 수도 있다.

초기에 환자가 이야기하는 내용만으로 진단을 빨리 결정하지 않아야 한다. 현훈을 호소하며 주변이 돈다고 이야기 하는 환자가 심방세동일 수도 있고 현기증을 호소하는 환자가 BPPV일 수도 있다. 일반적인 심장 진찰을 철저히 시행하였고 활력징후가 명백한 위험을 나타내지 않는다면 눈, 귀, 신경계 진찰이 시행되어야 한다. 보행자세, 소뇌, 안구운동 등의 새로 생긴 이상 소견을 찾기 위한 철저한 신경학적 검진이 필요하다.

고막을 진찰하여 염증(otitis)이 발견될 수도 있다. 일측성 청력장애와 함께 어지러움이 생기면 말초성 원인을 시사하는데 청각과 균형감각의 종말장기는 말초에 함께 위치하기 때문이다. 하지만 혈관 위험인자가 있는 환자가 갑작스런 증상발현

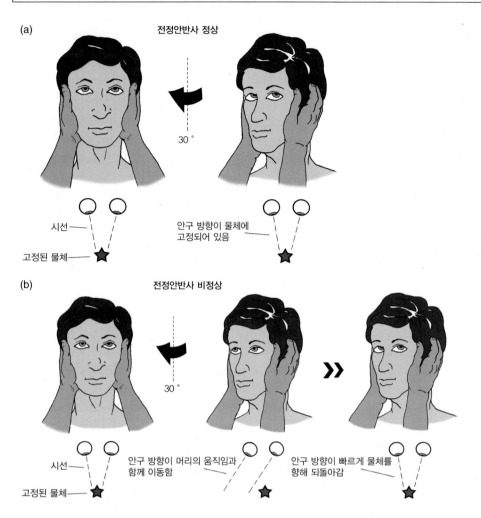

(a) 전정안반사 정상

시선 ——

고정된 물체 ——

안구 방향이 물체에 고정되어 있음

(b) 전정안반사 비정상

시선 ——

고정된 물체 ——

안구 방향이 머리의 움직임과 함께 이동함

안구 방향이 빠르게 물체를 향해 되돌아감

그림 14.1. 머리 자극 검사(head impulse test: HIT)는 침상 곁에서 쉽게 시행 가능한 전정기능 검사이다. HIT 검사는 전정안반사(vestibulo-ocular reflex, VOR)를 검사하는 것으로, 말초성 질환(전정신경염)과 중추선 질환(소뇌경색)을 구별하는 데 도움이 될 수 있다. 환자가 침대에 앉은 상태에서 의사는 환자에게 검사자의 코를 계속 바라보라고 주문한다. 의사는 환자의 머리를 꽉 잡고 중앙축에서 바깥쪽으로 20° 정도 빠르게 돌린다.

(a) 정상 반응은 환자가 계속해서 검사자의 코를 주시하는 것이다.

(b) 비정상 반응(양성)은 안구가 머리와 함께 회전한 다음, 검사자의 코를 보기 위해 원래대로 움직이는 것이 관찰된다. HIT는 보통 전정신경염과 같은 말초성 질환에서 양성(안구의 움직임이 관찰됨)이다. 소뇌 경색 환자의 경우 검사는 정상(안구의 움직임이 없음)이다. 이것은 VOR 경로가 소뇌를 경유하지 않기 때문이다. VOR 경로가 뇌간을 경유하기 때문에 가끔 작은 뇌간 경색 환자들이 양성을 보이는 경우가 있다. HIT 검사는 비정상(양성)일 때 안심하고 음성일 때 불안해지므로 항상 급성 전정 증후군이 의심되는 환자에게만 시행하여야 한다. HIT 검사를 폐렴이나 손목 골절 환자에게 시행하면 정상 결과가 나오기 때문에 중추성 원인을 의심하는 결과를 가져오게 되므로 이는 매우 중요하다.

이 있을 때, AICA 또는 미로동맥의 분지에 뇌졸중이 생기는 경우에도 급성 청력소실과 함께 어지러움이 나타날 수 있다.

보행자세도 검사하여야 한다. 노인들은 기존에도 보행에 이상이 있을 수 있어서 평소의 보행과 비교하는 것이 중요하다. 평소에 지팡이나 보조기구를 사용하는 환자들은 제대로 비교하려면 그런 장비를 사용한 상태로 보행을 검사하여야 한다. 새로 생긴 보행 장애 특히 넘어지지 않고 제대로 걸을 수 없는 경우라면 중추성 어지러움이나 심한 체액부족을 시사한다. 구토를 하는 환자는 측면손잡이를 잡지 않고 앉아있도록 시키면서 몸통조화운동 불능(truncal ataxia)을 검사한다.

급성 전정 증후군 환자는 세 가지의 침상곁 안구운동 검사를 통해 증상 발현 48시간 이내에 MRI 촬영보다 정확하게 후순환 뇌졸중을 확인할 수 있다고 한다. 세 가지 검사는 수평 머리자극 검사(HIT), 방향전환 주시유발성 안진검사, 교대 가림검사이다. 참고문헌을 통해 해당 검사들을 시행하는 비디오를 확인할 수 있다. 이들 검사는 숙련된 전문가들에 의해 시행되었으나, 응급의학 의사들이 시행하거나 해석하기에도 비교적 쉽다. 급성 전정 증후군 환자에서 걱정되는 소견이 하나라도 있으면 중추성 원인을 의심해야 하지만 그런 소견이 하나도 없으면 말초성 원인으로 생각할 수 있다.

머리 자극검사는 1988년 처음 기술되었다. 그림 14.1은 어떻게 검사를 하고 해석하는지 보여주고 있다. 검사자의 코를 바라보는 방향으로 안구가 돌아오는 움직임이 있으면 양성 검사소견이며, 이 경우 병변은 말초에 위치한다는 의미이다. 이 검사는 전정안반사(VOR)를 관찰하는 것인데, 해당되는 경로가 소뇌와 하부 뇌간을 경유하지 않기 때문에 소뇌나 뇌간 경색 환자에서 음성 소견(계속 검사자의 코를 주시하고 있음)을 보이게 된다. 4개의 연구를 메타분석한 결과에 의하면 뇌졸중 환자의 85%에서 HIT가 정상(음성)이었고(n=152), 말초 전정질환에서는 5%만 정상(n=65)이었다. 그러나 반사경로가 뇌간을 통과하기 때문에 일부 뇌교의 전정신경 뿌리진입부의 뇌간경색 환자들은 양성을 보일 수 있다. 이런 환자들은 대부분 다른 두 안구 진찰소견에서 중추성 병변을 시사하는 소견을 보이게 된다. HIT는 안전한 검사이지만 일시적인 완전방실차단 증례가 보고되었다.

특별히 강조할 사항은 HIT 검사는 급성 전정 증후군 환자만을 대상으로 시행해야 한다는 것이다. 그것은 정상(음성) 소견이 중추성 원인을 시사하기 때문이다. 대부분의 신체검진이 비정상일 때 문제가 되는데, HIT 검사는 반대이다. 만약 정상인(또는 폐렴이나 손목 골절 등)에게 HIT 검사를 한다면, 결과는 정상일 것이다. 따라서 HIT 검사를 삽화성 전정 증후군이나 자세 전정 증후군 환자에게 시행하면 마찬가지로 중추성 원인을 시사하는 잘못된 정상 소견을 보일 것이다.

안진(nystagmus)은 임상의사의 친구이다. 전정신경염 환자와 뇌경색 환자 모두 안진을 보일 수 있다. 단순히 안진의 유무만으로는 유용하지 않으며 예후를 구분하기도 어렵다. 말초와 중추성 원인을 구별하게 하는 것은 안진의 성질이다.

전정신경염 환자들은 주로 수평 안진을 보이며 간혹 약한 회전 성분을 동반하기도 한다. 가끔 정상 주시에서도 관찰되며 측면 주시할 때는 거의 대부분 관찰된다. 반대쪽을 주시할 때 안진은 여전히 관찰되나 빠른 운동의 방향은 처음 다른 측면을 주시할 때와 같은 방향이다. 안진의 강도는 고정(fixation)에 의해 감소된다. 중추성 원인의 어지러움 환자에서 안진은 수평방향이 많은데 빠른 성분의 방향은 방향이 바뀔 수 있다. 즉, 환자가 왼쪽을 바라볼 때 빠른 성분이 왼쪽을 향하였다면 오른쪽을 바라볼 때는 빠른 성분의 방향이 오른쪽으로 바뀐다. 이런 현상은 중추선 원인의 어지러움 환자의 약 25-50%에서 관찰되므로 매우 민감하지는 않지만 특이적이다. 기억할 것은 일부 정상 환자들도 극단적 측면주시 때 방향이 바뀌는 안진이 나타나는데 바로 소실되고 대칭적이다. 이런 생리적 안진은 진단적 가치는 없다.

사편시(skew deviation)는 어지러움 환자의 중추성 원인을 시사하는 또다른 상대적으로 덜 민감하지만 매우 특이적인 소견이다. 사편시는 "교대가림" 검사로 측정한다. 환자에게 고정된 지점을 집중하도록 한 상태에서 각각의 눈을 교대로 가렸다 뗀다. 이 검사는 각각의 눈으로 시선고정을 하도록 하여 검사자가 시선이 완전히 일치하는지 평가할 수 있도록 한다. 검사자는 환자의 눈을 쳐다보면서 가린 것이 치워질 때 안구의 상방 또는 하방 교정운동이 있는지 관찰한다. 이렇게 전정기능의 원인에 의해 안구가 수직으로 어긋나는 현상을 사편시라고 한다. 단, 소아시절의 사시가 남아있는 경우, 안구 근육 수술, 이전의 안구운동 마비 등은 제외한다. 내사위, 외사위와 같은 수평 방향의 어긋남은 해당되지 않는다.

대부분의 삽화성 전정 증후군 환자들은 응급실에 내원할 때는 증상이 없는 경우가 많다. 그렇지 않다면 위에서 설명한 검사들이 유용할 것이다. 중추성으로 국소화되는 것이 항상 심각한 진단을 의미하는 것은 아니다. 편두통은 중추성 현상이므로 전정성 편두통 환자들은 중추성 소견을 나타낼 수 있다.

자세 전정 증후군 환자들의 경우 가장 흔한 형태인 뒤반고리관의 BPPV를 검사하기 위해 딕스-홀파이크 검사를 시행하여야 한다. 검사가 음성인데 병력상 강하게 BPPV가 의심되면 누운 자세 머리회전검사로 수평반고리관을 확인한다. 이 검사 방법들은 인터넷에서 비디오 파일을 찾아볼 수 있는데, 비디오들이 항상 제대로 된 술기를 보여주는 것은 아니기 때문에 가급적이면 공인된 술기 동영상을 사용하는 것이 바람직하다. 딕스-홀파이크 검사는 수초가 지나서 상방향-회전형 안진이 생

겼다가 45초 이내에 사라지는 증상이 재현되면 양성으로 판정한다. 대부분 한쪽 방향은 양성이고, 반대쪽은 음성이다. 중추성 원인을 포함한 지속적인 어지러움을 보이는 환자들도 머리를 돌릴 때 증상이 악화되므로 추가적인 증상이 생기거나 기존의 수평안진이 악화되는 것만으로는 양성으로 판정하지 않는다.

진단 검사

BPPV, 전정신경염, 저혈량증 등 많은 경우에서 병력과 신체검진으로 진단이 명확하지 않을 수 있는데, 기본적인 검사들이 진단에 도움이 될 수 있다. 특히 노인들은 다른 질병의 가능성이 높기 때문에 더욱 의미가 있다. 심전도는 병력이나 신체검진으로 원인이 명확하지 않은 노인 어지러움 환자에게 유용하다. 적혈구용적(hematocrit)을 검사하고 크레아틴 등의 기본 검사들과 대변 잠혈검사 등이 유용하다. 무조건 검사를 하는 것보다 의심되는 질환에 초점을 맞추어 검사를 시행할 수도 있다. 폐색전증이 의심되면 폐 CT 조영술이 우선적인 검사이다. 심부전으로 digoxin을 복용하는 환자가 약물독성이 의심된다면 혈중 digoxin 농도를 검사하는 것이 적절하다.

환자가 어지러움의 자세한 내용을 이야기할 수 없다면 이런 방식으로 감별진단을 하기가 어렵다. 중요한 것은 진단을 내리고자 하는 것이다. 약물 부작용이 만성 어지러움의 중요한 원인이므로 외래에서 약물을 중단해보는 것도 적절한 검사의 역할을 할 수 있다. 물론 이것은 주치의와 상의해서 시행해야 한다.

몇 가지 중요한 침상곁 검사들이 신체검진과 함께 언급되었다. 진찰 중에 쉽게 검사를 시행할 수 있기 때문이다. 자주 사용되는 검사들의 한계를 잘 아는 것도 중요하다. 머리 CT는 후순환 뇌경색의 진단에는 한계가 있다. 최근 연구에 의하면 후두와(posterior fossa) 뇌경색에 대한 CT의 민감도는 42% 정도로 추정하고 있다. MRI와 비교한 연구에 의하면 처음 24시간에는 16%까지 낮아질 수 있다고 한다. 뇌경색이 강하게 의심된다면 확산강조 MRI 검사를 시행하는 것이 필요하다. 임상의사들은 MRI도 완정하지 않다는 것을 기억해야 한다. 후순환 뇌경색의 경우 증상 발현 24~48시간 동안 20%의 환자를 놓칠 수 있다.

치료

당연히 치료는 진단으로부터 출발한다. 어지러움의 가능한 원인이 많을수록 가능한 치료의 목록 또한 길어진다. 중요한 것은 어떤 어지러움의 치료가 다른 원인의 어지러움을 악화시킬 수도 있다는 점이다. 이점이 "증상의 질" 접근법이 "시간과 유발 계기"보다 덜한 또 하나의 이유이다. 여기서는 몇 가지 중요한 전정 및 중추성 원인에 대한 치료만 다룰 것이다.

BPPV의 치료는 반고리관 위치교정술이며, 가장 흔한

(~85%) 형태인 뒤반고리관 원인일 경우 Epley 술기이다. 진단 술기와 마찬가지로 인터넷에서 관련된 동영상을 쉽게 찾아볼 수 있을 것이다. 자주 술기를 시행하지 않는 사람은 시행직전에 동영상을 보는 것이 좋다. 노인들의 경우 술기를 위해 머리와 목을 충분히 움직일 수 있는지 확인해보아야 한다. 힘들다면 옆으로 눕히는 자세를 이용하는 Semont 술기를 이용할 수 있다. 전형적인 BPPV 병력을 보이는 환자가 딕스-홀파이크 검사에 음성인 경우가 있다. 그런 환자들은 대부분 누운자세 머리회전검사(supine roll test)로 수평반고리관 BPPV로 진단되며 Lempert 바비큐 회전 술기로 치료한다.

환자가 예상처럼 반응하지 않으면, 즉 안진이 지속되거나, 하방향 안진이 관찰되거나, 휴지기(latency)가 없거나, 양쪽 모두 양성이거나 다른 신경학적 소견이 있는 경우에는 임상의사들은 다른 중추선 원인에서 비롯된 BPPV와 유사한 질환들을 의심하여야 한다. 술기가 노인 환자들의 증상을 향상시키는 경우에도 추적관찰이 중요한데, 일부 환자들은 BPPV와 무관하게 지속되는 증상을 가질 수 있기 때문이다.

증상 발현 72시간 이내의 전정신경염 환자들은 금기가 없다면 스테로이드 치료를 시작하는 것이 좋다. 일부 환자들은 응급실 방문 후에 전정 재활훈련으로 도움을 받을 수 있다. Meclizine과 같은 전정기능 안정제는 도움이 되기는 하지만 전정기능의 보상작용을 방해하므로 며칠간으로 제한하는 것이 좋다. 또한 meclizine은 BPPV에서는 사용하지 않는 것이 좋다. 치료 효과가 없고 진정 등의 부작용이 있을 수 있기 때문이다. 말초성 원인의 어지러움 환자라 하더라도 수액 공급은 충분히 이루어져야 한다. 구토나 경구섭취의 부족으로 탈수될 가능성이 높아지기 때문이다.

후순환 뇌경색 환자들과 고위험 환자들은 입원하여 추가적인 감시, 혈관계통 검사 및 치료가 필요하다. 이차적 악화나 폐쇄성 수두증과 같은 합병증을 예방하기에 적절한 치료가 제공되어야 한다. 기타 폐색전증에 대한 헤파린, 위장관 출혈에 대한 내시경 및 수혈과 같이 특정 진단에 따른 치료가 제공되어야 한다.

거취결정

환자의 거취는 최종 진단과 일반적인 환경적 안전을 고려하여 결정한다. 진단에 대한 부분은 명확하다. 소뇌 경색에 의한 급성 전정 증후군 환자는 진단 목적과 함께 혈관병변의 치료 및 후두개와 부종의 발생을 관찰하기 위해 입원하여야 한다. 같은 증상으로 내원한 전정신경염 환자는 귀가하여 경구 스테로이드와 meclizine으로 증상에 대한 치료를 시행할 수 있다. 따라서 거취는 진단에 의해 결정된다. 뇌경색이나 일과성허혈발작의 경우 혈관성 위험인자(ABCD2 rule)에 따라 위험도를 결정할 수 있지만, 혈관 질환을 감별하기 위해 나이나 위험인자에 너무 의존하지 않도록 한다. 척수동맥 박리가 있는 젊은 환자들이 일과성 허혈이나 뇌경색의 발생으로 어지러움을 주소로 내원하는 것은 잘 알려져 있다. 많은 경우에서 잘못된 초기 진단으로 위험한 결과를 가져온다.

두 번째 고려사항은 환경적 안전에 대한 것인데 특히 노인 환자에게 중요하다. 어지러움 환자들은 원인에 관계없이 탈수가 진행되어 증상이 악화될 수 있다. 노인들에게는 심혈관계 기저 질환이 있고 다양한 약물을 복용하는 경우가 있어서 이것이 심각한 문제가 될 수 있다. 따라서 전정신경염 환자라도 탈수가 심하다면 입원하여 수액 등 증상 처치를 시행하는 것이 필요할 수 있다. 대부분의 BPPV 환자들은 반고리관 위치교정술 시행 후 안전히 귀가할 수 있다. 마찬가지로 탈수된 노인 환자가 혼자 사는 경우라면 안전하게 입원하여 수액 치료가 필요할 수 있다. 퇴원하기 전에 환자나 가족에게 집안 상황을 물어봐서 퇴원이 안전한 환경인지 알아보는 것이 중요하다. 집에서 몇 걸음만에 화장실에 갈 수 있는 환자와 계단을 올라가야 하는 환자들은 거취 결정 과정에서 다른 고려가 필요하다. 또한 혼자 사는 환자와 건강한 가족들과 함께 사는 환자의 경우도 마찬가지이다.

결론

어지러움을 호소하는 노인 환자를 진단하는 것은 어렵다. 그러나 체계적인 알고리듬에 입각하여 제대로 진단하고 치료하는 것이 가능하다. 흔한 말초성 전정 질환과 몇 가지 안구운동 검사, 뇌영상 검사의 한계점을 이해한다면 응급의학 의사들이 많은 경우에 정확한 진단을 내릴 수 있을 것이다.

핵심과 주의점

- 어지러움 환자에게 알고리듬에 의한 접근법을 사용하라. 시간과 유발 계기를 확인하여 환자에게 적합한 범주를 정의한다.
- 호소하는 증상으로 현훈이 전정기관 원인, 실신이 중추신경계 원인이라고 단정할 수 없다.
- 어지러움으로 응급실에 내원하는 환자들은 종종 감별 진단에 도움이 되는 주호소를 동반하고 있다.
- 말초성 원인(전정신경염)의 급성 전정 증후군이 중추성 원인(소뇌경색)과 매우 유사함을 기억하라.
- 급성 전정 증후군의 말초 및 중추성 원인을 감별할 수 있도록 보행검사를 포함한 침상곁 신체검진와 안구운동 검사를 배워라. 머리 자극검사는 급성 전정 증후군이 아닌 환자에게 시행했을 때 잘못된 걱정을 할 수도 있다.

- 증후군에 따라 안진을 범주화하는 법을 알아라. 주시검사에서 방향이 변하는 수평안진이 있거나 수직 또는 회전형 안진이 주된 경우에는 급성 전정 증후군 환자에서 중추신경계 질환이 원인일 가능성이 높다.
- 환자의 나이나 위험인자보다는 증후군과 검진 소견에 더 집중하여라. 젊은 환자들도 뇌경색이 생길 수 있으며 대부분 놓친다.
- 소뇌 및 뇌간경색의 진단에 CT 검사의 한계를 이해하라.
- 가능한 자주 특정 진단을 내리려고 노력하라. 흔한 말초 전정기관의 원인들도 배워라.
- 노인 어지러움 환자들의 복용 약물 목록을 확인하라.

참고문헌

1. Neuhauser HK, Radtke A, von Brevern M, et al. Burden of dizziness and vertigo in the community. Arch Intern Med. 2008; 168 (19): 2118–24.
2. Colledge NR, Wilson JA, Macintyre CC, MacLennan WJ. The prevalence and characteristics of dizziness in an elderly community. Age Aging. 1994; 23 (2): 117–20.
3. Lammers W, Folmer W, Van Lieshout EM, et al. Demographic analysis of emergency department patients at the Ruijin Hospital, Shanghai. Emerg Med Int. 2011: 748274.
4. Newman-Toker DE, Hsieh YH, Camargo CA, Jr, et al. Spectrum of dizziness visits to US emergency departments: cross-sectional analysis from a nationally representative sample. Mayo Clin Proc. 2008; 83 (7): 765–75.
5. Royl G, Ploner CJ, Leithner C. Dizziness in the emergency room: diagnoses and misdiagnoses. Eur Neurol. 2011; 66 (5): 256–63.
6. Yin M, Ishikawa K, Wong WH, Shibata Y. A clinical epidemiological study in 2169 patients with vertigo. Auris Nasus Larynx. 2009; 36 (1): 30–5.
7. Cheung CS, Mak PS, Manley KV, et al. Predictors of important neurological causes of dizziness among patients presenting to the emergency department. Emerg Med J. 2010; 27 (7): 517–21.
8. Herr RD, Zun L, Mathews JJ. A directed approach to the dizzy patient. Ann Emerg Med. 1989; 18 (6): 664–72.
9. Kerber KA, Fendrick AM. The evidence base for the evaluation and management of dizziness. J Eval Clin Pract. 2010; 16 (1): 186–91.
10. Fife TD, Iverson DJ, Lempert T, et al. Practice parameter: therapies for benign paroxysmal positional vertigo (an evidence-based review): report of the Quality Standards Subcommittee of the American Academy of Neurology. Neurology. 2008; 70 (22): 2067–74.
11. Tarnutzer AA, Berkowitz AL, Robinson KA, Hsieh YH, Newman-Toker DE. Acute vestibular syndrome: does my patient have a stroke? A systematic and critical review of bedside diagnostic predictors. Can Med Assoc J. 2011; 183 (9): e571–92.
12. Baloh RW, Ying SH, Jacobson KM. A longitudinal study of gait and balance dysfunction in normal older people. Arch Neurol. 2003; 60 (6): 835–9.
13. Ishiyama G. Imbalance and vertigo: the aging human vestibular periphery. Semin Neurol. 2009; 29 (5): 491–9.
14. Kerber KA, Ishiyama GP, Baloh RW. A longitudinal study of oculomotor function in normal older people. Neurobiol Aging. 2006; 27 (9): 1346–53.
15. Kerber K. Dizziness in older people. In Vertigo and Imbalance: Clinical Neurophysiology of the Vestibular System, ed. Eggers S, Zee D (Philadelphia, PA: Elsevier, 2010), pp. 491–501.
16. Tinetti ME, Williams CS, Gill TM. Dizziness among older adults: a possible geriatric syndrome. Ann Intern Med. 2000; 132 (5): 337–44.
17. Kaufman DW, Kelly JP, Rosenberg L, Anderson TE, Mitchell AA. Recent patterns of medication use in the ambulatory adult

population of the United States: the Slone survey . JAMA. 2002 ; 287 (3): 337 –44.

18. Shoair OA , Nyandege AN , Slattum PW . Medication-related dizziness in the older adult . Otolaryngol Clin North Am. 2011 ; 44 (2): 455 –71.

19. Newman-Toker DE , Camargo CA , Jr, Hsieh YH , Pelletier AJ , Edlow JA . Disconnect between charted vestibular diagnoses and emergency department management decisions: a cross-sectional analysis from a nationally representative sample . Acad Emerg Med. 2009 ; 16 (10): 970 –7.

20. Stevens JA , Corso PS , Finkelstein EA , Miller TR . The costs of fatal and non-fatal falls among older adults . Inj Prev. 2006 ; 12 (5): 290 –5.

21. Kannus P , Parkkari J , Koskinen S , et al. Fall-induced injuries and deaths among older adults . JAMA. 1999 ; 281 (20): 1895 –9.

22. Rubenstein LZ . Falls in older people: epidemiology, risk factors and strategies for prevention . Age Aging. 2006 ; 35 (Suppl. 2: ii37 –41.

23. Drachman DA , Hart CW . An approach to the dizzy patient. Neurology. 1972 ; 22 (4): 323 –34.

24. Newman-Toker D. Diagnosing Dizziness in the Emergency Department: Why "What do you mean by 'dizzy'?" Should Not be the First Question You Ask (Baltimore, OH : Neurology & Otology, Johns Hopkins School of Medicine , 2007).

25. Newman-Toker DE , Cannon LM , Stoff erahn ME , et al. Imprecision in patient reports of dizziness symptom quality: a cross-sectional study conducted in an acute care setting . Mayo Clin Proc. 2007 ; 82 (11): 1329 –40.

26. Newman-Toker DE , Dy FJ , Stanton VA , et al. How oft en is dizziness from primary cardiovascular disease true vertigo? A systematic review . J Gen Intern Med. 2008 ; 23 (12): 2087 –94.

27. Kerber KA , Brown DL , Lisabeth LD , Smith MA , Morgenstern LB . Stroke among patients with dizziness, vertigo, and imbalance in the emergency department: a population-based study . Stroke. 2006 ; 37 (10): 2484 –7.

28. Lawson J , Johnson I , Bamiou DE , Newton JL . Benign paroxysmal positional vertigo: clinical characteristics of dizzy patients referred to a Falls and Syncope Unit . QJM. 2005 ; 98 (5): 357 –64.

29. Kattah JC , Talkad AV , Wang DZ , Hsieh YH , Newman- Toker DE . HINTS to diagnose stroke in the acute vestibular syndrome: three-step bedside oculomotor examination more sensitive than early MRI diff usion-weighted imaging . Stroke. 2009 ; 40 (11): 3504 –10.

30. Baloh RW . Clinical practice. Vestibular neuritis . N Engl J Med. 2003 ; 348 (11): 1027 –32.

31. Schreiber BE , Agrup C , Haskard DO , Luxon LM . Sudden sensorineural hearing loss . Lancet. 2010 ; 375 (9721): 1203 –11.

32. Rauch SD . Clinical practice. Idiopathic sudden sensorineural hearing loss . N Engl J Med. 2008 ; 359 (8): 833 –40.

33. Lee H , Kim JS , Chung EJ , et al. Infarction in the territory of anterior inferior cerebellar artery: spectrum of audiovestibular loss. Stroke. 2009 ; 40 (12): 3745 –51.

34. Brandt T , Botzel K , Yousry T , Dieterich M , Schulze S. Rotational vertigo in embolic stroke of the vestibular and auditory cortices . Neurology. 1995 ; 45 (1): 42 –4.

35. Anagnostou E , Spengos K , Vassilopoulou S , et al. Incidence of rotational vertigo in supratentorial stroke: a prospective analysis of 112 consecutive patients . J Neurol Sci. 2010 ; 290 (1–2): 33 –6.

36. Lee H , Sohn SI , Cho Y W , et al. Cerebellar infarction presenting isolated vertigo: frequency and vascular topographical patterns . Neurology. 2006 ; 67 (7): 1178 –83.

37. Uneri A , Polat S. Vertigo, dizziness and imbalance in the elderly . J Laryngol Otol. 2008 ; 122 (5): 466 –9.

38. Neuhauser H , Lempert T. Vestibular migraine . Neurol Clin. 2009 ; 27 (2): 379 –91.

39. Sajjadi H , Paparella MM . Meniere's disease . Lancet. 2008 ; 372 (9636): 406 –14.

40. Savitz SI , Caplan LR . Vertebrobasilar disease . N Engl J Med. 2005 ; 352 (25): 2618 –26.

41. Grad A , Baloh RW . Vertigo of vascular origin. Clinical and electronystagmographic features in 84 cases . Arch Neurol. 1989 ; 46 (3): 281 –4.

42. Karatas M. Vascular vertigo: epidemiology and clinical syndromes. Neurologist. 2011 ; 17 (1): 1 –10.

43. Moubayed SP , Saliba I. Vertebrobasilar insuffi ciency presenting as isolated positional vertigo or dizziness: a double-blind retrospective cohort study . Laryngoscope. 2009 ; 119 (10): 2071 –6.

44. Norrving B , Magnusson M , Holtas S. Isolated acute vertigo in the elderly: vestibular or vascular disease? Acta Neurol Scand. 1995 ; 91 (1): 43 –8.

45. Kerber KA , Rasmussen PA , Masaryk TJ , Baloh RW . Recurrent vertigo attacks cured by stenting a basilar artery stenosis . Neurology. 2005 ; 65 (6): 962 .

46. Oghalai JS , Manolidis S , Barth JL , Stewart MG , Jenkins HA . Unrecognized benign paroxysmal positional vertigo in elderly patients . Otolaryngol Head Neck Surg. 2000 ; 122 (5): 630 –4.

47. Gupta V , Lipsitz LA . Orthostatic hypotension in the elderly: diagnosis and treatment . Am J Med. 2007 ; 120 (10): 841 –7.

48. Freeman R. Clinical practice. Neurogenic orthostatic hypotension . N Engl J Med. 2008 ; 358 (6): 615 –24.

49. Carmona S , Nicenboim L , Castagnino D. Recurrent vertigo

in extrinsic compression of the brain stem . Ann N Y Acad Sci. 2005 ; 1039 : 513 –16.

50. Dunniway HM , Welling DB . Intracranial tumors mimicking benign paroxysmal positional vertigo . Otolaryngol Head Neck Surg. 1998 ; 118 (4): 429 –36.

51. Johkura K. Central paroxysmal positional vertigo: isolated dizziness caused by small cerebellar hemorrhage . Stroke. 2007 ; 38 (6): e26 –7; author reply, e28 .

52. Buttner U , Helmchen C , Brandt T. Diagnostic criteria for central versus peripheral positioning nystagmus and vertigo: a review . Acta Otolaryngol. 1999 ; 119 (1): 1 –5.

53. Stanton VA , Hsieh YH , Camargo CA , Jr, et al. Overreliance on symptom quality in diagnosing dizziness: results of a multicenter survey of emergency physicians . Mayo Clin Proc. 2007 ; 82 (11): 1319 –28.

54. Halmagyi GM , Curthoys IS . A clinical sign of canal paresis . Arch Neurol. 1988 ; 45 (7): 737 –9.

55. Newman-Toker DE , Kattah JC , Alvernia JE , Wang DZ . Normal head impulse test diff erentiates acute cerebellar strokes from vestibular neuritis . Neurology. 2008 ; 70 (24 Pt 2): 2378 –85.

56. Ullman E , Edlow JA . Complete heart block complicating the head impulse test . Arch Neurol. 2010 ; 67 (10): 1272 –4.

57. Strupp M , Brandt T. Vestibular neuritis. Semin Neurol. 2009 ; 29 (5): 509 –19.

58. Edlow J. A physician's got to know his (test's) limitations . J Emerg Med. 2012 ; 42 (5): 582 –3.

59. Hwang DY , Silva GS , Furie KL , Greer DM . Comparative sensitivity of computed tomography versus magnetic resonance imaging for detecting acute posterior fossa infarct . J Emerg Med. 2012 ; 42 (5): 559 –65.

60. Chalela JA , Kidwell CS , Nentwich LM , et al. Magnetic resonance imaging and computed tomography in emergency assessment of patients with suspected acute stroke: a prospective comparison . Lancet. 2007 ; 369 (9558): 293 .8.

61. Bhattacharyya N , Baugh RF , Orvidas L , et al. Clinical practice guideline: benign paroxysmal positional vertigo . Otolaryngol Head Neck Surg. 2008 ; 139 (5 Suppl. 4): S47.81.

62. Lawson J , Bamiou DE , Cohen HS , Newton J. Positional vertigo in a Falls Service . Age Aging. 2008 ; 37 (5): 585 .9.

63. Cohen HS . Side-lying as an alternative to the Dix-Hallpike test of the posterior canal . Otol Neurotol. 2004 ; 25 (2): 130 .4.

64. Gamiz MJ , Lopez-Escamez JA . Health-related quality of life in patients over sixty years old with benign paroxysmal positional vertigo . Gerontology. 2004 ; 50 (2): 82 .6.

65. Strupp M , Zingler VC , Arbusow V , et al. Methylprednisolone, valacyclovir, or the combination for vestibular neuritis . N Engl J Med. 2004 ; 351 (4): 354 .61.

66. Navi BB , Kamel H , Shah MP , et al. Application of the ABCD2 Score to identify cerebrovascular causes of dizziness in the emergency department . Stroke. 2012 ; 43 (6): 1484 .9.

67. Savitz SI , Caplan LR , Edlow JA . Pitfalls in the diagnosis of cerebellar infarction . Acad Emerg Med. 2007 ; 14 (1): 63 .8.

68. Edlow JA , Newman-Toker DE , Savitz SI . Diagnosis and initial management of cerebellar infarction . Lancet Neurol. 2008 ; 7 (10): 951 .64.

15장

노인 환자의 두통

배경

두통환자는 응급실 방문환자의 2%를 차지한다. 두통으로 응급실에 내원하는 경우는 노인환자들이 젊은 환자들보다 적지만, 생명을 위협하는 질병을 가지고 있는 경우는 더 많다. 두통이 있는 노인환자들을 평가할 때 의사는 악성종양, 뇌혈관응급, 중추신경계 감염, 안과적 응급, 독성 대사성 이상등의 이차적인 원인을 항상 의심하여야 하며, 특히 새로 발생한 두통에 대해서는 정밀검사를 시행하는 데 주저하지 말아야 한다.

두통의 유병률은 나이와 함께 감소한다. 이탈리아 지방의 노인들을 대상으로 한 연구에서 65세에서 75세 사이의 두통 유병률은 57%이고 75세 이상의 유병률은 26%이다. 반면에 중증질환의 가능성은 나이와 함께 극적으로 올라간다. 두통으로 응급실에 오는 50세 미만의 환자가 이차적인 원인을 가지고 있는 경우는 1%이다. 50세 이후엔 위험도가 6%로 증가하고, 75세 이후엔 12%로 두배가 된다.

고위험두통 양상이나 비정상적인 진찰소견이 있는 경우 대부분의 경우 전산화단층촬영(CT)을 포함하는 즉각적인 추가검사를 시행해야 한다. 많은 두통의 2차적 원인들에서 즉각적인 진단이 이환률과 사망률을 낮추는 데 필수적이며, 응급실에선 고위험 두통을 동반한 노인환자를 검사하기 위해 24시간 CT 검사가 가능해야 한다.

두통을 동반한 노인환자의 병적진단을 늘리기 위해선 전반적으로 나쁘지 않아 보이면서 고위험두통 양상이나 비정상적인 진찰소견이 없는 환자라 해도 고위험군으로 간주하고 즉각적이고 추가적인 검사를 권유해야 한다. 예를들어 노인환자에서 자주 놓치는 뇌지주막하출혈(SAH)를 생각해보자. 55세 이후에서 SAH의 유병률은 2배이며 명확히 이환률과 사망률을 올린다. SAH 환자 세 명 중 한 명이 오진된다. 좋은 임상 양상을 보이면서 전통적인 "벼락" 두통양상을 보이지 않는 환자들이 주로 오진되기 쉽다. SAH 환자의 25%는 점진적으로 두통이 발생하며 심지어 경미하거나 중등도의 통증만 호소하는 경우가 많다. 이런 환자에서 SAH를 고려하지 않게 되면 치명적인 결과가 있게 된다. 그들이 다음에 의사를 방문하기 전에 20% 는 재출혈, 40%는 신경학적 합병증이 일어난다.

응급의학과 의사는 노인환자에서 두통의 병적인 원인의 전형적 그리고 비전형적인 양상을 인지해야 하고 추가 검사를 하는데 주저하지 않아야 한다. 이 단락에서는 노인 응급환자에서 두통의 심각한 원인에 대해 살펴보고 특별한 병인에 대한 자세한 토의에 따른 고위험 양상을 살펴본다.

고위험 두통 양상

병적인 두통은 5개의 광범위한 카테고리들이 원인이 된다. 악성종양, 뇌혈관응급, 중추신경계감염, 안과적 응급 그리고 독성 대사성 이상들이다. 고위험 병력, 증상, 증후에 대한 주의는 심각한 두통을 인지하는 데 필수적이다.

65세 이후에 새로 발생하는 일차성두통은 5% 정도로 드물기 때문에, 노인환자에서 모든 새로 발생하는 두통은 다른 원인이 밝혀질 때까지 이차성(병적) 두통으로 간주되어야 한다. 노인에서 새로운 두통이 있으면서 경련, 의식상태의 변화, 그리고 국소적 신경학적 결손 같은 더욱 명확한 신체적 증상이 있으면 뇌영상검사를 시행해야 한다. 노인환자에서 오래된 두통, 두통의 시간, 강도, 성격의 변화는 CT 검사의 강력한 적응증이 된다.

열이 있으면 뇌염이나 뇌수막염을 포함한 중추신경계 감염을 생각하지만, SAH에서도 일어날 수 있다. 고혈압은 SAH 와 급성 허혈성 뇌졸중에서 흔하지만, 노인에선 이런 진단을 하기엔 매우 특이하지 않다. 고혈압위기 환자의 22%에서 두통이 일어난다.

갑자기 발생하고 아주 짧은 시간에 최대로 심각한 상태에 이르는 두통은 SAH를 의심한다. "벼락" 두통의 진단적 중요성은 그 심각성보다는 그 신속성에 있으나, 노인 환자는 얼마나 빨리 두통이 발생했는지 기억하지 못할 때가 많아 대신 검사하는 시점의 중증도에 초점이 맞춰진다. 50%에 달하는 SAH 환자가 센티넬 두통을 보고하므로 환자에게 이전 며칠간의, 몇 주간의 두통에 대해 물어봐야 한다.

양측의 무딘 통증 또는 압력은 허혈성 뇌졸중이 원인인 두통을 가진 대부분의 환자에서 보인다. 양측 이마의 압력은, 전통적인 긴장성두통과의 연관성에도 불구하고 뇌내종양을 의심해야 한다. 구부린 자세에서 심해지거나 구역과 구토를 동반한 두통이 있으면 뇌내종양을 의심한다. 구토와 구역은 또한 SAH 와 뇌수막염 환자 대부분에서 보인다. 측두 또는 후두의 통증은 시야를 위협하는 혈관적 응급인 거대세포성 동맥염을 암시한다. 이런 환자들의 반 정도가 씹을 때 턱 파행에 의한 통증을 경험하는데, 이것이 두통을 평가하는 데 있어 진단적 단서가 될 수 있다.

일시적인 의식의 소실은 동맥류에 의한 SAH에서 흔하다. 집에서 의식을 회복하여 양호한 상태로 응급실에 도착한 환자는 오진의 위험이 크다. 가족에게 반드시 일시적인 의식의 소실에 대해 물어봐야 하며, SAH에 연관된 실신뿐만 아니라 낙상으로 인한 추가적인 뇌내 손상(경막하출혈 등)을 의심해야 하므로 머리 외상의 증상을 진찰해야 한다. 의식 상태의 변화가 응급실에 도착했을 때까지 지속되면 뇌혈관 응급, 중추신경계 감염, 그리고 독성 대사성 이상에 대한 추가 검사가 필수적이다.

후경부 경직은 뇌수막염 환자의 거의 90%에서 나타난다. SAH의 경우 발현되는데 수시간이 걸릴 수 있고 대개는 없을 수 있다.

뇌혈관적 응급을 의심하는 데 더하여, 구역과 어지러움을 동반한 두통이 있는 경우 의사는 일산화탄소와 같은 독성물질에 노출되었는지 물어봐야 한다. 일산화탄소에 노출된 노인 환자는 의식상태의 변화와 심근 허혈 또는 경색과 같은 종말기관 손상의 증상이 나타날 수 있다. 심근경색 자체로도 두통을 일으킬 수 있고, SAH에 연관되어 심근경색과 비슷한 ECG의 변화가 있을 수 있다.

두통이 있는 노인 환자는 기본적인 안과 검사가 도움이 된다. 시력 소실이 거대세포성 동맥염 초기에 일어날 수 있다. 거대세포성 동맥염에 대한 즉각적인 코르티코스테로이드 치료는 시력소실을 멈추는 목적이 있으나, 시력을 복원하진 않는다. 신체진찰상 표재성 측두동맥의 전두부 또는 두정부 가지에 촉진시 압통이 있거나 두껍거나 결절이 느껴지면 직상 홍반이 있을 수 있다.

흐려보임, 구역, 그리고 구토가 있으면 급성폐쇄각녹내장을 생각해야 하고, 국소적 눈 통증이 동반된다. 많은 환자들이 눈 안쪽보다는 눈 주위의 통증을 경험하므로, 그런 증상은 종종 편두통으로 오인된다. 고정된 동공, 흐린 각막, 그리고 촉진상 안구가 바위처럼 단단함은 안과적 응급을 진단하기에 충분하다.

유두부종은 예를 들어 뇌종양, 뇌내출혈. 또는 외상성 뇌손상이나 뇌졸중에 이은 뇌부종등에서 오는 뇌압상승을 나타낸다. 불꽃모양의 망막 출혈이나 망막앞쪽의 많은 유리체 출혈 등 안저검사상 소견은 진단을 좁히는 데 도움이 된다. 이것들은 SAH와 강력하게 연관되어 있고 의식없는 환자에서 중요한 진단적 단서가 된다.

이차성 두통

감염이나 뇌내출혈과 같은 근본적인 병적 과정에 의해 일어나는 두통을 흔히 편두통이나 긴장성 두통과 같이 두통 그 자체가 중요한 증상이며 결과인 일차성 두통에 대비하여 이차성 두통이라 부른다. 많은 이차성 두통은 응급실에서 즉시 인지되어야 하는 진정한 응급이지만, 노인환자, 특히 중추신경계 감염의 경우 감지하기 힘들다.

뇌혈관 응급

뇌지주막하출혈

두통을 동반하여 응급실에 오는 환자의 1%가 SAH를 가진다. 심한, 급성으로 생긴 두통이 있으면서 신경학적 진찰상 정상인 응급실 환자의 SAH 발생율은 10%이고 신경학적 진찰상 이상이 있는 환자 중에는 25%이다. SAH의 중위연령이 다른 뇌졸중 종류들보다는 낮음에도 불구하고 노인, 특히 여성 중에 SAH는 흔하다. SAH의 발생율은 40에서 50대사이에서 두배이고 그 후 매년 2%씩 점진적으로 증가한다. SAH의 사망률은 60세 이후에서 세 배 높다.

비외상성 SAH 사례의 85%는 파열된 동맥류 때문이다. 남은 사례들 중 대부분은 혈관 밖의 혈액이 중뇌 주위의 뇌조에 제한된 양성 상태인 비동맥류성 중뇌주위출혈에 적합하다. SAH환자의 3분의 2는 고혈압, 흡연, 그리고 과다한 알콜 섭취와 같은 조절가능한 위험요소를 가지고 있다. 이것들 각각은 SAH위험을 대략 두 배 올린다. SAH의 가족력 그리고 다낭성 신장질환을 포함한 유전적 위험요소는 사례의 10%에 불과하다.

지난 20년간 양호한 상태로 병원에 도착한 SAH환자의 향상된 치료는 사망률을 반으로 줄였다. 즉각적인 동맥류 교정은 재출혈과 차후의 사망을 줄이고 신경학적으로 이상 없이 응급실에 도착하는 많은 노인환자에서 적응이 된다. 출혈 후 처음 며칠간 재출혈 위험이 높으므로 지연된 진단은 매우 위험하다.

SAH환자의 보고된 오진율은 문헌에 따라 다양하다. 400명의 SAH환자가 신경과 중환자실에 입원한 한 연구에서 이전 의료인방문에서 12%의 환자가 오진되었다고 한다. 정상적인 의식 상태로 도착해서 낮은 중증도로 분류된 환자가 오진의 고위험을 가진다. 매우 흔히, 두부 CT를 찍지 않고, 환자는 편두통이나 긴장성 두통으로 진단된다. 21%에서 재출혈을 경험하고 39%에서 SAH가 진단되기 이전에 신경학적 합병증이 발생한다.

SAH는 고전적으로 환자가 그들의 인생에서 가장 나쁜 두통이라고 표현하는 급작스럽고 심한 두통인 벼락두통을 보인다. 벼락두통을 가진 모든 환자는 SAH에 대해 검사해야 한다. 어쨌든 많은 환자가 SAH의 고전적인 양상을 보고하지 않는다. 25%의 환자가 점진적으로 두통이 발생하고 심지어 더 많은 환자가 경도에서 중등도의 통증을 경험한다. 그러므로 의사들은 비록 환자가 경미한 증상으로 도착했더라도 SAH에 대해 높은 수준의 의심을 유지하여야 하고 넓은 증상의 범위를 인지할 수 있어야 한다.

수일에서 수 주간 센티넬 두통을 경험한 환자의 50% 이상이 출혈로 이어진다. 이런 두통들은 작은 경고하는 출혈로 생각되어야 한다. 그들은 종종 급작스럽고 심하며 저절로 또는 처방전 없는 약으로 호전된다. 경고하는 두통을 가진 환자를 검사하지 않는 것은 SAH진단을 놓치는 흔한 원인이다.

SAH로 입원하는 환자의 3분의 2는 의식수준이 감소한다. 출혈의 양이 적은 환자일수록 더 명료하게 유지되기 쉽다. 급성 혼란이 있는 노인은 의식상태의 변화가 다른 원인(감염 등)에 기인할 때 진단이 지연될 위험이 있다. 이런 환자에서 일시적인 의식의 소실은 SAH진단의 중요한 단서가 된다. 의식수준이 감소하여 내원하는 환자의 절반이 혼수상태이다. 안저경 검사는 혼수상태인 환자를 조기진단하는 데 필수적이다. 안구출혈-불꽃모양의 망막 출혈이나 망막앞쪽의 많은 유리체 출혈-이 SAH 환자의 1/7에서 일어난다. 그것들은 뇌압이 증가하여 눈으로부터의 정맥 유출을 막아서 생기므로 의식이 감소한 환자에서 더 흔하다. 그것들은 혼수상태인 환자에서 SAH를 빨리 확인하는 데 특히 도움이 된다.

SAH와 관련된 다른 임상적 증상들은 경련, 구토, 경부 강직, 그리고 국소적 신경학적 결손(e.g 제3 뇌신경 마비) 등이다. 이들 중 아무것도 SAH에 대해 매우 민감하거나 특이적이지 않다. SAH가 원인이 아닌 벼락두통을 가진 환자의 절반이 구토를 호소한다. 뇌지주막하 혈액의 염증반응에 의해 일어나는 경부 강직은 수 시간 동안 일어나지 않을 수 있으며 미세한 출혈이나 혼수상태인 환자에선 믿을 만하지 않다. 파열된 동맥류로 인한 신경학적 결손은 다른 뇌졸중 증후군에 의한 것과 종종 구분하기 힘들다. 경련은 SAH환자의 10% 미만에서 일어난다. SAH환자의 3%는 출혈이 일어나는 순간 심장마비가 온다. 이 심장마비 생존자의 절반이 독립성을 회복한다.

SAH가 의심될 때 전산화단층촬영(CT)이 첫 번째 진단적 검사이다. 두통을 동반한 증상이 있는 환자에서 증상발현 6시간 이내에 시행되고 경험 있는 신경영상의가 판독한 다중열 검출 3세대 CT는 SAH에 대해 100% 민감도를 가진다. 그러므로 두통 발생 6시간 이내에 시행되고 경험 있는 신경영상의가 판독한 3세대 CT 결과가 음성일 때 요추천자가 필요하지 않다. 그 민감도는 12시간에 98%, 3일에 85%, 그리고 7일에 50%로 감소하고, 이는 혈액이 뇌지주막 공간에서 씻겨나가기 때문이다. SAH가 의심되고 두통 발생 6시간이 지나 시행한 CT가 정상인 환자는 요추천자를 시행해야 한다. 지주막 공간의 적혈구가 부서져 빌리루빈을 만들어야 하므로 이상적으로는 요추천자는 두통발생 후 최소 12시간이 지날 때까지 지연되어야 한다. 너무 빨리 요추천자를 시행하면 빌리루빈이 형성되지 않아서 진단에 혼란을 줄 수 있다. 뇌척수액에 적혈구가 보이는 것은 SAH 보다는 외상성 탭때문일 수 있고 연속된 튜브에서 적혈구수가 감소하는 것으로 SAH와 외상성 탭을 구분하긴 힘들다. 노인에게 흔한 증상 없는 동맥류를 드러내기 쉽기 때문에 정상인 CT 후에 CT 혈관촬영은 추적검사로써 적합하지 않다.

허혈성 뇌졸중과 뇌내출혈

두통은 SAH에 비해 허혈성 뇌졸중이나 뇌내출혈(ICH)에선 덜 흔하다. 어쨌든 허혈성 뇌졸중의 27% 그리고 ICH의 50%에서 두통이 일어난다. 두통을 호소하는 모든 노인환자는 신중한 신경학적 진찰을 받아야 한다. 빠른 치료를 결정하기 위해 뇌졸중이 의심되는 응급실 환자의 첫 번째 검사는 조영제없는 두부 CT이다. 이것은 출혈성 뇌졸중에 대해선 거의 100% 민감하지만, 증상이 발생한 시간에 따라서 허혈성 뇌졸중에 대해선 40~75% 민감하다. 확산강조자기공명영상(Diffusion-weighted MRI)이 특히 12시간 이내의 급성 허혈성 뇌졸중에 대해 더 민감하고, 정상 두부CT 이후 여전히 허혈성 뇌졸중이 강하게 의심되는 경우 사용될 수 있다.

허혈성 뇌졸중에 의한 두통은 흔히 양측 둔한 통증이나 압력으로 표현되고 종종 소뇌 경색과 연관된다. ICH에 의한 두통은 뇌졸중 발생 또는 수 시간이 지나 발생될 수 있고 혈종이 커짐에 따라 구토와 의식변화를 동반한다.

경막하출혈

노인들은 뇌위축, 잦은 낙상, 그리고 항혈전/항응고 치료의 결과로 경막하출혈(SDH)의 위험이 높다. 심지어 외상의 외부 증상이 없는 경미한 손상이 있는 노인도 SDH가 있을 수 있다. 급성 손상으로 인한 지속적인 SDH 후 일시적인 의식청명기인 노인환자에서 두통은 중요한 단서가 된다. 어쨌든 SDH에 의한 두통은 느리게 발전하는 경막하 혈종이 임상적 증상을 일으킬 정도로 뇌압상승을 일으킬때 까지는 손상 후 수 주 동안 발생하지 않을 수 있다. 만성 경막하 출혈을 가진 환자는 두통, 인지능력 감소, 의식 변화, 국소적 신경학적 결손, 경련등을 호소할 수 있다. 두부 CT는 최근 또는 이전 외상에 의한 SDH가 의심되는 노인에서 가장 흔히 시행하는 영상검사이다.

뇌종양

두통은 뇌종양을 진단받은 환자들의 절반에서 첫 번째로 호소하는 증상이다. 매우 흔하게, 이 두통은 양쪽전두부의 압력이나 둔한 통증을 동반한 긴장성두통과 비슷하다. 뇌종양과 연관된 두통은 30% 환자에서 몸을 구부리면 악화되고 40%에서 구역과 구토가 동반된다. 이런 양상은 뇌종양을 가진 환자를 긴장성 두통을 가진 환자와 구분하는 데 도움이 된다. 고전적으로 뇌종양과 연관된다는 이른 아침의 두통은 흔하지 않다. 두통이 뇌종양의 유일한 신호 또는 증상인 경우도 흔하지 않다. 환자들은 또한 실신, 경련, 또는 실어증이나 운동 또는 감각 결손을 포함한 국소적 신경학적 결손을 나타낼 수 있다. MRI가 뇌종양이 의심되는 환자에서 우선되는 영상검사이다. 어쨌든 다른 진단들이 감별되야 하거나 환자가 안정적이지 않을 때, 응급실 상황에선 CT를 흔히 찍는다.

중추신경계 감염

급성 세균성 뇌수막염 환자의 2/3가 두통을 호소한다. 이 두통은 전형적으로 심하고 전반적이다. 뇌수막염 사례의 44%만이 열, 경부 강직, 그리고 의식 상태 변화의 고전적인 3가지 증상을 보인다. 두통을 더하면 이 고전적 정의를 향상시킨다. 95%의 성인환자가 두통, 열, 경부 강직, 그리고 의식 상태 변화의 4가지 증상 중 적어도 2가지를 가진다. 두통, 열, 의식 상태 변화, 그리고 경련 또한 이것들 중 아무것도 각 병에 대해 매우 민감하지 않음에도 불구하고 뇌염과 뇌농양에서 증상이 있을 수 있다. 행동이나 말의 변화 그리고 국소적 신경학적 결손같이 뇌수막 염증보다는 뇌실질에 연관된 임상적 증상은 뇌수막염보다는 뇌염이나 뇌농양을 가르킨다. 어쨌든 중추신경계 감염의 증상은 의미 있게 겹칠 수 있다. 뇌농양은 구강이나 부비동의 염증이 직접적으로 퍼지거나 신체 다른 부위에서 혈액적으로 퍼져서 생길 수 있다.

노인에서 중추신경계 감염의 증상은 감지하기 힘들 수 있다. 뇌염이나 뇌수막염이 의심되면 즉각적인 요추천자가 필요하고 이어서 즉시 경험적인 항생제, 항바이러스제 치료를 해야 한다. 면역력이 약화된 환자, 중추신경계 질환이나 국소적 감염의 병력이 있거나 의식상태가 변하거나 새로 발생한 경련, 유두부종, 또는 국소적 신경학적 결손이 있는 환자는 요추천자이후 이탈의 이론적 위험을 증가시키는 상태를 배제하기 위해 두부 CT를 시행해야 한다. 국소적 신경학적 결손이 있는 환자에서 CT보다 먼저 하는 요추천자는 금지된다. 급성 세균성 뇌수막염에서 항생제 투여가 6시간 이상 지연되면 사망률을 증가시킨다. 요추천자가 지연된다면 혈액 배양이 시행되어야 하고 환자는 요추천자 이전에 스테로이드와 경험적 항생제가 시작되어야 한다. 치료를 시작하는 결정적인 시간대는 명확치 않지만, 단순헤르페스바이러스(HSV) 뇌염에 대한 항바이러스 치료의 지연은 또한 이환율과 사망률을 증가시킨다. 뇌수막염이 의심되는 노인환자에 대한 항생제는 반코마이신, 암피실린, 그리고 3세대 세팔로스포린을 포함한다. 증상이 뇌염이 의심되면 HSV를 커버하기 위해 아시클로버가 추가되어야 한다. MRI가 더 민감함에도 불구하고 응급실 환경에서 뇌농양이 의심되면 조영제 두부 CT를 찍을 수 있다. 뇌농양에 대한 경험적 치료는 추정되는 원인에 흔히 연관된 미생물을 목표해야 한다.

거대세포성 동맥염

두통은 거대세포성 동맥염의 가장 흔한 증상이지만 1/3의 환자에서 없을 수 있다. 지난 수십 년간 향상된 병의 인지와 코르티코스테로이드 치료는 영구적인 시력 손실의 발생률을 60%에서 15%로 감소시켰다. 실명은 시신경 허혈에 의해 가장 흔히 일어난다. GCA의 위험도 증가는 50세 이후에 시작해서 70세와 80세 사이에서 정점을 이룬다. GCA는 고위도에 사는 스칸디나비안 혈통의 개인에 가장 흔히 발생하고 여러 가지 유전적 요인과 환경 요인이 질병 감수성에 기여한다. 역학적인 증거는 GCA와 파보바이러스 B19 간의 연관성을 제시한다. GCA환자의 절반 정도가 또한 아침 경직과 목, 어깨, 그리고 하지대의 지속적인 통증으로 특징지어지는 류마티스성 다발근통을 가진다.

"측두동맥염"이 GCA의 동의어로 보통 쓰이기는 하지만, 두통이 항상 측두에 국한되지는 않는다. 대신 후두 또는 전반적일 수 있다. 다른 흔한 뇌신경 증상은 턱 파행, 안면 통증, 두피 압통, 연하통, 그리고 혀 통증을 포함한다. 신체진찰상 촉진 시 압통이 있는 두껍고 결정성의 측두동맥이 관찰될 수 있다. 측두맥박은 약해지거나 없을 수 있다. 15%의 환자에서 초기 질병 징후로 발열을 보인다. 사례의 2/3에서 일시적인 시각 증상(일과성 흑암시, 시야 혼탁, 복시)은 평균 1주에 실명으로 진행한다. GCA에 연관된 뇌신경 그리고 시각증상은 의사가 종종 인식하지 못하고, 그로인해 진단과 치료를 지연시키며 한쪽 혹은 양쪽 눈의 실명의 위험을 증가시킨다. 중요한 것은, 80세 그리고 그 이상의 환자들은 80세 미만보다 완전실명의 위험이 크고 전조 시각 증상은 덜 호소한다. 급성 또는 일시적 실명이 동반된 환자는 다른 원인을 배제하기 위해 신경과와 안과 협진을 해야 한다.

GCA가 의심되는 뇌신경 또는 시각 증상을 가진 환자에서 적혈구 침강속도(ESR)이 50 mm/h보다 크면 진단을 지지한다. 어쨌든 GCA 환자의 20% 정도에서는 극소적 동맥염 또는 급성기 반응이 올라가지 못해서 ESR이 정상일 수 있다. GCA가 강하게 의심되는 환자에선 코르티코스테로이드가 바로 시작되어야 하고, 이런 환자들은 측두동맥 생검이 의뢰되어야 한다. GCA의 병리학적 증거가 코르티코스테로이드 사용 2주 또는 그 이상 지속됨에도 불구하고, 생검은 치료가 시작된 후 최대한 빨리 시행해야 한다.

급성 녹내장

폐쇄각 녹내장의 유병률은 40세 이후 기하급수적으로 증가한다. 폐쇄각 녹내장을 가진 환자의 3/4이 증상이 없고 만성 질환은 개방각 녹내장과 비슷하다. 어쨌든 급성 폐쇄각 녹내장은 안과적 응급이다.

급성 녹내장은 고전적으로 급작스러운 심한 눈 통증, 시야 감소, 구역, 그리고 구토를 나타낸다. 진찰상 붓고 혼탁한 각막, 그리고 고정되고 중등도로 산동된 동공을 동반한 딱딱하고 붉은 눈이 나타난다. 이런 징후 및 증상은 안구내압이 급성으로 오르는 것을 의미하고 비가역적인 시신경 손상의 전조가 된다. 치료하지 않고 놔두면 급성 폐쇄각 녹내장은 수 시간 내에 영구 실명에 이르게 될 수 있다.

명백한 진단 지연이 시각 능력을 측정하는 사용가능한 스넬렌 시력표의 부족과 같은 쉽게 교정가능한 시스템에러에 기인함에도 불구하고, 고전적인 증상은 상대적으로 인지하기 쉽다. 안구 증상을 호소하지 않는 노인환자에서 급성 녹내장을 인지하기는 더욱 어렵다. 급성 녹내장을 가진 노인은 대신 측두 또는 전두의 두통을 호소할 수 있고, 또는 통증의 부위를 혼동하거나 모를 수 있다. 급성 녹내장의 진단 지연은 굉장히 파괴적인 결과를 가져오므로, 두통을 동반한 노인환자는 뇌안의 병변이나 녹내장과 연관된 전신적인 증상(e.g. 구역 그리고 구토)의 흔한 원인에 대해 검사하기 이전에 기본적인 눈 검사를 받아야 한다. 두통, 구역, 그리고 구토 증상을 보인 환자들이 그들의 붉은 눈이 인지되기 전에 시험적 개복술을 받은 경우도 있다. 급성 녹내장에 대한 응급실의 처치는 압력을 감소시키는 안약(예: 눈의 베타차단제 그리고 콜린성제제) 그리고 명확한 진단(전방각경검사) 그리고 치료(레이저 홍채절개술)를 위한 안과의사에의 응급의뢰로 구성된다.

비응급 이차성 두통

두통의 이차성 원인은 삼차신경통과 경추성 두통을 포함하는 두통 클리닉 개체군에서 흔히 밝혀진다. 응급실에선 두통 응급들이 먼저 제외되어야 한다. 이런 비응급상태 중 하나로 생각되는 환자들은 추가 검사와 치료를 위해 신경과의사나 통증 전문가에게 의뢰될 수 있다.

삼차신경통은 5번 뇌신경(삼차신경)이 분포하는 부위에 강한 전기충격같은 통증으로 특징지어진다. 전형적으로 50세 이후에 발생하는 이 질환은 이상하게 겹쳐진 동맥과 정맥에 의해 눌려서 이차적으로 발생하는 신경뿌리의 탈수초화에 의해 일어난다. 대부분의 경우 투약치료(e.g. 카바마제핀)에 잘 반응한다.

경추성 두통은 경추로부터 연관된 통증이다. 이 두통은 한쪽만인 경향이 있고 목의 통증과 제한된 움직임 범위와 연관이 있다. 환자들은 편두통과 연관된 것과 비슷한 자율신경증상을 경험한다. 어떤 임상적, 영상학적 기준도 진단에 유효하다고 증명되지 않았다. 환자들은 통증 원인을 밝히는 것을 목표로 하는 형광투시경하 조절된 경부 신경 차단술을 받는다.

일차성 두통

두통의 발생률이 나이에 따라 감소하고 50세 이후에 새로 발생하는 일차성 두통은 드물긴 하지만, 노인들의 5~10%는 심하고 반복적인 두통을 경험한다. 노인에서 두 가지 가장 흔한 양성 두통은 편두통과 긴장성 두통이다. 편두통 사례의 2% 그리고 긴장성 두통 사례의 5%가 65세 이후에 시작된다.

일차성 두통을 가진 성인은 흔히 65세 이후에도 증상이 계속된다. 어쨌든, 두통 양상과 성격은 나이에 따라 바뀐다. 평생 동안 편두통을 가졌던 성인의 절반 이상이 65세 이후에 공격을 당하지만 전조증상을 경험하는 비율은 낮아진다. 가끔 발생하는 편두통, 만성 편두통, 그리고 긴장성 두통 각각 노인의 일차성 두통사례의 25~30%를 차지한다. 군발성 두통과 수면 시 두통이 나머지 사례를 차지한다.

노인에서의 편두통은 일측성일 수도 있고 양측성일 수도 있다. 이 두통은 전형적으로 박동성 양상이고 매우 자주 빛공포증 또는 소리공포증과 연관된다. 1~2%의 노인환자가 두통이 없을 때 반복적인 편두통과 유사한 시각 증상(e.g. 섬광암점)을 경험하고, 일시적인 신경 증상(e.g. 현훈, 실어증, 쇠약)을 경험한다. 이런 증상들은 뇌의 편두통 유사 행동에 의한 것으로 생각된다. 이런 "만년"의 뇌성 편두통을 가진 노인 환자들은 뇌졸중의 위험이 증가하지 않지만 응급실에서는 이런 증상들의 무리가 다른 것이라고 증명되기까지는 뇌졸중으로 생각

되어야 한다. 노인에서 급성 편두통 치료의 선택은 항구토제, 비스테로이드성 항염증제(NSAIDs), 그리고 아편유사제를 포함한다. 뇌 그리고 관상동맥 혈관수축의 위험 때문에 에르고타민 그리고 트립탄은 노인환자에선 바람직하지 않다.

긴장성 두통은 특징적으로 양측성이고 쥐어짜는 양상이며, 구역, 구토, 또는 시각 증상과 연관되지 않는다. NSAIDs 그리고 아편유사제는 반동성 두통과 특히 위장관 출혈과 같은 약의 부작용을 피하기 위해 일주일에 2일 또는 더 적은 날로 제한되어야 한다.

군발성두통은 자율신경증상(축동 그리고 안검하수)와 연관된, 눈 안 또는 주위의 심한 일측성 통증을 나타낸다. 군발성 두통은 종종 밤에 일어나고 낮동안의 졸림과 인지 장애로 이어질 수 있다. 군발성 두통이 50세 이후에 전형적으로 발생하진 않음에도 불구하고, 오랜 병력을 가진 환자들은 그들 평생 반복된 두통 주기를 계속 경험할 수 있다. 군발성 두통은 산소흡입(100% O_2 at 15 L/min via non-rebreather)과 경피 또는 비강 내 수마트립탄에 반응한다. 어쨌든, 편두통 치료와 마찬가지로 트립탄은 심혈관 또는 뇌혈관 장애가 있는 노인에게는 금기이다.

수면 시 두통은 노인에게만 일어나는 경우는 드문 일차성 두통 장애이다. 환자들은 보통 각 밤에 같은 시간에 잠에서 깨고, 구역을 동반한 양측으로 욱신거리는 두통은 경험한다. 리튬이 최선의 치료이다.

편두통과 만성 긴장성 두통을 가진 환자들에서 약물 과다복용은 흔하다. 일차성 두통을 치료하기 위해 자주 진통제를 복용한 노인들은 실패한 치료에 난치성인 일정한 일일두통이 발생할 수 있다. 과다복용한 약을 일시적으로 끊는 것은 두통의 미래 증상을 위한 실패한 치료의 효과를 종종 회복시킨다. 아편유사제, 벤조디아제핀, 바비튜레이트를 만성적으로 사용하는 환자는 그 약을 갑자기 끊는 것보단 천천히 끊어야 한다.

편두통 또는 만성 긴장성 두통을 가진 노인환자는 우울증 검사를 받아야 한다. 전년도에 매달 7일 또는 이상 발생한 두통은 우울증과 연관되어 있다. 도시의 응급실에서 시행한 한 연구는 노인환자의 1/3이 우울증을 나타내지만 응급의학과 의사를 만났을 땐 인지되지 못했다고 밝혔다.

결론

두통으로 응급실에 오는 노인들은 젊은 환자들보다 심각한 병인을 가지고 있을 가능성이 훨씬 높다. 이차성 두통의 즉각적인 진단은 이환과 사망을 줄이는 데 필수적이다. 새롭거나 다른, 또는 발열과 연관된, 의식 변화, 또는 국소적 신경학적 결손이 있는 두통은 바로 전형적으로 검사실 검사, 심전도, CT, 요추천자 등을 포함한 추가 검사를 해야 한다.

핵심과 주의점

- 두통을 가진 노인들은 심각한 병인을 가질 위험이 높고, 대부분의 경우, 머리 CT를 포함한 광범위한 검사를 해야 한다.
- 새로 발생하는 두통은 노인에선 보편적이지 않고 이차적 원인 가능성을 시사한다. 발열, 의식변화, 또는 국소적 신경학적 결손과 연관된 두통은 심각한 질병을 반영하기 쉽다.
- 특히 보고 당시 양호해 보이는 환자에서 뇌지주막하출혈은 흔히 오진된다. 이런 환자들 중 다수가 다시 병원에 오기 전에 명확한 신경학적 이상을 가진다.
- 경막하출혈(SDH)은 노인에서 상대적으로 경미한 외상에도 발생할 수 있다. SDH는 급성일수도 만성일 수도 있으므로, 최근의 그리고 이전의 외상에 대해 물어보는 것이 중요하다.

- 뇌종양은 긴장성 두통과 비슷할 수 있다. 몸을 앞으로 굽힐 때 악화되거나 구역 그리고 구토와 연관된 두통은 긴장성 두통보다는 뇌종양이나 다른 덩어리 병변을 제시한다.
- 성인 뇌수막염 환자의 95%가 두통, 발열, 경부 강직, 그리고 의식상태 변화의 4가지 증상 중 최소 2가지를 가진다. 국소적 신경학적 증상은 다른 중추신경계 감염(i.e. 뇌염 또는 뇌농양)의 의심을 높인다.
- 거대세포성 동맥염으로 인한 두통이 항상 측두부인 것은 아니다. 대신 후두부 또는 전반적일 수 있다. 일시적인 시각증상(일과성 흑암시, 시야 혼탁, 복시)은 흔히 일주일 정도에 실명으로 진행하고 종종 의료진에 의해 간과된다.
- 두통이 있는 노인은 급성 녹내장을 배제하기 위해 기본적인 눈 검사를 받아야 한다.

참고문헌

1. Goldstein JN, Camargo CA, Pelletier AJ, et al. Headache in United States emergency departments: demographics, work-up and frequency of pathological diagnoses. Cephalalgia. 2006;26(6):684–90.

2. Tanganelli P. Secondary headaches in the elderly. Neurol Sci. 2010;31(Suppl.1):S73–6.

3. Prencipe M. Prevalence of headache in an elderly population: attack frequency, disability, and use of medication. J Neurol Neurosurg Psych. 2001;70(3):377–81.

4. Edlow JA, Caplan LR. Avoiding pitfalls in the diagnosis of subarachnoid hemorrhage. N Engl J Med. 2000;342(1):29–36.

5. Kowalski RG, Claassen J, Kreiter KT, et al. Initial misdiagnosis and outcome after subarachnoid hemorrhage. JAMA. 2004;291(7):866–9.

6. Edlow JA. Diagnosis of subarachnoid hemorrhage: are we doing better? Stroke. 2007;38(4):1129–31.

7. van Gijn J, Kerr RS, Rinkel GJ. Subarachnoid haemorrhage. Lancet. 2007;369(9558):306–18.

8. Lisotto C, Mainardi F, Maggioni F, et al. Headache in the elderly: a clinical study. J Headache Pain. 2004;5(1):36–41.

9. Zampaglione B, Pascale C, Marchisio M, et al. Hypertensive urgencies and emergencies. Prevalence and clinical presentation. Hypertension. 1996;27(1):144–7.

10. Tentschert S, Wimmer R, Greisenegger S, et al. Headache at stroke onset in 2196 patients with ischemic stroke or transient ischemic attack. Stroke. 2005;36(2):e1–3.

11. Pfund Z, Szapáry L, Jászberényi O, et al. Headache in intracranial tumors. Cephalalgia. 1999;19(9):787–90; discussion, 765.

12. Hussein AS, Shafran SD. Acute bacterial meningitis in adults. A 12-year review. Medicine (Baltimore). 2000;79(6):360–8.

13. Salvarani C, Cantini F, Boiardi L, et al. Polymyalgia rheumatica and giant-cell arteritis. N Engl J Med. 2002;347(4):261–71.

14. Vannemreddy P, Nanda A, Kelley R, et al. Delayed diagnosis of intracranial aneurysms: confounding factors in clinical presentation and the influence of misdiagnosis on outcome. South Med J. 2001;94(11):1108–11.

15. Tomaszewski C. Carbon monoxide poisoning. Early awareness and intervention can save lives. Postgrad Med. 1999;105(1):39–40, 43–8, 50.

16. Siriwardena D, Arora AK, Fraser SG, et al. Misdiagnosis of acute angle closure glaucoma. Age Aging. 1996;25(6):421–3.

17. Walker RA, Wadman MC. Headache in the elderly. Clin Geriatr Med. 2007;23(2):291–305.

18. Edlow JA, Malek AM, Ogilvy CS. Aneurysmal subarachnoid hemorrhage: update for emergency physicians. J Emerg Med. 2008;34(3):237–51.

19. Lovelock CE, Rinkel GJ, Rothwell PM. Time trends in outcome of subarachnoid hemorrhage: Population-based study and systematic review. Neurology. 2010;74(19):1494–501.

20. Eden SV, Meurer WJ, Sánchez BN, et al. Gender and ethnic differences in subarachnoid hemorrhage. Neurology. 2008;71(10):731–5.

21. de Rooij NK, Linn FH, van der Plas JA, et al. Incidence of subarachnoid haemorrhage: a systematic review with emphasis on region, age, gender and time trends. J Neurol Neurosurg Psychiatry. 2007;78(12):1365–72.

22. Pobereskin H. Incidence and outcome of subarachnoid haemorrhage: a retrospective population based study. J Neurol Neurosurg Psychiatry. 2001;70(3):340–3.

23. van Gijn J, van Dongen KJ, Vermeulen M, et al. Perimesencephalic hemorrhage: a nonaneurysmal and benign form of subarachnoid hemorrhage. Neurology. 1985;35(4):493–7.

24. Backes D, Rinkel GJ, Kemperman H, et al. Time-dependent test characteristics of head computed tomography in patients suspected of nontraumatic subarachnoid hemorrhage. Stroke. 2012;43(8):2115–19.

25. van der Wee N, Rinkel GJ, Hasan D, et al. Detection of subarachnoid haemorrhage on early CT: is lumbar puncture still needed after a negative scan? J Neurol Neurosurg Psychiatry. 1995;58(3):357–9.

26. Morgenstern LB, Luna-Gonzales H, Huber JC, et al. Worst headache and subarachnoid hemorrhage: prospective, modern computed tomography and spinal fl uid analysis. Ann Emerg Med. 1998;32(3Pt1):297–304.

27. Edlow JA. What are the unintended consequences of changing the diagnostic paradigm for subarachnoid hemorrhage after brain computed tomography to computed tomographic angiography in place of lumbar puncture? Acad Emerg Med. 2010;17(9):991–5; discussion,996–7.

28. Gorelick PB, Hier DB, Caplan LR, et al. Headache in acute cerebrovascular disease. Neurology. 1986;36(11):1445–50.

29. Köhrmann M, Schellinger PD. Acute stroke triage to intravenous thrombolysis and other therapies with advanced CT or MR imaging: pro MR imaging. Radiology. 2009;251(3):627–33.

30. Mullins E, Schaefer W, Sorensen G, et al. CT and conventional and diff usion-weighted MR imaging in acute stroke: study in 691 patients at presentation to the emergency department. Radiology. 2002;224(2):353–60.

31. Baechli H, Nordmann A, Bucher HC, et al. Demographics and prevalent risk factors of chronic subdural haematoma: results of a large single-center cohort study. Neurosurg Rev. 2004;27(4):263–6.

32. Forsyth PA, Posner JB. Headaches in patients with brain tumors: a study of 111 patients. Neurology. 1993;43(9):1678–83.

33. van de Beek D, de Gans J, Spanjaard L, et al. Clinical features and prognostic factors in adults with bacterial meningitis. N Engl J Med. 2004;351(18):1849–59.

34. Whitley RJ. Viral encephalitis. N Engl J Med. 1990;323(4):242–50.

35. Hasbun R, Abrahams J, Jekel J, et al. Computed tomography of the head before lumbar puncture in adults with suspected meningitis. N Engl J Med. 2001; 345(24):1727–33.

36. Proulx N, Fréchette D, Toye B, et al. Delays in the administration of antibiotics are associated with mortality from adult acute bacterial meningitis. QJM. 2005;98(4): 291–8.

37. Tunkel AR, Hartman BJ, Kaplan SL, et al. Practice guidelines for the management of bacterial meningitis. Clin Infect Dis. 2004; 39(9):126–84.

38. Font C, Cid MC, Coll-Vinent B, et al. Clinical features in patients with permanent visual loss due to biopsy-proven giant cell arteritis. Br J Rheumatol. 1997;36(2):251–4.

39. Salvarani C, Gabriel SE, O'Fallon WM, et al. The incidence of giant cell arteritis in Olmsted County, Minnesota: apparent fl uctuations in a cyclic pattern. Ann Intern Med. 1995;123(3):192–4.

40. Calamia KT, Hunder GG. Giant cell arteritis (temporal arteritis) presenting as fever of undetermined origin. Arthritis Rheum. 1981;24(11):1414–18.

41. Liozon E, Loustaud-Ratti V, Ly K, et al. Visual prognosis in extremely old patients with temporal (giant cell) arteritis. J Am Geriatr Soc. 2003;51(5):722–3.

42. Salvarani C, Hunder GG. Giant cell arteritis with low erythrocyte sedimentation rate: frequency of occurrence in a population-based study. Arthritis Rheum. 2001 ; 45 (2): 140 –5.

43. Quigley HA. Glaucoma. Lancet. 2011;377(9774):1367–77.

44. Leibowitz HM. The red eye. N Engl J Med. 2000;343(5):345–51.

45. Bennetto L, Patel NK, Fuller G. Trigeminal neuralgia and its management. BMJ. 2007;334(7586):201–5.

46. Bogduk N, Govind J. Cervicogenic headache: an assessment of the evidence on clinical diagnosis, invasive tests, and treatment. Lancet Neurol. 2009;8(10):959–68.

47. Biondi DM, Saper JR. Geriatric headache. How to make the diagnosis and manage the pain. Geriatrics. 2000;55(12):40,43–5, 48–50.

48. May A. Cluster headache: pathogenesis, diagnosis, and management. Lancet. 2005;366(9488):843–55.

49. Wang S-J, Liu H-C, Fuh J-L, et al. Comorbidity of headaches and depression in the elderly. Pain. 1999;82(3):239–43.

50. Meldon S, Emerman CL, Schubert DS, et al. Depression in geriatric ED patients: prevalence and recognition. Ann Emerg Med. 1997;302:141–5.

장 16

요통

임상 증례　83세 남자 환자가 3일 전부터 시작된 하부 요통을 주소로 내원하였다. 외상의 병력은 없었고, 우측 다리의 방사통을 호소하였다. 신체검사상 양측 하지 모두 근력이 약화되어 있었으며 회음부의 감각저하가 동반되어 있었다. 간헐적으로 환자는 소변을 잘 보지 못하여 치골상방부까지 방광이 만져지는 상태였다. X-ray에서는 퇴행성 골병변 이외에 특이소견을 찾을 수 없었다.

위에서 제시한 예시는 마미증후군(cauda equine syndrome)이다. 여러 개의 천골신경근과 요추신경근의 기능 이상으로 인하여 다양한 증상들을 호소한다. 가장 특징적인 증상은 방광, 장관, 성기능 이상과 회음부의 감각이상을 보인다는 것이다. 해당 증후군의 임상양상은 추간판탈출증의 초기 급성 증상(type 1), 만성 요통의 최종 결과(type 2), 점차로 진행되는 감각이상과 배뇨장애(type 3)로 나타날 수 있다. 마미증후군의 가장 흔한 원인은 L4/5, L5/S1의 추간판탈출증이다. 그 외에도 척추골절, 척수농양, 종양 등이 원인이 될 수 있다. 이에 대한 진단은 MRI가 가장 정확하며, CT를 통해서 골형상에 대한 정보를 얻을 수 있다. MRI와 CT를 모두 시행할 수 없는 경우 myelography가 유용할 수 있다. 치료는 원인에 따라 수술적 치료를 고려할 수 있는데, 응급으로 이를 시행하여야 하는가에 대하여는 여러 의견이 있다. 불완전성 마미증후군(incomplete cauda equine syndrome)의 경우는 응급 수술을 통해서 배뇨장애가 악화되는 것을 예방하여야 한다.

배경

요통은 평생에 걸쳐 90%가 경험하게 되는 매우 흔한 증상이다. 요통은 미국의 성인이 경험하는 통증의 가장 흔한 형태이며, 응급실 방문의 약 1.5~3%를 차지한다. 허리통증은 중년층에서 흔히 볼 수 있으나, 노인들 사이에서는 일상생활에 제한을 받을 정도의 요통이 흔하다. 요통은 65세 이상의 환자들이 의사를 찾는 이유로 세 번째를 차지한다. 한 연구는 70세 이상에서 일상 생활에 제한을 받을 정도의 요통의 누적 발병률은 남성은 77.3%, 여성은 81.7%에 달한다고 보고하였다. 대부분의 요통은 지속기간이 길지 않지만, 65세 이상을 포함하여 만성요통은 모든 연령층에서 증가 추세를 보이고 있다. 연령이 증가하면서 요추(lumbar spine)와 지지구조들에 많은 변화가 일어난다. 척추 원반(vertebral disk)의 중심인 척추속질핵(nucleus pulposus)은 연령이 높아질수록 크기가 작아진다. 이로 인하여 척추끼리 거리가 근접하여 움직이며, 돌기 사이 관절의 퇴행과 골증식이 야기된다. 또한 나이가 들면서 척추자체의 골다공증이 진행되면서 척추는 골절과 손상에 더 취약해진다. 응급실에서 요통의 특이한 원인은 종종 찾기 어렵다. 그

런 경우는 다음의 질문에 대한 답을 찾아보는 것이 유용할 것이다. 통증을 유발하는 심각한 전신 질환이 있는가? 수술적 평가를 필요한 신경학적 이상이 있는가? 통증을 증가시키거나 지속시킬 만한 사회적 또는 심리적 문제점이 발견되는가?

병력

노인들의 요통은 대부분 짧은 기간 지속되며 심각한 병리들과는 연관성이 거의 없다. 그러나 나이든 환자들이 젊은 환자들에 비하여 종양, 감염, 골절, 복강 내 질환 등과 같은 요통의 심각한 원인들을 가지고 있는 경향이 있다. 나이든 환자들일수록 응급실에 요통으로 방문한다면 입원할 가능성도 더 높아진다. 요통 환자들에 대한 체계적 접근은 유병율과 사망률과 관련한 요통의 원인을 진단하는 데 도움이 된다. 요통에 대한 병력 청취 시, 증상의 지속 시간을 물어보는 것은 중요하다. 요통 지속기간이 6주 이내이면 급성 요통, 6주에서 12주간 지속되면 아급성 요통, 12주 이상 지속되면 만성 요통으로 구분한다. 요통의 80~90%가 4주 이내에 소실되기 때문에 6주 이상 지속

표 16.1. 척추신경근 및 기능

	감각	운동기능	심부건반사
L1	넙적다리 앞부분	고관절 굴곡	
L2	넙적다리 앞부분	고관절 굴곡, 슬관절신전	슬개골반사 – 부반사
L3	넙적다리 앞부분	고관절 굴곡, 슬관절신전	슬개골반사 – 부반사
L4	아래다리,발.엄지발가락 내측면 (첫번째 지간은 족관절 내번)불포함	슬관절신전, 족관절배부굴곡	슬개골반사 – 주반사
L5	아래다리 외측면, 첫번째 지간을 포함하는 발등)	엄지발가락 배부굴곡	
S1	발의 외측면과 발바닥	S2와 연관된 발의 족저굴곡	아킬레스 반사
S2	회음부 감각	S1과 연관된 발의 족저굴곡 S3, S4와 연관된 발내재근육 방광. 외항문괄약근, 항문윙크반사	
S3	회음부 감각	S2, S4 와 연관된 발내재근육 방광,외항문괄약근, 항문윙크반사	
S4	회음부 감각	S2, S3와 연관된 발내재근육 방광,외항문괄약근, 항문윙크반사	

되는 요통은 원인을 특별히 살펴봐야 한다.

또한 요통의 특징을 잘 물어보는 것이 중요한데, 요통의 성상, 위치, 방사통 여부, 증상 완화 및 악화 요인 등에 관하여 알아보아야 한다. 요통이 없이 흉부 통증만 있는 경우는 더 잘 살펴봐야 하는데, 대동맥 박리, 골수염, 암, 위궤양 천공등과 같은 심각한 질환과 연관될 가능성이 있기 때문이다. 외상의 병력도 중요한데, 가벼운 외상으로도 노인에게는 골절이 발생할 수 있기 때문이다. 병력 청취에서 추가적으로 알아보아야 하는 중요한 것들로는 대변실금 또는 요실금, 전신적 불편감, 비전형적 증상, 신경학적 문제와 연관된 불편사항, 최근에 균혈증의 위험성이 있는 시술을 받았는지의 여부 등이다.

기계적 원인에 의한 요통은 간헐적이며, 자세에 따라 통증 양상이 변하고 통증 시작 시점에 최대의 통증이 특징이다. 급격하게 발생하는 극심한 통증은 대동맥류의 파열과 같은 급성 복부질환이 원인일 수 있다. 통증이 서서히 시작되어, 휴식기에도 통증이 존재하며, 수주 또는 한달 동안 악화되는 통증은 악성종양 내지 감염 질환의 가능성이 있다. 신경학적 결손이 악화되는 증상은 경막외 농양, 출혈, 악성종양과 관련이 있다. 암 병력이 있으면서, 급성으로 발생한 심한 중심부 척추 통증은 다른 질환이 입증될 때 까지는 병적 골절로 간주하여야 한다.

요통을 앓고 있는 환자들에서 주의해서 들어야 할 병력의 특징은, 점진적으로 진행하는 통증, 흉부 통증, 6주 이상 지속되는 통증, 외상 병력, 그리고 열, 오한, 수면 중 식은땀, 이유 없는 체중 감소 등이다. 그 외에도 밤이나 휴식 중에 통증이 악화되거나, 적당한 진통제를 복용함에도 불구하고 감소하지 않는 통증을 들 수 있다. 암, 면역 억제 치료, 정맥 내 약물 주입, 최근 박테리아 감염, 균혈증을 일으킬 수 있는 최근의 시술 병력을 가진 환자들은 심각한 원인을 가진 요통에 대한 고위험군으로 생각할 수 있다.

신체 검사

요통 환자에 대한 신체 검사는 철저하고 신속하게 이루어져야 한다. 신체 검사는 중요한 병적 징후에 초점을 맞추어서 시행하여야 하고, 활력 징후와 신체 외양도 함께 확인하여야 한다. 일반적으로 나쁘지 않은 원인에 의한 요통은 누워 있을 때는 증상이 없고, 움직일 때 증상이 악화된다. 몸부림칠 정도로 매우 불편해하는 환자에서는 복부대동맥류, 척추감염, 요로결석 같은 심각한 요통 원인을 고려해 볼 수 있다. 흉부 및 복부 내 통증 원인을 찾기 위해서 흉부 및 복부 신체 검사를 모든 요통 환자에게 시행해야 한다.

신체 검사는 감염 징후나, 외상, 발진을 찾아내기 위해 등 부위의 피부를 관찰하는 것부터 시작해야 한다. 다음에는 등 부위의 피부, 척추, 척추 주변부 근육 촉진을 시행하여야 한다. 국소적인 척추 압통은 골절이나 감염에서 흔하지만, 이런 징후가 없어도 골절이나 감염을 배제하여서는 안 된다. 환자의 협조가 가능한 상태라면 등을 양 옆으로 굴곡 시키거나 앞으로 굴곡, 뒤로 신전시켜봐야 한다. 이런 동작을 시켜봄으로써, 환자의 운동가동범위, 대칭성을 알 수 있고, 통증을 유발시켜 볼 수 있다. 고관절에 병변이 있는 경우 요통 증상과 유사할 수 있으므로, 이에 대한 검사를 시행하여야 한다.

뻗은 다리 검사(Straight leg raising test) 및 교차 뻗은 다리 검사도 요통 환자에게 중요하다. 이 검사를 시행하기 위해서 환자를 누이고 무릎은 펴야 한다. 다리를 각각 70° 정도 올려보아야 한다. 뻗은 다리 검사 징후가 양성인 경우 환자는 한쪽 혹은 양쪽 다리 무릎 아래로 방사통을 느끼게 된다. 이 통증은 다리를 내리면 완화되고, 발목을 배부굴곡시키면 악화된다. 양성 교차 뻗은 다리 검사 징후는 증상이 없는 다리를 들어 올렸을 때 이환 쪽 다리에서 방사통을 느끼는 것을 말한다.

요통에 대한 가장 중요한 신체 검사는 신경학적 검사일 것이다. 이는 척추 신경근 각각을 검사하기 때문에 중요하다. 감각, 운동기능, 발바닥 및 아킬레스 심부건 반사를 평가해야 한다. 표 16.1에 요추 및 천추 신경근 및 신경의 지배범위가 표시되어 있다.

노인 요통 환자의 신체 검사의 최종 단계는 항문검사이다. 이 검사를 통해 항문의 근육긴장도, 감각 및 전립선과 직장 덩어리 촉진, 항문주변 농양을 확인해 볼 수 있다. 항문 검사는 모든 요통 환자에게 필요한 검사는 아니다. 그러나 심한 요통을 호소하거나, 신경학적 불편감이나 결손을 보이는 환자에게는 시행하여야 한다.

신체검사 소견 중 발열, 저혈압 또는 과도한 혈압 상승, 창백한 외관, 박동성 복부 덩어리, 척추 돌기 압통, 국소적인 신경학적 징후, 항문 주변 부위 감각 저하와 항문 근육긴장도 저하, 급성 요폐색 등은 요통의 원인이 심각한 원인일 수 있다는 징후들이다.

진단 검사

노인들에서 영상 진단적 검사를 시행하였을 때 위양성율이 높기 때문에, 검사 결과의 해석에 주의를 기울여야 한다. 이 때문에 병력과 신체 검사가 노인 요통 환자에서 진단에 상당한 도움을 준다.

미국에서 응급실을 방문하는 환자의 절반은 영상진단 검사를 시행하게 된다. 특히 컴퓨터단층촬영(CT)이나 자기공명영상촬영(MRI) 검사는 2002년부터 2006년까지 세 배 늘었다. 하지만 응급실 방문하는 대부분의 요통 환자는 추가적인 영상진단 검사가 필요하지 않다. 환자의 병력이나 신체검사를 시행하여 영상진단 검사가 필요한 징후가 있거나, 4~6주 이상 보존적인 치료에도 반응하지 않는 요통에서는 추가 검사를 고려해야 한다.

혈액검사(laboratory testing)

암이나 감염의 징후가 보이는 환자에서는 온혈구계산(complete blood count), 적혈구침강속도(erythrocyte sedimentation rate), C 반응 단백질(C-reactive protein), 소변검사를 시행하여야 한다[1,18]. 혈액배양검사, 칼슘농도, alkaline phosphatase의 확인도 필요에 따라 적절히 고려되어야 한다.

단순 척추방사선 검사(Plain spinal radiographs)

단순 방사성 검사는 요통에 대한 응급 검사로서 큰 도움을 주지 않는다. 척추압박골절, 진행된 암이나 감염, 척추전방전이증, 골절과 연관된 요추 불안정성이 있는 경우는 젊은 환자 보다 노인 환자에서 도움이 될 수 있다.

컴퓨터단층촬영검사(CT)

컴퓨터단층촬영검사는 척추의 뼈를 자세히 검사하는 데 매우 도움이 된다. 또한 감염, 암, 대동맥 병변, 신장결석 및 복부 질환을 진단할 수 있다. 하지만 컴퓨터단층촬영은 거미막 공간을 잘 볼 수 없고, 척수나 신경근의 눌림을 정확하게 진단할 수 없다는 단점이 있다. 자기공명영상촬영을 시행할 수 없거나 적응증에 해당하지 않는 경우에는 거미막 공간을 보기 위해 컴퓨터 단층 척수조영술을 시행한다. 그러나 조영제를 넣기 위해 요추천자를 해야 한다.

자기공명영상촬영(MRI)

자기공명영상촬영은 응급 처치를 요하는 요통의 원인을 밝히는 데 가장 유용하다. 자기공명영상촬영은 척추관, 척수, 디스크공간, 척추체를 볼 수 있다. 뼈겉질이 손상되지 않은 골수 병변도 알아낼 수 있다. 하지만, 자기공명영상촬영은 이용이 제한되어 있고, 검사시간이 길며, 폐쇄공포증 환자를 대상으로 시행하기 어려우며, 금속이나 자성 물질은 검사를 시행하는 데 방해요인이 된다. 그러기 때문에 심박동조율기, 심장 내 금속봉합사, 기계 판막, 뇌동맥류 클립, 금속 이물질이 있는 노인 환자들은 검사에 제한점이 있다. 많은 연구에서는 자기공명영상촬영에서 퇴행성 디스크 질환이나, 디스크 탈출을 보이는 무증상의 환자에서는 임상적 증상과 연관지어 판단하는 것이 필요하다고 제안하고 있다.

감별진단

기계적 원인(Mechanical causes)

퇴행성 디스크 질환/요추의 불안정성 (Degenerative disk disease/unstable lumbar spine)

요추 디스크의 구조적 퇴행은 30대에 시작되고, 65세 이상이 되면 단순방사선 사진에서 대부분 이를 관찰할 수 있다. 엑스레이에서 보여지는 퇴행성 변화의 정도와 환자의 증상과는 근 관련성은 없다.

요추의 불안정성은 노인 요통 환자에서 주로 사용되는 용어이다. 요추 불안정성은 허리를 굽힐 때 또는 굽혔다 펼 때 요추부에 날카로운 통증이 나타나는 것을 말한다. 이런 환자들은 신체 검사에서 요추의 비대칭적 운동범위 소실, 척추 주위 근 경직, 요추 제4, 5 및 천추 제1 신경근 지배 근육군의 약화를 볼 수 있다. 척추전방전위증 이외에도 좁고 경화된 디스크 공간이 특징이다.

이런 환자에게 영상진단 검사나 혈액검사는 대부분 적응증이 되지 않으며, 추가적 검사에 앞서 지지적 요법부터 시작하여야 한다.

요추 척추관 협착증(lumbar spinal stenosis)

노인 환자에서 퇴행성 관절염은 골증식체를 만들고, 이것이 말총부위 척추관 중심부로 자라들어 오거나, 옆쪽으로 자라나 특정 신경근을 압박할 수 있다. 이러한 것이 영상검사에서 흔하게 발견되지만, 척추관 협착증과 관련한 특정 증상이 있을 경우에만 임상적으로 의미있는 것으로 생각할 수 있다.

척추관 협착증에 대한 특징적인 병력은 신경학적 파행(claudication) 또는 보행 후 다리나 하부의 요통 그리고 간혹 신경학적 결손을 보인다. 척추를 신전시키면 척추관이 신경다발에 비해 좁아져서 통증이 증가한다. 반대로 척추를 굽히면 척추관이 넓어지면서 통증이 감소한다. 서 있거나 걷기 또는 경사길 내려가기는 척추가 신전되므로 증상이 악화되고, 앉아 있거나 척추 굽히기 또는 허리를 굽혀서 누워 있게 되면 증상이 완화된다.

보행 시 종아리 근육의 통증은 동맥혈액공급부족과 비슷한 증상을 보여 가성 파행이라고 불리운다.

척추관 협착증에 대한 영상검사는 신경학적 증상이 진행되거나, 악성종양과 같은 전신질환의 증거가 있을 때 적응증이 된다. 컴퓨터단층촬영이나 자기공명영상촬영을 시행하면 척추관의 뼈 가장자리를 보여주며, 자기공명영상촬영은 추가적으로 척수나 신경근을 볼 수 있다는 장점이 있다.

척추관협착증에 부합하는 증상이 있지만, 신경학적 증상이나 전신증상이 동반되지 않았다면 지지적 요법부터 시작하도록 하는데, 90% 환자가 비수술적 치료로도 증상이 좋아진다. 수술적 감압술은 환자의 심한 증상과 기능에 제한이 있을 때 고려된다.

디스크 전위로 인한 방사통
(Disk displacement causing sciatica)

젊은 요통 환자에서는 종종 추간판의 안쪽의 수핵이 바깥쪽 섬유륜쪽으로 탈출하여 요통과 방사통이 발생한다. 하지만 55세 이후가 되면 수핵 내 물성분의 감소로, 새로운 수핵 탈출은 드물다.

전형적인 디스크 탈출 환자는 하부 요추부에 찢어짐이나 밀리는 느낌이 시작되는 순간을 감지할 수 있다. 이 통증은 추간판의 압력이 증가될 때 악화되는데, 예를 들어 앉은 자세, 재채기, 기침, 허리 힘주기 등의 상황이다. 방사통도 이런 환자에게서 매우 흔하게 볼 수 있다.

마미증후군은 디스크 탈출 환자의 1~2%에서 발생한다. 3가지 특징적인 증상으로는 갑작스러운 장이나 방광의 괄약근 기능부전, 항문주위의 무감각, 하지의 근력약화를 들 수 있다. 가장 확실한 증상은 소변이 나오지 않는 것이다. 항문 괄약근 긴장도 또한 60~80%에서 감소되어 있다. 이 경우 자기공명영상촬영이 영상 진단에 있어 가장 좋은 방법이다. 마미증후군은 응급 수술이 필요하기 때문에 바로 수술과에 의뢰해야 한다.

마미증후군 증상이 없는 추간판 탈출증 환자는 최소한 1~2달 정도 보존적 치료를 시행한 후 수술여부를 결정하여야 한다.

골다공증 원인

척추 압박 골절(vertebral compression fracture)

골다공증의 유병율이 증가하는 노인에서 압박 골절이 자주 발생한다. 압박골절은 미국에서 매년 약 50만 건씩 발생되는 것으로 추정된다. 종종 특별한 외상의 병력을 찾을 수 없는 경우도 있다. 백인, 여성, 스테로이드 장기 복용자에서 압박골절의 위험성은 높아진다. 압박골절의 임상양상은 다양하며, 척추 압박골절은 미래에 발생할 수 있는 골절에 대한 위험성을 나타낸다. 흉추 중간부분(mid-thoracic)의 골절은 증상이 없는 경우가 대부분이며, 점차적으로 척추후만증(kyphosis)으로 진행한다. 반면 흉추 하부와 요추부의 골절에서는 2주 이상의 심한 통증이 지속될 수 있다. 일반적으로 통증은 어느 부위에나 있을 수 있으며 움직이게 되면 악화된다. 골절이 발생한 척추에 국소적 압통(point tenderness)이 있게 되는데, 이는 척추 옆 근육의 연축에 의한다. 새로 발생한 압박골절의 경우 척추외과 전문의와 협진이 필요하다. 신경학적 결손의 증거가 없다면 지지적 요법이 주된 치료가 된다. 골절 후 4주 정도가 되면 압박골절에 의한 통증은 점차로 감소하게 되며 6~8주가 되면 소실된다.

골다공증성 천골 골절(osteporotic sacral fractures)

천골 부전(sacral insufficiency)에 의한 골절은 여성 노인에서 흔하게 발생한다. 이 환자들의 50%에서는 낙상의 병력이 있다. 대부분 신경학적 결손은 보이지 않으며 등하부와 둔부에 둔한 통증을 보인다. 통증은 갑작스럽게 발생하며, 천골 부근의 압통이 있다. X-ray에서는 골반과 척추부위에 오래된 골절을 종종 발견할 수 있으나 최근에 발생한 천골 골절은 잘 보이지 않는다. 천골 부위에 대한 CT검사를 시행하여 천골 전방의 골절을 발견하기도 한다. 척추외과 전문의와 협진이 필요하며 지지적 요법이 주된 치료가 된다.

전신적 원인

원발성 또는 전이성 암

척추와 관련한 가장 흔한 전신적 원인으로는 악성종양(원발성 또는 전이성)을 들 수 있는데, 척추가 세 번째로 흔한 암전이 부위이기 때문이다. 악성종양에 의한 요통은 전체의 1% 미만이며, 50세 이상이 악성종양에 의한 요통 환자의 80%를 차지하며, 1/3은 이전에 암을 진단받은 적이 있다. 척추 전이의 흔한 원발부위는 유방, 폐, 전립선의 순이다.

악성 종양으로 인한 척추 손상의 가장 흔한 부위는 흉추부(60%)이며, 30%는 요추부, 경추부는 10%에서 발생한다. 전이성 질환에 의한 요통은 수 주에서 수개월에 걸쳐 통증이 점차로 진행되는 것이 특징이다. 누워있는 자세에서나 야간에 통증은 더 악화되는 경향이 있다. 한 달 이상 지속되는 통증, 원인이 명확하지 않은 체중 감소, ESR의 상승, 지지적 요법에 통증의 감소가 별로 없다면 전이성 질환에 의한 요통일 가능성이 높아진다. CBC, ESR, CRP, ALP, UA, Ca 등의 수치를 참고할 수 있으나, 특이한 소견을 보이지 않는 경우가 많다. X-ray는 전이성 조기 병변을 진단하는 데 민감하지 않으나, 일반적으로 초기 영상검사로 시행한다. 전이성 척추 질환을 진단하기 위하여 CT를 이용할 수도 있으나, MRI의 진단 민감도가 83~100%에 달하므로 이 경우 MRI가 선택 가능한 영상진단법이다. 악성종양에 의한 요통환자는 증상에 따라 치료를 받아야 한다. 예를 들면, 통증은 진통제로 조절하여야 하며, 고칼슘혈증은 수액과 비스포스포네이트(bisphosphonates)로 치료하여야 한다. 척수압박이나 병적 골절의 증거가 있다면 바로 종양의 및 척추외과의와 협진을 진행하여야 한다. 추가로 척수압박에 대한 증거가 있다면 신경학적 결손의 진행을 지연시키기 위하여 corticosteroid의 정맥 내 투여를 고려하여야 한다.

척추 감염(spinal infections)

당뇨, 장기간 corticosteroid 투여, 장기 이식, HIV, 정맥 내 투여 약물 중독, 기타 면역저하 상태의 환자들에서는 요통의 원인이 감염일 위험이 높다. 척추감염은 대개 다른 부위에서 시작되는 경우가 많다. 혈액배양 검사 양성이나 감염원을 알 수 있는 경우는 40~50% 정도이다. 그 외에 요로감염, 소변 도뇨관 사용, 피부감염, 정맥 내 투여 부위의 감염 등이 원인이 될 수 있다. 발열 여부는 환자마다 다르기 때문에 감염 여부 판단에는 큰 비중을 두어서는 안 된다. 국소부위 압통 여부는 86%의 민감도를 보이나 특이도는 낮다. S. aureus와 G(−) bacilli가 감염의 가장 흔한 원인 균주이다.

추간판의 감염은 기계적 원인에 의한 요통과 유사할 수 있다. 통증은 서서히 시작된다. 그 외의 증상으로는 발열, 체중감소, 수면 중 식은땀 등이 있다. 척추 경막외농양(spinal epidural abscess)은 전형적인 3가지 증상인 척추의 통증, 발열, 신경학적 결손을 모두 보이는 경우는 15% 미만이기 때문에 진단하기 어려운 경우가 많다. 지속적으로 요통을 호소하는 환자들에서는 감염에 대한 위험인자를 확인하기 위하여 혈액배양검사, ESR, CRP, CBC를 시행하여야 한다. ESR과 CRP는 대부분의 요추부 감염 환자들에서 상승한다. WBC의 상승 정도는 환자마다 다르다. 노인에서의 ESR과 CRP는 낮은 특이도와 다른 기저질환들로 인하여 해석하는데 어려움이 있다. 또한 척추 감염이 있다고 하더라도 감염지표들이 정상범위를 보이는 경우도 있기 때문에 ESR과 CRP가 정상으로 측정된다고 하여 척추감염을 완전히 배제할 수는 없다. 척추감염은 감염이 시작된 후 수주에서 수개월이 되어도 x-ray상으로는 진단되지 않을 수도 있다. 조영제를 이용한 CT를 진단에 이용할 수 있으나 낮은 민감도와 높은 위음성율로 인하여 진단에 제한이 있다. MRI에서는 척추 감염의 초기에도 부종과 염증 소견을 나타내기 때문에, 척추감염이 의심되는 경우 선택 가능한 영상 진단법이다. 또한 MRI는 감염의 정도를 진단할 수 있어 응급 수술

의 필요성 여부를 결정하는 데 유용하다. MRI는 환자의 병력, 신체검사, 혈액검사 등을 기초로 하여 감염의 위험이 높은 환자들에서 시행되어야 한다.

신경학적 증상이 없는 척추 골수염(vertebral osteomyelitis)은 정맥 내 항생제 투여, 척추고정, 진통제 투여로 치료할 수 있다. 신경학적 증상이 있다면, 척추외과의에게 즉시 협진하여야 한다.

척추 경막외농양(spinal epidural abscess) 환자는 정맥 내 항생제 투여가 필요하다. 또한 수술적 감압과 배농이 표준 치료이며, 치료가 지연되는 경우 영구적인 신경학적 손상의 위험이 있기 때문에 모든 환자들에서 응급수술에 대한 협진이 필요하다. 이러한 환자의 예후는 수술 시점의 신경학적 결손의 정도에 따라 달라진다.

척추와 무관한 복강 내 질환

복부대동맥류 또는 대동맥 박리 (Abdominal aortic aneurysm, aortic dissection)

요통, 복통, 저혈압을 보이는 노인 환자들에서는 다른 원인이 밝혀질 때까지는 대동맥 응급질환을 반드시 염두에 두어야 한다. 이에 대한 위험요인은 고혈압, 남성, 흡연 등이 있다. 복부대동맥류 유병율은 연령이 높아질수록 증가하며 65세 이상에서는 거의 4~8%가 복부대동맥류에 이환된다. 대부분은 증상이 없는 대동맥류 환자이며 우연히 발견된다. 복부대동맥류의 가족력이 있다면 복부 대동맥류로 진행할 확률은 30%까지 높아진다. 복부대동맥류의 파열은 남성 노인 사망의 10번째 원인이다. 이들 환자들은 응급실 도착당시 복통이나 요통을 호소한다. 또한 창백해보이고, 심한 불쾌감을 보이기도 한다. 복부대동맥류 파열이 일어나게 되어 저혈압, 복통, 복부종괴의 전형적인 3가지 증상이 모두 나타나는 환자는 50% 미만이다. 대동맥 박리(aortic dissection) 또한 혈관 응급 질환이다. 매년 100만 명당 약 5~30명의 환자들이 대동맥 박리를 진단받는다. 대동맥 박리의 전형적 증상은 혈관박리가 시작될 때 갑자기 발생하게 되는 찢어지는 듯한 심한 통증이다. 대동맥 박리의 18~30%에서 신경학적 증상이 동반된다. 이러한 환자의 예후는 나쁜 편이며, 높은 사망률은 극심한 흉통과 신경학적 증상, 두 가지 상태와 관련이 있다. 대동맥 질환을 진단받은 모든 환자들은 감시할 수 있는 위치에 배치하도록 하며 큰 내경의 정맥로를 확보하여야 한다. MRI와 경식도 심초음파를 이용할 수 있다고 하더라도, 대부분의 응급의료센터에서는 조영제를 사용하는 CT가 선택가능한 진단법이다. CT촬영의 위치는 의심되는 원인에 따라 달라진다. 흉부대동맥의 이상이 의심되는 경우 흉부에 조영제를 이용한 CT를 확인하여야 하며, 복부대동맥의 이상이 의심되는 경우 복부에 조영제를 이용한 CT를 시행하여야 한다. 해부학적으로 여러 군데의 이상이 의심된다면 흉부, 복부, 골반에 조영제를 이용한 CT를 시행하여야 한다. 복부대동맥류 파열 환자들의 저혈압은 등장성 결정질 용액

투여와 수혈로 우선 치료하여야 한다. 대동맥 박리가 의심되는 경우 베타차단제와 nitroprrusside 또는 다른 혈관확장제를 이용하여 혈압을 조절하여야 한다. 반드시 응급혈관 수술에 대한 협진을 진행하여야 한다.

다른 복부 질환(other visceral causes)

췌장암, 요로결석, 신우신염, 기타 소화기계 질환 등을 포함하여 다른 여러 가지 복부질환들에서 요통이 동반될 수 있다. 이러한 질병의 병력은 대체로 위치와는 무관하고 점차로 증상이 진행되면서 요추질환에서 보이는 신경학적 소견들은 보이지 않는다는 점에서 요통을 일으키는 다른 기계적인 원인들과는 다른 양상을 보인다.

치료(Treatment)

지금까지는 요통의 원인에 따른 각각의 치료방법들을 기술하였다. 병력, 신체검사, 적절한 진단검사를 통해서 심각하거나 전신질환을 발견할 수 없다면, 요통의 대부분은 근골격계 원인이나 비특이적인 원인에서 기인한 것이다. 이러한 경우의 대부분은 저절로 회복되어 증상 이후 6개월 이내에 대부분의 증상은 소실된다. 이러한 환자들은 안심시킬 수 있으며 지지적 요법과 단기추적관찰이 가능하다.

지지적요법에는 진통제, 근육이완제, 항염증제 등이 포함된다. 노인환자가 여러 약제를 한꺼번에 복용하는 것은 사망이나 질병 이환의 원인이 될 수 있으므로 환자의 증상, 알러지, 과거병력, 기존에 복용하고 있는 약제 등을 기초로 하여 약제를 선택하는 데 신중하여야 한다. 아세트아미노펜은 복합약제에서 많이 이용되며 과도한 양을 복용하게 되면 간독성이 발생한다. 살리실산(salicylates)와 비스테로이드성 항염증약물(NSAIDs)은 소화성 궤양, 위장관 출혈, 신부전 등의 위험이나 병력이 있는 환자들에서는 주의하여 투여하여야 한다.

진정제와 근육이완제는 졸림, 어지러움(disequilibrium), 구역 등이 발생할 수 있으므로 환자의 안전을 확인하면서 투여하여야 한다. 마약제재는 변비, 피로, 의식변화 등을 유발할 수 있어 조심스럽게 투여하도록 한다. 마약 진통제는 다른 진통제로 조절이 되지 않거나 압박골절, 악성종양 등에 의한 심한 통증 조절을 위한 약제로 남겨두어야 한다.

침상휴식이 요통의 회복기간을 단축시키지 않고 오히려 회복을 지연시킬 수도 있다. 환자가 침대로부터 나올 수 있을 정도로 증상이 회복된다면 이후에는 증상이 지속되더라도 침대에서 벗어나 생활을 하는 것이 오히려 안전하다고 이야기 해주는 것이 좋다.

낮은 강도의 온열 치료는 증상을 완화시키는 데 도움을 주며 부작용도 거의 없다. 물리치료와 운동요법은 급성기 요통에는 큰 도움을 주지 않으나, 요통의 재발을 예방하는 효과가 있다. 노인 인구에 대한 이러한 치료의 효과에 대하여 아직 연구된 바는 없다.

퇴원과 관찰(Disposition)

병력청취, 신체검사, 적절한 진단검사 등을 시행한 후에 환자를 4가지 범주로 구분할 수 있다. 대부분의 환자는 첫 번째 범주로 구분될 것인데, 이는 '비특이적인 근골격계 요통'이다. 이 범주의 환자들은 대부분 지지적 요법이 적용되며 퇴원 후 조속한 시간 내에 추적관찰을 하면 된다.

두 번째 범주의 환자들은 골절이나 디스크탈출과 같이 요통을 발생시키는 특이한 기계적 원인이 있는 경우이다. 신경학적 이상을 보이지 않는다면 주된 치료는 지지적 요법이다. 골절이 새로 발생한 경우 척추외과의의 진료가 필요하다.

세 번째 범주는 종양, 감염, 또는 경막외 압박의 원인들을 포함하는 응급 척수질환들이다. 이 범주의 환자들은 즉각적인 척추 수술을 위한 협진과 시간 간격을 두고 정기적으로 신경학적 검사를 시행하기 위하여 중환자실 환경이 갖추어져 있는 병원에 입원이 필요하다.

마지막 범주의 환자들은 복강 내 장기의 문제로 인하여 요통이 발생한 경우이다. 감별이 가능하다면 이러한 환자들은 개별적으로 원인을 찾아내고, 치료와 추후 계획을 마련하여야 한다.

요약

요통은 노인환자들에게 통증과 장애의 상당한 원인이며, 응급실과 일차진료의를 찾는 주된 이유가 되고 있다. 요통으로 응급실을 내원한 대부분의 경우 경과가 나쁘지 않으며, 혈액검사나 영상검사에서도 특별한 소견을 보이지 않는 경우가 많다. 노인 환자들이 젊은 환자들에 비해 요통의 원인이 심각하거나 전신질환일 가능성이 높다. 임상적 특징에 따라 초점을 두어 병력과 신체검사를 철저히 시행한다면 노인 환자에서 요통의 중요한 원인을 찾는 데 도움이 된다. 병력이나 신체검사를 시행하여 요통 원인이 응급상황이거나 상당한 주의를 요하는 상태라면, 적절한 진단적 검사들이 필요하며 검사 결과에 따른 치료를 시행하여야 한다. 일부 환자들에서는 협진이나 입원이 필요한 경우도 있으나, 대부분의 환자들은 추후 일차진료의 방문을 권유하고 퇴원시킬 수 있다.

핵심과 주의점

핵심

- 요통은 65세 이상의 노인에서 의사를 찾는 3번째 원인이며, 노인에서는 일상생활의 제약을 받는 요통이 매우 흔하다.
- 요통으로 응급실을 내원하는 환자들의 대부분은 나쁘지 않은 경과를 보이며 근골격계 원인에 의한다.
- 노인환자들은 젊은 환자들에 비하여 심각하거나 전신적 원인에 의한 요통이 많다.
- 요통으로 방문하는 환자들에 대한 체계적 접근은 사망이나 이환의 위험과 관련이 있는 요통의 원인을 진단하는 데 도움을 준다.

주의점

- 병력청취를 충분히 하지 않아 노인에서 요통을 평가할 때 위험요인이 되는 것을 놓칠 수 있다. 통증이 6주 이상 서서히 진행하거나, 이전의 악성종양 과거력, 면역저하상태, 발열, 수면 중 식은땀, 체중 감소, 흉부통증, 최근감염, 균혈증과 연관된 시술, 외상, 정맥약물투여자, 야간통증, 진통제에 반응하지 않는 통증 등은 요통의 심각한 원인 질환에 대한 위험요인이다.
- 신체검사를 충실하게 하지 않은 경우 노인 요통 환자에서 위험 요인들을 놓칠 수 있다. 발열, 심한(writhing) 통증, 요실금, 요폐, 새들마취(saddle anesthesia), 괄약근약화, 신경학적 이상, 근력약화, 박동성 복부종괴, 맥압차 증가, 척추부 압통 등은 요통 원인 중 위험요인이 되는 소견들이다.
- 응급실을 방문하는 요통 환자의 대부분은 추가적 진단을 반드시 요하지 않는다. 노인 환자들에서 진단 검사는 위양성을 보이는 경우가 많으며 이러한 검사결과에 대하여 여러가지를 숙고하여야 한다. 그러나 병력과 신체검사상 위험요인을 가지고 있다면 적절한 진단 검사들을 진행하여야 한다.

참고문헌

1. Della-Giustina DA . Emergency department evaluation and treatment of back pain . Emerg Med Clin North Am . 1999 ; 17 : 877 –93.

2. Winters ME , Kluetz P , Zilberstein J . Back pain emergencies. Med Clin North Am . 2006 ; 90 : 505 –23.

3. Corwell BN . Th e emergency department evaluation, management, and treatment of back pain . Emerg Med Clin North Am . 2010 ; 28 : 811 –39.

4. Deyo RA , Mirza SK , Martin BI . Back pain prevalence and visit rates: Estimates from US national surveys, 2002 . Spine (Phila Pa 1976). 2006 ; 31 : 2724 –7.

5. Waterman BR , Belmont PJ , Jr, Schoenfeld AJ . Low back pain in the United States: Incidence and risk factors for presentation

6. Weiner AL , MacKenzie RS . Utilization of lumbosacral spine radiographs for the evaluation of low back pain in the emergency department . J Emerg Med . 1999 ; 17 : 229 –33.

7. Sauter S , Hadler NM . Back pain in elderly people. In Oxford Textbook of Geriatric Medicine , 2nd edn, ed. Evans JG , Williams TF , Beattie BL , et al. (Oxford, UK: University of Oxford Press, 2000), pp. 391 –7.

8. Bressler HB , Keyes WJ , Rochon PA , et al. Th e prevalence of low back pain in the elderly. A systematic review of the literature . Spine (Phila Pa 1976) . 1999 ; 24 : 1813 –19.

9. Hoy D , Brooks P , Blyth F , et al. Th e epidemiology of low back pain . Best Pract Res Clin Rheumatol . 2010 ; 24 : 769 –81.

10. Makris UE , Fraenkel L , Han L , et al. Epidemiology of restricting back pain in community-living older persons . J Am Geriatr Soc . 2011 ; 59 : 610 –14.

11. Freburger JK , Holmes GM , Agans RP , et al. Th e rising prevalence of chronic low back pain . Arch Intern Med . 2009 ; 169 : 251 –8.

12. Hazzard WR , Halter JB . Hazzard's Geriatric Medicine and Gerontology (New York : McGraw-Hill Medical , 2009), p. 1634.

13. Knauer SR , Freburger JK , Carey TS . Chronic low back pain among older adults: A population-based perspective . J Aging Health . 2010 ; 22 : 1213 –34.

14. Deyo RA , Rainville J , Kent DL . What can the history and physical examination tell us about low back pain? JAMA . 1992 ; 268 : 760 –5.

15. Deyo RA , Weinstein JN . Low back pain. N Engl J Med . 2001 ; 344 : 363 –70.

16. Friedman BW , Chilstrom M , Bijur PE , et al. Diagnostic testing and treatment of low back pain in US emergency departments. A national perspective . Spine . 2010 ; 35 : E1406 .

17. Miller JC , Palmer WE , Mansfi eld FL , et al. When is imaging helpful for patients with back pain? J Am Coll Radiol . 2006 ; 3 : 957 –60.

18. Arce D , Sass P , Abul-Khoudoud H . Recognizing spinal cord

emergencies. Am Fam Physician. 2001 ; 64 : 631 –8.

19. Isaacs DM , Marinac J , Sun C . Radiograph use in low back pain: A United States emergency department database analysis . J Emerg Med . 2004 ; 26 : 37 –45.

20. Broder J. Diagnostic Imaging for the Emergency Physician (London : W.B. Saunders, 2011).

21. Sun H , Nemecek AN . Optimal management of malignant epidural spinal cord compression . Emerg Med Clin North Am . 2009 ; 27 : 195 –208.

22. Nikkanen HE , Brown DF , Nadel ES . Low back pain. J Emerg Med . 2002 ; 22 : 279 –83.

23. Kulchycki LK , Edlow JA . Geriatric neurologic emergencies . Emerg Med Clin North Am . 2006 ; 24 : 273 –98, v–vi.

24. Chelsom J , Solberg CO . Vertebral osteomyelitis at a Norwegian university hospital 1987–97: Clinical features, laboratory fi ndings and outcome . Scand J Infect Dis . 1998 ; 30 : 147 –51.

25. Jarvik JG , Deyo RA . Diagnostic evaluation of low back pain with emphasis on imaging . Ann Intern Med . 2002 ; 137 : 586 .

26. Davis DP , Wold RM , Patel RJ , et al. Th e clinical presentation and impact of diagnostic delays on emergency department patients with spinal epidural abscess . J Emerg Med . 2004 ; 26 : 285 –91.

27. Schmidt RD , Markovchick V . Nontraumatic spinal cord compression. J Emerg Med . 1992 ; 10 : 189 –99.

28. Salen P , Melanson S , Buro D . ED screening to identify abdominal aortic aneurysms in asymptomatic geriatric patients . Am J Emerg Med . 2003 ; 21 : 133 –5.

29. Linklater DR , Pemberton L , Taylor S , et al. Painful dilemmas: An evidence-based look at challenging clinical scenarios . Emerg Med Clin North Am . 2005 ; 23 : 367 –92.

30. Frymoyer JW . Back pain and sciatica . N Engl J Med . 1988 ; 318 : 291 –300.

17장

노인에서 나타날 수 있는 눈, 귀, 코, 목의 응급질환

Introduction

이번에는 급성폐쇄 각 녹내장, 유리체(유리체) 출혈, 망막박리, 포도막염, 결막염, 중심 망막 동맥 폐쇄, 거대세포동맥염, 외이도염, 악성외이도염, 비출혈(코피), 치성농양, 루드비히 앙기나, 편도 주위 농양, 후두개염, 인후농양, 그리고 앤지오텐신 전환효소 억제제에 의한 혈관부종과 같은 세부적인 질환을 통해, 노인에서 일어날 수 있는 눈, 귀, 코, 목의 응급질환에 대해 알아보겠다.

눈

노화로 인해 나타나는 여러 장애들 중 시력상실은 노인들이 독립적인 생활을 할 수 없게 만들어 우울증, 사회적 고립에 이어 사망과 같은 매우 심각한 결과를 초래 할 수 있다.

불행하게도 시력장애는 40세 이상의 사람들에서 28명 중에 1명 꼴로 매우 흔하게 나타나며, 특히 미국에서는 전체 인구의 8% 밖에 되지 않는 80세 이상의 노인들이 심각한 시력장애 환자들중 70%를 차지하고 있다.

급성 폐쇄각 녹내장

급성 폐쇄각 녹내장은 수양액 흐름의 장애로 인해 안압이 상승하여 발생한다. 만성 폐쇄각 녹내장이나 원발성 개방각 녹내장과는 달리 증상이 심하고, 갑작스럽게 나타나며, 영구적인 시력손실을 일으킬 수 있어 즉각적인 응급조치가 필요하다.

40세 이상의 사람들에서 인구 1,000명당 1명 꼴로 나타나는 이 질환은 주로 노인들에게 많이 발생하며, 55세에서 70세 사이에서 가장 높은 발생률을 보인다. 일반적으로 여성이 남성보다 더 취약하며 미국 인구의 연령대가 증가하면서, 응급의학과 의사는 더욱더 자주 급성 폐쇄각 녹내장 환자를 접하게 될 것이다.

수양액은 정상적으로 후안방에 있는 홍채 뒤에 있는 섬모체에서 생성되어 수정체와 홍채사이에 있는 동공을 통해 전안방으로 들어간 후 전안방의 가장자리의 섬유주망을 통해 여과된 후 홍채에 있는 슐렘관(Schlemm's canal)을 통해 정맥으로 빠져나간다.

급성 폐쇄각 녹내장에서는 부분적으로 확장된 동공이 홍채와 수정체 간의 접촉을 유발하여 홍채-각막 막을 좁게 만든다. 좁은 각으로 인해 방수액의 흐름이 막혀 방수액은 후안방에 축적되고, 결과적으로 홍채를 앞으로 휘게 만들어 이미 좁은 홍채-각막 각을 닫아버린다. 이렇게 하게 상승된 안압은 급속하게 진행하는 영구적인 시력손실을 야기한다.

급성 폐쇄각 녹내장에서 첫 번째 병태생리학적 단계는 희미한 주변의 조명, 눈의 조절 작용(독서와 같은 활동), 약 등으로 인해 유발되는, 부분적 동공의 확대이다. 당뇨병성 자율 신경병으로 인해서 당뇨환자에서는 국소 산동제를 사용할 때 완전한 동공확대보다는 부분 동공 확대를 잘 일으킨다. 또한, 전신 항히스타민제, 삼환계 항우울제, 선택적 세로토닌 재흡수 억제제, 아드레날린 작용제들 모두 동공확대를 일으켜 급성 폐쇄각 녹내장을 일으킬 수 있다.

노인들이 급성 폐쇄각 녹내장의 위험요인인 이유는 나이가 들수록 수정체가 커지기 때문이다. 커진 렌즈는 홍채를 각막 쪽으로 밀고, 홍채-각막 각을 더욱 좁게 만든다. 또한, 근시와 같은 해부학적 조건도 위험요인이다. 얕은 전안방과 좁은 홍채-각막 각은 수양액의 흐름을 차단을 증가시키기 때문이다. 그 밖에 다른 위험 요인으로는 아이사인, 여자, 당뇨병 환자, 고혈압 환자, 기존에 가지고 있던 안압 상승, 1촌 이내의 친인척에서 급성 폐쇄각 녹내장이 있던 경우가 있다.

전형적인 급성 폐쇄각 녹내장 증상은 갑자기 생긴 심한 급성 편측의 전두통과 그에 수반된 복통, 오심, 구토이다. 적목현상이 생기며, 심한 통증과 함께 흐릿한 시력감소를 보인다. 그리고 각막 부종으로 인해 종종 빛 주위에 후광이 보인다. 전신 약물에 의해서 동공 확대가 이루어진 것이 아니면 증상들은 편측성을 보인다.

일시적 또는 부분 급성 폐쇄각 녹내장 환자의 약 반수에서 선행하는 간헐적 두통발작을 보이며, 이런 두통은 주로 밤에 불빛이 희미할 때 생기거나, 밝은 빛이나 잠을 잘 때 동공이 수축하면서 사라진다. 특히 노인에서 급성 폐쇄 각 녹내장을 오진하는 경우가 있는데, 이는 눈의 증상보다는 전신 증상이 더욱 두드러지기 때문이다.

급성 폐쇄각 녹내장의 이학적 검사는 흐린 각막이 동반된 부분적으로 확장되고 고정되어 있는 동공을 파악하는 것이다. 이학적 검사의 종류와 그에 따른 진단 기준은 다음과 같다. 시진을 통해 혈관 울혈에 의한 두드러진 가장자리의 결막 충혈을 확인합니다. 돌과 같은 단단한 안구를 촉진하여 확인한다.

안압을 측정하여 30 mmHg 이상인지 확인한다. 안저검사에서는 시신경유두 함몰을 확인한다. 세극등 검사에서는 각막의 침전물, 전안방의 세포들과 미진, 후 유착, 그리고 얕은 전안방을 확인한다.

감별해야 할 질환들은 전신증상에 의한 것과 안구 국소적 증상에 의한 것으로 나눌 수 있다.

급성 폐쇄각 녹내장을 진단할 때에는 두통과 복통과 같은 전신 증상을 동반하기 때문에, 편두통, 측두동맥염, 지주막하 출혈, 그리고 응급 복부 질환을 감별해야 한다.

녹내장섬모체염발작, 염증성 개방각 녹내장, 그리고 색소성 녹내장에서도 안압이 상승할 수 있으므로 이 또한 감별해야 한다.

급성 폐쇄각 녹내장의 치료의 목표는 안압을 줄이고 시력을 보존하는 것이다.

시력손실은 급성 폐쇄 각 녹내장 발생 몇 시간내에 발생하기 때문에 적시에 치료하는 것이 중요하다.

안과의사에게 바로 협진을 진행하여, 즉각적인 치료와 함께 홍채 절개술, 홍채 절제술 또는 섬유주 절제술을 준비해야 한다.

안압을 낮추는 약의 투약은 진통제와 항구토제의 사용으로 환자가 편안해졌다 하더라도, 절대 지연시켜서는 안 된다.

급성 폐쇄 각 녹내장에 쓸 수 있는 5가지 종류의 약이 있다.

첫째, Timolol과 같은 국소 베타 차단제는 30분에서 60분 안에 방수의 생성을 40%까지 줄여 안압을 낮춘다. 전신에 사용하는 베타 차단제와 마찬가지로 환자가 반응성 기도질환이나 심장질환이 있는 경우에는 주의해서 사용해야 한다.

둘째, 탄산탈수효소저해제는 섬모 상피 세포에 의해 생성된 중탄산염이 후방 챔버로 들어가는 것을 방지함으로써 방수의 생성을 줄인다. 따라서, 99%의 탄산탈수효소의 활성이 저하된 상태에서 사용해야 효과적일 수 있다. 눈 이외에 전신에 미치는 효과가 낮은 Dorzolamide, brinzolamide은 최적의 탄산탈수효소저해제라고 할 수 있다. 만약 국소 탄산탈수효소저해제가 효과가 없다면, 경구 투여의 사용을 고려해 볼 수 있다.

셋째, 축동을 시켜 전방각을 넓게 하여 방수의 흐름을 원활히 하는 Pilocarprine 과 같은 축동제도 사용할 수 있다. 홍채의 허혈성 마비가 완화되면 안압이 50 mmHg 미만이 될 때까지 결과가 나타나지 않을 수 있다.

넷째, 국소 스테로이드 안내 염증을 줄인다.

위에 제시한 네가지 약제들이 안압을 적절히 낮추지 못한다면, 고삼투압제인 만니톨의 정맥내 주사나 경구 글리세롤을 사용해야 한다. 고삼투압제는 혈액안구장벽으로 인해서 혈액에서 방수로 침투를 할 수 없다. 이러한 특성으로 혈관내의 고삼투압제는 방수에서 혈관계로의 유체의 이동을 유발하게 되어 결과적으로 안압을 낮추게 된다. 하지만, 고삼투압제는 심기능 장애의 환자에서 수액과다, 신장 질환 환자에서 전해질 이상,

당뇨환자에서 글리세롤 투여 시 고혈당 등의 전신적 부작용을 야기할 수 있어 주의 깊게 사용해야 한다.

눈에 동시에 약물들을 투여해야 하며, 약물의 효과를 살펴보기 위해 처음 투약 시간으로부터 1시간 뒤에 다시 한번 안압을 측정 해야 한다. 안압이 감소하거나 명확한 수술적 치료를 시행할 때까지 약물 투여를 지속해야 한다.

유리체 출혈

깨끗하고 젤리 같은 물질인 유리액이 눈의 중심을 채우고 있다.

눈의 중심을 채우고 있는 유리액은 주요 망막 혈관을 따라서 망막에 부착되어 있으며, 재생되지 않는 깨끗하고 젤리 같은 물질이다.

혈액이 유리액에 들어갔을 때 이를 유리체 출혈이라고 부른다. 10만 명 중에 7명에게 발생할 정도로 흔하지 않은 질환이지만 노인에게 주로 발생하는 병이다.

보통 젊은 사람들에서는 외상에 의해 발생하지만, 노인에서는 보통 후방 유리체 박리, 당뇨병성 망막증식증(당뇨환자의 유리체 출혈의 원인 중 대부분), 망막 정맥 폐쇄 등에 의해서 발생합니다. 유리체 출혈이라는 병은 하나의 증상으로, 이에 따른 치료는 원인에 따라 다르게 이루어집니다. 그러한 원인이 되는 질환과 그 치료에 대해서는 추후 자세히 설명토록 하겠습니다.

그 밖에 거대 막망 동맥류(고혈압을 가진 여자노인에서), Terson's 증후군(지주막하 출혈 이후에 나타나는), 나이와 연관된 황반변성(망막하 출혈을 일으키는)과 같은 흔치 않은 원인에 의해서 발생하기도 한다.

후방 유리체 박리는 정상적 노화에 의해 유리체가 젤 상태에서 액체 상태로 변하면서 발생한다. 그 결과 후방 유리체의 표면이 망막으로부터 분리되어 유리체 출혈을 일으킨다.

이런 경우 치료하지 않고 방치하였을 때. 망막 박리로 발전할 수 있다.

당뇨병성 망막증식증과 망막 정맥 폐쇄, 허혈은 혈관 신생인자를 생성하여 손상받기 쉬운 새로운 혈관들을 만들어낸다. 유리체의 수축이나 안구의 움직임으로 인해서 혈관들이 당겨지게 되면 약한 혈관에서 출혈이 발생한다.

증상은 주로 '눈앞에 나타나는 수백 개의 작고 검은 얼룩'으로 표현할 수 있으며, 갑작스럽게 나타나는 부유물들과 함께 통증이 없는 시력손실로 이어진다.

시력상실의 정도는 출혈의 양과 비례하며 머리의 위치에 따라 달라질 수 있다.

후방 유리체 박리가 발생하면 섬광이나 광시증이 발생할 수 있다.

보통 유리체는 깨끗하고 투명합니다. 하지만 유리체 출혈은 붉은 색 안개와 같은 것이 유리체 내에 있기 때문에 안저검사가 어렵거나 불가능하다.

따라서, 이상이 있는 쪽 눈의 안압을 측정하거나 이상이 없

는 쪽을 검안하면 유리체 출혈의 원인을 찾는 데 도움이 될 수 있다. 망막이 피에 의해서 가려져 잘 보이지 않는 부분은 초음파를 이용해서 망막 열상, 망막 박리 등을 찾을 수 있다. 또한 유리체 출혈이 과거에 생긴 것인지 최근에 생긴 것인지도 구별할 수 있다. 유리체 출혈의 치료는 그 원인에 따라 달라진다. 이러한 원인들을 구별하기 위해선, 안과적 평가 및 치료 가능한 안과전문의와의 협의가 매우 중요하다. 망막 박리나 망막 열상과 연관된 유리체 출혈이라면 이와 관련된 수술적 치료를 통해서 환자의 예후를 향상시킬 수 있고, 만약 연관이 없다면 유리체 출혈은 몇 주에 걸쳐 서서히 자연적으로 좋아질 것을 기대할 수 있다. 하지만 자연적으로 좋아진다고 해서 망막 열상과 유리체 출혈을 완전히 배제 할 수 없기 때문에 환자는 주기적 초음파 검사를 받아야 한다.

당뇨병성 망막 증식증을 가진 환자는 망막이 보일 때까지 레이저 광응고술 치료를 받아야 한다. 엄격한 당조절과 혈압조절이 필요하며, 유리체 출혈이 재발할 시엔 유리체 절제술이 필요하다. 노화된 적혈구가 섬유주망을 막아서 생기는 빈세포 녹내장과 서서히 사라지는 유리체 내 혈액으로 인한 시야흐림 또한 유리체 절제술로 치료 가능하다.

망막 박리

망막은 안쪽의 감각층과 바깥쪽의 색소상피층이 서로 접해서 생기는 것인데, 망막박리는 안쪽의 감각층인 신경상피가 바깥쪽의 색소상피로부터 분리된 것을 말한다. 모든 연령층에서 나타날 수 있지만, 노인에서 가장 흔하게 나타난다. 80대 노인의 반수가 넘은 층에서 망막 박리를 경험한다.

이 질환은 1만 명당 1~2명 또는 평생 동안 300명당 1명에게 나타나는 비교적 드문 질환이라고 알려져 있으며, 당뇨병성 망막병증, 황반변성과 같은 다른 망막 질환과 비교할 때 영구적인 실명을 덜 유발한다.

망막 박리를 유발하는 세 가지 기전이 있다. 삼출성 망막 박리는 정수압 요인(심각한 급성 고혈압과 같은) 또는 염증(HLA-B27 연관 포도막염)에 의해 삼출액/출혈성 액체가 망막 밑 공간에 고여 생긴다. 견인성 망박 박리는 기계적 구심력이 망막에 부착된 섬유조직(이전에 망막 손상으로 생긴)을 견인하여 나타난다. 가장 흔한 망막 박리의 형태는 열공망막박리이다. 노화될수록 유리체액은 액체화 과정을 겪는데, 이로 인해 유리체 섬유주망이 망막을 잡아당기게 된다. 그로 인해서 후방유리체 박리가 일어나게 되고, 박리는 유리체액이 망막 밑 공간으로 들어올 수 있는 망막 열상을 만들고, 망막 밑에 액화된 유리체가 고이게 되어 망막 박리를 일으킨다. 열공망막박리의 망막이 박리된 양으로 그 정도를 알 수 있다. 망막 박리는 주로 주변부로부터 해서 황반쪽으로 진행하는데, 치료하지 않을 경우 열공망막박리는 황분부까지 진행해서 결국엔 중심부 시력 손실을 일으킨다.

가장 흔한 위험인자는 나이, 근시, 백내장 수술력이 있다. 나이가 들면 유리체액이 줄어들게 되고 이로 인해서 박리가 쉽

게 일어난다. 근시 환지는 얇은 망막을 가지고 있고 이는 구심력에 더욱 취약하여 성인 시기에 더 일찍 망막박리를 겪게 된다. 백내장 수술력이 있는 환자에서는 유리체액의 박리와 수축이 더욱 빨리 진행되기 때문에 수술력이 있는 환자의 약 1%에서 망막박리가 나타난다고 알려져 있다.

망막 박리의 초기 증상은 편측의 광시증이다. 망막 유리체 출혈이 연관되어 있다면, 시야에서 부유물이 보일 것이다. 시력 상실은 망막이 얇은 주변부부터 시작된다. 그래서 환자는 시야 손실을 수 시간이나 수 주 동안 인지 못할 수도 있다. 황반까지 망막박리가 진행되면, 환자는 시력 손실을 커튼을 친 것 같거나, 구름이 낀 것 같다고 표현한다. 망막에는 통증 수용기가 없어, 환자는 망막박리와 연관된 통증이나 열상에 대한 감각을 느끼지 못한다.

이학적 검사에서, 망막박리 환자는 비정상적인 적색반사를 보이며, 안저검사를 통해서 풍선 같이 부풀거나, 펄럭거리거나 떠는 양상의 부풀어 오른 망막을 확인할 수 있다. 만약 유리체 출혈이 있거나 후방 유리체 박리가 있다면, 망막을 확인하기 힘들 수 있고, 평범한 검안경 검사에서는 좁은 시야로 인해서 주변부 망막박리를 놓칠 수도 있다.

이 경우, 민감도가 높은 초음파를 사용하면, 유리체 내부에 걸려있는 흰색 띠 모양의 망막박리를 확인할 수 있다. 하지만 유리체 출혈의 경우 드물게 위양성으로 나타나기도 한다.

모든 망막박리는 수술하지 않으면 실명으로 진행된다. 수술적 치료는 레이저 광응고술, 냉동치료술, 공막돌륭두르기(scleral buckle encircling), 기체망막유착술, 가스 주입술, 실리콘 기름 주입술, 유리체 절제술 등이 있다. 만약 수술적 치료를 망막박리가 황반까지 침범하기 전에 시행한다면, 시력을 망막박리 전으로 되돌릴 수도 있다. 황반을 침범한 망막박리에서는 시력은 실명부터 완전회복까지 다양한 경과를 보일 수 있다. 따라서 망막박리가 진단될 당시 중심시력이 보존된 환자는 즉각적인 수술이 필요하다.

응급실에서 안과전문의는 진단이 확실하지 않더라도, 협진에 응해야 하며, 환자의 증상에 따라 즉각적인 치료가 시행되거나 지연될 수 있습니다. 망막박리가 의심되는 환자가 있을 때, 신체와 눈의 움직임을 최소화시키고, 누워있을 때에는 병변이 있는 쪽에 베개를 두고 얼굴을 그 베개에 닿게 하여 망막박리가 황반 쪽으로 진행하는 것을 막아야 한다.

포도막염

포도막염은 안구 중간층에 해당하는 홍체, 모양체, 맥락막을 포함하는 포도조직의 염증을 말한다. 염증의 위치를 가지고, 앞 포도막염(홍체와 모양체 또는 홍체만을 포함하는 영역), 중간 포도막염(유리체, 망막주변부와 후방섬모체 또는 후방섬모체를 포함하지 않는 영역), 후방 포도막염(맥락막을 포함하는 영역), 범포도막염으로 분류한다. 앞 포도막염이 전체 포도막염 중에 가장 많은 수를 차지하기 때문에 이번에 중점적으로 다루도록 하겠다.

서구세계 실명의 원인 중 약 10%를 차지하는 포도막염은 매우 중요하다. 예전에는 포도막염이 청장년층의 질환으로 생각되었지만, 최근 연구에 따르면 예상했던 것보다 노인에게 훨씬 자주 생긴다고 한다. 그 발생 빈도는 노인보험수혜자 10만 명 중 341명 꼴이다.

과거에는 노인에서 포도막염은 가성 안림프종으로 가르쳐 왔으나, 연구가 진행된 결과 악성질환은 포도막염에서 매우 적은 비율을 차지한다는 것을 알아냈다. 젊은 성인과 마찬가지로 노인에서의 포도막염의 50%는 여전히 특발성이다. 앞 포도막염의 원인들은 육아종성과 비육아종성으로 나뉜다. 비육아종성 앞 포도막염의 원인들은 HLA-B27 강직성 척추염과 염증상 장질환과 같은 자가 면역질환이 대부분 차지한다. Reiter 증후군과 반응성 관절염은 노인에서는 흔하지 않다. 육아종성 앞 포도막염의 원인은 매독, 결핵, 헤르페스, 수두, 유육종증, 톡소플라스마증(주혈 원충병), 컨택트렌즈에 의한 직접적 감염 등이 있다.

전방포도막염은 모양근 경련으로 인해서 편측의 깊고, 둔하고, 욱신거리는 안구 통증을 나타내며, 주로 눈 주위나 측두부 쪽으로 방사통이 생긴다. 시야흐림이 가장 흔한 증상인데 이는 염증으로 인해 방수내부가 혼탁하여 생긴다. 그 밖에 눈부심 또는 광선 공포증, 눈물이 자주 나타난다. 비육아종성 앞 포도막염은 서서히 나타나는 육아종성 앞 포도막염에 비해 급하게 나타난다.

앞 포도막염에서 이학적 검사를 통해 각막 전체(특히 가장자리)에 걸친 홍반, 전방에 축적된 염증세포와 플레어(혈관염으로부터 혈관밖으로 유출된 단백질)를 특징적으로 관찰할 수 있다. 병측의 동공은 주로 수축되어 있고, 불규칙하며 정상인 측 눈과 비교하여 빛에 대한 반응이 느리다. 직접적인 광시증과 비직접적인 광시증 두 가지 모두 나타나며, 심하거나 HLA-B27과 연관되었을 경우 축농을 나타나기도 한다. 안압은 다양하게 나타나며 만성 포도막염에서 상승되어 있는 경우가 많습니다. 비육아종성 포도막염에서 각막 내피의 각막 후면 침착물, 세포 침착물들은 작고 미세하다. 그러나 육아종성 포도막염에서는 크고, 노란색(양고기 지방 같은)의 각막 후면 침착물과 홍체결절을 동공 경계면에서 관찰할 수 있다.

응급실에서 앞 포도막염을 가진 노인의 검사는 환자의 증상에 의해 좌우된다. 만약 질환의 증상이 시력장애 없이 경미하다면, 안과 외래에서 환자를 보도록 한다. 처음 발생한 비육아종성 앞 포도막염이나 대상포진 바이러스와 연관된 포도막염은 추가적 검사를 하지 않아도 된다. 만약 증상이 심하거나 갑자기 나타났다면, 매독, 바이러스(특히 헤르페스, 거대세포바이러스(CMV), Epstein-barr 바이러스(EBV), 톡소플라스마, 결핵에 대한 추가적이 검사가 반드시 필요하다.

앞 포도막염은 약물로 치료할 수 있으며, 추후 합병이 생길 시 외과적 치료를 고려할 수 있다. 치료의 목표는 시력의 보존, 안구 통증 완화, 합병증 방지이다. 시기적절하고 오랜 시간의 추적관찰의 필요하기 때문에, 치료는 안과전문의와 함께 상의

하여 결정해야 한다.

만약 원인이 염증에 의한 것이 아니라고 생각되면 국소 스테로이드제를 사용할 수 있다. 산동제와 안근마비제는 모양체의 경련을 풀어주어 눈의 통증을 완화시키고, 동공과 렌즈사이의 유착을 방지할 수 있다. 또한, 비스테로이드성 항염증제(NSAID)를 통증에 사용해야 한다.

앞 포도막염의 합병증은 백성장과 2차성 녹내장, 후방유착, 망막박리 그리고 만성 포도막염이 있다. 이러한 장기적인 합병증에도 불구하고, 완전한 실명으로 진행할 반수의 환자들을 제외한 나머지 반수의 환자들은 정상적인 시력을 유지하고 있다.

중간 포도막염은 앞 포도막염에 비하면 흔하지 않은 편이다. 염증이 생기는 주된 부위는 유리체이며 후 망막과 후 모양체가 포함되기도 한다. 환자는 흐려진 시력을 동반한 부유물, 또는 흐려진 시력을 동반하지 않은 부유물과 같이 최소한의 증상만 호소하며, 안 전방에는 염증의 징후가 보이지 않는다. 유리체 내부의 눈뭉치, 희고 노란 염증응집체, 모양체의 편평부에 있는 삼출물(눈뭉치) 등을 흔히 관찰할 수 있다. 원인과 치료는 앞 포도막염과 동일하다.

후포도막염은 유리체와 시신경 유두부, 망막 혈관 그리고/또는 맥락막에 염증이 생긴 것이다. 후포도막염의 비감염성 원인이 많이 있지만, 면역 저하 환자에서 톡소 플라즈마증은 후포도막염의 원인중 거의 25%를 차지한다. 면역 저하 환자들은 톡소플라스마증, 결핵, 헤르페스 바이러스, 거대세포바이러스 등에 취약하다. 증상과 이학적 소견은 가장 큰 염증 부위와 후포도막염의 원인에 따라 달라진다. 따라서 기본치료 방침을 정하기 위해서는 철저한 조사를 통해 후포도막염의 원인을 파악해야 한다.

결막염

결막염은 눈꺼풀의 안쪽(안검결막)과 안구의 가장 바깥쪽을 덮고 있는 막(안구결막)에 염증이 생긴 것을 말한다. 급성 결막염의 가장 흔한 원인은 알레르기 및 전염성인 아급성과 만성적 결막염은 기계적이고 자극적이며, 면역계가 매개를 통해서 생긴다. 만성 안구 건조증과 노인성 내번증과 같은 눈의 상태는 눈물막(많은 면역방어체계를 가진)의 양과 질을 저하시키고, 노인 환자들에게서 결막염의 위험성을 높힌다. 응급실에 방문하는 눈 불편감을 호소하는 환자들의 30%는 결막염 환자들이다.

염증성 결막염은 바이러스성이나 세균성이다. 바이러스성 결막염은 압도적으로 아데노 바이러스가 원인이지만, 단순포진과 수두는 잠재적으로 심각한 합병증을 유발할 수 있어 주의 깊은 진찰이 필요하다. 성인에서 세균성 결막염은 헤모필루스 인플루엔자 또는 황색포도구균에 의해 대부분 발생한다.

급성 결막염의 특징적인 징후와 증상은 분비물이 있는 적목과 경미한 시력장애 또는 비시력장애이다. 염증성 결막염은 한쪽에서 시작해서 며칠뒤에 대게 양측성으로 진행한다. 바이

러스성 결막염에서는 선행하는 상기도 감염, 바이러스와의 접촉력, 이개전방 림프절 질환이 흔하게 나타난다. 이전에 결막염 병력이 없고, 가려움증이 없다면 세균성 결막염의 가능성을 시사한다. 만약 아침에 일어났을 때 분비물에 의해서 양측 눈이 풀로 붙인 것처럼 붙어 있다면 15:1의 확률로 세균성 결막염을 의심할 수 있다. 위에 제시한 것 이외에는 세균성과 바이러스성을 구분할 수 있는 임상적 예측인자는 거의 없다. 그래서인지 다수의 연구에서도 임상의사가 세균성 결막염과 바이러스 결막염을 정확히 구분할 확률은 단지 40~75%에 불과하였다.

세균성 결막염 시 결막부종, 다양한 색과 양의 눈 분비물, 넓은 결막하 출혈과 연부조직 부종을 이학적 검사에서 관찰할 수 있다. 만약 환자가 심한 통증과 시력 감퇴를 호소하거나 흐릿함을 호소하나, 이는 감염성 결막에 맞지 않는 소견이므로 기타 다른 눈질환을 감별해야 한다.

감염성 결막염의 주된 치료는 눈 관리, 감염 전파 방지, 항생제 사용이다. 환자들은 깨끗한 물과 솜으로 눈을 자주 씻어야 하며, 따뜻한 물에 포를 적셔서 눈에 올려놓으면 증상 완화에 도움을 줄 수 있다. 안약병이 오염되었을 경우 안약을 교체해야 하며, 새로운 컨텍트 렌즈 케이스를 사용해야 한다.

아데노 바이러스에 의해서 발생하는 결막염은 수용장, 손, 의료용 기구 등에 의해 전염이 잘된다. 환자와 그 가족들은 손을 자주 씻고, 타월을 따로 사용하며, 전염성이 있을 시 타인과의 접촉을 피해야 한다. 환자들이 학교나 직장으로 복귀할 수 있는 시기는 명확하지 않다. 적절한 치료가 시행된다면 세균성 결막염은 24시간 후에 감염성이 사라지지만 반면에, 바이러스성 결막염은 7일에서 14일 정도 전염성이 유지된다. 일상 생활로의 복귀 시기는 각자가 처한 환경(얼마나 눈 접촉을 피했는지 손을 얼마나 잘 씻었는지, 면역저하자와 접촉했는지 여부), 증상이 나타난 기간, 항생제의 사용 여부, 유행하고 있는 바이러스나 균의 감염력에 따라서 달라진다.

감염성 결막염을 치료하기 위해 국소 항생제를 사용하는 것은 아직도 논란 중이다. 바이러스성 결막염에서 세균성 결막염은 자주 동반되지 않아, 바이러스성 결막염에서는 항생제가 필요치 않다. 세균성 결막염에서도 70% 큰 합병증 없이 8일 안에 자연적으로 호전되었다고 한다. 하지만 항생제 사용으로 병의 유병기간이 0.5일에서 1.5일 줄어들었다는 논문도 있다. 또한, 항생제가 결막염의 재발과 합병증(안와봉와직염, 각막염, 범안구염)의 발생, 그리고 타인에게로 전파되는 것을 줄인다고 보고되었다. 반면에 항생제 치료는 비싸고, 이로 인해서 항생제 내성균을 발생 및 비감염성 질환의 진단을 늦추고 알레르기 반응과 같은 항생제 관련 합병증을 유발한다고 하는 보고도 있다.

따라서, 소아 급성중이염환자에서 치료처럼, 감염성 결막염에 대해 지연적 항생제를 사용하는 것이 적절해 보인다. 결막염에 대해 교육을 한 후, 진단받은 지 2~3일 이후에 증상이 지속되거나 심해질 시 국소 항생제를 사용하게 하는 것이다.

이렇게 하면 항생제 사용과 결막염으로 인한 병원의 잦은 방문을 줄일 수 있다. 이 방법에서 가장 중요한 것은 환자 교육이다. 영국의 한 연구에서 환자들은 결막염이 저절로 호전되는지 몰랐다고 하며, 항생제 없이 호전될 수 있다는 것에 대해 긍정적인 반응을 보였다고 한다.

선택할 수 있는 많은 국소 항생제가 있으나, 임상적 결과에서 효과에 큰 차이를 보이지는 않았다. 선택할 수 있는 범위는 아미노클로코시드부터 플루오르퀴놀론 계열까지이다. 비용, 지역사회에 따라 다른 저항성의 패턴, 부작용 등을 고려해서 항생제를 사용해야 한다. 어른들에게 적용하기 쉽고 시력을 흐리지 않기 때문에, 일반적으로 안구에 점적하는 것을 권장한다.

증상이 호전되지 않을 시 3~4일 후에 재방문하여, 결막 배양검사와 같은 추가적인 검사가 더 필요하다.

건초열 결막염으로 알려진, 알레르기성 결막염은 보통 계절성이지만, 먼지나 애완동물의 비듬에 의해 나타나는 경우도 많다. 미국 인구의 1/5이 알레르기성 안과증상을 겪는데, 적목현상, 눈물, 간지러움 등의 증상을 호소한다. 이러한 알레르기성 결막염 환자들 중 절반 정도가 알레르기성 비염을 같이 호소한다. 치료를 위해서는 알레르기 유발 인자를 피하고 차가운 물에 포를 적셔 눈 위에 올려 놓거나, 혈관 수축제, 안용 NSAID제 및 경구용 항히스타민제를 사용할 수 있다.

중심 망막 동맥 폐쇄

망막으로 흐르는 혈류가 차단되거나, 중심 망막 동맥이 폐쇄되어 생기는 눈의 뇌졸중은 통증이 없는 심각하고 영구적인 시력 손실을 일으킬 수 있다. 안타깝게도 조기에 발견하더라도, 중심 망막 동맥 폐쇄에 대한 치료법은 아직 명확하지 않으며 각각의 치료법에 의한 결과도 다양하다.

내경동맥으로부터 안동맥이 분지되며, 이 안동맥으로부터 망막 동맥이 분지되어 망막에 혈류를 공급하게 된다. 혈전, 색전, 그리고 류마티스 질환에 의해 안동맥의 혈류가 차단된다. 40세 미만의 중심 망막 동맥 폐쇄 환자들은 심장판막 질환, 교원 혈관 질환 또는 과다응고질환가 같은 전신 질환을 가지고 있는 경우가 많다. 노인 환자에서는 중심 망막 동맥 폐쇄가 생기는 쪽 경동맥에 생긴 동맥경화증이 가장 흔한 원인이다. 거대세포동맥염은 노인성 중심 망막 동맥 폐쇄 환자의 약 5~10%를 차지한다. 이러한 원인들을 고려하였을 때, 중심망막 동맥 폐쇄의 위험인자들은 나이(70세 이상), 고혈압, 고콜레스테롤 혈증, 당뇨, 호모시스테인 수치의 증가, 그리고 흡연력이다. 중심 망막 동맥 폐쇄는 보통 한쪽에만 나타나며, 10만명 중 1명꼴로 급성 중심 망막 동맥 폐쇄가 생긴다.

중심 망막 동맥 폐쇄 환자들은 급작스럽게 나타나는 통증이 없는 한쪽 눈의 거의 완전한 시력상실을 경험한다. 가끔 일과성 흑암시(일시적으로 한쪽에만 나타나는 시력상실)나, 색전이 혈관을 타고 이동하여 생기는 보였다가 안보였다 하는 증상을 호소하기도 한다. 또한 일부 환자들은 모양망막 동맥의 뻗어나온 곁가지 동맥으로부터 혈류를 공급받는데, 이런 다양한 해부학적 특정으로 인해 중심 망막 동맥 폐쇄가 있음에도 중심 시력을 유지하기도 한다.

검사를 시행하면, 중심 망막 동맥 폐쇄는 신경절 세포의 허혈로 인해 완전한 또는 상대적인 구심성 동공 장애를 야기한다. 동공은 커져있거나 빛에 대한 반응이 약해진다. 안저검사에서 붉은색의 앵두반점, 불투명한 망막 그리고 느리게 움직이는 혈류를 관찰할 수 있다. 90%의 영구적인 중심 망막 동맥 폐쇄환자에서 붉은 앵두 반점은 맥락막과 모양체의 혈액 순환으로 혈류를 공급받아 밝은 붉은 색을 보이는 것이며, 이것은 황반이 아직 손상을 입지 않았다는 것을 의미한다. 약 반수의 환자에서 보이는 불투명한 망막은 괴사로 이어지는 국소 허혈로 인해서 연한 황백색을 띄게 된다. 느리게 흐르는 혈류(Box carring)은 환자의 20%에서 발생하는데, 이는 망막동맥에서 혈청이 분리되면서 적혈구의 정체(Ro:leau formation)으로 인해 나타난다. 마지막으로, 환자의 중심동맥망막폐쇄의 원인이 색전이라면, 그로 인한 혈전은 빛나는 무지개빛의 콜레스테롤 플라크, 회색의 혈소판 침착, 또는 밝은 흰색 칼슘 조직으로 보일 수 있다.

중심 망막 동맥 폐쇄는 다른 여러 질환들과 혼동될 수 있다. 그런 질환들은 한쪽 눈의 시력상실과 함께 다른 이학적 소견을 보이는 눈의 이상에서 유래한 중심 망막 정맥 폐쇄, 유리체 출혈 그리고 망막 박리가 있다. 또한, 정상보다 혈류가 적게 흐르게 되어 결국 망막의 관류가 낮아지는 심부전, 고혈압적 응급과 같은 전신적인 질환들이 있다. 편두통도 중심 망막 동맥 폐쇄로 오인 받기도 한다.

중심 망막 폐쇄로부터 생긴 망막의 허혈은 발생한지 4시간이 지나면 크고 영구적인 시력손실을 일으킬 정도로 안과적 응급질환에 속한다. 발생한 지 100분 안에 망막의 혈류를 개선해주면 시력을 보존할 수 있으나, 치료는 증상이 시작된 후 48시간까지 유효하다. 중심 망막 폐쇄가 진단되면 안과전문의에게 협진을 해야 하나, 즉각적인 발견과 협진을 하더라도 현재 임상적으로 유효성이 입증된 표준 치료는 없다. 치료를 하지 않은 환자의 1~8%는 자발적 시력이 호전된다고 한다. 명확한 치료 효과에 대한 증거 없는 많은 치료법들이 중심 동맥 망막 폐쇄의 치료로 제안되었다. 여기 포함되는 것들은 망막동맥 확장(설하 isosorbide dinitrate, 이산화탄소 재흡입이나 95% 산소와 5% 이산화탄소가 고정적으로 섞인 가스로 숨쉬기), 물리적으로 폐쇄 제거하기(눈을 감은 상태에서 안구 마사지 하기), 안압을 낮춰 관류를 향상시키기(안전방 천자술, 섬유주 절제술, 정맥 내 acetazolamide 투여 또는 만니톨 투여), 혈전 용해술(국소 또는 전신), 항혈소판제제, pentoxifylline을 이용해서 적혈구를 부드럽게 하기, 전신 스테로이드, 증진된 외부 역박동술(EECP, 심장이 이완되어 있을 때는 다리를 감싸고 있는 커프의 압력이 높아져 혈액을 위로 올라가게 하고, 심장 수축 시에는 공기를 빼 하반신으로 내려오는 혈류량을 늘려 치료함)이 있다. 전신 스테로이드는 거대세포 동맥염에 의한 중심 망막 동맥 폐쇄일 때 효과적이다. 코크란 리뷰(2건의 무

작위 대조연구)에서는 중심망막 동맥 폐쇄환자에서 일상적인 pentoxifylline과 EECP의 사용은 효과적이지 않다고 결론을 지었다. 궁극적으로 볼 때 중심망막동맥폐쇄가 나타날때의 시력이 결과적으로 최종 시력변화를 가장 잘 예측하는 것으로 나타났다.

중심 망막 동맥 폐쇄 환자군의 5년 생존율(5.5년)은 질환이 없는 환자군(15.4년)과 비교해서 훨씬 짧다. 따라서 급성기 치료가 끝난 후에 경동맥 초음파, 심초음파, 혈액응고 검사를 시행하고, 식사와 생활습관관리, 고콜레스테롤 혈증의 치료, 고혈압, 당뇨의 조절을 통해 중심동맥망막폐쇄와 기타 다른 허혈질환의 발생을 막아야 한다.

가지 망막 동맥 폐쇄

가지 망막 동맥 폐쇄(BRAO)는 중심망막동맥의 분지 뒤에서 발생한다. 발생 빈도가 적기 때문에 중심 망막 동맥 폐쇄 만큼 많이 언급되지는 않는다. 막히는 부위가 다르지만, 가지 망막 동맥 폐쇄와 중심 망막 동맥 폐쇄는 매우 비슷하다.

BRAO가 주로 색전에 의한 것이기 때문에 중심망막동맥폐쇄와 그 병태생리적 기전이 비슷하다. 하지만 가지 망막 동맥 폐쇄는 사실 세동맥에서 일어나기 때문에 중심망막동맥폐쇄와는 달리 거대세포혈관염(정의상, 중간과 큰 혈관에만 해당하며 세동맥은 해당되지 않음)과는 관계가 없다.

중심 망막동맥폐쇄와 같이 BRAO는 일시적이거나 영구적으로 나타난다. 안저검사에서 느리게 흐르는 혈류(Box carring)이 관찰되며, 증명된 치료법은 없는 상태이다. 중심 망막 동맥 폐쇄에서와 같이 기저원인에 대한 검사가 필요하며, 이러한 검사를 통해서 뇌졸중이나 중심망막동맥 폐쇄, BRAO의 재발을 막을 수 있다. 치료하지 않아도 80~90%의 가지 망막 동맥폐쇄 환자는 20/40보다 좋은 시력을 가지고 있다.

가지 망막 동맥 폐쇄의 재발은 거의 없으나, 재발하는 중요한 원인 중 하나는 Susac 증후군이다. Susac 증후군은 머리, 망막, 내이 모세혈관전세동맥에 생기는 자가면역 질환으로 젊은 여자에게 잘생기며 뇌병증, 가지 동맥 폐쇄, 청력소실과 같은 세 가지 증상이 같이 나타난다.

안저검사를 시행하면 세동맥의 중간부분에서 흐릿한 플라크와 황백색의 침착물을 확인할 수 있다. 자기공명영상에서는 뇌량에 미세경색을 볼 수 있다. 진단하기 어려운 질환이며, 치료로서는 면역억제치료를 시행한다.

중심 망막 정맥 폐쇄

망막 정맥 폐쇄는 당뇨병성 망막병증에 의해 나타나는 망막 혈관 질환 중 두 번째로 많다. 망막의 정맥계는 중심 정맥, 반측 정맥, 주분지 정맥, 황반부 분지 정맥을 포함한 다양한 분지로 이루어져 있다. 폐쇄는 위에 나열한 분지 중 어느 곳에서라도 생길 수 있으나, 가장 많이 일어나는 곳은 중심 및 분지 정맥이다.

2008년에 미국의 약 250만의 성인들이 중심 망막 정맥 폐쇄 질환을 앓았으며, 그 발생율은 약 인구 1,000명당 5.2명이였다. 중심 망막 폐쇄는 주로 고혈압력, 당뇨, 동맥경화증, 이상지질혈증, 높은 BMI나 흡연력을 가진 중년이나 노인에게서 발생한다. 40대 이하의 환자는 전체 환자 중 10~15%에 불과하였다.

중심 망막 동맥과 정맥은 시신경이 빠져 나가는 외막을 공유한다. 이러한 외막이 통과하는 공막체판의 개구부는 좁다. 나이가 들수록 공막체판의 교원조직은 두꺼워지고 뻣뻣해진다. 중심 망막 동맥이 노화함에 따라 중심 망막 정맥의 압박을 유발하게 된다. 압박받은 정맥으로 인해 생기는 난류는 혈관 내 혈전을 생성한다. 그 결과, 중심 정맥 망막 폐쇄는 허혈성과 비허혈성의 두 가지 종류로 나뉘게 된다. 응급의학과 의사는 그 둘을 구분할 필요는 없으나, 안과의사는 그 종류에 따라 치료와 예후가 달라지므로 그 둘을 구분할 수 있어야 한다. 또한, 질환은 물론 비허혈성에서 허혈성 타입으로 바뀔 수 있다.

정맥울혈성 망막병증으로도 알려진 비허혈성 중심 망막 정맥 폐쇄 환자는 희미한 중심시야와 함께 비교적 보존된 주변부 시야를 호소한다. 이런 증상은 아침에 심해지고 낮이 될수록 점차 나아지는 양상을 보인다. 병변은 훨씬 더 근위부이며, 발달된 부수적 망막 순환계로 인해서 몇몇 환자들은 상대적으로 증상이 없는 경우도 있다. 시력은 보통 20/30 언저리이며, 거의 항상 20/200보다는 좋다. 반면에 허혈성 중심 망막 정맥 폐쇄 환자는 아침에 눈을 뜨자마자 갑작스러운 시야의 상실을 호소한다. 일과성 흑암시가 선행되는 경우도 있다. 시력은 비허혈성 중심 망막 정맥 폐쇄보다 훨씬 더 좋지 않으며 최종 시력 결과는 종종 20/400보다 더 나쁘다.

중심 망막 정맥 폐쇄에서 안저 검사는 소견이 매우 극적으로 나타나기 때문에 진단의 핵심이라 할 수 있다. 조기에 나타나는 전형적인 검사소견은 "피가 천둥친 것 같은 모양" 그리고 "면화반점"이다. 망막 출혈은 4개의 사분면 모두에서 불꽃 모양의 "피가 천둥친 것 같은 모양"으로 관찰되며, 허혈된 망막은 노란색과 흰색의 "면화반점"으로 나타난다. 황반 부종은 초기에 나타날 수 있는 소견이며, 반면에 시신경 원판 주위의 구부러지고 울혈된 혈관들은 후기에 보이는 소견이다.

중심 망막 정맥 폐쇄의 진단은 증상과 안저검사의 관찰 소견을 토대로 이루어진다. 안과의사는 형광안저조영술을 시행하여 확진을 한다. 중심 망막 정맥 폐쇄를 진단으로 고려할 때, 중심 망막 동맥 폐쇄, 당뇨병성 망막병증, 전신성 혈관염의 폐색도 함께 고려해야 한다.

이 질환은 자연 치유되는 경우가 대부분이지만, 병의 경과는 매우 다양하다. 어떤 환자에서는 망막 출혈과 황반 부종이 좋아졌음에도 불구하고, 질환과 관련된 합병증으로 인해 장기간의 시력소실이 발생하기도 한다. 황반부종과 허혈뿐만 아니라 유리체 출혈, 망막 박리, 신생혈관성 녹내장은 중심 망막 폐쇄에서 시력감소를 일으키는 가장 흔한 합병증들이다.

중심 망막 정맥 폐쇄의 급성기 때, 관리는 혈관 위험인자의 확인 및 치료, 이차성 안구 합병증과 다른 눈에서의 발생 예방에 초점을 두고 있다. 실제로 약 7%의 환자에서 4년 이내에 다른 쪽 눈에도 중심 망막 정맥 폐쇄가 발생한다. 빨리 안과의사에게 진료를 받게 하는 게 중요하다. 중심 망막 동맥 폐쇄와 마찬가지로 중심 망막 정맥 폐쇄에서도 증명된 치료법은 없다. 선택할 수 있는 치료로는 혈액응고 방지제, 혈액 희석제, 고압산소, 스테로이드, 레이저 광응고술, 유리체 절제술, 맥락 망막 정맥 문합술, 근치적 시신경 절제술과 같은 수술적 치료법이 있다.

분지 망막 정맥 폐쇄

중심 망막 정맥 폐쇄와 분지 망막 정맥 폐쇄 사이의 차이는 종종 문헌에서 동일하게 언급되는 경우가 많기 때문에 불분명하다. 분지 망막 정맥 폐쇄가 중심 망막 정맥 폐쇄보다 3배에서 5배 정도 많습니다. 분지 망막 정맥 폐쇄 환자의 90%가 넘는 사람들이 50세 이상이다. 보통은 편측으로 발생하지만 9%에서는 양측에서 발생한다.

분지 망막 정맥 폐쇄는 일반적으로 동맥이 외막 안에 있는 정맥 앞으로 지나가는 경우에 발생한다. 이러한 교차점의 수가 부분적으로 질병의 심각성을 결정한다. 위험요인은 중심 망막 심혈관질환, 고혈압, 당뇨, 이상지질혈증, 녹내장 그리고 과다 응고증 등이 있으며, 이는 중심 망막 정맥 폐쇄와 유사하다.

분지 망막 정맥 폐쇄에서는 망막 혈액공급 중 일부만이 영향을 받기 때문에, 증상은 심하지 않을 수 있고, 특정 시야만을 포함하는 경우가 많다. 시야 및 시력은 안개가 낀 것 같이 보이며, 조금 더 나빠진다. 상부측부와 하부측두 사분면의 시야가 가장 영향을 많이 받는다. 검사 결과는 중심 망막 정맥 폐쇄와 비슷하지만 침범받는 사분면은 더 적고, 증상 또한 경하게 나타난다. 합병증과 치료는 중심 망막 정맥 폐쇄와 동일하지만, 분지 망막 정맥 폐쇄의 예후가 더 좋으며 반수 이상의 환자에서 시력은 치료 없이도 20/40 이상으로 측정된다.

거대세포동맥염(GCA)

거대세포동맥염 또는 측두동맥염은 중동맥과 대동맥의 면역매개성 혈관염이다. 이는 노인에서 가장 많이 나타나는 혈관염이다. 50세 이상의 인구 10만 명당 연간 발생률은 15~25명 정도이나 80세 이상의 환자에서의 연간 발생률은 인구 10만 명당 45명으로 노인에서 발생률이 크게 높아진 것을 알 수 있다. 가장 많이 발생하는 연령군은 70대와 80대이다. 또한 이 질환은 북유럽 쪽 출신의 사람들과 여자들에서 더 많이 나타난다.

노인 여성 환자가 새로운 두통을 호소한다면 거대세포동맥염을 염두하고 진료해야 한다.

거대세포동맥염의 전형적인 증상은 측두두통, 갑작스런 시력상실, 두피 동통, 파행성 턱이다. 시력손실은 초기에 나타나는 증상으로 전체 환자 중 1/4에서 1/2에서 나타난다. 시력 상실은 며칠 이내로 나타나며 종종 비가역적인 양상을 띤다. 시신경, 망막 또는 맥락막의 관류저하로 인한 일과성 시력상실은 종종 전방시신경허혈과 같은 진짜 시신경 경색으로 진행한다. 거대세포동맥염이 전신으로 발생할 경우 그 전신증상은 미열, 식욕부진, 체중 감소 및 피곤함으로 나타날 수 있다. 상하지 근위부의 쇠약을 특징으로 하는 류마티스성 다발 근통은 GCA 진단 당시 환자의 거의 1/3에서 발견된다.

이학적 검사에서 종종 홍반을 동반한 단단하게 만져지는 측두 및 후두 동맥을 발견할 수 있다. 안저 검사의 결과는 시신경, 망막 및 맥락막으로 병의 진행에 따라 다르다. 병이 진행할수록, 창백하고 부풀어 오르게 되고, 시신경에 면화반점과 함께 찾은 출혈점이 보이는 "chalky white"를 관찰할 수 있다. 물론 검사에서 완전히 정상으로 보이는 경우도 있다.

표준 진단법은 측두 동맥 생검이지만, 환자의 10~15%에서는 음성으로 나타난다. 스테로이드 치료는 생검으로 진단을 하기 전에 시행해야 한다. 조직병리학적 증거를 최대 6주까지 얻을 수 있지만, 환자는 치료 시작 2주 이내에 2 cm의 측두동맥 생검을 받아야만 한다. 1990년에 미국 류마티스 학회는 94%의 민감도와 92%의 특이도를 가진 GCA 진단 기준을 정했다. 진단 기준의 항목은 50세 이상의 나이, 새롭게 발생한 두통, 측두동맥 이상(동통이나 감소된 박동), ESR > 50 mm/h 이상의 상승, 측두동맥에서 생검으로 5개이며, 이 중 3개 이상을 만족하면 진단할 수 있다.

확진하기 전에 고용량의 스테로이드(60~100 mg/일, 프레드니손, 1.0~1.5 mg/kg/일의 메틸프레드니손)가 시작되어야 한다. 경구 복용과 정맥 내 주사로 투여하는 것 중 어느 것이 더 효과가 좋은지는 나와 있지 않으나, 정맥 내 투여가 신경학적 증상이나 시력 손실이 있는 환자에서 더 적합하다고 한다. 치료하면서 측두동맥 생검을 할 수 있는 의사에게 빨리 협진을 진행해야 한다. 기관에 따라 다르겠지만 가능한 의사는 안과의사, 외과의사 또는 혈관외과 의사일 것이다. 또한 며칠 이내로 환자는 신경과 의사와 안과의사에게 방문하여 진료받아야 한다.

거대세포동맥염과 관련된 시력 손실은 보통 비가역적이고 시각적 표현 정도에만 머물러 있는 경우가 많다. 1/5의 환자에서 심각한 시력 손실이 발생한다. 두통과 같이 발생하는 증상들은 스테로이드 치료 후 몇 시간에서 며칠 안에 좋아지기 시작한다. 증상은 좋아졌다 나빠졌다 하지만 검사실 지표는 상승하며, 대부분의 환자는 1~2년 동안 스테로이드 사용을 점차 줄이면서 끊게 된다. 만약 스테로이드에 빠른 반응이 없다면 다른 병의 가능성을 의심해야 한다.

거대세포 동맥염의 주요 초기 증상은 측두 동맥에서 발생하지만 쇄골 하방, 겨드랑이, 안과, 척추 동맥 및 대동맥에 염증이 생겨 사지 파행, 조직 괴사, 신경 병증, 일시적인 허혈 발작 및 대동맥 박리, 동맥류 형성을 일으킬 수 있다.

귀

외이도염

외이도염은 소아에서 주로 나타나는 질환이다. 노인에게서는 귀 관리와 보청기 등으로 인한 합병증으로 나타난다. 열대성외이도염, 수영자외이염으로 알려진 외이도염은 외이도의 넓게 퍼진 염증이다. 급성 외이도염은 6주 미만의 경과를 보이며, 보통 한쪽으로 나타나고 7~12세에서 가장 많이 생긴다. 50세가 지나면 발생률이 떨어지기 시작하며, 평생동안 발생률은 10%이다.

귀에 있는 아포크린샘이 산성의 귀지를 만들어 세균의 번식으로부터 보호한다. 하지만 귀의 지속되는 습기(수영, 습한 환경), 외이도의 손상(귀지 제거, 보청기의 사용), 피부과적인 이상(습진, 건선), 해부학적이상(좁은 외이도), 그리고 면연저하로 인한 귀지의 변화는 환자가 급성 외이도염에 걸리기 쉽게 만든다. 북미의 대부분의 급성외이도염은 세균성입니다. 흔한 원인균은 녹농균과 황색포도상구균이다.

환자는 귀의 간지러움과 경한 불편감에서부터 심한 이통을 동반한 화농성 이분비물, 청력소실, 두통까지 호소할 수도 있다. 이주와 귓바퀴를 만질 때의 통증은 외이도에서 보이는 발적의 정도와 비례하지 않을 수도 있다. 고막은 종종 발적을 보이는 경우가 있는데, 이로 인해 중이염으로 오진할 수도 있다. 중이염과 외이도염을 구분하는 가장 좋은 방법은 공기이경검사를 실시하는 것이다. 급성외이도염에서는 고막의 이동성이 관찰되나, 중이염에서는 이동성이 보이지 않거나 제한된 움직임을 보인다. 하지만 외이도가 너무 부어있으면 고막을 관찰하지 못할 수도 있다.

급성외이도염은 종기증(외이도 측면 염증이 생긴 모낭), 외이도의 접촉성 피부염(보청기에 의한), 네오마이신과 같은 이(귀)항생제에 대한 감작으로 인한 증상, 바이러스 감염, 그리고 중이질환(외이도로 분비물을 분비하는)들과 혼동될 수 있다.

치료에서 가장 중요한 것은 분비물들로부터 외이도를 청결히 하고, 국소 점이액을 쓰고, 원인을 피하는 것이다. 하지만 외이도를 청결히 하는 것 이전에 경구약을 통해서 통증 조절이 필요할 수 있다. 이루는 귀지를 습하게 만들기 때문에, 작은 흡입기구나 귀 큐렛을 사용해서 제거할 수 있습니다. 고막의 상태가 온전한지 확인되기 전엔 귀세척을 해서는 안된다.

급성 외이도염의 치료제로 국소 점이액들 중 어느 것이 가장 좋은 것인지는 아직도 논란 중에 있다. 메타분석에 의하면 소독약과 항생제, 그리고 항생제라면 퀴놀론계와 비퀴놀론계를 비교했을 때 임상적 치료경과에 차이가 없다. 사용된 이루액과는 관계없이, 65~90%의 환자들이 7~10일 안에 임상적으로 호전되었다. 최근 연구에서, 스테로이드와 항생제를 같이 사용하면 호전시기를 앞당길 수 있다는 것이 보고되었다. 플루로오퀴놀론과 아미노글리코사이드는 급성외이도염에서 사용할 수 있는 항생제이다. 아미노글리소사이드는 이독성이 있어 꼭 고막이 안정성이 확인된 후에만 사용해야한다.

점이액 약물의 투여는 국소적으로 작용하는 데 적합해야 한다. 칼로릭 자극으로 인한 어지러움을 방지하기 위해 점이액은 투여 전 반드시 체온과 비슷한 온도여야 한다. 또한 환자는 병변측 귀가 위로 향하게 하고 누워야 한다. 자가투여는 적절치 않다고 증명되었기 때문에, 다른 누군가가 외이도에 적절한 양을 떨어뜨려야 하며, 미리 이주를 펌프질하여 갇혀있는 공기를 빼내야 한다. 약을 점적한 후에는 환자는 3~5분간 누워있어야 한다.

만약 외이도가 50%이상 좁아져 있다면, 중이도로 약이 들어가는 것을 막기 위해 귀마개(심지)를 넣어야 한다. 상업적으로 귀심지가 판매되고 있으나, 리본거즈나 셀룰로스로 대신할 수도 있다. 국소 점이액은 최소 1주일은 사용해야 하며, 마지막으로 발생했던 증상이 사라지고 난 후 3일까지는 사용해야 한다.

면역력이 약한 사람(노인, 당뇨, 후천성면역결핍증이 있는)이 중이염이 걸려 있다면, 염증의 경계가 외이도를 넘어갔거나 점이액이 효과가 없을 때 경구 항생제를 사용한다. 거의 20~40%의 환자들이 경구 항생제를 처방받고 있다. 이렇게 높은 항생제 처방율은 항생제가 필요 없는 사람들에게 박테리아 내성의 위험성에 빠지게 한다. 더욱이, 국소 염증부위에 항생제 전달률은 점이액이 경구항생제보다 훨씬 높다.

악성 외이도염

악성 외이도염이라는 이름보다는 괴사성 외이도염과 두개저골수염이라는 다른 이름이 이 병을 훨씬 더 잘 표현한다. 외이도염의 드문 합병증인 이 병은, 염증이 외이도에 난 작은 천공을 따라서 두개저로 퍼져서 생깁니다. 두개저는 육아종성 조직으로 대체된다. 염증은 또한 안쪽 방향인 고막틀꼭지 접합선으로 퍼지게 되고, 정맥관을 따라서 근막판까지 퍼질 수 있다. 면역 저하환자들이 위험요인에 해당하지만, 당뇨는 악성외이도염 환자들 중 90%를 차지한다. 그 이유는 당뇨가 귀쪽의 혈관 공급을 나쁘게 하고, 귀지의 산도를 낮춰 면역기능을 악화시키기 때문으로 생각된다. 많은 당뇨환자에서 악성외이도염은 노년에 생긴다. 흔치 않은 질환임에도 불구하고, 당뇨의 증가와 인구 노령화로 발생률은 점점 증가하고 있다.

사실상 거의 모든 원인균은 물에 존재하고 있는 녹농균이다. 국소 귀 손상과 면역저하가 같이 있을 때 녹농균은 외이도를 통해 들어온다. 흔한 의인성 원인으로는 귀지를 제거하기 위해 귀를 수돗물에 씻는 행위이다.

주된 증상은 심하고 지속되는 이통이다. 외이도염보다 통증이 훨씬 심하며, 턱관절까지 침범해 개구불능까지 일으킬 수도 있으며, 이루, 이충만감, 청력상실, 두통도 나타난다. 하지만 열은 없다. 환자 병력청취에서 귀 외상과 더불어, 많은 환자에서 최근에 외이도염 치료를 위해 점이액을 점적한 적이 있다.

단순 외이도염과 비슷하게, 이학적 검사에서 귀를 움직이면 통증이 있으며, 화농성의 이루, 그리고 붓고 발적된 외이도를 관찰할 수 있다. 고막과 중이에서는 이상소견을 보이지 않는다. 뼈 – 연골 접합부에서 이도의 바닥에 있는 육아 조직 또는 노출된 뼈는 악성 중이염의 특징이다. 두개 내로 감염이 퍼짐에 따라 뇌신경 마비가 발생한다. 이러한 현상은 악성 중이염에서만 발생합니다. 안면신경이 가장 많이 영향을 받으며, 현훈(vertigo)과 뇌수막 자극 징후는 후기 감염을 시사한다.

검사는 염증이 얼마나 퍼져있는지 확인하기 위한 영상검사가 포함되어 있다. 뼈 스캔 검사의 민감도가 높기 때문에 진단이나 추적검사로 사용된다. 하지만 응급실에서는 시행하기가 어렵기 때문에, 악성 외이도염과 외상, 신생물을 구분하기 힘들고 새로 생긴 것인지 재발성인지도 알 수 없다. 컴퓨터 단층촬영(CT)은 침석되고 육아종성 조직으로 바뀐 뼈를 찾아낼 수 있다. 하지만 CT에서 보이려면 뼈의 1/3이 침범되어야만 하며, 급성 악성외이도염에서 낫더라도 뼈의 재광물화가 진행된다. 이는 자기공명영상에서도 비슷하게 나타난다.

환자가 항생제 치료를 받고 있다고 하더라도 호기성, 혐기성 그리고 곰팡이에 대한 배양검사를 이루에서 시행해야 한다. 만약 녹농균이 이루에서 동정되지 않았다면, 뼈생검을 시행하여 악성종양을 감별해야 한다. 만약 환자가 면역저하를 일으킬 만한 상태가 아니라면, 당뇨병이나 다른 면역억제를 일으키는 병을 찾아야 한다.

치료는 항생제, 이청결, 면역저하를 일으킬 수 있는 질환의 조절이다. 페니실린을 사용하면 사망률을 50~20%까지 낮출 수 있다. 플로오로퀴놀론이 사용되기 전까지 치료는 복합 정맥 항생제와 상당한 기간의 입원치료였다. 현재의 선택적 항생제 치료로 녹농균에 반응이 좋고, 뼈 투과성이 높고, 경구 복용이 용이한 고량의 씨프로플록사신(750 mg씩 하루에 두 번 복용)을 사용하고 있다. 또한 매우 적은 부작용과 더불어 90%의 완치율을 보인다. 증상이 좋아졌다고 하더라도 치료는 6~8주간 지속되어야 한다. 다른 많은 감염과 같이 씨프로플록사신 저항 녹농균이 동정되거나 저항성으로 바뀌는 일이 흔하다. 외이도를 청결은 필수적이며 국소 점이액의 효과는 명확하지는 않다. 마지막으로 당뇨병과 다른 면역저하를 일으킬 수 있는 질환은 철저한 관리를 해야 한다.

이러한 치료에도 불구하고 재발율은 약 15%나 된다. 치료 실패는 적절한 항생제 치료를 하지 않은 당뇨환자에게서 발생한다. 악성 외이도염의 사망률은 현재 15% 이하이다.

코

코피

일생 발병율이 60%에 이를 정도로 코피는 흔한 질환이다. 미국의 응급실에 방문하는 환자 200명 중 1명은 코피환자이다. 보통은 경미하여 검사나 처치가 필요 없으나, 50세 이상에서는 심한 비출혈이 자주 나타난다.

노인에서 코피는 국소적이고 전신적인 기여요인들이 있다. 흔한 국소적인 요인들로는 말단부 외상, 비중격 만곡증, 화학

자극제(특히 비강 스테로이드 분무제로부터 나온) 그리고 점막 건조증(낮은 습도를 가진 산소의 흡입)이 있다. 주된 전신 요인은 응고장애이다. 아스피린, 클로피도그렐 그리고 와파린들과 같이 혈소판응집을 방해하는 약들은 독립위험인자들이다. 신부전, 간질환, 알콜중독등의 병을 앓고 있으면 혈소판의 수가 정상이라도 혈소판의 응고 기능은 약화된다. 고혈압과 코피와의 관계는 명확한 관계가 입증되지는 않았지만, 고혈압이 출혈조절을 어렵게 하는 것은 사실로 코피환자에서 혈압을 조절하는 것 자체가 환자에게 위험한 행위는 아니다.

코피는 위치에 따라 앞쪽과 뒤쪽으로 나뉜다. 대부분의 코피는 Kiesselbach 정맥총에서 발생한 전방 출혈이 가장 많다. 이러한 출혈은 앞쪽 비경검사나 전비강 충전을 시행하여 막을 수 있다. 반대로 후비강출혈은 흔치 않으며, Woodruff 정맥총에서 발생하며 후방충전을 시행해야 한다.

치료와 검사가 동시에 시행되어야 한다. 활력징후가 우선적으로 중요하며, 노인에서는 혈류역동학에 대한 반응이 좋지 않아 코피로 인해 불안정한 활력징후로 인해 수혈이 필요한 경우가 있다. 다음으로는 출혈을 멈춰야 한다. 심각성에 따라서 출혈은 15분 동안(환자는 시계를 보고 코를 누르면서 시간을 확인해야 함)의 비전방에 대한 직접적인 압박만으로 멈추기도 한다. 차가운 것으로 압박을 하고, 얼음을 빨아 먹게 하면 환자를 편안하게 하는 데 도움이 된다. 앞으로 환자를 기울여야 피가 위로 들어가는 것을 막아서 토하는 것을 막을 수 있다. 이러한 것들은 비강 내 검사를 하면서 준비가능하며, 직접압박으로 출혈이 멈추면 비강에 대한 검사를 실시해야 한다.

만약 직접압박으로 출혈이 멈추지 않는다면, 환자는 강하게 코를 풀어 혈전을 제거해야 한다. 그 다음 국소 혈관수축제(페닐네프린 1% 또는 옥시메타졸린 0.05%) 그리고 국소 마취제(리도카인)를 사용해 출혈의 속도를 늦춰 환자를 편안하게 해야 한다. 만약 환자가 심한 고혈압이나 심혈관 질환이 있다면 국소 혈관수축제를 비강에 뿌릴 때 주의가 필요하다. 물론 적은 양을 짧게 사용한다면 대부분은 안전하지만 비강 내 혈관수축제로 인한 심근허혈이 발생한 사례가 있었다. 질산은 용액으로 출혈 혈관을 소작하여, 출혈 부위로 흐르는 혈류를 감소시킬 수 있다. 만약 양측 코에서 피가 난다면 비중격 천공을 막기 위해 한쪽 비중격만을 소작해야 한다. 피가 많이 난다면, 작용도 하기 전에 질산은 용액이 씻겨나가 출혈을 막을 수 없을 수도 있다.

소작술을 시행해도 멈추지 않고, 명확한 출혈 부위를 알 수 없다면, 전통적인 비충전, 비강 스폰지, 비강 풍선 충전 그리고 흡수성 물질을 이용해서 비전방 충전을 시행해야 한다. 미리 만들어진 비강 스폰지와 풍선 충전을 사용할 때 지시사항을 반드시 숙지해야 한다 항생제연고가 발라진 충전제가 추천되기도 하지만, 감염을 막는다는 증거는 아직 없다. 비전방 충전은 1~5일간 그대로 두어야 한다. 흔히들 독성쇼크 증후군이나 부비동염 등을 예방하기 위해 항생제를 사용하지만, 여전히 그 효과는 의문스럽다. 혈역학적으로 정상인 환자는 기도에

이상이 없으면 집으로 퇴원이 가능하다.

만약 양측 비전방을 다 충전을 해도 피가 계속 난다면, 아마도 출혈은 Woodruff 정맥총에서 발생하였을 것이다. 후방충전을 통해 직접압박을 가하고, 뒤쪽에 쌓인 피가 결과적으로 출혈이 있는 혈관을 압박하도록 해야 한다. 만약 시판 중인 비후방 충전제를 사용할 수 없다면, 비전방 충전과 함께 폴리 카테터를 사용할 수 있다. 만약 적절한 위치에 놓이지 않으면, 기도를 막을 수도 있으며, 적절한 압력으로 시행하지 않으면 비강 내 조작의 괴사를 일으킬 수도 있다. 후방충전 시행을 위해 이비인후과 의사에게 협진을 내고 입원을 고려해야 한다. 불편함 외에 후방충전은 기저질환이 있는 환자에게 무호흡, 저산소증, 부정맥 등을 일으킬 수도 있다.

만약 환자가 항응고치료를 하고 있거나, 와파린을 먹고 있다면 1/3의 환자에서 정상 INR (international normalized ratio)보다 높게 측정되고 있기 때문에 응고 검사를 시행해야 한다. 전향적 연구에 따르면 INR이 목표 범위 내에 있다면 와파린은 출혈 위험 없이 계속 사용 가능 하다고 나와 있다. 하지만 INR이 목표 범위를 벗어나 있다면 과항응고치료 중인 건지, 응고치료가 필요한 사람인지 생각해 보아야 할 것이다. INR이 4이하라면 와파린은 며칠만 중단하면 되지만 8 이상인 사람은 신선동결혈장이나 비타민 K를 투여해야 한다. 기계 판막을 심장에 가지고 있거나, 재발하는 심부정맥혈전증 또는 폐동맥혈전증을 가지고 있는 환자는 항응고치료를 중단할 경우 혈전 발생에 매우 취약하다. 따라서 약사의 도움을 얻어서 각각의 증례에 맞게 항응고치료의 중단 또는 지속여부를 결정해야 한다.

목

치성농양

지난 50년간 미국 노인 치과분야는 크게 변해왔다. 1950년대에는 75세 이상의 노인들 중 3/4이 본인 치아가 없었으나, 그 이후로 쇠퇴하고 빠진 치아의 유병률은 절반으로 떨어졌고, 노인들 중 약 35%만 본인치아가 없다. 이러한 변화에도 불구하고 65세 이상의 미국인의 1/3이 치료하지 않은 충치를 가지고 있다. 그 예로 1997년에는 노인의 약 절반만이 전년도에 치과를 방문하였다.

미국 노인의 치아건강을 향상시키는 것은 큰 사회적 장벽과 물리적 도전에 맞닿아 있다. 치과 진료의 필요성에 대한 노인들의 인식 부족(치아의 악화가 정상적인 노화의 과정이라고 생각하는)은 종종 치과 진료가 필요한 노인들에게 가장 중요한 장애물로 작용한다.

마지막으로, 많은 노인들이 일상적인 치과 치료를 받는 것에 어려움이 있다. 촉각, 시력 등의 저하로 인해 개인 치과 위생을 유지하는 것이 어렵다. 또한 치과 위생의 중요성에 대한 지식 부족 또는 사람들의 타인의 치아를 닦는 것에 대해 거부

감으로 인해서 치료자는 치료에 개입하기 어렵다.

입과 치아가 나이가 듦에 따라 변하면서 충치와 농양은 매우 흔하지만, 노인에게서는 흔히 덜 중요하게 여겨진다. 종종 먹는 약으로 인해서 침샘의 분비가 줄어들고 그로 인해 입안의 산성도가 바뀌어 세균이 잘 번식할 수 있는 상태가 됩니다. 동시에, 치아의 법랑질은 탈수화되고 얇아진다. 지속적인 치아의 사용으로 이차 상아질은 펄프 챔버를 침범하는 상아질의 전체적인 팽창을 일으킨다. 그로 인해 펄프의 혈관과 신경은 위축된다. 이러한 변화로 인해 덜 민감하고 덜 탄력있는 치아가 생성된다. 결과적으로 젊은 환자에서 극적인 증상을 일으킬 수 있는 동일한 병리학적 치과 감염은 고령 환자에 의해 발견되지 않을 수 있다.

충치는 노인에게 많지만, 급성 치성농양의 발생률은 알려져 있지 않다. 급성 치성농양은 보통 충치나 외상 또는 뿌리치료가 실패한 경우에 생긴다. 박테리아가 펄프 챔버를 침범하고 나면 치근에는 세균 군락이 형성된다. 보통 증상 없는 괴사가 흔하지만 치아주위 조직으로 세균이 침범하면 급성 염증과 농양을 만들게 된다. 그러한 원인이 되는 흔한 세균들은 streptococcus mutans, lactobacillus, actinomyces이다.

급성 치근 농양과 관련된 통증은 급작스럽게 발생하며 경미한 불편함에서부터 시작해서 격렬하고 욱신거리는 통증에 이른다. 통증이 발생하는 곳은 만져보면 쉽게 알 수 있다. 이학적 검사에서 발적과 부종이 있고, 화농성으로 보인다면 이상이 있는 치아를 쉽게 확인할 수 있지만, 그 이상으로 퍼져있고 더 깊은 염증이 있을 수 있다. 치료는 괴사된 조직을 제거하는 것으로, 치아에 구멍을 뚫어 배액하거나, 치수절제술 시행 또는 영향을 받은 치아를 발치하여 시행한다. 이러한 시술은 응급의학과 의사나 응급실에서 시행하지 않는다. 절개해서 농양을 배액하는 것은 두 번째로 권유될 만한 치료법이다. 하지만 배액이 불가능할 경우엔 항생제를 사용해야 한다. 그 이유는 국소염증에 항생제 치료가 과할 수 있으나, 노인들은 염증이 심각해질 위험성을 가지고 있기 때문이다. 페니실린은 선택적 항생제로 사용할 수 있으나 페니실린 알러지가 있는 환자에서는 클린다마이신을 사용할 수 있다. NSAID가 진통제로서 사용될 수 있으나, 최근엔 마취성 약제들이 사용되기도 한다. 하지만 노인에게서 마취성 약물을 사용하는 것을 권장하지는 않는다.

급성 치성 농양 환자는 명확한 치료를 위해 치과의사에게 진료를 보도록 해야 한다. 복합적 감염이 아니어도, 세균의 혈중 전파로 인해 세균성 심내막염이나 인공관절 감염과 같은 전신 합병증을 일으킬 수도 있다.

루드비히앙기나

루드 위그의 협심증은 설하, 악관하, 그리고 머리와 목의 근막 주위 공간의 감염이다. 병의 이름은 상기 병을 1836년에 처음 기술한 독일 의사인 Wilhelm Friedrich vonLudwig와 교살 하다라는 뜻의 라틴동사인 angere로부터 따왔다. 감염은 빠르게 퍼지는 봉와직염으로 시작해서 진성 농양이 된다. 대개 2번째, 3번째 어금니의 치주농양으로부터 병이 시작됩니다. 위치적 기원으로 인해, 가장 흔한 원인균은 Staphylococcus, Streptococcus 및 Bacteroides 종이다. 흔치 않은 원인으로는 입안 열상, 혀 피어싱, 신생물, 편도 주위 농양, 하악골절, 침샘 결석, 치조신경차단술 등이 있다.

향상된 치과치료와 항생제의 출현으로 루드비히앙기나의 발생률은 현저히 떨어졌다. 20~60대 남자 사이에서 가장 많이 발생하며, 노인들은 당뇨병과 저하된 면역상태 그리고 부족한 치과치료로 인해 루드비히앙기나에 대해 높은 위험성을 가지고 있다.

나타나는 증상은 감염의 정도와 관련있다. 가장 흔한 증상은 치통, 연하곤란, 호흡곤란, 발열과 불쾌감이다. 병이 진행됨에 따라 환자는 혀를 움직일 때 나타나는 통증, 구음장애, 경부부종, 부어서 돌출된 혀, 그리고 경부 강직감 등을 호소하게 된다.

돌출된 혀와 나무와 같은 목과 같은 부종에 이학적 검사의 초점이 맞춰진다. 부종이 생긴 조직은 입안에서 혀를 밖으로 밀어낸다. 그로 인해서 생긴 천명, 개구장애, 분비물 삼킴장애, 불안감, 청색증들은 모두 다 임박한 붕괴된 기도의 징후들이다.

임상검사 단독만으로 진단 민감도는 55%밖에 되지 않는다. 안정된 기도라는 가정하에 조영제를 사용한 컴퓨터 단층촬영을 시행하여 진단 민감도와 특이도를 향상 시키고, 감염의 범위를 대략적으로 확인할 수 있다. 만약 컴퓨터 단층 촬영을 시행할 수 없다면, 초음파를 사용해서 부종과 액체저류를 구분할 수 있다.

치료에는 기도관리, 항생제, 수술적 배액(가능하다면) 등이 포함된다. 이비인후과 의사와 마취과 의사에게 빠른 개입을 하도록 하고, 병의 진행단계, 동반된 병 등 개인적 상황에 맞춰 계획을 짜야 한다. 얼마나 많은 환자가 기도에 대한 처치(기관 삽관 등)가 들어가야 하는지는 알 수 없으나 대략 35~50%로 높게 알려져 있다. 루드비히앙기나 환자에서 기도문제는 환자를 사망에 이르게도 할 수 있다. 수술적 기도가 필요하다면 수술실에서 집도의가 수술하는 것이 이상적이다. 가장 최적화된 기도 확보 방법은 환자가 앉아있고, 깨어 있는 상태에서 내시경적 조작을 통해 코를 통해 기관지 내로 기도삽관을 하는 것이다. 후인두가 다양하게 관련되어 있어 이는 성공적인 기관 내 삽관을 위한 최선의 방법이다. 구강 삽관은 혀를 들어올리는 방법이기 때문에 충분한 공간을 확보하기 어렵고, 개구장애가 있는 경우가 많기 때문에 적합한 방법이 아니다. 기도를 눈으로 보지 않고 코로 삽관하는 것은 출혈을 발생시키거나 농양을 터트릴 수 있다.

환자가 응급기도확보가 필요하지 않아도 응급실 의사는 기도관리에 대한 생각을 염두에 두고 있어야 한다. 전통적으로 루드비히앙기나에서는 공격적으로 빠르게 기도를 확보하였다. 최근에 들어서는 기관절개술을 시행하여 일명 "기다려보기" 방법을 쓰고 있는데, 이를 통해 사망률과 병원 재원률이 감소했다는 보고가 있다. 이러한 방법은 건강(병의 진행이 빠르지 않은)하고 젊은 환자에게서 사용해 볼 수 있다. 노인 환자는 기타 여러 질병들을 많이 가지고 있기 때문에 기도폐쇄의 가능성이 더 높기 때문이다.

그럼 양성 알균과 그럼 음성 막대균 그리고 혐기성 균에 대해 영향력이 있는 항생제를 써야 한다. 고용량 페니실린, 클린다마이신, 메트로니다졸의 조합이 제일 좋다. 만약 절개 후 배농이 이루어졌다면 균 배양검사를 시행해 적절한 항생제를 사용할 수 있다. 무작위 검사를 통해 밝혀지지는 않았지만 스테로이드를 쓰는 것이 연부조직의 부종을 줄일 수 있다는 사람들도 있다.

만약 기도관리가 필요하거나 약물치료가 실패했다면, 절개 및 배농을 실시해야 한다. 그리고 환자는 기관삽관의 유무와 관계없이 염증이 나아지고 기도의 상태가 나아질 때까지 중환자실에서 치료해야 한다.

항생제 사용 전 사망률은 50%에 달했으나, 항생제 투여와 기도관리를 통해서 사망률은 10% 이하로 감소했다. 사망의 주된 원인은 기도 문제 때문이나, 감염의 확산으로 종격동염, 턱뼈 또는 경추의 골수염, 경정맥 혈전, 심막/흉막 삼출, 농흉등이 발생할 수 있다.

편도주위 농양(PTA)

PTA는 구개편도와 구개편도의 캡슐 사이에 발생한다. 편도의 위쪽 가까운 곳에서 발생하며, Weber 샘이 편도절제술을 시행한 뒤에서 PTA가 발생하는 데 중요한 역할을 한다. 급성 삼출성 편도염으로 시작해서 봉와직염으로 진행해서 결과적으로 조직괴사와 농양을 만든다. 해부학적으로 깊은 조직공간까지 침투하지만 '깊은' 목 염증으로 보지는 않는다.

미국에서 인구 10만 명당 30명 정도에서 발생하며, 모든 연령대에서 나타날 수 있지만 20~40대가 가장 많다. 노인은 치주질환으로 인해서 위험요인에 해당한다. 보통 11월, 12월, 4월, 5월에 많이 발생하며, 이는 또한 삼출성 편도염과 연쇄쌍구균 인두염의 발생률이 높은 시기에 해당한다.

PTA가 나타나기 이전에서 환자는 급성 인두편도염을 앓거나 바이러스 감염에서와 같은 단핵구 증가증을 보인다. PTA의 증상은 열, 목쓰림, 연하곤란, 이통 등이다. 목 쓰림 증상은 한쪽에만 나타나는 것으로 식별 가능하다.

이학적 검사에서 첫 번째로 확인할 수 있는 것은 뜨거운 감자를 먹어서 나는 막힌 듯한 목소리, 침을 흘리거나 뱉는 모습, 숨쉴 때 나는 역한 냄새 등이다. 또한 편도의 위쪽이 위로 튀어나와 있고 그로 인해서 목젖이 반대쪽으로 밀려있는 것을 볼 수 있다. 점액성의 편도 삼출액과 한쪽의 경부림프 임파선염은 흔하게 관찰된다. 또한 개구장애로 검사가 제한될 수도 있다.

초음파를 통해서 봉와직염과 농양을 구분할 수 있지만, 연구개 장애나 목의 깊은 공간까지 감염이 퍼져있다면 컴퓨터 단층 촬영을 시행해야 한다. 초음파와 컴퓨터 단층 촬영은 신생물, 외부 이물질, 다른 깊은 조직의 감염과 PTA를 구분할 수 있다.

만약 치료하지 않고 그냥 둔다면, PTA에서는 점차 농양이 새어 나오거나, 농양이 터질 것이며, 잠재적으로 흡입성 폐렴도 일으킬 수 있다. 통증 조절과 항생제 치료외에 농양의 배액이 필요하다. 바늘흡입, 절개배농이나 농양배액과 동시에 편도절제술을 시행할 수도 있다. 농양배액과 동시에 시행하는 편도절제술은 잘 낫지 않고 복잡한 경우에 사용한다.

바늘흡입술, 절개배농술의 성공률은 비슷하지만, 절개 배농술이 훨씬 아프다. 바늘흡입술이 시행하기가 쉽고, 덜 아프며, 진단하기 쉽고, 주위조직에 손상을 덜 준다. 하지만 10~15%에서는 실패해서 절개 배농술을 시행한다.

항생제는 A 연쇄쌍구균과 입안 혐기성균을 치료할 수 있는 것을 택해야 한다. 만약 저항성 균이 있다면 10일 동안 페니실린과 함께 메트로니다졸, 클린다마이신, 2세대 세팔로스포린 또는 아목시실린 클라불라네이트를 쓸 수 있다. 스테로이드가 회복에 얼마나 영향을 미치는지는 알려져 있지 않으나 지금껏 사용해 오고 있긴 한다.

일부 환자만 입원이나 기도관리가 필요하다. 일반적으로 거의 모든 환자에서 기도관리는 구강 삽관법을 사용하지만 몇몇 환자에서는 각성상태에서 기관지 내시경을 이용해서 기관삽관을 하는 경우도 있다. 물이나 진통제를 먹을 수 있으면 퇴원시킨다. 외래로 추적관찰은 24~36시간 이내에 해야 한다. 그리고 PTA후에 편도절제술은 40대 이상에서는 필요하지 않다.

후두개염

1990년대 초 Haemophilus influenza 백신의 사용으로 인해, 소아 후두개염은 감소하고 있다. 동시에 성인 후두개염 환자는 늘어나고 있다. 왜냐하면 환자의 20%만이 Haemophilus influenza가 원인이고 나머지는 대부분의 흔한 세균성 원인은 Haemophilus parainfluenza, Sterptococcus pneumoniae, Group A streptococcus 들이기 때문이다. 이물질에 의한 손상, 화상, 약물 흡인 그리고 항암치료에 대한 반응도 후두개염을 일으킬 수 있다. 성문상부 구조는 인두, 목젖, 혀의 기저부, 가성대가 포함되어 있는데, 급성 성문 상부염은 후두개염을 대체하는 이름이라 할 수 있다. 왜냐하면 후두개염 단독으로는 염증을 정의할 수 없기 때문이다. 35~39세에서 가장 많이 발생하며, 인구 10만 명당 1~1.5명 꼴로 매년 발생한다. 이는 어린이보다 2배 높다. 고혈압, 당뇨병및 알콜 남용병력이 있는 성인에서 후두개염이 더 잘 발생한다.

주된 증상은 목 쓰림, 삼킴장애, 침흘림, 호흡곤란, 막힌 듯한 목소리, 천명 등이다. 이학적 검사로는 후두개염을 진단하기는 어렵다. 흔히 설골 앞쪽에서 동통이 있으며, 중인두부 위에 발적이 있다. 후두개의 통증은 종종 신체 검사상의 양성 소견에 비례한다. 어린이들과 마찬가지로, 부종이 있는 후두개 구조를 앞으로 움직여지게 하는 삼진 위치(tripoding position)가 임박한 폐색의 징후이다.

진단하는 확실한 방법은 직접 눈으로 염증이 생긴 후두개와 성문상부를 직간접적인 방법을 이용해 눈으로 확인하는 것이다. 이 방법은 소아에게는 위험할 수 있으나, 성인(후두경 검사)에서 후두 경련 및 기도 손상은 보고되지 않아 상대적으로 안전하다. X선 사진 검사가 보조적으로 진단에 이용될 수 있다. 전형적인 "엄지손가락으로 누른 듯한 징후, thumb print sign", 부어있는 후두개의 둥근 덩어리 같은 음영이 약 75%에서 나타나며, 반면에 "vallecula 징후", 부분적 또는 완전한 혀와 후두개의 기저부 주변의 공기 주머니의 사라짐 현상과 같은 것은 매우 드물다. X선 사진 검사는 민감도와 특이도에 대해 여전히 논의 중으로 검사로서 사용은 논란의 여지가 있다. CT 또는 MRI는 후두개염외에 PTA, 이물질 삼킴, 편도염, 후두염, 깊은 목 농양과 같은 질환을 배제하기 위해 사용한다. 급성 후두개염 CT에서, 성문상부 구조의 부종, 지방층 소실, 활경근과 척추 앞 근막의 비대를 관찰할 수 있다.

치료는 즉시 시행되어야 한다. 2세대나 3세대 세팔로스포린을 사용하면 거의 원인이 되는 대부분의 균에 대해 항균력을 발휘할 수 있다. 스테로이드는 종종 사용이 추천되지만 이환 기간이나 기관 삽관의 필요성을 경감시키지는 못한다. 에피네프린 흡입하는 것이 사용될 수 있으나, 그에 대한 반동작용으로 부종이 더 심해져 기도 폐색을 일으킬 수도 있다.

초기 대처에 이비인후과 의사와 마취과 의사가 빨리 개입되어야 한다. 후두개염에서 가장 중요한 치료는 기도관리이다. "보면 바로 기도삽관하기"와 "기다려 보기" 두가지 접근법은 여전히 논란 중이다. 빠른 기도삽관이 추천되는 이유는 급작스런 기도폐색을 보이는 환자와 그렇지 않고 비교적 안정된 상태가 유지될 환자를 구분할 수단이 없기 때문이다. 또한 소아 후두개염 환자에서 예방적 기도삽관은 사망률을 현저히 줄인다고 한다. 하지만 기다려보기 측에서는 성인의 약 20%만이 기도삽관이 필요하다고 알려져 있다는 사실에 입각해, 기도삽관의 적응증으로 쌕쌕거림, 침흘림, 호흡곤란, 가슴당김증상, 앉아서 숨쉬기 및 빠른 후두개염의 진행을 제시하고 있다. 기관절개술이 필요한 환자는 어려운 기도라는 가정하에 수술실에서 대기 수술로 기도삽관을 시행하는 것이 이상적이다. 기도삽관에 실패하면, 부종과 출혈이 심해져 기도관리가 더 어려워진다. 기도삽관이 되어 있던 안 되어 있던, 성인 급성 후두개염 환자는 성문상부의 혈관조직(풍부한)과 늘어지는 점막으로 인해서 기도 폐색의 가능성이 높기 때문에 중환자실에서 지속적으로 관찰해야 한다.

가항 흔한 합병증은 후두개와 후두개곡 농양, 목젖염 그리고 폐렴이다. 사망률은 1.2~7.1%이다. 오진과 부적절한 치료가 사망률을 높이는 원인이라고 생각된다. 소아에서와 같이 표준화된 치료를 사용하면 사망률을 줄일 수 있다. 또한 의료진은 후두개염에 대해서 항상 진단으로서 염두에 두어야 하며, 적극적으로 치료해야 한다.

인후농양(RPA)

인후공간 또는 인두뒤 공간/식도뒤 공간으로 알려진 곳은 인두, 식도과 척추앞 근막 사이의 공간이다. 이는 두개기저부로부터해서 첫 번째 흉추부까지 연결되어 있다.

공간은 사춘기에 의해 사라지는 두 개의 림프절 연쇄에 의해 중간 선 아래로 융합된다. 보통 소아 때 발생하는 인후농양(RPA)은 코, 부비동, 그리고 인두 감염으로부터 나온 배액이 인후공간의 림프절로 이동하여 발생한다. 성인에서는 후인두의 외상 또는 기구(내시경, 비위관, 잦은 흡입, 기관삽관시도)로 인한 식도 손상, 이물질, 외상성 식도파열, 또는 연결부위로부터의 감염(주로 인두염, 드물게 척추 골수염)이 원인이 된다. Streptococcus viridans, beta-hemolytic Streptococcus, S. aureus, Bacteroides, Veillonella, and H. influenzae와 같은 다양한 균들이 RPA의 원인균이 된다.

성인의 RPA의 증상은 갑작스러운 발열, 목 따가움, 삼킴장애, 목통증, 침흘림 그리고 호흡곤란이다. RPA가 있는 환자는 후두의 한쪽만 튀어나와 있다. 이는 종종 이학적 검사에서는 나타나지 않는다. 인두를 촉진하면 압력에 의해서 농양이 터질 수도 있기 때문에 촉진은 피해야 한다. 경부림프절염, 목 뻣뻣함, 반대쪽으로 머리가 기울어진 모습을 관찰할 수 있다.

옆쪽 연조직 경부 X-선에서 후인두뒤 공간이 인접한 척추 너비의 절반 이상인 경우에 RPA를 의심할 수 있다. 공기는 RPA의 특별한 소견이나, 공기-액체층과 이물질은 보일 수도 있다. CT로 봉와직염과 농양을 구분할 수 있어, RPA를 확진 및 감염이 인접한 조직으로 퍼져있는지 여부에 도움이 된다. 증상과 징후는 경추 골수염, 뇌수막염, Pott 병(척추의 결핵), 경장근의 석회성 근염과 유사하다.

치료는 기도관리, 항생제, 절개 배농이다. 만약 환자가 기도가 안정되지 못한다면, 검사 전에 수술실로 이동시켜야 한다. 농양이 터지면 기도 폐쇄 이외에도 대량 흡입 또는 질식을 유발할 수도 있다. 기도삽관은 인두 부종이 있는 반대편으로 시행해야 한다.

합병증으로 인해서 사망률이 현저하게 올라간다. 종격동으로 퍼지게 되면 수술적 조직제거를 시행해야 하며, 적절한 치료를 시행했음에도 불구하고 사망률은 25~40%에 이른다. 그밖에 부작용은 경막외 농양, 괴사성 근막염, 경동맥 미란 등이 있다. RPA와 연관된 가장 흔한 사망원인은 패혈증으로 인한 다발성 장기부전이다.

안지오텐신 전환 효소 억제제(ACEi)로 인한 혈관 부종

혈관 부종은 침투성 점막하 또는 피하 모세 혈관에 의한 일시적이며 국소화된 표피 팽창이다. 알레르기 유발 항원, 약물, 감소된 C1억제제의 기능 또는 감소된 C1억제제의 생산에 의해서 발생한다. 안지오텐신 전환 효소 억제제가 널리 쓰임에 따라, 혈관 부종의 역학은 변화하였다. ACEi로 인한 혈관 부종이 노인응급의학에서 중요한 부분이 되었다.

ACEi는 고혈압, 울혈성 심부전, 당뇨병성 신장병 환자의 사망률을 줄여준다. 이러한 효과로 현재 세계에서 4,000만의 환자에게 쓰이고 있다. ACEi의 부작용으로는 기침, 저혈압, 고칼륨혈증과 신부전이 있다. 혈관 부종은 드문 합병증이지만 이러한 부작용에 대한 인지와 약물사용의 증가로 발생률 또한 증가하고 있다. 1990년대에 ACEi는 혈관부종환자의 원인들 중 10~25%를 차지하였고, 현재는 80%까지 추정하고 하고 있다.

ACEi로 인한 혈관부종은 자연적으로 좋아지며, 얼굴, 목, 입술, 입, 혀, 후두, 인두, 성문하쪽까지 눌려지지 않는 부종을 보인다. 알레르기에 의한 혈관 부종과 달리 간지러움은 경미하거나 없다. 알레르기성 혈관부종은 비만세포의 탈과립과 히스타민 방출에 의해서 간지러움이 유발되나 ACEi에 의한 혈관부종은 브래디키닌과 연관성이 있다고 생각된다. 알레르기성 혈관부종에서는 혈관확장과 혈관투과성의 증가로 인해서 간질액의 축적과 혈관부종이 일어난다. 반면에 ACEi에 의한 혈관부종은 그 기전이 명확하게 알려져 있지 않으나, 위험인자는 과거 혈관부종력, 유전 또는 비유전적 C1 억제자 부족, 아프리카 혈통, 흡연, 노령, 그리고 여자로 알려져 있다.

알레르기성 혈관부종과는 다르게, ACEi에 의한 혈관부종은 약물의 사용기간과 용량에 연관이 없다. 혈관부종의 위험성은 ACEi를 복용하는 첫 달에 가장 높으나, 첫 달 후에 많이 발생한다. 명확한 시간패턴으로 인해서, ACEi 유래 혈관부종은 종종 오진되어 치료에 늦어진다. 발생률은 0.1%~6%이다.

ACEi 유래성 혈관부종은 경미한 증상에서부터 생명을 위협할 만한 증상까지 그 범위가 다양하다. 환자에게는 흔히 눈에 띄지 않거나 보고되지 않았던 경미한 앞선 혈관부종이 있었다. 호흡곤란이나, 연하곤란, 천명음과 같은 심한 증상은 약 20%의 환자에게서 나타난다. 드물게, ACEi 혈관부종은 장벽부종을 일으켜서 구역, 구토, 복통, 설사와 복수를 일으키기도 한다. 이러한 증상은 흔치 않고 다른 병과 증상이 겹치기 때문에 ACEi로 인한 장벽의 혈관부종은 종종 오진을 일으킨다.

병력청취와 이학적 검사를 통해서 진단한다. 증상이 나타나는 시기와 ACEi 복용시기가 명확히 겹치지는 않기 때문에, 목과 얼굴에 부종이 있는 환자를 만났을 때 응급의학과 의사는 ACEi에 의한 혈관부종을 염두에 두어야 한다.

치료는 기도관리와 ACEi 복용의 중지를 포함한 보존적치료이며, 마취과의사와 이비인후과 의사가 초기에 개입하여 기도 이상에 대비해야 한다. 기도폐쇄는 10~22%의 환자에서 발생한다. 혀가 눌려지지 않기 때문에 구강삽관이 불가능할 수 있다. 비기관삽관이 선호되며 몇몇 환자에서는 윤상갑상연골 절개술 또는 기관 절개술이 필요한 경우도 있다.

ACEi 유래 혈관부종환자는 종종 알레르기에 의한 증상에 효과가 있는 항히스타민제와 스테로이드를 처방받지만 이는 ACEi 유래 혈관부종에서 입증된 치료법은 아니다. 입증되지 않았지만 C1 억제자 농축제, 신선동결혈장, ACEi 길항제 등이 ACEi 유래 혈관부종을 완화시킬 수도 있다.

ACEi를 끊는 것이 가장 핵심이 되는 치료이며, 안지오텐신 수용체 차단제(ARBs)가 브래디키닌에 반응하지 않아 안전한 대체제로 생각되고 있다. 하지만, 일부 사람들은 ACE 억제제 혈관 수종 후 ARB 사용에 대한 타당한 근거가 있어야 한다고 생각하고 있다.

기도 확보가 잘 되지 않는다면, 입원치료를 해야하며, 24~48시간 후에 부종은 가라앉는다. ACE 억제제 혈관 부종에 대한 인식 개선과 조기 개입으로 11%의 전반적인 사망률이 지난 10년간 크게 감소했다.

요약

노인의 눈, 귀, 코, 목의 응급 상황은 젊은 사람들과 많이 닮아 있다. 노인의 병태생리학적 특성과, 동반된 질환으로 인해서 그러한 응급상황은 훨씬 더 복잡하다. 급성 폐쇄각 녹내장이나 유리체 출혈, 망막 박리 그리고 포도막염은 몸의 노화로 인해서 더욱 더 흔하게 발생한다. 중심 망막 정맥 폐쇄, 가지 망막 정맥 폐쇄, 중심 망막 동맥 폐쇄, 가지 망막 동맥 폐쇄 그리고 악성외이도염은 즉시 병의 원인이 되는 기저 질환을 찾아야 한다. 또한 기저질환들은 코피, 치성농양, 루드비히앙가나, 편도주위농양, 후두개염, 인후농양, 그리고 ACEi 유래 혈관부종을 더욱더 복잡하게 만들 수 있다.

핵심과 주의점

- 급성 폐쇄각 녹내장 환자는 두통, 복통과 구토 증상을 종종 호소한다. 눈에 의한 증상임을 잊지 않아야 한다.
- 급성 폐쇄각 녹내장의 약물치료는 적극적으로 행해야 하지만, 단지 최종치료인 수술을 위한 중간 다리 역할 정도이다.
- 유리체 출혈에서 망막박리와 망막 찢김에 대한 철저한 검사를 시행하는 것이 어떤 치료를 우선할 것인지 결정하는데 매우 중요
- 망막박리에 의한 시력소실은 점차 진행되며, 주변부로 부터 시작해서 황반이 침범될 때만 심해짐
- 노인에서 심한 급성 포도막염이 있을 때, 즉시 원인이 될수 있는 기저 감염질환을 찾아야합니다.
- 급성 중심 망막 폐쇄와 가지 망막 동맥 폐쇄는 눈의 뇌졸중이다. 치료는 명확하게 정립되어 있지 않지만, 그 원인에 대해 적시에 평가를 하는 것이 중요
- 두통을 호소하는 노인 여자환자에서는 거대세포동맥염을 감별진단으로 고려해야 한다.
- 즉시 거대 세포 동맥염을 위한 스테로이드 치료를 시작해야 한다; 시각적 상실은 대개 영구적이며 측두 동맥 생검은 스테로이드 치료 후 적어도 2주 동안은 치료하지 않았을 때와 동일하게 나타난다.
- 당뇨병을 가진 노인 환자의 외이도염은 기저골수염 또는 악성 외이도염으로 발전할 수도 있다.
- 코피가 나는 노인 환자에서 혈역학적 불안정성이 있거나, 후방출혈 또는 잠재적으로 기도유지가 잘 되지 않을 것으로 판단되면 입원치료를 해야 한다.
- 노인에게 적절한 치과 진료를 하는 것은 어렵다. 치과 진료가 필요한 노인 환자와 함께 그러한 원인에 대해 논의가 필요하다.
- 루드비히앙기나, 후두개염, 인두후 농양에서 기도 이상은 빠르게 발생할 수 있어, 기도 보조 기구를 준비하고 조기에 마취과, 이비인후과와 상담해야 한다.
- 후두개염과 후인두 농양 환자의 검사에서 이상이 없다고 나왔더라도 안심해서는 안된다. 왜냐하면 검사 소견과 병의 심각도와는 연관성이 없기 때문이다.
- 심부감염이 있는 환자들과는 달리 대부분의 편도주위 농양치료를 받은 환자들은 퇴원 가능하다.
- 머리와 목의 부종이 있는 환자에서 ACEi를 원인으로 염두에 두어야 한다.

참고문헌

1. Pelletier AL , Th omas J , Shaw FR . Vision loss in older persons. Am Fam Physician . 2009 ; 79 : 963 –70.

2. Beran DI , Murphy-Lavoie H . Acute, painless vision loss . J La State Med Soc . 2009 ; 161 : 214 –16, 218 –23.

3. Dargin JM , Lowenstein RA . Th e painful eye . Emerg Med Clin N Am . 2008 ; 26 : 199 –216, viii.

4. Walker RA , Wadman MC . Headache in the elderly . Clin Geriatr Med . 2007 ; 23 : 291 –305, v-vi.

5. Gandhewar RR , Kamath GG . Acute glaucoma presentations in the elderly . Emerg Med J. 2005 ; 22 : 306 –7.

6. Mahmood AR , Narang AT . Diagnosis and management of the acute red eye . Emerg Med Clin N Am . 2008 ; 26 : 35 –55, vi.

7. Koch J , Sikes K . Getting the red out: Primary angle-closure glaucoma . Nurse Pract . 2009 ; 34 : 6 –9.

8. Volfson D , Barnett B . Bilateral acute angle-closure glaucoma aft er bronchodilator therapy . Am J Emerg Med . 2009 ; 27 : 257 . e5 –257, e6.

9. See JL, Aquino MC , Aduan J, et al. Management of angle closure glaucoma. Indian J Ophthalmol. 2011 ; 59 (Suppl.).: S82 –7.

10. Singh A. Medical therapy of glaucoma. Ophthalmol Clin N Am. 2005 ; 18 : 397 –408.

11. Manuchehri K , Kirkby G . Vitreous haemorrhage in elderly patients: Management and prevention . Drugs Aging . 2003 ; 20 : 655 –61.

12. L indgren G , L indblom B . C auses of vitreous hemorrhage. C urr Opin Ophthalmol. 1996 ; 7 : 13 –19.

13. Saxena S , Jalali S , Verma L , et al. Management of vitreous haemorrhage. Indian J Ophthalmol . 2003 ; 51 : 189 –96.

14. Pokhrel PK , Loft us SA . Ocular emergencies. Am Fam Physician . 2007 ; 76 : 829 –36.

15. Gariano RF , Kim CH . Evaluation and management of suspected retinal detachment . Am Fam Physician . 2004 ; 69 : 1691 –8.

16. Vortmann M , Schneider JI . Acute monocular visual loss. Emerg Med Clin N Am . 2008 ; 26 : 73 –96, vi.

17. Jones W , Cavallerano A , Morgan K , et al. Optometric clinical practice guideline: Care of the patient with retinal detachment and related peripheral vitreoretinal disease . Am Optometr Assoc . 2004 (www.aoa.org/documents/CPG-13.pdf).

18. Kang HK , Luff AJ . Management of retinal detachment: A guide for non-ophthalmologists . BMJ . 2008 ; 336 : 1235 –40.

19. Yoonessi R , Hussain A , Jang TB . Bedside ocular ultrasound for the detection of retinal detachment in the emergency

department . Acad Emerg Med . 2010 ; 17 : 913 –17.

20. Barton K , Pavesio CE , Towler HM , et al. Uveitis presenting denovo in the elderly . Eye (Lond). 1994 ; 8 (Pt 3): 288 –91.

21. Chatzistefanou K , Markomichelakis NN , Christen W , et al.Characteristics of uveitis presenting for the fi rst time in the elderly . Ophthalmology. 1998 ; 105 : 347 –52.

22. Reeves SW , Sloan FA , Lee PP , et al. Uveitis in the elderly: Epidemiological data from the National Long-term Care Survey Medicare Cohort . Ophthalmology . 2006 ; 113 : 307 .e1.

23. Hunter RS , Lobo AM . Current diagnostic approaches to infectious anterior uveitis . Int Ophthalmol Clin . 2011 ; 51 : 145 –56.

24. Gregoire MA , Kodjikian L , Varron L , et al. Characteristics of uveitis presenting for the fi rst time in the elderly: Analysis of 91 patients in a tertiary center . Ocul Immunol Infl amm . 2011 ; 19 : 219 –26.

25. Agrawal RV , Murthy S , Sangwan V , et al. Current approach in diagnosis and management of anterior uveitis . Indian J Ophthalmol . 2010 ; 58 : 11 –19.

26. Mueller JB , McStay CM . Ocular infection and infl ammation . Emerg Med Clin N Am . 2008 ; 26 : 57 –72, vi.

27. Herbort CP . Appraisal, work-up and diagnosis of anterior uveitis: A practical approach . Middle East Afr J Ophthalmol . 2009 ; 16 : 159 –67.

28. Babu BM , Rathinam SR . Intermediate uveitis . Indian J Ophthalmol . 2010 ; 58 : 21 –7.

29. Sudharshan S , Ganesh SK , Biswas J . Current approach in the diagnosis and management of posterior uveitis . Indian J Ophthalmol . 2010 ; 58 : 29 –43.

30. Tarabishy AB , Jeng BH . Bacterial conjunctivitis: A review for internists. Cleve Clin J Med. 2008 ; 75 : 507 –12.

31. O'Brien TP , Jeng BH , McDonald M , et al. Acute conjunctivitis: Truth and misconceptions . Curr Med Res Opin . 2009; 25: 1953–61.

32. Sheikh A , Hurwitz B. Antibiotics versus placebo for acute bacterial conjunctivitis . Cochrane Database Syst Rev . 2006 ;(2): CD001211 .

33. Oliver GF , Wilson GA , Everts RJ . Acute infective conjunctivitis: Evidence review and management advice for New Zealand practitioners . N Z Med J. 2009 ; 122 : 69 –75.

34. Visscher KL , Hutnik CM , Th omas M . Evidence-based treatment of acute infective conjunctivitis: Breaking the cycle of antibiotic prescribing. Can Fam Physician . 2009 ; 55 : 1071 –5.

35. Rosario N , Bielory L . Epidemiology of allergic conjunctivitis . Curr Opin Allergy Clin Immunol. 2011 ; 11 : 471 –6.

36. Fraser SG , Adams W . Interventions for acute non-arteritic central retinal artery occlusion . Cochrane Database Syst Rev .

2009 ;(1): CD001989 .

37. Haymore JG , Mejico LJ . Retinal vascular occlusion syndromes. Int Ophthalmol Clin. 2009 ; 49 : 63 –79.

38. Hayreh SS . Acute retinal arterial occlusive disorders. Prog Retin Eye Res . 2011 ; 30 : 359 –94.

39. Hamid S , Mirza SA , Shokh I . Branch retinal vein occlusion. J Ayub Med Coll Abbottabad. 2008 ; 20 : 128 –32.

40. Marcucci R , Sofi F , Grifoni E , et al. Retinal vein occlusions: A review for the internist . Intern Emerg Med . 2011 ; 6 : 307 –14.

41. Rehak M , Wiedemann P . Retinal vein thrombosis: Pathogenesis and management . J Th romb Haemost . 2010 ; 8 : 1886 –94.

42. Kale N , Eggenberger E . Diagnosis and management of giant cell arteritis: A review . Curr Opin Ophthalmol . 2010 ; 21 : 417 –22.

43. Falardeau J . Giant cell arteritis . Neurol Clin . 2010 ; 28 : 581 –91.

44. Graves JS , Galetta SL . Acute visual loss and other neuroophthalmologic emergencies: Management . Neurol Clin . 2012 ; 30 : 75 –99, viii.

45. Kesten F , Aschwanden M , Gubser P , et al. Giant cell arteritis – a changing entity . Swiss Med Wkly . 2011 ; 141 : w13272 .

46. Rosenfeld RM , Brown L , Cannon CR , et al. Clinical practice guideline: Acute otitis externa . Otolaryngol Head Neck Surg . 2006 ; 134 : S4 –23.

47. Kaushik V , Malik T , Saeed SR . Interventions for acute otitis externa . Cochrane Database Syst Rev. 2010 ;(1): CD004740 .

48. Osguthorpe JD , Nielsen DR . Otitis externa: Review and clinical update . Am Fam Physician. 2006 ; 74 : 1510 –1516.

49. Carfrae MJ , Kesser BW . Malignant otitis externa . Otolaryngol Clin N Am. 2008 ; 41 : 537 –49, viii-ix.

50. Omran AA , El Garem HF , Al Alem RK . Recurrent malignant otitis externa: Management and outcome . Eur Arch Otorhinolaryngol . 2012 ; 269 : 807 –11.

51. Handzel O , Halperin D. Necrotizing (malignant) external otitis . Am Fam Physician . 2003 ; 68 : 309 –12.

52. Rubin Grandis J , Branstetter B , Yu V . Th e changing face of malignant (necrotising) otitis externa: Clinical, radiological and anatomical correlations . Lancet Infect Dis . 2004 ; 4 : 34 –9.

53. Giff ord TO , Orlandi RR . Epistaxis. Otolaryngol Clin N Am . 2008 ; 41 : 525 –36, viii.

54. Manes RP . Evaluating and managing the patient with nosebleed . Med Clin N Am . 2010 ; 94 : 903 –12.

55. Melia L , McGarry GW . Epistaxis: Update on management . Curr Opin Otolaryngol Head Neck Surg . 2011 ; 19 : 30 –5.

56. Pope L , Hobbs C . Epistaxis: An update on current management . Postgrad Med J. 2005 ; 81 : 309 –14.

57. Bader JD , Bonito AJ , Shugars DA . A systematic review of

cardiovascular eff ects of epinephrine on hypertensive dental patients . Oral Surg Oral Med Oral Pathol Oral Radiol Endod. 2002 ; 93 : 647 –53.

58. Hecker RB , Hays JV , Champ JD , et al. Myocardial ischemia and stunning induced by topical intranasal phenylephrine pledgets . Mil Med . 1997 ; 162 : 832 –5.

59. Choudhury N , Sharp H , Mir N , et al. Epistaxis and oral anticoagulation therapy . Rhinology . 2004 ; 42 (2): 92 –7.

60. Srinivasan V , Patel H , John DG , et al. Warfarin and epistaxis: Should warfarin always be discontinued? Clin Otolaryngol Allied Sci . 1997 ; 22 : 542 –4.

61. Shay K . Infectious complications of dental and periodontal diseases in the elderly population . Clin Infect Dis . 2002 ; 34 (9): 1215 –23.

62. Vargas CM , Kramarow EA , Yellowitz JA . Th e oral health of older Americans . (Centers for Disease Control, National Center for Health Statistics , 2001) 3 .

63. Helgeson MJ , Smith BJ , Johnsen M , et al. Dental considerations for the frail elderly . Spec Care Dentist. 2002 ; 22 : 40 –55S.

64. MacDonald DE . Principles of geriatric dentistry and their application to the older adult with a physical disability . Clin Geriatr Med . 2006 ; 22 : 413 –34, x.

65. Robertson D , Smith AJ . Th e microbiologyof the acute dental abscess. J Med Microbiol . 2009 ; 58 (Pt 2): 155 –62.

66. Emergency management of an acute apical abscess in adult . In Canadian Collaboration on Clinical Practice Guidelines in Dentistry , 2003 (www.cda-adc.ca/_fi les/dental_profession/ practising/clinical_practice_guidelines/acute_apical_abcesses. pdf).

67. Okunseri C , Okunseri E , Th orpe JM , et al. Medications prescribed in emergency departments for nontraumatic dental condition visits in the United States . Med Care . 2012 ; 50 : 508 –12.

68. Shockley WW . Ludwig angina: A review of current airway management . Arch Otolaryngol Head Neck Surg . 1999 ; 125 : 600 .

69. Hasan W , Leonard D , Russell J. Ludwig's angina – A controversial surgical emergency: How we do it . Int J Otolaryngol . 2011 ; 2011 : 231816 .

70. Vieira F , Allen SM , Stocks RM , et al. Deep neck infection . Otolaryngol Clin N Am. 2008 ; 41 : 459 –83, vii.

71. Quinn FB , Jr. Ludwig angina . Arch Otolaryngol Head Neck Surg . 1999 ; 125 : 599 .

72. Buckley MF , O'Connor K . Ludwig's angina in a 76-year-old man . Emerg Med J. 2009 ; 26 : 679 –80.

73. Costain N , Marrie TJ . Ludwig's angina . Am J Med . 2011 ; 124 : 115 –17.

74. Reynolds SC , Chow AW . Severe soft tissue infections of the head and neck: A primer for critical care physicians . Lung . 2009 ; 187 : 271 –9.

75. Saifeldeen K , E vans R . L udwig's angina. E merg Med J. 2004 ; 21 : 242 –3.

76. Duprey K , Rose J , Fromm C . Ludwig's angina . Int J Emerg Med . 2010 ; 3 : 201 –2.

77. Marple BF . Ludwig angina: A review of current airway management . Arch Otolaryngol Head Neck Surg . 1999 ; 125 : 596 –9.

78. Barton ED , Bair AE . Ludwig's angina . J Emerg Med . 2008 ; 34 : 163 –9.

79. Brook I. Non-odontogenic abscesses in the head and neck region . Periodontol 2000 . 2009 ; 49 : 106 –25.

80. Galioto NJ . Peritonsillar abscess . Am Fam Physician . 2008 ; 77 : 199 –202.

81. Khayr W , Taepke J. Management of peritonsillar abscess: Needle aspiration versus incision and drainage versus tonsillectomy . Am J Th er . 2005 ; 12 : 344 –50.

82. Bizaki AJ , Numminen J , Vasama JP , et al. Acute supraglottitis in adults in Finland: Review and analysis of 308 cases . Laryngoscope . 2011 ; 121 : 2107 –13.

83. Wick F , Ballmer PE , Haller A . Acute epiglottis in adults. Swiss Med Wkly . 2002 ; 132 : 541 –7.

84. Ehara H . Tenderness over the hyoid bone can indicate epiglottitis in adults . J Am Board Fam Med . 2006 ; 19 : 517 –20.

85. Shepherd M , Kidney E . Adult epiglottitis. Accid Emerg Nurs . 2004 ; 12 : 28 –30.

86. Ng HL , Sin LM , Li MF , et al. Acute epiglottitis in adults: A retrospective review of 106 patients in Hong Kong . Emerg Med J. 2008 ; 25 : 253 –5.

87. Mathoera RB , Wever PC , van Dorsten FR , et al. Epiglottitis in the adult patient . Neth J Med . 2008 ; 66 : 373 –7.

88. Harkani A , Hassani R , Ziad T , et al. Retropharyngeal abscess in adults: Five case reports and review of the literature . Scient World J. 2011 ; 11 : 1623 –9.

89. Andrew N, Gabb G, Del Fante M. ACEI associated angioedema – a case study and review. Aust Fam Physician. 2011;40:985–8.

90. Flattery MP , Sica DA . Angiotensin-converting enzyme inhibitor-related angioedema: Recognition and treatment . Prog Cardiovasc Nurs . 2007 ; 22 : 47 –51.

91. Beltrami L , Zingale LC , Carugo S , et al. Angiotensin-converting enzyme inhibitor-related angioedema: How to deal with it . Expert Opin Drug Saf . 2006 ; 5 : 643 –9.

92. Byrd JB , Adam A , Brown NJ . Angiotensin-converting enzyme inhibitor-associated angioedema . Immunol Allergy Clin N Am . 2006 ; 26 : 725 –37.

18

노인의 신경학적 응급질환

개요

신경학적 질환들은 노인에게서 사망과 후유 장애를 일으키는 주요 원인이며 많은 노인들이 신경학적 증상을 가지고 응급실에 내원한다. 노화의 생리학적 현상과 노인이 가지는 다양한 기저질환 때문에 노인이 가지는 신경학적 질환은 젊은 환자들에 비해 임상적으로 복잡한 증상을 보이고 검사와 치료방침을 결정하는데 까다롭다. 이번 장에서는 노인에서 자주 발생하는 급성허혈성 뇌졸중, 외상성 뇌손상, 뇌수막염, 경련, 척수 경막외 농양 등 신경학적 응급증상에 대해 자세히 다루도록 하겠다. 노인이 가지는 다양한 양상의 증상 및 진단을 복잡하게 만드는 요인들과 검사 치료 예후에 대해 설명하겠다.

허혈성 뇌졸중(ischemic stroke)

급성 허혈성 뇌졸중(acute ischemic stroke)

뇌졸중은 미국에서 장애 및 사망을 일으키는 원인 중 4위이며 매년 795,000명의 미국인이 급성뇌졸중을 겪는다. 급성 허혈성 뇌졸중은 혈전이나 색전 때문에 뇌의 한 구역에 혈류공급이 안되어 발생하고, 혈류가 공급되지 않은 구역의 위치와 크기에 따라 다양한 신경학적 결손을 보인다. 급성 허혈성 뇌졸중은 노인에게서 많이 발생하는 경향이 있어 평균 발병시기가 남자는 71세 여자는 75세이다. 급성 허혈성 뇌졸중을 겪는 노인들을 젊은 환자들과 비교하면 이환율이 높고 생존하더라도 후유 장애를 가질 확률이 높다. 게다가 급성 허혈성 뇌졸중의 많은 위험요소들은 노인들이 가진 고혈압, 심방 세동, 당뇨, 신장병 등이며 심방 세동 때문에 발생하는 급성뇌졸중이 증가하고 있다. 심방 세동은 80~89세의 환자에게 발생하는 급성뇌졸중을 일으키는 원인의 23.5%를 차지한다. 노인인구에서 발생하는 급성 허혈성 뇌졸중은 높은 발생률, 사망률, 이환율을 갖기 때문에 좋은 치료결과를 위해서는 빨리 진단하고 치료하는 것이 중요하다.

급성 허혈성 뇌졸중의 진단은 환자의 병력, 신체검사, 영상검사를 종합하여 진행되며, 급성 허혈성 뇌졸중의 증상은 근력저하, 편측마비, 감각장애, 구음장애, 언어상실, 무시(neglect) 어지러움, 운동실조, 시야장애 등이 있다. 뇌졸중에 걸린 노인 환자들은 대부분 고령과 다양한 지병(comorbidities) 때문

에 앞서 말한 전형적인 증상을 호소하지만 비전형적인 증상을 호소하는 경우도 있다. 예를 들어 자꾸 넘어지거나, 잘 못움직인다거나 의식이 처진다며 내원하기도 한다. 마비나 언어장애, 삼킴 장애, 요실금 같은 특정 증상은 노인에게서 더 자주 발생한다. 비전형적인 증상을 보이는 것뿐만 아니라 노인들은 급성 허혈성 뇌졸중의 증상이나 징후를 잘 모르기 때문에 병원에 늦게 오는 경향도 있다. 따라서 급성 허혈성 뇌졸중이 의심되는 노인에게 최적의 치료를 제공하기 위해서는 뇌졸중을 의심하고 빠른 검사를 진행하는 것이 필수적이다.

급성 허혈성 뇌졸중은 국소적인 신경학적 결손을 보이는 고령환자뿐만 아니라 의식이 저하되거나 넘어져서 온 고령환자를 볼 때도 고려해야 한다. 뇌졸중이 의심되는 증상으로 내원한 고령환자는 가장 심각한 단계의 triage를 적용하고 응급의학과 의사가 빠르게 평가한 후 뇌졸중 팀이나 신경과에 즉각 협진의뢰를 해야 한다. 만일 신경과의사의 진료가 당장 이루어지지 못하는 경우라면 통신을 이용한 원격의료를 진행하거나 뇌졸중 전문팀이 있거나 뇌졸중 치료가 가능한 병원으로 전원을 보내야 한다.

뇌졸중이 의심되는 고령환자를 평가할때는 다른 중환을 다룰때와 다르지 않으므로 환자의 기도, 호흡, 혈액순환을 안정화시키고 신경학적 결손이 동반되었는지, 다른 질병이 동반된 것은 아닌지(comorbidities) 빠르게 평가해야 한다. 환자의 정확한 병력을 청취하는 것이 중요하며 환자의 가족구성원 또는 환자의 건강을 돌보던 사람(care giver)에게 확인해야 한다. 가장 중요한 것은 증상이 발생한 시점이며, 이는 마지막으로 환자가 (현재 보이는 신경학적) 이상소견 없이 정상적인 모습을 보인 시점으로 정의되고 이 정보에 따라 급성 허혈성 뇌졸중 환자의 치료 방침이 달라진다. 또한 병력청취를 할 때는 어떤 상황에서 신경학적 증상이 악화되는지, 이전 병력은 무엇이 있는지, 예를 들어 뇌졸중 과거력이 있는가, 동맥경화의 위험요소를 가지고 있는가, 심질환이 있는가를 확인해야 하고 최근에 복용하는 약물, 특히 와파린(Warfarin)이나 다비가트란(Dabigatran)같은 항응고제를 복용하고 있는지를 파악해야 한다. 낙상을 했거나 뇌졸중이 의심되는 고령환자에게는 머리를 부딪힌 적은 없는지, 크게 다치거나 경련하지는 않았는지를 확인하는 것이 중요하다.

빠르고 철저한 신체검사가 이루어져야 한다. 모든 활력징후

를 측정하고, 외상의 흔적이나 동반된 질환에 대한 증거를 찾고 심근 허혈이나 판막질환, 부정맥, 또는 대동맥박리 등을 찾기 위해 심장평가(cardiac examination)를 진행해야 한다. 빠르고 정확한 신경학적 검사를 수행해야 하며 국립보건원뇌졸중지표(National Institutes of Health Stroke Scale, NIHSS)(표 18.1) 같은 공식 척도를 이용하면 효과적이다. 국립보건원뇌졸중지표(NIHSS)는 시간순서에 맞춰 신경학적 검사의 주요사항을 수행할 수 있게 도와주고 환자의 임상적 상태를 빠르게 파악하여 의료인 간의 의사소통을 원활하게 한다.

급성 허혈성 뇌졸중이 의심되는 모든 환자에서는 기본적인 혈액검사가 진행되어야 한다. 도착하자마자 손가락 말단의 혈당을 확인하여 현재의 신경학적 징후와 증상이 뇌졸중을 가장한 저혈당에서 기인한 것은 아닌지 확인해야 한다. 혈액응고장애나 혈소판감소증을 가진 환자 또는 항응고제를 복용하는 환자의 혈액응고검사 및 혈소판 수치가 중요하고 이 검사결과에서 이상소견이 보이면 뇌졸중 치료에 제한을 두게 된다. 부정맥과 심근허혈의 발생율이 노인에게서 증가하기 때문에 뇌졸중이 의심되는 고령환자에게는 12리드 심전도를 촬영하고 심전도 모니터링을 하며 심근효소수치를 검사해야 한다.

급성 허혈성 뇌졸중을 진단할 때 필수적인 요소중 하나는 CT나 MRI 같은 영상검사인데 영상검사를 통해 뇌졸중이 허혈성인지 출혈성인지를 감별할 수 있다(그림 18.1). CT나 MRI를 이용한 영상은 뇌출혈의 존재를 확인하는 데 필수적이고 급성 뇌졸중 환자의 치료방향을 제시한다. 비조영 뇌 CT는 뇌졸중 환자를 진단하는 데 가장 먼저 사용되는데 이것이 뇌출혈을 배제하는 데 높은 정확도를 가지고 빠르게 결과를 확인할 수 있으며 대부분의 응급실에서 촬영이 가능하기 때문이다. 게다가 많은 고령환자들이 심박동기나 강자성의 금속으로 된 임플란트를 가지고 있는 경우가 많은데 MRI를 촬영하는 데 금기에 해당된다. 급성 허혈성 뇌졸중의 영상에 대한 내용은 여기서 다루기에 방대한 내용이라 언급하지는 않고 넘어가지만 미국심장학협회(AHA) 가이드라인에 따르면 급성 허혈성 뇌졸중이 의심되는 모든 환자는 환자가 응급실에 도착하고 25분 내에 CT나 MRI 등의 영상검사를 진행하고 도착 45분 이내 신경과 전문의의 평가를 받도록 권유하고 있다.

재조합조직플라스미노겐활성제를 이용하여 경정맥 혈전용해를 하는 것은 미국식품의약국(FDA)에서 승인한 급성허혈성 뇌졸중의 유일한 치료법이다. 노인에게서 재조합조직플라스미노겐활성제를 사용하는 것은 아직 유용성이나 안정성 및 사용빈도(frequency)가 확립되어 있지 않다. 고령환자들은 뇌졸중 관련 사망이나 후유증관련 위험도가 높기 때문에 급성기 치료가 중요하지만 경정맥 재조합조직플라스미노겐활성제를 사용하면 출혈성 합병증 또한 증가한다.

1995년 미국 국립신경질환뇌졸중연구소(NINDS)에서 급성 허혈성 뇌졸중환자에게 3시간 이내에 재조합조직플라스미노겐활성제를 사용한 치료를 연구하였는데 이 연구는 기본적으로 80세 이상의 환자들이 참여하였다(19명 위약대조군, 25명 혈

전용해제 사용). 재조합조직플라스미노겐활성제 치료를 받은 25명의 환자 중 4명은 치료 36시간 이내에 증상을 동반한 뇌내출혈을 일으켰고 이것은 동일한 치료를 받고 뇌내출혈을 일으킨 젊은 환자보다 2.87배가 많은 숫자이다. 1995년 재조합조직플라스미노겐활성제를 이용한 국립신경질환뇌졸중연구소의 후속연구로는 경정맥 재조합조직플라스미노겐활성제를 이용해 치료하는 시간을 조금 더 확장하려는 시도였고 이것이 유럽급성뇌졸중협회연구 3 (European Cooperative Acute Stroke Study iii, ECASSiii)이다. 이는 뇌졸중 증상이 발현되고 3시간에서 4.5시간 내에 재조합조직플라스미노겐활성제를 사용하여 급성 뇌졸중 환자를 치료했던 연구이며 이 연구에서는 출혈성 합병증에 위험이 크다 판단된 80세 이상의 환자들은 제외되었다. 급성허혈성뇌졸중이 있는 노인에게 경정맥 재조합조직플라스미노겐활성제를 사용해 치료할때 명백한 금기증이 있음에도 불구하고 많은 연구들은 경정맥 재조합조직플라스미노겐활성제를 이용해 증상발생 3시간 내 혈전용해 치료를 받았을 때 유익한 결과를 가져온다고 설명한다. 최근 자료에 따르면 증상 발생 3시간 이내에 사용할 수 있다면 노인에게 재조합조직플라스미노겐활성제를 사용하지 않을 명백한 이유는 없다. 하지만 출혈 합병증을 높이고 사망률이나 이환율을 높인다는 사실은 분명해서 고령환자를 치료할 때 적절한 치료법에 대해 가족이나 환자와 잘 상의해야 한다. 노인에게 증상 발생 3시간 내 재조합조직플라스미노겐활성제를 사용하는 것은 용인하지만 최근 미국심장학협회 가이드라인에 따르면 노인에게 재조합조직플라스미노겐활성제를 이용한 치료윈도우(treatment window)를 4.5시간으로 늘리는 것은 권유하지 않는다. 그리고 80세 이상의 환자에게 3시간 이내 증상이 발생한 것이 아니라면 재조합조직플라스미노겐활성제의 사용을 지지하지 말라 권고한다.

일과성뇌허혈발작(Transient Ischemic Attack)

일과성뇌허혈발작(TIA)이란 뇌, 척수, 망막의 허혈로 인한 신경학적 기능장애가 일시적으로 발생하는 현상으로 정의된다. 정의에서처럼 일과성뇌허혈발작이란 일시적인 증상이지만 일과성뇌허혈발작을 겪은 이후 특히 수일 이내에 급성허혈성뇌졸중이 발생할 가능성이 높다. 최대 23%의 급성허혈성뇌졸중은 일과성뇌허혈발작이 선행되는데 일과성뇌허혈발작 이후 2일 이내 급성뇌졸중이 발생하는 경우가 3.1~3.5%, 7일 이내 발생하는 경우가 5.2%, 30일 이내 발생하는 경우가 8.0%, 90일 이내 발생하는 경우가 9.2%에 이른다. 일과성뇌허혈발작은 나이가 많아지면 발생률도 크게 증가하는데 35세 미만에서 100,000명당 1~3건 정도 발생하는 반면 85세 이상에서는 100,000명당 600~1,500건이 발생하기 때문에 노인인구에서 일과성뇌허혈발작은 중요한 질환이다. 게다가 일과성뇌허혈발작 이후 뇌졸중 발생위험이 높아지는 것뿐만 아니라 일과성뇌허혈발작 이후 심혈관질환의 위험도 높아진다. 일과성뇌허혈발작환자 중 5년 내 뇌경색을 일으키는 환자수는 심근경색이나 돌연심장사

표 18.1. National Institutes of Health Stroke scale

1a. Level of consciousness	0 – Alert; keenly responsive 1 – Not alert, but arousable by minor stimuli 2 – Not alert, requires repeated or strong stimuli to attend 3 – Unresponsive or responds only with refl ex or autonomic eff ects
1b. Level of consciousness questions: 　　Current month 　　Patient's age	0 – Answers both questions correctly 1 – Answers one question correctly, or patient unable to speak for reasons not due to aphasia 2 – Answers neither question correctly, or aphasic
1c. Level of consciousness Commands: 　　Open and close eyes 　　Grip and release hand	0 – Performs both tasks correctly 1 – Performs one task correctly 2 – Performs neither task correctly
2. Best gaze	0 – Normal 1 – Partial gaze palsy 2 – Forced deviation, or total gaze paresis that is not overcome by oculocephalic maneuver
3. Visual fi elds	0 – No visual loss 1 – Partial hemianopia 2 – Complete hemianopia 3 – Bilateral hemianopia
4. Facial palsy	0 – Normal symmetrical movements 1 – Minor paralysis 2 – Partial paralysis 3 – Complete paralysis of one or both sides
5. Motor arm 5a. Left arm 5b. Right arm	0 – No drift 1 – Drift, but does not hit bed or other support 2 – Some eff ort against gravity, but drifts to bed 3 – No movement against gravity 4 – No movement UN – Amputation
6. Motor leg 6a. Left leg 6b. Right leg	0 – No drift 1 – Drift, but does not hit bed or other support 2 – Some eff ort against gravity, but drifts to bed 3 – No movement against gravity 4 – No movement UN – Amputation or joint fusion
7. Limb ataxia	0 – Absent 1 – Present in one limb 2 – Present in two limbs UN – Amputation or joint fusion
8. Sensory	0 – Normal 1 – Mild to moderate sensory loss 2 – Severe to total sensory loss
9. Best language	0 – No aphasia 1 – Mild to moderate aphasia 2 – Severe aphasia 3 – Mute, global aphasia
10. Dysarthria	0 – Normal 1 – Mild to moderate dysarthria 2 – Severe dysarthria UN – Intubated or other physical barrier
11. Extinction and inattention	0 – No abnormality 1 – Visual, tactile, auditory, spatial, or personal inattention 2 – Profound hemi–inattention or extinction to more than one modality

Adapted from National Institutes of Health, National Institute of Neurological Disorders and Stroke (accessed from http://stroke.nih.gov/resources/scale.htm).

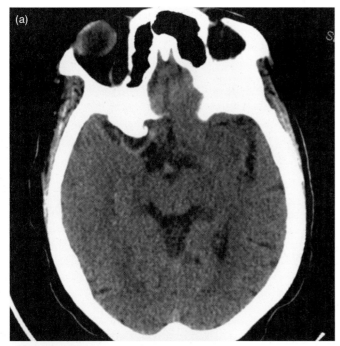

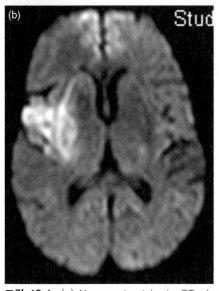

그림 18.1. (a) Non-contrast brain CT of a patient suff ering an acute ischemic stroke. A hyperdense right middle cerebral artery is apparent,concerning for thrombus. (b) Corresponding right middle cere-bral artery territory shows acute ischemic stroke on MRI. Acute ischemic strokes appear hyperintense on diff usion-weighted imaging.

를 일으키는 환자수와 같다.

일과성뇌허혈발작 이후 급성허혈성뇌졸중의 발생위험이 높다는 것을 감안할 때 고령환자가 일과성뇌허혈발작을 의심할 만한 증상으로 내원한다면 긴급 환자분류(triage)를 하고 의사가 빠른 검사를 진행해야 한다. 일과성뇌허혈발작의 진단은 임상적이기 때문에 환자의 증상이 갑자기 발생했는지, 국소 신경학적 결손을 가지고 있는지 증상이 얼마나 유지되었는지가 중요하다. 고령환자에게서는 이런 병력을 청취하는 것이 힘들 수도 있어서 가족구성원이나 목격자에게 자세한 사항을 확인하는 것이 필요하다. 신경학적 기능이 완전히 회복되었는지 신경학적 검사를 모두 정확하게 진행해야 한다. 최근 연구에 따르면 증상이 완전히 호전되었다고 평가된 일과성뇌허혈발작환자의 1/4 정도가 당일 신경과의사에게 검사를 받을 때 여전히 신경학적 결손이 남아있었다고 한다. 경동맥잡음(bruit)을 들어보고 심부정맥이나 판막질환, 심장의 구조적 문제가 있는지를 확인하는 것이 중요하다. 종종 효용이 없는 경우도 있지만 일반혈액검사(CBC), 혈액화학검사(chemistry panel)를 포함한 기본적인 혈액검사 및 혈액응고검사를 시행하는 것이 합당하다. 심장이 색전의 주요 원인이기 때문에 일과성허혈발작 환자에게는 심장검사가 중요하다. 심방세동, 좌심실동맥류, 심근경색 등을 확인하기 위해 가능한 빠르게 심전도를 촬영해야 한다. 초기평가를 했음에도 불구하고 원인이 명확하지 않은 경우 입원해서 홀터(Holter)검사나 다른 원격감지기를 통한 장기적 감시를 하는 것이 필요하다.

미국심장협회는 모든 일과성허혈발작환자는 증상 발생 24시간 내 영상검사를 받도록 권고한다. 그리고 확산강조영상(diffusion weighted imaging, DWI)을 포함한 MRI가 진단학적으로 선호된다. 미국심장협회는 일과성허혈발작이 의심되는 환자는 뇌영상검사뿐만 아니라 경두혈관(cervico-cephalic vessels)에 대한 비침습적 영상검사를 받도록 권고한다. 일과성허혈발작환자의 반 정도는 확산강조영상 MRI에서 뇌외동맥이나 뇌내동맥이 협착되거나 폐쇄되어 있음을 확인할 수 있다. 그리고 경두혈관에 대해 비침습적 영상검사는 머리뼈 경유 도플러를 사용한 경동맥 듀플렉스를 이용하거나 뇌혈관CT 또는 뇌혈관 MRI를 사용할 수 있다. 이러한 검사들은 뇌졸중전문가의 협진하에 진행해야 하며 만약 영상에서 이상 소견이 확인된다면 경동맥내막절제술(carotid endarterectomy)을 진행하는 것이 완전히 막히지 않았더라도, 70% 이상 막힌 환자에게서 뇌졸중 위험을 감소시키는 장점이 있다. 또한 50~70% 정도의 협착이 발견된 환자들도, 남성이거나 75세 이상이거나 2주 이내에 허혈발작 같은 이벤트가 있었던 환자라면 경동맥내막절제술이 도움이 된다.

일과성뇌허혈발작환자를 입원시킬 것인가, 퇴원시키고 빠른 외래를 잡을 것인가 아니면 관찰동(observation unit)으로 보낼 것인가를 결정하는 것은 아직 의견이 분분하다. 국립뇌졸중협회에서 제공하는 일과성뇌허혈발작치료 가이드라인에 따르면 24~48시간내 처음으로 일과성뇌허혈발작을 일으킨 환자 및 여러 증상이 너무 빈번하게 발생하는 환자는 입원을 고려하고 입원해서 2차적 예방치료를 위한 추가검사를 진행하거나 증상이 재발했을 때 초기혈전용해 및 약물치료를 빠르게 시작할 수 있도록 한다. 일반적으로 일과성허혈발작환자가 오면 입원시키거나 관찰동에서 경과를 보거나 24시간 열려있는 뇌졸중 전문클리닉으로 보내서 진단하는 것이 권고된다. 비록 특정 가이드라인이 존재하는 것은 아니지만 일과성허혈발작을 일으킨 고령환자의 이환율과 사망률이 높다는 것을 고려할 때 이런 환자를 집중감시하고 빠른 검사를 진행할 수 있도록 입원시키는 것이 신중한 선택이다.

179

비외상성뇌내출혈
(Non-traumatic intracranial hemorrhage)

뇌내출혈(Intracerebral hemorrhage)

뇌내출혈이란 뇌실질에서 발생한 비외상성 자발출혈로 정의된다. 첫 뇌졸중을 겪은 모든 환자의 10~15%는 뇌내출혈을 일으키며 30일내 사망률이 35~52%에 이르는 응급질환이다. 그리고 이환율이 높아 6개월 내 기능적으로 독립수행을 할 수 있는 환자는 20%밖에 되지 않는다. 뇌내출혈의 발생율은 나이가 많아질수록 증가하며 35세 이상에서 10년마다 2배로 증가한다. 고령은 뇌내출혈의 주요 위험요인이며, 노인들은 뇌내출혈의 다른 위험요인들을 많이 가지고 있다. 예를 들어 대뇌아밀로이드맥관병증(cerebral amyloid angiopathy), 고혈압, 이전 허혈성 뇌졸중이나 출혈성 뇌졸중의 기왕력, 경구항혈전제 복용력 등이다. 뇌내출혈은 선천적 병변이 있느냐 없느냐에 따라 원발성과 속발성으로 구별되며 선천병변이 없으면 원발성으로 본다. 70세 이상의 환자에서 원발성 뇌내출혈의 원인중 75%가 고혈압이며 원인의 20%를 차지하는 두 번째 요인은 대뇌아밀로이드맥관병증(CAA)이다. 게다가 뇌내출혈 고령환자는 급성허혈성뇌졸중 환자보다 훨씬 나쁜 예후를 보이며 65세 이상에서 뇌내출혈을 진단받은 환자의 1년 내 사망률은 50%에 이른다.

뇌내출혈의 증상은 출혈병변의 크기, 위치 및 얼마나 빠르게 병변이 커지느냐에 따라 다르다. 급성허혈성뇌졸중과 같이 뇌내출혈은 뇌의 특정부분에 있는 신경조직의 갑작스런 기능장애를 일으켜 신경학적 증상을 초래한다. 국소적 신경학적 증상을 보이는 환자에게 뇌내출혈과 관련된 증상으로는 의식소실, 혼수, 경부강직, 신경학적증상이 시작된 시점에 동반된 경련, 이완기혈압 110 mmHg 이상, 구토, 두통이 있다. 하지만 많은 뇌내출혈 환자들은 이런 분명한 증상들이 없어서 임상증상만으로는 급성출혈성 뇌졸중과 구별이 어려워 분명한 신경학적영상검사가 필요하다.

미국심장협회 및 유럽뇌졸중이니셔티브(European stroke initiative, EUSI)는 뇌내출혈과 뇌졸중을 구별하기 위해 빠른 신경영상검사를 권유한다.

뇌내출혈이 의심되는 고령환자가 내원하면 비조영 뇌 CT 또는 MRI 등의 신경영상검사를 빠르게 진행해야 한다. 비조영 뇌 CT가 뇌내출혈을 진단하는 데 있어 100% 민감도를 갖는 가장 좋은 진단방법이다(그림 18.2). 경사에코(gradient-echo) MRI 및 T2자화강조(T2 susceptibility-weighted) MRI는 CT만큼 민감도가 높을 뿐만 아니라 만성뇌내출혈 및 급성허혈성뇌졸중을 진단하는 데도 도움이 된다. 하지만 뇌내출혈을 가진 고령환자들은 임상적으로 불안정거나 MRI 촬영의 금기를 가진 경우가 많고 미국 내 응급실에서 대부분 CT 촬영이 용이하기 때문에 CT 촬영이 이루어진다. 뇌내출혈이 진단되면 CT혈관조영술(angiography/venography) 또는 MRI 혈관조영술(antiography/venography)을 진행해서 동맥루나,

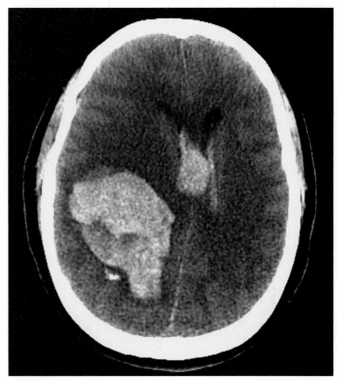

그림 18.2. Non-contrast brain CT of a large acute intracerebral hemorrhage within the right parietal lobe with associated intraventricular hemorrhage and midline shift.

동정맥기형, 동정맥루, 종양, 뇌정맥혈전 등 뇌내출혈의 이차적 원인이 있는지 확인해보고 필요하면 혈관중재술(intervention)을 시행할 수 있다.

고령환자들은 고혈압을 앓고 있거나, 경구혈전용해제를 복용 중인 경우가 많다는 점을 생각해보면, 뇌내출혈을 진단받은 고령환자는 처음부터 빠르게 활력징후를 측정하고 혈액검사를 진행해야 하며 혈액검사에는 국제표준화비율(INR)과 프로트롬빈시간(PT)을 포함해야 한다. 뇌내출혈환자에게서 혈압이 빠르게 상승하는 경우가 많은데, 혈압을 낮추는 것이 임상적 결과를 호전시킬지는 불분명하지만 혈압이 빠르게 상승하면 혈종이 커지고 혈종주위 부종을 만들어 유해작용을 일으킬 수 있다. 미국심장협회 뇌졸중위원회(AHA Stroke Council)는 수축기혈압 200 mmHg 이상, 평균동맥압 150 mmHg 이상에서 혈압감시를 시행하고 지속경정맥인퓨전(continuous intravenous infusion)을 이용하여 혈압을 낮출 것을 권유한다. 만약 환자의 수축기혈압이 180 mmHg 이상, 평균동맥압이 130 mmHg 이상이라면 혈압을 적절히 낮추고 두개내압(ICP) 상승이 의심된다면, 두개내압을 감시하고 뇌관류압(CPP)을 60 이상 유지하도록 권유하고 있다. 뇌내출혈환자에게 추천하는 항고혈압제는 경정맥투여용 라베탈롤(labetalol), 니카르디핀(nicardipine), 에스몰롤(esmolol), 에날라프릴(enalapril), 하이드랄라진(hydralazine), 나이트로프루사이드(sodium nitroprusside) 또는 나이트로글리세린(nitroglycerin)이 있다. 많은 고령환자가 경구항혈전제를 복용하고 있고 와파린 관련 뇌내출혈은 경구혈전제의 치명적(devastating) 합병증이

고 사망률이 높으며 생존한다 하더라도 신경학적으로 나쁜 예후를 갖는다. 와파린을 복용중이거나 국제표준화비율(INR)이 증가된 고령환자들은 출혈이 지속되는 것을 방지하기 위해 응고장애를 빠르게 교정해야 한다. 이런 환자들은 와파린복용을 중단하고 경정맥 비타민K를 투여하고, 신선냉동혈장(FFP)이나 프로트롬빈복합체농축액(PCC)을 이용하여 국제표준화비율(INR)을 정상화해야 한다.

뇌내출혈을 진단받은 모든 노인 환자는 즉각적인 신경과나 신경외과의 협진을 받아야 하고 안 되면 신경과 신경영상의학과 신경외과의 진료가 가능한 병원으로 전원해야 한다. 환자들은 뇌내출혈의 합병증을 평가하고 치료할 수 있는 전문과적 협진이 필요하며 합병증으로는 두개내압상승, 수두증, 뇌간압박(brainstem compression), 두뇌이탈(brain hermia) 등이 있다. 뇌내출혈이 있는 환자는 내과적으로 신경학적으로 불안정한 상태이므로 중환자실로 입원하여 활력징후 및 신경학적 상태를 주기적으로 감시하고 필요시 집중치료를 받게 해야 한다. 뇌내출혈은 특히 고령환자에게서 높은 사망률과 이환율을 보인다. 하지만 연구결과들에 따르면 뇌내출혈의 예후를 결정하는 가장 중요한 변수는 적절한 수준의 치료(level of medical support)가 제공되었는가 이고, 초기에 나쁜 예후가 예상되었던 환자라도 적극적으로 치료받으면 적당한reasonable) 수준으로 회복할 수 있다. 초기에 심폐소생술금지(DNR) 처방을 받아 치료를 중단하거나 생명유지에 필요한 중재(intervention)를 하지 않는 것은 뇌내출혈환자의 장단기 사망률과 관련이 있고 다른 사망예측 인자들과는 무관하다. 응급실에서 심폐소생술금지(DNR) 처방을 받거나 치료를 중단하는 것은 권유되지 않으며, 미국심장협회에서는 뇌내출혈이 발생하면 초기부터 적극적인 치료를 시작하고 심폐소생술금지(DNR)를 받는 것은 최소 입원 후 2일이 지난 시점에 고려할 것을 권고한다. 하지만 이것은 이전에 DNR을 이미 받았던 고령환자에게는 해당되지 않는다.

동맥류성지주막하출혈 (aneurysmal subarachnoid hemorrhage)

동맥류성지주막하출혈이란 혈액이 혈관 밖으로 나와 중추신경계를 채우고 있는 뇌척수액으로 들어가는 신경학적 응급증상으로 두개내 동맥류의 파열에 의해 발생한다. 뇌졸중을 처음 겪는 모든 환자의 2~5%에서 지주막하출혈이 발생하며 이환율과 사망률이 높고 평균 케이스당 치명률이 51%에 달하고 생존자의 1/3이 평생 후유증을 갖고 산다. 동맥류성 지주막하출혈은 나이가 많아지면 발병률이 증가하므로 노인에게 중요한 질환이마. 60세 이상에서 두개내 동맥류의 유병률이 높고 노인에서 동맥류형성과 파열의 위험요인인 고혈압과 동맥경화는 고령과 관련된 위험인자들이다. 고령, 입원당시 환자의 의식수준, 초기 뇌 CT에서 보이는 출혈량이 poor outcome과 관련이 있다.

의식소실, 구역 구토를 동반한 심한 두통이 갑자기 발생했

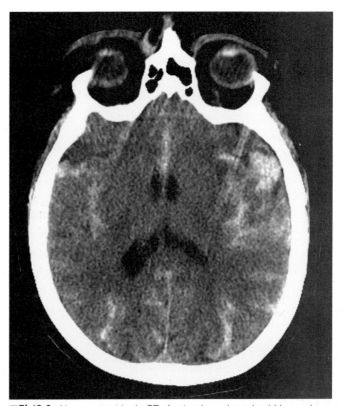

그림 18.3. Non–contrast brain CT of extensive subarachnoid hemorrhage within the bilateral cerebral sulci.

다면 지주막하출혈의 전형적 증상이므로 지주막하출혈을 항상 의심해야 한다. 신체검사를 하면 망막출혈, 안절부절 못함, 의식저하, 경부강직, 광공포증 및 국소신경징후를 보인다. 지주막하출혈의 전형적 증상으로 응급실에 내원한다면 진단이 어렵지 않으나 이런 증상이나 징후가 없다면 종종 오진되기도 한다. 의식장애는 보통 성인환자보다 고령환자에게서 더 자주 발생하고, 고령환자에게서 지주막하출혈인지 진단하는 것이 종종 간과되기도 한다. 동맥류성 지주막하출혈을 오진하는 것은 대부분 비조영두부CT를 촬영하지 않는 데서 기인한다. 비조영두부CT는 지주막하출혈의 진단에서 가장 중요하므로 의심되는 환자라면 무조건 촬영해야 한다(그림18.3). 지주막하출혈을 가진 고령환자의 CT를 보면 젊은 환자에 비해 종종 출혈량이 많이 보이는데 노인은 뇌실질의 위축이 있기 때문에 동맥류가 터지면 많은 양의 혈액이 모이게 되고 이로 인해 고령환자는 대체로 더 나쁜 신경학적 상태로 입원하게 되고 임상적으로 치료결과도 좋지 않다. CT의 민감도는 증상이 시작된 시점부터 감소하는데 뇌척수액의 역학적 운동 및 제거운동이(dynamics and spontaneous lytics) 지주막하의 혈액을 빠르게 제거하기 때문이다. 따라서 지주막하출혈이 의심되는데 CT에서 출혈이 안 보이면 요추천자(LP)를 시행해야 한다. 요추천자를 통한 지주막하출혈의 진단기준은 뇌척수액압이 높고, 시험관 4개 모두에서 적혈구수가 줄어들지 않고 모두 올라 있어야 하며, 잔토크로미아가 확인되어야 한다. CT나 요추천자에서 지주막하출혈이 진단되었다면, 동맥류를 확인하기 위한 CT혈관조영술(CTA)이 고려되어야 동맥류치료방식을 결정하는 데 도

움이 된다. CT에서 동맥류가 명확하게 보이지 않는 경우는 CT에서 보이지 않는 작은 동맥류가 있을 수 있다. 이는 digital subtraction 혈관조영술을 통해 확인할 것을 권유한다.

모든 지주막하출혈환자는 긴급히 평가하고 기도확보, 심혈관기능유지 등의 치료가 필요하다. 신경과나 신경외과로 빠른 협진을 진행하고 필요하면 신경혈관 전문가가 있는 센터로 전원을 보내야 한다. 치료의 주요목적은 재출혈을 방지하고 혈관연축을 방지하고 조절하는 것이며 내과적 신경학적 합병증을 치료하는 데 있다. 재출혈이 일어날 확률은 첫 2~12시간이내에 최대인데 이때 재출혈이 일어나면 예후가 좋지 않고 사망률도 높다. 그리고 노인에게서의 재출혈은 젊은 환자에 비해 확률도 높고, 더 빠르게 일어난다. 동맥류를 제거할 때까지 경정맥 항고혈압제를 사용하여 급성고혈압을 엄격하게 조절해야 한다. 그래야 뇌졸중의 위험을 낮추고 고혈압관련 재출혈의 위험을 낮추고 뇌관류압(CPP)을 적절히 유지할 수 있다. 정확한 혈압조절의 기준이 정해져 있는것은 아니지만 미국심장학회 가이드라인에 따르면 수축기혈압을 160 mmHg 이하로 조절하는 것이 적절하다.

재출혈을 막기 위해 초기에 동맥류를 제거하는 필요하다. 경험이 풍부한 뇌혈관외과의 및 혈관전문의가 환자와 동맥류의 특징을 평가하고 코일링(endovascular coiling)을 할 것인가 클리핑(microsurgical clipping)을 할 것인가를 상의하여 결정해야 한다. 자료마다 의견이 다르지만, 어떤 연구에서는 70세 이상의 고령환자에서는 클리핑(clipping)을 하는 것보다 코일링(coiling)을 하는 것이 이상적이라고 했다. 대략 20년 전만 하더라도 고령환자에게 뇌동맥류지주막하출혈이 생기면 고령이고 대부분 예후가 좋지 않다는 이유로 보존적 치료만을 했었다. 뇌동맥류지주막하출혈의 치료는 최근 수년간 크게 변해서 고령환자에게도 적극적으로 치료하여 호전된 결과를 가져오고 있다. 환자를 잘 선택한다면 코일링이나 클리핑을 통해 긍정적인 결과를 도출할 수 있다. 뇌동맥류지주막하출혈환자는 모두 중환자실, 특히 신경과중환자실로 입원하여 최적의 치료를 하고 흔히 생기는 합병증을 확인하기 위해 면밀한 감시를 해야 한다. 신경학적 합병증으로는 증상을 동반한 혈관연축, 수두증, 재출혈 및 경련 등이 있다. 고령이고 이미 가지고 있는 질환이 많기 때문에 뇌동맥류지주막하출혈을 앓는 고령환자는 신경학적 또는 전반적인 합병증을 일으킬 확률이 높기 때문에 면밀히 감시되어야 한다.

외상성 뇌손상(Traumatic brain injury, TBI)

외상성 뇌손상(TBI)은 미국에서 중요한 건강 문제의 하나로 연간 약 150만 명에게 영향을 미치는 높은 이환율을 가진다. 또한 연간 120만 건의 응급실 내원수와 22~29만 건의 입원을 유발하며 5만명 이상이 사망하는 큰 사망율을 갖는다. 외상성 뇌손상의 발생률은 영아와 소아에서 가장 높지만 외상성 뇌손상으로 인한 입원 및 사망은 65세 이상의 고령에서 가장 높기

표 18.2. Glasgow Coma Scale

		Score
Best eye response (E)	Spontaneous eye opening	4
	Eye opening to verbal stimuli or command	3
	Eye opening to pain	2
	No eye opening	1
Best verbal response (V)	Oriented	5
	Confused	4
	Inappropriate words	3
	Incomprehensible speech	2
	No verbal response	1
	Intubated	T
Best motor response (M)	Obeys commands	6
	Localizing response to pain	5
	Withdrawal response to pain	4
	Flexion to pain (decorticate posture)	3
	Extension to pain (decerebrate posture)	2
	No motor response	1
Total score		3 – 15 (T)

때문에 외상성 뇌손상은 고령에서 중요한 질병이다. 낙상은 고령자 외상성뇌손상의 가장 흔한 원인으로 노인 외상성뇌손상의 51%를 차치하며 그 뒤를 이어 교통사고(운전자, 탑승자, 보행자 포함)가 9%로 두 번째로 흔한 원인이다. 추가적으로 고령은 외상성뇌손상의 나쁜 예후와 연관된다.

외상성뇌손상은 두개골 내에서 높은 에너지가(high-energy) 과속 또는 감속되면서 발생하거나 이것이 뇌를 관통하면서 발생한다. 국소 또는 광범위 손상으로 분류 할 수 있다. 국소 손상은 충격이 일어난 부위에 국한되어 국소적인 신경학적 결손이 생기는 반면, 광범위 손상은 대뇌 백색질, 회백질교차 부위(gray-white junction), 뇌량 또는 뇌간의 액손들이 찢어지면서 비편향적(nonlateralizing) 신경학적 결손과 국소적인 결손 모두를 동반할 수 있다. 외상성뇌손상은 보통 중증도에 의해 분류하며 이를 위해 주로 글라스고우혼수척도(Glasgow Coma Scale, GCS)(표 18.2)를 사용한다. 글라스고우혼수척도(GCS)는 급성 외상 환자의 운동 신경 반응, 구두 반응, 눈뜨기 반응을 평가한다. 경증 외상성뇌손상은 단독 두부 외상과 함께 글라스고우혼수척도(GCS) 13~15점을 갖는다. 중등도의 외상성뇌손상은 글라스고우혼수척도(GCS) 9~12점을 갖는다. 심각한 외상성뇌손상은 글라스고우혼수척도(GCS) 8점 이하를 보이거나 두개 내 타박상(intracranial contusion), 혈종(hematoma), 또는 열상을 갖는 경우에 해당한다.

많은 젊은 외상성뇌손상 환자의 경우 급성 이상 소견이 없는 정상 두개 CT 소견을 보인다. 뇌 영상(brain imaging) 이상 소견은 고령 환자 또는 중등도 이상의 외상성 뇌손상 환자에게서 훨씬 흔하게 발견된다. 외상성 뇌손상으로 인해 보일 수 있는 영상학적 이상 소견들은 다음의 것들을 포함한다. 두개골의 골절 또는 분리, 두개 내 출혈(epidural, subdural, intracerebral, intraventricular hemorrhage, 뇌진탕, 거미막밑출혈), 뇌부종, 공기머리증, 외상성 뇌경색, 그리고 광범위

축삭 손상 등이 해당된다. 모든 중등도 이상의 외상성뇌손상 환자(GCS 〈 13)들은 이와 같은 이상 소견의 확률이 크므로 즉시 head CT 검사가 필요하다. 경도의 성인 외상성뇌손상(GCS 13~15) 환자들의 경우에는 특정 조건을 만족하는 경우에 한해서 신경학적영상검사가 추천되는데 고령이 가장 중요한 조건이 되겠다. 경도 외상성뇌손상의 경우 CT 검사의 필요여부를 효과적으로 판단하는 데 도움을 주는 다음의 세 가지 기준(rule)들을 참고해 볼 수 있다. Canadian CT Head rule, New Orleans Criteria, National Emergency X-Radiography Utilizations Study-II. 하지만 60세 이상 또는 65세 이상의 노인 환자의 경우는 급성 두개골 내 손상의 확률이 높기 때문에 이러한 기준들로부터 제외된다. 경도의 둔상에 의한(blunt trauma) 외상성뇌손상을 입은 노인 환자의 경우 뇌 CT에서 신경외과적 수술을 요하는 급성 이상 소견을 보일 가능성이 높으므로 적극적인 뇌 CT 검사가 권장된다. 일반적으로 고령 환자가 급성으로 머리 외상 또는 외상성뇌손상을 입은 경우 초기 임상적 소견이나, 손상의 중증도(severity)에 관계 없이 영상검사의 시행이 권고된다.

노인이 외상성뇌손상을 수상할 경우 젊은 성인에 비해 더 높은 치사율과 좋지 않은 예후를 보이며 신경학적 결과(neurologic outcome)도 더 좋지 않다. 노인 환자들은 젊은 연령에 비해 두 배 이상의 치사율을 보이며(30% 대 14%) 생존한 경우에도 더욱 불량한 기능적 결과를 갖는다(13% 대 5%). 고령 자체가 불량한 예후의 독립적 예측 인자가 되는 기전은 불분명하지만, 다음과 같은 요인들이 영향을 줄 것으로 추정해 볼 수 있다. 노인 환자의 동반 질환(특히 당뇨, 고혈압, 심혈관질환, 뇌경색의 기왕력), 노인 환자의 만성 질환으로 인한 항혈전제 또는 항응고제의 사용, 그리고 나이와 연관된 뇌의 변화(경막과 두개골의 점증적인 부착, 뇌혈관의 탄성 감소 또는 취약성 증가, 대뇌 위축으로 인해 정맥 구조에 대한 압력 증가, 뇌혈관의 죽상동맥경화증, 활성화 산소의 청소율 감소 등)이 해당된다. 경막하혈종(SDH)과 경막외혈종(EDH) 모두 외상성뇌손상을 수상한 환자의 CT 영상에서 발견될 수 있으나, 노인 환자에게서는 경막하혈종이 훨씬 흔하게 발생하며, 반면 경막과 두개골이 근접하게 부착되어 경막외혈종은 드물게 발생한다. 만약 외상성뇌손상의 일환으로 경막하혈종이 진단될 경우, 치사율이 증가하고 신경학적 결과는 악화된다. 급성 경막하혈종 환자에게서 불량한 예후와 연관되는 인자로는 큰 혈종, 중간선 이동(midline shift), 뇌실질 병변의 동반 등이 있다. 이런 환자의 경우 빠른 신경외과적 처치는 매우 중요하며, 경막하혈종 노인 환자는 긴급히 신경외과적 평가에 들어가야 한다.

일부 예외는 있으나, 심각한 외상성뇌손상으로 응급실에 내원한 노인 환자의 처치는 젊은 성인의 그것과 크게 다르지 않다. 중증 외상성뇌손상 환자의 치료에 관한 다양한 권고사항들은 뇌외상재단(Brain Trauma Foundation) (www.braintrauma.org)에서 개발 및 유지하는 가이드라인 내용이다.

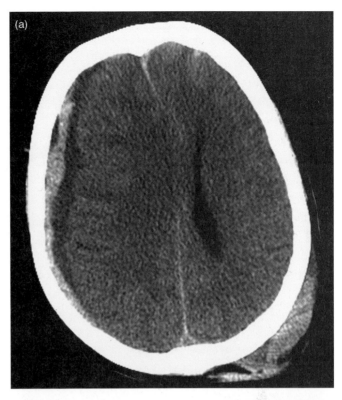

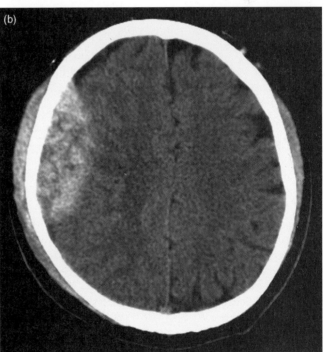

그림 18.4. (a) Non-contrast brain CT of an acute large right subdural hematoma with associated midline shift. (b) Non-contrast brain CT of a large epidural hematoma with mass eff ect and associated midline shift.

글라스고우혼수척도는 내원 초기 측정 후 임상 증상의 호전 또는 악화를 관찰하기 위해 반복적으로 측정되어야 한다. 기도, 호흡, 순환(Airway, Breathing, Circulation)은 즉시 평가 및 안정화되어야 한다. 저산소혈증(SpO₂ 〈 90%)이 오지 않도록 주의해야 하며 발견된다면 즉시 교정되어야 한다. 글라스고우혼수척도 〈 9인 경우, 적절한 기도 유지가 안 되는 경우, 또는 산소 공급에도 불구하고 저산소혈증이 교정되지 않는 경우 기도 확보가 이루어져야 한다. 기관 삽관 후 환자들은 정상 호흡 수로 유지되어야 하며(end-tidal CO_2 [ETCO2] 35~40 mmHg), 환자에게 두뇌이탈(brain hernia) 증상이 관찰되는 경우를 제외하고는 과호흡이 오지 않도록 해야 한다. 일단 기도가 확보되면 생체 징후를 확인하고 지속적으로 관찰해야 한다. 외상성뇌손상 환자에게서 수축기 혈압 (SBP) 〈 90 mmHg로 정의되는 저혈압은 불량한 결과를 유발하므로 피해야 하며 발생할 경우 즉시 교정되어야 한다. 이차평가(secondary survey)가 시행되어야 하며, 이차외상(secondary trauma) 여부의 확인이 필요하다.

동공의 확대, 무반응 또는 비대칭, 운동 검사에 의한 extensor posturing 유발 또는 무반응, 또는 신경학적 증상의 지속적인 악화 등의 두뇌이탈(brain hernia)의 임상 증상을 확인하기 위해 환자를 자주 평가해야 한다. 두개내압(ICP) 상승이 의심되는 경우, 다음과 같은 간단한 처치 (technique)를 통해 예방 및 관리되어야 한다. 머리 또는 침대의 30도 거상, venous drainage를 최적화하기 위해 목을 중립위치(neutral position)로 유지, 심하게 조이는 경우 경추고정기(neck brace)를 느슨하게 풀기, 중심정맥압(CVP) 감시, 혈장량증가(hypervolemia) 방지, 추가적으로 만니톨(mannitol) 또는 고장성수액(hypertonic saline)의 투여가 두개내압(ICP) 상승을 조절하는 데 효과적일 수 있다.

중증 TBI 수상 환자 내원 시 ICP monitoring, 임상 소견과 neuroimaging에 따른 수술적 치료 등을 포함하는 추가적인 조치를 위해 즉시 외상외과와 신경외과에 consult가 시행되어야 한다. 노인 외상 환자의 경우 나이에 따른 생리적 차이와, 수반되는 동반 질환 등을 고려하여 역치값(threshold)을 낮추어 더 적극적인 트라우마 액티베이션(trauma activation) 또는 전용 외상팀이 없는 경우라면 지정된 외상 센터로의 더 적극적으로 전원해야 한다.

적절한 정맥로를 확보해야 하며 적절한 실험실적 검사, 특히 잠재적 응고병증의 확인을 위한 일반혈액검사(CBC), 혈액응고(coagulation parameter)에 대한 검사가 시행되어야 한다. 노인 환자는 와파린관련(Warfarin-related) 응고장애가 흔한데 이는 외상 후 출혈의 가능성을 높게 만든다. 머리 외상이 의심되는 고령 환자가 응급실을 내원하였고 항응고제를 투여 중이라면 예외 없이 최대한 빠르게 CT 검사가 시행되어야 한다. 와파린을 투여 중인 노령 환자에게 두개골 내 출혈이 있다면 비타민K와 신선냉동혈장(FFP) 또는 프로트롬빈복합체농축액(PCC)을 투여하여 국제표준화비율(INR)을 1.6 이하로 신속히 교정해야 한다. 각각의 환자는 손상 정도와 임상 상태에 따라 집중치료실 또는 외상병동(trauma service)에 입원 되어야 한다.

중추신경계 감염(CNS infection)

감염은 젊은 층보다 노인에게 더 흔하고 중증도가 더 높으며 예후가 불량하다. 감염 증상 역시 감지하기 힘들고 증상의 개수가 적다. 감염의 주요 증상이 되는 발열도 노인의 경우에서는 20~30%에서 발견되지 않거나 미미하다. 노인에 있어서 감염의 주 증상은 낙상, 섬망, 식욕저하, 또는 전신쇠약과 같이 비특이적이다. 특히 중추신경계 감염이 있을 경우 더 그러하다. 고령환자들을 진료할 때 숙지하고 있어야 할 중추신경계 감염은 뇌수막염과 척수경막외농양이다.

지역사회 획득 뇌수막염 (community-aquired bacterial meningitis)

헤모필루스 인플루엔자균(Haemophilus influenzae type b, Hib)과 폐구균 예방접종이 생기면서 지난 15년 동안 뇌수막염의 발병률은 감소하고 있다. 미국에서 세균성 뇌수막염이 가장 잘 걸리는 연령은 2세 미만의 소아이나 2006~2007년에서는 65세 이상의 노인이 100,000명당 1.92명의 발생률로 2위를 차지하였다. 또한 세균성 뇌수막염은 노인에서 흔할 뿐만 아니라 사망률이 나이와 비례하는 양상을 보이고 있다(18~34세에서 사망률이 8.9%인 반면 65세 이상에서는 22.7%).

세균성 뇌수막염에 감염된 노인들은 발열, 의식저하, 목 강직, 두통, 경련, 쇼크, 국소적 신경학적 증상 등 여러 가지 증상으로 나타날 수 있다. 경부강직과 두통은 노인에게서 덜 흔한 증상이며, 대다수가 의식저하나 국소적 신경학적 증상을 보였다. 세균성 감염이 의심될 경우 뇌척수액검사의 적응증이 된다. 진단적 뇌척수액검사를 시행할 경우 두뇌이탈(brain hernia)이 합병증으로 발생할 수 있기 때문에 특정환자에게는 시술 전 CT나 MRI를 촬영하여 뇌의 전위 여부를 확인하는 것이 권장된다. 특히 새로 발생한 경련, 면역억제, 유두부종과 같이 뇌공간을 점유하고 있는 병변이 의심될 만한 증상이 보이는 경우 뇌척수액검사를 시행하기 전 영상검사를 시행해야 한다. 또한 영상검사가 뇌척수액검사보다 선행될 경우 영상검사를 시행하기 전에 항생제를 사용해야 한다.

지역사회 획득 뇌수막염에 걸린 고령환자에게 가장 흔한 균은 Streptococcus pneumoniae, Neisseria meningitidis, 그리고 Listeria monocytogenes가 있다. 따라서 그램 염색 검사결과가 나오기 전 경험적 항생제를 사용할 경우 Vancomycin, 3세대 cephalosporin과 ampicillin을 사용해야 한다. 또한 세균성 뇌수막염이 의심되는 환자가 있을 경우 덱사메타손을 항생제 전 또는 같이 사용할 경우 사망률을 낮춘다는 것이 증명되었기 때문에 투여해야 한다. 모든 환자에게는 입원이 권장되며 뇌수막염균(Meningococcus)이 의심될 경우 24시간 동안의 호흡격리가 필요하다.

고령은 세균성 뇌수막염에 있어서 나쁜 예후인자이며, 노인의 경우 젊은 층보다 합병증이 더 흔하게 발생한다. 이 질병은 항상 응급으로 취급해야 하며 높은 유병률과 사망률을 낮추기 위해서는 빠른 인지와 치료가 필요하다. 또한 이 장은 지역사회 획득 뇌수막염만 다루고 있으나 병원 내 감염 뇌수막염 역시 발열, 의식저하, 뇌수술 과거력, 감염의 병소가 확인이 안되는 경우, 또는 두개골 골절이나 관통상이 있을 경우 노인에서 꼭 고려해야할 질환이다.

척수경막외농양(spinal epidural abscess)

척수경막외농양은 농이 척수경막과 척추관 사이 공간에 축적되어 생기는 질환이다. 흔하지 않은 병이나 사망률이 높고 예후가 빠른 진단과 치료에 의해 결정되는 경우가 많다. 척수경막외농양은 허리통증, 발열과 신경학적 이상의 전형적삼대증상(triad)이 없는 경우가 많아 진단이 어렵고 진단이 늦어지거나 오진이 발생하는 경우가 흔하다. 노인에게 더 흔한 위험한 감염병이나 응급실로 내원하는 노인의 경우 퇴행성 질환에 의한 허리통증을 흔하게 호소하여 진단은 더 복잡해지는 경우가 많다. 대부분의 환자는 당뇨, 알콜중독, 퇴행성관절염 또는 외상에 의한 척추이상, 수술이나 도뇨관 삽입 등의 척추시술 과거력, 또는 골수염, 요로감염, 패혈증, 유치관, 척추마취, 신경차단술 등의 기저질환이나 시술 과거력을 갖고 있으며 이런 기저질환들은 노인에게 더 흔하다. 또한 척수경막외농양은 나이와 무관하게 발생할 수 있으나 최근 25년간 발병률이 점점 증가하는 추세를 보이는데, 이는 노령화 인구증가에 의한 것이라고 생각된다.

척수경막외농양의 경우 물리적 압박이나 패혈증성 혈전성 정맥염으로 인해 혈관의 폐색으로 인해척수가 손상을 입게 된다. Heusner가 개발한 병기분류방법은 증상에 의해 분류되는

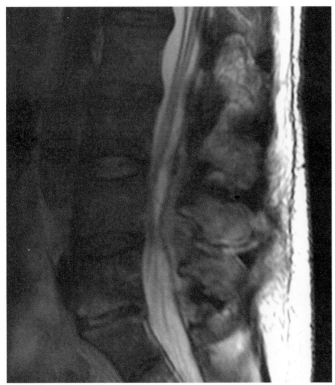

그림 18.5. T2-weighted MRI of a spinal epidural abscess within the posterior spinal canal centered at L4-L5.

데, 1단계는 병소 레벨의 허리통증, 2단계는 병소에서 발병하는 신경뿌리증상, 3단계는 운동장애, 감각장애, 또는 배뇨장애나 배변장애, 4단계는 마비로 분류된다 가장 흔한 증상은 허리통증(환자의 70~90%에서 발병), 발열(60~70%의 환자에서 발병), 그리고 신경학적 증상(33~70%의 환자에서 발병)이 있다. 다른 증상으로는 척추 주위 근육경련, 척추 운동제한, 감각이상, 운동이상, 또는 보행장애가 있다.

척수경막외농양은 증상, 임상검사와 영상검사로 진단한다. 백혈구증가증은 2/3에서만 확인되나 염증지표(Erythrocyte sedimentation, C-reactive protein)는 거의 모든 환자에서 증가되어 있다. 척수경막외농양에 의해 발생한 세균혈증은 환자들의 약 60%에서 발견되며 원인균을 확인하는 데에 있어 유용할 수 있다. 척수경막외농양이 의심될 경우 척추의 gadolinium 조영증강 MRI를 응급으로 촬영해야 하는데(그림 18.5), 이유는 이 영상검사의 감수성과 특이성이 높아 농양의 위치, 크기와 정도를 확인하기 위해서이다. MRI 촬영 금기의 경우 CT 후 척수 X선 사진술이 유용하나 MRI보다 특이성이 낮으며 척수경막외농양과 경막을 누르는 다른 병변과의 감별이 어렵다.

가장 많이 쓰이는 치료는 응급 감압수술과 배농, 그리고 항생제이다. 수술 전 신경기능이 치료의 최종 결과를 예측하는 데 있어 가장 중요한 예측인자이며 신경학적 증상 진행을 예측하기 힘들기 때문에 진단을 내린 이후로는 수술 및 감염된 조직 제거가 최대한 빠르게 시행되어야 한다. 척추외과의 협진이 즉시 시행되어야 하며 수술을 시행할 수 없는 병원의 경우 환자의 치료를 시행할 수 있는 병원으로 즉시 전원해야 한다. 배양검사가 나오기 전 흔한 원인균(Staphylococcus, Streptococcus spp.)에 대한 경험적 항생제가 사용되어야 하는데, 특히 면역억제환자, 혈관 마약 사용자, 또는 요로감염이나 요로수술을 받은 경우 항생제 사용이 필요하다.

척수경막외농양을 진단받은 환자들 중 10~23%는 질환의 진행에 의해 사망한다. 생존하는 환자들 중에서는 비가역적인 마비가 제일 우려되는 합병증이며 약 4~22%의 환자에게 발생한다. 수술 전 신경기능은 치료의 최종 결과를 예측하는데 있어 가장 중요한 예측인자이다. 진단이 늦어질 경우 비가역적 손상을 야기할 수 있으며, 특히 노인에 있어서는 의심의 수준을 높이는 것만이 빠른 진단을 내리는 데 도움이 된다.

경련(seizures)

새로 발생한 경련(new seizures)

첫 경련의 거의 25%는 60세 이상의 노인에게서 발생하며, 새로 발생한 경련의 발병률은 다른 인구보다 노인인구에서 더 흔하다. 노인에 있어서 첫 경련의 원인, 임상양상과 예후는 젊은 층과 다르기 때문에 진단검사와 처치에 영향을 끼친다. 새로 발생한 경련은 전신적 병변 또는 뇌병변에 의해 유발된 발작과

특별한 유발인자가 없는 자발적 경련이 있다. 자발적 경련의 경우 단수 또는 다수일 수 있으며, 뇌전증은 한 번 이상의 자발적 경련이 발생하며 추후 경련을 일으킬 수 있는 경향이 있는 경우로 정의된다. 유발된 발작 또는 자발적 경련은 주로 1세 이상의 소아나 노인에게 가장 흔하다. 그러나 노인의 경우 주로 원인을 찾을 수 있으며 특발성 뇌전증은 60세 이상의 노인에게서 거의 발견되지 않는다.

경련을 한 약 25%의 노인에서는 원인이 밝혀지지 않는다. 노인에게서 경련을 일으킬만한 원인으로는 뇌졸중이나 다른 뇌혈관 질환, 뇌출혈, 두부 외상, 감염, 뇌종양, 혈관기형, 신경퇴행성 질환(예. 알츠하이머 치매), 정신질환(예. 우울증, 불안장애), 독성 또는 대사성 질환, 또는 정상적 노화가 있다. 고령환자의 경련과 뇌전증은 부분적 발작, 노화에 의한 인지기능장애, 기저질환, 또는 약물에 의해 진단이 어려울 수 있다. 전신 강직간대 발작의 경우 진단이 더 쉬우나 복합부분발작은 발견하기 어렵다. 고령환자들에 있어서 대부분의 새로운 발작은 이차적 전신증상을 동반하거나 동반하지 않은 부분적 발작이다. 고령환자의 복합부분발작은 단순한 운동이상, 감각이상, 기억력저하, 의식혼돈, 집중력 저하, 실신, 또는 허공을 바라보며 의식 이상으로 나타날 수 있다. 이런 노인에서의 경련은 의식저하, 혼돈, 또는 실신으로 오진될 수있으며 이런 증상을 보이는 노인이 있을 경우 경련을 의심해야 한다. 뇌전증으로 진단된 노인의 약 절반의 경우 초기진단이 뇌전증이 아닌 것으로 확인되었다.

새로 발생한 경련의 진단은 어려우며 시간이 오래 걸릴 수 있다. 진단을 내릴 때에는 정확한 문진과 증상을 목격한 사람의 진술이 매우 중요하나 많은 노인들은 혼자 살며 증상에 대한 기억이 없을 수 있기 때문에 획득하기 힘들 수 있다. 노인들에게 있어서는 많은 기저질환이 경련과 유사한 증상을 보이거나 경련과 동시에 있을 수 있기 때문에 부정맥, 일과성 기억상실, 일과성 뇌허혈 발작, 편두통, 저혈당, 고삼투압성비케톤산성 고혈당 상태, 저나트륨혈증, 기립성 저혈압, 경동맥궁 실신, 또는 약물이상반응 등 감별해야 할 질환이 많다. 심장모니터와 심전도, 기립성 증상을 동반한 생체징후, 갑상선기능검사를 동반한 임상검사는 다른 질환들을 감별하는 데에 있어 도움이 될 수 있다. 새로운 경련으로 내원한 노인 환자에게는 두개 내 병변의 발병률이 높기 때문에 CT, MRI 등의 두부영상검사가 권장되며, 두개 내 병변이 경련의 원인으로 설명될 수 있다. MRI는 CT보다 해부학적 이상을 발견하는 데에 있어 감수성이 더 높으나, 의식저하나 불안정한 노인의 경우 검사를 시행하는 데에 있어 어려움이 있다. 영상검사에서 발견될 수 있는 이상소견으로는 뇌졸중, 소혈관질환, 뇌위축, 뇌연화증, 또는 뇌종양이 있다. 고령환자에 있어서 뇌파검사는 뇌영상검사보다 감수성, 특이성이 떨어진다. 연령이 증가할수록 12~38%의 환자들은 경련이 없어도 뇌파검사 이상을 보일 수 있으며 경련 중인 노인의 경우에도 뇌파검사에서 이상소견을 보이는 환자의 비율이 적다.

유발성 경련(provoked seizure)의 치료는 유발인자를 교정하는 데에 있다. 전반적으로 처음으로 발병한 자발적경련은 뇌전증으로 분류되지 않으며 항경련제 투여는 권장되지 않는다. 그러나 노인의 경우 경련의 재발위험이 젊은 층보다 높기 때문에 고령환자에게서 발작이 처음 발병될 경우 원인감별과 치료시작을 위해 뇌전증 전문의와의 협진이 이루어져야 한다. 고령환자의 경우 동반된 기저질환, 생리적인 현상의 변화, 그리고 다른 약물과의 상호작용 때문에 항경련제 시작여부를 결정하는 것은 복잡하며 신경과 의사와의 협진과 항경련제 투여의 장단점에 대해 환자와 가족과의 상의 이후에 결정해야 한다. 노인에게 더 흔하게 사용되는 항경련제는 levetiracetam, pregabalin, lamotrigine과 oxcarazepine이 있다. 많은 노인들은 젊은 층보다 적은 용량의 약이 필요하며 낮은 용량으로 시작하여 조정하는 것이 부작용을 줄일 수 있다. 고령환자는 젊은 환자보다 항경련제에 대한 반응이 좋으며 약 80%의 환자는 항경련제 투여 이후 무증상으로 유지되나 약은 평생 복용해야 한다.

경련중첩증(status epilepticus)

경련중첩증의 정의는 다양하나 주로 20~30분 이상의 경련으로 정의되며 이 시간은 중추신경세포의 손상을 줄 수 있는 시간이다. 그러나 경련환자에 있어서 20~30분을 기다린 후 치료하지는 않기 때문에 임상적으로는 경련이 5분 이상 지속되거나 경련 사이의 의식회복이 없이 경련이 2번 이상 발생하는 경우를 말한다. 경련중첩증은 사망률이 20%이며 빠르게 치료해야 되는 응급질환이다. 경련중첩증은 임상양상, 경련의 종류(발작성 또는 비발작성), 또는 뇌파검사의 양상(전신 또는 부분)으로 분류된다. 경련하는 노인의 약 30%는 경련중첩증으로 나타나며 사망률도 50%로 젊은 환자보다 높다. 또한 노인에서는 이차성 전신증상을 동반한 부분성 경련중첩증이 가장 흔하며 그 다음으로는 부분성발작, 그리고 전신강직근대성 발작이 그 뒤를 잇는다.

노인 환자의 경련중첩증은 뇌졸중, 저산소증, 대사성 장애, 항경련제 농도 저하에 의해 발생하는 경우가 많다. 고령환자가 경련중첩증으로 내원할 경우 환자 모니터, 기도확보, 생체징후 측정과 산소투여, 정맥확보, 혈당측정, 그리고 항경련제 농도측정을 포함한 임상검사를 시행해야 한다. 고령환자의 경련중첩증의 치료 프로토콜은 따로 확립된 것이 없으나 주로 모든 성인에게 쓰이는 가이드라인을 따른다. 벤조디아제핀(예., lorazepam, diazepam)은 빠르게 작용하며 모든 종류의 경련에 효과를 보이기 때문에 일차적 약물로 사용된다. 페니토인(Phenytoin)또는 포스페니토인(fosphenytoin)은 벤조디아제핀 투여 이후에 경련 지속여부 상관없이 바로 투여하는 것이 권장되며, 투여하는 동안 심전도 모니터링을 시행하는 것이 중요하다. 발프로에이트(Valproate) 또는 레비티라세탐(levitiracetam)은 경정맥 페니토인/포스페니토인(phenytoin/fosphenytoin) 대신 사용하거나 투여 이후에도 경련이 멈추지 않는 경우 같이 투여할 수 있다.

벤조디아제핀과 다른 약물 한 종류를 사용하여도 경련이 지속되는 경우 난치성 경련중첩증으로 정의되며, 일반 경련중 첩증보다 사망률이 3배 더 높다. 이런 경우 주로 펜토바비탈 (pentobarbital), 미다졸람(midazolam), 프로포폴(propofol) 등 마취약물 투여가 권장된다. 이런 약물을 투여할 경우 환자에게 기관삽관을 시행해야 한다. 난치성 경련중첩증 환자의 경우 추후 처치 및 치료를 위해 신경과 의사와의 협진이 필요하다.

비경련성 경련중첩증은 임상적으로 경련은 없으나 분명히 보이는 의식저하나 행동이상이 30분 이상 지속되며 뇌파검사에서 경련파가 보이고 이런 경련파가 환자의 의식회복과 동시에 소실된다. 비경련성 경련중첩증이 있는 고령환자에게는 경련이 없는 경우가 흔하며 다른 임상증상 역시 흔하지 않아 쉽게 간과된다. 비경련성 경련중첩증은 노인에게 진단을 내리는 것이 어렵고 기저 뇌전증이 없는 환자에게도 설명되지 않는 혼수나 혼돈상태가 지속될 때 고려해야 한다. 운동이상증상이 없기 때문에 진단이 늦어지는 경우가 흔하다. 의식저하는 비경련성 경련중첩증의 핵심 증상이며 노인의 경우 의심될 경우 뇌파검사를 시행해야 빠른 진단을 내릴 수 있다. 따라서 노인에게 급성 의식저하가 있을 경우 뇌파검사를 고려하는 것이 중요하다.

결론

신경학적 응급질환은 노년층에게 흔하게 발생한다. 고령 환자는 노화로 인한 생리현상의 변화와 동반된 기저질환 때문에 신경학적 질환의 진단과 처치가 힘들고 젊은 층과 비교하였을 때 사망률이 높다. 신경학적 응급질환이 의심되는 고령 환자를 볼 경우 최상의 치료와 예후를 만들기 위해 높은 수준의 의심과 전문의와의 협진이 필요하다.

핵심과 주의점

핵심

- 고령환자는 노화에 의한 생리현상의 변화와 여러 기저질환들 때문에 신경학적 응급질환에 걸릴 경우 증상이 비전형적이기 때문에 질환에 대한 높은 수준의 의심이 필요하다.
- 급성 뇌졸중과 일과성 뇌허혈 발작은 고령 환자에 있어 사망률이 증가하며 신경학적 증상을 보이는 노인의 경우 빠른 진단검사가 필요하다.
- 두부외상이 있는 고령 환자의 경우 질병률 및 사망률이 높기 때문에 노인에 있어서는 외상센터의 활성화의 기준이 일반환자보다 낮아야 한다.
- 고령환자의 중추신경계 감염은 증상이 비특이적이며 20~30%의 환자에게서 발열이 나타나지 않거나 숨겨져 있을 수 있다.
- 새로 발생한 특발성 뇌전증은 60세 이상의 환자에게서 매우 드물며 처음으로 경련을 한 모든 고령 환자의 경우 원인감별을 위한 자세한 검사가 요구된다.

주의점

- 일시적 뇌혈증 발작 의심환자의 경우 며칠 또는 몇 개월 내 뇌졸중 발병 확률이 매우 높기 때문에 뇌영상검사 및 신경과 협진을 포함한 즉각적인 검사가 이루어지지 않는 경우
- 뇌출혈 환자에게 와파린유발 응고장애 또는 혈압조절을 하지 않는 경우
- 동맥류에 의한 거미막밑출혈 환자에게 코일 또는 클리핑 등의 치료 결정을 위한 전문과 협진이 이루어지지 않는 경우
- 3시간 내로 발생한 고령 뇌졸중 환자에게 고연령 때문에 정맥내 재조합조직플라스미노겐활성제 투여를 고려하지 않는 경우
- 60세 이상의 환자에게 신경영상검사를 시행하지 않아 급성 두개 내 병변을 놓칠 가능성을 만드는 경우
- 발열, 감염 가능성이 있는 병소가 있거나, 당뇨환자, 척추의 이상 또는 척추시술을 받은 후 허리통증을 호소하는 환자에게 척수경막외농양을 의심해보지 않는 경우

참고문헌

1. Roger VL, Go AS, Lloyd-Jones DM, et al. Heart disease and stroke statistics – 2012 update: a report from the American Heart Association. Circulation. 2012;125(1):e2–220.
2. Pare JR, Kahn JH. Basic neuroanatomy and stroke syndromes. Emerg Med Clin North Am. 2012;30(3):601–15.
3. Muangpaisan W, Hinkle JL, Westwood M, Kennedy J, Buchan AM. Stroke in the very old: clinical presentations and outcomes. Age Aging. 2008;37(4):473–5.
4. Di Carlo A, Lamassa M, Pracucci G, et al. Stroke in the very old: clinical presentation and determinants of 3-month functional outcome: A European perspective. European BIOMED Study of

Stroke Care Group. Stroke. 1999;30(11):2313–19.

5. Adams HP Jr, del Zoppo G, Alberts MJ, et al. Guidelines for the early management of adults with ischemic stroke: a guideline from the American Heart Association/American Stroke Association Stroke Council, Clinical Cardiology Council, Cardiovascular Radiology and Intervention Council, and the Atherosclerotic Peripheral Vascular Disease and Quality of Care Outcomes in Research Interdisciplinary Working Groups: the American Academy of Neurology affirms the value of this guideline as an educational tool for neurologists. Stroke. 2007;38 (5):1655–711.

6. Nentwich LM, Veloz W. Neuroimaging in acute stroke. Emerg Med Clin North Am. 2012;30(3):659–80.

7. Jauch EC, Cucchiara B, Adeoye O, et al. Part 11: adult stroke: 2010 American Heart Association Guidelines for Cardiopulmonary Resuscitation and Emergency Cardiovascular Care. Circulation. 2010;122(18 Suppl. 3):S818–28.

8. Tissue plasminogen activator for acute ischemic stroke. The National Institute of Neurological Disorders and Stroke rt-PA Stroke Study Group. N Engl J Med. 1995;333(24):1581–7.

9. Hemphill JC, 3rd, Lyden P. Stroke thrombolysis in the elderly: risk or benefit? Neurology. 2005;65(11):1690–1.

10. Longstreth WT, Jr, Katz R, Tirschwell DL, Cushman M, Psaty BM. Intravenous tissue plasminogen activator and stroke in the elderly. Am J Emerg Med. 2010;28(3):359–63.

11. Hacke W, Kaste M, Bluhmki E, et al. Thrombolysis with alteplase 3 to 4.5 hours after acute ischemic stroke. N Engl J Med. 2008;359(13):1317–29.

12. Sylaja PN, Cote R, Buchan AM, Hill MD. Thrombolysis in patients older than 80 years with acute ischaemic stroke: Canadian Alteplase for Stroke Effectiveness Study. J Neurol Neurosurg Psychiatr. 2006;77(7):826–9.

13. Mishra NK, Ahmed N, Andersen G, et al. Thrombolysis in very elderly people: controlled comparison of SITS International Stroke Thrombolysis Registry and Virtual International Stroke Trials Archive. BMJ. 2010;341:c6046.

14. Pundik S, McWilliams-Dunnigan L, Blackham KL, et al. Older age does not increase risk of hemorrhagic complications after intravenous and/or intra-arterial thrombolysis for acute stroke. J Stroke Cerebrovasc Dis. 2008;17(5):266–72.

15. Del Zoppo GJ, Saver JL, Jauch EC, Adams HP, Jr. Expansion of the time window for treatment of acute ischemic stroke with intravenous tissue plasminogen activator: a science advisory from the American Heart Association/American Stroke Association. Stroke. 2009;40(8):2945–8.

16. Easton JD, Saver JL, Albers GW, et al. Definition and evaluation of transient ischemic attack: a scientific statement for health care professionals from the American Heart Association/American Stroke Association Stroke Council; Council on Cardiovascular Surgery and Anesthesia; Council on Cardiovascular Radiology and Intervention; Council on Cardiovascular Nursing; and the Interdisciplinary Council on Peripheral Vascular Disease. The American Academy of Neurology affirms the value of this statement as an educational tool for neurologists . Stroke. 2009;40(6):2276–93.

17. Rothwell PM, Warlow CP. Timing of TIAs preceding stroke: time window for prevention is very short. Neurology. 2005;64(5):817–20.

18. Giles MF, Rothwell PM. Risk of stroke early after transient ischaemic attack: a systematic review and meta-analysis. Lancet Neurol. 2007;6(12):1063–72.

19. Wu CM, McLaughlin K, Lorenzetti DL, et al. Early risk of stroke after transient ischemic attack: a systematic review and metaanalysis. Arch Intern Med. 2007;167(22):2417–22.

20. Kleindorfer D, Panagos P, Pancioli A, et al. Incidence and shortterm prognosis of transient ischemic attack in a populationbased study. Stroke. 2005;36(4):720–3.

21. Heyman A, Wilkinson WE, Hurwitz BJ, et al. Risk of ischemic heart disease in patients with TIA. Neurology. 1984;34(5):626–30.

22. Siket MS, Edlow JA. Transient ischemic attack: reviewing the evolution of the definition, diagnosis, risk stratification, and management for the emergency physician. Emerg Med Clin North Am. 2012;30(3):745–70.

23. Moreau F, Jeerakathil T, Coutts SB, FRCPC for the ASPIRE Investigators. Patients referred for TIA may still have persisting neurological deficits. Can J Neurol Sci. 2012;39(2):170–3.

24. Rothwell PM, Eliasziw M, Gutnikov SA, Warlow CP, Barnett HJ. Endarterectomy for symptomatic carotid stenosis in relation to clinical subgroups and timing of surgery. Lancet. 2004;363(9413):915–24.

25. Johnston SC, Nguyen-Huynh MN, Schwarz ME, et al. National Stroke Association guidelines for the management of transient ischemic attacks. Ann Neurol. 2006;60(3):301–13.

26. Qureshi AI, Tuhrim S, Broderick JP, Batjer HH, Hondo H, Hanley DF. Spontaneous intracerebral hemorrhage. N Engl J Med. 2001;344(19):1450–60.

27. Broderick J, Connolly S, Feldmann E, et al. Guidelines for the management of spontaneous intracerebral hemorrhage in adults: 2007 update: a guideline from the American Heart Association/American Stroke Association Stroke Council, High Blood Pressure Research Council, and the Quality of Care and Outcomes in Research Interdisciplinary Working Group. Stroke. 2007;38(6):2001–23.

28. Weigele JB, Hurst RW. Neurovascular emergencies in the elderly. Radiol Clin North Am. 2008;46(4):819–36,vii.

29. Nentwich LM, Goldstein JN. Intracerebral hemorrhage. In Vascular Emergencies, ed. Rogers RL, Scalea T, Wallis L, Geduld H (Cambridge: Cambridge University Press, 2013), pp.18–29.

30. Lee WC, Joshi AV, Wang Q, Pashos CL, Christensen MC. Morbidity and mortality among elderly Americans with different stroke subtypes. Adv Ther. 2007;24(2):258–68.

31. Steiner T, Kaste M, Forsting M, et al. Recommendations for the management of intracranial haemorrhage – part I: spontaneous intracerebral haemorrhage. Th e European Stroke Initiative Writing Committee and the Writing Committee for the EUSI Executive Committee. Cerebrovasc Dis. 2006;22(4):294–316.

32. Runchey S, McGee S. Does this patient have a hemorrhagic stroke? Clinical fi ndings distinguishing hemorrhagic stroke from ischemic stroke. JAMA. 2010;303(22):2280–6.

33. Morgenstern LB, Hemphill JC, 3rd, Anderson C, et al. Guidelines for the management of spontaneous intracerebral hemorrhage: a guideline for health care professionals from the American Heart Association/American Stroke Association. Stroke. 2010;41(9):2108–29.

34. Chalela JA, Kidwell CS, Nentwich LM, et al. Magnetic resonance imaging and computed tomography in emergency assessment of patients with suspected acute stroke: a prospective comparison. Lancet. 2007;369(9558):293–8.

35. Kidwell CS, Chalela JA, Saver JL, et al. Comparison of MRI and CT for detection of acute intracerebral hemorrhage. JAMA. 2004;292(15):1823–30.

36. Ginde AA, Foianini A, Renner DM, Valley M, Camargo CA, Jr. Availability and quality of computed tomography and magnetic resonance imaging equipment in US emergency departments. Acad Emerg Med. 2008;15(8):780–3.

37. Singer OC, Sitzer M, du Mesnil de Rochemont R, Neumann-Haefelin T. Practical limitations of acute stroke MRI due to patient-related problems. Neurology. 2004;62(10):1848–9.

38. Becker KJ, Baxter AB, Cohen WA, et al. Withdrawal of support in intracerebral hemorrhage may lead to self-fulfi lling prophecies. Neurology. 2001;56(6):766–72.

39. Zahuranec DB , Brown DL, Lisabeth LD, et al. Early care limitations independently predict mortality aft er intracerebral hemorrhage. Neurology. 2007;68(20):1651–7.

40. Suarez JI, Tarr RW, Selman WR . Aneurysmal subarachnoid hemorrhage. N Engl J Med. 2006;354(4):387–96.

41. Sedat J, Dib M, Rasendrarijao D, et al. Ruptured intracranial aneurysms in the elderly: epidemiology, diagnosis, and management. Neurocrit Care. 2005;2 (2):119–23.

42. Edlow JA, Caplan LR. Avoiding pitfalls in the diagnosis of subarachnoid hemorrhage. N Engl J Med. 2000;342(1):29–36.

43. Connolly ES, Jr, Rabinstein AA, Carhuapoma JR, et al. Guidelines for the management of aneurysmal subarachnoid hemorrhage: a guideline for health care professionals from the American Heart Association/American Stroke Association. Stroke. 2012;43(6):1711–37.

44. Rutland-Brown W, Langlois JA, Th omas KE, Xi YL. Incidence of traumatic brain injury in the United States, 2003. J Head Trauma Rehabil. 2006;21(6):544–8.

45. Th ompson HJ, McCormick WC, Kagan SH. Traumatic brain injury in older adults: epidemiology, outcomes, and future implications. J Am Geriatr Soc. 2006;54(10):1590–5.

46. Hukkelhoven CW, Steyerberg EW, Rampen AJ, et al. Patient age and outcome following severe traumatic brain injury: an analysis of 5600 patients. J Neurosurg. 2003;99(4):666–73.

47. Decuypere M, Klimo P Jr. Spectrum of traumatic brain injury from mild to severe. Surg Clin North Am. 2012;92(4):939–57,ix.

48. Holmes JF, Hendey GW, Oman JA, et al. Epidemiology of blunt head injury victims undergoing ED cranial computed tomographic scanning. Am J Emerg Med. 2006;24(2):167–73.

49. Stiell IG, Wells GA, Vandemheen K, et al. Th e Canadian CT Head Rule for patients with minor head injury. Lancet. 2001;357(9266):1391–6.

50. Haydel MJ, Preston CA, Mills TJ, et al. Indications for computed tomography in patients with minor head injury. N Engl J Med. 2000;343(2):100–5.

51. Mower WR, Hoff man JR, Herbert M, et al. Developing a decision instrument to guide computed tomographic imaging of blunt head injury patients. J Trauma. 2005;59(4):954–9.

52. Mack LR, Chan SB, Silva JC, Hogan TM . Th e use of head computed tomography in elderly patients sustaining minor head trauma. J Emerg Med. 2003;24(2):157–62.

53. Zink BJ. Traumatic brain injury outcome: concepts for emergency care. Ann Emerg Med. 2001;37(3):318–32.

54. Mosenthal AC, Lavery RF, Addis M, et al. Isolated traumatic brain injury: age is an independent predictor of mortality and early outcome. J Trauma. 2002;52(5):907–11.

55. Gaetani P, Revay M, Sciacca S, et al. Traumatic brain injury in the elderly: considerations in a series of 103 patients older than 70. J Neurosurg Sci. 2012;56(3):231–7.

56. Rakier A, Guilburd JN, Soustiel JF, Zaaroor M , Feinsod M. Head injuries in the elderly. Brain Inj. 1995;9(2):187–93.

57. Badjatia N, Carney N, Crocco TJ, et al. Guidelines for prehospital management of traumatic brain injury, 2nd ed. Prehosp Emerg Care. 2008;12(Suppl. 1):S1–52.

58. Brain Trauma Foundation; American Association of Neurological Surgeons; Congress of Neurological Surgeons.

Guidelines for the management of severe traumatic brain injury. J Neurotrauma. 2007;24(Suppl. 1):S1–106.

59. Calland JF, Ingraham AM, Martin N, et al. Evaluation and management of geriatric trauma: an Eastern Association for the Surgery of Trauma practice management guideline. J Trauma Acute Care Surg. 2012;73(5 Suppl. 4):S345–50.

60. Gavazzi G, Krause KH. Aging and infection. Lancet Infect Dis. 2002;2(11):659–66.

61. Thigpen MC, Whitney CG, Messonnier NE, et al. Bacterial meningitis in the United States, 1998–2007. N Engl J Med. 2011;364(21):2016–25.

62. Lai WA, Chen SF, Tsai NW, et al. Clinical characteristics and prognosis of acute bacterial meningitis in elderly patients over 65: a hospital-based study. BMC Geriatr. 2011;11:91.

63. Cabellos C, Verdaguer R, Olmo M, et al. Community-acquired bacterial meningitis in elderly patients: experience over 30 years. Medicine (Baltimore). 2009;88(2):115–19.

64. Weisfelt M, van de Beek D, Spanjaard L, Reitsma JB, de Gans J. Community-acquired bacterial meningitis in older people. J Am Geriatr Soc. 2006;54(10):1500–7.

65. van de Beek D, de Gans J, Tunkel AR, Wijdicks EF. Communityacquired bacterial meningitis in adults. N Engl J Med. 2006;354(1):44–53.

66. Brouwer MC, Tunkel AR, van de Beek D. Epidemiology, diagnosis, and antimicrobial treatment of acute bacterial meningitis. Clin Microbiol Rev. 2010;23(3):467–92.

67. van de Beek D, de Gans J, Spanjaard L, et al. Clinical features and prognostic factors in adults with bacterial meningitis. N Engl J Med. 2004;351(18):1849–59.

68. Tompkins M, Panuncialman I, Lucas P, Palumbo M. Spinal epidural abscess. J Emerg Med. 2010;39(3):384–90.

69. Pope JV , Edlow JA . Avoiding misdiagnosis in patients with neurological emergencies. Emerg Med Int. 2012;2012:949275.

70. Kulchycki LK, Edlow JA. Geriatric neurologic emergencies. Emerg Med Clin North Am. 2006;24(2):273–98,v–vi.

71. Darouiche RO. Spinal epidural abscess. N Engl J Med. 2006;355(19): 2012 –20.

72. Heusner AP. Nontuberculous spinal epidural infections. N Engl J Med. 1948;239(23):845–54.

73. Davis DP, Wold RM, Patel RJ, et al. The clinical presentation and impact of diagnostic delays on emergency department patients with spinal epidural abscess. J Emerg Med. 2004;26(3):285–91.

74. Sander JW, Hart YM, Johnson AL, Shorvon SD. National General Practice Study of Epilepsy: newly diagnosed epileptic seizures in a general population. Lancet. 1990;336(8726):1267–71.

75. Hauser WA. Seizure disorders: the changes with age. Epilepsia. 1992;33(Suppl. 4):S6–14.

76. Verellen RM, Cavazos JE. Pathophysiological considerations of seizures, epilepsy, and status epilepticus in the elderly. Aging Dis. 2011;2(4):278–85.

77. Hauser WA, Beghi E. First seizure defi nitions and worldwide incidence and mortality. Epilepsia. 2008;49(Suppl. 1):8–12.

78. Poza JJ. Management of epilepsy in the elderly. Neuropsychiatr Dis Treat. 2007;3(6):723–8.

79. Ramsay RE, Rowan AJ, Pryor FM. Special considerations in treating the elderly patient with epilepsy. Neurology. 2004;62(5 Suppl. 2):S24–9.

80. Stephen LJ, Brodie MJ. Epilepsy in elderly people. Lancet. 2000;355(9213):1441–6.

81. Brodie MJ, Kwan P. Epilepsy in elderly people. BMJ. 2005;331(7528):1317–22.

82. Brodie MJ, Elder AT, Kwan P. Epilepsy in later life. Lancet Neurol. 2009;8(11):1019–30.

83. Lowenstein DH, Alldredge BK. Status epilepticus. N Engl J Med. 1998;338(14):970–6.

84. de Assis TM, Costa G, Bacellar A, Orsini M, Nascimento OJ. Status epilepticus in the elderly: epidemiology, clinical aspects and treatment. Neurol Int. 2012;4(3):e17.

85. Rossetti AO, Lowenstein DH. Management of refractory status epilepticus in adults: still more questions than answers. Lancet Neurol. 2011;10(10):922–30.

86. Lowenstein DH. The management of refractory status epilepticus: an update. Epilepsia. 2006;47(Suppl. 1):35–40.

87. Teasdale G, Jennett B. Assessment of coma and impaired consciousness. A practical scale. Lancet. 1974;2(7872):81–4.

노인 환자에서 호흡기계 응급

서론

노인에서 폐질환은 주요한 질병 이환(morbidity)의 원인으로 응급실을 자주 방문하게 만드는 원인이 된다. 폐질환은 미국에서 매년 총 9,474만 명의 사망자를 내고 있으며, 2008년에 CDC에서 발표한 상위 10위 사망원인 중 하나이다(하기도 감염, 만성 폐쇄성 폐질환[Chronic obstructive pulmonary disease, COPD], 호흡기계 암, 결핵). 나이가 들수록 이러한 질병들의 발생이 증가되고 합병증이 동반될 수 있다.

노인의 호흡기 질환에서 흡연이 아주 중요하다. 흡연으로 인한 임상 증상은 아무리 강조해도 지나치지 않다. 심지어 흡연을 하지 않더라도, 노화라는 정상적인 생리적 과정으로 폐와 가슴벽(chest wall)의 변화가 일어난다. 이로 인해 폐질환을 치료하는 방법 또한 젊은 사람과는 다르게 된다. 이번 장은 노화에 의한 폐의 생리적 변화를 살펴보고, 폐기능 검사(pulmonary function test, PFT)의 결과에서 나타나는 결과에 대해 설명한다. 폐 생리학에 있어서 흡연의 추가적인 영향은 이번 장의 끝에서 언급될 것이다.

병태생리

폐는 20~25세에 성숙기에 도달하고 이 후 기능이 서서히 약화된다. 질병 때문이 아니라도 나이가 드는 것 자체만으로도 폐포의 확대(dilatation of alveoli), 호흡 면적의 감소, 말초 기도의 지지 조직 감소가 나타난다. 이러한 변화들은 "노인성 폐기종(senile emphysema)"이라 불린다. 이러한 변화로 폐의 탄성이 사라지고 사강(dead space)이 증가된다. 엘라스티아제(elastiase)가 섬유성 결합조직(fibrous connective tissue)으로 대체될수록 심호흡을 할 때 폐는 더 쉽게 확장되지만 쉽게 다시 움츠러들지 않는다. 이는 확장하는 폐의 능력에는 도움이 되어 총폐용량(total lung capacity, TLC)을 증가시키지만 수축 능력은 감소하게 된다. 이렇게 탄성이 없어지면 호흡 노력(work of breathing)이 증가하게 된다.

또 다른 중요한 변화는 가슴벽의 경화(stiffening)이다. 가슴벽은 많은 근육들이 연결된 구조로 되어 있어, 노화로 인해 흉벽의 근육과 관절이 뻣뻣해진다. 또한, 가슴 척추의 경화와 노화에 따른 척추 후만증(kyphosis)이 물리적으로 호흡 노력을 증가시킨다. 가슴벽의 유순도의 감소는 가슴벽이 확장한 뒤

덜 수축하는 것을 의미하고 이 것은 결과적으로 TLC의 감소와 잔기량(Residual volume, RV)이 증가하게 되어 강제 호기 후에도 폐에 공기가 남아있게 된다.

이러한 생리학적 변화는 폐기능 검사에서 예측 가능한 변화를 일으킨다. 폐의 유순도가 감소하여 폐의 용적이 증가하고 가슴벽의 경화로 최대 용적이 감소하게 되어 비교적으로 총폐용량(TLC)은 큰 변화를 나타내지 않는다. 또한 잔기량(RV)도 증가한다. 폐의 안팎으로 이동할 수 있는 공기의 총 양을 폐활량(vital capacity, VC)이라고 한다. 폐활량(VC)은 총폐용량(TLC)에서 잔기량(RV)을 뺀 것이다. 즉, VC = TLC-RV. 따라서 폐활량은(VC)는 나이에 따라 감소한다.

나이에 따라 횡경막과 흉벽 근육을 포함한 호흡근은 힘과 지구력을 잃게 된다. 유순도 감소에 의한 호흡 저항의 증가로 노인들의 기능적 예비력(fuctional reserve)은 낮아진다. 이러한 변화들은 효과적인 기침을 방해한다. 호흡근의 지구력 상실은 응급실에서 노인 환자에서 기관이 삽관이 필요하게 만드는 요인 중의 하나이다. PFT는 호흡 근육의 강도와 폐 및 흉벽의 유순도, 기도 지름에 의해 결정된다. 의료진은 폐질환의 급성기에 1초간 노력성 환기량(forced expiratory volum in one second, FEV1)의 값을 이용하는 것에 익숙해져 있다. FEV1은 연령에 따라 감소한다.

폐 섬유화와 환기-관류 불균형(ventilation/perfusion mismatch, V/Q mismatch), 사강의 증가는 산소 교환(확산능, diffusion capacity) 장애를 유발하여 나이에 따른 PO2 감소의 원인이 된다. 반대로 PCO_2는 거의 변화가 없다. 노화에 의해 저산소증과 고이산화탄소혈증에 대한 반응 감소로 노인에서 호흡 유발이 감소된다. 또한 호흡곤란을 느끼는 능력이 떨어져 도움을 요청하는 데 오랜 시간이 걸리는 경우가 있다.

노인 폐에서 나타나는 또 다른 변화는 기도, 특히 중간 크기의 기도에서 기도 반응성(airway reactivity)이 증가한다는 것이다. 이것은 외인성 천식의 발생을 증가시킬 수 있고 호흡 곤란을 악화시킬 수 있다. 하지만 불행하게도 이러한 생리적인 변화에 대응할 수 있는 기관지확장제에 대한 노인에서 반응성에 대한 연구는 의미 있는 결과를 보여주지 않았다. 치료에 잘 반응하지 않는 폐질환이 증가하기 때문에 호흡 곤란 (respiratory stress)이 발생하게 된다.

흡연과 간접 흡연은 호흡 기계에 여러 가지 해로운 영향을

표 19.1. 노화, 만성 폐쇄성 폐질환(COPD), 제한적 폐질환(restrictive lung disease)에 폐기능검사 결과의 변화

Pulmonary function test	Aging	COPD	Restrictive lung disease
Forced expiratory volume in 1 s (FEV 1)	↓	↓	↓ or =
Forced vital capacity (FVC)	↓	↓ or =	↓
FEV 1 / FVC	↓	↓	=
Total lung capacity (TLC)	=	= or ↑	↓
Residual volume (RV)	↑	↑	↓
Functional residual capacity (FRC)	↑	=	↓

끼친다. 폐의 유순도 감소, 사강의 증가, 호흡 노력(work of breathing)의 증가, 저산소증과 고이산화탄소증에 대한 호흡 유발 감소는 노화와 흡연 모두에서 관찰된다. 기관지 섬모 기능 저하, 점액 분비 증가, 직접적인 조직 손상은 노화보다 흡연과 관련이 있다. 이러한 반응은 노인 인구에서 질병에 대한 감수성을 증가시킨다. 노화와 마찬가지로 흡연은 폐기능 검사 결과를 나쁘게 만든다. 만성 흡연자들의 경우, VC과 FEV1은 모두 감소한다.

노화된 폐는 전반적으로 산소 교환이 감소되고 폐의 예비력이 고갈되는 변화를 겪는다. 가슴벽과 횡경막의 변화 또한 이러한 변화에 영향을 준다. 표 19.1에는 노화로 인한 폐기능 검사 결과의 변화가 요약되어 있다.

병력 청취

병력 청취는 폐나 심장에 영향을 주는 질환과 평생 동안 노출된 유해 요인에 초점이 맞춰져야 한다. 단순하게 과거 병력에 대한 보편적인 질문은 중요한 사실을 놓칠 수 있다. 환자들은 매일 흡입기를 사용하고 있어도 아무런 폐질환이 없다고 말할 수도 있다. 직업에 의한 노출과 이차적인 노출에 대한 자세한 질문을 통하여 철저한 병력 청취를 하는 것이 중요하다.

호흡 곤란은 전형적인 주 증상이다. 증상의 지속 시간과 발생 빈도에 대해 물어볼 때는 환자의 기본 운동능력이나 일상생활 활동에 대해서도 반드시 확인해야 한다. 가정용 산소를 사용하는 환자는 질환의 기본 중증도가 높다는 것을 의미하며 초기 치료의 기준 설정에 도움이 된다. 악화와 완화 요인을 확인할 때는 니트로글리세린이나 흡입기의 효과에 대해서도 확인해야 한다. 관련 증상으로 가슴 통증, 두근거림, 발작야간호흡곤란(Paroxysmal nocturnal dyspnea), 좌위호흡(orthopnea), 다리 부종, 고열, 가래, 객혈에 관한 질문을 포함해야 한다. 노인 환자들은 많은 질환에서 복잡하고 비전형적이면서 모호한 증상을 호소하는 것으로 알려져 있다. 철저하고 정확하게 병력 청취를 하는 것이 치료에 큰 영향을 줄 수 있다.

과거 병력 확인은 필수이며, 기존에 가지고 있는 질병의 중증도에 대한 평가부터 시작해야 한다. 입원 횟수, 가정용 산소

사용, 기관 삽관의 횟수가 포함되어야 한다. 폐렴, 악성 종양, 깊은정맥혈전증(deep vein thrombosis, DVT), 당뇨병 및 기타 면역억제 질환에 대한 병력을 확인해야 한다. 정확한 투약 목록과 알레르기에 대한 정보가 과거 병력 청취를 통해 확보되어야 한다. 또한 환자가 약물 목록을 가지고 있다고 해서 그날 복용한 약을 복용했다는 것을 의미하지 않는다는 것을 명심해야 한다. 흡연력 확인은 필수이며, 집안의 모든 구성원들의 흡연 습관에 대해 물어보는 것이 중요하다. 환자의 호흡기를 자극할 수 있는 물질의 직업상 노출은 흔하며 암과 다른 폐 질환의 위험을 증가시킬 수 있다. 심장병, 혈전색전성(thromboembolic) 질환, 악성 종양, 대사성 질환의 가족력은 환자들의 응급 처치에 도움이 된다. 마지막으로, 생존유서(living will)나 소생술포기(do not resuscitate, DNR), 기관 삽관 포기와 같은 환자의 의지를 확인하는 것이 특히 고령의 환자에서는 도움이 될 수 있다.

신체 진찰

상태가 안정적인 환자에서 신체 진찰은 흔하고, 위험하고, 치료 가능한 폐 질환에 맞추는 것이 중요하다. 환자가 정상적으로 대화를 나눌 수 있는 경우, 호흡의 일반적인 특성을 확인하는 것부터 시작한다. 환자의 자세와 호흡에서 호기 시간이 길이를 살펴봄으로써 환자의 호흡 노력(work of breathing)을 파악한다. 그 다음으로 입안을 관찰하여 연부 조직, 치아, 턱의 운동 범위, Mallampati 점수를 계산한다. 목에 대한 검진은 결절, 종괴, 마찰음(crepitus)을 촉진하여야 하고 갑상선에 대한 검진을 철저히 시행해야 한다. 청진에서는 그렁거림(stridor), 잡음(bruit), 상기도 수포음(upper airway rhonchi)을 확인해야 한다. 환자에게 목소리의 변화가 있었는지 물어봐야 한다. 의료진이 환자의 평소 목소리를 알지 못하기 때문에 환자가 본인의 목소리의 변화를 더 잘 알 수 있다. 그 다음 순서로 환자 가슴에 대한 시진, 촉진, 청진, 타진을 시행한다. 노인에서 가슴의 움직임과 척추의 굽음 정도는 공기 움직임에 영향을 준다. 특히 의식 상태의 변화가 있는 환자에서 미세한 갈비뼈 골절과 마찰음이 있는지 잘 확인해야 한다. 흉막 삼출액(effusion)에 대한 청진과 타진은 영상 검사를 선택하는 데 도움을 줄 수 있고 증상이 모호한 환자의 진단에 도움이 된다. 불행하게도 신체적인 검사 결과만 가지고 폐렴을 확실하게 배제할 수 없다. 만성폐쇄성폐질환(COPD)과 울혈성심부전(congestive heart failure, CHF) 두 가지 질환의 소견을 같이 보이는 환자에 두 질환을 감별하는 것은 어려운 일이다. 쌕쌕거림(wheezing), 호기 시간의 증가, 관상 호흡 소리(tubular breath sound)는 임상적으로 COPD를 의심할 수 있지만 이러한 증상과 거품 소리(rale)는 CHF와 COPD 모두에서 나타날 수 있다.

대부분의 신체 진찰이 전반적인 호흡기에 대해 초점을 맞춰 이루어지지만 심장에 대한 검사와 복부 검진도 반드시 포함

되어야 한다. 심장과 폐는 많은 질병과 관련되어 심장 기능의 작은 변화 조차도 호흡기에 심각한 영향을 줄 수 있고 그 반대의 경우도 마찬가지이다. 팽창된 복부는 호흡 노력(work of breath)을 상당히 증가시킬 수 있다.

진단 검사

많은 진단 검사들이 폐질환을 평가하기 위해 응급실에서 사용된다. 산소포화도는 이제 거의 표준적인 활력 징후가 되었다. 노인에서는 저산소증(hypoxia)과 고탄산혈증(hypercarbia)을 인지하는 능력이 감소하고 이러한 자극에 대한 반응도 감소하여 노인들에게 이러한 검사 결과를 확인하는 것이 중요하다. 폐에 병적인 원인이 없이 노화로 인한 산소포화도의 미미한 변화는 맥박산소측정(pulse oximetry)에 의해 감지되지 않는다. 나이와 관계없이 낮은 맥박산소측정 값을 보이면 폐질환에 대한 평가를 신속하게 실시해야 한다. 말초 혈관 질환과 다른 순환 문제들은 정확한 산소포화도 측정을 어렵게 할 수 있다. 만약 산소포화도를 측정할 수 없다면, 혈액 가스 분석이 필요할 수 있다. 노인 환자의 혈액 가스 값은 사람에 따라 평생에 걸쳐 다르게 나타날 수 있으나, 노인에서 성별에 따른 동맥혈 산소 분압과 산소포화도의 참고치는 있다.

노인들과 CPOD 환자에서 저환기와 고탄산혈증에 대한 염려로 종종 의료진은 동맥혈 또는 정맥혈 가스분석으로 이산화탄소 분압을 확인한다. 호기말 이산화탄소 감시 장치의 등장으로 혈액 가스 검사의 필요성이 감소되었다. 한 노인 환자에 대한 연구에서 호기말 이산화탄소 감시 장치의 결과 혈액 가스 분석 결과의 차이가 평균 6 mmHg 이내에 있는 것으로 밝혀졌다.

일부 의료기관에서는 B형 나트륨이뇨펩타이드(B-type natriuretic petide, BNP)를 이용하여 CHF와 COPD를 감별 진단한다. BNP는 심근허혈(myocardial ischemia, MI), 폐색전증(pulmonary embolism, PE), COPD, 오른심실기능상실(right-sided heart failure)을 가진 환자에서 양성으로 나타날 수 있다. 이 검사는 환자의 기본 BNP 값을 알고 있을 때 가장 유용하다. BNP는 특이도가 부족함에도 불구하고, 노인 환자에서 특히 매우 높은 측정치를 보일 때 진단에 많은 도움이 될 수 있다.

활력 징후는 환자 평가에서 필수적이다. 노인들에게 있어서 활력 징후는 약물과 기저질환으로 인해 평균과 다르게 나타날 수 있다. 노인 환자는 호흡 곤란에 대해 스스로 느끼는 것 자체가 무뎌질 수 있다. 서서히 진행되는 질병으로 비특이적인 증상을 자주 나타낸다. 이러한 이유로 가슴 X-선 촬영은 노인에서 선별 도구로 자주 사용된다. 한 연구에서 응급실에 방문한 노인 환자의 37%에서 가슴-X선 촬영을 시행했다. 노인에서 수술 전 또는 입원 검사로 시행한 가슴 X-선 촬영에서 65-85%에서 이상 소견이 발견되었고, 이 중 10~15%는 가슴 X-선 검사의 정확한 적응증에 해당하지 않는 환자였다. 비록 이렇게 적은 수의 환자에서 치료가 바뀌는 결과를 가져오지만 이는 노인 환자에서 가슴 X-선 검사의 한계치(threthold)를 낮추는 근거가 된다. 가슴 방사선 검사는 폐질환을 진단하는 데 중요한 역할을 하며 폐질환이 의심되는 모든 환자에게 시행되어야 한다. 그러나, 가슴 X-선 검사의 민감도와 특이도는 질병에 따라 다르다. COPD, CHF, 악성 종양과 같은 기저질환이 종종 검사 결과를 모호하게 만들기도 한다.

폐질환의 진단에 있어서 응급실에서 초음파를 사용하는 것이 증가하고 있다. 초음파를 이용하여 기흉과 울혈성심부전(CHF)은 신속하고 정확하게 진단될 수 있다. 초음파는 폐색전증이 진단되거나 의심될 때 아래다리의 깊은정맥혈전증(DVT)을 검사할 수 있고 우심방을 평가하여 폐색전증의 중증도를 판단할 수 있다. 또한 초음파는 소생술을 방해하지 않으면서 검사할 수 있다는 장점을 가지고 있다.

컴퓨터단층촬영(computed tomography, CT)은 다른 진단 방법으로 확진을 할 수 없을 때 사용될 수 있으며, 대부분의 폐질환에서 민감도가 가장 높은 검사이다. 한 연구에서, 임상적으로 폐렴 증상을 보이나 가슴 방사선 검사 결과 음성인 환자들 중 26% 환자에서 고해상 흉부 CT로 폐렴을 진단할 수 있었다. 흉부 CT가 폐렴 환자의 기본 검사로 추천되지는 않지만 특수한 경우에는 유용하게 활용될 수 있다.

천식/만성폐쇄성폐질환

만성폐쇄성폐질환, 천식, 울혈성심부부전은 노인들에게 간헐적인 호흡 곤란을 일으키는 가장 흔한 원인이다. COPD와 천식은 응급실에서의 치료가 비슷하기 때문에 울혈성심부전을 감별하는 것이 더 중요하다.

천식은 근육 수축과 염증으로 기도가 좁아지는 질병으로, 노인 환자의 4~8%가 가지고 있다. 한 보고서에 따르면 1년 동안 추적관찰한 결과 노인 천식 환자(14%)가 젊은 천식 환자(7%)에 비해 두 배 더 입원하는 것으로 나타났다. 천식의 병력을 가지고 있는 경우 천식 악화로 인한 증상을 호소하는 경우가 많다. 비록 나이 든 환자에서 천식이 새로 진단되는 경우는 진단에 대해 의심하게 되지만, 새로운 천식의 발생은 모든 연령대에 비교적 균일하게 보고되고 있다. 또한 계절성 알레르기, 간헐적 혹은 만성 두드러기와 같은 아토피 증상으로 천식을 의심할 수 있다. 이러한 증상은 젊은 천식 환자에게서 자주 발견되며, 높은 면역글로불린 E (IgE)의 수치로 인해 기관지가 자극에 대한 반응이 증가하여 발생되는 증상의 일부이다. 이러한 과민반응은 나이가 들수록 감소한다. 그러나 대부분 노인 천식 환자는 일반적인 실외 알레르기 항원에 대한 검사에서 적어도 하나의 양성 반응을 보인다. 천식을 유발하는 원인을 파악하여 회피할 수 있으면 이는 응급실 방문을 피하는 가장 간단한 방법이 된다.

만성폐쇄성폐질환은 공기 흐름 장애와 가스교환 면적의 손실을 일으키는 질환이다. 이 질환은 진행성 질환으로 진행된 후에는 급성 악화를 보이게 된다. 노인의 폐에서 일어나는 생리학적 변화는 COPD에서 발견되는 폐기능 검사와 많은 부분에서 같은 결과를 보이게 한다. 55세 이후에 새로운 COPD의 발병률은 연간 약 1%로 추정되었으며, 노인 인구에서 전체 발병률은 11%에 달한다. 급성 악화의 약 75%는 바이러스나 박테리아 감염에 의해 야기된다. 반면에 나머지는 환경적인 노출에 기인하거나 특별한 원인을 밝힐 수 없는 경우이다.

간헐적인 가슴 답답함, 숨참, 쌕쌕거림, 기침과 가래의 증가와 같은 천식과 만성폐쇄성폐질환의 전형적인 증상은 노인에서도 다르지 않다. 급성 악화에서는 빠른 호흡, 호흡 기능의 약화, 전신 증상, 흉부 영상 검사에서 특별한 변화가 없는 것이 전형적이다. 문제는 나이 든 사람들이 기도 장애와 관련된 호흡 곤란에 대한 인지가 부족하다는 것이다. 노인 환자들은 중간 정도에서 심각한 기도 폐색이 있을 수 있으나 호흡 곤란을 호소하지 않을 수도 있다. 나이가 든 환자들은 그들의 COPD나 천식에 대한 이해가 부족하여, 자가 관리가 잘 되지 않고, 악화 증상을 잘 인식하지 못한다. 이것 때문에 나이 든 환자들은 증상의 악화를 더 늦게 호소하고 증상이 더 심해질 가능성이 더 높다.

증상 발현되면 철저한 병력 청취와 신체 검사로 진단과 중증도 평가, 가능한 유발 인자를 식별할 수 있다. 국소 약제와 안약을 포함한 새로운 약 복용에 대한 병력 청취가 이루어져야 한다. 베타 차단제는 대부분 문제가 없고 천식이나 COPD 환자의 사망률을 감소시키지만, 일부에서는 베타 차단제를 시작할 때 기관지수축을 일으키고 베타 수용체 작용제(beta-receptor agonist) 흡입 치료의 반응을 감소시킨다. 초기 FEV1은 기관지 폐쇄의 수준을 평가하고 치료에 대한 반응을 평가하는 기준으로 사용된다. 노인 환자의 90%가 정확한 FEV1을 측정할 수 있다는 것이 밝혀졌다.

노인의 천식이나 COPD 악화에 대한 응급실 치료는 젊은 사람과 많이 다르지 않다. 그러나 동반 질환과 기능적 예비력이 감소함에 따라 복잡해질 수도 있다. 산소 치료는 증상을 완화하기 위해 시작되어야 한다. 고유량(high-flow) 산소는 이산화탄소가 축적되기 쉬운 COPD 환자에게 해로울 수 있다는 우려가 있다. 중증의 COPD 환자는 호흡 유발이 저산소증에 의해 유발되기 때문에 고농도의 산소가 공급되면 고탄산혈증이 나타날 수 있다. 산소 포화도를 약 90%까지 높이기 위해 산소를 공급하는 것이 여전히 권장된다. 환자의 호흡 상태를 모니터링하기 위해 동맥혈가스나 호기말 이산화탄소를 사용할 수 있다.

천식과 COPD의 급성 악화의 주된 치료는 알부테롤(albuterol)과 같은 단기 작용 베타아드레날린성 작용제이다. 약효는 투여 후 약 5~15분 후에 나타나며 3~4시간 지속된다. 응급실에서 알부테롤은 계량흡입기(metered dose inhaler, MDI)나 분무기(nebulizer)로 투여할 수 있다. 연구들에서 MDI가 분무기와 동등하다는 것을 보고하였지만, 많은 응급실에서 여전히 환자와 임상 의사의 선호도 때문에 분무기를 사용

한다. 알부테롤의 연속 흡입 치료가 사용될 수 있으며 최대 용량은 아직 확립되어 있지 않다. 노인에서 빈맥과 교감신경 반응(sympathomimetic response)이 나타날 수 있으며 심장질환이 있는 환자는 더 주의해야 한다. 이러한 환자의 반응으로 종종 알부테롤의 지속적인 사용이 제한된다. 베타 아드레날린성 작용제의 사용으로 인한 빈맥의 발생 기전이 말초혈관 수용체의 자극으로 인한 혈관 확장에 대한 반사 작용과 좌심실과 우심방에 존재하는 베타아드레날린성 수용체의 직접 자극에 의한 것임을 알아야 한다. Levalbuterol의 사용 효과는 노인에서 충분히 평가되지 않았지만, 노인의 급성 악화의 치료에서 장점은 보여지지 않았다.

Iptratropium bromide과 같은 항콜린제 또한 응급실에서 천식과 COPD의 치료에 자주 사용된다. 알부테롤과 마찬가지로 Iptratropium bromide은 약효가 5~15분에 나타나며, 2시간에 최대 효과가 나타나며, 지속시간은 3~4시간이다. Iptratropium의 기관지 확장 효과는 알부테롤과 거의 같다. 몇몇 연구에 의하면 천식과 COPD에서 항콜린제를 알부테롤과 함께 쓰는 것이 따로 사용한 것보다 기관지 확장 효과가 더 크다고 밝혀졌다. 이 복합 용법은 환자의 입원률을 낮추는 것으로 알려져 있다. 천식에서 Iptratropium bromide를 사용한 연구들에서 효용성에 대해 다양한 결과를 보였다. 그러나 이러한 연구의 결과를 보면 질환을 오래 가지고 있었던 노인 환자들이 가장 많은 이득을 얻는 경향이 있었다. 응급실에서 보통 치료 용량은 500 μg Iptratropium bromide를 알부테롤과 함께 두 번의 흡입 치료하는 것이다. 고용량의 치료와 반복 사용은 명확한 이득이 없었다.

단기 작용 베타아드레날린성 작용제인 에피네프린(epinephrine)과 터뷰탈린(terbutaline)의 피하 주사 또는 근육 주사는 기도의 공기 흐름이 심각하게 방해될 정도로 심한 증상을 보이거나 흡입 치료가 불가능한 경우에 고려되어야 한다. 몇몇 연구들에서 이 두 가지 약물은 기관지 확장 효과와 부작용에서 차이가 없었다. 이 약물의 비경구적인 사용은 심장박동수의 증가와 심근 산소요구량의 증가를 통해 현저한 전신증상을 일으키게 되어, 몇몇 환자에서는 부정맥이나 심근 허혈을 초래할 수 있다.

테오필린(theophylline)과 같은 methylaxanthine은 한때 기관지 확장 효과뿐만 아니라 횡경막에 대한 증강 효과를 위해 사용되었지만, 연구들에 의하면 단기 작용 베타아드레날린성 작용제를 이용한 표준 치료와 비교하여 더 나은 결과를 보여 주지 않았다. 테오필린은 제한적인 효과와 좁은 치료 농도 범위(therapeutic window) 때문에 더 이상 추천되지 않는다.

글루코코르티코이드(glucocorticoid)는 천식과 COPD 모두에서 효과적이다. 천식에서 베타아드레날린성 반응을 증가시키고 염증 효과를 줄이거나 지연시키는 것으로 생각된다. 글루코코르티코이드를 사용함으로써 입원과 재발을 모두 감소시키는 것으로 나타났다. 일반적인 복용량은 프레드니손(prednisone) 60 mg을 경구로 투여하거나 메틸프레드니솔론 125 mg

을 정맥 주사하는 것으로, 초기에 일찍 투여해야 하며 최대 효과를 나타낼 때까지 1~2시간이 소요된다. 프레드니손의 생물학적 반감기는 18시간이다. 투여 방법은 효과나 작용 시작 시간에 영향을 주지 않는 것으로 생각된다. 고용량의 스테로이드 투여가 더 효과적이라는 것은 아직 입증되지 못했다. 퇴원 환자들은 5~14일 동안 매일 40~60 mg의 프레드니손을 복용해야 한다. 임상 의사는 일부 환자에서 전신적 스테로이드 투여 중단 후에 스테로이드 흡입을 시작하는 것을 고려할 수 있다.

마그네슘을 1~2 g을 30분간 투여하면 중등도 이상의 천식 환자(FEV1 < 25%)에서 효과적이다. 마그네슘은 매우 오래 작용하지는 않지만 기관지 확장 효과가 있다. 그래서 단기 작용 베타아드레날린성 작용제와 항콜린제와 함께 투여해야 한다. 경증의 천식에서 마그네슘의 효과는 아직 입증되지 않았다.

항생제 치료는 현재 COPD 악화에서 권장되고 있으며, 여러 연구에서 환자의 병원 내 체류 기간 단축 및 재발률 감소를 보였다. 증상 악화의 원인이 되는 감염을 찾고 이 감염을 치료하는 것이 가장 중요하다. 응급실에서 이러한 감염을 확인하는 것이 쉽지 않기 때문에 항생제 치료는 일반적인 호흡기 균무리(flora)와 환자의 병력에 맞추어 시행한다.

호흡 부전이 임박한 상황에서 비침습적 환기(noninvasive ventilation, NIV)나 기계적 환기(mechanical ventilation)가 고려되어야 한다. 적응증으로는 호흡근의 피로(fatigue), 산증증, 의식 변화, 고탄산혈증 및 치료에 반응하지 않는 저산소증이 포함된다. 고탄산성 호흡곤란증후군이나 호흡 부전을 보이는 COPD 환자는 NIV로 치료할 수 있다. COPD 환자를 대상으로 한 대규모 연구에 따르면 NIV는 기관 삽관률을 28% 감소시키고, 병원 내 사망률을 10% 줄였으며, 병원 입원 기간을 4일 단축시키는 효과가 있었다. 더 규모가 작은 연구에서도 천식 환자를 NIV를 이용하여 성공적으로 치료하였다. 비록 NIV가 일반적으로 협조가 잘 되는 환자에게 사용되지만, GCS가 8 이하인 환자에서도 NIV가 성공적으로 사용되었다. NIV는 백업 호흡수를 설정하고 자발 호흡 모드로 설정한다. 일반적인 초기 설정은 흡기 압력 8~12 cmH$_2$O, 호기압력 3~5 cmH$_2$로 한다. 흡기 압력은 효과를 확인하며 천천히 증가시킬 수 있다.

NIV의 적응증이 되지 않거나 NIV로 호전되지 않는 천식이나 COPD에서 기계 환기를 적용한다. 대부분의 경우 급성 악화로 신체의 보상 기전(compensatory mechanism)이 없어지면 기계 환기가 최후의 수단이 된다. 환자가 기존에 가지고 있는 기도 협착과 공기걸림(air trapping) 때문에 기관 삽관을 망설여서는 안 된다. 또한 공기걸림을 최소화하고 높은 기도 압력을 예방하기 위해 특별한 주의를 기울여 지속적인 약물 치료와 인공호흡기의 설정 변경이 필요하다.

대부분의 환자들은 응급실에서 치료를 받고 상당한 호전을 보이고 퇴원하여 평상시의 생활 환경으로 돌아간다. 흡입 약품의 투여 방법은 노인에게 중요하기 때문에 환자는 정확한 흡입기 사용법을 교육받아야 하며, 환자의 숙련도를 평가해야 한

다.

최신 COPD 치료의 4가지 주요 내용은 다음과 같다. 1) 질병의 평가 및 모니터링, 2) 위험 요소의 감소, 3) 교육, 약물치료 및 비약물치료, 4) 악화 관리. 응급실에서는 대부분 악화 관리에 중점을 두지만, 환자가 흡연을 중단하고 매년 인플루엔자 및 폐렴 백신 접종을 받도록 하고 1차 진료기관으로 연계 치료가 될 수 있도록 노력해야 한다. 금연은 COPD에서 가장 효과적인 치료 방법 중 하나로 생존율 향상과 밀접한 관련이 있다. COPD 환자가 불안과 우울증을 겪기 쉽다는 것을 아는 것도 중요하다. COPD 환자에서 우울증의 빈도는 79%이고 불안도 비슷하다. 이러한 합병증은 심리적, 신체적 기능의 현저한 감소와 입원률 증가와 관련이 있다.

기관지확장증

기관지확장증은 일종의 COPD로 간주될 수 있다. 유병률은 연령에 따라 증가한다. 기관지 벽의 근육 및 신축성 구성 요소의 약화 또는 섬유화로 인한 근위 기관지의 비정상적 확장으로 정의된다. 이러한 기도의 해부학적 변화는 기관지 나무(bronchial tree)의 분비물 제거 능력의 심각한 장애와 기관지벽 전층의 염증을 일으킨다. 증상은 많은 호흡기 질환과 유사하며 기침, 일일 가래 양의 증가, 간헐적인 객혈을 보이며 종종 몇 달 또는 수년간 지속된다. 다른 증상으로는 호흡 곤란, 흉막염 통증, 쌕쌕거림, 발열, 전신 쇠약 및 체중 감소 등이 있다.

기관지확장증은 보통 방사선 검사로 진단된다. 가슴 X-선은 대개 비정상 소견을 보이지만, 기관지확장증을 확진하거나 중증도를 평가하기에는 부적합하다. 기관지확장증에 대한 표준 검사는 고해상컴퓨터단층촬영(high-resolution CT)이다. 기관지확장증은 많은 원인에 의해 발생될 수 있다. 선천적 원인으로 낭성섬유증(cystic fibrosis), 알파1-항트립신결핍증(alpha-1-antitrypsin deficiency), 카르타게너증후군(Kartagener's syndrome)은 쉽게 밝혀지거나 65세 이전에 이미 알고 있는 경우가 많다. 후천적 원인은 반복적인 감염, 이물

표 19.2. 기관지확장증의 원인

A SICK AIRWAY
Airway lesion, chronic obstruction
Sequestration
Infection, infl ammation
Cystic fi brosis
Kartagener's syndrome
Allergic brochopulmonary aspergillosis
Immunodefi ciencies (hypogammaglobulinemia, myeloma, lymphoma)
Refl ux, inhalation injury
William Campbell syndrome (and other congenitals)
Aspiration
Yellow nail syndrome/**Y**oung syndrome

질 또는 다른 물질의 흡인, 암모니아와 같은 독성 가스의 흡입, 알코올 및 약물 남용, 결핵 및 염증성장질환(inflammatory bowel disease)이 있다. 기관지 확장의 원인에 대한 연상기호는 표 19.2에 있다.

병변의 해부학적 위치는 원인을 파악하는 데 도움이 될 수 있다. 감염의 결과로 인한 기관지확장증은 보통 하부엽(lower lobe), 우측 중간엽(middle lobe) 또는 혀돌기(lingula)에서 발견된다. 우측 중간엽의 침범만으로도 해부학적 이상이나 신생물 병변(neoplastic lesion)을 시사한다. 상부엽(upper lobe)의 침범은 결핵균(Mycobacterium tuberculosis), 만성 곰팡이감염(chronic fungal infection) 또는 낭포성섬유증(cystic fibrosis)을 시사할 수 있다. 알레르기 기관지폐 아스페르길루스증(allergic bronchopulmonary aspergillosis) 상부엽에 영향을 미칠 수 있지만 보통 다른 형태의 질환에서는 볼 수 없는 중앙 기관지(central bronchi)를 침범한다.

기관지확장증의 치료는 의심되는 원인에 의해 결정된다. 만성 염증이 흔한 원인이기 때문에, 호흡기계 항생제 치료가 포함되며 이때 사용하는 항생제는 녹농균(Pseudomonas aeruginosa)을 치료할 수 있어야 한다. 흡입기와 코르티코스테로이드도 치료의 일부로 자주 사용된다.

폐렴

노인에서 폐렴은 매우 중요한 질환이다. 폐렴은 65세 이상의 환자에서 세 번째로 많은 사망 원인이다. 양로원 거주자의 2번째로 흔한 감염이며 미국에서 주요한 사망을 야기하는 감염성 원인이다. 폐렴은 65세 이상의 환자에서 입원의 세 번째 주요 원인이다. 농흉(empyema), 세균혈증(bacteremia), 수막염(meningitis)과 같은 합병증이 흔하게 발생한다. 폐렴의 발병률은 나이가 들어감에 따라 높아지며, 85세의 환자는 65세의 환자에 비해 2배 이상의 발병률을 보인다.

고령 인구에서 폐렴의 발병 기전에 여러 가지 인자가 영향을 미치는 것으로 보인다. 노화된 폐는 많은 변화를 겪으면서 호흡 노력(work of brething)이 증가하게 된다. 탄성(elastic recoil)의 감소, 날숨유량(expiratory flow)의 감소, 공기걸림(air trapping)의 증가뿐만 아니라 폐 순응도 감소가 모두 관련되어 있다. 호흡기 근육은 근육량이 감소되고 효율성이 떨어지게 된다. 잠재적 병원체에 대한 점액섬모청소율(mucociliary clearance)은 방어 기전에 있어서 중요하지만, 노인에서는 점액섬모청소율이 더 느리고 효과가 적은 것으로 알려져 있다. 또한 세포매개면역 및 체액면역이 감소되고 포식 작용이 감소된다. 노인 환자는 상부 호흡기에 박테리아의 집락화(colonization)가 현저한 것으로 나타났다. 또한 위(stomach)의 박테리아 집락화가 노인에서 더 흔하며 제산제 또는 H2 차단제에 의해 악화될 수 있다. 이러한 요소들은 개인에 따라 차이가 있지만, 여러 요인들이 함께 작용하여 노인의 폐렴 발생 증가의 원인이라고 생각된다. 특정 합병증은 노인에서 폐렴과 밀접한 관련이 있다. 여기에는 COPD 및 천식, 당뇨병, 암, 심부전, 신부전, 알코올 중독 및 면역 억제가 포함된다.

폐렴의 증상은 미미할 수 있지만, 대부분의 경우 호흡곤란(75%), 기침(75%), 객담 증가(52%), 흉막염 흉통(31%) 및 객혈(10%)과 같은 증상이 나타난다. 전신 증상으로 피로(86%), 식욕 부진(61%), 땀(50%), 오한(35%), 의식 상태의 변화(28%) 등이 자주 나타난다. 징후로는 발열(59%), 빈호흡(66%), 빈맥(39%), 수포음(81%)을 보일 수 있다. 이러한 소견 중 많은 부분이 구체적이지 않기 때문에 노인 환자에서 폐렴 가능성에 대해 주의 깊게 검진해야 한다. 일부 연구에서는 노인 폐렴 환자의 35%가 신체 검사에서 이상 소견이 적게 발견된다고 보고하였다. 젊은 폐렴 환자와 비교하면 노인 환자는 보통 1~3일 더 늦게 응급실을 찾는 것으로 나타났다.

폐렴은 여러 종류로 분류될 수 있다. 응급실에서 폐렴을 치료방법에 따라 분류하는 경향이 있다. 지역사회획득 폐렴(community-acquired pneumonia, CAP), 의료연관 폐렴(health care-associated pneumonia), 흡인성 폐렴은 각각 원인균이 다르기 때문에 구분하는 것이 중요하다. 모든 노인 환자와 심각한 다른 질환을 가지고 있는 환자는 의료연관 폐렴(HAP)과 연관이 있다고 생각하기 쉽지만 의료연관 폐렴(HAP)의 정의는 다음과 같다. 1) 지난 90일 동안 2일 이상 입

Table 19.3. 폐렴의 원인균들

Type of pneumonia	Community-acquired (CAP)	Hospital-acquired (HAP)	Aspiration findings
Common pathogens in the elderly	Streptococcus pneumoniae	S. aureus	S. pneumoniae
	Haemophilus influenzae	P. aeruginosa	S. aureus
	Staphylococcus aureus	Klebsiella spp.	H. influenzae
	Chlamydia pneumoniae	Escherichia coli	P. aeruginosa
	Enterobacteriaceae	Acinetobacter spp.	Often in combination with
	Group B Streptococci	Enterobacter spp.	anaerobic bacteria:
	Moraxella catarrhalis	Also, a small percent of CAP	Bacteroides
	Legionella	organisms	Prevotella
	Pseudomonas aeruginosa		Fusobacterium
			Peptostreptococcus

Table 19.4. 각 폐렴 종류에 따른 항생제

Type of pneumonia	Community-acquired (CAP)	Hospital-acquired (HAP)	Aspiration findings
Outpatient	Azithromycin or Clarithromycin or Doxycycline or Moxifloxacin or Levofloxacin With comorbidity add: Amoxicillin/clavulanate or 2nd or 3rd generation cephalosporin	S. aureus	Clindamycin or Amoxicillin/clavulanate
Inpatient	Moxifloxacin or Levofloxacin or Ceftriaxone and azithromycin	Piperacillin-tazobactam or Cefepime or Meropenem If MRSA suspected add vancomycin	Clindamycin or Piperacillin-tazobactam or Ampicillin-sulbactam or Ceftriaxone and clindamycin

원, 2) 요양원 또는 장기 보호 시설(extended care facility)에 거주, 3) 가정 주사 요법(항생제 포함), 4) 30일 이내에 만성 투석, 5) 가정 상처 치료, 6) 다제 내성 병원균이 있는 가족의 존재. 지역사회획득 폐렴 및 의료연관 폐렴의 원인균은 표 19.3에 있다. 약물 내성 원인균은 19%에서 발견된다. 약물 내성균을 가지는 환자는 더 많은 합병증을 보이고 기능적으로 더 낮은 결과를 보인다. 가장 흔한 약물 내성균은 황색포도구균(Staphylococcus aureus, 31%)이고, 그 다음으로 녹농균(P. aeruginosa)을 포함하여 그람음성막대균(gram-negative bacilli, 28%), 폐렴연쇄구균(Streptococcus pneumoniae, 25%)이 차지한다.

CAP는 젊은 환자와 같이 노인에서도 폐렴연쇄구균(S. pneumoniae)이 원인균의 50% 이상을 차지한다. 다른 원인균에 대해서는 표 19.3을 참조하면 된다. 흡인성 폐렴은 음성 장애 또는 연하 장애가 있는 환자, 경련이 있는 환자, 관급식을 하는 환자 또는 의식 변화가 있는 환자에서 의심해야 한다. 특징적 소견인 폐의 오른쪽 하엽의 침윤은 항상 보이는 것은 아니다. 흡인성 폐렴을 일으키는 원인균은 표 19.3에 있다. 포도상구균(Staphylococcus aureus) 폐렴은 인플루엔자 감염 후 1~4일 후에 발견되어 "post-viral pneumonia"라고 한다.

치료는 의심되는 원인균을 목표로 빨리 시작되어야 한다. 두 세트의 혈액 배양이 권장되지만, 연구에 의하면 1~16%에서만 원인균이 확인되어 치료법을 변경하는 것으로 나타났다. 환자에게 가래 검체를 얻는 것이 어려울 수 있다. 일부 노인 환자는 가래가 없는 기침을 하거나 적절한 가래를 뱉어내기에 힘이 부족한 경우가 있다. 가래를 얻기 위해 흡인하는 것은 환자가 불편해 할 수 있으며 전반적으로 도움이 되지 않는다. 가래 채취 때문에 소생술이나 치료를 지연시키지 않는 것이 중요하다. 인구 특성과 계절에 따라 레지오넬라(Legionella), 폐렴연쇄구균(S. pneumoniae), 인플루엔자 및 호흡기세포융합바이러스(respiratory syncytial virus)에 대한 신속 검사를 하는 것이 치료에 된다.

가슴 X-선은 분명히 폐렴 진단에 가장 많이 사용되는 도구이며 폐렴이 의심되는 모든 환자에서 시행되어야 한다. 폐렴의 영상 소견은 적절한 치료 방법의 결정에 도움이 될 수 있다. 가슴 X-선 결과가 항상 명확하게 보이는 것은 아니다. CHF, COPD, 흉막 삼출이 있는 경우는 추가적인 영상 검사가 필요로 할 수 있다. 초기에 음성인 가슴 X-선 결과를 가진 일부 환자들에서 나중에 폐렴 소견을 보일 수도 있다.

각각의 폐렴에서 추천되는 항생제는 표 19.4에 있다.

폐렴 환자를 치료할 때 응급의학과 의사가 이용할 수 있는 중요한 도구는 폐렴 중증도 점수(pneumonia severity score)이다(표 19.5 참조). PORT 연구에서 다양한 사망률에 따라 환자를 다섯 집단으로 분류할 수 있는 도구를 이용하였다. 가장 낮은 사망률을 보이는 낮은 두 그룹에 속하는 환자는 외래 환자로 치료해도 안전한 것으로 생각되고, 가장 높은 사망률 위험을 가진 가장 상위 그룹의 환자는 대개 입원해서 치료한다. CURB 점수도 사용되지만 CURB-65 규칙은 65세 이상의 나이에 1점만 주어지기 때문에 노인에게 도움이 되지 않는다. 환자의 사회적 상황 및 보행 능력 및 도움 요청 능력과 같은 추가 요소도 모두 고려하여 입원치료 여부를 결정해야 한다.

침습적 시술, 기관 삽관 및 소생술 시행에 관해서 환자가 즉시 인공호흡기 치료가 필요하지 않더라도 반드시 환자와 상의해야 한다. 호흡 부전이 임박한 폐렴 환자에게 NIV를 사용할 수 있다. NIV를 잘 견디는 환자는 기도 삽관률(50%에서 21%로)과 중환자실(ICU) 체류 기간이 현저하게 단축되었다. 동반 질환 및 의식 상태의 변화와 같은 요인에 의해 NIV가 실패한다. NIV가 실패하거나 사용할 수 없는 심한 폐렴의 경우 기관 삽관이 필요할 수 있다.

폐색전증

폐색전증은 흔하지만 자주 진단이 되지 않는 질환이다. 폐색전증은 미국에서 매년 300,000명이 넘는 사망을 일으키는 가장 흔한 사망원인 중 하나이며, 대부분 부검에서 자주 진단된다. 또한 폐색전증은 병원 사망의 10%를 차지한다. 연구에 따르면 정맥혈전색전질환(venous thromboembolic disease, VTE)과 폐색전증의 유행은 연령이 증가함에 따라 현저하게 증가한

Table 19.5. 폐렴중증도 점수

Criterion	Points scoring	Class	Points	30-day mortality (%)	Disposition
Age	1 point per year	I	<51	0.1	Discharge
Female	-10	II	51-70	0.6	Discharge
Nursing home resident	+10	III	71-90	0.9	Discharge or Admit
Neoplastic disease history	+30	IV	91-130	9.3	Admit
Liver disease	+20	V	>130	27	Admit
Congestive heart failure	+10				
Cerebrovascular disease	+10				
Renal disease	+10				
Altered mental status	+20				
Respiratory rate >29	+20				
Systolic blood pressure <90	+20				
Pulse >124	+10				
Temp. >103.8 °F or <95 °F	+15				
pH <7.35	+30				
Blood urea nitrogen >29	+20				
Sodium <130	+20				
Glucose >249	+10				
Hematocrit <30%	+10				
PO 2 <60	+10				
Pleural effusion on X-ray	+10				

PSI index/PORT SCORE [43].
Dispositions are suggested and should be modified based on clinical judgment and social situation.

다. 45세 이상 환자에서는 경미한 증가를 보이지만 65세 이후에 훨씬 더 빠르게 증가한다. VTE의 생존율은 40세 미만에서 가장 높으며 70세 이상 환자에서 가장 낮다.

노인들은 피르호세증후군 3부분(Virchow's triad) 모두에 취약하기 때문에 VTE 위험이 더 높다. VTE의 선행 요인은 울혈, 혈관 손상 및 응고항진성이다. 정맥의 울혈(stasis)은 감소된 흐름에 의해 VTE에 기여하는 것으로 생각되고, 이는 국소적 저산소 상태로 만들어 응고 경로에서 인자 X의 Xa로의 전환을 증가시킨다. 노인에서 울혈은 고정(immobilization), 부상, 뇌졸중, 심부전 및 말초 혈관 기능 부전으로 인해 발생할 수 있다. 혈관 손상은 손상된 내피세포가 조직인자(tissue factor)와 플라스미노겐 활성제 억제인자-1 (plasminogen activator inhibitor-1)을 합성하도록 유도한다. 이는 혈소판 활성 및 혈소판 생성을 촉진하고 혈전생성(thrombogenesis)을 촉진한다. 노인은 외상, 수술, 화학 요법 및 패혈증으로 인한 혈관 손상에 취약하다. 응고항진 상태(hypercoagulable state)는 혈전 형성과 섬유소용해 체계 사이의 정교한 균형을 변화시켜 피떡(clot)의 붕괴를 일으킨다. 노인에게는 악성 종양, 관절 치환 수술, 외상, 전신 감염 및 운동능력의의 감소 등의 응고항진 상태가 발생한다.

다양한 심폐 질환들이 유사한 증상을 나타내기 때문에 노인에서 폐색전증을 진단하는 것은 어렵다. 노인의 폐색전증 증상은 젊은 사람과 크게 다르지 않다. 증상으로는 호흡곤란, 빈호흡, 빈맥 및 흉막 흉통이 있다. 노인에서 폐색전증의 주요 위험 인자는 침상 안정(bed rest)과 정맥 울혈(venous stasis)이다. 동성 빈맥, 새로 발생하거나 변경된 우각차단(bundle branch block) 및 ST-T파 이상이 가장 흔한 심전도 소견이다. 고전적인 S1Q3T3 패턴은 폐색전증이 확인된 노인 환자의 15% 미만에서 발견된다. 가슴 X-선 검사는 고령의 폐색전증 환자 50~70%에서 이상 소견을 보인다. 가장 흔한 이상은 심장비대(22~64%), 폐부종(13~30%), 흉막 삼출(15~50%), 무기폐(9~70%) 및 한쪽 횡경막의 상승(5~28%)이며, 이러한 소견들은 비특이적으로 진단에 도움이 되지 않는다. 사실 이러한 이상 소견들이 잘못 해석되어 폐색전증이 높은 오진율을 보이게 된다. 동맥혈 가스를 조사한 연구 결과에 따르면 저산소증, 낮은 동맥혈 이산화탄소분압 및 증가 된 폐포동맥간 산소분압차(A-a gradient)의 결과가 노인의 폐색전증에서 나타났다. 하지만 이 검사 결과의 특이도(specificity)는 매우 낮았다.

폐색전증에 대한 환자교육연구센터(Patient Education Research Center)의 결정 규칙은 50세 미만이 기준 중 하나이기 때문에 노인에서는 사용할 수 없다. Geneva 점수는 60세 이상에서는 1점, 80세 이상에서는 1점으로 한다. 폐색전증의 Wells 기준(criteria)은 연령을 변수로 포함하지 않았으며, 노인에서 구체적으로 검증되지 않았다. 응급의학과 의사는 종종 폐색전증이 의심될 때 D-dimer 검사를 사용한다. 젊은 환자의 경우 60%까지는 음성으로 나타나지만 80세 이상의 환자에서는 5%만 음성으로 나타난다. 일부 연구들은 D-dimer 검사의 연령에 따른 절단값(cutoff)이 폐색전증 진단에서 유용성을 증가시킬 수 있는지에 대해 조사하였다. 이 연구들에서 특이도(specificity)는 증가했지만 민감도(sensitivity)가 감소하는 결과를 보였다.

심부정맥혈전증(deep vein thrombosis, DVT)를 검사할 때 하지 초음파의 민감도는 특이도가 감소되지 않으면서 연령에 따라 증가한다. 초음파 검사 결과 이상 소견이 있으면 DVT 진단에 도움이 된다. 하지만 초음파 검사 결과 DVT가 없다고 해서 폐색전증을 배제하지는 않는다.

호흡-관류 스캔은 노인에서 도움이 되지 않는 검사이다. 기존의 폐 질환으로 진단이 불가능하기 때문에 진단의 유용성은 연령과 합병증에 의해 감소한다. 폐의 V/Q 스캔으로 40세 미만의 환자의 68%에서 진단되지만 80세 이상의 환자의 42%에서만 진단된다.

연구에 따르면 연령이 증가해도 CT 혈관조영술은 폐색전증의 진단에서 유용한 검사이다. 폐색전증의 진단률도 높을 뿐만 아니라, 검사 결과 폐색전증의 증거가 없는 환자의 경우에도 다른 진단을 확인하는 데 도움이 된다. CT 혈관조영술은 혈전이 주(main), 엽(lobar), 근위(proximal or segmental) 폐혈관에 있을 때 가장 민감도가 높으며, 혈전이 원위부(distal or subsegmental) 폐혈관에 있을 때 민감도가 낮다.

MRI는 DVT의 진단에 유용하다. 몇몇 작은 규모의 연구에서는 폐색전증에서 MRI의 유용성에 대해 연구하였다. 이 연구들에서 MRI가 혈관 안의 작은 혈전을 찾거나 분절(segmental) 이상의 분지 혈관에서 혈전을 탐지하는 능력은 CT보다 훨씬 제한적이지만, 폐색전증의 진단에 민감도와 특이도 모두를 확보할 수 있는 검사 방법으로 보고하였다.

비록 폐혈관조영술이 "최적표준(gold standard)"으로 남아있지만, 신장 손상 및 기타 합병증의 위험이 높아서 거의 사용되지 않는다. 폐혈관조영술은 폐색전증 진단에 있어서 민감도와 특이도가 100%는 아니며, 합병증 때문에 노인에서 진단의 정확도에 대한 연구가 이루어지지 않았다.

나이와 동반 질환은 폐색전증 환자의 생존률에 영향을 미친다. 폐색전증의 위험도 분류를 위한 단순화된 PESI 시스템(PESI scoring system)은 80세 이상을 하나의 기준으로 사용한다. Troponin의 상승은 고령의 폐색전증 환자에서 예측가치가 있는 것으로 보여진다. 폐색전증 환자의 심장 초음파 검사는 종종 우측 심장의 긴장(right heart strain)의 징후를 보이며, 이는 이환률(morbidity)과 사망률(mortality)이 증가할 것으로 예측할 수 있다.

항응고제 치료는 폐색전증에서 최선의 치료이다. 이 치료는 혈전의 생성과 확장을 현저하게 감소시키고 재발과 치명적인 폐색전증의 발생률을 감소시킨다. 실제 가이드라인은 노인을 포함한 모든 환자에서 항응고치료를 추천하고 있다. 또한 항응고치료는 검사가 지연될 수 있는 중등도 이상의 위험이 있는 VTE 환자들에게도 고려되어야 한다. 출혈, 중증 외상, 뇌졸중 및 특정 종양을 가진 환자는 제외한다. 노인은 동반 질환에 대한 영향을 빼더라도 젊은 환자에 비해 항응고제 투여 시 출혈

의 위험이 증가한다. 미분획 헤파린(unfractionated heparin)과 저분자량 량헤파린(low-molecular weight heparin, LMWH)은 모두 안전하고 효과적이다. 미분획 헤파린은 활성화부분트롬보플라스틴시간(activated partial thromboplastin time, aPTT)을 치료 범위 내에서 유지하기가 어려워 사용에 있어서 문제가 된다. 치료 범위에 미치지 못하는 aPTT 값은 VTE의 재발을 야기하지만, 치료 범위보다 높은 aPTT와 출혈과의 연관에 대해서는 아직 잘 알려져 있지 않다. LMWH을 사용할 때 노인 환자에서 문제가 될 수 있는 크레아티닌 청소율(creatinine clearance)에 따라 사용량을 조절해야 한다. 노인에서 헤파린의 장기간 사용은 골감소증과 관련이 있다. 와파린을 이용한 경구 항응고제 치료는 초기 항응고 치료 후에 연결되어 시작되어야 한다. 다른 경구용 항응고제가 새로 출시되고 있지만, 노인들에서 안전성과 유효성에 대해 아직 연구 중이다. 항응고 요법의 최적 기간은 알려지지 않았다. 처음으로 발생한 폐색전증 환자에서 6개월간 치료한 경우 6주 사용한 환자보다 낮은 재발률을 보였다. 그러나 이러한 결과는 개개인에 따라 차이가 있을 수 있다. 재발성 VTE 또는 과응고 상태의 환자는 평생 항응고 치료가 필요할 수 있다.

혈역학적으로 불안정한 환자의 경우 폐색전증에서 혈전 용해 요법이 사용된다. 우로키나아제제(urokinase), 스트렙토키나아제(streptokinase) 및 재조합 조직플라스미노겐 활성제(recombinant tissue plasminogen activator, rt-PA)는 혈전의 용해를 촉진시키는 데 있어서 비슷한 효과가 있는 것으로 나타났다. 이 약제들은 폐동맥 압력을 감소시키고 질병 후유증으로 발생하는 폐동맥 고혈압의 발생률을 감소시키는 것으로 나타났으나, 폐색전증의 사망률이나 재발률은 감소시키지 않는다. 혈전 용해제는 기존 헤파린 치료법에 비해 중대한 출혈의 위험이 3배 증가한다. 혈전 용해제 사용 여부에 관계없이 혈전 용해제로 치료 한 폐색전증 환자의 약 12%에서 중대한 출혈(수술 또는 수혈이 필요한 치명적인 출혈, 두개 내 출혈)이 발생한다.

항응고제를 사용할 수 없거나 폐색전증의 재발을 예방하지 못한 경우, 환자에게 하대정맥(inferior vena cava, IVC) 필터를 배치하도록 하는 것이 바람직하다. 이렇게 치료받은 환자의 약 5%가 치료에 실패하거나 필터의 위치가 변하는 것으로 보고 된다. 이 장치의 장기적인 이점은 입증되지 않았고, 1년 후에 폐색전증으로 재입원률을 현저히 낮추지는 못 한다. IVC 필터 삽입술을 받은 노인 환자에서 2년 사망률은 거의 50%인 것으로 밝혀졌지만, 이 사망률은 필터를 필요로 한 원인 질환 때문일 수 있다.

개흉술을 이용한 외과적 색전제거술(embolectomy)과 카테터 혈전제거술(thrombectomy)은 심한 폐색전증 환자에게 사용되어 왔으며, 두 가지 모두 성공적인 치료 결과를 보였다. 개흉 혈전제거술에 대한 한 연구에서 생존율은 89%였다. 이러한 중재적 치료는 표준 요법과 비교되지는 않았으며 다른 선택을 할 수 없고 시술이 가능한 외과 의사 또는 영상의학 전문의

가 있을 때 사용된다.

기흉

기흉은 폐의 일부 또는 전부의 허탈을 일으키는 흉막 공간의 공기 집합으로 정의할 수 있다. 기흉은 외상성과 자발성으로 나눌 수 있다. 노인은 흉벽과 폐의 순응도의 변화뿐만 아니라 뼈의 취약성이 증가되어 있기 때문에 기존에 존재하는 폐기종과 같은 폐질환과 합쳐져 외상에 의한 기흉 발생률이 증가된다. 노인은 합병증 발생률이 높고 외상성 기흉과 관련된 사망률이 높다. 폐의 호흡 예비력이 낮은 노인에서는 심각한 폐좌상(contusion), 동요 가슴(flail chest), 다발성 늑골 골절과 같이 기흉이 있는 경우 중환자실로 입원해야 한다. 또한 기관지 내시경이나 폐 생검과 같은 술기에 의해 이차적으로 발생한 의인성 외상성 기흉도 노인 인구에서 증가한다.

자발성성 기흉은 두정점 분포(bimodal distribution)로 발생한다. 첫 번째 피크는 20~24세 젊은 성인이고, 두 번째 피크는 80~84세 노인에서 나타난다. 기흉의 급성 증상은 나이에 따라 다르게 나타나지만, 노인 환자의 경우 호흡곤란만 호소하는 경우가 많다. 흉통은 자발성 기흉이 있는 노인 환자의 20% 미만에서 나타나지만, 젊은 환자의 3분의 2는 흉통을 보였다. COPD나 천식을 앓고 있는 환자에서 급성 악화를 보이는 경우 악화의 원인으로 기흉을 고려해야 한다. 기흉의 가장 흔한 징후는 비특이적 빈맥이다. 기흉의 과거력은 환자에서 기흉이 발생할 확률을 높인다. 기흉의 재발률은 45%에 달한다.

노인의 기흉에서 또 다른 차이점은 천식, COPD, 폐동맥고혈압, 암과 같은 합병증이 있는지를 고려해야 한다는 것이다. 폐의 흉터(scaring), 수포성 변화(bullous change), 섬유화(fibrosis)가 있는 경우, 가슴 X-선 촬영 결과 기흉이 나타날 수 있다. 가슴슴 X-선 검사 결과 음성이지만 기흉이 강력히 의심되는 경우는 흉부 CT가 필요할 수 있다.

실제 긴장성 기흉은 모든 연령에서 드물지만, 즉각적인 처치를 필요로 하고 노인에서는 폐의 호흡 예비력이 부족하기 때문에 반드시 경계해야 한다. 긴장성 기흉이 없어도 작은 기흉으로 노인의 경우 호흡 상태에 심각한 영향을 줄 수 있다. 적절한 보상을 할 수 없는 환자는 응급실에서 가슴절개술을 이용한 흉관 삽입이 필요하다. 즉각적인 감압을 필요로 하지 않는 환자의 경우 100% 산소가 1차 치료 방법이다. 산소는 흉막에 있는 공기 흡수를 3~4배 증가시킨다. COPD 또는 다른 원인으로 이산화탄소가 축적된 환자는 100% 산소와 관련된 저환기를 피하기 위해 주의를 기울여야 한다(혈역학적으로 안정적인 환자는 동굴이 있는 병변(cavitary lesion), 흉벽의 흉터, 다른 합병증의 원인을 확인하여 임상 의사가 수술실에서 흉관을 위치시키거나 직접 절개하여 노출시킨 후 흉관을 삽입할 수 있다). 노인에서 흉관 삽관을 시행한 환자의 85%에서 지속적인 공기 누출(air leakage)이 합병증으로 관찰된다. 이 합병증을 예방하기 위해 흉강 삽관술 중 흉막유착술(pleurodesis)을

시행하는 것이 일부에서 제안되고 있다.

결핵

결핵균(Mycobacterium tuberculosis) 감염은 노인에서 중요한 문제이다. 결핵균은 항산세포벽을 가지고 있고 느리게 성장하는 호기성 막대균이다. 몇몇 연구에 따르면 미국에서 노인이 결핵의 가장 높은 발병률을 보인 것으로 나타났다. 양로원에 있는 환자는 특히 위험에 처해 있으며 환자가 양로원에 머무는 시간이 길어질수록 결핵 유병률이 높아진다. 휴면 상태인 결핵 감염의 재활성화는 노인에 발병되는 주된 기전이며, 평생 재발 가능성은 10%이다. 노인 환자는 여전히 일차 감염률이 높고 결핵 병력이 있는 환자는 외인성 재감염에 취약하다. 또한 노인에서는 결핵에 의한 사망자 수가 많다.

객혈은 응급의학과 의사가 결핵을 의심하게 하지만, 이 증상 자체는 결핵의 진단에 있어서 민감도나 특이도가 높지 않다. 결핵의 임상적 증상은 노인에서 비정형 적이고 미묘할 수 있다. 진단은 다양한 임상 상황이 고려되어야 한다. 원인 불명의 체중 감소, "성장장애(failure to thrive)", 발열, 쇠약(weakness), 의식 상태의 변화 같은 증상이 결핵의 유일한 징후일 수 있다. 몇몇 연구에서 노인의 결핵에서 증상의 차이점을 조사하였지만 일관된 결과를 보여주지 못했다. 하루 1회 15 mg의 프레드니손에 해당하는 용량으로 코르티코스테로이드(corticosteroid)를 1개월 이상 사용하면 투베르쿨린(tuberculin) 활성이 감소하는 것으로 나타났다. 이전의 결핵 감염의 병력, 결핵 환자와의 접촉, HIV 감염 병력의 환자, 결핵 검사를 최근에 시행하지 않은 양로원에서 온 환자는 결핵균 감염 여부가 확인될 때까지 응급실 안에서 따로 격리되어야 한다.

노인에서 결핵균 검사는 몇 가지 문제점이 있다. 미국에서는 결핵의 5% 이상이 부검으로 진단된다. 정제된 단백질 유도체(purified protein derivative, PPD)의 투베르쿨린 피부 검사는 오랫동안 표준 검사 방법이었지만, 민감도와 특이도가 완벽하지 않다. ELISA 분석과 비교한 PPD의 민감도는 연구에 따라 83~98%였다. 위양성 피부 검사 결과는 비결핵성 세균이나 Bacille-Calmette-Guérin (BCG) 백신을 접종한 환자에서 발생한다. 위음성 PPD 결과는 "무반응(anergy)"으로 알려진 면역 억제의 결과로 발생할 수 있으며, 심한 열성 질병, HIV 및 기타 바이러스 감염이 있거나 코르티코스테로이드나 다른 면역 억제 약물을 투여한 환자에게 나타날 수 있다. 피부 검사는 또한 활동성 결핵 환자의 최대 28%에서 음성일 수 있다. 이 검사들은 보통 치료가 시작된 2~3주 후에 양성이 된다. 무반응의 비율을 확인하기는 어렵지만, 노인에서 더 흔하게 나타나며 노화에 따른 세포매개면역의 감소와 관련이 있다. PPD의 이러한 위음성 결과들로 인해 응급실에서 피부 검사는 결핵 환자를 확인하는 유용한 검사가 아니다.

결핵에 대한 최적의 표준 검사는 객담의 배양이나 도말 검사이지만 배양 검사는 양성으로 나타날 때까지 최대 6주가 소

요될 수 있다. 응급실에서 가래를 채취하면 검사에 적절하지 않은 검체가 나오기 때문에 전문가가 검체 채취를 하는 것이 좋다. 위액 및 흉막액의 흡인 및 조직 검체를 이용하여 결핵균을 배양할 수 있다. 기관지 세척(bronchial wash)이나 생검(biopsy) 또한 가능할 경우 사용된다. 항산막대균(acid-fast bacilli)에 대한 염색 검사는 결핵균(M. tuberculosis)의 배양 검사가 양성인 경우의 60%까지 나타난다. 세 번의 도말 검사에 음성이 나오면 환자를 격리에서 해제할 수 있다. 일부 병원에서는 1~3일 걸리는 결핵 RNA 증폭 검사하거나, 결핵에 대한 ELISA 혈액 검사를 하거나, 최근에는 현장 면역분석(bedside immunoassay)를 이용하여 검사한다. 이러한 검사 방법들은 향후 응급실에서 도움이 될 수 있겠지만, 현재는 결핵이 강하게 의심이 되는 경우 응급의학과 의사는 환자를 우선 격리시켜야 한다.

결핵에서의 가슴 X-선 소견은 원발성 결핵과 재활성화 결핵 환자에서 차이가 있다. 원발성 결핵 감염에서 발견되는 소견은 종종 비특이적이며 모든 엽, 흉막액, 폐문(hilar) 또는 종격동의 비대(fullness), 또는 선병증(adenopathy)이 포함될 수 있다. 재활성화 결핵은 상부엽 또는 하부엽의 상부에 전형적인 공동(cavitary) 및 비공동(noncavitary) 병변을 나타낼 가능성이 있다. 이러한 공동이 있는 병변은 높은 감염력(infectivity)과 관련이 있다. 석회화 및 비석회화 결절은 오래전 치료를 받은 환자뿐만 아니라 이전에 치료받은 환자의 재활성화 결핵에서도 발견될 수 있다. 좁쌀결핵(military TB) 환자의 가슴 X-선 결과는 폐 전체에 1~3 mm의 분산된 결절을 보일 수도 있고 아무 이상이 없어 보일 수도 있다. 면역이 약화된 경우에는 증상이 전형적이지 않을 수 있다. 결핵은 오랫동안 "great imitator" 중 하나로 알려져 있었다. 객담 검사와 비교했을 때 가슴 X-선 검사의 전체 민감도(sensitivity)는 86~92%이다.

미국에서 폐외(extrapulmonary) 결핵은 환자의 20% 미만으로 나타나며, 림프관(lymphatic) 및 흉막(pleural) 결핵이 가장 흔하다. 혈행성 전파는 질병의 모든 단계에서 발생할 수 있다. 임상 의사가 폐외 결핵의 증상에 익숙하지 않고 확진을 위해서는 침습적인 시술이 필요한 경우가 자주 있어 자주 늦게 진단된다.

결핵의 치료가 일반적으로 의심되는 환자가 응급실에서 퇴원 후 오랜 시간이 지나서야 시작되지만, 응급의학과 의사가 알고 있어야 할 몇 가지 중요한 사실이 있다. CAP의 치료의 하나로 종종 사용되는 Moxifloxacin은 결핵균에 대한 효과가 있고, 따라서 Moxifloxacin를 사용한 경우 결핵에 대한 위음성 검사 결과를 야기할 수 있다. 결핵에 치료는 일반적으로 3~4 가지 약물로 8주 동안 처방되며, 그 다음 최대 31주 동안 2가지 약물이 처방된다. 사용되는 약물에는 이소니아지드(isoniazid), 리팜핀(rifampin) 및 피라진아미드(pyrazinamide)가 포함되며, 이들 모두 간독성을 일으킬 수 있으므로 치료 전 간기능 검사(liver function test, LFT)를 시행한다.

결핵 환자 또는 의심 환자는 확진 검사, 치료, 공중 보건 보호(public health protection)를 위해 병원에 머무르는 경우가 종종 있다. 결핵은 외래 환경에서 관리할 수 있지만, 이는 일차 진료 의사나 공중 보건 기관과의 적절한 연계가 필요하다.

폐동맥고혈압

폐동맥고혈압(pulmonary hypertension, PH)은 폐혈관의 압력 상승으로 인한 질병이다. 대부분의 경우 혈관의 증식(vascular proliferation)과 작은 폐동맥이나 정맥의 리모델링(remodeling), 혈관 수축(vasoconstriction) 및 혈전이 특징이며, 이는 폐혈관의 저항을 증가시켜 궁극적으로 우심실 부전(RV failure)을 초래한다. 혈역학적으로는 폐모세혈관쐐기압(pulmonary capillary wedge pressure, Ppcw) ≤ 15 mmHg이어야 하고, 평균 폐동맥압(mean pulmonary artery pressure)이 운동할 때 30 mmHg 이상 또는 휴식 시 > 25 mmHg로 정의된다.

폐동맥고혈압은 중증 진행성 질환이며 예후는 중증도와 관련이 있다. 클래스 I과 II의 환자는 평균 생존 기간이 6년, 클래스 III 2.6년, 클래스 IV 6개월이다. 폐동맥고혈압은 노인 환자에서 호흡곤란의 원인으로 확인되는 것이 증가하고 있으며, 호흡곤란의 일반적인 원인이 없는 경우 감별 진단해야 한다. 중증 심부전 환자의 25~50%가 폐동맥고혈압을 가지고 있는 반면 COPD 환자의 약 5%만이 폐동맥고혈압이 발생한다. 60세 이상 환자의 경우 폐동맥고혈압의 가장 흔한 원인은 확장기 심부전(diastolic heart failure, 31%)이며, 결합조직병(connective tissue disease, 15%)과 폐질환(pulmonary disease, 13%)은 덜 흔하다. 많은 경우 폐동맥고협압의 치료가 근본적인 원인을 목표로 해야 하기 때문에 원인을 확인하는 것이 중요하다. 혈전색전증으로 인한 폐동맥고혈압 환자의 경

표 19.6. 폐동맥 고혈압의 원인

Group	Cause	Diseases
I	Small pulmonary muscular arterioles	Connective tissue diseases, HIV infection, portal hypertension, schistosomiasis
II	Left-sided heart disease	Systolic or diastolic dysfunction, or valvular heart disease
III	Lung disease or hypoxia	Interstitial lung disease, COPD, sleep-disordered breathing, causes of hypoxemia
IV	Thromboembolic occlusion of the pulmonary vasculature	Pulmonary embolus
V	Idiopathic	Hematologic (myeloproliferative dx), metabolic (glycogen storage dx), or systemic (sarcoidosis)

우 치료는 항응고요법을 포함해야 하며, 피부경화증(sclero-derma) 또는 루푸스(lupus)로 인한 경우는 스테로이드나 면역억제제에 잘 반응한다. 폐동맥고혈압의 원인과 분류가 표 19.6에 있다.

폐동맥고혈압은 호흡곤란, 협심증, 실신, 부종, Reynaud병이 있는 환자에서 의심될 수 있다. 정맥 확장(Jugular venous distension, JFP), 간 비대(hepatomegaly), 부종 또는 복수와 같은 우심실 부전의 징후가 있을 수 있다. 심장 검사에서 큰 소리의 P2, S3 또는 S4 갤럽의 존재, 삼첨판 또는 폐동맥판막 역류가 있을 수 있다. 가슴 X-선 촬영 시 주변부의 혈관음영 감소와 더불어 폐문 부위의 폐동맥 음영이 두드러져 보일 수 있고, 복장뼈뒤공간(retrosternal clear space)으로 우심실의 확장(enlargement)이 있을 수 있다. 심전도는 우심방(right atrium, RA) 확장(enlargement), RV 확장(enlargement) 및 RV 긴장(strain)을 나타낼 수 있다.

위급한 상황에서 폐동맥고혈압의 치료는 비교적 간단하다. 약 90%의 산소포화도를 유지하도록 산소를 공급하는 것이 증상 완화에 도움된다. 푸로세미드(furosemide)와 같은 이뇨제는 간울혈 및 말초 부종을 줄이기 위해 사용된다. 우심실이나 좌심실의 전부하(preload)가 감소되는 것을 피하도록 주의를 기울여야 하며, 이는 심박출량(cardiac output)을 감소시킬 수 있다. 이뇨제를 이용한 이뇨(diuresis)를 견딜 수 없는 환자의 경우, 투석이나 초미세여과(ultrafiltration)로 제거할 수 있다. 디곡신(digoxin)은 일부 환자에서 우심실 박출률(ejection fraction)을 향상시킬 수 있지만 치료 농도의 범위(therapeutic window)가 좁기 때문에 노인에서 신중히 사용해야 한다. 니트로글리세린(nitroglycerin)과 같은 혈관 확장제는 전부하를 갑자기 떨어뜨린다. 따라서 사용 초기에 도파민(dopamine) 또는 노르에피네프린(norepinephrine)과 같은 수축촉진제(inotropic support)가 필요할 수 있다. 급성 보상실패(decompensation) 동안 심방 부정맥(atrial arrhythmias)은 흔하게 발생하며, 노인은 심장동력예비력(cardiac reserve)에 여유가 없기 때문에 문제가 된다. 칼슘통로차단제(calcium channel blocker) 또는 베타차단제(beta blocker)를 사용하는 표준 치료는 폐동맥고혈압 환자에서 심한 저혈압이나 심장성쇼크(cardiogenic shock)를 일으킬 수 있다. 이 약제들을 신중하게 사용하고 amiodarone이나 직류 심장율동전환(direct current cardioversion)을 고려해야 한다.

급성 치료 후 환자들은 보통 안정화와 이뇨(diuresis)가 이루어지는 데 며칠이 걸리기 때문에 병원에 입원하게 된다. 입원하여 장기치료(long-term therapy)가 시작되어 지속된다. 환자는 혈관반응성 검사(vasoreactivity test)를 받고, 검사 결과 양성을 보이는 환자에게는 경구 칼슘통로차단제를 투여할 수 있다. 음성인 환자에게는 프로스타노이드(prostanoid), 엔도텔린 수용체 길항제(endothelin receptor antagonist) 또는 포스포디에스테라아제-5 억제제(phosphodiesterase-5 inhibitor)를 사용한 치료가 필요하다. 응급의학과 의사는 이

러한 약물 중 일부(예: treprostinil 또는 epoprostenol)를 지속적 주입하여 투여할 수 있다는 것을 알아야 한다. 또한 이러한 지속 투입 약물의 갑자기 중단되는 것이 급성 악화의 원인이 될 수 있음을 알아야 한다. 혈액의 관류를 회복하는 것이 환자를 치료하는 가장 중요한 단계일 수 있다. 이러한 약물 치료를 할 때, 엔도텔린 수용체 길항제의 주된 부작용이 간독성이므로 간기능 검사를 확인하는 것이 중요하다.

제한성 폐질환(Restrictive lung disease)

제한성 폐질환은 폐 팽창의 감소로 인해 폐 용적이 감소되고 호흡 노력(work of breathing)이 증가되어 부적절한 환기가 이루어지는 것으로 정의한다. 제한성 폐질환은 FEV1과 강제폐활량(forced vital capacity, FVC)를 감소시킨다. 제한성 폐질환의 진단 기준 중 하나는 예측치 80% 미만의 FVC이다. 제한성 폐질환은 외인성(extrinsic)과 내인성(intrinsic)으로 나눌 수 있다. 외인성 원인은 후만증(kyphosis)과 심한 비만과 같이 가슴의 부피를 감소시키는 가슴와 척추의 질병을 포함하며 흉막 비후(pleural thickening)도 원인이 될 수 있다. 길랭-바레증후군(Guillain-Barré syndrome), 소아마비(poliomyelitis), 중증 근무력증(myasthenia gravis)과 같은 신경근 질환(neuromuscular disease)도 제한성 폐질환의 외인성 원인으로 간주된다. 내인성 원인에는 석면증(asbestosis), 방사선에 의한 섬유화, 류마티스 관절염, 과민성 폐렴, amiodarone과 같은 특정 약물 및 다양한 원인에 의한 폐섬유화가 포함된다. 원인을 찾을 수 없을 때는 특발성으로 분류된다(표 19.7 참조).

제한성 폐질환의 증상은 일반적으로 느리게 진행되는 호흡 곤란(shortness of breath, SOB)이다. 기침과 객혈이 있을 수도 있다. 노인들은 젊은 환자만큼 호흡 곤란을 느끼지 못하기 때문에 응급실에 방문할 때 이미 심각한 상태로 올 수도 있다. 환자가 호흡곤란(SOB)으로 고생한 기간은 제한성 폐질환의 원인을 감별하는 데 도움을 줄 수 있다. 특발폐섬유증(idiopathic pulmonary fibrosis, IPF), 사르코이드증(sar-

표 19.7. 제한성 폐질환의 원인들

Idiopathic pulmonary fi brosis
Sarcoidosis
Asbestosis
Radiation fi brosis
Drugs: amiodarone, methotrexate, bleomycin
Hypersensitivity pneumonitis
Acute respiratory distress syndrome
Idiopathic interstitial pneumonia
Eosinophilic pneumonia
Lymphangioleiomyomatosis
Neuromuscular diseases
Nonmuscular diseases of chest wall
Pulmonary Langerhans cell histiocytosis

coidosis) 및 폐조직구증 X (pulmonary histiocytosis X)와 같은 만성 증후군을 앓고 있는 경우 수 년간 호흡 곤란을 겪는다. 수주에서 수개월에 걸친 증상은 과민성 폐렴, 약물 유발성 간질성 폐질환 및 결합조직병에 의해 발생할 수 있다. 갑자기 발생한 호흡곤란은 급성 간질성 폐렴(acute interstitial pneumonitis), 호산구 폐렴(eosinophilic pneumonia) 및 산발성 폐포 출혈(diffuse alveolar hemorrhage)이 원인이 될 수 있다.

제한성 폐질환의 치료에는 근본 원인을 치료하는 것이 포함된다. 급성 악화에는 산소 공급이 도움이 된다. 스테로이드와 기관지 확장제를 사용할 수 있으며 특정 원인들에 효과적인 것으로 나타났다. 폐 위생(pulmonary hygiene)도 도움이 된다. 일반적으로 외인성 질환은 이러한 치료에 잘 반응하지 않는다. 심각한 제한성 폐질환 환자에서 NIV가 치료에 성공적으로 사용되었다. NIV로 증상 호전이 안 된 환자는 기관내 삽관(endotracheal intubation)이 필요할 수 있다. 삽관이 필요할 때는 가능한 가장 큰 직경의 삽관 튜브를 사용해야 최대 압력(peak pressure)을 낮게 유지하고 폐청소(pulmonary toilet)를 쉽게 할 수 있다.

폐암

응급실에서 폐암이 발견되는 두 가지 경우가 있다. 첫 번째는 환자가 암과 관련된 합병증을 앓고 있는 경우이다. 이들 중 가장 시급한 것은 위대정맥증후군(superior vena cava syndrome), 급성 종양 용해 증후군(acute tumor lysis syndrome), 악성 종양에 의한 고칼슘혈증, 악성 심장막 질환(malignant pericardial disease), 암에 의한 척수 압박(spinal cord compression)이다. 두 번째는 환자가 다른 질환을 검사하는 과정에서 예기치 않게 암이나 암을 시사하는 소견을 발견하는 것이다. 폐암은 미국에서 암 사망의 주요 원인이며, 진단받은 환자의 평균 연령은 71세이다. 흡연은 남성의 90%와 여성의 80%에서 폐암의 원인으로 간주된다. 환자의 16%가 초기 단계에서 진단되고, 25%는 림프절로 전이 된 후, 51%는 림프절을 넘어 전이 된 후 진단된다. 폐암의 5년 생존율은 16.3%로 대장(65.2%), 유방(90.0%), 전립선(99.9%)보다 훨씬 낮다.

폐암을 발견하게 되면 위에서 언급한 응급 상황에 해당하는지 확인해야 한다. 철저한 신경학적 검사, 실험실 검사 및 암과 관련된 응급 상황을 배제하기 위해 증상에 대한 검사를 수행하는 것이 중요하다. 대부분 우연히 종양이 발견된 환자는 입원이 필요하지 않지만, 지속적인 검사와 추적 관찰이 필요하다. 처음 발견되었을 때 지원 체계가 있다면 환자에게 솔직하게 이야기하는 것이 중요하다. 응급실에서 발견된 내용을 간과하거나 과소 평가하지 않는 것이 가장 중요하다. 치료에 대한 결정에는 환자의 사회적 및 신체적 상태뿐만 아니라 환자가 무엇을 이해하고 어떻게 대처할 수 있는지 등이 포함되어야 한

다. 퇴원이 안전하다고 판단되면 추적관찰이 이루어지도록 하는 것이 좋다. 환자가 암의 진단에 대해 부정하거나 오해하는 경우가 흔하기 때문에, 언제 어디에서 추가 진찰을 하고 어느 경우에 응급실로 다시 와야 하는지에 대한 노인을 위한 지침을 작성하는 것이 중요하다.

요약

노화된 폐의 생리학적 변화는 COPD에서 보이는 폐기능 검사 결과와 많은 부분에서 일치한다. 노인 환자는 기도 폐쇄와 관련된 호흡 곤란에 대한 인지하는 능력이 떨어져 증상이 더 심한 상태로 병원에 방문하게 된다. 고유량(high-flow) 산소는 이산화탄소가 축적되기 쉬운 COPD 환자에게 해로울 수 있다는 것을 알아야 한다. 노인에서 천식이나 COPD 악화에 대한 응급실 치료는 젊은 성인의 치료와 크게 다르지 않다. 그러나 노인의 COPD 악화는 동반 질환과 기능적 예비력의 감소로 인해 복잡해질 수 있다.

기관지확장증의 병태생리는 COPD와는 다르지만, COPD의 일종으로 간주될 수 있다. 때로는 가슴 X-선 촬영에서 병변을 확인할 수 있지만 보통 컴퓨터단층촬영으로 진단한다. 치료는 처음에는 COPD와 유사하지만 의심되는 원인에 근거하여 치료가 이루어져야 한다.

폐렴은 폐의 노화와 기저 질환으로 인해 노인에서 더 흔하다. 증상은 더 모호하게 나타난다. 따라서 폐렴을 의심하는 것이 중요하고, 치료는 의심되는 원인균에 따라 빨리 시작해야 한다.

폐색전증은 나이가 들면서 더 흔하게 발생한다. 연령이 증가하여도 증상이 크게 다르지 않지만, 노인의 폐색전증 진단은 노인의 다른 심폐기능의 변화와 유사하기 때문에 진단이 더 어렵다. CT 혈조영술은 최선의 진단 방법이다. 항응고제는 금기증이 없는 환자에서 가능한 빨리 시작되어야 한다. 아주 심각한 폐색전증의 경우에는 혈전용해술이 고려되어야 한다.

기흉은 노인에서 외상성 및 비외상성 모두 발생한다. 급성 악화를 보이는 COPD나 천식 환자의 경우 기흉을 고려해야 한다. 기존의 폐질환은 흉관 삽관을 더 어렵게 만들 수 있다. 흉관 삽관의 합병증은 노인 인구에서 증가한다.

결핵의 원발성 감염과 재활성화는 노인에서 중요한 문제이다. 증상은 미미할 수 있지만, 그 결과는 심각할 수 있다. PPD 피부 검사는 좋은 선별 검사이지만 완벽하지는 않다. 가래 도말 검사 및 배양 검사는 결핵 진단의 표준 검사 방법이다. 다른 환자로부터 결핵이 의심되는 환자를 격리하는 것이 응급실 치료에서 중요하다.

폐동맥맥고혈압은 심각한 진행성 질환이다. 치료에는 산소 투여 및 이뇨 치료가 포함되지만 전부하를 줄이지 않도록 주의해야 한다. 심한 경우에는 혈관수축제(vasoconstrictor)가 필요할 수 있다.

제한성 폐질환에는 노인에서 고려해야 하는 다양한 원인이

있다. 산소 공급과 원인의 치료가 응급 처치에서 중요하다. 폐암은 응급실에서 종종 발견된다. 위험한 후유증을 제외하면 치료는 환자의 요구와 병원의 자원에 따라 결정되어야 한다.

핵심과 주의점

핵심

- 노인의 폐에서 나타나는 생리적 변화, 호흡 곤란에 대한 인식 능력 저하, 동반 질환으로 인해 노인 환자는 응급실을 방문할 때까지 폐질환이 심각할 정도로 악화되어 있는지 모를 가능성이 크다.
- 폐 질환이 있는 노인 환자가 갑자기 악화되었을 때는 기흉과 폐색전증 두 가지를 반드시 고려해야 한다.
- NIV는 기관내 삽관의 시기를 미루거나 피하기 위해 다양한 임상 상황에서 사용될 수 있다.

주의점

- 단순히 만성 폐쇄성 폐질환의 병력에 있다고 해서 현재 호흡곤란의 원인이 만성 폐쇄성 폐질환 때문이라는 것을 의미하지는 않는다. 많은 폐질환이 비슷한 증상을 가진다는 것을 명심해야 한다.
- 흉부 X-선 검사는 좋은 선별 검사이지만 환자에 따라 처음에는 흉부 X-선 검사가 음성을 나타낼 수 있다.
- 폐질환 있는 환자에게 100% 산소 공급을 하면 이산화탄소가 축적될 수 있으므로 주의해야 한다.

참고문헌

1. Janssens JP, Pache JC, Nicod LP. Physiological changes in respiratory function associated with aging. *Eur Respir J.* 1999;13(1):197–205.

2. Sharma G, Goodwin J. Effect of aging on respiratory system physiology and immunology. *Clin Interv Aging.* 2006;1(3):253–60.

3. Parker AL. Aging does not affect beta-agonist responsiveness after methacholine-induced bronchoconstriction. *J Am Geriatr Soc.* 2004;52(3):388–92.

4. Hardie JA, Vollmer WM, et al. Reference values for arterial blood gases in the elderly. *Chest.* 2004 ; 125 (6): 2053 –60.

5. Casati A, et al. Transcutaneous monitoring of partial pressure of carbon dioxide in the elderly patient: a prospective, clinical comparison with end-tidal monitoring. *J Clin Anesth.* 2006 ; 18 (6): 436 –40.

6. HJ Lim, KB Yap. Presentation of elderly people at an emergency department in Singapore. Singapore *Med J.* 1999 ; 40 (12): 742 –4.

7. Syrjala H, Broas M, Suramo I, et al. High resolution computed tomography for the diagnosis of community-acquired pneumonia. *Clin Infect Dis.* 1998 ; 27 : 358 –63.

8. Diette GB, Krishnan JA, Dominici F, et al. Asthma in older patients: factors associated with hostipalization. *Arch Intern Med.* 2002 ; 162 : 1123 .

9. Easton P, Jadue C, et al. A comparison of the bronchodilating effects of a beta-2 adrenergic agent (albuterol) and an anticholinergic agent (ipratropium bromide), given by aerosol alone or in sequence. *N Engl J Med.* 1986 ; 315 : 735 –9.

10. Gross N, Tashkin D, et al. Inhalation by nebulization of albuterol-ipratropium combination is superior to either agent alone in the treatment of chronic obstructive pulmonary disease. Dey Combination Solution Study Group. *Respiration.* 1998 ; 65 (5): 354 –62.

11. Lin RY, Pesola GR, Bakalchuk L, et al. Superiority of ipratropium plus albuterol over albuterol alone in the emergency department management of adult asthma: A randomized clinical trial. *Ann Emerg Med.* 1998 ; 31 : 208 –13.

12. Ullah MI, Newman GB, Saunders KB. Influence of age on response to ipratropium and salbutamol in asthma. *Thorax.* 1981 ; 36 : 523 –9.

13. Kradjan WA, Driesner NK, Abuan TH, Emmick G, Schoene RB. Effect of age on bronchodilator response. *Chest.* 1992 ; 101 (6): 1545 –51.

14. Whyte KF, Gould GA, Jeffrey AA, et al. Dose of nebulized ipratropium bromide in acute severe asthma. *Respir Med.* 1991 ; 85 (6): 517 –20.

15. Saint S, Bent S, Vittinghoff E, Grady D. Antibiotics in chronic obstructive pulmonary disease exacerbations. A meta-analysis. *JAMA.* 1995 ; 273 : 957 –60.

16. Adams SG, Melo J, Luther M, Anzueto A. Antibiotics are associated with lower relapse rates in outpatients with acute exacerbations of COPD. *Chest.* 2000 ; 117 (5): 1345 –52.

17. Keenan SP, Sinuff T, et al. Which patients with acute exacerbation of chronic obstructive pulmonary disease benefit from noninvasive positive-pressure ventilation? A systematic

review of the literature. *Ann Intern Med.* 2003 ; 138 (11): 861 –70.

18. Yohannes AM, Baldwin RC, Connolly MJ. Depression and anxiety in elderly outpatients with chronic obstructive pulmonary disease: prevalence, and validation of the BASDEC screening questionnaire. *Int J Geriatr Psychiatry* 2000 ; 15 : 1090 –6.

19. *10 Leading Causes of Death by Age Group, United States – 2010*, Data Source: National Vital Statistics System, National Center for Health Statistics, CDC. Produced by: Office of Statistics and Programming, National Center for Injury Prevention and Control, CDC using WISQARS™.

20. Mills K, Graham AC, Winslow BT, Springer KL. Treatment of nursing home-acquired pneumonia. *Am Fam Physician.* 2009 ; 79 (11): 976 –82.

21. May DS, Kelly JJ, Mendlein JM, et al. Surveillance of major causes of hospitalization among the elderly 1988. *MMWR CDC Surveill Summ.* 1991 ; 40 : 7 –21.

22. Donowitz GR, Cox HL. Bacterial community-acquired pneumonia in older patients. *Clin Geriatr Med.* 2007 ; 23 : 515 –34.

23. Jamshed N, Woods C, et al. Pneumonia in the long-term resident. *Clin Geriatr Med.* 2011 ; 27 : 117 –33.

24. Mohan SS, Nair V, Cunha BA. Post-viral influenza Streptococcus pneumoniae pneumonia in an intravenous drug abuser. *Heart Lung.* 2005 ; 34 (3): 222 –6.

25. Carrillo A, Gonzalez-Diaz G, et al. Non-invasive ventilation in community-acquired pneumonia and severe acute respiratory failure. *Intensive Care Med.* 2012 ; 38 (3): 458 –66.

26. Heit JA, Silverstein MD, Mohr DN, et al. Predictors of survival after deep vein thrombosis and pulmonary embolism: A population-based cohort study . *Arch Intern Med.* 1999 ; 159 (5): 445 –53.

27. Busby W, Bayer A, Pathy J. Pulmonary embolism in the elderly. *Age Aging.* 1988 ; 17 : 205 –9.

28. Masotti L, Ceccarelli E, Cappelli R, et al. Pulmonary embolism in the elderly: clinical, instrumental and laboratory aspects. *Gerontology.* 2000 ; 46 : 205 –11.

29. Masotti L, Ray P, et al. Pulmonary embolism in the elderly: a review on clinical, instrumental and laboratory presentation. *Vasc Health Risk Manag.* 2008 ; 4 (3): 629 –36.

30. Hardie JA, Vollmer WM, Buist S, et al. Reference values for arterial blood gases in the elderly. *Chest.* 2004 ; 125 : 2053 –60.

31. Righini M, Goehring C, et al. Effect of age on the performance of common diagnostic tests for pulmonary embolism. *Am J Med.* 2000 ; 109 : 357 –61.

32. Stein PD, Henry JW, et al. Elderly patients with no prior cardiopulmonary disease show ventilation/perfusion lung scan characteristics that are sensitive and specific. *Am J Ger Card.* 1996 ; 5 : 36 –40.

33. Goldhaber SZ, Visani L, De Rosa M. Acute pulmonary embolism: clinical outcomes in the International Cooperative Pulmonary Embolism Registry. Lancet. 1999 ; 353 : 1386 –9.

34. Aklog L, Williams C, et al. Acute pulmonary embolectomy: A contemporary approach. Circulation. 2002 ; 105 : 1416 –19.

35. Liston R, McLoughlin R. Acute pneumothorax: A comparison of elderly with younger patients. Age Aging. 1994 ; 23 (5): 393 –5.

36. Zhang Y, Jiang G, et al. Surgical management of secondary spontaneous pneumothorax in elderly patients with chronic obstructive pulmonary disease: Retrospective study of 107 cases. *Thorac Cardiovasc Surg.* 2009;57(6):347–52.

37. Vassilopoulos B, et al. Usefulness of enzyme-linked immunospot assay (Elispot) compared to tuberculin skin testing for latent tuberculosis screening in rheumatic patients scheduled for anti-tumor necrosis factor treatment. *J Rheumatol.* 2008;35(7):1271–6.

38. Zevallos M, Justman JE. Tuberculosis in the elderly. *Clin Geriatr Med.* 2003;19:121–38.

39. van Cleeff MR, Kivihya-Ndugga LE, Meme H, Odhiambo JA, Klatser PR. The role and performance of chest X-ray for the diagnosis of tuberculosis: a cost-effectiveness analysis in Nairobi, Kenya . *BMC Infect Dis.* 2005;5:111.

40. D'Alonzo GE, et al. PAH Prognosis: Functional class correlates with survival. *Ann Intern Med.* 1991;115:343–9.

41. Bone-Larson C, Chan KM. Pulmonary hypertension in the elderly, part 1: Evaluation. *J Respir Dis.* 2008;29(11):443–50.

42. McCurdy MT, Shanholtz CB. Oncologic emergencies. *Crit Care Med.* 2012;40:2212–22.

43. Fine MJ, Auble TE, Yealy DM, et al. A prediction rule to identify low-risk patients with community-acquired pneumonia. *N Engl J Med.* 1997;336(4):243–50.

20 장

노인에서의 심혈관계 응급질환

도입

보건의료체계에서 노인 인구의 변화가 주요한 변화중의 하나로 꼽힌다. 유럽공통체를 예를 들면, 65세 이상의 인구가 전체 인구의 17.1%에서 30%로 증가하였고, 노인 인구수도 2008년 8천4 백 60만 명에서 2030년 1억 5천 1백 5십만 명으로 증가할 것으로 예상되고 있다. 미국 경우에도, 65세 이상의 인구가 2000년 3천 5백만 명에서 2030년에는 그 2배인 7천만 명이 될 것으로 예상된다. 노인 환자가 많아지면서, 결국에는 응급실에 방문하는 노인 환자의 구성비율도 점차 증가할 것으로 예상된다. 한편으로는, 건강한 심혈관계를 유지하는 데 가장 중요한 결정적 요인은 바로 그 환자의 연령이다. 65세 이상의 환자에서, 모든 사망환자의 40%는 심혈관계질환이 원인으로, 심혈관계질환이 사망원인으로 수위를 차지한다.

이번 장에서는 노인 환자의 심혈관계 응급질환으로 알려진 ACS, 부정맥, 급성심부전증후군, 실신, 급성흉부대동맥증후군에 대한 진단 및 치료에 대하여 언급하겠다.

급성심장동맥증후군(Acute coronary syndrome)

"급성심장동맥증후군(Acute coronary syndrome, ACS)"은 급성심근경색 대신에, 임상적 증상들을 모아 효과적으로 명명하기 위해 붙여진 이름이다. 이것은 ST 분절 상승과 하강, Q파가 있거나, 없거나, 그리고 불안전성 협심증을 모두 포함된다. 아직은 의학적으로 노인이나 나이든 환자에 대한 정확한 정의는 형성되어 있지 않지만, 많은 연구에서 75세 이상을 노인으로 의미하고 있다. 불안전성 협심증이나 비ST분절상승심근경색 환자의 35%가 75세 이상이고, 85세 이상에서는 11%를 차지한다.

진단

노인 환자에서는 일반적으로 알려진 ACS의 증상이 아닌 전신쇠약, 뇌졸중, 실신, 의식변화 등 비정형성 증상으로 나타나기도 한다. ACS으로 진단된 노인 환자의 33%에서 병원 방문 당시에 흉통을 호소하지 않았다. 이러한 증상을 보이는 심근경색환자의 평균 연령은 흉통을 호소하는 심근경색환자보다 평균적으로 7세 정도 더 많았다(74.2세 대 66.9세).

흉통이 없이 병원내 사망률 증가와 연관되었던 환자에서

주로 호소하였던 증상은 호흡곤란, 식은땀, 오심, 구토, 실신등이 있었다[7]. 노인에서 ACS을 진단하기가 매우 곤란할 때가 많은데, 만성패쇄성폐질환, 역류성식도염, 상체의 근골격질환, 폐동맥혈전증, 폐렴 등 심장이외의 원인으로도 쉬는 동안에 흉통이 발생할 수 있는데, 불안정성협십증/비ST분절상승 심근경색의 전형적인 증상과 매우 비슷하게 나타나기 때문이다. ACS을 진단하기 위해서는 강력히 의심하여야 정확한 진단을 할 수 있다. ACS의 성인 환자에서는 진찰소견이 모두 정상일 수 있는 소견들도 노인에서는 심혈관계 구조나 생리적 기능이 비정상적으로 나타날 수 있다. 예를 들면, 베타교감신경반응의 감소, 동맥의 탄력성 감소로 인한 후부하 증가, 고혈압, 체위성저혈압, 심근비후, 심실기능 저하 특히 이완기 심실기능 저하 등이 이러한 소견에 포함된다.

치료

비록 노인 환자에서 ACS은 예후가 좋지않고, 동반질환도 많지만, 성인 환자에 비하여 다소의 이점(예, 침습성 치료 대 보존적 치료)이 있을 수 있다.

노인에 대하여 일반적으로 평가절하된 상태임에도 불구하고, 잘 조절된 RCTs (randomized controlled trials)에서, 불안전성 협심증/비ST상승심근경색 환자의 치료에 있어서, 노인 그룹에서 젊은 그룹에 비교하여 상대적 위험도의 감소도 비슷하였고, 최종 결과에서 절대적 위험도의 감소도 비슷하거나 더 크다고 보고되었다. 노인의 불안전성 협심증/비ST상승심근경색의 근거중심 치료에 있어서 일반적으로 심각한 위험 발생은 적지만, 이러한 치료(즉, 젊은 환자에 비하여 적은 농도로 시작하고, 농도가 적절한 경우에는 독성 효과에 대한 집중관찰을 하는 것)는 주의가 필요하다. 노인은 특히, 심혈관계에 사용되는 약물의 부작용(약물 대사와 분포의 변화, 약물 효과의 증가)에 취약하다. 예를 들면, 노인에서, 처음통과대사(first pass metabolism)로 사용된 약물이 베타차단제인 경우에는 생체이용율이 증가되는 것으로 나타난다.

PCI는 노인에서 명백하게 확실한 이점이 있다. 노인에서 침습적 치료의 다수의 장점은 troponin 양성 또는 심근 생물표지자 양성인 환자에서, 1999년 이후 임상적 치료로 동시적으로 사용되면서 축적되어졌다. 이러한 시도는 성인 환자에 비교하여, 노인 환자에서 조기 침습적 치료가, 출혈경향이 있지만,

중요한 절대적 이점이 있다는 것을 의미한다. 치료의 결과를 극대화 하기 위해서, 적극적인 치료의 이익과 위험성사이에서 적절한 균형을 찾기 위한 연구가 필요하다.

부정맥

부정맥은 노인 환자에서 심장 질환(예, 심장동맥질환)이나, 다른 동반된 질환(예, 고혈압)과 관계없이 종종 나타난다. 이것은 노화되면서 동방결절내의 심근 세포수가 감소하고, 동방결절로 연결하는 심방의 심근섬유 손실과 결절들 사이의 심근 손실 그리고, 아밀로이드 침착, 심방과 특별한 전도체계의 사이질섬유화 등과 연관되어져 있다. 이러한 변화는 동방결절차단, 동정지, 또는 일시적이거나 지속적인 방실결절(AV)차단 등이 유발될 수 있다. 심방 내의 섬유화는 신호 전달을 느려지게 하고, 심방세동이 발생되는 원인 중 한 가지이다. 노인에서 흔히 발생하는 판막고리석회화, 고혈압, 허혈성 심장질환 등도 심장 전도체계 질환이나 심실성 빈맥을 유발하는 전기-생리학적 변화를 일으킨다.

심방세동은 응급의학과 의사에게 가장 흔하게 접해지는 부정맥이다. 상심실성빈맥은 심전도에서 일정하게 발생되는 P 파가 빠르고, 불규칙적이고, 크기, 모양, 발생 시기가 다양한 세동파로 대치되는 것이 특징이고, 방실결절이 정상일때, 심실반응은 불규칙적이고 가끔은 빠르게 반응한다. 심방세동은 60세 이상의 환자의 4%에서 영향을 주고, 독립적인 위험요소로 사망에 이르게 하는 원인이 되기도 한다. 알려진 위험요소를 제기하면, 사망의 상대적위험은 남자에서 1.5, 여자에서 1.9로 나타난다.

진단

부정맥의 특수한 진단에는 양질의 심전도 결과지가 필요하다. 그러나, 부정맥의 성공적인 치료는 단순한 부정맥 치료에 있는 것이 아니라 환자에 대한 정밀한 임상적 평가에 달려있다. 노인의 부정맥은 두근거림, 전실신(presyncope), 이유를 알 수 없는 낙상, 간헐적 혼수, 혈전-색전증, 실신, 심정지 등의 증상으로 나타난다. 일부 노인의 부정맥은 특별한 증상이 없어 진찰 도중이나, 심전도에서 우연히 발견되기도 한다. 심방세동이 의심되면 고혈압이 있는지 확인하여야 하는데, 노인 심방세동 환자의 절반 이상이 고혈압을 가지고 있기 때문이다. 더군다나 75세 이상의 환자에서는 다른 심혈관 질환 위험 요소와는 별개로 고혈압이 혈전-색전증을 증가시키는 위험요소로 알려져 있다.

치료

급성기의 부정맥환자는 임상적으로 필요하면 산소를 즉시 공급하거나 인공호흡기 보조 치료를 시작하고, IV 혈관을 유지하고, 지속적인 심전도 모니터링을 하여야 한다. 응급실에서 급성 부정맥의 결정적 치료의 원칙은 즉시 발생할 수 있는 합병증을 예방하거나 증상을 없애는 것이다. 구체적으로, 심방세동 응급 치료에서 3-단계 접근을 통해 세 가지 목적을 이룬다.

첫 번째, 동성 리듬을 회복(심장율동전환)하여 혈전성 뇌졸중의 위험을 예방한다. 항응고제가 필요하다. 비록, 혈전-색전증의 위험도가 0.8%로 낮을지라도, 심방세동이 48시간 이전에 발생한 것이라면, 좌심방에 혈전이 없다고 생각해서는 안되는데, 급성기 심방세동(즉, 3 일 이내)의 15%에서 심방내 혈전이 발견되기 때문이다. 심장율동전환을 하기 전에 항응고제를 사용하는 경우에, 최근 지침은 경식도 심장초음파(TEE, transesophageal echocardiography)를 통해서 좌심방 또는 좌심방부속기에 혈전이 있는지 먼저 확인하는 것이다. 최근 지침은 심방세동을 정상 리듬으로 회복하기 위해 심장율동전환(전기적, 또는 약물을 이용한)을 하는 환자는 항응고제를 반드시 투여하여야 한다.

두 번째, 심실 반응 속도를 반드시 적절하게 조절해주어야 한다. 응급실에서는 심실반응 속도를 아주 정밀하게 조절할 필요는 없다고 하더라도, 일반적으로 휴식 상태에서 심실 반응이 1분에 60회에서 80회 정도 되도록 조절한다.

심방세동 환자에서 심실반응 속도가 빠른 경우에는 즉각적인 약물 치료가 필요하며, 증상이 있는 저혈압이나, 허혈성 흉통, 심부전 등이 있는 경우에는 즉시 심장율동전환을 고려해야 한다. 노인 환자에서 속도 조절을 통한 증상 개선은, 동성 리듬이 회복되어 혈전-색전이 발생한 위험률이 높아질 수 있기 때문에 임상의는 동성 리듬이 회복되지 않도록 하여야 한다. 조기 흥분이 없을 때 베타차단제(esmolol, metoprolol, propranolol)를 정맥 내 투여하거나, non-dihyropyridine 칼슘통로 길항제(verpamil, diltiazem) 등이 속도를 감소시키는데 추천되어진다. 이때 저혈압이 있거나 심부전환자에서는 주의하여야 한다.

부전도로(accessory pathway)가 없는 심방세동과 심부전이 있는 환자는 심장박동수 조절을 위해 IV 디곡신 또는 아미오다론이 추천된다. 심실반응 속도을 조절하기 위하여 디곡신과 베타 차단제나 칼슘통로길항제를 조합하여 사용하기도 한다. 약물의 선택은 환자에 따라서 선택하여야 하고, 서맥이 발생하지 않도록 용량을 조절해야 한다. 아미로다론의 IV 투여는 다른 방법으로 실패하였거나 부적응증일 때 유용하게 사용할 수 있다.

세 번째, 심장율동전환의 적절한 방법과 적절한 시기를 평가한다. 이론적으로 심장율동전환은 증상을 호전시키고, 혈전색전증을 예방하고, 빈맥으로 인한 심근병증(지속적이고 조절되지 않는 빈맥으로 인한 심실 기능의 손실)예방한다. 특히 심부전 환자에서 심박출양과 운동 역량(exercise capacity)을 증진시킨다. 최근에 응급실에서 최근에 발생한 심방세동의 적극적인 치료는 안전하다는 것이 알려졌다. 비록 심장율동전환이 응급실에서 이루어질지라도, 새로 발생된 심방세동 환자가 혈역학적으로 안정적인 경우에는 입원하여 심장율동전환을 하기도 한다.

급성심부전 증후군

심부전은 구조적 또는 기능적 심장 질환으로 인하여 심실에 혈액이 채워지거나 방출되어지는 기능이 손실되어 나타나는 복합적인 임상증상의 집합체를 말한다. 일년에 1,000명당 1명이 새로이 발생하고, 해마다 10%씩 증가한다. 연령이 증가하면서 발생 빈도는 증가하는데, 85세 이상에서는 1,000명당 10명 이상이 발생한다. 심부전의 유병률은 다소 국제적으로 차이가 있는데, 백만 명당 11,000명과 19,000명 사이다. 미숙아의 혈관이나 판막 질환이 개발도상국 소아에서 높은 유병률을 보이는 원인이다. 노인 인구와 심근경색증을 치료한 이후 생존자가 선진국에서는 대다수의 노인 심부전의 원인이 된다.

심부전 환자의 연간 사망률은 중증정도에 따라서 약 10%에서 50% 범위 내에 있다. 미국에서는 심부전환자가 매년 100만 명이 입원하는데, 65세 이상의 모든 환자에 퇴원 진단명으로 기록되어 있다. 급성 심부전증후군(AHFS, acute HF syndrome)은 긴급한 치료를 필요로 하는 급성 심부전의 징후나 증상의 점진적이거나 급진적인 변화로 정의한다.

진단

일반적으로 심부전환자는 세 가지 형태 중 하나로 나타난다. 운동 내성이 감소된 증후군, 체액 정체 증후군, 증상이 없거나 다른 심장 또는 비심장 질환의 증상이 있는 경우 등이다. AHFS (Acute Heart Failure Syndrome)의 진단은 전체적인 병력, 임상진찰 소견 등에서 얻어진 징후나 증상에 따라 이루어진다. 즉, 전신 관류의 적절성, 체액 상태, 촉발 인자나 동반질환, AHFS가 새로 생긴 것인지 또는 만성 질환에서 악화된 것인지, 1회 심박출량이 정상적인지 등에 따라서 진단되어진다. 흉부 방사선, 심전도, 심초음파는 AHFS을 진단하는데 주요한 검사다. BNP (natriuretic peptides)나 pro-BNP의 측정은 HF의 임상적 진단이 불확실할 때 노인 환자에서 매우 유용한 검사다. 노인 환자에서 중증의 호흡곤란과 1회 BNP 측정은 AUC (area under the curve) 0.87의 심장성 폐부종 환자 진단에 효과적이다. 비록 나이에 따라서 BNP와 NT-proBNP의 측정이 영향을 주기도 하지만, post hoc 분석에서 노인 환자에서 BNP의 측정이 여전히 분별력이 유지되고 있다. 그러나, 결과를 해석하는 데 있어서 더 많은 연구가 필요하다.

치료

AHFS 치료의 주요 원칙은 증상을 호전 시키고, 급성기의 혈역학적 비정상적인 문제를 회복하고, 심부전을 악화시킨 촉발인지를 찾는 것이다. 만성 심부전이 있었던 환자에서 다음의 상황들이 악화시키는 요인이 된다. 음식조절이나 약물복용을 제대로 하지 않은 경우, 급성 심근경색, 조절되지 않은 고혈압, 심부정맥(예, 심방세동), 심근 수축력을 감소시키는 약물(verapamil, nifedipine, diltiazem, 베타차단제) 복용, 폐혈전증, 비스테로이드성 항염증 약 복용, 과다한 알코올 복용, 불법 약물 복용, 내분비질환(당뇨병, 갑상선기능항진증, 갑상선기

능저하증), 감염증(폐렴, 바이러스 감염), 고리작용 이뇨제(fu-rosemide)의 혈관 내 투여 등이다.

체액 과다증상이 있는 AHFS 환자에서 사용되는 첫 번째 선택 약물은 고농도의 furosemide를 혈관 내로 지속적으로 투여하는 것이 노인에서 안전하고 경제적이기도 하다. 이미 고리작용 이뇨제 치료를 받고 있는 AHFS 환자라면 초기 IV 투여량은 경구 복용량과 같은 농도나 더 많은 양을 투여하여야 한다. IV 혈관이완제를 이용하여 높았던 좌심실충만 압력을 급속히 감소시키는 것은 호흡곤란 증상의 치료에 잘 반응하고, 이것은 이후의 사망률에 영향을 주는 현저한 혈역학적 예측 변수가 된다. 그러므로, 급성기 심부전을 호전 시키기 위하여 IV 혈관이완제를 사용하는 것은 기본적으로 상승된 심실충만압과 증가된 신체적 혈관 저항에 초점을 맞춘, 생리학적으로 매우 합리적이다. 게다가 IV 혈관이완제는 심근 산소 소비량을 감소시키고, 심근허혈을 악화시키지 않고, 심실부정맥을 촉발하지도 않는다. 그러나, AHFS 환자에서 IV 혈관이완제의 역할은 일반화시킬 수는 없다. AHFS의 혈관이완제 치료에 있어서, 결정적인 데이터는 없지만, 폐부종 증상의 빠른 회복, 침습적 치료를 기다리는 동안 허혈성 통증을 감소시키고, 고혈압을 조절하는 효과가 있다. IV 약물을 투여하는 동안에는 혈역학적 모니터링을 하여야 한다. 혈역학적으로 비정상인 문제들이 호전된 이후에 경구용 HF 약물로 대치하도록 한다. 최근의 지침에서는 저혈압이 없는 중증의 증상을 나타내는 체액과다 환자(폐부종)에서 IV nitroglycerin이나 nitroprusside 등의 혈관이완제를 권고하고 있다.

AHFS에서 비침습성 호흡 보조(Noninvasive ventilation, NIV)를 하는데, 안면 마스크를 사용하여 CPAP (continuous positive airway pressure)이나 BiPAP (biphasic positive airway pressure)을 사용하는 것은 심장성 폐부종으로 인한 저산소성 호흡부전(즉, PaO_2/FiO_2가 300 이하)인 노인 환자에서 일반적인 마스크를 이용한 산소를 공급하는 방법보다 더욱 효과적이라고 증명되었다. 일반적인 마스크를 이용한 산소공급 방법보다는 7.5 mmHg CPAP 안면마스크를 이용한 환자에서, 48시간 내 사망률의 감소는 물론, BiPAP이나 기관삽관후 인공호흡기 보조치료의 필요성이 현저하게 감소하였다.

비강 또는 안면 마스크로 5~10 mmHg CPAP을 유지하는 것이 추천되는데, 저혈압이나 즉각적인 기관삽관을 필요로 하는 환자는 제외한다.

실신

실신은 일시적은 의식손실로 정의되는데, 응급실 내원환자의 약 1~3%를 차지한다. 실신의 빈도는 70~79세 연령의 남녀 모두 천 명당 11명 정도 발생하며, 80세 이상에서는 천 명당 남자는 17명, 여자는 19명이 발생한다.

노인에서 실신의 가장 많은 원인은 체위성 저혈압, 반사성

실신(특히 목동맥동증후군), 심부정맥 등이다. 다양한 형태로 나타나기 때문에 진단이 어렵다.

증상이 있는 환자에서 25%는 연령과 관련된 체위성저혈압이다. 여전히 체위성저혈압은 약물이나 일차적 또는 이차적인 심방세동이 원인이다. 노인에서 앙와위 수축기 고혈압이 발생하는데, 체위성 저혈압환자나 치료의 합병증으로 나타난다. 체위성 저혈압을 치료하기 위해 투여한 대부분의 약물은 앙와위 고혈압을 악화시킨다. 한편, 심장억제성 목동맥동증후군은 노인 실신환자의 약 20%를 차지한다. 목동맥동 과민반응은 주로 혈압저하 형태로 나타나는데, 실신이 나타나는 기전은 확실하지 않다.

진단

노인 환자에서 특별한 전구 증상을 보면 실신의 90% 이상에서 결정적인 진단을 알 수 있다. 노인 환자에서, 오심, 흐려진 시력, 땀 등은 비심장성 실신을 예견하게 하는 반면에, 오직 호흡곤란만이 있으면 심장성 실신을 의심하게 한다. 노인 환자에서는 임상적 판단으로 알기 어려운 상황에서도 병력을 확인하므로 적절한 진단이 가능하다. 예를 들면, 아침에 발생한 실신은 체위성 저혈압일 가능성이 높다. 약물 복용력도 중요하며, 실신한 시간과 약물 복용의 관계도 포함되어야 한다. 60%의 환자에서 확인되지 않지만, 실신 당시의 상황을 파악하는 것도 매우 중요하다.

진찰할 때는 심장 평가, 신경학적 평가, 운동 체계 평가(걷는 모습과 균형감각 관찰) 등이 포함되어야 한다. 인지 능력이 손상되어 있으면 Mini-Mental state Examination을 실시한다.

치료

임상적인 결정 방법은 퇴원 여부를 결정하는 것이다. 실신으로 입원하는 환자는 입원실, 관찰실, 중환자실 등으로 입원하는데, 의사의 위험요소 판단에 따른다. 현저한 부정맥이나 급사의 위험성이 있으면 중환자실로 입원하여야 하며, 위험상황을 잘 인지하여야 하고, 추가적인 치료가 가능하여야 한다. 최근에는 노인 실신환자에서 심부전이나 구조적인 심장질환이 있거나, 예후가 좋지않을 고위험군으로 의심되는 환자인 경우에 입원을 권고하고 있다.

실신환자의 기본적인 치료는 생명을 유지하고, 물리적 손상을 예방하고, 재발을 방지하는 것이다. 예를 들면, 악성 서맥이 있는 환자에서는 심장박동조율기 치료를 한다.

비록, 영구적인 박동조절기가 증상을 호전시킬지라도, 생존에는 영향을 주지 않을 수도 있다. 서맥을 악화시키는 약물을 제거하는 것은 실신의 재발을 방지하는 중요한 요소다.

입원을 필요로 하는 European Society of Cardiology 가이드라인을 표기하였다(표 20.1). 그러나 혼자 살거나, 집에서 치료를 선호하는 등의 사회적인 요소와 동반질환으로 인한 인지능력저하나 행동장애로 인해 노인 실신 환자의 입원은 저

조하다.

급성 흉부대동맥 증후군

급성흉부대동맥증후군은 원인이 외상성일 수도, 비외상성일 수도 있다. 외상성 대동맥 파열(TRA, Traumatic rupture of the aorta)은 교통사고 환자의 부검에서 약 20% 정도 발견된다. 병원에서 9~14% 정도 발견되며, 단지 2%만 궁극적으로 생존한다.

비외상성 급성흉부대동맥 증후군은 비슷한 특징을 가지는 세 가지 밀접한 상태로 이루어진다. 대동맥박리증, 동맥벽내 혈종, 관통성 죽상경화성 궤양(penetrating atherosclerotic ulcer, PAU) 등이 이에 포함된다. 대동맥박리증은 대동맥의 중간막이 벌어지면서 내부로 출혈이 동반되어 중간막이 분리되는 것이다. 급성 대동맥증후군 중에서 급성 박리증이 가장 흔하며, 방사선 검사에서 박리증의 10~20%에서는, 거짓속공간이나 속벽에 혈류의 흐름 없이, 동맥벽내 혈종으로 나타난다. PAU는 죽상경화 부위에 궤양이 생겨서, 혈관 내막을 침투하여 대동맥벽의 중간막에 혈종을 형성하는 것이다. PAU는 동맥벽내 혈종이나 대동맥박리증, 혈관 파열 등으로 진행될 수 있다. 해부학적으로, PAU는 죽상경화증이 있는 부위에 발생되므로 90% 이상이 주로 하행 흉부 대동맥에서 발생한다. 대동맥분리증이 발생되는 평균 연령은 63세이고, 남자가 65%를 차지한다. 대동맥분리증의 유병율은 나이가 증가함에 따라 증가하는데, 연령은 독립적인 요소로 작용한다. 대동맥분리증의 대부분 환자, 90%는 내막 박리가 발생하여 중간막 내부에 분리된 판을 따라서 혈액이 차게 된다. 이것은 외막을 통해서 파열되거나 내막을 통해 다시 대동맥 내부로 들어오기도 한다. 이러한 전형적인 박리는 두 공간사이에 중격이나 피판을 형성하게 된

표 20.1. 즉각적이 입원이나 적극적인 평가가 필요한 단시간의 위험요소

중증의 구조적 또는 심장동맥질환(심부전, 좌심실 박출계수 감소), 심근경색 기왕력: 임상적 또는 심전도에서 부정맥으로 인한 실신. 실신의 진단 및 치료에 대한 European Society of Cardiology's 지침.

- 운동하던 중이나, 누워 있을 때 발생한 실신
- 실신이 발생했을 때 두근거림이 있는 경우
- 급사의 가족력
- 비연속성 심실빈맥
- 길어지거나 짧아진 QT 간격
- 부적절한 서맥 : 분당 50회 미만, 또는 과거에 격렬한 운동을 한 경험이 없거나, 서맥을 유발할 만한 약물을 복용하지 않았는데 발생한 방실차단
- 조기 QRS 복합체
- 부정맥성 우심실 심근병증(ARVC : arrhythmogenic right ventricular cardiomyopathy)을 의미하는 우측 흉부유도의 negative T-파, epsilon 파, ventricular late potentials
- 두다발차단(Bifascicular-block): LBBB 와 RBBB(left and right bundle branch block)은 좌전, 좌후 다발차단 또는 다른 QRS 분절이 120 ms 이상인 심실내 전도의 비정상
- V1-3 유도에서 ST 분절 상승이 동반된 RBBB 양상(Brugada 형상)
- 중증의 빈혈
- 전해질 장애

다. 거짓속공간은 시간이 지남에 따라 혈전화되기도 한다. 반면에 대동맥박리증후군의 15%는, 비침습성 영상검사에서 내막의 손상이 보이지 않고 다만 대동맥벽내혈종으로 나타난다. 때때로 대동맥박리증은 쉽게 발견되지 않는 작은 죽상경화의 궤양에서 시작되기도 한다. 다른 측면에서는, 대동맥의 광범위한 죽상경화증이 PAU나 대동맥벽내 혈종을 유발하기도 한다.

해부학적으로 급성 흉부 대동맥박리증은 내박 박리가 시작되는 부위에 따라서, 또는 박리증이 시작된 부위와는 상관없이 상행대동맥을 침범했는지의 여부에 따라 분류하기도 한다. 정확한 분류는 수술여부를 결정하는데 매우 중요하다. 분류를 위해, 상행 대동맥은 팔머리동맥이 분지되 동맥의 근위부 부위를 말하고, 하행대동맥은 좌측 쇄골하동맥 이후 부터를 말한다. 두 가지 분류 방법이 가장 많이 이용되는데, DeBakey와 Stanford 분류 방법(표 20.2)이다. 둘 중 어느 방법도 더 우위를 점하지는 않는다.

진단

외상성 대동맥파열은, 다발성 외상에서 발생되며 대동맥축삭증과 비슷한 징후(상지의 혈압이 하지의 혈압보다 높고, 요골동맥과 대퇴동맥의 맥동 차이가 발생하고, 견갑골사이에서 거친 잡음이 들림)가 나타난다. 외상성대동맥파열을 가장 잘 확인하는 방법에는 여러 가지 이견이 있다. 비위관을 넣고 찍은 흉부 방사선 촬영에서 80%의 민감도를 나타내는데, 혈종에 의하여 비위관이 한쪽으로 밀려 있는 것이 보이면 외상성대동맥파열을 의심할 수 있다. 그러나 혈액종격동이 있는 경우 위양성으로 나타날 수 있다. 종격동의 혈액은 동맥/대동맥 손상이 원인인 경우는 드물다. 입체 조영제 대동맥조영술에서 거짓동맥류가 생기기 전까지는 손상부위를 찾지 못하기도 한다. 경식도 심초음파가 사용되기도 하는데, 팽창되어 있지 않으면 찾지 못하기도 한다. CT가 사용되지만 진단하는 데 절대적이지는 않다. 애매한 경우에 혈관내 초음파를 할 수도 있다. 현실적으로 영상촬영 순서는 종종 환자의 안정적인 상태에 의존하게 되며, 동반된 손상에 대한 진단도 요구된다. 때때로 이러한 요소는 손상된 부위를 찾는 데 실패할 수도 있게 하고, 손상된 부위를 찾기 위하여 이후에 영상검사를 다시 할 수도 있다.

비외상성 급성 대동맥증후군은, 증상이 발현된 시점에서 급성 대동맥박리증을 확인하는 시점이 통증이 있은 후 2주 이내로 정의하고, 아급성은 통증 이후부터 약 2주에서 6주, 만성은 6주 이상으로 각각 정의한다. 급성대동맥증후군 환자는(대동맥박리증, 동맥벽내 혈종, PAU 또는 대동맥파열) 그 원인에 상관없이, 대부분 비슷한 양상으로 내원한다. 나이, 성별, 다른 동반된 임상증상에 상관없이 대동맥박리증 환자는 통증이 가장 많이 호소하는 증상이다. 노인에서 급성 대동맥박리증을 인지하는 데는 적극적으로 의심하는 것이 필요하다. 70세 이상의 Type A 박리증 환자 550명에서 전형적인 증상(갑자기 발생한 통증, 대동맥역류의 잡음, 박동소실)이 현저하게 거의 발생하지 않았다. 반면에, 주로 65세 이상으로, 고혈압이 있고, 죽

표 20.2. 급성 흉부대동맥박리증의 분류

DeBakey 분류
- Type I: 박리가 상행대동맥에서 시작하여 최소한 대동맥궁이나 하행대동맥까지 연결된 상태(일반적으로 수술 필요)
- Type II: 박리가 상행대동맥 내에서 시작되고, 상행대동맥 내에서 멈춘 상태(일반적으로 수술 필요)
- Type III: 박리가 하행대동맥에서 시작하여 말단부로 진행된 상태(주로 비수술적 치료 방법이 요구됨)
- Type IIIa: 흉부하행대동맥에 국한된 상태
- Type IIIb: 흉부하행대동맥 이후까지 진행된 상태

Stanford 분류
- Type A: 시작되는 부위에 상관없이 상행대동맥을 포함하는 모든 박리증(일반적으로 수술이 요구됨)
- Type B: 상행대동맥을 침범하지 않은 모든 박리증(비수술적 치료가 요구됨) 주의 : 상행대동맥을 포함하지 않고 단지 대동맥궁에만 있는 상태도 Type B로 분류한다.

상경화증이 동반된 노인에서 발생한 PAU에서는 흉통이나 등쪽 통증이 있었으나 대동맥역류 잡음이나 관류이상이 나타나지 않았다. 드물지만, 말단부 색전증 징후로 내원하는 경우도 있다.

박리증이 의심되는 환자는 CT 영상 촬영의 적응증이 된다. 적응증에는 전형적인 증상, 즉 갑자기 발생한 통증 등이 포함된다. 그러나 노인에서는 전형적인 증상이 아닐지라도 CT 촬영을 머뭇거려서는 안 된다. 비외상성 급성 대동맥증후군 환자에서 기본적으로 측정하는 흉부방사선 촬영에서 비정상적인 대동맥의 형태나, 크기가 보일 수 있는데, 이러한 경우에는 정확한 대동맥 영상을 촬영해야 한다. 흉부방사선 촬영은 종종 급성 대동맥박리증이 의심되는 환자를 진단하기 위해, 기본적으로 환자가 호소하는 증상의 원인을 찾기 위해서 뿐만 아니라 팽창된 대동맥이나 출혈을 확인하기 위한 선별검사로도 실시한다. 그러나 흉부방사선촬영은 진단에 민감하지는 않기 때문에 이것만으로 대동맥박리증이 아니라고는 진단할 수 없다. CT 영상이나 MRI, 어떤 경우에는 심초음파 검사가 흉부대동맥질환을 확인하고, 추가적인 합병증의 위험도를 결정하는 유일한 방법이다. 환자의 상태(혈역학정 안정성이나 콩팥기능, 조영제 과민성 등)에 따라서 그리고, 병원의 진단 능력(바로 실시할 수 있는지, 기술의 정도, 영상 기술 전문가 있는지 등)에 따라서 가장 적절한 영상 검사가 결정된다.

치료

미국흉부학회와 미국심장학회에서 2010년에 급성대동맥증후군의 치료 지침을 근거중심으로 하여 발표하였다. 응급 수술은 Stanford Type A에서 실시하는데, 이러한 환자는 생명을 위협하는 합병증이 발생한 위험성을 가지고 있다. 생명을 위협하는 합병증으로는 심낭혈종에 의한 심장눌림증, 대동맥 파열, 뇌졸중, 내장 허혈증, 대동맥판 역류로 인한 심부전 등이 있다.

Type B 박리증은 일반적으로 내과적 치료를 하며, 급성 합병증이 발생하면, 필요에 따라서 수술이나 혈관 내 침습 치료를 할 수 있다.

요약

심혈관의 건강을 결정하는 가장 중요한 것은 사람의 연령이다. 그러므로 전 세계적으로 보건의료체계는 노령 인구의 증가에 직면해 있고, 심혈관계 응급상황을 진단하고 치료하는 것이 중요한 보건의료의 이슈가 될 것이다.

노인 환자는 불안정성 협심증/비ST분절상승 심근경색이 상대적으로 많이 발생한다. 부정맥 또한 노화 과정에서 나타나는 전도체계의 질환과 전기생리학적인 문제로, 노인에서 자주 발생한다. 부정맥이 있는 노인 환자는 두근거림, 전실신상태, 원인을 확인할 수 없는 낙상, 간헐적 혼수, 혈전-색전증, 실신, 심정지 등으로 내원한다. 많은 보건관리체계에서 노령인구의 증가로 심부전 유병률이 역시 증가하고 있다. Natriuretic peptide (BNP와 NT-proBNP)의 측정은 임상적으로 심부전이 있는지 판단하기 어려운 노인 환자에서 매우 유용할 수 있다. 실신으로 응급실에 내원한 노인 환자는 퇴원을 고려하여 임상적 결정을 내리도록 한다. 실신이 있었던 노인 환자의 치료 원칙은 생명을 오래 유지하고, 물리적 손상을 적게 발생하도록 하고, 재발을 예방하는 데 초점을 두도록 한다. 비외상성 급성 대동맥 증후군 중에서는 급성 대동맥박리증이 가장 빈발하게 발생한다. 노인 환자의 급성 대동맥박리증을 진단하기 위해서는 강력하게 의심하는 것이 필요하다. 그러나 급성 대동맥박리증의 임상적 양상을 보이는 약 10~20%는 대동맥벽내 혈종이다.

핵심과 주의점

핵심

- 노인의 폐에서 나타나는 생리적 변화, 호흡 곤란에 대한 인식 능력 저하, 동반 질환으로 인해 노인 환자는 응급실을 방문할 때까지 폐질환이 심각할 정도로 악화되어 있는지 모를 가능성이 크다.
- 폐 질환이 있는 노인 환자가 갑자기 악화되었을 때는 기흉과 폐색전증 두 가지를 반드시 고려해야 한다.
- NIV는 기관내 삽관의 시기를 미루거나 피하기 위해 다양한 임상 상황에서 사용될 수 있다.

주의점

- 단순히 만성 폐쇄성 폐질환의 병력에 있다고 해서 현재 호흡곤란의 원인이 만성 폐쇄성 폐질환 때문이라는 것은 아니다. 많은 폐질환이 비슷한 증상을 가진다는 것을 명심해야 한다.
- 흉부 X-선 검사는 좋은 선별 검사이지만 환자에 따라 처음에는 흉부 X-선 검사가 음성을 나타낼 수 있다.
- 폐질환 있는 환자에게 100% 산소 공급을 하면 이산화탄소가 축적될 수 있으므로 주의해야 한다.

참고문헌

1. Giannakouris K. Population and Social Conditions. Eurostat Statistics in Focus 72/2008 (accessed July 27, 2012 from http://epp.eurostat.ec.europa.eu/cache/ITY_OFFPUB/KS-SF-08-072/EN/KS-SF-08-072-EN.PDF).

2. Gupta R , Kaufman S . Cardiovascular emergencies in the elderly. Emerg Med Clin N Am. 2006 ; 24 : 339 -70.

3. North BJ , Sinclair DA . Th e intersection between aging and cardiovascular disease . Circ Res. 2012 ; 110 : 1097 -108.

4. Anderson JL , Adams CD , Antman EM , et al. 2011 ACCF/AHA focused update incorporated into the ACC/AHA 2007 guidelines for the management of patients with unstable angina/non-ST-elevation myocardial infarction: a report of the American College of Cardiology Foundation/American Heart Association Task Force on Practice Guideline . Circulation. 2011; 123 : e426 -579.

5. Alexander KP , Roe MT , Chen AY , et al. Evolution in cardiovascular care for elderly patients with non-ST-segment elevation acute coronary syndromes: results from CRUSADE National Quality Improvement Initiative . J Am Coll Cardiol. 2005 ; 46 : 1479 -87.

6. Canto JG , Shlipak MG , Rogers WJ , et al. Prevalence, clinical characteristics, and mortality among patients with myocardial infarction presenting without chest pain . JAMA . 2000 ; 283 (24): 3223 -9.

7. Brieger D , Eagle KA , Goodman SG , et al. Acute coronarysyndromes without chest pain, an underdiagnosed and undertreated high-risk group: insights from the Global Registry of Acute Coronary Events . Chest . 2004 ; 126 : 461 -9.

8. Avezum A , Makdisse M , Spencer F , et al. Impact of age on management and outcome of acute coronary syndrome: observations from the Global Registry of Acute Coronary Events (GRACE) . Am Heart J. 2005 ; 149 : 67 -73.

9. Stein B , Kupersmith J . Principles and practice of pharmacotherapy. In Th e Pharmacologic Management of Heart Disease , ed. Kupersmith J , Deedwania PC (Baltimore, MD : Williams and Wilkins , 1997), pp. 3 -38.

10. Mehta SR , Cannon CP , Fox KA , et al. Routine vs selective

invasive strategies in patients with acute coronary syndromes: a collaborative meta-analysis of randomized trials . JAMA. 2005 ; 293 : 2908 –17.

11. Manolio TA , Furberg CD , Rautaharju PM , et al. Cardiac arrhythmias on 24-hr ambulatory electrocardiography in older women and men: Th e Cardiovascular Health Study . J Am Coll Cardiol. 1994 ; 23 : 916 –25.

12. Gillis AM . Sinus node disease. In Clinical Cardiac Pacing , 2nd edn, Ellenbogen KA , Kay GN , Wilkoff BL (Philadelphia, PA : WB Saunders & Co , 2000), pp. 405 –25.

13 Wakai A , O'Neill J. Emergency management of atrial fibrillation. Postgrad Med J. 2003 ; 79 : 313 –19.

14 Benjamin EJ , Levy D , Vaziri SM . Independent risk factors for atrial fi brillation in a population-based cohort: the Framingham Heart Study . JAMA. 1994 ; 271 : 840 –4.

15. Benjamin EJ , Wolf PA , D'Agostino RB , et al. Impact of atrial fi brillation on the risk of death: the Framingham Heart Study . Circulation 1998 ; 98 : 946 –52. 16. Fuster V , Ryden LE , Asinger RW , et al. ACC/AHA/ESC Guidelines for the Management of Patients With Atrial Fibrillation: Executive Summary A Report of the American College of Cardiology/American Heart Association Task Force on Practice Guidelines and the European Society of Cardiology Committee for Practice Guidelines and Policy Conferences (Committee to Develop Guidelines for the Management of Patients With Atrial Fibrillation) Developed in Collaboration With the North American Society of Pacing and Electrophysiology . Circulation . 2001 ; 104 : 2118 –50.

17. Hart RG , Pearce LA , Rothbart RM , et al. Stroke with intermittent atrial fi brillation: incidence and predictors during aspirin therapy. Stroke Prevention in Atrial Fibrillation Investigators. J Am Coll Cardiol . 2000 ; 35 : 183 –7.

18. Weigner MJ , Caulfi eld TA . Risk of clinical thromboembolism associated with conversion to sinus rhythm in patients with atrial fi brillation lasting less than 48 hours . Ann Intern Med. 1997 ; 126 : 615 –20.

19. Stoddard MF , Dawkins PR , Prince CR , et al . Left atrial appendage thrombus is not uncommon in patients with acute atrial fi brillation and a recent embolic event: a transesophageal echocardiographic study . J Am Coll Cardiol. 1995 ; 25 : 452 –9.

20. Rawles JM . What is meant by a "controlled" ventricular rate in atrial fi brillation? Br Heart J. 1990 ; 63 : 157 –61.

21. Khan IA . Atrial stunning: determinants and cellular mechanisms. Am Heart J. 2003 ; 145 : 787 –94.

22. Stiell IG , Clement CM , Perry JJ , et al. Association of the Ottawa Aggressive Protocol with rapid discharge of emergency department patients with recent-onset atrial fibrillation or flutter . CJEM. 2010 ; 12 (3): 181 –91.

23. Hunt SA , Baker DW , Chin MH , et al. ACC/AHA guidelines for the evaluation and management of chronic heart failure in the adult . J Am Coll Cardiol. 2001 ; 38 : 2101 –13.

24. Department of Health . Heart failure. In National Service Framework for Coronary Heart Disease (accessed September 17, 2012 from www.doh.gov.uk/nsf/coronary.htm).

25. Cleland JGF , Khand A , Clark A . Th e heart failure epidemic: exactly how big is it? Eur Heart J. 2001 ; 22 : 623 –6.

26. Th e CONSENSUS Trial Study Group . Eff ects of enalapril on mortality in severe congestive heart failure. Results of the Cooperative North Scandinavian Enalapril Survival Study (CONSENSUS) . N Engl J Med. 1987 ; 316 : 1429 –35.

27. Silvers SM , Howell JM , Kosowsky JM , et al. Clinical policy: Critical issues in the evaluation and management of adult patients presenting to the emergency department with acute heart failure syndromes . Ann Emerg Med . 2007 ; 49 : 627 –69.

28. Jessup M , Abraham WT , Casey DE , et al. ACCF/AHA guidelines for the diagnosis and management of heart failure in adults: a report of the American College of Cardiology/ American Heart Association Task Force on Practice Guidelines . J Am Coll Cardiol. 2009 ; 53 : 1343 –82.

29. Ray P , Arthaud M , Birolleau S , et al. Comparison of brain natriuretic peptide and probrain natriuretic peptide in the diagnosis of cardiogenic pulmonary edema in patients aged 65 and older . J Am Geriatr Soc . 2005 ; 53 : 643 –8.

30. Maisel AS , Clopton P , Krishnaswamy P , et al. Impact of age, race, and sex on the ability of B-type natriuretic peptide to aid in the emergency diagnosis of heart failure: results from the breathing not properly (BNP) multinational study . Am Heart J . 2004 ; 147 : 1078 –84.

31. Niemen MS and the Task Force on Acute Heart Failure of the European Society of Cardiology. Executive summary of the guidelines on the diagnosis and treatment of acute heart failure: the Task Force on Acute Heart Failure of the European Society of Cardiology . Eur Heart J. 2005 ; 26 (4): 384 –416.

32. Howard PA , Dunn MI . Aggressive dieresis for severe heart failure in the elderly . Chest. 2001 ; 119 : 807 –10.

33. Lucas C , Johnson W , Hamilton MA , et al. Freedom from congestion predicts good survival despite previous class IV symptoms of heart failure . Am Heart J. 2000 ; 140 : 840 –7.

34. Nohria A , Lewis E , Stevenson LW . Medical management of advanced heart failure . JAMA. 2002 ; 287 : 628 –40.

35. L'Her E , Duquesne F , Girou E , et al. Noninvasive continuous positive airway pressure in elderly cardiogenic pulmonary edema patients . Intensive Care Med . 2004 ; 30 : 882 –8.

36. Huff JS , Decker WW , Quinn JV , et al. Clinical policy: critical issues in the evaluation and management of adult patients

presenting to the emergency department with syncope . Ann Emerg Med . 2007 ; 49 (4): 431 –44.

37. Soteriades ES , Evans JC , Larson MG , et al. Incidence and prognosis of syncope . N Engl J Med. 2002 ; 347 : 878 –85.

38. Galizia A , Abete P , Mussi C , et al. Role of the early symptoms in assessment of syncope in elderly people. Results from the Italian Group for the Study of Syncope in the elderly (GIS STUDY) . J Am Geriatr Soc. 2009 ; 57 : 18 –23.

39. Th e Task Force for the Diagnosis and Management of Syncope of the European Society of Cardiology (ESC) developed in collaboration with the European Heart Rhythm Association (EHRA), Heart Failure Association (HFA), and Heart Rhythm Society (HRS) . Guidelines for the diagnosis and management of syncope (version 2009) . Eur Heart J. 2009 ; 30 : 2631 –71.

40. Van der Velde N , van den Meiracker AH , Pols HA , Stricker BH , van der Cammen TJ . Withdrawal of fall-risk-increasing drugs in older persons: eff ect on tilt-table test outcomes . J Am Geriatr Soc. 2007 ; 55 : 734 –9.

41. Reed MJ , Newby DE , Coull AJ , et al. Th e ROSE (risk stratification of syncope in the emergency department) study . J Am Coll Cardiol . 2010 ; 55 (8): 713 –21. 42. Richens D , Kotidis K , Neale M , et al. Rupture of the aorta following road traffi c accidents in the United Kingdom 1992–1999. Th e results of the co-operative crash injury study. Eur J Cardiothorac Surg . 2003 ; 23 : 143 –8.

43. Hiratzka LF et al. 2010 ACCF/AHA/AATS/ACR/ASA/SCA/SCAI/ SIR/STS/SVM Guidelines for the diagnosis and management of patients with thoracic aortic disease: a report of the American College of Cardiology Foundation/American Heart Association Task Force on Practice Guidelines, American Association for Th oracic Surgery, American College of Radiology, American Stroke Association, Society of Cardiovascular Anesthesiologists, Society for Cardiovascular Angiography and Interventions, Society of Interventional Radiology, Society of Th oracic Surgeons, and Society for Vascular Medicine . Circulation. 2010; 121 : e266 –369.

44. Vilacosta I , Roman JA . Acute aortic syndrome . Heart. 2001 ; 85 : 365 –8.

45. Evangelista A , Mukherjee D , Mehta RH , et al. Acute intramural hematoma of the aorta: a mystery in evolution . Circulation . 2005 ; 111 : 1063 –70.

46. Cho KR , Stanson AW , Potter DD , et al. Penetrating atherosclerotic ulcer of the descending thoracic aorta and arch. J Th orac Cardiovasc Surg . 2004 ; 127 : 1393 –9.

47. Hagan PG , Nienaber CA , Isselbacher EM , et al. Th eInternational Registry of Acute Aortic Dissection (IRAD): new insights into an old disease . JAMA . 2000 ; 283 : 897 –903.

48. Olsson C , Th elin S , Stahle E , et al. Th oracic aortic aneurysm and dissection: increasing prevalence and improved outcomes reported in a nationwide population-based study of more than 14,000 cases from 1987 to 2002 . Circulation . 2006 ; 114 : 2611 –18.

49. Mirvis SE , Bidwell JK , Buddemeyer EU , et al. Value of chest radiography in excluding traumatic aortic rupture . Radiology . 1987 ; 163 : 487 –93.

50. Antman EM , Anbe DT , Armstrong PW , et al. ACC/AHA guidelines for the management of patients with ST-elevation myocardial infarction: executive summary . J Am Coll Cardiol . 2004 ; 44 : 671 –719.

51. Svensson LG , Crawford ES . Cardiovascular and Vascular Disease of the Aorta (Philadelphia, PA : WB Saunders Co , 1997).

52. Bruckner BA , DiBardino DJ , Cumbie TC , et al. Critical evaluation of chest computed tomography scans for blunt descending thoracic aortic injury . Ann Th orac Surg . 2006 ; 81 : 1339 –46.

53. Fabian TC , Davis KA , Gavant ML , et al. Prospective study of blunt aortic injury: helical CT is diagnostic and antihypertensive therapy reduces rupture . Ann Surg . 1998 ; 227 : 666 –76.

54. Mehta RH , O'Gara PT , Bossone E , et al. Acute type A aortic dissection in the elderly: clinical characteristics, management, and outcomes in the current era . J Am Coll Cardiol . 2002 ; 40 : 685 –92.

21 장

노인에서의 소화기계 응급질환

배경

복부 불편감이 있는 노인 환자의 평가는, 잠재적으로 그들이 심각한 위장관 응급 상황을 미묘하게 표현할 수 있어서, 그들을 진료하는 응급의학과 의사에게 있어 정확한 평가가 매우 어려울 수 있다. 복부 통증은 응급실을 찾는 노인 환자의 흔한 주증상이다. 65세 이상으로 정의되는 노인 환자 중 복통으로 내원하는 환자의 상당 부분이 감염, 기계적 장폐색, 담낭 질환 혹은 요로 감염과 같은 심각한 병인을 가지고 있다. 위험한 병인을 확인하기 시행되는 이학적 검사의 신뢰성 부족을 비롯하여, 노인 환자 평가에 있어서 장애를 일으키는 데에는 여러 요인이 있습니다. 복부 통증을 주 호소로 하는 노인 환자에게는, 응급실 의사가 위험하고 치명적인 병인을 배제하기 위한 진단 작업을 더 많이 수행해야 할 필요성을 느끼기 때문에, 다른 급성 증상보다 더 많은 시간과 자원을 소비하는 것으로 나타났다.

이 장에서는 노인 환자 인구에서 나타나는 여러 가지 중요한 소화기 응급 상황을 검토하고, 진단 작업과 영상 검사의 적절한 사용 및 치료에 대해 논의할 것이다.

병력 청취

노인 환자에게서의 적절한 병력 청취는 어려운 일이 될 수 있으며, 때로는 과거력 및 신체 검사를 기반으로 한 진단 작업에 대한 일반적인 임상 접근을 신뢰할 수 없게 한다. 많은 노인 환자는 치매와 관련하여 기억력 저하와 함께 기저에 정신적 착란상태가 동반되어 있다. 노인 환자는 그들의 질환에 의해 발생하는 섬망에 더욱 취약하기 때문에, 병력 청취가 어려울 수 있다. 또한, 청력 소실 역시 정확한 병력 청취에 장애물이 될 수 있다. 이러한 이유 때문에, 가족이나 가까운 친척 혹은 간병인으로부터 이차적인 병력 청취를 하는 것이 노인 환자에서는 도움이 될 수 있다. 환자와 환자를 돌보는 사람에게 물어야 할 중요한 질문들은, 증상의 발생 시기, 증상의 발생 속도, 그리고 다른 관련된 증상에 관한 것들이 포함된다. 매우 심각한 병인의 발현 증상은 간혹 경한 구역감이나 피로감과 같이 미묘할 수 있다. 그래서 과거에 발병했을 당시, 이러한 증상들이 마찬가지로 나타났었는지 여부와 이에 대해 어떤 것이 행해졌는지를 물어보는 것이 도움이 될 수 있다. 그들의 토사물이나 변에 피가 섞여 있었는지 여부에 대해 확인하는 것이 노인 환자의 진단과 그에 따른 진료 방향을 결정하는 데 중요하다.

노인 환자의 진료에서는 그들 자신 혹은 간병인에게서의 주의 깊은 병력 청취가 매우 중요하다. 그러나 임상적 결정을 돕기 위해 젊은 환자들에게서와 같은 방식으로 그들의 병력을 이용하는 것은, 특히 소화기 응급 상황의 가능성이 있을 시에는, 주의를 요한다. 이러한 요소들은 응급실 의사로 하여금, 노인 환자의 진료에 있어서, 임상병리 검사, 심장 영상 검사 그리고 방사선 영상 검사를 포함하는 매우 광범위한 검사를 시행하도록 한다.

이학적 검사

노인 환자에서의 이학적 검사는 통증 감각과 생리적 반응의 변화로 인해 어려울 수 있다. 노인 환자에서의 생체 징후는 타 환자에서와 마찬가지로, 비록 그것들의 해석에 주의를 필요로 하지만, 그들의 상태평가에 있어서 매우 중요한 요소이다. 노인 환자는 항상 스트레스에 젊은 환자에서와 같이 반응하는 것은 아니다. 이로 인해, 발열이 없는 노인 환자를 정상이라고 단순히 판단하는 거짓된 확신을 심어 줄 수 있다. 예를 들어, 기저에 고혈압을 가지고 있는 노인 환자에서는 정상 범위의 혈압이 패혈증의 초기 신호일 수 있다. 가능하다면, 기저의 혈압 비교를 위해서, 과거의 방문했을 당시의 혈압 기록은 재검토하는 것이 노인 환자의 상태 파악에 도움이 될 수 있다. 빈호흡은 매우 중요한 비정상의 생체 징후이다. 빠른 호흡은 매우 심각한 질병에서 통증이나 혹은 기저의 대사성 산증에 대한 반응일 수 있다. 많은 노인 환자들은 또한 기저에, 만성 폐쇄성 폐질환 혹은 폐기종과 같은 폐 질환을 가지고 있습니다. 이러한 환자들은 빠른 호흡을 오랫동안 유지할 수 있는 예비량이 충분치 않아, 빠른 기도 삽관과 같은 처치가 필요할 수 있으므로, 노인 환자에서 빈호흡과 같은 호흡부전의 신호를 인식하는 것이 매우 중요하다.

노인 환자의 이학적 검사에는 일반적인 외관에 관한 것이 항상 포함 되어야 한다. 또한 가족 구성원과/또는 간병인에게 평소와 비교하여, 환자의 일반적인 외관, 정신 상태 또는 에너지 수준에 대한 인상이나 의견이 어떠한지 물어보는 것이 도움이 될 수 있다. 전신적인 감염은 무기력 혹은 일반적인 위약감과 같은 증상으로 나타나거나, 흥분되거나 혼미한 정신 상태로 나타날 수 있다. 환자의 주 증상이 어떠할지라도, 복막염을 제시하는 복부의 강직, 장운동 소리의 변화, 반발통 등을 확인하는 완벽한 이학적 검사를 시행해야만 한다. 토혈을 동반한 상복부 통증의 환자에서는 즉시 소생술을 시행하고, 상부 위장관 출혈의 원천을 멈추게 하기 위해 위장관 전문가의 개입을 유도해야 한다. 항문 수지 검사 또한, 위장관 출혈, 통증 혹은 종양의 평가에 도움이 된다. 이학적 검사를 반복해서 시행하면, 의사가 진단을 확신하고, 적절한 진료 방향을 결정하며, 그리고 질병의 진행을 감시하는 데 도움이 된다.

특별히 고려할 점들

노인 환자에 있어서, 불명확한 병력과 이학적 검사의 어려움과 더불어, 노인들의 생리학적 변화로 인해 복부 통증의 심각성과 원인을 식별하는 것은 어려울 수 있다. 체성신경과 자율신경의 기능 상실로 인해, 생체 징후와 신체 검사 결과를 오도하는 것과 함께 통증 지각의 변화를 야기할 수 있다. 노인들의 내장 신경의 통증 지각의 변화를 설명할 수 있는 단일 기전은 없지만, 델타 파이버(Delta fiber)의 손상, 세로토닌 대사의 변화, 척수 수준에서의 비아편계 진통 경로의 반응성의 증가와 같은 설명들이 제안되고 있다. 통증 지각의 변화뿐만이 아니라, 인지 능력의 저하와 치매 역시 병력 청취를 어렵게 만들고, 부정확하게 할 수 있다. 또한, 환자나 간병인의 소화기 응급 상황의 증상에 관한 언급의 지연이 해당 질환의 늦은 단계에서의 응급실 방문을 초래한다.

노인에서의 면역계통은 발열원에 대해서 반응적이거나 효과적이지 않아서, 감염에 취약하고, 백혈구 수치의 해석의 신뢰성을 떨어뜨린다. 특히, 외과적인 수술을 요하는 복증을 평가할 때에, 3분의 1의 노인 환자는 발열이나 백혈구 증가를 보이지 않는다. 추가로 중요하게 고려할 점은 65세가 넘어가는 많은 환자들이 다양한 만성질환을 앓고 있으며 그에 따른 복잡한 약물 복용을 하고 있다는 사실이다. 당뇨, 고지혈증 그리고 고혈압은 동맥의 죽상경화증을 더욱 진행시켜서, 질환을 앓고 있는 노인 환자들을 장간막의 허혈, 원활하지 못한 상처 치유, 감염에 대한 반응 저하 그리고 대사성 불균형의 위험에 노출시킨다. 당뇨는 말초 신경 감각을 떨어뜨리고, 복부의 이학적 검사의 신뢰성을 떨어뜨린다. 게실염, 대장염, 담관계 질환, 혈관성 응급상황 및 악성 종양의 발병 역시 노인 환자에서 늘어나고 있어서, 응급실에서 이러한 질환들을 감별하기 위한 검사들이 진행된다.

복용 약물들도 노인 환자에서 소화기 질환의 병인에 기여하여, 증상을 나타나게 한다. 비스테로이드성 항염증제(NSAID)는 노인들에게 다양한 형태의 관절 통증 및 다른 만성 통증을 위해 사용되고 있다. 이런 부류의 약물들은 위궤양성 질환과 위염을 일으킬 수 있다. Griffin은 노인의 40%가 NSAIDs를 처방받고 있으며, NSAIDs의 사용은 위-십이지장 손상을

일으키는 독립적인 위험요소 임을 보고하였다. NSAIDs는 위험한 질환 때문에 발생하는 복통을 숨길 수도 있고, 발열 반응을 무디게 할 수도 있다. 스테로이드제제는 종종 만성폐쇄성 폐질환 환자나 다양한 류마티스 질환을 가진 노인들에게 사용되며, 이 또한 위점막의 부식시켜 궤양을 형성케 할 수도 있다. 스테로이드제제는 또한 발열 반응을 무디게 하고, 백혈구 증가 혹은 이상을 야기시켜서 임상 병리 검사의 해석을 어렵게 한다. 항콜린성약물과 아편계약물은 위장관의 운동을 저하시켜서 생리적인 당폐색을 일으킬 수도 있다. 최근의 항생제 사용은 위장관의 정상 세균총을 없애버려서, 클로스트리디움 디피실(C. difficile)의 감염에 따른 대장염과 중독성 거대결장증의 위험성을 야기한다. 잠재적인 소화기 응급 질환을 가진 노인 환자의 감별진단을 형성하면서, 환자와 가족 혹은 간병인과 함께 수술경력을 포함한 환자의 완전한 의료 기록을 검토하고 환자의 완벽하고 정확한 의약품 목록을 얻는 것이 중요하다.

진단 검사들

응급실을 찾은 노인 환자에게서 가능성이 있는 소화기 응급상황을 평가하는 것은 임상병리 검사와 영상 검사를 이용한 완벽한 검사 과정이 필요할 것이다.

임상병리 검사

임상 병리 검사는 노인 환자에서 소화기 응급 상황을 평가할 때 종종 신뢰성이 떨어진다. 검사는 전체 감별 혈구 수치, 전체 대사 관련 검사(간수치 포함) 그리고 췌장 효소 검사 중 리파아제를 포함할 수 있다. 췌장 효소 검사 중 아밀라아제는 췌장염에 있어서 비특이적이고, 단순한 구토의 경우에도 상승할 수 있다. 복통을 호소하는 노인 환자에서는 협심증에서와 동일하게 심전도와 심근 효소 검사를 시행하는 것이 현명할 수 있다. 요로 감염은 노인 환자에서 흔하고, 소화기 증상을 동반할 수 있으므로, 소변 배양 검사를 포함한 소변 검사를 반드시 시행해야 한다. 염증 및 감염과 관련된 혈장의 생화학지표들은 신뢰성이 떨어지고, 해석하기에 어려움이 있을 수 있다. 만약 발열이 동반된다면, 항생제를 투여하기 전에 혈액 배양 검사를 반드시 시행해야 한다. 만약 환자가 2주 이상 지속되는 설사를 호소한다면, 최근 항생제를 사용하였거나, 혈변을 보았거나 혹은 발열이 있었다고 한다면, 환자의 대변 검체에서 배양검사, C. Difficile 항원 검사, 그리고 기생충 검사를 시행해야 한다. 노인 환자에서 백혈구 증가증은, 그들의 감염 및 염증에 대한 반응의 저하로 인해, 외과적인 수술이 필요한 질환에서도 흔하게 나타나지 않는다. 비록 임상 병리 검사는 노인 환자에서 잘못된 정보를 제공할 순 있지만, 환자의 신중한 이학적 검사와 영상 검사와 함께 환자의 진료에 사용될 수 있다.

영상 검사

복통을 호소하는 노인 환자에서, 영상 검사들은 유순한 원인

들로부터 소화기 응급 상황을 구분하는 것을 도울 수 있다. 이러한 도움은 환자에 대한 치료를 결정하고, 적절한 환자 정리를 하는 데에 매우 중요할 수 있다. 영상 검사들은 단순 방사선 검사, 초음파 검사, 컴퓨터 단층 촬영, 혈관 조영 검사를 포함할 수 있으며, 때때로 자기 공명 영상 검사를 포함 하기도 한다.

단순 방사선 검사는, 장파열로 인한 복강 내 공기, 장폐색의 징후들, 이물질의 섭취 혹은 삽입과 같은 심각한 원인들을 빠르게 감별할 수 있는 도구로서 사용될 수 있다. 소수의 노인 환자에서는 단순 방사선 검사에서 엄지지문(Thumbprinting) 혹은 장관의 비후와 같은 장간막의 허혈의 징후가 나타나기도 한다. 일반적인 단순 방사선 검사가 매우 특이적이거나 민감한 검사는 아니지만, 의사로 하여금 감별할 진단을 좁히고, 더욱 근본적인 진단 검사를 환자가 기다리는 동안 수술적 치료에 대한 진료의뢰를 신속하게 하도록 도와줄 수 있다.

초음파 검사는 응급실 의사에 의해 침상 옆에서 시행될 수 있거나 혹은 영상의학과를 통해 완벽한 초음파 검사가 시행될 수 있다. 더욱더 많은 응급실 의사들이 응급실 내에서의 진료를 돕기 위해 현장 현시(point of care) 초음파 검사를 사용하고 있다.

침상 옆에서 시행하는 초음파 검사는 담낭 질환을 진단하는 데에 있어 안전하다고 판명되었고, 응급실 의사가 담석을 발견하는 데에 있어서 94%의 민감도를 보인 것으로 기록되었다 (그림 21.1). 초음파 검사는 담도 병인을 찾는 데 있어서 최선의 영상 검사 수단(imaging modality of choice)이다. 장간막과 복강 내 혈관 초음파로 만성의 장간막 허혈을 평가할 수 있지만, 급성 폐쇄를 평가하는 것은 정확하지 않다. 간문맥 혈전증이나 Budd-Chiari 증후군과 같은 특정한 혈관의 문제들은 도플러 초음파 검사로 평가가 가능하다.

컴퓨터 단층 촬영 검사(CT)는 담관계 질환이 의심되지 않을 때 소화기 응급 상황을 평가하는 최선의 영상 검사 수단(imaging modality of choice)이다. 노인 환자에서는 위험한 병인을 배제하기에는 병력, 이학적 검사 그리고 임상 병리 검사들의 신뢰도가 떨어지므로, 복통을 호소하는 노인 환자를 평가하기 위해 CT를 시행하기 위한 임계값(threthhold)을 낮춰야만 한다. 고화질의 영상, 혈관 촬영 재구성, 소요시간의 단축 등의 특징을 가진 새로운 기계들로 인해, CT를 사용하는 것은 노인 환자를 고생시키는 다양한 소화기 응급질환의 명확한 진단을 가능하게 한다. Esses 등은, 45% 환자에서의 진단의 변경과 12% 환자에서의 수술적 치료에 대한 변경 등을 포함하여, CT 촬영이 노인 환자의 진료에 있어서의 치료 결정을 바꾸게 하였음을 보여주었다. 대부분의 CT 촬영은 복통의 감염성 및 허혈성 원인을 평가하기 위해서는 혈관내 조영제의 사용이 필요하다. 복부 CT를 촬영하는 프로토콜의 하나인 경구 조영제의 사용은 조영제가 장을 따라 이동하는 데 시간이 소요되어 검사 결과를 얻는데 시간이 걸리게 된다. 경구 조영제의 사용은 진단 정확도가 거의 향상되지 않기 때문에, 복부

CT 프로토콜에서 사용이 많이 줄었다. 조영제 없이 시행되는 CT 촬영은 요로 결석 환자에서 시행되거나 조영제에 대한 과민성이나 신장기능 저하 등이 있는 환자에서 응급 영상 검사가 필요할 때에 시행된다. 하지만 CT 촬영이 작은 규모의 병원이나, 의료 자원이 부족한 지역에서도 언제나 이용이 가능한 것은 아니다. CT 촬영은 신장 기능 저하와 조영제 알레르기가 있는 환자에서와 같이 금기증이 있을 경우 사용이 제한된다. 양호한 신장 기능을 가진 환자도 보통 조영제를 이용한 CT 촬영 이후에 주의 깊은 수분 보충이 필요하다. 메트포민을 평소에 투여하는 자들은 조영제 사용 후에 24-48시간 동안 경구 투여를 금지해야 하는 데, 이는 적절한 혈당 조절을 하는데 문제를 일으킬 수 있다.

혈관 조영 검사는 장간막 동맥 허혈을 평가하는 데 표준 검사로 여겨지고 있다. 혈관 조영 검사는 동맥 계통에 카테터를 삽입해야 하고, 이것은 진단과 함께 치료를 위한 술기에 사용할 수 있다. 혈관 조영 검사의 한계점들은, 침습적이고, 혈관 내 조영제 투여로 인해 신독성을 띄며, 의료 자원의 제한으로 언제든지 가능한 것은 아니라는 것이다. CT 혈관 촬영 검사가 93%의 민감도와 100%에 가까운 특이도를 보이는 것으로 판명되었다. 비교적 덜 침습적이며, 이용가능성이 넓기 때문에, 고식적인 혈관 조영 검사 대신에 간혹 CT 혈관 촬영 검사가 선택되고 있다. 그러나 장간막 허혈의 진단이 높은 환자에서는, 조영제의 중복 사용을 막기 위해, CT 촬영을 시행하기 전에 중재적 시술을 하는 영상의학 전문의와 혈관 조영술을 하는 것에 대해 상의하는 것이 합리적이다. 신속한 혈관 조영술은 신장 손상 정도를 감소시키고, 혈관이 재개될 경우 허혈을 일으킬 수 있는 장의 양을 감소시킬 수 있다.

자가 공명 영상 검사(MRI)는 응급실에서 소화기 응급 상황을 가지고 있을 가능성이 있는 노인 환자를 평가하는 데 있어서 제한적인 역할을 한다. MRI 검사는 만성적인 장간막 허혈을 평가하는 데 사용될 수 있지만, 이것은 보통 비응급 상황에서 시행된다. 비록 자기 공명 담췌관 조영술(MRCP)이 담낭염과 담관결석을 평가하는 데 사용될 수도 있지만, 보통 이러

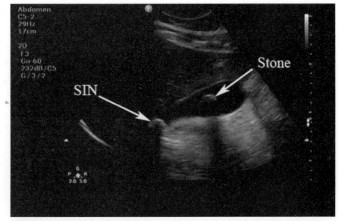

그림 21.1. 담낭의 경부와 체부의 결석을 보여주고 있는 환자의 침상에서 시행한 초음파 검사.

한 검사는 입원하여 시행한다. 그러나 응급실 내에서의 MRI 검사에 대한 접근성이 향상되면서, 급성 담낭염 환자에서 치료에 대한 적절한 분류를 돕는데 MRCP를 사용하는 것에 대해 옹호하는 자들도 있다. MRCP는 전의 담도 배액술의 시행을 결정하는 것과 담석 및 담관석이 동반된 상황에서 내시경적 역행 담관 췌관 조영술 또는 수술 중 내시경적 치료의 필요성을 고려하는 데에 대해 도움을 줄 수 있다.

감별진단

충수 돌기염

충수 돌기염은, 평생 7%에서 발생할 수 있는, 모든 연령의 환자에 있어 흔한 질환이다. 비록 대부분이 젊은 환자에서 발생하지만, 인류의 평균 수명이 늘어나면서, 노인 환자에서의 발생이 증가하고 있다. 충수 돌기염으로 인한 사망률은 젊은 환자에서 비해(0.2%) 좀 더 연령이 많은 환자에서(3%) 높고, 70세가 넘는 환자에서는(32%) 더 높다.

노인 환자들도 발열, 식욕저하, 구역감, 구토, 통증의 이동, 우측하복부 압통, 반동압통을 포함하는 충수 돌기염의 전형적인 증상들을 경험할 수 있으나, 덜 인상적인 증상들을 보일 수도 있어서, 진단을 어렵게 만든다. 뒤늦은 증상 발현, 비전형적인 증상들, 의사소통의 어려움 그리고 이러한 이유로 늦어지는 진단으로 인해 노인 환자에서는 천공되는 비율이 급격하게 높아진다(35%).

노인 환자에서 충수 돌기염을 진단하기 위해 시행되는 검사들은 젊은 환자에서와 비슷하다. 백혈구 증가증, 백혈구 좌방이동, C-reactive protein (CPR)의 상승 확인이 병력 청취와 이학적 검사를 보완하기 위해 사용되어야 한다. 하지만 이러한 검사들은 노인 환자에서의 충수 돌기염 진단에 있어, 81.4%, 88.3%, 90%의 민감도를 보여서 상대적으로 낮은 예측력을 보이는 것으로 판명되었다. 만약 위의 세 가지 검사 결과가 모두 양성이라면, 진단의 민감도는 상승하지만(97.4%), 특이도는 여전히 낮다(12.5%). 노인 환자에서는 영상 검사가 충수 돌기염을 진단하는 데 주된 역할을 한다. 조영제를 사용하여 실행하는 CT 검사가 최선의 검사 도구이다. 장의 시각화를 위해 경구용 조영제를 사용하는 것에 관련하여, 조영제를 사용하지 않는 CT 검사는 경구용 조영제를 사용하는 CT 검사에 비해 동등한 진단 민감도를 보였으나 음성 예측률은 낮은 것으로 보여졌다.

그리고 한 비교연구에서는, 경구용 조영제를 사용하지 않은 CT 검사가 경구용 조영제를 사용하는 CT 검사에 비해 특이도, 정확도, 양성 예측률이 더욱 우월하다고 말한다.

응급상황에서의 치료는 정맥 수분 보충, 증상 경감 그리고 그람음성균과 혐기성세균에 효과가 있는 경험적 항생제 사용에 중점을 두고 있다. 비수술적 치료만 하였을 경우에는 재발이 흔하다. 따라서 노인 환자에서의 충수 돌기염은 외과의가 조기에 관련한 근본적인 치료로 혜택을 받을 수 있다. 치료에

있어서 복강경적 수술법과 개복 수술법은 노인 환자에게 둘 다 안전하고 효과적인 근본적인 치료 방법이 될 수 있으나, 다양한 연구들에서 복강경적 충수 돌기 제거술을 시행한 환자에서 평균적으로 병원 체류 기간이 짧은 것으로 보고되었다.

췌장염

노인 인구에서 급성 췌장염은, 소수에서 알코올 유발 췌장염이 소수에서만 발생하는 데 비해, 담관계 질환이 원인이 되거나 특발성 병인에 의해 발생하는 경우가 흔하다. Ranson's criteria나 APACHE II criteria와 같은 점수 체계는 중증 질환과 합병증의 발생을 예측하는 데 도움을 준다. 이 두 점수 체계는, 고령을 중증 질환으로 진행할 수 있는 위험 요인으로서 기준을 정하고 있다. 비록 임상적 결정과 환자 처치에 도움을 줄 순 있겠으나, Ranson's criteria는 전향적으로 검증된 적은 없다.

젊은 사람들에서와 마찬가지로, 노인 환자에서도 찌르는 듯한 성격의 뒤쪽으로 띠 모양으로 방사되는 지속적인 상복부 통증과 같은 전형적인 증상으로 나타나고, 구역과 구토가 동반된다. 통증의 양상은 경미한 불편감부터 매우 심각한 통증까지 다양하게 나타나고, 질환의 말기에는 복막 자극 증상이 동반될 수 있다. 그러나 몇몇의 노인 환자에서는 통증 없이 단순한 구역 및 구토 증상만으로 나타날 수도 있다. 환자는 전신성 염증 반응 증후군(Systemic Inflammatory Response Syndrome)에서와 비슷하게 정신 상태 변화나 저혈압과 같은 증상이 동반된 과대사 상태로 나타날 수 있다. 어떠한 환자에서는 급성 췌장염의 진단이 어려울 수 있고, 불명확한 증상은 진단의 지연을 야기할 수 있다. 중등도의 혹은 중증의 췌장염 환자에서는 췌장의 가성낭종이나 괴사성 췌장염과 같은 수술적 치료를 필요로 할 수 있는 합병증을 선별하기 위해 CT 검사가 시행되어야 한다. 또한 급성 췌장염 이외에 다른 질환의 가능성이 제기되어지는 상황에서도 CT 검사가 시행되어야 한다.

급성 췌장염의 치료는 질환의 중등도에 따라 달라질 수 있다. 경증의 췌장염 환자들은 주로 합병증 없는 경과를 보이고, 치료는 주로 탈수, 구토 및 통증에 대한 증상 조절에 중점을 준다. 더욱 심각한 경우에는 환자는 폐, 신장, 혹은 심장의 장기 부전과, 괴사, 가성낭종 혹은 농양과 같은 국소적인 합병증이 동반될 수 있다. 이러한 환자는 처음부터, 산소를 공급해주거나, 정신 상태 변화가 있거나 급성 호흡 부전이 동반된 경우에는 기도 삽관을 시행하는 것과 같은, 더욱 신속하고 적절한 중재를 필요로 할 수 있다. 이와 같은 중증의 환자에서는 조기의 수술적 치료 의뢰를 위해서 뿐만 아니라 심폐 기능의 관찰, 적극적인 소생술, 그리고 전해질의 보충을 위해서 집중치료실에서의 치료가 필요하다. 담석으로 인한 췌장염에서는, 노인 환자에게 안전하고, 치료 성공률이 높으며 합병증이 적어 내시경적 역행성 췌담관 조영술이 추천된다.

게실염

대장의 게실 관련 질환은 주로 선진국의 성인 인구에서 흔하게 발생하며 70세 이상에서는 50%에서 발생한다. 게실 관련 질환의 정확한 원인은 모르지만, 대장벽 근육층의 불균일, 대장 운동의 이상 그리고 장내 압력의 상승과 같은 기전으로 설명된다. 육체적 운동 부족과 섬유소 섭취 부족이 선진국에서의 게실 관련 질환 호발에 기여하는 두 요인으로 생각되고 있다.

게실 관련 질환은 전형적으로 두 가지 임상적인 양상, 게실은 있으나 염증이 없는 게실증과 게실과 함께 염증이 동반된 게실염으로 나타난다. 게실염의 경우 환자는, 대부분이 경미한 출혈 양상을 보이는 하부 장관 출혈을 경험 할 수 있다. 게실염은 전형적으로 좌측 복부 압통, 발열, 구역 그리고 배변 양상의 변화(변비, 설사, 혹은 뒷무직)와 같은 증상이 나타난다. 일부의 게실염을 앓고 있는 노인 환자는 염증이 발생한 대장이 방광을 자극하여, 혈뇨와 농뇨를 동반한 배뇨 증상만이 나타나기도 한다. 이러한 비전형적인 증상은 진단을 어렵게 만들고 의사로 하여금 오진을 할 수 있게 한다.

정상의 백혈구 수치로는 게실염의 진단을 완전히 배제할 수 없다. 노인 환자에서의 대부분의 복부 병인들과 같이 마찬가지로, 노인 환자의 게실염을 진단하기 위해서는 의사는 영상 검사를 시행할 역치를 낮춰야만 한다. 조영제를 사용하는 CT 검사가 게실증을 평가하는 데 최선의 영상 검사 도구이며, 합병증의 유무를 판별하고, 다른 진단을 발견할 수 있다는 장점이 있다. 전신 증상이 없이 경미한 통증만을 보이면서, 든든한 사회적 지원을 받고 있는 합병증이 동반되지 않은 노인 환자는 저잔류 식이와 7~10일간의 그람 음성균과 혐기성균에 효과가 있는 항생제를 처방하여 외래 추적 관찰할 수 있다. 일반적으로, 합병증에 취약할 수 있는 당뇨나 관상 동맥 질환과 같은 위험 요인을 여럿 동반한 환자의 경우에는 진통제, 항구토제, 수액 치료 그리고 광범위 항생제 치료를 받기 위해 입원해야만 한다. 천공, 농양이나 누공의 형성 혹은 장폐색과 같은 합병증이 동반된 환자에서는 수술적 치료에 대해 진료 의뢰를 해야 한다. 대장 내시경과 구불 결장 내시경과 같이 직접 병변을 보는 검사는 급성기에는 피하고, 암이나 염증성 장질환을 감별하기 위해 주로 증상이 호전되고 나서 6주 뒤에 시행하는 것을 추천한다.

염증성 그리고 감염성 결장염

결장염은 대장의 염증이 발생한 것이고, 감염성 혹은 염증성 원인이 있을 수 있다. 결장염은 복통, 발열 그리고 설사와 같이 게실염과 비슷한 증상을 가질 수 있다. 염증성 장질환에는 궤양결장염과 크론병이 포함된다. 이러한 자가 면역 질환은 이정점 연령 분포를 보이고, 새롭게 진단된 경우의 상당 부분이 노인 환자에서 이루어진다. 노인 인구는 크론병으로 입원하는 전체 환자의 20% 이상을 차지하고, 궤양결장염으로 입원하는 전체 환자의 30% 이상을 차지한다. 감염성 결장염은 종종 C. difficile균에 의해 발생하고, C. difficile균은 미국의 요양 시설에서 발생하는 가장 흔한 감염성 결장염의 원인이며, 이로 인한 치사율이 17% 이상이라고 보고되었다. 실제 지난 몇 년 동안, C. difficile균에 의한 감염성 결장염의 치료 실패 확률이 높아지면서 동시에 발생 횟수와 중증도가 증가하였다. 위험 요인으로서는 최근의 항생제 사용력, 입원 치료 여부, 노령 그리고 기저 질환의 유무 등이 포함된다. 증상을 질환의 중증도에 따라서 다양하다. 경증일 경우에는, 환자는 복부의 경련을 동반한 수양성 설사 증상을 보인다. 중등도 혹은 중증의 경우에는, 환자는 발열과 탈수를 포함한 전신성 감염의 징후를 추가로 보이기도 한다. C. difficile 결장염의 합병증 중의 하나가, 전신성 독성과 함께 장폐색을 동반하지 않는 상태에서 결장의 6.0 cm 이상 확장되는 독성 거대 결장이다. 만약 독성 거대 결장이 나타나면, 장천공과 다발성 장기 부전이 빠르게 나타날 수 있으므로 조기의 수술적 중재가 추천된다.

C. difficile균의 감염을 진단하는 최적 표준 검사는 세포 독성 측정(cell cytotoxicity assay) 검사이다. 하지만 이 검사가 모든 곳에서 가능한 것이 아니므로, 대부분의 기관에서는 효소 면역 분석 검사 키트를 사용한다. 이 검사 키트는 독소 A만 검사할 수 있거나 또는 A, B 두 가지 독소 모두를 검사할 수 있으므로, 두 가지 독소 모두를 검사하는 것을 선호한다. 효소 면역 분석 검사는 시간을 두고 반복하였을 때 검사의 민감도가 향상될 수 있다. 환자에서 백혈구 수치 > 15,000개 이상이고 발병 이전에 비해 혈청 크레아티닌 수치가 1.5배 상승하였을 때, 질환이라고 정의한다.

치료는 감염의 중증도에 따라 달라지며, 추천되는 치료법이 최근 변경되었다. 처음으로 발생한 경증 혹은 중등도의 감염에서는, Metronidazole 500 mg을 10~14일 동안 하루에 세 차례 경구 투여하는 것이 치료법이다. 처음으로 발생한 중증의 감염에서는, Vancomycin 125 mg을 10~14일간 하루에 4차례 경구 투여하는 것이 추천된다. 만약 환자가 처음으로 재발한 것으로 판단되면, 환자의 상태가 나빠지지 않는 한 처음으로 감염되었을 때 사용한 치료법을 시행한다. 처음 재발 이후부터는, 신경 독성이 누적되는 가능성 때문에 metronidazole의 사용을 금하도록 한다.

담낭질환

담석 질환의 발생과 중증도는 나이가 들수록 증가한다. 노인 환자들이 담낭 질환을 가지고 있지만, 젊은 환자들과 비교하였을 때, 노인 인구에서 중증 질환이 더욱 흔하고, 더욱 자주 합병증을 앓게 된다.

담낭 질환은 광범위의 증상을 야기한다. 형적으로, 담석 산통을 의미하는 식후에 발생하는 우상복부 통증과 구역, 구토 트림 혹은 발열과 동반된 오래 지속되는 통증은 담낭염을 생각하게 한다. 노인 환자들은 담낭 질환의 전형적 증상을 덜 나타내는 경향이 있고, 경미한 상복부 통증, 구토로 인한 탈수, 황달, 췌장염, 정신 상태 변화, 혹은 전신성 염증 반응 증후군에 이르기까지 다양한 증상을 보이기도 한다. 젊은 환자에서는

Murphy's sign의 매우 높은 민감도를 갖지만, 노인 환자에서는 이러한 이학적 검사는 신뢰도가 떨어진다.

노인 환자에서는 혈액검사나 임상적 특징들을 잘못 해석했을 때, 급성 담낭 질환을 진단하는 데 어려울 수 있다. 응급실에서 시행된 하나의 후향적 연구에서, 56% 노인 환자에서 열이 없었으며, 41% 노인 환자에서 백혈구의 증가가 나타나지 않았다. 초음파 검사는 담낭염을 진단하는 데 있어 최선의 영상 검사 도구로 여겨 진다. 만약 초음파 검사 소견이 모호하다면, CT 검사를 시행하여 담석의 유무를 확인할 수 있고, 담낭의 천공이나 기종성 담낭염이 의심되는 경우에는 CT 검사를 시행하는 것이 추천 된다. 사성 핵종 담관 섬광 조영술 검사나 복부 자가 공명 영상 검사와 같은 검사들 역시 담도 질환을 진단하는 데에 유용하나 매우 비용이 비싸고, 응급실에서 시행하기에는 전통적으로 한계를 가지고 있어왔다. 근래에 들어 자가 공명 영상 검사가 더욱더 이용하기가 수월해지면서 응급실에서의 역할이 증가할 수도 있을 것이다.

응급실에서 시행한 검사에서 모두 음성이었으나 담낭질환에 합당한 증상이 지속되는 노인 환자의 치료 방향 결정은 어려울 수 있다. 이러한 노인 환자들에서 담낭 질환의 이환율과 치사율이 매우 높기 때문에, 관찰을 위한 입원을 강력하게 고려해야만 한다. 담낭 질환의 진단이 영상 검사를 통해 확실해졌다면, 담낭 질환의 치료는 보존적 치료부터 시작하겠지만, 최후에는 수술적 중재가 필요하다. 항생제는 담낭염의 환자에서 필요하며, 그람음성균과 혐기성균에 효과가 있어야 한다. 담낭 절제술을 응급 수술로 시행한 노인 환자에서는 치사율이 6~15%에 달해 예후가 좋지 못하다. 내시경적 역행성 췌담관 조영술이나 경피적 담낭 조루술과 같은 좀 더 보존적인 치료가, 이러한 최소로 침습적인 중재술들이 더욱 견딜 만하고, 덜 위험하며, 치사율이 낮기 때문에, 노인 환자에서는 선호된다.

위궤양 질환

위궤양 질환은 모든 연령대의 환자에게서 발생하는 흔한 소화기 질환이다. 최근 몇 년간, 건강 관리 증진과 항-궤양 약물의 적용으로 인해 젊은 인구에서의 위궤양 질환의 발생은 감소하였다. 반대로, 노인 인구에서의 위궤양 질환의 발생과 이로 인한 합병증은 증가하였다. 노인 환자에서의 이러한 경향은 Helicobacter pylori균의 높은 호발율과 NSAID나 항혈소판제제와 같은 위-십이지장 손상 약물의 사용 때문인 것으로 생각된다. 더욱이, 노화는 점막의 보호 능력과 회복 능력을 떨어트리고, 이로 인해 병원균에 대한 감수성을 높인다.

상복부 통증을 주소로 내원한 노인 환자의 초기 평가에서는 주로 위궤양 질환을 다른 복통의 원인들로부터 감별하는 데 초점을 둔다. 위궤양 질환을 가진 노인 환자들은 대부분 상복부 통증을 동반하지만, 구역, 구토, 장출혈 혹은 빈혈과 같은 증상을 보이기도 한다. 장천공이 있을 경우에는, 환자가 갑작스런 심한 통증을 호소하며, 이학적 검사에서 복막 자극 징후을 동반한 팽창되고 경직된 복부를 보인다. 상복부 통증은

다양한 질환에서 나타나는 공통된 증상이므로, 상복부 통증을 호소하는 노인 환자를 응급실에서 평가할 때에는 협심증과 하엽에 발생한 폐렴과 같이 소화기관 외에 발생하는 원인들을 고민해야 한다.

위궤양 질환의 진단은 직접적인 시각화를 통해서나 비침습적인 검사를 통해서 이뤄진다. 환자가 불안정하지 않다면, 상부위장관 내시경 검사는 초기에 필요하지 않다. 만약 H.pylori균이 의심된다면, 혈청 검사, 요소 호기 검사, 소변과 대변의 항원 검사 혹은 내시경적 조직 생검으로 균을 확인할 수 있다. 흥미롭게도, 요소 호기 검사가 항 H. pylori 항체를 측정하는 것보다 높은 민감도, 특이도 그리고 정확도를 보인다. 만약 환자가 장천공의 임상적 징후들을 보인다면, 복강 내 자유공기를 발견하기 위해서 단순 방사선 영상 검사와 CT 검사를 시행할 수 있다.

위궤양 질환의 치료는 약물로 궤양 병변을 치유하고 재발을 방지하는 데 중점을 둔다. 양성자 펌프 억제제(PPI)가 궤양을 치유하고 장출혈을 방지하는 주요 치료법이다. H. pylori가 의심된다면, 치료는 PPI에 다음의 항생제, clarithromycin, amoxicillin, nitroimidazole (metronidazole, tinidazole), 중 두 가지를 추가하여 시행한다. 여러 연구들에서는 노인 환자에서 3제 요법의 순응도가, 특히 복용기간이 짧고, PPI와 clarithromycin의 용량이 낮을 때, 좋다고 하였다. 천공이 발생했을 때는 응급실의사는 적극적인 소생술을 시행하고, 그람 음성균과 혐기성균에 효과가 있는 광범위 항생제를 사용하고, 응급 수술을 의뢰해야 한다.

식도의 폐색과 천공

노인 환자에서 식도의 폐색은 주로 음식물이 걸리거나, 치아 구조물이나 다른 이물질을 우발적으로 삼켜서 발생한다. 대부분의 이물질들은 스스로 빠져나가지만, 간혹 내시경적 중재가 필요할 수 있다. 환자는 목 통증과 삼킴의 불가능을 호소한다. 환자가 침을 흘리고 자신의 침도 삼킬 수 없을 때에는 완벽하게 폐색이 될 경우가 강력히 의심된다. 식도의 구조적 혹은 기능적인 이상이 이물이나 음식물이 막힐 수 있는 위험을 높인다. 중국의 한 후향적 연구에서, 식도의 막힘과 관련 있는 기저 상태로 식도암(33%), 식도 협착(24%), 식도 게실증(16%), 위 제거수술 기왕력(11%), 식도 열공 탈장(10%) 그리고 식도 이완 불능증(6%)이 포함된다고 하였다. 증상을 지속적으로 호소하는 환자에서 응급 내시경 술이 치료의 중심이다. 식도 천공의 위험 때문에 이물이 식도에 24시간 이상 남겨져 있어서는 안 된다. 식도를 이완시키기 위해 글루카곤을 정맥 주사하는 것이 제안되어 왔지만, 그것의 효과를 지지하는 근거가 없고, 위해를 발생시킬 수도 있다. 노인 인구에서는 위장관 전문가에게 빠르게 진료를 의뢰하는 것이 중요하다. 비록 스스로 이물이 빠져나갔더라도, 구조적 혹은 기능적 비정상을 감별하기 위한 내시경을 시행하기 위해 소화기 진료과로 추적 관찰할 필요가 있다.

219

Mallory-Weiss 열상은 구토, 구역 혹은 딸꾹질을 할 때 갑작스럽게 식도/위의 압력이 상승하며 발생한다. 대부분의 경우에 저절로 회복되지만, 소수에서 식도의 전층에 걸쳐 천공이 발생하면, 일명 Boerhavve's syndrome, 응급한 중재술이 필요할 수 있다. 식도 천공이 발생한 환자는 종종 갑작스런 흉통을 호소하지만, 노인 환자에서는 이러한 드라마틱한 양상의 증상이 자주 나타나지 않는다. 구토나 피하기종과 같은 증상이 나타나기도 한다. 영상 검사는 종종 전격동이나 피하의 자유 공기의 유무를 평가하기 위해서 단순 흉부 방사선 검사부터 시행한다. 종격동 기종이 있는 환자에서는, 정면 보기(frontal view)에서 종격동의 왼쪽 하단 영역에서 공기로 채워진 V자 모양의 영역, 일명 V-sign of Naclerio, 을이 보일 수 있다. 식도 파열이 의심되는 환자에서 일차로 시행하는 최선의 영상 검사 도구는 조영제를 사용한 식도 조영 검사이고, 이 검사는 조영 물질의 유출이나 점막하 고임 그리고 식도-흉막간 누공을 보여주기도 한다. CT 검사는 식도 조영 검사의 결과가 모호한 환자에서 시행할 수 있는 최선의 검사이다. 검사에 사용하는 조영제는, 식도의 파열이 의심되는 환자에서는 바륨에 의해 발생할 수 있는 자극으로 인한 종격동염의 위험을 피하기 위해 바륨보다는 수용성의 조영제를 사용하는 것을 선호한다. 식도 파열에서의 일반적인 CT 검사 소견은, 식도벽의 비후, 식도 주변 공기 저류, 종격동 기종, 종격동 액체 저류, 흉막 삼출액, 조영 물질의 누출, 식도-흉막간 누공의 존재이다. 식도 파열의 조기 진단을 위해서는, 높은 정도의 의심을 하는 것이 매우 중요하다. 한 연구에서 24시간 이내에 식도파열이 진단된 환자 군에서는 치사율이 6.2%인것에 반해, 식도 파열이 지연된 환자 군에서는 치사율이 40%에 달하였다. 식도 파열로 인해 급성 종격동염이 발생할 경우, 48시간 이상 식도 파열의 치료가 지연되면 치사율은 90%에 이르기도 한다.

상부 위장관 출혈

상부 위장관 출혈은 흔하고, 노인 환자에서 생명을 위협할 수 있으며, 인구 10만 명당 500건의 사례가 발생하고 있다. 젊은 인구들과 비교하였을 때, 노인 인구들은 그들에게 동반된 기저질환들과 항응고제 혹은 NSAIDs의 사용으로 인해 높은 이환율과 사망률을 보인다.

상부 위장관 출혈은 노인 인구에서 하부위장관 출혈보다 더욱 흔하다. 젊은 인구에선 Mallory-Weiss 열상과 위식도 정맥류로 인한 출혈이 흔하지만, 노인 환자에서는 위궤양 질환과 식도염이 상부 위장관 출혈의 가장 흔한 원인이다. 비록 상부 위장관 출혈 환자들은 종종 토혈과 흑색변을 보이지만, 노인 환자에서는 실신, 현기증, 기립성 저혈압 그리고 소화 불량과 같은 모호한 증상들 역시 흔하게 나타난다. 위장관 출혈의 진단은 주의 깊은 병력 청취, 관련 위험 인자 확인 및 적절한 신체 검사에 달려있다.

출혈의 원인을 찾기 위해 코위관 삽입 후 코위흡인술을 시행하는 것은 여전히 논의의 여지가 남아있는 주제이다. 만약 환자가 토혈을 하였고, 저명한 상부 위장관 출혈 소견을 보인다면, 코위흡인술을 시행하는 것은 출혈의 양과 속도를 가늠하는 데 도움을 준다. 출혈의 원인이 저명하지 않을 때, 코위관을 삽입하여 혈액이 섞인 흡인액을 확인하는 것은 상부 위장관 출혈의 존재를 확인해 줄 수 있지만, 깨끗한 세척액의 존재가 상부위장관 출혈을 완전히 배제할 순 없다. 식도위십이지장 내시경을 이용한 직접적 시각화가 상부위장관 출혈에서의 최선의 검사이다.

식도염은 노인에서의 상부 위장관 출혈과 복통의 주된 원인이다. 비록 NSAIDs, potassium, quinine 그리고 tetracyclins와 같은 약물들이 식도염을 유발하지만, 노인 환자에서의 식도염은 식도의 청소 기전의 쇄락과 점막의 보호 기전의 약화로 인해 생기는 것으로 여겨진다. 식도염은 거의 심각한 출혈은 야기하지 않는다. 치료는 PPI를 사용한 위산 분비 억제와 식도를 자극하는 약물의 사용을 피하는 것이다.

상부위장관 출혈을 보이는 노인 환자에서 응급실 내에서는 소생술과 안정화가 주된 치료이다. 심혈관 질환이 있는 위장관 출혈 환자에서 조기 수혈을 필요로 할 수도 있는데, 이때 심부전과 같은 기저질환을 가진 환자에서는 폐부종을 피하기 위해, 주입 속도를 주의하여야 한다. 응고장애가 있는 환자는 혈소판이나 신선 냉장 혈장이 필요할 수도 있다. 위장관 출혈로 인한 빈혈은 노인 환자에서 전신 위약감, 심근 허혈 그리고 실신을 유발할 수 있으며, 이로 인해 환자는 적절한 검사를 위해 입원하는 것을 추천한다.

하부 위장관 출혈

미국과 서유럽 국가에서는, 노인에서 발생하는 하부위장관 출혈의 가장 흔한 원인이 게실증과 혈관형성 이상증이다. 다른 원인으로는 암, 허혈성 결장염, 감염성 결장염, 특발성 염증성 장 질환들과 같은 염증성 장질환들, 그리고 방사선치료 후 발생하는 결장염 등이 있다. 급성 하부 위장관 출혈로 내원 하는 환자들은 출혈의 원천과 혈액의 이동 속도에 따라서 전형적으로 혈변 혹은 흑색변을 보인다.

대장내시경을 이용한 직접적 시각화는 하부 위장관 출혈을 조사하는 최선의 검사이다. 만약 저명한 하부위장관 출혈의 원천이 보이지 않는다면, 반복해서 대장내시경을 시행하거나 장간막 혈관 조영술을 시행한다. 비디오 캡슐 내시경 검사는 소장의 출혈의 진단을 위한 적절한 선택 방안으로 대두 되었다.

일반적으로, 위장관 출혈이 있는 노인 환자는 적혈구 용적율 검사를 반복하고, 위장관 전문가에 의해 재빠른 입원 환자 평가를 시행하기 위해서 입원을 해야만 한다. 이러한 환자들을 상당한 실혈의 위험에 놓이게 할 수도 있는 항응고제나 항혈소판 약물들을 찾기 위한 주의 깊은 사용 약물 검토를 시행해야 한다. 만약 저명한 하부위장관 출혈의 원천이 외치핵과 같이 항문경으로 확인할 수 있는 것이라면, 일차 진료 기관으로 외래 추적 관찰하거나 적절한 해당과 전문가에게 외래 진료 의뢰를 하고 집으로 보낼 수 있다. 하부 위장관 출혈이 있는 노인 환자를 집으로 보내는 것은 매우 조심스러워야 하며, 이 취약한 인구 계층에서 발생하는, 비록 경미하더라도, 활동성 출혈은 입원환자로서 가장 잘 관리할 수 있다.

변비

변비는 노인 환자에서 삶의 질을 저하시키는 질환이다. 요양시설에 상주하는 노인 환자의 약 74%가 날마다 변비약을 복용하는 것으로 추산된다. 변비의 정의가 환자와 임상의들 간에 일치하지 않으므로, Rome III Criteria는 연구 목적으로 변비를 다음의 증상 중 2개를 3개월간 최소 25% 이상의 시간동안 경험했을 때라고 정의하였다. 1) 일주일에 3회 미만의 배변활동, 2) 배변을 위한 힘주기, 3) 덩어리지고 단단한 대변, 4) 항문 직장관의 폐색 느낌, 5) 불완전한 배변 느낌, 6) 배변을 위한 도수 조작.

노인 환자에서 변비의 원인은 다양하므로, 의료제공자들로 하여금 주의 깊은 병력 청취를 하게끔 한다. 다뤄야 할 핵심적인 병력의 특징들에는, 증상의 시작, 복통, 발열, 식욕저하, 체중저하, 변비를 야기할 약물과 완하제의 사용이 포함된다. 철저한 손가락 직장 검사를 시행하는 것이 종양이나 과잉성 혹은 혈전성 내치핵, 직장의 협착, 박혀있는 대변, 신경성 기형과 같은 것들을 확인하는 데 도움이 된다. 임상적으로 적응증이 되는 경우, 전체 혈구 계산 검사, 기본 대사 검사 그리고 갑상선 호르몬 검사는 만성 완하제 사용으로 인한 대사성 질환과 합병증을 구별하게 해준다. 단순 방사선 영상 검사는 장폐색, 거대결장, 장꼬임 그리고 종양 병변과 같은 변비의 다른 원인들을 찾는 데 도움을 준다. 복통을 동반하거나 장폐색을 의심케 하는 이학적 검사 소견을 보인 노인 환자에서는 복부 CT 검사를 시행해야 한다. 응급실에서 변비의 뚜렷한 원인이 진단되지 않는다면, 내시경을 이용한 직접적 시각화 검사를 위해 위장관 전문가에게 추적관찰할 필요가 있다.

변비의 치료는 기저의 원인이 되는 비정상 상태를 교정하는 데 목표가 있다. 단단한 변의 도수 제거, 연화성 완화제, 그리고 관장은 배변 충동을 자극하는 것에 보조적으로 사용할 수 있다. 치료 계획을 결정할 때는, 비용과 부작용, 과거력, 약물 상호 작용 그리고 기저의 심장과 신장의 기능을 고려하는 것이 중요하다. 만약 환자가 변비로 인해 장천공이 발생한 것으로 보인다면, 외과적 수술 의뢰가 필요하다.

소장 폐색

소장의 폐색은 노인 인구에서 흔한 복통의 원인이며, 높은 사망률(26%)과 관련되어 있다. 서구 사회에서는, 장폐색의 주요 원인은 과거 수술로 인한 장 유착이며, 탈장과 신생물은 소수의 사례에서만 기인하고 있다. 장폐색의 종류와 원인에 따라, 노인 환자들은 다양한 시기와 증상의 시작과 함께 보여진다. 증상은 소화기 기관의 정상 흐름을 방해하는 양만큼 나타난다. 근위부에서 막힌다면, 가스와 액체가 축적되어 구역과 구토가 나타난다. 질환의 초기에는 장의 연동 운동이 지속되고,

이로 인해, 모호한 산통이 발생하고, 말단의 내용물을 배변한다. 질환이 진행하면, 복부의 부피가 늘어, 복부 팽만을 야기한다. 결과적으로, 동맥이 눌리게 되고, 높아진 복압이 장의 괴사와 천공이 발생한다. 패혈증이 장내 세균의 전이로 인해 발생할 수 있다.

급성으로 발생했을 경우에는, 임상병리검사는 진단이나 수술적 처치의 필요에 대한 예측을 돕지 않는다. 급성 소장 폐색 환자에서 중요한 이학적 검사 소견이 있다. 장음이 사라진 채 팽창되고 강직이 있고 반동 압통과 복부 보호가 동반된 검사 소견을 보이면 바로 조기의 수술적 치료 의뢰를 해야 한다. 이학적 검사가 다소 장폐색의 진단에 맞아 떨어지지 않는 경우에는 영상 검사(단순 촬영 검사, CT, 초음파, 조영제 검사, 그리고 MRI)를 사용하는 것이 빠른 진단과 조기 처치의 중심이다. 전형적인 복부 단순 촬영 소견은 늘어난 소장(직경 3 cm 이상), 공기액체층 그리고 희박한 대장 및 직장의 공기이다. 하지만 충수 돌기염, 게실염, 장간막 허혈증 그리고 무동력 장폐색증과 같은 다른 병인에서도 비슷한 방사선학적 소견을 보일 수 있다. 복부 단순 촬영 검사는 단지 30~70%의 경우에서만 진단에 도움이 된다(진단 특이도는 50%). 미국 방사선과 학회에서는 정맥 조영제를 이용한 복부 및 골반 CT 검사를 소장 폐색 진단을 위한 최선의 검사로 권유한다(민감도 64~94%, 특이도 79~95%). 늘어난 장안의 저류된 액체들이 천연 조영제로서 역할을 하므로 경구 조영제 투여는 필요하지 않다. 경구 조영제 사용은 부분 폐색일 경우 도움이 될 수 있으므로, 경우에 따라 응급실에서 고려될 수 있다.

상태가 안정되고, 교액성 장폐색의 증후가 없는 환자에서는 보존적 치료와 비수술적인 처치가 48시간 안에 80% 환자에서 치료에 성공적이었다. 장의 압력을 감소시키기 위해 코위관을 응급실에서 삽입하는 것은 꼭 고려되어야 한다. 만약 환자가 복막염이나 교액성 장폐색의 징후를 보인다거나, 보존적 치료에 실패한다면, 조기의 수술적 처치가 합병증, 이환률, 사망률을 줄인다.

대장 폐색

대장 폐색은 소장 폐색보다는 흔하지 않다. 신생물에 의한 대장 폐색이 가장 흔하며, 창자꼬임으로 인한 폐색과 만성 게실 질환으로 인한 협착에 따른 폐색이 그 원인으로 뒤를 따른다. 대장 폐색은 신생물 혹은 게실 질환으로 폐색이 발생했을 때 전형적으로 서서히 발병한다. 환자는 병원 내원 전에 수일부터 수 주 동안 체중 감소, 직장 출혈, 설사, 복부 팽만 그리고 경미한 구토를 보인다. 하지만 반대로, 창자꼬임으로 인한 폐색이 발생했을 경우, 증상은 꼬이는 빠르기에 따라 더욱 급성으로 나타난다. 성인 환자에서는, 소화기계 장기 중 가장 창자 꼬임이 흔한 부위는 S상 결장이다. 비록 드물지만, 자발적인 창자 꼬임은 주로 남성, 노인, 만성 변비의 경력이 있고, 보호시설에서 향정신병 약물을 투약하는 환자들에게서 나타난다. 이러한 보호시설에 있는 자들은 증상 발현이 늦어서 간병인들이 환자

들의 대장 폐색의 징후 발현을 늦게 인식할 수 있어, 높은 이 환률과 사망률에 이르게 된다.

소장 폐색에서와 마찬가지로, 대장 폐색의 원인을 감별하기 위한 최선의 영상 검사는 CT 검사이다(민감도와 특이도 90%). 복부 단순 촬영 검사에서는 맹장의 비정상적인 확장을 동반한 대장의 팽창이 보일 수 있다(10 cm 이상). 단순 촬영 검사는 폐색의 원인을 보여주지 않고, 해석하는 사람 간의 일치도가 떨어지므로, 더욱 명확한 영상 검사가 지연될 경우에 우선 선별 목적으로만 사용하도록 해야 한다.

대장 폐색의 치료는 보존적 치료와 소생술로 시작한다. 수술적 감압술의 시행은 임상적인 상황, 팽창의 정도 그리고 증상의 기간에 달려있다. 응급한 수술적 처치는 천공이 발생했거나, 복막염이 동반되고, 폐혈증이 발생하거나 환자가 불안정한 경우에 필요로 한다. S결장 창자 꼬임의 경우에는, 비수술적 정복술(바륨 관장, 경성 결장경 검사 혹은 더 선호되는 연성 결장경 검사)이 상태가 안정된 환자에서는 최선의 치료법이다. 상태가 불안정하거나 비수술적 정복술이 실패한 환자에서는 응급 수술(절제 후 장루 생성술 혹은 일차 문합술)이 최선의 치료이다. 노인 환자에서 S결장 창자 꼬임의 전반적인 예후는 좋지 않고, 적절한 치료에도 불구하고, 높은 재발율(비수술적 치료에서 41.7~55.0%, 수술적 치료에서 6.7~55.0%)을 보인다.

급성 결장 가성 장폐색

급성 결장 가성 장폐색(Ogilvie's syndrome)은 기계적인 장폐색의 증거가 없이 장운동의 저하를 특징으로 하는 매우 드문 임상 질환이다. 거대한 결장의 팽창이 발생하고, 그로 인해 환자는 천공의 위험에 놓인다. 이 증후군은 전형적으로 최근의 중대한 질환, 외상, 화상, 척추 손상 그리고 수술을 받은 경우에 발생한다. 결장 가성 장폐색을 보이는 환자는 기계적 장폐색을 가진 환자들과 비슷한 증상을 보인다. 그들은 복통, 복부 팽만, 구역, 구토, 변비, 그리고 발열 증상을 경험한다. 복부 단순 촬영 검사에서 직장의 공기 음영을 동반한 맹장과 결장의 팽창을 보인다. CT 검사는 필수적이지 않으나, 다른 원인과 장폐색의 합병증을 감별하는 것을 돕는다. 다른 장폐색의 원인이 존재하지 않음을 확인한 후에, 초기 치료는 기저의 내과적 질환을 교정하고, 문제를 악화시키는 약물을 더 이상 사용하지 않는 것이다. 대장내시경이나 직장관의 삽입을 통한 감압술이나 혹은 Achetylcholinesterase 억제제인 neostigmine을 사용한 약물 치료는 천공을 방지하는데 도움이 된다.

장간막 허혈

장간막 허혈은 부적절한 혈액 공급으로 인해 소장에 염증 반응과 손상을 일으키는 것을 특징으로 하는 상태를 말한다. 부적절한 혈액 공급은 각기 다른 4가지 기전(동맥 혈전증, 동맥 색전증, 정맥 혈전증, 비폐색적 장간막 허혈)으로 발생한다. 진단의 어려움으로 인한 치료의 지연은 기전에 따라 60~100%에

이르는 높은 사망률을 야기한다.

증상 발현 시 복통의 성격은 혈관 폐색의 원인에 따라 다르다. 동맥 색전증은 전형적으로 심장성 소인(부정맥, 심근경색, 심근병, 최근의 혈관 조영술, 판막질환 혹은 심실류)을 가진 환자에서 발견된다. 환자는 전형적으로 급성 복통, 구역, 구토 혹은 설사(혈액이 섞일 수도 있고 섞이지 않을 수도 있음) 증상을 보인다. 동맥 혈전증의 경우, 환자는 보통 동맥 죽상 경화증, 응고항진상태, 여성호르몬 치료 혹은 지속된 저혈압을 가지고 있다. 질환의 초기에는, 환자는 음식을 먹을 때 발생하는 만성적인 상복부 통증을 가지고 있어 점차 음식에 대한 두려움으로 인한 체중 감소를 일으킨다. 이러한 증상은 급성 혈전증이 발생할 때까지 지속되고, 결국에는 동맥 혈전증으로 인한 장간막 허혈 환자들과 증상이 비슷해진다. 정맥 혈전증은 악성신생물, 응고 항진 상태, 간문맥 고혈압, 심부정맥 혈전증, 혈액 응고 질환, 췌장염, 간염 혹은 패혈증이 있는 노인 환자에서 자주 발견된다. 환자는 질환의 초기에 아급성의 복통과 설사를 보이며, 증상의 발현이 지연되면 복막염이 나타날 수 있다. 비폐색적 장간막 허혈은 심박출량 저하 상태(저혈압, 저혈량, 심부전 혹은 패혈증), 약물(digitalis, ergot alkaloids, vasopressors, beta blockers), 혹은 마약(cocaine) 등과 같은 상황에서 기인된다. 환자는 역시 복부 팽만과 구역감을 경험할 수 있고, 이학적 검사 소견에 맞지 않는 심한 통증을 보일 수 있다.

의료 제공자들은, 환자들이 애매한 증상을 보이고, 생화학적 검사들의 신뢰성이 떨어지므로, 의심의 수준을 높여야 한다. 젖산수치의 상승은 질환의 후반부에 발생하기 때문에, 젖산수치 상승을 기대하다가 진단이 지연될 수 있다. 영상검사가 진단을 도울 수 있지만, 최선의 영상 검사를 선택하는 것이 어렵다. 비후된 장벽과 엄지 지문 증후 등의 병리 특징적인 소견이 단순 촬영 검사의 40%에서만 발견된다. 단순 촬영 검사에서는 비특이적인 소견이 더욱 주로 나타난다. 도플러 초음파 검사는 시간이 소비되고, 시행자에 따라 결과가 달라지며, 정확도가 다양해질 수 있어, 사용에 제한이 있다.

혈관 조영제를 이용한 다중검출기-열 CT (Multidetector-row CT) 검사는 정맥 혈전증을 진단하는 최선의 영상 검사이지만, 질환의 초기의 소견들(확장된 장관, 공기액체층, 장벽의 조영의 변화, 혈관의 혼탁)과 후기의 소견(장벽 내 공기)들이 비특이적이므로, 다른 기전에 의한 장간막 허혈을 진단하는데는 이상적이지 않다. 자기 공명 산소 측정법이 만성 장간막 허혈을 진단하는 수단으로 현재 연구되고 있다. 선택적 장간막 혈관 조영술이 장간막 동맥의 폐색을 진단하는 최선의 수단으로 여겨진다(그림 21.2).

장간막 허혈의 초기 치료는 보존적 치료, 광범위 항생제의 투여 그리고 응급 수술 협의에 초점을 맞춘다. 금기증이 없는 한 헤파린을 초기에 시작해야 한다. 혈관 수축제의 사용이 필요하다면, vasopressin(순수 alpha agonist)의 사용은 혈관의 수축을 최소화하기 위해 피해야 한다. 수술적 처치는 임상

적 상황에 따라 결정한다.

허혈성 결장염

허혈성 결장염은 부적절한 혈액 공급으로 인해 대장에 염증 반응과 손상이 야기되는 질병이다. 관류 저하 상태는 전신의 관류 저하, 혈전색전증, 작은 혈관 질환, 약물과 수술 등의 의인성 원인들과 같은 다양한 상황의 결과로 인해 초래된다. 그리고 노인 환자에서는 결장 동맥의 노화로 인해 혈관 저항이 높아져서 이와 같은 조건에 매우 취약하다. 질환의 중증도는 이환되는 장의 범위(일부 혹은 전체 장관), 손상의 시간(일시적 혹은 지속적), 손상의 깊이(표면 혹은 전층)에 따라 달라진다. 대부분의 경우에 상태가 경미하고, 장기간의 합병증 없이 회복된다.

증상은 허혈성 결장염의 중증도에 따라 다르다. 경증일 경우, 환자는 급성의 경미한 좌측 복통과 압통을 호소한다. 환자는 전형적으로 복통이 발생한지 24시간 내에 경미한 혈변을 경험한다. 관류 저하가 심각해지고 장관이 괴저 상태가 되면, 환자는 심각한 통증, 발열, 탈수, 다량의 혈변을 보이고 패혈증에 빠지게 된다.

급성기에는 환자의 임상 증상을 기반으로 진단한다. 박 등은 다음의 위험 요인(저알부민혈증, 60세 이상 나이, 혈액 투석 상태, 고혈압, 당뇨, 변비 유발 약물) 중 4개 이상이 동반된 상태에서 하복부 통증 혹은 혈변 증상 중 하나 혹은 둘 다 보이는 경우 허혈성 결장염을 100% 예측할 수 있었다. Lactate, Lactate dehydrogenase, Creatine kinase 그리고 amylase와 같은 비특이적인 검사들은 전형적으로 질환의 초기에는 정상이고 조직의 손상이 발생된 질환의 후기에 상승한다. 대변 샘플은 결장염의 감염성 원인을 감별하기 위해 검사실로 보내야 한다. 초기에는 CT 검사가 정상일 수 있다. 후반기에 대장벽의 비후, 결장 주위 줄무늬, 장벽내 공기층과 같은 비특이적인 변화를 보인다. 내시경을 이용한 검사가 허혈성 결장염을 진단하는 최선의 도구이다.

급성기에는 처치가 혈역학적 안정화, 장의 휴식, 경험적 항생제, 그리고 혈관 수축 약물의 사용 자제에 초점을 맞춘다.

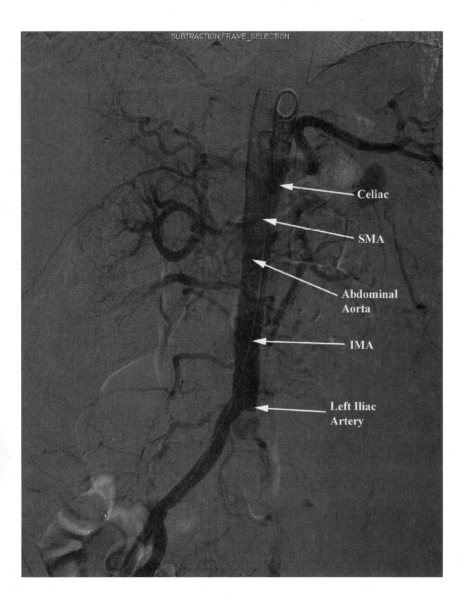

그림 21.2. 상부 장간막 동맥, 하부 장간막동맥 그리고 좌측 장골 동맥의 완벽한 폐색을 보여주는 복부 대동맥의 혈관 조영 검사.

대부분의 환자들이 보존적 치료로만 상태가 호전된다. 복막 자극 증상, 과량의 혈변 혹은 전격성 허혈성 결장염을 보이는 환자는 대부분의 혹은 부분적인 대장 절제술이 필요할 수 있다.

환자 정리

노인 인구는 감염과 염증 그리고 허혈성 소화기 응급상황의 높은 위험에 노출되어 있어 젊은이들 보다 더 높은 이환율과 사망률을 보인다. 그들은 또한 비특이적인 증상을 보이고, 믿을 수 없는 과거력을 제공하고, 그들의 이학적 검사와 임상 병리 검사들은 신뢰도가 떨어진다. 그러므로 위험한 병인을 선별하기 위한 혈액 검사와 영상 검사들의 자유로운 사용이 지지를 받는다. 일회로 끝내지 않고 연속적으로 시행하는 검사는 응급실에서 노인 환자의 치료방향을 결정하는 데 매우 중요한 역할을 한다. 응급실 의사는 지속적인 증상을 보이고 응급실 내의 검사에도 불구하고 병의 원인이 저명하지 않은 노인 환자를 입원시키는 기준을 낮춰야만 한다. 어떠한 질환은 병이 진행되어 환자가 심각한 상태에 빠질 때까지 진단적인 증상을 발현하지 않을 수도 있다. 이러한 이유로, 미묘한 증상의 발현을 관찰하기 위한 입원이 추천되고, 의심되는 질환의 신속한 치료가 허락된다.

응급실에서 퇴원하기로 결정된 환자들은 명확한 퇴원 계획을 짜야 한다. 반복해서 측정한 생체징후를 포함하여 반복된 복부 진찰 소견이 기록되어야 한다. 환자의 기저 상태가 혼자 걸을 수 있고, 식사를 잘 할 수 있었다면, 퇴원 시에도 그럴 수 있어야만 한다. 이상적으로 환자는 가족 구성원이나 24시간 돌봄 간병인과 함께 지낼 수 있어야 한다. 환자 상태 추적을 위한 일차 진료 혹은 방문 간호가 적절한 시간 간격을 두고 마련되어야 한다. 이러한 것은 환자의 가족 구성원, 환자의 일차 진료 기관, 혹은 요양 기관, 혹은 사회 복지사나 사례 관리자에 의해 이용되어질 수 있다. 만약 환자의 퇴원에 있어 어떠한 안전 혹은 적절한 가정 내 관리와 추적관찰에 대한 의구심이 든다면, 환자는 입원을 해야만 한다.

정리

인류 보건과 영양 상태의 향상으로 인해 세계적으로 노인 인구가 급격히 증가하고 있다. 응급실을 찾는 노인 인구도 늘고 있고, 응급실 의사들은 노인 인구에게 존재하는 독특한 생리 작용과 질환의 집합을 배우는 것이 중요하다. 노인 환자에서 소화기 응급상황이 나타나는 미묘한 방식들을 이해하는 것은 응급실에서 환자를 치료하는 동안 환자를 진료하고 적절한 의사 결정의 가능성을 높인다. 소화기 응급상황은 노인 환자에서 일어나는 이환율과 사망률의 중요한 원인이고, 노인 환자에 대한 신중한 평가가 노인 인구 전체의 생존을 늘리고 삶의 질 향상을 가져올 것이다.

핵심과 주의점

- 치명적인 소화기 응급상황에 대해 노인 환자를 평가할 때는 감별할 진단을 광범위하게 유지하는 것이 중요하다.
- 의사는 만약 환자가 지속적으로 불편해하거나 지속적인 검사 소견을 보인다면 정상 소견을 보이는 혈액 검사나 영상 검사에 안심해서는 안된다.
- 비정상의 생체 징후를 무시하지 않는 것도 중요하다.
- 혈액 검사와 영상 검사에서 완전히 음성을 보이는 경우에, 지속적으로 비정상의 생체징후를 보이는 노인 환자는 감염성 질환이나 수술이 필요한 질환의 가능성을 고려해서 밤새도록 관찰할 필요가 있다.

- 노인 환자는 젊은 환자에 비해 더욱 감염에 취약하고, 심폐기능의 예비량이 감소되어 있어서 감염이나 수술을 요하는 병인에 의한 사망에 더욱 영향을 받을 수 있다.
- 하엽의 폐렴, 급성 심근경색, 요로 결석, 복부 대동맥 박리 혹은 대동맥 류와 같이 소화기 응급상황을 흉내 내는 다른 원인들도 상기하는 것이 중요하다
- 기민한 의사는 감별진단을 광범위하게 유지해야 하며, 위험 가능성이 있는 질병을 놓치지 않고 진단을 지연시키지 않기 위해 이러한 가능성들을 체계적으로 연구해야 한다.

참고문헌

1. Marco CA, Schoenfeld CN, et al. Abdominal pain in geriatric emergency patients: Variables associated with adverse outcomes. Acad Emerg Med. 1998;5(12):1163–8.

2. McNamara RM, Rousseau E, Sanders AB. Geriatric emergency medicine: a survey of practicing emergency physicians. Ann Emerg Med. 1992; 21: 796–801.

3. Moore AR, Clinch D. Underlying mechanisms of impaired visceral pain perception in older people. J Am Geriatr Soc. 2004; 52 (1): 132–6.

4. Potts FE, Vukov LF. Utility of fever and leukocytosis in acute surgical abdomens in octogenarians. J Gerontol A Biol Sci Med. 1999; 54: M55–8.

5. Griffin MR. Epidemiology of nonsteroidal anti-inflammatory drug-associated gastrointestinal injury. Am J Med. 1998; 104: 23–9S.

6. Miller AH, Pepe PE, Brockman CR, Delaney KA. ED ultrasound in hepatobiliary disease. J Emerg Med. 2006; 30 (1): 69–74.

7. AbuRahma AF, Stone PA, Srivastava M, et al. Mesenteric/celiac duplex ultrasound interpretation criteria revisited. J Vasc Surg. 2012; 55(2): 428–36; discussion, 435–6.

8. Esses D, Birnbaum A, Bijur P, et al. Ability of CT to alter decision making in elderly patients with acute abdominal pain. Am J Emerg Med. 2004; 22 (4): 270–2.

9. Aschoff AJ, Stuber G, Becker BW, et al. Evaluation of acute mesenteric ischemia: accuracy of biphasic mesenteric multidetector CT angiography. Abdom Imaging. 2009;34(3):345–57.

10. Tonolini M, Ravelli A, Villa C, Bianco R. Urgent MRI with MR cholangiopancreatography (MRCP) of acute cholecystitis and related complications: diagnostic role and spectrum of imaging findings. Emerg Radiol. 2012; 19 (4): 341–8.

11. Kraemer M, Franke C, Ohmann C, Yang Q, Acute Abdominal Pain Study Group. Acute appendicitis in late adulthood: Incidence, presentation, and outcome results of a prospective multicenter acute abdominal pain study and a review of the literature. Langenbecks Arch Surg. 2000; 385 (7): 470–81.

12. Yang HR, Wang YC, Chung PK, et al. Role of leukocyte count, neutrophil percentage, and C-reactive protein in the diagnosis of acute appendicitis in the elderly. Am Surg. 2005;71(4):344–7.

13. Anderson SW, Soto JA, Lucey BC, et al. Abdominal 64-MDCT for suspected appendicitis: The use of oral and IV contrast material versus IV contrast material only. AJR Am J Roentgenol. 2009; 193 (5): 1282–8.

14. Yeh CC, Wu SC, Liao CC, et al. Laparoscopic appendectomy for acute appendicitis is more favorable for patients with comorbidities, the elderly, and those with complicated appendicitis: A nationwide population-based study. Surg Endosc. 2011; 25 (9): 2932–42.

15. Xin MJ, Chen H, Luo B, Sun JB. Severe acute pancreatitis in the elderly: Etiology and clinical characteristics. World J Gastroenterol. 2008; 14 (16): 2517–21.

16. Hu KC, Chang WH, Chu CH, et al. Findings and risk factors of early mortality of endoscopic retrograde cholangiopancreatography in different cohorts of elderly patients. J Am Geriatr Soc. 2009; 57 (10): 1839–43.

17. Jacobs DO. Clinical practice. Diverticulitis. N Engl J Med. 2007; 357 (20): 2057–66.

18. Hall J, Hammerich K, Roberts P. New paradigms in the management of diverticular disease. Curr Probl Surg. 2010; 47 (9): 680–735.

19. Sonnenberg A. Demographic characteristics of hospitalized IBD patients. Dig Dis Sci. 2009; 54: 2449–55.

20. Crogan NL, Evans BC. Clostridium difficile: an emerging epidemic in nursing homes. Geriatr Nurs. 2007; 28: 161–4.

21. Cohen SH, Gerding DN, Johnson S, et al. Clinical practice guidelines for Clostridium difficile infection in adults: 2010 update by the Society for Health Care Epidemiology of America (SHEA) and the Infectious Diseases Society of America (IDSA). Infect Control Hosp Epidemiol. 2010; 31 (5): 431–55.

22. Rahman SH, Larvin M, McMahon MJ, Thompson D. Clinical presentation and delayed treatment of cholangitis in older people. Dig Dis Sci. 2005; 50 (12): 2207–10.

23. Parker LJ, Vukov LF, Wollan PC. Emergency department evaluation of geriatric patients with acute cholecystitis. Acad Emerg Med. 1997; 4 (1): 51–5.

24. McGillicuddy EA, Schuster KM, Brown E, et al. Acute cholecystitis in the elderly: Use of computed tomography and correlation with ultrasonography. Am J Surg. 2011; 202 (5): 524–7.

25. Ali M, Ward G, Staley D, Duerksen DR. A retrospective study of the safety and efficacy of ERCP in octogenarians. Dig Dis Sci. 2011; 56 (2): 586–90.

26. Pilotto A. Helicobacter pylori-associated peptic ulcer disease in older patients: Current management strategies. Drugs Aging. 2001; 18 (7): 487–94.

27. Pilotto A, Salles N. Helicobacter pylori infection in geriatrics. Helicobacter. 2002; 7 (Suppl. 1): 56–62.

28. Li ZS, Sun ZX, Zou DW, et al. Endoscopic management of foreign bodies in the upper-GI tract: experience with 1088 cases in China. Gastrointest Endosc. 2006; 64 (4): 485–92.

29. Weant KA, Weant MP. Safety and efficacy of glucagon for the relief of acute esophageal food impaction. Am J Health Syst

Pharm . 2012 ; 69 (7): 573 –7.

30. Katabathina VS , Restrepo CS , Martinez-Jimenez S , Riascos RF . Nonvascular, nontraumatic mediastinal emergencies in adults: a comprehensive review of imaging fi ndings . Radiographics . 2011 ; 31 (4): 1141 –60.

31. Shaker H , Elsayed H , Whittle I , Hussein S , Shackcloth M . Th e infl uence of the 'golden 24-h rule' on the prognosis of oesophageal perforation in the modern era . Eur J Cardiothorac Surg. 2010 ; 38 (2): 216 –22.

32. Lingenfelser T , Ell C . Gastrointestinal bleeding in the elderly . Best Pract Res Clin Gastroenterol . 2001 ; 15 (6): 963 –82.

33. Tariq SH , Mekhjian G . Gastrointestinal bleeding in older adults . Clin Geriatr Med . 2007 ; 23 (4): 769 –84.

34. Palamidessi N , Sinert R , Falzon L , Zehtabchi S . Nasogastric aspiration and lavage in emergency department patients with hematochezia or melena without hematemesis . Acad Emerg Med . 2010 ; 17 (2): 126 –32.

35. Zimmerman J , Shohat V , Tsvang E , et al. Esophagitis is a major cause of upper gastrointestinal hemorrhage in the elderly . Scand J Gastroenterol . 1997 ; 32 (9): 906 –9.

36. Chait MM . Lower gastrointestinal bleeding in the elderly . World J Gastrointest Endosc . 2010 ; 2 (5): 147 –54.

37. Rao SS , Go JT . Update on the management of constipation in the elderly: New treatment options . Clin Interv Aging . 2010 ; 5 : 163 –71.

38. Schwab DP , Blackhurst DW , Sticca RP . Operative acute small bowel obstruction: Admitting service impacts outcome . Am Surg . 2001; 67(11): 1034– 8; discussion, 1038–40.

39. Zielinski MD , Bannon MP . Current management of small bowel obstruction. Adv Surg . 2011 ; 45 : 1 –29.

40. Maglinte DD , Reyes BL , Harmon BH , et al. Reliability and role of plain fi lm radiography and CT in the diagnosis of smallbowel obstruction . AJR Am J Roentgenol . 1996 ; 167 (6): 1451 –5.

41. Osiro SB , Cunningham D , Shoja MM , et al. Th e twisted colon: A review of sigmoid volvulus . Am Surg . 2012 ; 78 (3): 271 –9.

42. Suri S , Gupta S , Sudhakar PJ , et al. Comparative evaluation of plain fi lms, ultrasound and CT in the diagnosis of intestinal obstruction. Acta Radiol . 1999 ; 40 (4): 422 –8.

43. Atamanalp SS , Ozturk G . Sigmoid volvulus in the elderly: Outcomes of a 43-year, 453-patient experience . Surg Today . 2011 ; 41 (4): 514 –19.

44. Avenel P , Subhas G , Gasquet B , Atwal M , Mittal VK . Acute colonic pseudo-obstruction (Ogilvie's syndrome) . Am Surg . 2010 ; 76 (11): E195 –6.

45. Chang RW , Chang JB , Longo WE . Update in management of mesenteric ischemia . World J Gastroenterol . 2006 ; 12 (20): 3243 –7.

46. Chang JB , Stein TA . Mesenteric ischemia: Acute and chronic. Ann Vasc Surg . 2003 ; 17 (3): 323 –8.

47. Berland T , Oldenburg WA . Acute mesenteric ischemia. Curr Gastroenterol Rep . 2008 ; 10 (3): 341 –6.

48. Park CJ , Jang MK , Shin WG , et al. Can we predict the development of ischemic colitis among patients with lower abdominal pain? Dis Colon Rectum . 2007 ; 50 (2): 232 –8.

49. Smerud MJ , Johnson CD , Stephens DH . Diagnosis of bowel infarction: A comparison of plain fi lms and CT scans in 23 cases . AJR Am J Roentgenol. 1990 ; 154 (1): 99 –103.

50. Biese , KJ , et al. Eff ect of geriatric curriculum on emergency medicine resident attitudes, knowledge, and decision-making . Acad Emerg Med . 2011 ; 18 (10)(Suppl. 2): S92 –6.

22장

노인에서의 비뇨생식기 및 부인과 응급 상황

연령 변화와 신장 계통의 변화

노인 환자를 진료할 때에는 노화와 관련된 생리학적, 해부학적 및 호르몬의 변화를 고려하여 생식기계 및 비뇨기 계통에 질병 또는 상해의 응급 합병증에 접근해야 한다. 노인 환자의 생식 계통 및 신장 계통에 대해 철저하고 적절한 병력을 얻기 위해서는 특별한 주의를 기울여야 한다. 바쁜 응급실에서는 이러한 목표를 달성하기가 더욱 어려울 수 있어 충분한 고려가 필요하다.

신장 계통에 영향을 미치는 생리학적 변화는 우리가 나이를 먹어감에 따라 변하는 신장의 질량을 측정하여 쉽게 측정할 수 있다. 신장 질량/체중 비는 40대에 최고점에 도달한 후 감소하기 시작한다(대부분의 감소는 대뇌 피질에서 시작됨). 또한 해부학적 변화로 기저막의 진행성 농축, 국소 사구체 경화증 및 간질의 팽창이 진행된다. 맨 처음 개별적으로 국소적인 경화가 일어난 뒤 전체적으로 유효한 네프론(nephron)의 감소로 이어진다. 문어발세포(podocytes)는 기저막을 따라 줄지어 사구체의 여과 장벽을 형성하는데, 사구체 뭉치를 구성하는 세포들이 감소하는 비율로 감소한다. 연조직과 섬유조직이 기능을 잃은 세뇨관을 대신하여 교체되고 나머지 세관이 비대해지게 된다.

네프론과 신장의 구조가 이러한 해부학적 변화를 겪는 동안, 신장의 기능에 영향을 미치는 추가적인 변화가 있다. 사구체에 도달하는 혈액 흐름의 속도와 양은 신장의 여과 가능성에 필수적이다. 신장 동맥은 모든 혈관계가 노화됨에 따라 진행되는 혈관의 비대화를 똑같이 겪게 된다. 사구체의 들(afferent)세동맥과 날(efferent)세동맥은 종종 경화된 사구체에서 동정맥션트(arteriovenous shunt)를 형성한다. 이는 신장 밖의 혈관계의 변화와 함께 기능적으로 사구체에 대한 혈액의 흐름을 현저하게 감소시키며 결과적으로 시간이 지남에 따라 신장 관류가 감소하게 된다.

40대 이후부터는 신장 혈류량은 평균적으로 10년에 약 10%씩 감소한다. 이러한 변화는 다른 기저 질환에 의한 신장 손상과는 무관하게 신장의 손상을 가속시킨다.

노령으로 갈수록 근육량 또한 감소한다. 크레아티닌은 근육이 분해되어 나온 부산물로 신장을 통해 배설되며 신장 기능을 측정하기 위해 가장 쉽고 일반적으로 사용된다. 근육량이 적은 사람에게서는 크레아티닌 배출이 감소하므로 신장이 더 적은 크레아티닌을 여과하게 되어 신장 혈류의 감소가 덜 명확해질 수 있다. 노쇠한 80세 노인의 크레아티닌이 정상이라고 해서 신장의 기능이 정상이라고는 단정지을 수 없고 단지 현재 크레아티닌 수치만큼 여과시킬 수 있다는 것을 의미한다. 만약에 현재 신장 기능보다 더 많은 소금이나 체액 부하를 (하지만 같은 크레아티닌 수치를 보이는 30대의 정상 신장의 능력 범위 이내로) 받는다면 신장기능의 보상이 이루어지지 않을 수 있다.

게다가 비스테로이드 항염증제(NSAIDs), 아미노 글리코시드 항생제 또는 조영제 투여와 같이 일반적으로 사용되는 약물을 비롯한 신 독성 약물은 "정상"으로 보였던 크레아티닌이 감당할 수 있는 수준을 넘어 신장에 손상을 일으킬 수 있다.

생식기계의 연령 관련 변화

수십 년 간의 중력의 영향과 출산 시 외상의 장기적인 영향에 의해 여성의 질, 직장, 자궁 또는 복합적인 장기에 탈출증이 발생하고 요실금 문제가 생길 수 있다. 폐경 후 여성 호르몬의 호르몬 변화는 에스트로겐과 에스트로겐 분비 억제제의 분비 중단으로 인한 것이다. 난소는 지방 조직에서 에스트론(estrone)으로 변환되는 안드로스테네디온(androstenedione)을 분비한다. 폐경 후 여성의 난소는 아몬드 크기이며 자궁에서 매월 이루어지는 호르몬 분비가 부족하여 가임기 때 수정기의 자궁의 크기보다 훨씬 작아진다. 폐경 후의 호르몬 효과는 다양하지만, 이 장의 목적은 골반 내 장기에 미치는 영향에 국한하여 다룬다. 에스트로겐에 반응하는 조직이 위축하고 질벽 주름과 질 윤활이 감소하며 배뇨근의 힘도 감소하고 질조직이 얇아지고 약해지게 된다. 골반 인대가 느슨해지면서 골반 내 장기의 탈출증이 발생할 가능성이 높아지고 괄약근과 배뇨근의 강도가 감소하면서 감각이 저하되어 요실금, 변실금이나 요정체가 발생하게 된다. 질내의 산도가 변화함에 따라 질내 정상균도 변하여 감염에 대한 저항력이 약해지게 된다.

남성의 호르몬 변화로는 테스토스테론 수치가 천천히, 지속적으로 감소한다. 최소한의 테스토스테론으로 성욕은 유지되지만 근육과 뼈의 질량 감소, 정자 수 감소, 기능적 정자 감소 등의 변화가 진행된다. 응급실로 오게 되는 남성 생식기 노화의 증상의 대부분은 전립선의 꾸준한 성장 때문이다. 간질 세포와 상피 세포가 모두 증가함에 따라 양성 전립선 비대를 유발하고 점차 진행하여 증상을 유발하는 전립선 비대증이 발병하게 된다. 전립선비대증은 요도주위와 전립샘의 전이 구역에서 가장 흔하게 발생하며, 특히 55세 이후에 요도주위가 증가하여 방광 출구 저항이 더 높아진다. 이러한 증가된 저항은 배뇨근 근육의 비대 및 과형성을 유발하여 방광의 유순도를 감소시키고 야간 빈뇨, 절박뇨 및 요폐를 일으켜 환자가 급성 요정체로 응급실을 찾게 만든다.

남성에서 가장 흔한 양성 종양인 전립선비대증의 발병은 나이와 관련이 있다. 남성 중 60대의 50%가 전립선비대증에 해당하는 병리조직학적 변화를 보이며 85세에는 약 90%까지 비율이 높아진다. 호르몬의 변화가 이에 중요한 역할을 하며 전립선 안드로겐 수치(dihydrotestosterone, DHH)가 전립선비대증의 발생에 영향을 미친다.

병력

노인 환자들은 혼란, 치매, 혹은 복합적인 의학적 문제로 말을 제대로 이해하지 못할 수 있어서 병력 청취를 하기에 이상적이지 않을 수 있다. 시끄럽고 정신없는 응급실의 환경은 이러한 상황을 더욱 악화시킬 수 있다. 나이가 많은 노인 이민자들 중 사회 공동체와 교류가 부족한 사람들은 영어가 유창하지 않을 수 있기 때문에 다른 연령층에 비해 언어 장벽으로 인한 어려움이 심각할 수 있다. 만약 청각 장애나 시각 장애와 같은 신체적인 문제를 갖고 있을 때에는 의사 소통이 더욱 어려워질 수 있다.

생식기 또는 비뇨기 증상을 앓고 있는 환자의 과거력을 파악하는 것은 환자의 삶에서 가장 사적인 질문을 하는 것이다. 의사가 직접 물어보지 않으면 환자는 우려하고 있는 이런 문제를 말하지 않을 수도 있다. 노인 환자의 성적 문제에 대해 질문하기 꺼려지기 때문에 묻지 않고 그냥 문제가 없을 것이라고 가정해버릴 수 있는데, 완전한 병력을 얻기 위해서는 이런 점도 극복해야 한다. 노인도 성생활을 하고 있다는 것은 확실하며, 보고된 바 중 60대는 남성의 71%, 여성의 51%가 성관계를 맺고 있고 80대에서는 약 25%가 성생활을 하고 있다고 알려져 있다. 이에 대한 질문을 하기 위해 "현재 귀하의 성생활에 만족하십니까?"라고 물어보는 방법이 있다. 먼저 대화를 시작한 다음 파트너 수, 성적 취향, 빈도 및 활동 유형에 관한 질문을 할 수 있다. 그 외 질문으로 음경 임플란트 여부, 호르몬 대체와 같은 약물 요법이나 발기 부전 치료제와 같은 주제가 포함될 수 있다.

신체 검사

노인은 신체적 장애나 동작의 제한이 있을 경우 젊은 성인에 비해 신체 검사를 하기 더 어렵다. 특히 유연성의 감소와 엉덩이 관절 범위의 감소는 남성과 여성 모두에게 결석제거술자세

(lithotomy position)를 유지하기 어렵게 만든다. 폐경 후에는 질내 건조가 발생할 수 있고 질내 탄력성이 낮아지면서 진찰이 어려워질 수 있다. 충분한 윤활제를 사용하면 대부분 검사를 원활히 할 수 있으며 검사의 불편함을 완화시키기 위해 2% 리도카인 젤리를 사용할 수 있다. 발걸이가 있는 부인과 진찰 테이블에서만 검사를 수행할 수 있는 것은 아니다. 유연성이 떨어지는 노인 환자는 도우미가 다리를 지탱하게 하여 자세를 도와줄 수 있다. 욕창 환자는 들것에 뒤집혀 눕히거나 측면으로 누운 자세로 침대 위에 누울 수도 있고 정형외과 침대를 이용할 수도 있다. 골반 검사가 힘들 때에는 직장-질 검사를 고려할 수도 있고 탈출증이나 탈장의 경우에는 환자를 똑바로 세우는 것도 도움이 된다.

남성 노인의 신체 검사에서 어려운 점은 탈장은 서 있을 때 가장 잘 평가된다는 것이다. 전립선 검사는 서 있거나, 옆으로 누워 있거나, 결석제거술자세로도 진찰할 수 있다. 발기 부전으로 진료를 받았던 환자 중에는 대퇴부의 인접 부위에 펌프가 있고 약간 단단한 보형물 혹은 팽창하는 소재를 음경 내로 삽입한 상태일 수 있다. 이러한 정보는 진료를 하다 약간 발기되어 있는 음경을 만나기 전에 미리 밝혀내서 알고 있는 것이 좋다.

노인에서의 비뇨 생식기 및 부인과 문제

급성 신장 손상

말기신장병으로 치료를 받기 시작하는 발생률이 가장 높은 연령대는 65세 이상이다. 2006년 미국 신장 데이터베이스 시스템에 따르면, 65세 이상인 1,000명 중 1.5명이 말기 신장병의 치료를 시작했다. 앞에서 언급한 바와 같이, 노인 환자는 젊은 환자에 비해 일반적으로 신장의 기능이 떨어져 있기 때문에 신독성 약물에 노출되거나 급성 질환 또는 패혈증으로 인한 신장 혈류가 감소되면 급성 신장 손상(AKI, 이전의 급성 신부전)이 발생할 위험이 증가한다.

AKI 환자의 병력은 매우 모호할 수 있다. 환자들이 호소하는 증상은 기운이 없거나 피로해 지거나 현기증이 난다거나 단지 "아픈 것 같다"고 표현할 수도 있다. 간혹 소변량의 감소나 소변 색이 어두워지거나, 소변을 보지 못한다고 하거나 요정체를 호소할 수 있다. 요독증이 발병하게 되면 두통이나 구역, 구토, 혹은 폐부종이나 말초 부종처럼 체액 과부하 증상으로 나타낼 수도 있다. 신체 검사상으로 완전히 정상으로 보일 수 있으나 호흡 곤란, 방향 감각 상실 또는 더욱 심각한 징후까지 다양하게 나타날 수 있다. 초음파상 방광이 커져 있을 때에는 소변의 유출이 폐쇄된 이차적인 신부전을 의심할 수 있으며 신장 자체의 문제가 아니므로 더 양호한 상황일 수 있다. 간혹 고혈압이나 당뇨병과 같은 다른 질환에 의해 이차적으로 급성신장손상이 발생하기도 한다.

신장은 대부분 짝을 지어서 있는 장기이며 몸에 필요한 만

큼의 체액을 받아들여 걸러내는 역할을 맡는다. 우리 몸에 전신 질환이나 손상, 혹은 방광 아래쪽의 폐색에 의해 급성신장 손상이 발생하면 대부분 양쪽 신장에 영향을 미친다.

급성 신부전의 진단은 검사실의 결과가 필수적인데 혈청 크레아티닌의 측정이 가장 좋은 검사법이다. 심전도(electro-cardiogram)는 칼륨 상승의 징후를 보일 수 있는 응급실 검사 중 가장 빠른 검사이다. 따라서 신부전이 의심된다면 혈청 칼륨 검사도 반드시 시행해야 한다.

2007년에 발표된 급성신장손상 네트워크(Acute Kidney Injury Network, AKIN)에서 다음과 같은 급성신장손상의 정의를 규정하였다. 48시간 동안 1) 혈청 크레아티닌의 절대 증가가 0.3 mg/dl 이상, 2) 혈청 크레아티닌의 변화가 최소한 50% 이상 상승(기준값의 1.5배), 또는 3) 소변 배출량이 6시간 이상 0.5 ml/kg/h 미만인 경우.

응급실에서는 환자의 이전 기록을 가지고 있지 않을 수 있으므로 요독증이나 체액과다의 징후를 평가하여 응급처치가 급하게 필요한지 여부를 알아내고 약물 치료 혹은 투석을 시행하여야 한다. 여러 번 측정하여 크레아티닌의 추세를 볼 수 있다면 이러한 문제를 더 정확히 판단하는 데 도움이 된다.

AKI의 몇 가지 가역적 원인 중 하나가 폐색에 의한 것이므로 일단 새로 발생한 급성 신부전 환자는 AKI의 원인이 폐색에 의한 것인지 감별해야 한다. 만일 원인이 폐색에 의한 것이라면 원인이 향후 해결된 후 신장이 스스로 회복하여 좋아질 가능성이 있다. 이에 대한 검사로 배뇨 후 방광 초음파나 배뇨 후 잔뇨측정 검사를 통해 방광에 폐색이 있는지 확인할 수 있으며 양측성으로 폐색이 있다면 응급CT 검사를 통하여 골반 내 종괴에 의한 것인지 확인해볼 수 있다.

환자가 쇼크 상태에 빠져 있다면 요도카테터를 삽관하여 신장 기능에 대한 중요한 정보를 알 수 있다. 환자의 소변량이 부족해지면(일반적으로 〈 30 ml/h) 신장 혈류가 감소하고 급성신장손상(AKI)이 임박한 조기 증상일 수 있다. 소변 분석 (Urine analysis, UA)상에서 신장의 내재적 손상에 의한 캐스트(casts)나 기타 세포 파편이 검출될 수도 있다. 환자가 넘어지거나 다쳐서 일어나지 못할 정도의 손상을 입었고 CPK (creatinine phosphokinase)가 증가되어 있다면 마이오글로빈(myoglobin)을 소변에서 측정해야 한다. 횡문근융해증 (rhabdomyolysis)은 특징적으로 콜라색 소변을 보인다.

신부전은 전신성(pre-renal), 신성(renal), 신후성(post-renal)으로 구분할 수 있다. 신장 이전의 원인은 모두 신장에 대한 혈류가 감소한다는 사실에 의해 결합된다. 일반적으로 혈액 요소 질소(BUN)/크레아티닌 비율은 10 이상이며 체액감소(쇼크), 심부전, 심한 간 질환 또는 신동맥 협착과 같은 신혈관 장애로 인해 혈류가 감소할 수 있다.

노인 인구에서 특별한 주의를 요하는 신후성 원인으로는 방광 유출 장애 또는 양측성 요관 폐쇄가 있을 수 있다. 확대된 전립선은 방광 유출 장애를 일으킬 수 있으며, 골반 종양은 양측의 요관 폐색을 일으킬 수 있다. 노인에서 특히 우려되는

표 21.1. Choudhury and Ahmed에 근거한 신독성 약물

신독성약물 (일부 목록)	
	Diuretics
	NSAIDs
	ACE inhibitors
	Radiocontrast dyes
	Warfarin
	Heparin
	Streptokinase
	Aminoglycosides
	Amphotericin
	Carbamazepine
	Mithramycin
	Quinolones
	Lovastatin
	Ethanol
	Barbiturates
	Diazepam
	Sulfonamides
	Hydralazine
	Triamterene
	Nitrofurantoin
	Penicillin
	Ampicillin
	Rifampin
	Thiazides
	Cimetidine
	Phenytoin
	Omeprazole
	Lithium

신장 관련 원인에는 신 독성 약물(표 22.1), 횡문근융해증(노인의 낙상, 항콜린성 약물로 인한 이차성 질환) 및 골수종 등이 있다. 다른 원인으로는 사구체 신염, 간질 신장염 및 콜라겐 혈관 또는 면역 질환이 있다. 대개 환자는 원인을 진단하고 급성신부전에 의한 합병증을 관리하기 위해 입원이 필요하다.

노인에서 급성신부전의 치료는 젊은 인구층과 동일하다. 요독증, 체액 과부하, 고칼륨혈증 또는 독극물 섭취 등의 경우에는 긴급 혈액 투석을 고려할 수 있다. 고칼륨혈증은 급성 신부전 환자에게 항상 고려되는 긴급한 합병증이다. 급성신부전이 의심되는 모든 환자에게서 고칼륨혈증을 신속하게 진단하기 위해 심전도를 바로 촬영해야 한다. 혈액 투석을 기다리는 동안에는 필요하다면 칼륨을 이동시키고 배출을 증가시키는 약물을 사용할 수 있다. 체액 과다의 환자는 항상 호흡 상태를 고려해야 하며 간혹 기관 삽관이 필요한 경우도 있다. 투석은 생명을 구하는 치료이지만 한편 부담스러운 치료법이기도 하므로 환자의 치료 능력에 대한 부담과 의지를 균형있게 고려한 윤리적인 판단이 필요하다.

노인의 부인과적 응급

질 분비물

젊은층의 질 분비물에 대한 주요한 이유가 노령층이 되었다고 사라지진 않는다. 성생활이 존재하기 때문에 성병도 마찬가지로 존재한다. 결혼하여 평생 파트너가 있던 사람도 파혼하거나 배우자를 잃고 새로운 섹스 파트너가 생길 수 있다. 임신을 걱정하지 않기 때문에 콘돔을 잘 사용하지 않는 것이 임질, 클라미디아, 트리코모나스, 헤르페스, HIV, 매독 및 기타 성병에 노출될 가능성을 높이게 된다. 인지기능이 아직 손상되지 않은 노인 환자는 성생활과 관련된 병력 청취가 중요하다. 그러한 환자들은 복부 통증과 압통의 원인이 성병일 가능성이 있으며 적절한 부인과 검사를 통해 검사가 이루어져야 한다. 응급실로 내원하여 성병으로 진료하게 되는 인지기능이 떨어진 환자들에게 보호시설이나 가정간호 환경에서 동의하지 않은 성교 문제가 있는지도 고려되어야 한다. 헤르페스 및 HIV와 같은 성병 감염은 평생 동안 보유하게 된다. 질 분비물로 내원한 환자가 헤르페스를 앓고 있을 수 있다.

여성 노인 환자는 질 점막의 위축으로 질내 pH가 상승되어 세균성 질염에 더 쉽게 걸릴 수 있다. 치료는 경구 메트로니다졸(metronidazole), 메트로니다졸 국소젤 0.75%, 또는 클린다마이신(clindamycin) 크림 2%로 할 수 있다. 노인에게는 경구로 추가 약물을 투여하는 것보다 국소치료제로 치료하는 것이 확실히 더 바람직하다. 환자가 증상이 없다면 치료할 필요는 없다.

칸디다(Candida) 감염은 여성 노인에게 종종 발생하는 문제이다. 요실금이 있거나 위생상 관리가 잘 안 되면 칸디다 균이 잘 자랄 수 있는 지속적으로 촉촉한 환경을 형성하는 셈이다. 또한 당뇨병 관리가 잘 안 되는 환자는 질염이나 외음부 염증 및 가려움증을 호소할 수 있는데 이는 효모균의 과증식 때문일 수 있다. 효모 감염 증세가 있을 때에는 혈청 글루코스를 확인하는 것이 좋다. 효모 감염은 에스트로겐 치료를 사용하는 노인 환자에서 발생할 가능성이 더 높다.

질 분비물을 호소하는 노인 환자에게서 다음의 두 가지 상태를 고려해야 한다. 첫째로 질 누공은 출생 외상, 암, 방사선 치료 및 수술 절차를 비롯한 여러 가지 이유로 발생할 수 있다. 젊은 환자에게서 발생하는 질 누공은 출산에 의한 경우가 많고 후진국에 많으며 치명적인 경우가 종종 있는 반면에 선진국에서 노인 환자의 질 누공은 연부조직이 약해지면서 누공이 한번 발생하면 오래 지속되는 경우가 많다. 환자에게 장-질 누공이 있다면 질 분비물에서 심한 냄새가 나며 방광-질 누공이 있다면 질 분비물이 더 액체에 가까울 것이다. 새로 생겨난 누공에 의해 지저분한 분비물이 나온다면 이는 생식기관에 침범한 종양을 의미할 수도 있다. 자궁내막암에 의해서도 괴사를 동반한 지저분한 분비물이 나올 수 있다.

노인 환자에서는 특히 질 분비물이 간혹 다른 질환에 의해 이차성으로 발생할 수도 있다. 환자가 무증상이고 상피세포가 많지만 백혈구가 적은 질 분비물은 "박리"현상에 의한 것일 수 있다. 자궁탈출증으로 호르몬대체요법을 받거나 에스트로겐 치료를 받고 있는 환자에서 이러한 경우 자가치유될 수 있고 특별한 치료를 요하지 않는다.

질 출혈

폐경기 이후 환자의 질 출혈은 항상 비정상이다. 신체검사를 통해 다른 출혈의 원인을 감별할 수 있다. 음부에도 종양과 같은 구조적 이상으로 출혈을 일으킬 수 있다. 항문이나 치질에 의한 출혈도 노인이나 간병인에게는 혼동을 줄 수 있다. 외음부에 입은 외상은 상대적으로 약한 조직에 출혈을 더 잘 일으킬 수 있으며 인지가 저하된 환자에게 일어난 성폭행에 의한 것일 수 있다.

질 출혈이 있는 노인 환자는 경구 에스트로겐 혹은 크림이나 연고제의 에스트로겐 질정을 사용하고 있는지 주의 깊게 물어봐야 한다. 생리가 중단된 환자가 호르몬 제제를 사용할 경우 출혈을 조장할 수도 있다.

환자가 혈역학적으로 문제가 없는지 확인하고 외상에 의한 생식기 열상이 있다면 일차적 봉합을 시행한 후 정말로 질 출혈이 맞다면(에스트로겐 사용에 의한 출혈일지라도) 최종치료를 위해 산부인과 진료를 보도록 한다. 환자는 자궁내막암 가능성을 검사하기 위해 자궁내막 생검이 필요하다. 진단을 위해 초음파를 사용하기도 하나 초음파 자체만으로는 부족할 수 있다. 자궁내막암은 생식기의 가장 흔한 악성 종양이다.

자궁 탈출

자궁 탈출이 있는 환자가 응급실로 종종 올 수도 있다. 다행히도 일반적으로 시급한 문제는 아니고 환자는 안심받고 외래로 내원토록 할 수 있다. 응급실에서 주의 깊게 봐야 하는 합병증은 자궁의 완전한 탈출(procidentia uteri)을 가진 요관의 돌출 혹은 꼬임으로 인해 이차적으로 신부전이 발생하는 것이다. 출산 경험이 많을 수록 생식기계의 탈출이 발생할 가능성이 높아진다. 나이를 먹음에 따라 결합 조직이 점차 이완되어 정상적으로 자궁의 위치가 바뀌며 심지어 바깥쪽으로 밀려나오기도 한다. 만성 기침, 골반 종양, 만성 변비 또는 신경학적 장애를 가진 환자는 자궁 탈출의 가능성이 더 높을 수 있다.

병력상으로는 약간의 팽창감이나 압력을 느끼는 정도로 호소하는 경우가 많다. 또한 비뇨기과적 불편감을 호소할 수도 있으며 소변을 보기 위해 스스로 자세를 바꿔야 하거나 탈출된 장기를 약간 들어올려야 하는 등의 증상을 호소할 수도 있다. 질 분비물(대개 박리작용에 의한)이나 출혈이 있을 수도 있다.

신체 검사에서 보이는 소견은 탈출의 정도에 따라 다르다. 자궁 탈출이 있어도 아직 질 내에 위치할 수도 있고 전체가 완전히 돌출될 수도 있다. 자궁탈출증이 증상을 유발할 정도가 되면 더 명확히 알 수 있다. 자궁 탈출증의 분류체계가 있지만 이걸로 응급실에서의 치료 계획이 달라지지는 않는다. 응급실에서는 단일 블레이드 검경을 이용하여 방광 탈출(질의 전벽을 관찰하여 방광의 일부가 질쪽으로 탈출하는 소견을 확인) 혹은 직장 탈출(질의 후벽을 관찰하여 직장의 일부가 질쪽으로 탈출하는 소견을 확인)을 구분할 수 있다. 환자를 서 있는 자세로 진찰해야 탈출증이 제대로 확인될 수도 있다. 방광 내 남아있는 잔뇨(PVR)가 매우 많다면 방광 탈출을 의심할 수도 있다. 직장탈출은 변비와 관련 있는 경우도 종종 있다. 이 두 질환 모두 배변을 위해서 직접 손을 이용하고 있을 수도 있다.

응급실에 탈출증에 의한 증상으로 온 환자를 진료 후 탈출증의 복원이 완전히 되었는지, 감돈이 되지는 않았는지, 탈출로 인한 신장 기능의 저하나 수신증은 없는지 여부를 꼭 확인해야 한다.

생식기 탈출증의 치료 방법은 에스트로겐을 포함한 약물치료부터 페서리 시술 및 탈출 장기를 제거하는 수술까지 다양하다. 이러한 모든 옵션은 시간을 두고 세심한 관찰이 필요하며 산부인과 의사가 결정하는 것이 가장 좋다.

요정체 / 요관 협착

요정체로 인한 증상은 급성 혹은 만성으로 모두 나타날 수 있다. 급성 증상으로는 환자가 소변을 볼 수 없는 상태로 방광이 팽대되는 통증을 들 수 있다. 방광에 가득 찬 소변을 비워내 주면 환자의 통증은 없어진다. 만성 요정체는 지속적인 확장으로 인해 방광이 늘어나게 되며 통증이 있을 수도 없을 수도 있다. 만성 폐색의 병력을 시사하는 증상으로는 소변 줄기가 약하거나 소변을 너무 자주 보거나 소변을 봐도 잔뇨가 남는 증상 등이 있다.

병력 청취 시에 가장 중요한 질문은 최근 비뇨기과적 시술을 받았는지 여부이다. 만약에 최근에 시술을 받은 경우 비뇨기과 의사에게 연락해야 한다. 도뇨관을 삽입하는 것은 일차적으로 시도할 수 있는 방법이지만 최근에 비뇨기과 시술을 받은 경우에는 금기에 해당할 수도 있다. 만약에 환자의 요도에 기구를 사용하여 최근에 시술을 했을 경우 도뇨관을 넣었을 때 해부학적으로 어떤 경로로 삽입될지 불확실할 수 있으며 무리하게 삽입하면 요도에 손상을 줄 수도 있다. 비뇨기과 시술로 인한 요도 협착은 남녀 모두에서 나타날 수 있다.

노인 환자는 다양한 종류의 약을 먹는 경우가 많기 때문에, 많은 약물들이 요정체를 유발할 수 있다는 점을 주의해야 한다. 환자가 급성 요정체의 증상으로 내원할 때에도, 아니면 중등도의 전립선비대증이 있는 환자가 비뇨기과적 문제가 아닌 다른 질환으로 치료받은 후 퇴원약을 처방할 때에도 약물 처방에 대해 신경써야 한다. 항콜린제(혹은 항히스타민의 항콜린성 효과도 포함), 알파작용제, 진경제와 수면제 등의 약물이 대표적이며 특히 약간의 폐색이 있었지만 소변을 볼 수 있었던 환자들에게 이 약물들을 투여할 경우 요정체를 유발하는 것으로 알려져 있다. 이 약물들은 만성폐쇄성폐질환(COPD)의 급성악화, 최근의 마취/수술력이 있는 환자들에게 종종 처방되며 감기약, 수면제, 천식/만성폐쇄성폐질환(COPD) 치료제(atro-

표 21.2. 급성 요폐를 일으킬 수 있는 흔히 사용되는 약물(특히 기존의 경미한 BPH 증상이 있는 환자의 경우)

Antiarrhythmics	Disopyramide
	Procainamide
	Quinidine
Anxiolytics/hypnotics	Clonazepam
	Diazepam
	Zolpidem
Antidepressants	Amitriptyline
	Citalopram
	Doxepin
	Imipramine
	Venlafaxine
Antiseizure drugs	Carbamazepine
	Gabapentin
	Lamotrigine
	Tiagabine
Antihistamines	Cetirizine
	Chlorpheniramine
	Cyproheptadine
	Diphenhydramine
	Hydroxyzine
Antihypertensives	Clonidine
	Hydralazine
	Nifedipine
Antiparkinsonian drugs	Benztropine mesylate
	Carbidopa/levodopa
	Pramipexole
	Selegiline
Antipsychotics	Aripiprazole
	Clozapine
	Haloperidol
Decongestants	Phenylpropanolamine
	Pseudoephedrine
Dementia agents	Memantine
	Rivastigmine
Gastrointestinal drugs	Atropine/scopolamine/hyoscyamine
	Dicyclomine
	Metoclopramide
Hormones	Estrogens
	Progesterone
	Testosterone
Muscle relaxants	Baclofen
	Cyclobenzaprine
	Diazepam
Pain relievers	Nonsteroidal anti-inflammatory drugs
	Opioids
	Tramadol
Pulmonary drugs	Ipratropium
	Tiotropium
Urologic agents	Darifenacin
	Oxybutynin
	Tolterodine

vent는 주요한 항콜린성약제이다)에 포함되어 있는 경우가 많아서 요정체를 유발할 가능성이 있다(표 22.2).

환자가 다른 증상으로 내원했더라도 퇴원 시에 투여하는 처방이 악영향을 줄 수 있다. 몇 가지 질문을 통해 퇴원약에 있는 성분으로 급성요정체가 악화될 수 있는지 여부를 쉽게 확인할 수 있다. 소변이 자주 마려운지, 잔뇨감이 남는지, 소변줄기가 약한지, 야간뇨가 있는지, 소변 긴장이나 소변을 본 후 흘리는지 물어보고 이러한 증상에 대해서는 신중히 생각해야 한다. 미국비뇨기과학회(American Urological Association)의 증상지수(AUA symptom score)가 있는데, 환자의 전립선 비대증을 경증, 중등도 및 중증으로 나누어 평가하기 위해 이러한 증상을 확인한다(표 22.3 참조). 점수가 높으면 의사는 처방을 하기 전에 환자에게 요정체를 유발할 수 있다는 점을 고려하거나, 환자에게 그렇게 될 가능성이 있다고 알려줄 수 있다.

신체검사 시에 종종 방광의 팽창을 확인할 수 있는데 환자의 하복부 전 영역에서 약간 긴장되고 부드럽게 만져진다. 방광이 팽창된 것은 환자가 소변을 본 후 초음파로 확인할 수 있으며, PVR양을 측정하는 방법도 있다. 최근에 관련 시술을 받지 않았다면 카테터를 삽입하는 것이 치료뿐만 아니라 진단에도 도움이 된다. 소변검사로는 혈뇨나 감염의 여부를 확인할 수 있다.

요정체를 평가하는 데 있어 전립선 검사는 매우 중요하다. 전립선은 입체적인 모양으로 생겼으며 직장을 통해 정상적으로 만져지며 요정체를 유발할 정도로 커지면 요도부분 넘어서까지 만져질 수 있다. 만약에 전립선이 단단하고 결절이 느껴질 경우 전립선 암을 평가하도록 진료를 의뢰해야 한다. 전립선이 부드럽고 "젖은 진흙"처럼 만져진다면 전립선염 치료가 필요하다. 직장검사를 통해 환자가 변비가 있는지, 덩어리가 만져지는지, 괄약근의 힘이 비정상적인지 확인하는 것은 남자뿐만 아니라 여자 환자에게서도 요정체의 원인을 아는 데 도움이 된다. 신체검사의 다른 요소로서 방광, 자궁 탈출, 심한 자궁 근종 및 기타 골반 또는 질 종양을 평가하기 위한 골반 검사가 있다. 이러한 것들이 요정체나 요폐색의 원인이 될 수 있다. 포경, 감돈포경이나 요도협착이 있는지도 남성 생식기 검사에서 확인하는 것 중 하나이다. 마지막으로 신경학적 검사도 요정체의 원인을 확인하는 데 중요하다.

소변검사는 감염 또는 혈뇨를 확인하는 데 도움이 되는 검사이다. 소변 내 혈액의 존재는 감염이나 요석이 있음을 요로암에서도 발견될 수 있다. 감염이 의심되는 경우는 소변 배양검사를 해야 한다. 크레아티닌을 측정하여 요정체가 신기능장애를 유발하는지 확인할 수 있다.

노인의 요폐색의 원인은 종종 방광 또는 요도의 수준에서 유출 장애로 발생하기도 한다. 이는 남성 노인 환자에게 특히 흔한데 해부학적으로 전립선이 요로를 막기 좋은 위치에 있기 때문이다. 폐색의 가장 흔한 원인은 BPH이며 이 질환은 일반적으로 응급실에서 진단할 필요가 없지만 요정체를 유발하기

때문에 응급한 상황이 된다. 요폐색을 보이는 노인 환자에게 다양한 원인의 가능성을 고려해야 한다. 신경학적 질환이 원인이 되어 방광 수축력이 감소하고 방광의 운동신경 혹은 감각신경에 이상이 생기거나 방광의 수축과 요도 괄약근의 움직임이 안 맞아 떨어지는 경우를 유발하기도 한다. 이러한 경우 다발성 경화증, 척수 손상/압박 운동으로 인한 마비, 척수 쇼크, 척수 매독, 당뇨병 등의 질환이 있는지 고려할 수 있다. 대상 포진도 너무 심한 통증 때문에 소변을 보기 힘들거나 3번째 요추의 척수 신경 주위의 감염으로 요폐색을 일으킬 수 있다.

다른 해부학적 원인으로 돌, 요도 협착, 포경, 표피 박테리아, 골반 종양, 자궁 탈출, 방광/직장 탈출, 요도/방광 종양, 요로 협착 및 전립선 암이 있다. 요도 이물, 요도 요석, 심지어는 변비 또는 변이 굳어서 요폐색의 원인이 될 수 있다.

요정체를 진단하였다면 소변을 빼주고 방광을 감압시켜주어야 한다. 대부분의 경우 윤활제를 바른 16 또는 18 Fr Foley 카테터를 삽입하는 것이 첫 번째 치료법이다. BPH를 가진 남성의 경우, 이보다 더 큰 직경의 Foley 카테터 또는 Coude 카테터가 도움이 될 수 있다. Coude카테는 단단하고 끝이 굴곡져 있어 전립선 내 요도에서 길을 찾는 데 도움이 된다. Foley 카테터를 시도하는 일반적인 방법이 실패하면, Filiforms와 followers를 고려하는 것도 가능하다. Filiforms은 협착 부위를 지나 방광으로 통과할 수 있는 길고 얇은 탐침이다. Followers는 끝이 점점 좁아지는 형태로 되어 있어 filiform의 한쪽 끝에서 나사처럼 전진하여 협착 부위를 통과할 수 있는 카테터이다. Followers가 더 큰 직경을 갖고 있으므로 협착부위를 진입하여 점차 넓힐 수 있어 이후에 표준 Foley 카테터 삽입이 가능해질 수 있다. 방광요도경 검사는 filiform을 삽입하는 데 가장 안전하고 성공적인 방법이 되는데, 협착부위를 filiform이 제대로 통과하는지 직접 눈으로 확인할 수 있다. 만약 해부학적으로 카테터가 도무지 통과할 수 없다면 경피로 치골위방광절개를 통해 카테터를 삽입할 수 있으며 주로 비뇨기과 전문의가 시술하게 된다. Foley 카테터는 일반적으로 비뇨기과 진료를 보고 카테터 없이도 배뇨를 할 수 있을 때까지 삽입한 채로 유지한다. 비뇨기과 의사는 궁극적인 치료로서 요로성형을 고려할 수도 있다.

요폐색을 완화시키는 방법으로 이러한 기계적인 방법 이외에도 BPH 환자의 소변 유출의 임피던스를 감소시킬 수 있는 약물 요법이 있다. 이러한 약물만 처방하거나 혹은 카테터를 사용한 후 약물을 처방할 수도 있다. Alfuzosin, tamsulosin 같은 알파 차단제는 방광목과 요도 괄약근의 평활근을 이완시켜 도움을 준다. Finasteride와 dutasteride와 같은 5 알파 환원 효소 억제제는 테스토스테론이 디하이드로테스토스테론으로 전환하는 것을 막아 전립선의 크기를 감소시키므로 BPH 환자에게 사용된다. 수술은 또한 BPH치료의 최종 선택이며, 요도 내 전립선 절제술(TURP)은 요정체 발생 가능성을 크게 줄여준다. 개방 치골상 전립선절제술은 전립선이 매우 큰 환자에게 사용된다. 레이저 기화 치료도 점차 많이 시행되고 있다.

표 21.3. 미국 비뇨기과 학회의 양성 전립선 비대증의 중증도 평가 지수(각 항목의 점수는 0에서 5까지의 범위임)

1. 지난 1개월 동안, 소변을 볼 때 다 보았는데도 남아 있는 것 같이 느끼는 경우가 있습니까? (전혀 그렇지 않다 – 거의 항상 그렇다)
2. 지난 1개월 동안, 소변을 본 후 2시간 30분 이내에 다시 소변을 보아야 하는 경우가 얼마나 자주 있습니까? (전혀 그렇지 않다 – 거의 항상 그렇다)
3. 지난 1개월 동안 소변을 볼 때 소변줄기가 끊어져서 다시 힘주어 소변을 보는 경우가 있습니까? (전혀 그렇지 않다 – 거의 항상 그렇다)
4. 지난 1개월 동안 소변을 참기 어려운 경우가 얼마나 자주 있었습니까? (전혀 그렇지 않다 – 거의 항상 그렇다)
5. 지난 1개월 동안 얼마나 자주 요 감염을 겪었습니까? (전혀 그렇지 않다 – 거의 항상 그렇다)
6. 지난 1개월 동안 소변이 금방 나오지 않아서 아랫배에 힘을 주거나 손으로 밀어서 소변을 봐야 하는 경우가 얼마나 자주 있었습니까? (전혀 그렇지 않다 – 거의 항상 그렇다)
7. 지난 1개월 동안 잠을 자다 일어나서 소변을 보는 경우가 하룻밤에 몇 번이나 있습니까?

점수 합계: ≤7은 BPH가 약간 있음, 8–19는 중간 정도의 BPH가 있음, 20–35는 심한 BPH가 있음을 나타낸다.

요폐색을 치료하는 과정에서 합병증이 발생할 수 있다. 장시간 요정체가 있었거나 만성적인 환자의 경우 폐쇄 후 이뇨증이 있을 수 있는데 이러한 환자는 활력징후와 I/O를 모니터링해야 한다. 일부 환자는 너무 오래 방광이 팽창되어 있어 점막이 파열되어 혈뇨나 출혈이 발생할 수도 있다. 너무 심한 팽창 후에 갑작스러운 방광의 감압이 미주신경반응을 일으켜 저혈압이 발생할 수도 있다. 요폐색으로 신장애가 발생하면 크레아티닌이 오르고 신부전증으로 이어질 수 있다. 비뇨기 시술은 항상 감염의 우려가 있다. 요도관 혹은 치골상 카테터를 삽입한 후에는 적절한 감염방지를 하여 이차적인 감염을 예방해야 한다. 요도에 관을 삽입한 이후에 오히려 새로운 협착이 발생할 수도 있다.

환자들은 대부분 Foley 카테터를 삽입한 후 소변 수집 주머니를 다리에 부착하고 퇴원할 수 있다.

퇴원 전 환자들에게 Foley 카테터 관리법을 알려줘야 하는데, 소변 주머니를 비우는 방법, 소변량을 측정하는 방법을 알려줘야 한다. 입원의 적응증이 되는 환자는 요폐색 또는 비뇨기계 시술로 인한 패혈증, 척추압박골절 혹은 척추종양과 같은 다른 심각한 원인에 의한 요정체 환자이다. 퇴원하는 환자는 요정체의 원인에 따라 비뇨기과, 산부인과 혹은 일차 진료로 추적검사가 이어져야 한다. Foley 카테터를 차고 퇴원하는 환자는 추후 카테터를 제거하고 소변이 잘 나오는지 확인하는 진료가 필요하다.

귀두염

귀두염은 남근의 귀두의 염증이다. 귀두표피염은 귀두와 포피의 염증이다. 환자는 종종 귀두의 통증, 가려움 염증, 불타거나 압통을 호소한다. 그 외에 배뇨, 배출 장애 혹은 포피가 붓는 증상이 있을 수 있다. 일반적으로 국소화된 증상에 국한되며 전신증상을 보이는 경우는 흔치 않다. 신체 검진상에는 홍반, 부종, 궤양 또는 귀두 및 포피가 벗겨지는 것을 관찰할 수 있다. 삼출액이 있을 수 있으며 국소적인 림프절 비대를 발견할 수도 있다.

진단은 대부분의 경우 임상적으로 내리게 되며 응급실에서 진단검사의 가치는 제한적이다. 몇 검사들은 도움이 될 수 있으나 대부분 즉시 도움이 되지는 않는다. 도움이 될 수 있는

검사는 혈당 스틱 검사를 칸다다 균 감염이 의심이 되는 환자에게 시행하는 것이다. 상당한 수의 당뇨 환자가 귀두염 증상을 보인다. 수산화칼륨 슬라이드 검사는 칸다다 균의 진단을 명확히 내리는 데 도움이 될 수 있으며 습식도말 검사는 트리코모나스 또는 백혈구를 확인할 수 있고 추가적으로 임질, 클라미디아, 매독, 헤르페스 감염여부를 검사할 수 있으며 세균 배양 검사를 해 놓으면 추적검사를 위해 외래에 방문했을 때 도움이 될 수 있다.

귀두염의 원인은 위생문제(특히 포경을 하지 않았을 때), 약물 발진, 화학적 자극, 감염에서 발생하며 이 중 감염이 가장 흔한 원인이다. 감염의 가장 흔한 균주는 칸다다균(약 35%)이며 연쇄상구균과 포도상구균이 그 뒤를 잇는다. 다른 감염의 원인으로는 클라미디아 균과 임질균, 트리코모나스, 보렐리아, 매독균, 혐기성세균, 가드넬라, 헤르페스 및 사람유두종바이러스이다.

칸다다균에 걸릴 위험이 높은 귀두염 환자는 당뇨병이 있거나 포경을 하지 않은 환자, 면역저하 환자이다. 진찰상에서는 구진, 작열감, 가려움증을 확인할 수 있고, 감염으로 인해 삼출액과 홍반 및 부종을 나타낼 수 있다. 감염이 아닌 원인도 있을 수 있으며 음경의 피부 색이 변해 있거나 흉터가 있다면 비뇨기과에게 추가 진료를 받도록 보내야 한다.

이끼 경화증(balanitis xerotica obliterans)은 귀두와 포피에 저색소침착된 반점과 구진을 보인다. 이끼 경화증은 만성적이고 재발하며 포경과 흉터를 일으킬 수 있다. 꾸준한 치료로 완치될 수도 있으나 1%에서 악성 종양으로 변형할 위험이 있다. 원형귀두염은 귀두에 회백색 피부염증이 번져가며 경계가 하얗고 작고 통증이 없는 궤양을 보인다. 이는 반응성 관절염과 연관되어 있을 수 있으며 류마티스 전문의에게 진료를 의뢰해야 한다.

형질세포귀두염(Plasma cell balanitis)은 포경수술을 받지 않은 젊은 나이 혹은 이후 노인 연령대에서 볼 수 있다. 진찰상에서 빨간 점이 있는 주황색의 외곽선 병변을 보인다. 흉터가 있는 만성 귀두염은 모두 비뇨기과 의사에게 보내어 제자리 암종이나 편평세포암의 가능성을 평가해야 한다. 형질세포 귀두염은 만성으로 진행하는 경과를 보이나 포경수술을 하면 해결될 수도 있다.

살리실산염, 설폰아미드, 테트라사이클린과 같은 약물에

음경 또는 신체의 다른 곳이 노출되면 약물발진을 보일 수 있다. 화학적 자극은 비누, 살정제 및 기타 국소에 바르는 로션에 의해 유발될 수 있으며 또한, 음경의 피부는 귀두염과 혼동될 수 있는 다른 전신 질환의 양상을 나타낼 수 있다. 감별진단으로는 수분이 많은 습진, 건선 및 옴이 있다.

치료는 의심되는 원인을 치료해야 하며 감염이 가장 흔한 원인이다. 귀두의 포피를 하루에 1~2회 잡아당기고 따뜻한 물에 식염수로(비누는 자극적일 수 있다) 귀두지(smegma)를 씻어내도록 환자를 교육한다. 노인에서 귀두염의 치료는 젊은 환자와 다르지 않다. 가장 흔한 원인은 칸디다균이며 항진균 연고로 치료할 수 있다. 그 다음 가장 많은 원인은 세균성이며 포도상구균과 연쇄상구균이 가장 흔한 병원균이므로 이 균주들을 커버하는 항생제를 사용해야 한다. 귀두염이 약물 부작용 혹은 자극성 물질의 노출에 의한 것으로 생각되면 그 원인을 즉시 제거하고 스테로이드 연고를 사용하는 것이 도움이 될 수 있다. 이끼 경화 또는 형질세포 귀두염은 조직검사에 의해서 진단되므로 비뇨기과 추적검사를 보내는 것이 좋다. 만약 원형 귀두염이 의심이 된다면, 반응성 관절염이 동반되어 있는지 확인하고 연관된 감염을 치료해야 하므로 비뇨기과뿐만 아니라 피부과 진료도 연계한다. 특별히 주의를 기울여야 하는 것은 편평상피세포암이 노년에서 성기 피부 변화로 나타날 수 있다는 점이다. 귀두염은 다양한 원인이 있으므로 혼동될 수 있고 치료를 위해 특별한 검사가 필요할 수 있으므로 추적 관찰을 시키도록 한다.

긴급한 비뇨기과 중재 및 협진을 필요로 하는 응급질환은 감돈포경, 요로정체와 성기의 봉와직염이다. 포경도 응급한 중재를 필요로 할 수 있는데, 만약 귀두염이 심각해서 포경을 유발했다면 요정체를 초래할 수 있기 때문이다.

남성 생식기 감염: 전립선염, 부고환염, 고환염

유전립선, 고환, 음낭 및 요도에서 오는 통증은 응급실로 내원하는 다양한 사유의 근본적인 원인이다. 젊은 층은 이러한 증상호소가 성병과 관련이 있다. 노년에서도 항상 성병은 고려되어야 하지만 비율이 그렇게 크진 않다. 게다가 남성 생식기에 근본 문제가 있더라도 노인에서는 비특이적 증상을 호소하는 경우가 젊은 층에 비해 더 많다. 증상은 불만은 배뇨 장애, 빈뇨, 긴급뇨, 배출물, 사정통, 고환 또는 부고환 압통, 회음부 통증, 요통, 발열, 심지어는 패혈증까지 나타날 수 있다. 감염이나 염증반응(고환염, 부고환염, 요도염, 전립선 염)을 보이는 환자에서는 이 모든 부분이 연속성을 갖기 때문에 한 곳에서 시작하여 다른 곳으로 전파되었을 수 있다.

요도염은 요도의 염증을 말하며 감염성 혹은 비감염성 모두 원인이 될 수 있다. 부고환염 역시 부고환의 염증 혹은 감염이 원인으로 고환 주변 조직의 혈관 울혈 및 염증 증상을 일으킨다. 고환염은 고환의 염증이나 감염으로 정의되며, 대부분 부고환염에 이차성으로 발생한다. 각각의 질환을 증상의 발현

기간으로 나눌 수가 있는데, 급성, 혹은 아급성(6주 미만) 또는 만성(6주 이상)으로 분류할 수 있다. 감염은 비뇨생식계를 따라 올라갈 수 있으므로 요도염이 부고환염으로 진행하거나 더 진행하여 고환염, 전립선염으로 확장될 수 있다. 음낭의 통증은 부고환이나 고환의 문제가 원인일 수 있으나 감염이 만성으로 진행하거나 부종의 정도에 따라 신체 검사상 원인을 구별하기 어려울 수 있다. 요도염이 있을 경우 음경에 압통이 있을 수 있고 치료받지 않으면 부고환 또는 고환의 압통, 경화 또는 열감(부고환염 또는 난원염으로 인한)이 발생할 수 있다. STI (Sexually Transmitted Infections)가 원인인 경우 STI의 특유의 피부 병변이 있을 수 있다. 또한 사타구니의 림프절 병변이 있을 수도 있다.

남성 생식기 감염은 감염성 또는 비감염성 원인이 있을 수 있다. 일반적으로 35세 이상의 감염 원인(당연히 노인 연령대를 포함해서)은 주로 요로에서 흔히 볼 수 있는 대장균 및 다른 감염체가 원인인 것으로 밝혀졌습니다. 남성 생식기 감염은 임균성 임질(Neisseria gonorrhoeae)과 비-임균성 원인으로 나뉘어진다. 대장균 이외에 비 임균성 감염은 Chlamydia trachomatis, Mycoplasma genitalium, Trichomonas vaginalis, herpes simplex virus, adenovirus, Urea-plasma urealyticum, Staphylococcus saprophyticus, 와 yeasts가 원인이 된다. 콘돔을 사용하지 않은 성교는 STI 관련 요도염의 원인이며 고령자에서도 가능성에 대한 의심을 생략해서는 안 된다. STI 관련 감염에서 증상은 일반적으로 노출 후 4~14일에 발생한다. 만성 감염성 부고환염/고환염의 경우 결핵은 비교적 흔한 원인이고 경과가 천천히 진행되는 경우 가능성을 고려해야 한다. 요도염의 비 전염성 원인도 있으며 반복적인 카테터 삽입, 이물 삽입, 유치 카테터 및 요도 시술로 인한 외상은 모두 요도염으로 이어질 수 있다.

고환염

고환염은 대부분 음낭 통증과 붓기의 점진적인 발병으로 나타난다. 통증은 대개 한측에서 시작하며 염증이 인접한 고환에 퍼지면서 양측으로 진행된다. 때때로 통증이 하복부로 전달될 수 있으며 하부 요로 감염(UTI)의 증상이 나타날 수 있다. 메스꺼움과 구토 증상을 보일 수도 있다. 젊은 환자에서 음낭 통증을 보일 때 감별 진단은 고령 남성에서 매우 드문 진단인 고환 염전이 있지만 이는 젊은 환자나 노인이나 비슷한 신체 검진 소견을 보이며 초음파 및 수술을 통해 치료하는 것도 같다. 차이점은 고환에 통증이 전파되어 통증의 범위가 다를 수 있다. 이러한 증상의 원인으로는 요로결석, 사타구니 탈장, 맹장염, 방광염 및 신우 신염 등이 있다.

신체 검사상 환자는 앉아 있는 자세가 불편할 수 있다. 맥박이 빠르거나 발열과 같은 감염 증상을 보일 수 있다. 부고환은 대개 압통이 있으며 감염이 진행하면서 고환의 통증과 부종을 보일 수 있다. 고환을 들어올렸을 때 통증이 완화되는 Prehn징후를 보일 땐 부고환염을 암시한다. 부고환과 고환

염을 보이는 노인 환자들에게서 소변정체나 방광 출구 폐색으로 인한 요실금 증상이 나타날 수 있다. 서혜부의 림프절 종대는 부고환-고환염과 관련이 있을 수 있으며 탈장은 제외할 수 있다. 신장염이나 다른 동반된 진단을 찾기위해서 환자의 CVA 압통을 확인하는 것이 중요하다.

부고환염

부고환염은 세균이 비뇨생식기를 역행하여 감염을 유발하는 경우가 흔하고 혈행을 통한 확산은 드물다. 다시 말하면, 노인 환자의 부고환염의 원인은 요로병원균일 가능성이 가장 높다. 남성과 성관계를 갖는 남성의 집단에서는 대장균 박테리아가 흔한 원인균이며, HIV 보균 환자 집단에서는 바이러스, 곰팡이 및 거대 세포 바이러스가 원인으로 보고되고 있다. 그 외에 원인이 되는 세균으로는 Klebsiella pneumoniae, Pseudomonas aeruginosa, 드물게 Mycobacterium tuberculosis가 있다. 비전염성 원인에는 vasculitides 및 amiodarone과 같은 약물이 원인이 될 수 있다. Amiodarone에 의한 부고환염의 치료는 amiodarone 용량을 줄이는 것이 일반적인 치료 방법이다.

신체 검진은 남성 생식기 감염의 진단에 필수적이며 몇몇 실험실 검사도 가치가 있다. 더 효과적인 치료를 위해서는 소변 배양 검사가 필요하다. Chlamydia trachomatis 또는 N. gonorrhoeae를 진단하기 위해서 요도 면봉이나 소변 검사도 시행해야 한다. 소변 혈구 수 검사도 하는 것이 좋고 상태가 좋지 않은 환자는 백혈구 증가를 통하여 전신적인 감염효과를 보이는 음낭 감염질환을 추측할 수 있다. 영상 진단검사는 고환의 병리를 정의하는 데 사용할 수 있다. 노인 환자는 자주 필요하지 않을 수도 있지만, 종양이나 농양이 염려되는 경우 초음파가 유용한 도구가 될 수 있다.

치료는 감염 퇴치, 증상 완화, 합병증 및 전염 예방, 관련 질환 치료에 초점을 맞추어야 한다. 부고환-고환염 환자 대부분은 외래 통원으로 치료할 수 있다. 지지 요법으로는 신체 활동 감소, 음낭지지 및 거상, 얼음 팩, NSAID 및 Sitz 목욕 등이 있다. 초기 치료에 호전이 있는지 72시간 이내에 비뇨기과 의사에게 추적관찰을 의뢰하는 것이 좋다. 당연하게도 STD가 의심이 되면 파트너도 치료를 받을 때까지 성적 금욕을 해야 한다. 가끔 입원이 필요한 경우도 있는데, 패혈증, 연조직의 염증이 큰 경우, 식음이 불가능하거나 외래치료로 실패한 경우에는 입원을 고려해야 한다.

전립선염

"전립선염"은 실제로는 한 질환의 연속이라고 볼 수 있다. 환자는 비뇨생식기 통증과 함께 배뇨통증, 배변통증, 발열과 불쾌감을 동반한 등이나 회음부 통증, 성기능 장애나 요폐색 등의 다양한 증상을 호소할 수 있다. 전립선염은 50세 이상의 남성에서 가장 흔한 비뇨기과 질환이며 북미 인구에서 전립선염의 유병률은 2~16%였다. 전립선염의 위험 요인으로는 요도염,

UTI, STI, 비뇨기과적 술기(Foley 카테터 삽입) 및 해부학적 또는 신경학적 요로 폐쇄가 있다.

당뇨병 및 소화기 및 신장병 국립 연구소는 1995년에 전립선 염의 4단계 분류 체계를 정하였다. 4가지 분류 중 2가지가 일반적으로 응급실에서 중요하며 2가지는 일반적인 지식으로 유용하다. Class I은 급성 세균성 전립선염(acute bacterial prostatitis, ABP), Class II는 만성 세균성 전립선염(chronic bacterial prostatitis, CBP), Class III은 만성 비세균성 전립선염/만성 골반통 증후군(chronic non-bacterial prostatitis/chronic pelvic pain syndrome, CNP/CPPS), 클래스 IV는 무증상 염증성 전립선염(asymptomatic inflammatory prostatitis, AIP)이다. Class III과 IV는 응급실 치료 단계와 특별히 관련이 없지만, Class I과 II는 응급 치료가 필요한 급성 문제를 일으킬 수 있다.

급성 세균성 전립선염은 전체 전립선염의 2~5%를 차지한다. 전신증상 없이 국소증상만 보이는 경우도 가능하며 젊은 남성에게 더 흔하다. 병원균은 일반적인 요로감염 균주이다. 합병증으로는 전립선 농양, 급성 요폐색, 패혈증 등이 있다. 감염이 원인인 경우 잘 항생제에 반응하며 치료에 필요한 항생제의 권장 과정은 문헌에 따라 다르지만 4~8주 치료법이 권장된다.

만성 세균성 전립선 염은 전체 전립선염의 2~10%를 차지한다. 노년층 남성에서 더 흔하게 발생하며, 정의상으로는 3개월 이상 지속되는 증상이 있어야 한다. 환자의 신체 검사가 정상이며 전신적으로 아파보이진 않아도 전립선에 감염원이 있을 수 있다. 전신, 국소 증상 모두 가능하며 합병증으로는 전립선 농양(특히 면역 저하의 추가 위험 요소가 있는 경우), 급성 또는 만성 요로 결핍, 만성 폐쇄로 인한 신부전 및 패혈증의 위험이 있다. 병원체는 일반적으로 비뇨생식기 질환이며 감염이 원인인 경우 항생제에 잘 반응한다. 일반적으로 급성 세균성 전립선염보다 긴 치료기간이 필요하며 대략 12주 정도 치료한다.

만성 비세균성 전립선염/만성 골반통 증후군이나 무증상 염증성 전립선염은 항생제에 반응하지 않고 급성 감염 증상을 보이지 않는다. 원인은 전립선관으로 소변이 역류해서 발생하기도 하고(예: 화학적 전립선염), 확인되지 않은 전염병(비정형 병원균), 자가 면역 질환, 방광 경부/요도 경련 또는 골반저 근육 긴장으로 인한 소변 역류 등 다양할 수 있다. 국립보건위생부(역자 주: 미국의 보건복지부에 해당)의 만성 전립선 증상 지수 설문지(NIH-CPSI 검사)는 전립선 관련 증상과 그 영향을 평가하는 채점 시스템이다. 여기에는 통증 증상, 비뇨기 증상 및 삶의 질을 정량화하는 13가지 질문이 포함되어 있다(표 22.4). 만성 비세균성 전립선염/만성 골반통 증후군과 무증상 염증성 전립선염은 비뇨기과 외래에서 진찰받는 것이 좋다.

급성 전립선염 환자는 하복부, 고환 또는 회음부 통증과 함께 열, 오한, 피로감 및 불쾌감을 호소할 수 있다. 만성 전립선 염은 방광 출구 폐쇄 또는 요로 폐색 증상을 보일 수 있다. 급성이거나 만성 전립선 염이 있는 환자에서 급성 증상을 보이

표 22.4. NIH 만성 전립선 증상 색인

만성 전립선 염의 증상이 통증, 요실금 증상 및 삶의 질에 미치는 영향에 대한 질문을 통해 점수 체계를 평가합니다.	
질문	점수
1. 지난 주 동안 회음부(직장과 고환 사이의 영역), 고환, 음경 끝(배뇨와 관련 없음), 허리 아래 및 / 또는 방광에서의 통증이나 불쾌감이 있었습니까?	각각 예에 대해 1점
2. 지난주 동안 다음 증상을 경험했습니까? 배뇨 시 통증 또는 작열감, 사정 후 또는 사정 시 통증이나 불쾌감	각각 예에 대해 1점
3. 1, 2의 문항에서 질문한 통증이나 불편함을 지난주 얼마나 경험했습니까?	0 (전혀 없음) 5 (항상)
4. 지난주를 통틀어 하루 중 당신이 느낀 통증이나 불쾌감을 가장 잘 묘사한 숫자는 무엇입니까?	0 (전혀 없음) 10 (가장 심한 통증)
5. 지난 한 주 동안 배뇨 후 방광이 완전히 비지 않은 느낌이 얼마나 자주 있었습니까?	0 (전혀 아님) 에서 5 (거의 항상)
6. 지난주 동안 소변을 마친 후 2시간 이내에 다시 소변을 보았던 적이 몇 번입니까?	0 (전혀 아님) 에서 5 (거의 항상)
7. 지난주 동안, 증상으로 인해 일상적으로 하는 일을 얼마나 하지 못하였습니까?	0 (없음)에서 3 (많이)
8. 지난주 동안 증상에 대해 얼마나 생각 했습니까?	0 (없음)에서 3 (많이)
9. 지난주와 같이, 그 증상을 가진 채로 평생을 보내야 한다면 어떻겠습니까?	0 (기쁜)에서 6 (끔찍한)
통증 점수 : 항목 1–4의 합계	경증 = 0-9
요로 증상 점수 : 항목 5–6의 합계	중증도 = 10-18
삶의 질과 영향 점수 : 항목 7–9의 합계	중증 = 19-31

는 경우 전립선염은 패혈증의 미묘한 원인이 될 수 있다. 급성 유지 환자는 대개 많은 통증과 불편함을 호소한다. 만성적인 경우 환자는 빈뇨, 긴급 또는 절박와 같은 요로 증상이 나타날 수 있다.

신체 검진상 치골상방이 가득찬 느낌을 호소하거나 비뇨 생식기 검사상 이상이 있으면서 늑골척추각에 압통이 있는 경우를 볼 수 있다. 또는 급성 전립선염에서 전립선 압통만이 유일한 증상일 수도 있다. 이때에는 촉지 시에 "젖은 진흙" 같은 느낌이 들 수 있다. 급성 전립선 감염 환자에서는 전립선 마사지는 균이 혈행을 따라 침범할 위험이 있어 금기이다. 마찬가지로, 요로 결핍이 있고 또한 급성으로 전립선에 감염이 있는 경우에는 카테터를 통과시킬 때 감염의 우려가 있으므로 치골상방의 방광 전벽을 통해 카테터를 삽입하는 것이 적절한 치료법이다. 비뇨 생식기의 모든 부위는 고환염 또는 부고환염으로 감염되었을 수 있으므로 검사가 필요하다. 마찬가지로, 환자가 요도염, 고환염 또는 부고환염이 있는 경우에, 급성 또는 만성 세균성 전립선 염은 다른 진단법보다 긴 항생제 치료 과정을 필요로하므로 전립선을 평가하는 것이 적절하다.

급성 세균성 전립선염(acute bacterial prostatitis, ABP)과 만성 세균성 전립선염(chronic bacterial prostatitis, CBP)의 원인은 대개 요도로부터의 수직 감염이나 방광에서 이동하여 전파된다. 가장 흔한 원인은 호기성 그람 음성균이다. 일반적으로 Escherichia coli (60~80%), Klebsiella, Proteus 및 Serratia와 같은 다른 Enterobacteriaceae와 Pseudomonas가 원인으로 알려져있다. 다른 박테리아 원인으로는 그람 양성 장구균, 표피 포도상 구균, 드물게 연쇄상 구균이 있습니다. 또한 Chlamydia trachomatis, Ureaplasma urealyticum, 결핵균 및 바이러스와 같은 비정형 병원균도 원인이 될 수 있다.

응급실에서는 현미경 검사를 포함한 소변검사를 실시하여 백혈구와 박테리아를 확인하고 소변 배양검사와 방광초음파를 진행하도록 한다. 전립선 농양이 의심되는 경우 CT나 초음파로 진단할 수 있다. 크레아티닌은 만성 신기능 저하를 확인하는 데 도움이 된다. 환자가 입원을 고려할 만큼 상태가 많이 안 좋다면 전체 혈액 검사(CBC)와 혈액 배양 검사를 시행해야 한다.

비뇨기과 의사가 선택할 수 있는 추가 검사로서 전립선 특이 항원(PSA)은 응급실에 내원한 초기에는 도움이 되지 않으며 스크린 검사로도 유용하지 않겠지만 임상적 상황을 고려하여 검사할 수 있다. 그 외에도 전립선 마사지 전 후에 소변을 수집하는 방법으로 전립선 분비물을 검사할 수도 있다.

전립선 감염의 치료는 일반적으로 불편감과 통증에 대한 치료, 음낭 거상 치료와 함께 전립선에 잘 침투하고 일반적인 요로 병원균에 대해 작용하는 적절한 항생제 치료가 필요하다. 변을 부드럽게 해주는 변비약도 도움이 될 수 있다. 환자에게 농양이나 비정형 감염 등의 합병증에 대해 알려주고 비뇨기과 전문 진찰이 필요함을 설명해준다. 대부분 환자는 비뇨기과 외래 추적검사로 치료가 가능하다. 환자가 패혈증의 징후를 보이거나 심각한 면역저하, 급성 요폐색, 신손상 같은 심각한 합병증으로 감염된 징후가 있는 경우 입원을 고려하는 것이 좋다. 적극적인 항생제 치료에 반응을 잘 하는 급성 세균성 전립선의 예후는 33~60% 세균 치료율을 보인다. 만성 전립선 감염은 종종 치료하기 어렵고, 재발을 잘 하는 경향이 있어 장기간 항생제 치료를 해야 한다.

노인 환자의 생식기 감염의 항생제 치료

노인 인구에서 전립선, 고환 또는 부고환염의 감염은 주로 방광의 요로 감염에서 발견되는 일반적인 균주가 압도적으로 많이 발생한다. E. coli, Enterococcus, Enterobacteriaceae 뿐만 아니라 그람 양성균과 장내 이외의 다른 곳에서 전파된 Pseudomonas도 포함될 수 있다. 노인 남성에서 하부 요로감염이 있으면 전립선염을 동반할 가능성도 고려해야 한다. 해부학적으로 전립선이 소변에 묻혀 있거나 소변이 전립선에 묻혀 있을 가능성이 높기 때문이다.

전립선염의 항생제를 선택할 때 특별히 고려할 점이 있다. 건강한 전립선은 항생제의 이동을 방해하는 장벽이 있어 혈장에서의 항생제 농도만큼 높게 유지되지 않는다. 전립선은 산성 경향이있어 산성 항생제가 전립선으로 잘 퍼지지 않고, 알칼리성 약물은 더 자유롭게 통과된다. 그러나 감염되어 염증이 있는 전립선은 이러한 방어막의 효과가 줄어들어 장벽이 될 가능성이 적다. 전립선염의 치료 과정은 일반적으로 다른 감염보다 더 길다. 급성 전립선 염의 경우 4~8주까지 연장할 수 있다. 전립선에 항생제 농도를 유지하기 어려워서 재발을 막고 치료를 촉진시키기 위해 장기간의 치료기간이 필요하다.

항생제의 저항성이 환경에 따라 변화하므로 지역의 항생제 내성과 감수성 데이터를 고려하여 환자에게 처방하는 것이 중요하다. 감염에 의한 전신증상으로 응급실로 내원한 환자에게는 비경구 항생제로 치료를 시작하는 것이 합리적이다. 이후 광범위 경구 항생제를 고려할 수 있다. 적절한 초기 항생제로는 페니실린(즉, 암피실린) 및 아미노 글리코 사이드(즉, 겐타 마이신), 2세대 또는 3세대 세 팔로 스포린, 또는 플루오로 퀴놀론 중 하나의 조합을 포함할 수 있다. 만약 외래 치료를 해야 한다면 최적의 선택은 fluoroquinolones와 trimethoprim-sulfa를 포함하여 고려하는 것이 좋다.

비뇨 생식기 감염을 일으키는 장내 세균총에서 확장된 스펙트럼 베타-락 타미아제(ESBL) 내성에 대한 저항성의 속도는 개선되지 않는 환자에게 유의해야 할 고려 사항이다. 항생제 선택을 복잡하게 만드는 다른 문제로는 약물 상호 작용(특히 다약제를 복용하는 노인에서 유의한)과 항생제의 부작용이 있다. 예를 들어 fluoroquinolone은 힘줄 질환에서 힘줄 파열(환자가 스테로이드를 복용했을 때 더 자주 발생함)과 연관이 있으며 QT 연장과도 관련이 있다. 특히 환자가 QT 간격을 연장시키는 다른 약물을 사용하는 경우 더 주의해야 한다. 또한 와파린은 fluoroquinolone, azithromycin, amoxicillin/clavulanate, isonicotinic acid hydrazide와 그 외 여러 가지 항생제에 의해 효과가 더 세질 수 있다.

혈뇨

혈뇨는 노인 인구에서는 상대적으로 그리 드문 일이 아니다. 요로감염(UTI), 암 및 대동맥 박리와 같은 다양한 문제에서 나타나는 증상일 수 있다. 젊은 성인에서 혈뇨는 대부분 최종 진단이 신장결석이나 감염과 같은 양성질환이지만 노인 환자의 경우 검사로 암, 혈관 질환 또는 내인성 신장 질환이 밝혀지는 경우도 있다.

혈뇨의 실제적인 정의는 육안으로 확인할 수 있거나, 현미경상으로는 소변침전물의 고출력 필드에서 2~10개 이상의 적혈구가 관찰되는 것을 말한다. 여기서 중요한 것은 첫째, 소변에서 피가 나온다고 호소하는 환자의 혈액이 실제로 비뇨기계에서 나온 것인지 확인하는 것이다. 종종 질에서 흐르거나 직장에서 나온 출혈을 소변에서 나오는 것으로 착각하기도 한다. 혈액의 출처가 정확치 않다고 생각이 되면 도뇨관을 이용하여 확인할 수 있고 추가로 배양검사를 위해 오염되지 않은 소변을 채취할 수도 있다. 현미경 상으로 적혈구를 확인하여 혈뇨가 아닌 것으로 진단되는 경우가 있으며 헤모글로빈뇨, 미오글로빈뇨, 포르피린증 또는 사탕무, 블랙베리, 리팜핀, 페니토인 섭취에 의한 소변의 경우에 혈뇨로 오인되었을 수 있다.

출혈의 경로가 요로로 확인되더라도 신장, 요관, 방광 및 요도에서 발생한 출혈이 아닌 경우도 있을 수 있다. 혈액학적 문제에 의해 출혈이 단순히 요로에서 관찰되었을 수도 있기 때문이다. 겸상적혈구 또는 혈우병은 젊은 연령층에서 중요하고, 노인 환자에서는 항응고 장애로 인한 출혈이 더 흔하다. 신장 정맥 혈전증도 혈뇨를 유발할 수 있다. 종양, 특히 골반 종양은 요로로 침식되어 출혈을 일으킬 수도 있다. 악성 고혈압이나 신장 동맥에 대동맥 박리가 있는 경우는 심혈관 원인에 의한 혈뇨이다. 65세 이상의 환자가 신장 결석 진단을 처음으로 받는 경우는 아주 드물고 다른 배제 질환에 대한 고려 없이 바로 혈뇨의 원인으로 생각해서는 안 된다. 이 연령대는 혈뇨를 보이는 다른 생명을 위협하는 원인이 있을 수 있다. 가장 흔하고 치명적인 진단 오류는 복부 대동맥 통증 및 혈뇨를 앓고 있는 환자를 신장결석 진단하였는데 실제로는 대동맥 박리가 있는 경우이다.

혈뇨가 요로(즉, 신장, 요관, 방광, 요도) 및 전립선에서 유래한 경우는 감염이 가장 흔한 육안적 혈뇨의 원인이다. 다른 비뇨기과적인 원인에는 염증, 악성 종양, 돌, 이물질, 해부학적 이상, 다른 골반 종양 치료로 인한 방사선 방광염 및 외상이 있다. 신장, 요관 및 방광 종양도 혈뇨를 보일 수 있으므로 노인 환자는 종양의 가능성을 배제해야 한다.

병력상 중요한 정보는 배뇨중 혈액의 출현시기(초기, 전체, 말기 소변, 또는 배뇨 사이)와 배뇨 장애, 빈뇨 또는 긴박뇨의 여부 등이 있다. 출혈과 함께 통증이 있었는지 확인하는 것이 중요하며, 그 통증은 언제, 어디서(치골상부 통증, 일측성/양측성 통증, 복부 통증, 허리 통증) 통증이 있었는지 질문해야 한다. 그 외 중요한 질문은 다음과 같다.

배뇨의 처음이나 배뇨 중간에 어려움이 있습니까? BPH의 병력이 있거나 비뇨기과적 수술이나 시술을 받았습니까? 고혈압, 당뇨병 또는 신장 질환의 병력이 있습니까? 환자가 복용하는 약물 중 신 독성 약물이 있습니까? 결석 질환의 병력이 있습니까? 골반, 전립선 암, 위장관 암 또는 비뇨기과 암에 방사선 치료를 받은 적이 있습니까? 응고질환의 병력이 있습니까? 중동이나 아프리카(예: 주혈 흡충증의 우려)와 같은 해외 여행을 최근에 하셨습니까? 메스꺼움, 구토, 발열, 체중 감소의 증상이 있습니까?

신체 검사로 확인할 것들은 다음과 같다. 환자의 자세(가만히 누워 있거나 통증으로 몸부림치는지), 활력 징후, 요도 기저부 외상, 복부 및 등의 외상 흔적, 심한 부종, 흉막 삼출액 또는 복수와 같은 체액 과부하 증상, 복부 또는 CVA의 압통, 복부에 만져지는 종괴, 요도 배출물의 유무 또는 기타 비뇨생식기계의 문제 발견.

검사실에서 알아낼 정보는 소변검사가 필수적이다. 환자에게 회음부 병변이 있거나 질 분비물, 출혈 병변의 원인이 있는 것으로 의심되는 경우 정확한 검사를 위해 카테터를 이용한 채취가 좋다. 소변 검사상 양성 결과가 나오면 정식 소변검사를 진행해야 한다. 소변에 있는 적혈구(RBC)와 그 형태, 백혈구, 주물, 결정체, 박테리아 및 단백질의 존재를 분석해야 한다. 혹시 비정상적인 RBC 형태 또는 출혈, 단백뇨가 있다면 사구체에서 출혈이 있음을 암시한다. 단일성의 정상 모양 적혈구 또는 응집된 적혈구(미세한 응고)가 있는 경우에는 요로계 하부의 출혈을 암시한다.

노인 환자, 특히 항응고 치료를 받는 환자에서 혈뇨가 있을 때에는 혈액검사가 필요하다. 응급실에서 시행해야 하는 검사는 1) BUN, 크레아티닌 및 전해질로 신기능을 검사, 2) 프로트롬빈 시간 / INR, 부분 프로트롬빈 시간 및 혈소판을 검사하여 응고 병증을 평가, 3) CBC와 빈혈 및 감염 징후 확인, 4) "혈뇨"가 실제로 myoglobinuria인 경우 근육세포 파괴를 확인하기 위한 크레아티닌 포스 포 키나아제(CPK) 검사이다. 환자의 혈뇨 및 신염에 대한 원인은 다양할 수 있으며 평가를 위해 여러 가지 검사를 시작하지만 응급실에서 그 결과를 파악하지는 못한다.

응급실에서 유용한 영상검사로는 초음파로 신장이나 골반 종괴, 수면 신장 및 복부 대 동맥류를 확인하는 방법이 있다. 하지만 대동맥박리같은 질환의 진단에는 한계가 있음을 고려해야 한다. 복부 또는 골반 CT는 복강 내 및 후 복막 질량, 폐색, 결석, 대동맥 동맥류를 평가하는 데 사용할 수 있으며 조영증강 시에는 대동맥박리, 종양, 농양 등의 질환을 진단할 수 있다. 노인에서 혈뇨를 유발하는 원인 질환 중 어떤 것들은 신장 기능을 감소시킬 수 있으므로 조영제 사용 여부는 그로 인한 이득과 신 독성의 위험성의 균형을 생각하여 결정해야 한다.

환자의 치료계획은 출혈의 원인에 따라 결정된다. 감별진단에 대한 치료는 환자의 연령대와는 관계 없지만 노인 연령대에 더 많고 위험한 진단의 가능성에 대해 의심하는 것이 중요하다.

환자는 먼저 입원할지 외래로 보낼지 결정하고 일차의료기관 혹은 비뇨기과나 신장내과 중 어디로 보낼지 결정하게 된다. 신장 결석과 비뇨기계 종양이 의심될 때는 비뇨기과로 진찰 및 추적 관찰을 하도록 한다. 종양에 대해서는 추가적으로 종양학적인 평가가 필요하다. 신장염이 의심되는 환자는 신장 자체에 대한 평가를 위해 신장내과로 보낸다. 안정적이고 합병증이 없는 무증상 혈뇨는 반복적인 요검사를 위해 2주 이내에 일차의료 기관으로 추적관찰을 의뢰한다. 육안적 혈뇨는 혈전을 형성하고 배뇨를 어렵게 할 수 있는데 응급실에서 삼중내

강 요관 카테터로 배뇨를 시도하여 잘 되지 않는 경우 비뇨기과 진료가 필요하다. 대부분의 환자는 필요한 조치 후 안전하게 퇴원할 수 있지만 일부 환자는 혈뇨 그 자체보다 혈뇨의 원인 질환 때문에 입원을 해야할 수 있다.

포경증/감돈포경

포경은 귀두 뒤로 포피를 잡아당길 수 없는 상태로 배뇨 장애, 혈뇨 또는 빈뇨가 발생할 수 있다. 소변으로 포피가 가득차서 풍선처럼 되기도 한다. 특히 당뇨병 환자는 귀두염을 동반하고 있을 수 있으며 확인이 어려워 귀두염의 원인을 진단하고 귀두를 치료하는 것이 어려울 수 있다. 포경된 귀두는 개구부가 좁아지고 부종, 홍반 및 압통이 있을 수 있다.

포경은 소변의 출구가 개구가 좁아져 폐쇄성 요로질환을 유발할 수 있다. 만약 막힐 우려가 있는 경우 신후 폐쇄성 요로질환의 확인을 위해 크레아티닌을 확인하는 것이 좋다. 신장 초음파는 폐쇄성 요로병증으로 인해 팽창된 방광과 수신증을 확인할 수 있다. 칸디다 균에 의한 귀두염은 종종 당뇨병 환자에게서 발견되기 때문에 혈당을 확인하는 것이 좋다.

포경은 대개 응급 치료가 필요하지 않다. 포경으로 자주 귀두염이 온다면 포경수술을 해야 한다. 동반감염이나 폐쇄가 없다면 국소 스테로이드 연고로 염증을 가라앉히고 피부의 유연성을 올려주는 것이 포경의 적절한 치료이다. 만약 폐쇄성 요로 병증이 있다면 폴리카테터나 치골상 흡인으로 요정체로 인한 문제를 줄여준다.

감돈포경은 붓고 울혈된 피부가 뒤로 당겨진 위치에 고정되어 귀두를 꽉 조이는 반지처럼 작용하여 귀두에 허혈을 가져오는 상태이다. 포경에 의한 고리는 귀두를 감고 관상 고랑 뒤에 걸려있게 된다. 이는 귀두의 혈관 및 임파액 배출을 방해하여 부종을 일으키므로 수술이 필요한 응급상황이다. 환자는 매우 고통스러운 통증을 호소하며 신체 진찰상 귀두포피는 뒤로 당겨지고 귀두가 부어있는 채 환자 스스로 원위치시킬 수 없었다고 한다. 감돈포경의 위험요소로는 반복적인 포경, 감염이나 외상이다. 특히 쇠약한 환자의 경우 의료기관에서 도뇨관 삽입, 입욕 또는 생식기 검사 후에 포피를 제위치로 하지 않은 실수가 원인이 되기도 한다.

감돈포경은 비뇨기과적 응급이다. 감돈포경은 폐쇄성 요로 병증뿐만 아니라 림프 및 정맥 배출 장애와 동맥 협착의 수축으로 인해 귀두의 괴사가 발생할 수 있다는 것이다. 응급하게 수기로 감돈을 시켜주거나 실패할 경우 수술로 감돈을 시행해야 한다. 감돈은 매우 고통스러운 술기이므로 국소 신경차단(주의: 에피네프린을 포함하지 않는 리도카인 사용) 혹은 경구 진통제, 때로는 의식을 유지하는 수준으로 진정약물을 사용하게 된다.

부종을 줄이면 정복 성공률을 높일 수 있다. 수술이나 시술을 기다리는 동안 얼음으로 감싸서 부종을 줄여줄 수 있으며 탄력붕대나 거즈로 음경을 감싸서 부종을 줄일 수도 있다.

귀두 주변의 부어오른 피부에 작은 바늘로 구멍을 내어 부종 액이 새어나오도록 할 수도 있다.

수기정복 시작 전 몇 분 동안 손으로 압박을 해주면 부종 이 감소되어 수기정복을 원활히 진행할 수 있다. 엄지로 귀두 를 압박하며 다른 손가락으로 귀두포피를 귀두쪽으로 앞으로 당겨준다. 다른 방법은 손바닥 전체로 음경 전체를 잡고 부드 럽게 압축한 다음 다른 손의 검지로 귀두를 밀어내어 본다. 수 기 정복이 실패하면 귀두포피를 통해 뒤쪽 슬릿으로 외과적 정 복을 하여 귀두를 정복할 수 있다. 응급의학과 의사가 이러한 술기를 할 수는 있지만 비뇨기과 의사에게 팔로우업을 의뢰해 야 하고 반복적인 귀두염이나 포경, 감돈포경의 재발을 막기 위 해 포경 수술이 필요할 수도 있다. 폐쇄성 요로 병증, 심한 감 염, 허혈 또는 괴사가 있는 환자는 입원을 고려해야 하는 기준 이다.

푸르니에르 괴저

푸르니에 괴저는 생명을 위협하는 긴급 사태이지만 자칫 간과 될 수 있으며, 면역력이 약화된 노인 연령대에는 더욱 위험한 질환이다. 높은 사망률과 이환율을 보이며 조기 발견과 진단 이 생존 확률 향상에 중요하다. 푸르니에르는 근막을 따라 점 진적으로 퍼져가는 회음부 및 생식기의 진행성 감염이다. 전형 적으로 침범하는 근막은 표면 회음 근막(Colles' Fascia)에서 Buck's와 Dartos'의 근막을 따라 계속되어 음경과 음낭으로 연결되거나 Scarpa's 근막을 통해 전 복벽으로 침범하는 것이 다. 치료로서 우선적으로 외과적 수술이 고려되며 응급 수술 이 필요한 경우로 간주한다.

당뇨병, 알코올 중독, 악성 종양, 만성 스테로이드 사용, HIV 또는 기타 문제가 있는 노인이나 면역 결핍자는 사망 위 험이 더 크다. 봉와직염에서 물집이 형성되고 괴사성 병변으로 의 변하는 과정이 급속히 진행된다. 통증은 신체진찰에서 보이 는 병변과 비례하지 않을 수 있으며 환자는 종종 회음부 외상, 기구, 요도 협착 또는 요도 피부 누공의 병력이 있을 수 있다.

푸르니에르는 봉와직염으로 시작될 수 있으나, 단순한 봉와 직염과 달리 이유없는 발열, 전신 증상 및 예리한 압통이 봉와 직염과 감별할 수 있는 초기 단서가 있을 수 있다. 푸르니에르 는 일반적으로 피부에 발생한 진입구에 인접하여 봉와직염이 발생하는 것으로 시작하며 근막을 따라 급속하게 전파되기 때 문에 피부 외형으로 봐서는 종종 질병의 진행 정도를 과소평가 하게 된다. 부종과 염발음이 빠르게 증가하고 어두운 보랏빛이 피부에 생겨나기 시작하며 전방 복벽, 둔부 근육, 음낭 및 음 경으로 감염이 급속하게 퍼지게 된다. 피부에 물집이 잡히거나 괴사가 있는 경우는 이미 깊은 곳까지 연조직이 파괴되었다는 후기 징후이다.

푸르니에르는 대장, 피부 또는 비뇨 생식기 출처에서 가장 흔하게 발생한다. 상처 배양검사상 여러 가지 혐기성 및 호기 성 세균이 관찰되며 이로 인해 시너지 효과를 발휘하여 근육

표 22.5. 푸르니에르 괴저의 계산도구: Laboratory Risk Indicator for Necrotizing Fasciitis (LRINEC Score)

변수	점수
Serum CRP ≥150 mg/l	4
White blood cell count	
15,000 – 25,000	1
⟩25,000	2
Hemoglobin (g/dl)	
11.0 – 13.5	1
⟨11.0	2
Serum sodium: ⟨135 mEq/l	2
Serum creatinine: ⟩1.6 mEq/l	2
Serum glucose: ⟩180 mg/dl	1

점수의 합계는 ≥6, 괴사성 근막염의 가능성이 높음, ≥8, 괴사성 근막염이 강하게 의심됨. CRP, C-reactive protein.

세포 평면을 파괴한다. 푸르니에르와 같은 괴사성 피부 염증 에서는 평균적으로 4.4개의 세균이 발견되었다는 보고가 있다. 상대적으로 흔치 않은 질환이지만 중년 또는 고령 남성(85%) 에서 흔하게 발생한다. 한때 남성에서만 발생하는 것으로 생 각되었지만, 여성에게도 발생할 수 있으며 의심할 수 있는 지 표가 적을수록 더 진단을 놓치기 쉽다. 감별 진단은 봉와직염, 가스 괴사, 근염 및 화농성 근염이다.

혈액검사 결과는 일반적으로 비특이적이며 혈액 배양으로 확인되는 경우는 많지 않다. CBC, 전해질, BUN, 크레아티닌, 혈당, C-반응성 단백질(CRP), CPK를 포함한 혈액검사들로 괴사성 근막염의 점수 지표를 만들 수 있다(표 22.5). x-ray는 공기 방울의 유무를 식별할 수 있으며, 비조영 CT는 근막을 따 라 공기를 나타낼 수 있다. 가스는 매우 특이적이지만 민감하 지는 않다(공기가 없어도 진단을 배제하지 말아야 한다). 임상 양상이 진행하고 있는 징후가 있다면 영상의학 검사가 외과 치 료를 지연시켜서는 안 된다. 외과적으로 탐색적 수술만이 진단 을 확실하게 하는 유일한 방법이며 괴사 조직의 제거술이 필요 하여 같이 시행할 수도 있다. 반복적인 재수술이 필요한 경우 도 있다.

즉각적인 항생제 치료가 필요하며 그람 양성, 음성 및 혐기 성 유기체에 대한 광범위한 적용 범위를 갖는 항생제를 즉시 사용한다. 일반적인 조합으로 연쇄상 구균 종에 대한 페니실린 (종종 확장 스펙트럼 페니실린), 그람 음성균에 대한 아미노 글 리코 시드가 있거나 없는 3세대 세팔로 스포린, 혐기성 균에 대한 메트로니다졸이 사용된다. 클린다마이신(clindamycin) 이나 리네졸리드(linzolid)와 같은 단백질 합성 억제제를 첨가 하는 것이 독소 생산을 감소시키는 데 도움이 되기 때문에 이 점도 있다. 신속한 수술 및 비뇨기과 상담이 이루어지는 동안 수액요법과 및 파상풍 예방 접종이 응급실에서 이루어져야 하 며 고압 산소 치료가 Clostridium perfringens 감염에 유용 한 역할을 하는 것으로 나타났다. 고압산소치료는 죽은조직제 거술(debridement) 시행 후에 고려할 수 있다. 향후 추가적으 로 죽은조직제거술을 시행할 때 함께 반복적으로 시행할 수

있다. 이 환자들은 패혈증 및 패혈성 쇼크로 쉽게 진행될 수 있으며 다기관 기능 부전으로 이어질 수 있다. 최적의 치료에도 불구하고 22~40%의 높은 사망률을 보이며 원인이 되는 결장 혹은 직장의 병변에 의한 사망률로 더 높아진다.

요로감염(UTI)

용어를 정의하자면, 요로감염은 비뇨기계의 모든 구조물에 발생할 수 있는 감염이며 배양검사상 양성소견으로 확진된다. 요도염은 요도를 포함한 감염, 방광염은 방광을 포함하는 감염, 신우신염은 신장의 수신 또는 실질을 수반하는 감염이며, 요패혈증(urosepsis)은 요로감염으로 인한 전신성 감염이다.

"무증상 세균뇨증"은 여성에서는 증상이 없고 깨끗하게 수집된 중간뇨 샘플 검사상에서 두 번 연속 양성이 나올 때(10만 콜로니 형성 유닛 이상이고 2종 이상 증식하지 않음)를 말하며 남성에서는 깨끗하게 수집된 중간뇨 샘플 검사상 1회만으로도 양성이 나왔을 때를 말한다. 합병증이 없는 요로감염은 건강한 성인에서 방광 이하의 하부 요로계에 감염에 국한된 것을 말하고, 합병증을 동반한 요로감염은 기왕력이 있거나 면역저하환자 혹은 비뇨기계 구조상의 기형이 있는 환자에서 상부요로계(신장)에 감염되었고 전신증상이 있는 경우를 말한다. 요석, 종양, 방광목협착이나 전립선비대가 있는 경우 이로 인해 요로를 막을 수 있고 합병증을 동반한 요로감염으로 진행할 수 있으며 신우신염으로 확대될 가능성이 높아진다.

이상하게 들리겠지만, 노인 인구에서 UTI 진단을 할 때는 젊은 인구층보다 경계심을 더 갖거나 혹은 덜 가져야 한다. 노인 인구는 치료가 필요 없는 무증상 세균뇨의 존재가 현저히 증가한다. 요배양검사상 양성이 나왔지만 아무런 증상과 징후가 없는 경우가 있으며 이러한 경우에는 요막대검사에서 활성화된 백혈구의 징후로 나타나는 농뇨(pyuria)나 백혈구 분해 효소(leukoesterase)가 나타나지 않을 수도 있다. 요양시설에 보호된 노인 환자들은 비요양시설에 있는 노인 환자에 비해 무증상 세균뇨의 발생 비율이 훨씬 높다. 공동시설에서 지내는 노인의 경우 남성은 75세 이상의 6~15%에서 무증상 세균뇨가 존재하며 여성은 80세 이상의 경우 20%가 넘는 것으로 알려져 있다. 장기 요양시설에서는 여성의 25~50%와 남성의 15~40%가 무증상 세균뇨가 있다고도 알려져 있다. 그러나 발열과 같은 증상으로 표현되는 질병에 대한 감수성이 줄어들거나 특히 쇠약해진 노인에서는 증상을 발현하는 능력이 떨어지는 환자의 수가 증가하고 있다.

노인의 증상은 다양한 형태로 나타난다. 스스로 생활할 수 있는 노인들은 젊은 인구에서 나타나는 증상과 비슷하게 배뇨장애, 빈뇨, 긴박뇨, 치골 상부 통증, 배뇨통, 혈뇨, 악취가 나는 소변 또는 허리 통증으로 나타날 수 있다. 노인 환자에서는 호소하는 증상이 명확하지 않을 수 있기 때문에 요로계 감염의 징후가 초기에 보이지 않고 신장까지 염증이 진행되어 발열이 나서야 알게 될 수 있다. 신우신염을 임상적으로 진단하기

위해서는 요로감염의 근거와 발열, 옆구리 통증이면 충분하다. 더 많이 쇠약한 노인 환자의 증상은 더 비특이적이고 일반적일 수 있다. 이러한 환자는 의식변화나 낙상, 요실금, 발열 및 오한 또는 패혈증을 호소하며 내원할 수 있다. 심지어 메스꺼움, 구토, 복부통증처럼 관련성이 없어 보이는 증상만을 호소하기도 한다. 물론 공동시설에서 생활하고 활동력이 있는 노인도 상태가 좋지 않다면 요로감염으로 의식변화나 기력저하만을 호소하는 경우도 있다.

신체검사 소견은 다소 비특이적이거나 제한적일 수 있다. 약간의 치골 상부 압통을 호소하기도 하고 옆구리 통증이나 늑골척추각의 압통을 호소하는 경우 신우신염의 가능성을 시사한다. 응급실에서는 골반이나 성기의 신체진찰을 통해 다른 질환을 감별해야 한다. 노인 환자의 3분의 1에서는 발열이 나지 않을 수도 있다. 임상 양상은 종종 상부요로감염과 하부요로감염을 구별하지 못하고 검사 결과는 감염의 위치와 관련이 없는 경우가 많다.

요로 감염은 노인 인구에서는 흔한 문제이다. 감염은 대변 배설물이 비뇨기계로 역행하여 발생하는 것이 가장 흔하고 혈액학적, 또는 림프계 순환을 통해 비뇨기계로 진행될 수도 있다. 모든 UTI의 약 80~90%는 대장균(E. coli)에 의한 것이고, S. saprophyticus에 의한 것이 5~10%이다. 노인(그리고 다른 면역 저하 환자)에는 Proteus, Pseudomonas, Klebsiella, Streptococcus, Enterobacter, Clostridium, Candida와 같이 흔하지 않은 비뇨기 감염 원인이 더 많이 감염된다.

환자가 노령화됨에 따라 박테리아의 군집화를 막는 방어 기전이 약해지게 된다. 소변을 자주, 남김 없이 보는 것이 가장 좋고 직접적인 방법인데 나이를 먹어가면서 그렇지 않게 된다. 그 외에도 노인 환자에서 요로감염이 진행될 가능성이 높은 위험성들이 있다. 종종 다른 질환때문에 폴리 카테터를 삽입해야 할 일이 더 많아지거나 비뇨기과적 수술을 하게 될 수도 있다. 당뇨, 치매, 신경계 질환이나 골반장기의 탈출증을 갖고 있을 수 있으며 여성들은 폐경이후 에스트로겐이 감소하고 방광염이 있거나, 실금이 되거나, 생식기에 감각 변화를 일으킬 수 있다. 또한 생식기 위생도 노인 여성이 유지하는 것이 더 어려워질 수 있으며, 대변에 의한 감염의 위험을 증가시킬 수 있는 더 오염된 환경이 조성된다.

소변을 검사하는 것은 요로 감염이 의심되는 환자를 평가하는 첫 단계의 진단 테스트이다. 청결한 중간뇨를 소변 샘플로 받는 게 좋고 환자에게 도뇨관이 미리 삽입된 경우 카테터를 교체하고 신선한 소변 샘플을 받아야 한다. 환자의 소변을 채취하기 위해 화장실을 다녀오는 것이 적절치 않은 경우는 직선 카테터로 채취할 수 있다. 소변 검사는 일반적으로 응급실에서 수행하는 가장 쉬운 첫 번째 검사이다. 감염의 징후를 가장 명백하게 알 수 있는 것은 아질산염(박테리아 대사의 분해 생성물인 질산 환원 효소가 존재함을 입증함) 또는 백혈구 분해 효소(활성화된 백혈구에 의해 생성됨) 검사상에서 양성 반

응 결과를 확인하는 것이다.

아질산염을 이용한 검사는 92~100%의 특이성과 25%의 감수성을 가지고 있으며 백혈구 효소 검사는 특이도가 94~98%이며 감도는 75~96%로 감염 여부를 식별한다. doxycycline, gentamycin, cephalexin를 투약하는 경우 위음성 결과가 나올 수 있는 반면에 imipenem, clavulanic acid, meropenem에 대해 위양성 결과가 백혈구 딥스틱 반응에서 나올 수 있다. 감염된 신장에서도 소변 흐름이 막히거나 감염이 신장의 외부에 있는 경우 UA가 정상일 수 있다. 무균성 농뇨는 소변에서 백혈구 수치의 증가가 보이지 않을 수 있으며 이에 대한 여러가지 원인이 있을 수 있다. 소변검사상에서 white cell cast는 신장염에 특이적이다. 입원 환자 혹은 치료에 반응이 없는 환자는 모두 소변 배양 검사를 하도록 한다.

논란의 여지가 있지만 1차 진료제공을 제공받을 계획이 명확치 않은 환자의 소변 배양검사를 응급실에서 시행하는 것이 현명한 방법일 수 있다. 하지만 더 확실한 것은 배양검사 결과를 갖고 환자를 진료하는 의사에게 연결할 수 있는 의료 체계가 갖춰지는 것이 더 중요하다. 소변 배양 결과의 양성 결과에 대한 일반적인 기준은 10만 cfu/ml이상을 의미한다. CT 스캔이나 신우 소변 샘플링과 같은 검사는 상부 요로의 질환이 의심되거나 다른 진단의 가능성도 고려되는 경우에 시행한다.

재활병원, 요양병원과 같은 기관에서는 쇠약한 노인 환자들에게 무증상 요로감염이 많기 때문에 이러한 기관에서 응급실로 환자가 내원하여 발열, 의식저하나 명백한 비뇨기과적 문제로 온 것이 아니라면 다른 질환의 가능성도 고려해야 하고 소변 배양검사상 양성이라고 바로 요로감염으로 진단내리지 않는 것이 좋다. 또한 소변 배양검사는 감염이 원인이라고 의심되면 항상 시행한다. 하지만 노인 환자에게서 소변배양검사의 양성 결과만으로 요로감염을 치료하는 것은 적절치 않다는 것이 중요하다.

미국전염질환협회(IDSA)에 따르면 소변 팁스틱에서 질산염과 백혈구 에스테라제가 양성이 나오지 않는 한 장기 요양 시설에서 열이 나는 환자에게 소변 배양검사를 하지 않는 것을 권고했다. 특히 도뇨관을 갖고 있는 환자에게 합당하다. 정말 필요한 경우가 아니라면 카테터를 삽입하지 않고, 시술 시 엄격한 무균주의 사항을 사용해야 하며 더 이상 필요하지 않게되면 카테터를 제거하는 것이 중요하다.

영상검사는 신우신염을 진단하는 데 반드시 필요한 것은 아니지만 진단이 명확하지 않거나 치료에 즉각적으로 반응하지 않는 환자의 합병증을 진단할 때 권장된다. 더 많이 쇠약해진 환자에서도 감염 위치를 확인하기 위해 영상검사가 필요할 수 있다. 남자 환자는 폐쇄성으로 발생하는 경우가 더 많고 합병증이 있는 경우가 많아 항상 영상검사를 고려해야 한다. 초음파는 비대된 신장, 저음영의 실질 및 수신증에 합당한 요관과 신우신배의 변화를 확인할 수 있다. 조영제를 사용한 CT 스캔상에서는 신장이 커지고, 실질 조직이 약화되고, 지방 음영이 보일 수 있다. 고령자의 BUN 및 크레아티닌 혈청 농도를 통해 신기능을 확인하는 것이 좋다. 혈액 배양은 의심되는 혈액학적 병인이나 면역 저하 환자에게만 권장되는데 65세 이상인 경우에는 연령에 따라 면역 저하 증상을 보이는 사람들의 하위 집단이 있음을 유의해야 한다.

치료를 결정하는 데 있어 이슈는 항생제에 대한 결정, 치료 기간, 입원 또는 외래 진료의 필요성, 그리고 특히 복잡한 감염에서의 다른 문제의 치료 필요성을 고려하는 것이다. 예를 들어, 감염되고 폐쇄된 신장은 긴급하게 비뇨기과적인 처치로 스텐트를 넣어서 배액해내야 할 수도 있다. 감염이 된 경우 폐쇄는 반드시 해결해줘야 하는 문제이다. 또 다른 예는 BPH로 인한 폐쇄를 지나가는 도뇨관을 갖고 있는 것이다. 방광 마취제인 피리디늄은 배뇨 장애, 빈뇨 및 긴급 성 증상이 심한 환자에게 처방할 수 있다.

항균제의 선택은 지역의 항생제 내성 현황을 고려해야 한다. ciprofloxacin과 trimethoprim-sulfamethoxazole이 일반적으로 사용되는 약제이지만 불행히도 이 약제에 대한 내성이 증가하고 있다. 지역의 내성 비율이 20% 이상이면 다른 약제를 선택해야 한다. 외래 환자 처방이 가능하다면 Macrodantin이 일반적으로 사용되지만, macrodantin은 항생제의 과정을 연장시켜야 하기 때문에 세균 발육 억제제가 아니며 세균성 살균제가 아니라는 점을 상기해야 한다. 내성이 증가하기 때문에 ESBL 같은 균주가 있을 수 있다는 점은 치료 전에 배양검사 시행의 중요성을 강조하게 된다. 일반적으로 경구항생제로 치료하며 감염내과에 협진할 수 있으며 항생제의 선택은 기존에 먹고 있는 약물과의 상호작용을 고려해야 한다(예를 들어 쿠마딘 같은).

그 외에 구토, 진행성 질환의 전신 징후, 통증과 같은 추가적인 증상이 있는 패혈증을 보이거나 신우신염에 감염되어 전신 감염으로 진행된다면 비경구 항생제를 선택해야 한다.

소변 감염에 대한 항생제 치료 일정은 일회 치료부터 수 주간의 치료까지 다양하다. 광범위 항생제 요법에 의한 부작용과 치료 성공률 간의 관계를 고려해야 한다. Cochrane Collaboration에 따르면, 여성 노인 환자의 단순하고 증상이 적은 UTI의 경우 3~6일간의 항생제 처방이 권고된다. 주목할 만한 점은, 정균제이며 살균효과가 없는 니트로 푸란 토인(nitrofurantoin)이 이 치료 과정의 상단부에 있다.

상부 요로 감염에서 치료 계획의 중요한 점은 합병증이 없는 신우신염과 복잡한 신우신염을 구별하는 데 있다. 합병증이 없는 신우신염은 정상적인 신장의 구조와 기능에 정상적인 면역기능을 가진 환자에게 전형적인 병원균이 감염하는 경우이다. 이런 환자들은 적절한 추적 관찰 계획을 세우고 항생제 경구 투여로 퇴원할 수 있다. 합병증이 없는 신우신염을 가진 대부분의 환자는 외래에서 경구 요법으로 성공적으로 치료된다.

복잡한(혹은 합병증이 있는) 신우신염은 종종 노령의 환자이거나 면역억제 환자에게 발생하며 당뇨병 환자, 비뇨생식기 계통에 구조적 이상이 있는 환자, 장기간의 질병 경과를 가진 환자도 위험하다. 남성, 특히 65세 이상의 남성에서 사망률이 높아지기 때문에 일부 전문가들은 남성에서 발생하는 신우신염은 모두 복잡한 신우신염일 것으로 가정하도록 한다. 복잡한 신우신염 환자는 비경구 항생제로 시작하고 입원하도록 하며 48~72시간 내에 호전이 보이면 경구 항생제 치료로 전환한다. 항균제를 선택할 때 항상 지역 항생제 내균을 고려해야 한다. 비뇨기과 진료는 복잡한 신우신염 환자에게 필요하다.

신우신염의 합병증으로 급성 세균성 신염이 발생할 수 있으며 국소적이거나 다발성일 수 있다. 당뇨병 환자는 더 흔히 발생하며 CT 조영검사를 통해 확인 가능하다. 조영증강이 감소한 쐐기 모양의 영역으로 나타나며 농양 형성의 초기단계이다. 기종성 신우신염은 개스를 형성하는 균주에 의한 뇌사성 감염이다. 당뇨병 환자나 기계적 요로 폐쇄 환자에서 거의 대부분 발견되며 기뇨(pneumaturia)를 보일 수 있다. 사망률은 19~43%이며 외과적 응급으로 간주된다. 신장 농양은 요정체, 신장결석, 신경인성 방광이나 당뇨 환자에게서 다 잘 발생하며 초음파상에 증가된 투과율의 저밀도 병변을 보일 수 있으며 조영제를 사용한 CT 스캔에서는 감소된 감쇠영역의 소견을 보일 수 있다. 질병의 진행이 늦어지면 농양 주변의 감쇠가 더 큰 고리가 시각화되어 보일 수 있다. 치료는 IV 항생제 외에도 비뇨기과에 의한 경피 배액이 필요할 수있다.

입원이 필요한 기준으로는 패혈증 또는 혈역학적으로 불안정한 징후, 신우신염 또는 신우신염 합병증의 증상, 경구 식이 및 약물 투여가 불가능한 환자, 경구 항생제로 외래 통원치료를 실패한 환자, 면역 결핍 환자 또는 신장 기능이 악화된 환자가 있다. 특히 요로 폐색을 보이며 한쪽 신장에 이상이 있거나 신장 기능에 이상이 있다면 보존적 접근방법이 필요하다. 이것들은 BPH, 폐쇄성 결석 또는 외부 압박으로 인한 수신증(종종 종양에서 발생하지만 자궁 탈출로 인한 것일 수 있음) 같은 신장/요로생식계의 내부에 있을 수 있다. 더 약한 환자, 사회적 지지가 약한 환자, 처방 된 치료법을 준수하지 않은 병력 또는 약물의 환자나 외래로 다시 올 가능성이 불확실한 환자는 입원을 고려하는 것이 적절하다.

요약

노화와 관련된 생리적, 해부학적 변화는 중요한 의미를 갖는다. 소아과 의사들의 말을 빌리자면, 어린이는 항상 "작은 성인"이 아니듯이 노인 환자 또한 항상 "나이 많은 성인"이 아니다. 생식기와 신장 시스템의 변화는 열심히 찾아내지 않으면 잘 드러나지 않고, 노령 환자에서는 사회적인 인식에 대한 부담이 있어 성생활과 성적 건강에 대해 숨기는 경향이 있다. 노령 환자의 신장 시스템은 신장 독성이나 근육 파괴에 영향을 미치는 물질이 영향을 미치기 전까지 정상 신장기능을 유지하고 있을 수 있다. 응급환자를 치료하는 의사는 노인의 해부학적, 생리적변화를 잘 알고 있어야 한다.

핵심과 주의점

핵심

- 노인 환자의 부인과 검사는 병리학적으로 밝힐 수 없는 문제가 있으므로 직접 시도해볼 만한 가치가 있다.
- 귀두염은 고혈당에 의한 증상일 수도 있고 새로 발생한 당뇨병증을 시사할 수도 있다.
- 의식 상태가 변화된 노인 환자는 감염에 의할 수도 있다. 덜 분명한 원인으로는 남성의 전립선과 여성의 생식기가 있다.
- 부고환염 및 고환염은 전립염의 가능성을 고려해야 한다.

주의점

- 정상적인 크레아티닌은 노인에서 "정상적인" 신장을 의미하진 않는다. 정상 범위의 크레아티닌은 노인 환자의 근육량 감소로 인해 나타날 수도 있다. 신장에 잠재적 독성이 있는 약물을 투여할 때에 이러한 것들이 특히 중요할 수 있다.
- BPH가 조절되고 있는 남자 환자는 감기와 독감 계절이 되면 흡입액 부터 diphenhydramine에 이르기까지 다양한 약물을 사용하게 되어 이로 인해 요정체가 발생할 수 있다.
- 고령자는 요로감염의 치료가 과다하게 행해지는 것으로 보인다. 노령에서는 치료를 요하지 않는 무증상 세균뇨증이 많이 나타난다. 소변검사를 절대적으로 신뢰하지 않아야 한다. 아질산염과 leukoesterase가 음성이면 추가 검사로 감염의 다른 원인을 찾아야 한다.

- 붉은 소변이 모두 혈뇨라고 생각하면 안 된다. 어떤 음식(사탕무, 장과), 약물(NSAIDs, phenytoin, rifampin) 및 질병(횡문근 융해)은 소변이 붉게 나오게 할 수 있다.

참고문헌

1. Wiggins J , Patel SR . Changes in kidney function. In Hazzard's Geriatric Medicine and Gerontology , 6th edn, ed. Hazzard WR (McGraw-Hill Medical Publishing Division , 2009).

2. Wharram B , Goyal M , Wiggins J et al. Podocyte depletion causes glomerulosclerosis. Diphtheria toxin induced podocyte depletion in rats expressing the human DTR transgens . J Am Soc Nephrol . 2005 ; 16 : 2941 –52.

3. Abdel-Kader , K Palevsky PM . Acute kidney injury in the elderly . Clin Geriatr Med . 2009 ; 25 : 331 –58.

4. Lewiss RE , Saul T , Teng J . Gynecological disorders in geriatric emergency medicine . Am J Hospice Palliative Med . 2009 ; 26 : 219 –27.

5. Kvale JN , Kvale JK . Common gynecological problems aft er age 75 . Postgrad Med . 1993 ; 93 : 263 –8; 271 –2.

6. Tenover JL . Sexuality, sexual function, androgen therapy and the aging male. In Hazzard's Geriatric Medicine and Gerontology , 6th edn, ed. Hazzard WR (McGraw-Hill Medical Publishing Division, 2009).

7. DuBeau CE . Benign prostate disorders. In Hazzard's Geriatric Medicine and Gerontology , 6th edn, ed. Hazzard WR (McGraw-Hill Medical Publishing Division , 2009).

8. AUA Practice Guidelines Committee . AUA guideline on management of benign prostatic hyperplasia (2003). Chapter 1: Diagnosis and treatment recommendations . J Urol . 2003 ; 170 (2 Pt 1): 530 –47.

9. Wilson MMG . Sexually transmitted diseases. Clin Geriatr Med . 2003 ; 19 : 637 –55.

10. Mehta RL , Kellum JA , Shah SV . Acute Kidney Injury Network: report of an initiative to improve outcomes in acute kidney injury . Crit Care. 2007 ; 11 (2): R31 .

11. Choudhury D , Ahmed Z . Drug-associated renal dysfunction and injury . Nature Clin Pract Nephrol . 2006 ; 2 ; 80 –91.

12. Del Veccio L , Locatelli F . Ethical issues in the elderly with renal disease . Clin Geriatr Med . 2009 ; 543 –53.

13. Miller KL , Griebling TL . Gynocological disorders. In Hazzard's Geriatric Medicine and Gerontology , 6th edn, ed. Hazzard WR (McGraw-Hill Medical Publishing Division , 2009).

14. Romanzi LJ , Chaikin DC , Blaivas JG . Th e eff ect of genital prolapse on voiding . J Urol. 1999 ; 161 : 581 –6.

15. Cooper T , Smith OM . Gynecologic disorders in the elderly. In Brocklehurst's Textbook of Geriatric Medicine and Gerontology , 7th edn, ed. Fillit HM , Rockwood K , Woodhouse K (Philadelphia, PA : Saunders Elsevier Press, 2010).

16. Th orne MB , Geraci SA . Acute urinary retention in elderly men. Am J Med . 2009 ; 122 : 815 –19.

17. Selius BA , Subedi R . Urinary retention in adults: diagnosis and initial management . Am Fam Physician . 2008 ; 77 : 643 –50.

18. Edwards JL . Diagnosis and management of benign prostatic hyperplasia . Am Fam Physician . 2008 ; 77 : 1403 –10.

19. Micromedex® Evidence/Health Care Series [intranet database] (Greenwood Village, CO: Th omson Health Care, 2009).

20. American Urological Association . Guideline on the Management of Benign Prostatic Hyperplasia (BPH) (accessed January 2, 2013 from www.auanet.org/guidelines/bph.cfm).

21. Tseng TY , Stoller ML . Obstructive uropathy . Clin Geriatr Med . 2009 ; 25 : 437 –43.

22. Mundy , AR . Management of urethral strictures. Postgrad Med J . 2006 ; 82 (970): 489 –93.

23. Lisboa C , Ferreira A , Resende C , Rodrigues AC . Infectious balanoposthitis: management, clinical and laboratory features . Int J Dermatol . 2009 ; 48 : 121 –4.

24. Das S , Tunuguntla HSGR . Balanitis xerotica obliterans – a review . World J Urol . 2000 ; 18 : 382 –7.

25. Buechner SA . Common skin disorders of the penis. BJU International . 2002 ; 90 : 498 –506.

26. US Department of Health and Human Services, Centers for Disease Control and Prevention . Sexually Transmitted Diseases Treatment Guidelines, 2010: Diseases Characterized by Urethritis and Cervicitis (accessed September 26, 2012 from www.cdc.gov/ std/treatment/2010/urethritis-and-cervicitis. htm#urethritis).

27. US Department of Health and Human Services, Centers for Disease Control and Prevention, Division of STD Prevention . Sexually Transmitted Disease Surveillance 2009, 2010 (accessed September 26, 2012 from www.cdc.gov/std/stats09/).

28. Lai AY , Lu SH , Yu HJ , Kuo YC , Huang CY . Tuberculous epididymitis presenting as huge scrotal tumor . Urology . 2009 ;

73 : 1163e5 –7.

29. Park KW , Park BK , Kim CK . Chronic tuberculous epididymoorchitis manifesting as a non-tender scrotal swelling: magnetic resonance imaging-histological correlation . Urology . 2008 ; 71 : 755.e5 –7.

30. Davol P , Simmons J . Testicular torsion in a 68 year old man. Urology . 2005 ; 66 : 195 –7.

31. Centers for Disease Control and Prevention . Sexually Transmitted Diseases. Treatment Guidelines 2006. Epididymitis (accessed September 26, 2012 from www.cdc.gov/std/ treatment/2010/epididymitis.htm).

32. Gasparich JP , Mason JT , Green HL , et al. Amiodaroneassociated epididymitis: drug-related epididymitis in the absence of infection . J Urol . 1985 ; 133 : 971 –2.

33. Lummus WE , Th ompson I . Prostatitis . Emerg Med Clin North Am . 2001 ; 19 : 691 –706.

34. Krieger JN , Riley DE , Cheah PY , et al. Epidemiology of prostatitis, new evidence for a worldwide problem . World J Urol . 2003 ; 21 : 70 –4.

35. Kreiger JN , Nyberg L Jr, Nickel JC . NIH consensus defi nition and classifi cation of prostatitis . JAMA . 1999 ; 282 : 236 –7.

36. Tran KB , Wessels H . Genital and infectious emergencies: Prostatitis, urethritis and epididymo-orchitis. In Urologic Emergencies: A Practical Guide , ed. Wessels, H , McAninch, JW (Totowa, NJ: Humana Press Inc., 2005).

37. Ludwig M . Diagnosis and therapy of acute prostatitis, epididymitis and orchitis . Andrologia . 2008 ; 40 : 76 –80.

38. Litwin MS , McNaughton-Collins M , Fowler FJ , et al. Th e National Institutes of Health chronic prostatitis symptom index: development and validation of a new outcome measure . J Urol . 1999 ; 162 : 369 –75.

39. Kreiger JN . Prostatitis revisited: new defi nitions, new approaches. Infect Dis Clin North Am . 2003 ; 17 : 395 –409.

40. Nickel JC . Prostatitis and related conditions, orchitis, and epididymitis. In Campbell-Walsh Urology , 10th edn, ed. Wein AJ , Kavoussi LR , Novick AC , et al. (Mosby, PA : Elsevier Saunders, 2012).

41. Becopoulos T , Georgoulias D , Constantinides C , et al. Acute prostatitis: which antibiotic to use fi rst . J Chemother. 1990 ;2(4): 244 –6.

42. Benway BM , Moon TD . Bacterial prostatitis . Urol Clin North Am. 2008 ; 35 : 23 –32.

43. Wagenlehner FM , Weidner W , Naber KG . Th erapy for prostatitis, with emphasis on bacterial prostatitis . Expert Opin Pharmacother . 2007 ; 8 : 1667 –74.

44. Ekici S , Cengiz M , Turan G , Alis EE . Fluoroquinolone-resistant acute prostatitis requiring hospitalization aft er

transrectal prostate biopsy: eff ect of previous fl uoroquinolones use as prophylaxis or long-term treatment . Int Urol Nephrol . 2012 ; 44 : 19 –27.

45. Ozden E , Bostanci Y , Yakupoglu KY , et al. Incidence of acute prostatitis caused by extended-spectrum B lactamaseproducing Escherichia coli aft er transrectal prostate biopsy . Urology. 2009 : 119 –23.

46. van der Linden PD , Sturkenboom MC , Herings RM , Leufk ens HG , Stricker BH . Fluoroquinolones and risk of Achilles tendon disorders: case-control study . BMJ . 2002 ; 324 (7349): 1306 .

47. Briasoulis A , Agarwal V , Pierce WJ . QT prolongation and torsade de pointes induced by fl uoroquinolones: infrequent side eff ects from commonly used medications . Cardiology. 2011 ; 120 : 103 –10.

48. Holbrook AM , Pereira JA , Labris R , et al. Systematic overview of warfarin and its drug and food interactions . Arch Intern Med . 2005 ; 165 : 1095 –106.

49. Cohen RA , Brown RS . Clinical practice. Microscopic hematuria . N Engl J Med . 2003 ; 348 (23): 2330 –8.

50. Margulis V , Sagalowsky AI . Assessment of hematuria. Med Clin North Am . 2011 ; 95 (2): 153 –9.

51. O'Connor OJ , McSweeney SE , Maher MM . Imaging of hematuria . Radiol Clin North Am . 2008 ; 46 (1): 113 –32.

52. Rucker CM , Menias CO , Bhalla S . Mimics of renal colic: Alternative diagnoses at unenhanced helical CT . Radiographics . 2004 ; 24 : S11 –33.

53. Fakjian N , Hunter S , Cole GW , et al. An argument for circumcision: prevention of balanitis in the adult . Arch Dermatol . 1990 ; 126 : 1046 –7.

54. Williams JC , Morrison PM , Richardson JR . Paraphimosis in elderly men . Am J Emerg Med . 1995 ; 13 : 351 –3.

55. Black PC , Wessells H . Fournier's gangrene. In Urologic Emergencies: A Practical Guide , ed. Wessels H , McAninch JW (Totowa, NJ: Humana Press Inc., 2005).

56. May AK , Staff ord RE , Bulger EM , et al. Treatment of complicated skin and soft tissue infections . Surgical Infections . 2009 ; 5 : 467 –49.

57. Wong CH , Khin LW , Heng KS et al. Th e LRINEC (Laboratory Risk Indicator for Necrotizing Fasciitis) score: a tool for distinguishing necrotizing fasciitis from other soft tissue infections . Crit Care Med . 2004 ; 32 (7): 1535 .

58. Th waini A , Khan A , Malik A , et al. Fournier's gangrene and its emergency management . Postgrad Med J. 2006 ; 82 : 516 –19.

59. Hollabaugh RS , Dmochowski RR , Hickerson WL , Cox CE . Fournier's gangrene: therapeutic impact of hyperbaric oxygen . Plast Reconstr Surg . 1998 ; 1 : 94 –100.

60. Matthews SJ , Lancaster JW . Urinary tract infections in the

elderly population . Am J Geriatr Pharmacother . 2011 ; 9 : 286 –309.

61. Nicolle LE , Bradley SF , Colgan R , et al. Infectious Diseases Society of America Guidelines for the treatment of asymptomatic bacteriuria in adults . Clin Infect Dis . 2005 ; 40 : 643 –5.

62. Van Duin D . Diagnostic challenges and opportunities in older adults with infectious diseases . Clin Infect Dis . 2012 ; 54 : 973 –8.

63. Nicolle LE . Urinary tract infections. In Hazzard's Geriatric Medicine and Gerontology , 6th edn, ed. Hazzard WR (McGraw-Hill Medical Publishing Division , 2009).

64. Nicolle LE . Urinary infections in the elderly: symptomatic or asymptomatic? Int J Antimicrobial Agents . 1999 ; 11 : 265 –8.

65. Beveridge LA , Davey PG , Phillips G , et al. Optimal management of urinary tract infections in older people . Clin Interventions Aging . 2011 ; 6 : 173 –80.

66. Walker S , McGeer A , Simor AE , et al. Why are antibiotics prescribed for asymptomatic bacteriuria in institutionalized elderly people? A qualitative study of physicians' and nurses' perceptions . CMAJ . 2000 ; 163 : 273 –7.

67. Wilson ML , Gaido L . Laboratory diagnosis of urinary tract infections in adult patients . Clin Infect Dis . 2004 ; 38 : 1150 –8.

68. Pappas PG . Laboratory in the diagnosis and management of urinary tract infections . Med Clin North Am . 1991 ; 75 : 313 –25.

69. Rahn DD , Boreham MK , Allen KE , et al. Predicting bacteriuria in urogynecology patients . Am J Obstet Gynecol . 2005 ; 192 : 1376 –8.

70. High KP , Bradley SF , Gravenstein S , et al. Clinical practice guideline for the evaluation of fever and infection in older adult residents of long term care facilities: 2008 update by the Infectious Diseases Society of America . Clin Infect Dis . 2009 ; 48 : 149 –71.

71. Lutters M , Vogt-Ferrier NB . Antibiotic duration for treating uncomplicated, symptomatic lower urinary tract infections in elderly women (review) . Cochrane Database Syst. Rev . 2008 ; 3 : CD001535 .

72. Efstathiou SP , Pefanis AV , Tsioulos DI , et al. Acute pyelonephritis in adults: Prediction of mortality and failure of treatment . Arch Intern Med . 2003 ; 163 (10): 1206 –12.

73. Ramakrishnan K , Scheid DC . Diagnosis and management of acute pyelonephritis in adults . Am Fam Physician . 2005 ; 71 : 933 –42.

74. Pontin A , Barnes RD . Current management of emphysematous pyelonephritis. Nat Rev Urol . 2009 ; 6 : 272 –9.

75. Rubenstein JN , Schaeff er AJ . Managing complicated urinary tract infections: Th e urologic view . Infect Dis Clin North Am . 2003 : 333 –51.

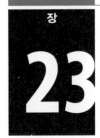

노인의 류마티스성 응급질환과 정형외과적 응급질환

노년층의 류마티스성 응급상황

류마티스 질환은 노인에서 흔히 볼 수 있는 장애의 원인이지만 환자가 기타 다른 의학적 문제로 인해 초기에 진단하지 못할 수 있다. 문제가 인지되더라도 종종 약물의 부작용에 대한 우려로 인해 치료가 이루어지지 않는다. 그러므로 응급의학에서는 노인의 이러한 문제점에 대해 잘 인지해야 하며, 초기 치료를 위한 어떤 선택 옵션이 존재하는지 아는 것이 중요하다. 관절염, 근골격계 질환이 있는 것으로 추정되는 65세 이상 인구의 50%가 있을 것으로 추정되며 이는 고령 인구에서 가장 흔한 호소와 만성 장애 및 독립성 상실의 가장 흔한 원인이 된다. 통풍, 골관절염 및 류마티스 관절염과 같은 환자는 일반적으로 환자가 어릴 때 발병하여 환자 연령이 높아지면서 진행을 하는 반면, 류마티스성 다발성 근육통과 가성통풍, 척추협착증 및 골다공증과 같은 특정 류마티스 질환은 노령에서 발생을 한다. 세균성 관절염은 모든 연령대에서 발생할 수 있지만 주로 매우 어리거나 매우 늙었을 때 발생한다.

세균성 관절염

급성 비임균성 세균성관절염은 조기에 인지되고 이에 따른 초기의 적절한 치료가 이루어지지 않으면 급성으로 관절의 파괴 및 패혈증으로 진행하여 죽음에 이를 수 있는 노인에게는 치명적인 응급상황이다. 생리학적인 예비능이 낮고 동발질환의 발생률 및 이환율이 높아 젊은 환자에 비해 노인층의 사망률은 유의하게 높다. 영구적인 관절 기능의 상실은 흔하며 고령의 세균성 관절염 환자에서 패혈증으로 인한 사망률은 10~49%이다. 임균성 관절염은 40세 이상의 환자에서 훨씬 치명적이고 드물다.

노인의 경우, 대다수의 환자가 만성적인 관절 질환을 앓고 있어 기존의 만성 관절염의 재발에 대한 호소와 임상증상의 악화로 인해 임상의는 세균성 관절염의 진단을 내리는 데 상당한 지연이 있을 수 있다. 따라서, 관절 질환이 있는 환자의 경우 현재 관절염이 기존의 관절염과 유사한지 여부에 관한 병력을 확인하는 것이 중요하다.

노인에서 세균성 관절염의 진단은 질병의 비정형적인 증상을 나타낼 수 있기 때문에 어렵다. 이러한 환자는 병원에 방문하여 진료를 받을 때 노인 환자는 종종 열이 없으며 백혈구 증가가 없으며, 초기 증상이 더 서서히 나타나는 경과를 보이기

도 한다. 진단을 내리는 데 어려움이 없는 환자는 3~12일 지연되는 데 비해 노인은 평균 24일이나 진단을 확인하는 데 지연이 된다.

인공관절은 관절 감염의 가능성을 크게 증가시키고 노인에서 볼 수 있는 감염성 관절염의 상당 부분을 차지한다. 인공관절의 급성 감염은 대개 관철을 이식한 후 처음 3개월 이내에 발생하며 심한 통증, 부종, 홍반 및 관절의 열감으로 나타난다. 인공관절의 감염은 수술 후 수개월에서 수년간 나타날 수 있으며, 미묘한 증상을 나타낸다. 이 만성 감염은 국소적인 통증만 있고 전형적인 증상이 나타나지 않기 때문에 진단하기가 어렵다. 만성적인 감염의 일반 영상검사는 일반적으로 뼈에서 인공관절의 풀림을 보여 주지만, 이 풀림은 감염 없이 발생할 수 있다. 관절경 검사는 종종 진단을 내리는 데 필요하지만, 인공관절술을 한 환자의 경우 이 절차는 일반적으로 정형외과의사가 수행한다.

당뇨병, 류마티스성 관절염, 골관절염, 구강 스테로이드, 최근의 외상, 피부 궤양, 최근의 관절 수술, 관절액 흡입술 또는 주사, 고관절 또는 무릎 보철물 등이 세균성 관절염의 위험 요인으로 대두되고 있다. 기존의 관절 질환, 류마티스성 관절염, 골관절염이 세균성 관절염의 노인 환자의 약 2/3에서 주로 발견되었다.

병력

세균성 관절염은 일반적으로 2주간의 점진적으로 통증이 진행되고, 부어 오른 관절의 병력을 보인다. 일반적으로 무릎, 고관절, 발목 및 어깨와 같은 큰 관절을 포함하지만 다른 관절에서 나타날 수도 있다. 세균성관절염은 일반적으로 하나의 관절에서 나타나지만, 성인 환자의 22%까지는 다른 관절에서도 발현된다. 여러 관절이 감염된 환자는 대개 만성 관절 질환의 병력이 있고 더 나쁜 결과가 예상된다.

신체검사

관절은 일반적으로 매우 부어 있으며, 홍반, 따뜻하고 부드럽고 운동 범위가 매우 제한적이다. 발열과 백혈구 증은 종종 노인 환자에게는 나타나지 않으며, 의식변화나 기능 저하와 같은 미묘하고 비특이적인 징후가 패혈증의 유일한 징후일 수 있다.

진단 검사

세균성 관절염 환자는 종종 적혈구침강속도(erythrocyte sedimentation rate, ESR) 또는 C 반응성 단백질(CRP)이 상승한다. 그러나, 이러한 검사는 특히 세균성 관절염을 배제하기에 민감도가 충분하지가 않다. 특히 독성이 낮은 만성 감염 환자에서 그러하다.

환자의 병력, 신체 검사 및 패혈증 합병증을 진단하는 검사의 민감도가 낮으면 관절경을 이용한 활막액 검사가 가장 유용한 진단 도구이다. 관절액 검사에서 백혈구 수(WBC) 〉50,000 세포/mm³로 관찰되나, 이러한 환자의 1/3 이상이 이 값 이하의 관절액 백혈구가 10% 〈 10,000 세포/mm³로 나타난다. 또한 염증성 관절염과 감염성 관절염에서는 상당한 중복이 있으며 통풍과 류마토이드 관절염 같은 염증성 관절염은 종종 백혈구 수 〉 50,000 세포/mm³를 갖는다. 세균성 관절염 환자는 활액낭 다낭성 백혈구(PMN)가 90% 이상인 것으로 보편화되어 있지만, 세균성관절염 환자의 1/4 이상이 이 수 이하의 활액막 다낭성백혈구를 가지고 있다. PMN 컷오프를 75%로 낮추면 세균성 관절염 누락을 피할 수 있지만 검사의 특이성은 떨어진다. 인공관절 감염에서의 세균성 관절염에 대한 백혈구 수는 보통의 관절염보다 유의하게 낮다. 호중구가 65% 이상인 활액의 수가 17,000 세포/mm³인 경우 인공슬관절 감염이 높았다. 관절액의 포도당과 단백질은 세균성 관절염에 민감하지 않은 것으로 나타났다. 활막액의 락테이트수치는 여러 연구에서 높은 민감도 및/또는 높은 특이성을 보였으며 세균성 관절염의 다른 원인과 구별하는 데 가치가 있을 수 있다.

그람 염색 및 배양은 세균 감염 여부 및 감염 여부를 감지하는 데 도움이 되도록 모든 병소에서 시행해야 한다. 그러나 그람 염색은 세균성 관절염의 50%에서만 양성이며, 균배양은 82~90%에서 양성이다. 침대 옆에서 성인 또는 소아 혈액 배양 병에 활액을 직접 검사를 시행하면 세균 감염을 진단할 가능성이 높아진다.

INR이 2.5 미만인 경우 관절을 흡입하거나 주입하는 것이 일반적으로 안전하다. 그러나 INR이 상승하였을 경우 고관절 같은 깊은 관절을 흡입하는 것은 주사 후 관절의 압축이 어렵기 때문에 피해야 한다. 인공고관절/무릎을 가진 환자에서 세균성 관절염을 진단하는 데 어려움이 있는 경우, 수술 후 수년 후에 관절에 통증이 있을 때는 정형외과 의사의 진료를 받아야 한다.

감별진단

관절액은 또한 통풍 또는 가성통풍에 대한 편광현미경 검사로 결정성 관절 질환을 여부에 대한검사를 해야 한다. 그러나 결정질과 세균 감염은 동시에 발생할 수 있다. 류마티스성 관절염, 심내막염 및 바이러스 성 관절염은 또한 급성 세균성 관절염과 차이점이 있으며, 라임 관절염 및 면역부전환자에서 곰팡이 및 마이코박테리아 관절염은 만성 세균성관절염과는 차이가 있다.

치료

포도상구균과 연쇄구균은 모든 연령대에서 가장 흔한 병원균이지만, 그람음성균은 노인에서 흔히 볼 수 있으며 광범위한 적용 범위가 제공되어야 한다.

치료경과

관절액에 대한 검사가 세균 감염을 배제하는 데 특히 민감하지 않으므로 임상적으로 의심이 되면 치료를 시작해야 한다. 노인 환자에서의 패혈증의 유병률과 사망률의 관점에서, 이 환자들은 적어도 배양검사가 다시 정상으로 될 때까지 병원에 입원해야 한다. 배양으로도 세균성 관절염 환자의 10% 이상을 오진할 수 있기 때문에 배양검사가 음성이더라도 임상적 의심이 여전히 높다면 계속 치료할 수 있다.

핵심과 주의점

- 노인에서 이 진단을 놓치지 않으려면, 새로운 비외상성 관절염 또는 기존의 단일 관절 또는 다 관절로의 진행/악화로 되는 노인 환자에서 세균성 관절염을 고려하는 것이 중요하며, 관절경검사를 시행할 때마다 이를 의심하는 것이 진단 오류를 피할 수 있는 방법이다.

통풍

통풍은 노인에서 가장 흔한 염증성 관절염이다. 이것은 관절액에 침적된 요산 결정에 의해 발생한다. 중년 남성에서 흔히 발생하지만, 폐경기 이후에는 특히 이뇨제를 복용하는 노인 여성에서 빈도가 증가한다. 조기의 치료가 노인에서 이 질병으로 발생하는 기능 저하를 최소화할 수 있기 때문에 통풍의 정확한 진단과 치료가 중요하다. 청장년층과 노인 모두에서 이뇨제와 아스피린은 요산의 신장 흡수를 증가시키고, 이러한 약물의 사용 증가와 함께 노령화와 고혈압, 비만, 대사 증후군 및 신장 질환의 발생률을 증가시키며 통풍의 유병률이 크게 증가한 것으로 생각된다.

통풍은 전형적으로 무증상의 고농도의 뇨산혈증에서 간헐적인 발적으로 나아가고 만성적인 질환으로 이환되는 진행성 질환이다. 만성 통풍은 통풍결절의 발달로 이어질 수 있으며, 가장 일반적으로 상지에 발생한다. 시간이 지남에 따라 뼈와 연골이 파괴되는 통풍결절은 노년층에서 훨씬 초기에 발병하고보다 광범위한 분포를 보인다. 완화 기간 동안 요산 결정은 계속 증가하여 관절 주위의 파괴, 만성 윤활막염, 통풍결절의 형성 및 신장 결석증을 유발할 수 있다. 그러므로 질병의 파괴적인 후유증을 예방하기 위해 환자가 증상이 완화되는 기간 동안 의사의 지시를 따르고 요배설 증강 약물을 복용하는 것이 중요하다.

병력

초기 증상은 가장 흔히 단일 관절이며 고전적으로 첫 번째 중족지간 관절을 포함한다. 시간이 지남에 따라 치료가 되지 않으면 무릎 및 손목에 다발성 관절염으로 진행할 수 있다. 그러나, 노인의 초기 증상이 덜 심각할 수 있고, 손을 포함한 다발성 병변이 나타날 수 있다. 노인 여성, 특히 이뇨제를 사용하는 신장 질환이 있는 여성은 초기 다발성 관절에서 발병할 가능성이 높다. 급성기는 전형적으로 심한 부종과 극심한 통증의 빠른 발병으로 나타나며 몇 시간 동안 최대로 지속된다. 급성 병변은 1~2일간 지속될 수 있으며, 더 심한 증상은 1~2주간 지속된다.

신체 검진

환자는 따뜻하고, 부드럽고 뜨겁고 부어 오른 붉은 관절이 관찰 될 수 있다. 염증은 관절을 넘어 연조직으로 진행되어 봉와직염이나 힘줄윤활막염으로 보일 수 있다. 환자는 또한 발열, 오한, 불쾌감, 그리고 통풍결절이 관찰될 수 있다.

진단 검사

대부분의 고요산혈증 환자는 무증상이고 통풍 환자는 발작 시 정상 또는 저요산을 보일 수 있으므로 급성 통풍성 관절염의 진단에는 요산 수치가 민감하거나 특이하지 않다. 침식으로 변형되는 전형적인 X-선 소견은 일반적으로 발병 후 6~12년까지는 보이지 않는다.

감별진단

노인 환자가 통풍의 다발성 또는 무통성의 증상을 나타낼 경우 진단이 어려워지고 통풍이 류마티스성 관절염이나 골관절염으로 오인될 수 있다. 통풍의 통풍결절은 류마티스 결절로 오인될 수 있다. 통풍결절은 손의 뼈 마디에 중첩되어 골관절염의 결절로 오인될 수 있다.

부어 오르고 부드러운 관절을 가진 환자를 볼 때 가장 중요한 점은 환자가 세균성 관절염과 관련 여부이다. 중족골과 관절에 통증과 부종이 있고 환자가 이전에 이 부위에 통증과 붓기가 있었다면 세균성관절염이 발생할 가능성이 적다. 그러나, 세균성관절염에 대한 의심이 되는 경우, 특히 처음 제시할 때 관절액 흡인 및 백혈구수 검사와 배양 및 결정에 대한 검사를 해야 한다.

치료

비약물적인 치료는 관절에 얼음 팩을 대어주는 것뿐만 아니라 영향 받는 관절을 높게 하고 휴식하는 것이다. 얼음 팩에 대한 반응은 통풍과 다른 염증성 관절염을 구별하는 데 도움이 될 수 있다. 한 연구에서 통풍 환자는 국소 얼음으로 통증을 완화한다고 보고했다.

금기 사항이 아니라면 비스테로이드성 소염진통제(NSAIDs)는 증상 시작 후 가능한 한 일찍 시작되어야 한다.

비스테로이드성 소염제가 효과적이지 않거나 증상호전이 없다면, 전신 또는 관절 내 코르티코스테로이드가 사용될 수 있다. 당뇨병이나 심한 골다공증 환자의 만성 스테로이드 사용에는 주의를 기울여야 한다. 축적부위의 코티코스테로이드의 관절 내 주사는 하나 또는 두 개의 관절의 경우 매우 효과적일 수 있다. 이 방법은 경구용 약물의 전신효과를 피할 수 있다.

관절액이 누수되거나 세균성 관절염의 경우에는 스테로이드의 국소적인 사용을 금한다. 노인에서는 NSAIDs와 스테로이드가 금기이고 환자가 신장이나 간 장애가 없는 경우 구토와 설사를 피하기 위해 콜히친을 저용량으로 사용할 수 있다.

통증이 완화되면 추후의 증상을 예방할 수 있다. 육류 섭취를 줄이고 유제품을 증가시키기 위해 식이 요법을 조정할 수 있다. 외래 환자로서 요산을 증가시키는 약물은 요산을 낮추는 약물로 대체될 수 있다. 반복적인 발현이나 통풍결절이나 X-ray 결과와 같은 만성 통풍의 징후가 있는 환자의 경우 알로푸리놀과 같이 요산염을 낮추기 위해 특별히 사용되는 약물은 외래 환자에게는 시작해야 하지만 응급진료센터에서는 투여하지 않아야 한다. 이러한 만성 약제는 급성기 동안 멈추거나 개시되어서는 안 되며, 이로 인해 병을 악화시킬 수 있다[22].

치료 결과

통풍과 세균성관절염에서 발견된 세포 수가 중첩될 수 있기 때문에 관절액 백혈구 아분류로 확진이 안 되는 경우는 배양 검사 결과로 확인할 때까지 정맥 내(IV) 항생제를 투여해야 한다. 또한, 노인 환자는 관절액의 검사에서 통풍이라 하더라도, 고열, 백혈구 증가, 착란이나 증상이 심해 보인다면 입원을 해야 한다.

핵심과 주의점

- 간헐적인 통증과 붓기의 반복은 전형적인 통풍의 증상이다. 통풍의 진단은 음성적으로 복굴절성의 세포 내 결정의 존재에 의해 결정되지만 세균성 관절염은 급성 통풍과 동시에 나타날 수 있다.

가성통풍

가성통풍은 노인에서 가장 흔하게 발생하는 단일 관절염이지만 여러 관절에서 나타날 수 있다. 이는 관절활액 내 칼슘피로인산염 결정의 침착에 의한 염증성 관절염이다.

연골석회증은 관절 공간의 유리 또는 섬유 연골에서 방사성 칼슘피로인산염이 존재하는 것이다. 연골 석회증은 85세 이상의 인구의 60%에서 나타나며 골관절염과의 강한 연관성이 있다. 칼슘피로인산염 침착은 일반적으로 무증상이지만 결정이 염증성 윤활막염을 만들면 가성 통증이 발생한다. 골관절염 이외에 갑상선기능저하증과 부갑상선기능항진증과 관련이 있다.

어린 나이에 발생할 수 있는 통풍과는 달리, 가성통풍은 주로 노인의 질병이며 어린 환자에서는 거의 볼 수 없다. 가성통풍은 급성 또는 만성 관절염으로 나타날 수 있다.

병력

가성 통풍은 통풍과 매우 비슷하지만 발병 시기는 6시간에서 수일까지 점진적으로 나타난다. 환자는 어깨, 무릎 또는 손목에 심한 붓기와 통증을 호소하며 아침의 경직을 호소할 수 있다.

신체 검진

환자는 매우 부어 있고, 부드럽고, 붉은색이며 따뜻한 관절을 보인다. 가성통풍이 있는 환자는 종종 관절의 부종, 연골 및 기타 관절염의 징후가 있다. 대부분의 에피소드는 양성이지만 노인 환자는 고열, 오한, 착란, 백혈구 증을 비롯한 전신 기능을 나타낼 수 있으며 매우 아플 수 있다.

진단 검사

대부분의 가성 통풍 환자는 연골석회증이 있으나 이들의 대부분은 무증상이다.

치료

치료는 추후의 발적이나 만성 가성통풍의 발병을 예방할 약이 없다는 것을 제외하고는 통풍과 다른 점이 없다.

감별진단

여러 관절에서 증상이 있다면 진단이 더 어려워진다. 노인 환자가 류마티스성관절염을 시사하는 결과를 가지고 있으나 류마티스성관절염 혈청 음성 반응을 보이는 경우에는 감별이 필요하다. 통풍은 어깨에 침범하는 경우가 드물기 때문에 어깨의 부종과 발적, 심한 통증이 있을 경우 가성통풍의 가능성이 더 많다.

치료결과

노인 환자는 세균성관절염이 의심될 경우 배양 검사가 끝날 때까지 입원해야 한다. 가성통풍이 있다고 추정되지만 고열, 상당한 백혈구 증가, 착란 또는 건강해 보이지 않는 노인 환자는 관찰과 치료를 받아야 한다.

핵심과 주의점

- 통풍과 마찬가지로, 세균성관절염의 진단에 대한 합리적인 의심이 되는 경우 관절낭의 흡인을 해야 한다. 노인 환자에서 X-선 촬영에서 연골석회화가 관찰되는 것은 가성통풍의 징후가 아닌 부수적인 발견일 가능성이 높기 때문에 진단에 도움이 되지 않을 수 있다.

류마티스관절염

류마티스관절염은 어느 연령대에서나 나타날 수 있지만, 류마티스관절염 환자는 수명이 연장되고 노인 환자에게 새로운 류마티스관절염의 증상이 나타나는 점 등으로 보았을 때 노인 질환이 되고 있다.

류마티스관절염은 여러 관절에 통증을 유발하는 진행성 전신의 염증성 질환이다. 관절뿐 아니라 불쾌감, 발열 및 체중 감소와 같은 전신 증상을 동반할 수 있다. 심혈관, 폐, 신경 및 거의 모든 장기 시스템이 관여될 수 있다.

병력

류마티스관절염이 노인에서 처음으로 발현할 때, 일반적으로 젊은 환자의 류마티스관절염에 비해 큰 관절에서 빈번히 발생하며 더 급성 발병한다. 종종 한 시간 이상 지속되고, 일반적으로 상지를 포함하는 아침 관절 경직이 지속되기도 한다.

신체검진

관절의 부종은 다관절성이며 대칭적이며 대개 손목, 팔꿈치, 발, 발목, 무릎 및 척추뿐만 아니라 손의 근위골간지대(PIP) 및 중수수지관절을 포함한다. 관절이 부어 오르고 압통이 있다. 조기에 발병한 노인과 같은 장기간의 질병이 있는 환자의 경우, 연골 손상은 손과 발의 관절이 아탈구로 이어질 수 있다. 이것은 척골 편위와 백조 목과 손발의 단추구멍변성(boutonniere deformities)과 발의 망치 발 및 중족골 아탈구를 초래한다. 이러한 기형은 환자에게 심각한 장애를 초래한다.

경추의 불안정성은 진행성 류마티스관절염 환자에서 심각한 합병증으로 환추후두(atlanto-occipital) 아탈구가 가장 심각한 합병증이다. 이 환자의 신경학적 검사는 제한된 운동범위와 기존 신경병증으로 인해 매우 어려울 수 있다. 경추와 후두부의 심한 통증, 또는 따끔거림이나 운동 또는 감각 변화가 불안정한 척추의 첫 징후일 수 있다. 척추가 불안정한 류마티스관절염 환자는 요축적이나 요실금, 다리의 무의식적인 경련, 암석과 같은 무거운 느낌, 또는 경추의 구부러짐에 따른 전기 쇼크와 같은 척추의 감각 이상을 나타낼 수 있다. 류마티스관절염 환자의 위의 모든 결과는, 신경학적 평가를 통한 엄격한 척추관리 조치와 응급 영상 및 조치를 필요로 한다.

진단 검사

류마티스 인자는 류마티스관절염 환자의 90%에서 증가하지만 노인 환자에서 기준선으로 증가되어 있을 수 있다. X-선 검사에서는 초기 단계의 연조직 부종 및 더 심화된 경우는 관절 간격 감소 및 침식이 포함된다.

치료

류마티스관절염의 관절의 변성을 늦추거나 예방하는 데 있어 첫 18개월 동안의 중재가 중요하기 때문에, 질병 초기에 적극적인 치료는 통증과 기능 장애의 진행을 예방하는 데 중요하다.

질병 치료용 항류마티스약물(DMARDs)은 관절 파괴를 최소화하고 관절의 팽창을 줄이며 신체 기능을 향상시킨다. 메토트렉세이트(Methotrexate)는 가장 효과적인 DMARD 중 하나다. 류마티스관절염에 대한 면역 반응의 특정 부분을 표적으로 하는 생물학적 치료제는 노인 환자, 특히 메토트렉세이트와 병용할 때 매우 효과적인 것으로 나타났다. 그러나 DMARDs 및 생물학적 제제는 잠재적으로 심각한 부작용이 있어 외래 환자를 면밀히 모니터링해야 한다. 설파살라진(Sulfasalazine)과 하이드로클로로퀴닌(hydroxychloroquine)은 다른 약제보다 독성이 적지만 덜 효과적인 대체 약물이다. 그러나 중대한 의학적 문제나 더 천천히 진행되고 있는 류마티스 관절염을 가진 노인 환자들에게 선호된다.

저용량 경구 글루코코르티코이드는 통증과 강직을 감소시키고 류마티스관절염의 진행을 늦출 수 있다. 그러나 골다공증은 장기 스테로이드 사용의 주요 부작용이다. 환자가 장기간 글루코코르티코이드를 필요로 하는 경우 골다공증 예방 약을 투여해야 한다. 비스테로이드항염증약물은 금기가 아니라면 통증과 염증을 완화시키지만, 질병의 진행에는 영향을 미치지 않는다. NSAID의 가장 낮은 권장 용량은 노약자에서 이 약물의 잠재적인 합병증을 예방하기 위해 짧은 기간 동안 사용해야 한다. DMARDs가 몇 주 동안 효과를 나타내지 않기 때문에 저용량 스테로이드 또는 NSAIDs를 사용하여 DMARDs가 시작될 때 증상 완화를 제공할 수 있다.

감별진단

류마티스관절염의 급성 표현은 매우 부드럽고 부어오르며 따뜻한 관절을 나타낼 수 있으며 세균성관절염와 구별하기 위해 관절경검사가 필요하다. Gupta 등은 세균성관절염을 가진 성인 환자의 3분의 1이 류마티스관절염에 기원하고, 이들 환자는 발열과 백혈구증이 거의 없을 것이라고 하였다. 늦게 발병한 류마티스관절염는 어깨와 엉덩이 관절에서 증상이 발현하면 polymyalgia rheumatica와 유사한 형태로 나타난다. 다관절의 통풍, 가성통풍 및 골관절염은 류마티스관절염와 유사하게 나타날 수 있다.

치료결과

류타티스관절염 환자는 생명을 위협하는 합병증이 있거나 진단이 불분명하고 세균성관절염이 의심될 경우 입원해야 한다. 극심한 통증을 환자나 일상 생활을 유지할 수 없고 사회적 개입이 필요한 경우 입원이 필요할 수도 있다.

핵심과 주의점

- 세균성관절염 및 기저로 류마티스관절염을 가진 환자가 49%의 사망률을 가지며, 종종 비정형적인 증상을 나타난다는 사실은 이 환자들에서 세균성관절염의 진단에 대해 높은 임상적 의심을 갖는 것이 얼마나 중요한지를 강조하게 한다. 목이 굴곡될 수 있는 외상에 연루된 진행성 류마티스관절염 환자에게 특별한 주의를 기울여야 한다. 환추후두관절의 불안정성은 신체검사에서 나타나지 않기 때문에 골곡이나 과신전은 진행된 류마티스관절염 환자에게 피해야 한다. 진행성 류마티스관절염 환자에게 기관삽관을 할 때도 척추손상의 예방 조치를 해야 한다. 삽관 준비에 있어 구강 내 개구가 제한되어 측두하악 기능 장애를 가질 수 있으므로 구강의 개폐여부에 대한을 평가를 해야 한다.

골관절염

골관절염은 퇴행성 관절 질환으로 노인의 기능 장애의 주요 원인이며 80세까지는 거의 보편적으로 나타난다. 이 질환은 연골과 관절의 밑에 있는 뼈의 부식뿐만 아니라 뼈의 과도한 성장으로 특징된다.

류마티스관절염, 통풍, 외상, 또는 연골과 연골 밑 뼈에 영향을 미치는 모든 것은 골관절염의 발생률과 진행을 증가시킨다.

병력

다른 관절염과 비교하여 골관절염은 1개 또는 수 개의 관절에서 심한 간헐적인 통증을 호소하여 점진적으로 발생한다. 환자가 깨어날 때 관절의 강직이 나타낼지라도, 이것은 다른 관절염의 진행 과정과 비교하여 신속하게 해결된다. 아침의 강직은 일반적으로 30분 미만으로 지속되며 활동으로 해결된다. 골관절염은 일반적으로 무릎, 엉덩이 및 척추와 손의 근위손가락사이관절, 원위손가락사이관절 및 손허리뼈관절(MCP)을 포함한다. 서 있고 걷는 것으로 체중부하 관절의 통증이 악화된다. 무릎 골관절염 환자는 종종 무릎을 굽히거나 계단을 오르내리는 활동, 의자에서 빠져 나올 때 통증을 호소한다. 그들은 종종 무릎이 굽히거나 펴는 것으로 통증이 있다고 하며 이러한 불안정성은 심각한 장애를 유발한다.

신체검사

관절에 확고한 붓기가 있고, 운동 범위가 줄어들며, 관절의 움직임에 마찰음이 느껴진다.

Heberden과 Bouchard의 마디는 각각 DIP와 PIP 관절의 뼈가 부어오르며 통증과 손의 기능 상실을 유발한다.

진단 검사

골관절염에서 관절액은 깨끗하고 WBC는 전형적으로 2,000 cells/mm³ 이하이며 대부분 단핵구이다. X-선 검사는 뼈곁돌기의 존재, 관절 간격 축소 및 연골 손상 및 뼈에 대한 압박 증가와 관련된 연골하 경화증을 포함한다. 그러나 X-ray는 골관절염 환자에서 정상적일 수 있고, 통증의 정도와는 거의 상관관계가 없으며, X-선 이상 소견을 보인 많은 환자는 증상이 없을 수 있다.

무릎 X-선 검사에서는 환자가 서 있는 상태에서 전후방(AP) 촬영이 중요하며 관절 공간이 좁아지는지에 대한 정확한 해석이 가능하다. 또한, 무릎 통증이 있는 환자의 무릎 X-선 촬영과 함께 무릎 통증을 유발할 수 있는 고관절 등에 대한 검사가 필요하다.

감별진단

다른 관절염과는 달리, 골관절염의 증상은 대개 세균성관절염과 중복되지 않는다. 골관절염은 점차적으로 발병하고 드물게 관절 삼출이 있으며 관절은 일반적으로 홍반이나 열감이 없다. 또한 환자는 발열이나 착란과 같은 전신적인 증상이 나타나지 않는다. 통풍의 다발성 무통 증상은 골관절염과 유사하게 나타날 수 있다. 손의 골관절염은 손과 관련된 류마티스관절염과 구별되어야 한다.

치료

운동부하가 낮은 운동, 약간의 체중 감소 및 불량을 교정하기 위한 무릎보호대 사용은 무릎 관절 수술을 받는 환자의 통증과 기능을 향상시키는 것으로 나타났다. NSAID는 통증 감소에 효과적이다. 코르티코스테로이드의 관절 내 주사가 도움이 될 수 있지만 그 효과는 1~3개월에 불과하다.

치료결과

환자는 사회적 중재나 극심한 통증으로 입원을 요하는 경우는 별로 없다.

핵심과 주의점

- 활액낭 삼출이나 발적과 국소발열은 골관절염에서 흔치 않으며 이러한 증상이 있으면 감별 진단을 위해 관절액 검사를 진행해야 한다.

류마티스성 다발성 근육통 및 거대세포동맥염

류마티스성 다발성 근육통(PMR)과 거대세포 동맥염(GCA)은 50세 이후에 발생하여 70~80세에 최대로 나타나는 전신의 염증성 질환이다. 두 가지 질병은 종종 같이 발생하며 서로 관련이 있다고 생각된다. 급성 또는 점진적으로 발병되며 전형적인 관절통 및 두통 이외에도 발열, 체중 감소 또는 피로가 나타난다.

병력

류마티스성 다발성 근육통은 어깨, 목 및 엉덩이에서 가장 흔하게 나타나는 심한 통증과 뻣뻣함을 나타내며 무릎과 손과 발의 작은 관절을 포함할 수 있다. 통증은 한쪽에서 시작될 수 있지만 빠르게 양쪽에서 나타난다. 어깨와 엉덩이의 통증은 대개 팔꿈치와 무릎으로 방사된다. 환자는 아침에 1시간 이상 강직이 지속되거나 장기간 휴식 후 나타나는 경우가 종종 있으며, 이로 인해 환자의 활동이 심각하게 제한될 수 있다.

거대세포 동맥염은 일시적인 동맥염이라고 알려져 있다. 그것은 일반적으로 측두부에 국한된 심한 두통으로 나타나며 부드러운 음식을 씹을 때 혀 또는 턱의 통증을 유발할 수 있다. 두통은 일반적으로 서서히 발생하지만 급작스럽게 나타나기도 한다. 시력 장애는 초기 증상이며 안구 동맥의 허혈과 관련하여 한쪽 또는 양쪽 눈에서 최대 20%의 환자가 영구적인 시력 상실을 일으킨다. 시각 장애는 지그재그 선, 시야가 어두워지기, 갑작스러운 일과성흑암시(amaurosis fugax) 등을 포함한다. 이 일시적인 시각 상실은 거대세포 동맥염에서 영구적인 시력 상실의 강력한 예측 인자이다. 한쪽 눈만이 영향을 받는 경우 다른 쪽 눈의 치료가 시작되지 않으면 1~2주 이내에 영향을 받게 된다.

신체검사

류마티스성 다발성 근육통 및 거대세포 동맥염은 일반적으로 온도가 낮지만 거대세포 동맥염은 주요 불만과 발견으로 고열을 나타낼 수 있다. 류마티스성 다발성 근육통은 어깨, 엉덩이 및 다른 관절의 근위부 근육에 전반적인 압통을 보인다. 수동적인 움직임이 능동적인 움직임보다 더 통증을 견딘다. 골관절염과 마찬가지로 류마티스성 다발성 근육통에서는 관절의 부종이 전형적이지 않으며 관절의 부종이나 홍반이 있는 경우 세균성관절염을 생각해야 한다.

거대세포 동맥염은 두피 또는 측두부의 특징적이며 전반적인 압통을 보인다. 시력 감소 또는 시력 상실 또는 필드 컷이 관찰된다. 신경학적 발현은 거대세포 동맥염에서 흔히 발견되며, 팔다리의 신경병증이 가장 흔히 나타난다. 거대세포 동맥염은 척추동맥에 영향을 주어 척추신경근 순환계에서 신경학적 결손을 일으킬 수 있다. 일반적으로 보행장애 및 언어장애와 현기증을 나타내며 심한 두통, 시력장애, 측두부 및 두피의 통증을 비롯한 거대세포 동맥염의 고전적 증상을 나타내는 노인에게 이 진단을 놓치면 안 된다. 그러나 거대세포 동맥염의 고전적인 징후와 증상이 척추-기저(vertebro basilar) 소견을 가진 환자에게는 나타나지 않는다면 거대세포 동맥염의 진단은 종종 놓치거나 현저하게 지연될 것이다.

한 연구에서 흉부 대동맥동맥류는 거대세포 동맥염 환자에서 이 진단이 없는 환자와 비교하여 17배나 발병할 가능성이 높다고 하였다. 이 합병증은 일반적으로 거대세포 동맥염의 초기 진단 후 2~6년 후에 발생한다. 흉부 동맥류를 가진 거대세포 동맥염 환자의 반수는 이 연구에서 갑작스런 대동맥 박리로 사망했다.

진단검사

환자가 거대세포 동맥염/ 류마티스성 다발성 근육통의 전형적인 소견을 보일 때 ESR > 50 mm/h가 질병을 확인하는 데 사용된다. 그러나 거대세포 동맥염 환자의 약 10%는 ESR < 50 mm/h이며 류마티스성 다발성 근육통과 거대세포 동맥염 모두 진단 당시 정상적인 ESR을 나타낼 수 있다. 그러므로 정상적인 ESR이라도 다른 증상들이 이 진단과 일치한다면 류마티스성 다발성 근육통이나 거대세포 동맥염의 치료를 지연해서는 안 된다.

치료

저용량 스테로이드는 거의 항상 류마티스성 다발성 근육통 치료에 효과적이다. 거대세포 동맥염에서 첫 24시간 이내에 고용량의 코르티코스테로이드를 투여하면 병의 진행이 더 이상 진행되지 않는다. 시력 상실이 이미 발생하면 대부분의 경우 비가역적이다. 스테로이드가 생검을 방해하지 않고, 조직검사 결과를 기다리는 데 시간이 지연되면 실명을 초래할 수 있으므로 거대세포 동맥염의 합리적인 의심이 있는 환자의 경우 즉시 스테로이드를 시작해야 한다.

치료결과

신경학적 소견, 혈관 합병증 또는 시력저하가 있으면 입원을 해야 한다. 퇴원한 경우 측두동맥 생검을 위해 신속한 추적 관찰을 하는 것이 중요하다.

핵심과 주의점

- 새로운 신경학적 징후가 있는 거대세포 동맥염 병력이 있거나 노인 환자가 척추 기저 기능 부전과 같은 신경학적 증상을 호소하는 경우, 특히 이러한 증상이나 소견에 두통이 동반되는 경우에 ESR을 수행해야 한다.
- 조직검사를 받기 위해 스테로이드 치료를 지연하면 안 된다.
- 임상의는 환자가 종종 질문이 없는 한 씹기와 일시적인 시각 상실, 턱 통증에 대한 정보를 제공하지 않기 때문에 이를 질문해야 한다. 흉부동맥류의 발생 여부를 확인하기 위해 거대세포 동맥염 환자에게 양팔의 혈압을 측정하고 흉부 X-ray를 시행하는 것이 권장된다.

요통과 척추협착

노인들의 요통의 진단은 이 환자의 요통을 유발할 수 있는 잠재적인 질환들의 수와 이들 환자의 대부분이 기준으로 하는 근골격계 질환의 수에 의해 복잡하다. 문제는 감염, 악성 종양, 척추 골절, 척추협착들의 문제이다. 진단을 좁히기 위해서는 현재의 증상에 대한 검토와 요통의 전신적, 신경학적 및 구조적 원인을 구별하는 데 도움이 되는 상세한 신체검진이 모두 포함되어야 한다. 디스크는 노인에서 흔하지 않은데, 이는 추간판 자체의 젤 같은 성질을 잃고 탈출할 가능성이 적기 때문이다. 디스크와 척추의 감염은 어린이와 50세 이상의 성인의 허리 통증의 드문 원인이지만, 허리의 통증이 있다는 사실은 구조적인 요통과 구별하기가 어렵다. 인공 심장 판막, 정맥 약물 남용, 전신 징후 및 감염 증상이 있는 환자에서 의심해야 한다. 요추협착은 노인의 요통과 다리 통증의 일반적인 원인이다. 척추협착은 요추에 가장 흔히 발생하지만 경추 및 흉척에서도 발생할 수 있다. 그것은 척수신경의 압박을 초래할 수 있는 척추의 협착이다. 협착은 척추의 골관절염, 척추전방전위증, 디스크 추간판탈출증 또는 돌기사이관절비대증으로 인해 발생할 수 있다.

병력

경추 척추협착증은 종종 감각이상과 어깨와 상지에 방사되는 통증을 나타낸다. 경추신경이 심하게 압박된 환자는 걷기가 어려워지거나, 물체가 떨어지거나, 협동능력 상실이 점차 나타나기 시작한다. 요추 척추협착은 양측 둔부 통증과 일측성 또는 양측 하지 통증을 호소한다. 유의한 요추협착 환자는 방사통, 약화 또는 감각이 나타날 수 있다. 요추의 중심부의 협착은 대퇴부를 압박할 수 있으며 환자는 방광 및 장의 기능 장애뿐만 아니라 다리의 약화로 나타날 수 있다. 척추협착증의 통증은 걸을 때와 오랫동안 서 있을 때 악화되고 앉음으로써 완화된다. 이것은 걷거나 설 때의 척추의 신전은 척추의 부피를 줄이는 반면에 앉을 때의 척추의 굴곡은 관의 볼륨을 확장하고 신경 뿌리의 압력을 덜어주기 때문이다. 척수 협착증의 통증 및 감각이상은 혈관 파행을 모방한 증상으로 신경인성 파행(neurogenic claudication) 또는 가성파행(pseudoclaudication)으로 알려져 있다.

신체검사

척추 협착 환자는 허리 굴곡으로 통증이 호전되므로 구부러진 채로 걷는 경향이 있다. 롬버그 검사에서 폭 넓은 보행과 불안정성이 나타날 수 있지만 일반적으로 운동 소견은 미미하다. 말총(cauda equina)의 압박을 가진 환자는 안장 분열, 하지의 근력 약화 및 방광의 초음파 검사 또는 방광의 도뇨 검사에서 언급된 소변 잔뇨 소견을 나타낼 수 있다. 척추의 압통은 민감하지만 감염에 대한 구체적인 검사는 아니다. 구조적 요통 환자는 척추의 움직임이 없어지지만 이 발견은 특정 진단과는 큰 관련은 없다. 하지직거상검사는 추간판탈출증을 진단하는 데 도움이 되지만 척추협착증 환자에서 종종 음성으로 나타난다.

진단검사

허리 통증 환자에서 전신 질환이 의심되는 환자의 경우 정상적인 소견으로 전체혈구계산, ESR, CRP 및 일반 척추 X-ray를 진행하더라도 정상소견을 보여서 전신적인 질환의 진단이 어려울 수 있다. 증상과 해부학적 소견 사이의 관련성이 낮기 때문에 영상검사의 역할이 제한적이다.

감별진단

상지에 방사통이 있는 경추의 척추협착증은 상지 통증의 주요 다른 원인을 확인해야 한다. 허리 통증과 다리 통증이 있는 요추 통증은 둔부 통증과 다리 통증이 함께 나타나는 고관절 통증과 구별되어야 한다. 허리 통증은 일반적으로 허리 통증이 허벅지에 후부에 방사통으로 있고, 엉덩이에 있는 반면 서혜부의 통증은 앞쪽 허벅지에 통증이 발하는 일반적인 증상으로 구별할 수 있다. 또한, 요추부 통증이 척수 확장에 의해 악화되는 반면에 고관절 통증은 내부 회전에 의해 악화된다. 추관판탈출증인 디스크 환자의 통증은 신전에 의해 척추가 확장되어 통증이 줄어들고 굴곡에 의해 악화된다. 구조적 요통환자는 허리에서 앉거나 앞으로 구부리기로 변경하는 것을 포함하여 요추 운동으로 전에 언급한 요통으로 척추협착과 구별할 수 있다.

치료

구조적인 허리통증 및 척추협착증의 관리는 일반적으로 통증 조절 및 운동과 더불어 보전적이다. 척추협착은 매우 느리게 진행되며 응급 처치는 일반적으로 필요하지 않다. 점진적 신경학적 결손이나 말총(cauda equine) 압박의 증거가 있는 경우 구조적 요통의 조절이 힘들거나 척추 협착이 있는 경우 수술을 고려한다. 그러나 수술의 이점은 노인 인구의 위험에 비중을 두어야 한다.

핵심과 주의점

- 척추 협착증의 신경성 파행은 혈관 파행과는 달리 전자는 오르막이나 앉음(굴곡)으로 완화되고 걷거나 기립(신전)으로 악화되는 반면 후자는 언덕을 오를 때 오히려 더 심해지며 앉거나 서 있을 때처럼 휴식시 완화된다는 점에서 혈관 파행과는 다르다. 혈관 파행의 통증은 일반적으로 종아리에 있으며 5분간의 휴식 후에 해결되지만, 신경성 파행의 통증은 일반적으로 햄스트링에 위치하고 10~20분의 휴식 후에 해결된다. 혈관 파행은 일반적으로 발등 동맥의 맥박이 상실된다. 치료와 예후가 매우 다른 두 가지 다른 원인을 구별하는 것이 중요하다.

노인 인구의 정형외과적 손상

젊은 환자에서 잘 견딜 수 있는 정형외과적 손상은 삶의 질과 전반적인 건강 측면에서 노인 환자에게 치명적인 결과를 가져올 수 있다. 통증과 이러한 부상으로 인한 기능, 이동성 및 독립성의 상실로 인해 심한 신체적 및 심리적 쇠퇴가 초래될 수 있다. 노인 환자의 이러한 하향곡선을 피하기 위해 가능한 빨리 이 부상을 조기에 인식하고 골절을 신속하고 적극적으로 치료해야 한다. 장기간의 고정을 필요로 하는 심각한 의학적 문제를 피하고 기능을 신속하게 복원하려면 수술적 중재가 종종 필요하다.

노인들의 골절 비율이 높은 것은 낙상의 빈도 증가와 골다공증으로 인한 뼈의 허약한 성질로 인해 발생합니다. 골다공증은 새로운 뼈의 생성이 오래된 뼈의 흡착을 따라 잡지 못하기 때문에 노화와 함께 발생한다. 게다가 불충분한식이 요법, 운동 부족 및 약물 치료를 비롯한 노인의 뼈가 파괴되는 여러 가지 요인이 더해져 골다공증이 생겨 골절이 약하고 부서지기 쉬운 뼈가 많은 상태로 쇠락하게 된다. 노인의 골절 중 75%는 골다공증과 관련이 있으며 50세가 넘는 두 명의 여성 중 한 명과 네 명의 남성 중 한 명은 평생 골다공증과 관련된 골절이 발생할 수 있다.

낙상은 노인의 부상과 골절의 가장 일반적인 원인이다. 매년 노인 인구의 약 1/3이 넘어지며 나이가 떨어짐에 따라 낙상 위험이 증가한다. 질병통제예방센터(CDC)에 따르면 낙상은 노인 부상으로 인한 주요 사망 원인이다. 노인의 모든 골절 중 87%가 낙상으로 인한다. 2009년에는 고령자 220만 명이 낙상 사고가 일어나사 응급진료센터에서 치료되었고, 이 중 581,000명이 입원하였다. 2010년에 282억 달러가 고령자의 낙상 치료에 사용되었다.

나이가 든 노인 환자의 낙상에 대한 병력을 조사 할 때, 그 원인을 찾으려는 것이 중요하다. 실신, 과용약, 중독, 시력저하 또는 균형감각저하와 같은 문제가 감별되어 해결되어야 한다. 환자가 도움을 받기 전까지의 시간도 탈수증, 횡문근융해증 또는 전해질 불균형의 원인으로 판단해야 한다. 명백한 부상으로 다른 손상에 대한 주의를 소홀하게 하지 말고 낙상과 관련된 다른 부상을 확인하고 해결하는 것을 잊어버리는 것도 중요하다. 노인 외상환자를 검사할 때, 의복을 벗었을 때 저체온증이 발생하기 쉽고 저체온증이 외상으로 인한 사망 위험을 증가시키기 때문에 환자를 따뜻하게 유지하는 것이 중요하다.

낙상으로 인한 손상이 경미하더라도, 그 원인과 관련하여 더 많은 의학적 치료 또는 사회 복지 서비스를 제공하기 위해 입원이 필요할 수 있다. 환자가 퇴원하는 경우 적절한 운동, 적절한 발 관리 및 필요한 경우 보행을 돕기 위한 재택 간호 및 장치 사용을 포함한 낙상 감소 대책을 환자와 그 가족과 상의해야 한다.

고관절 골절

고관절 골절의 대다수는 노인에서 발생하며, 부상 기전은 일반적으로 서 있는 상태에서 저속 낙하이다. 대퇴 경부골절은 70대 남성에서 주로 발생하며 대퇴돌기사이골절은 80대 여성에서 주로 발생한다. 전반적으로 고관절 골절의 75%는 폐경 후 여성에서 발생한다.

인구 고령화에 따라 고관절 골절의 수가 증가할 뿐만 아니라 고관절 골절 환자의 평균 연령도 증가한다. 정형외과 병원에서 치료받은 고관절 골절 환자의 평균 연령은 1991년과 2001년 사이 78세에서 88세로 증가했다.

고관절 골절의 영향은 신체적, 심리적 및 재정적 관점에서 파괴적이다. 고관절 골절 환자 중 5명 중 1명이 부상 당해 1년 이내에 사망하고 1/3 미만은 골절 전 기능 수준을 회복한다. 그러한 골절에 대한 병원 입원과 요양원 비용 및 광범위한 재활에 상당한 의료비용이 소요된다.

볼 및 소켓 고관절은 컵 모양의 비구 및 대퇴골의 머리로 형성된다. 많은 수의 인대와 강력한 근육이 고관절을 감싸고 있어 인간이 2족 보행을 할 수 있다. 고관절은 대퇴골두, 대퇴경부, 대퇴골돌기사이 및 대퇴돌기하부로 구성된다.

고관절 골절의 잠재적인 합병증은 종종 고간절의 혈관들과 연관이 있다. 대부분의 경우 작은 혈관만이 근위 대퇴골두를 공급하지만 외부 장골의 매우 큰 가지가 대퇴부를 지나면서 대퇴돌기사이와 대퇴골에 혈액이 풍부하게 공급된다. 따라서 대퇴경부골절을 통한 혈관손상은 무혈관성괴사를 유발할 수 있지만 광범위한 출혈과 충격은 보다 원위 대퇴부 또는 대퇴골골절에서 큰 혈관이 파열되어 생길 수 있다.

고령자의 고관절 골절은 주로 대퇴골 경부 또는 대퇴돌기사이 부위를 포함한다. 대퇴골두 골절은 흔하지 않으며 엉덩이의 탈구와 관련이 있다.

대퇴골 경부 골절의 주된 관심사는 대퇴골 경부 골절에 의해 대퇴골 근위부로의 혈액 공급이 붕괴될 수 있다는 것이다. 대퇴골 경부의 최소로 옮겨지거나 충격을 받은 골절은 순환을 방해하지 않을 것이지만, 대체된 골절은 혈액 공급을 방해하고 대퇴골 두의 비 골유합 및 무혈성 괴사를 일으킬 가능성이 높다. 비치환 골절의 조기 발견과 치료는 이것이 보다 심각한 대체된 골절로 전환되는 것을 방지하는 것이 중요합니다.

대퇴골경부골절의 주된 관심사는 대퇴골경부골절에 의해 대퇴골 근위부로의 혈액 공급이 차단될 수 있다는 것이다. 대퇴골경부의 최소로 변형되거나 충격을 받은 골절은, 혈류를 방해하지 않을 것이지만, 전위된 골절은 혈액공급을 방해하고 대퇴골두의 불유합 및 무혈성괴사를 일으킬 가능성이 높다. 비전위 골절의 조기 발견과 치료는 이것이 보다 심각한 전위된 골절로 전환되는 것을 방지하는 것이 중요하다.

대퇴골 경부와 비교하여 대퇴 전자 간 부위에는 풍부한 혈액 공급이 있다. 이것이 치유의 가능성을 훨씬 높여주지만, 대퇴골돌기사이 골절은 대퇴 경부골절보다 훨씬 더 많은 출혈을 일으킬 수 있다.

병력

노인이 낙상 이후 체중을 견딜 수 없을 때마다 고관절 골절을 의심해야 한다. 환자는 종종 사타구니 또는 엉덩이 통증을 호소하지만 허벅지 통증이 있거나 무릎통증이 있을 수 있다. 때로는 고관절 골절로 환자의 체중을 견딜 수 있지만 서거나 보행 중 통증이 있을 수 있다.

신체검진

전위된 골절은 짧고 외부 또는 내부 회전된 다리로 나타낼 때 확신할 수 있다. 이 모습은 대퇴사두근과 햄스트링이 뼈 조각을 당겨 중첩과 오정렬이 생기기 때문이다. 골절의 후속 변형을 방지하기 위해, 미묘하고 비전위된 골절을 일찍 진단하는 것이 중요하다. 이러한 골절은 모든 범위의 운동 또는 발뒤꿈치의 축 방향 하중에 의해 악화되는 사타구니 통증이 있을 수 있다. 자세한 신경 혈관 검사가 수행되어야 한다.

진단 결과

고관절 골절의 대부분은 일반 방사선검사를 통해 진단된다. 골반과 엉덩뼈의 전후 및 측부 촬영으로 보통 충분하다. 골반 일반 방사선 검사는 골반 골절이 없는 관절을 포함하여 고관절을 비교하고, 고관절 통증이 있는 환자의 골반 골절을 확인할 수 있도록 한다.

고관절의 미묘한 골절의 확인은 대퇴 근위부의 피질의 연속성이 끊어지거나 대퇴골에서 대퇴골두에 돌기의 파선이 파열되는 것 등이 있다. 골절이 일반 검사에서는 확인되지 않지만 임상적으로 압통, 통증, 이전 하드웨어 또는 보행 장애로 인해 의심이 되는 경우 고해상도 이미지가 필요하다. 자기공명영상(MRI)이 바람직하지만, MRI를 쉽게 이용할 수 없거나 응급실와 거리가 멀고 환자가 자세히 모니터링해야 하는 경우에는 CT (computed tomography)가 일반적으로 진행된다.

치료

병원 이전에 사용한 견인부목은 장시간 방치하면 다리의 신경 손상 및 압력 궤양 발생을 유발하거나 악화시킬 수 있다. 이 부목은 대퇴부 몸통골절에 사용하기 위한 것이지만, 부목을 현장에 적용했을 때 환자가 어떤 부상을 입었는지 알기가 어렵다. 골반, 근위부 고관절, 무릎 또는 원위 하지 골절과 같은 견인 부목에 대한 금기 사항은 종종 무시된다. 출혈, 통증 조절, 또는 골절 감소와 관련하여 성인의 고관절 골절에 대한 병원 전의 견인부목의 이점이 없으므로 고관절 골절이 있는 성인 환자는 견인 없이 고정시켜 이송 후 응급실에서 견인 부목으로 대체해야 한다.

고관절 골절이 의심되는 환자는 일반적으로 백보드로 응급실로 이송된다. 이러한 장치는 딱딱하고 불편하므로 최대한 빨리 응급실에서 제거해야 한다. 통증 조절은 고관절 골절 환자의 응급실에서 초기에 시작되어야 하며 통증 경감에 맞춰질 수 있는 소량의 마약제재로 하는 것이 좋다.

수술의 주요 목표는 환자가 기능과 운동성을 조기에 회복할 수 있도록 관절을 안정시키고 움직이게 하는 것이며, 이러한 부상으로 자주 발생하는 신체상태의 악화를 방지하는 것이다. 견인과 침대 휴식의 보전적인 치료는 그러한 치료와 관련된 합병증의 많이 발생하는 것을 감안할 때 그 효능이 떨어진다.

비 전위된 대퇴골 경부골절은 일반적으로 경피적 캐뉼러 스크류의 최소 침습적인 방법으로 고정한다. 반대로, 전위된 경부골절은 고령의 노인 환자를 제외한 모든 환자에게 골유합되지 않거나, 손상으로 인해 혈류 차단되어 무혈류성 골괴사(AVN)가 높은 비율로 발생하므로 대퇴골의 인공 치환술이나 고관절의 완전 치환술로 치료한다. 대퇴돌기사이골 부위에 혈액은 충분히 공급되어서 대퇴골 돌기사이골절은 일반적으로 골수강 내에 네일과 미끄럼 나사를 사용하여 폐쇄 또는 개방정복술로 잘 치료되며, 대퇴골두 또는 골반뼈를 교체할 필요가 없다.

감별진단

고관절 탈구, 절구골 또는 두덩뼈가지 골절, 고관절 또는 골반 타박상, 패혈성 골관절염의 합병증, 무릎 손상의 방사통, 놉다리큰돌기 윤활낭염 및 다리 통증을 동반한 요추손상은 고관절 골절의 감별해야 한다.

치료 결과

환자는 금식하고, 도뇨관 카테터를 삽입하고, 탈수증이 흔하기 때문에 대부분의 경우 경정맥 수분 공급으로 수술을 준비해야 한다. 근본적인 문제는 환자가 처음 병원에 올 때 가장 건강하기 때문에 가능한 한 신속히 교정해야 하며, 수술을 24~48시간 이상 지연시키면 이환율과 사망률이 증가한다. 그러나, 모든 동반된 손상 등은 수술 전에 안정되어야 한다.

핵심과 주의점

- 사타구니 또는 고관절 통증을 호소하거나 X-ray검사에서 음성인 경우 외상 후 체중 부하가 어려운 노인 환자에서 CT 또는 MRI 촬영을 고려해야 한다. 환자가 고관절 통증을 가지고 있으나 서거나 걸을 수 있거나 환자가 외상을 기억하지 못하는 경우 고관절 골절 진단을 위해 노력하지 않아도 된다. "진단 결과"에서 설명한 것과 같이 허리 골절의 미세한 X-선 소견에 주의해야 한다. 비 전위 골절의 조기 발견은 중요하다. 이러한 골절이 진행되어 더 나쁜 결과를 초래할 수 있다.
- 정형외과적 응급상황이므로 고관절 탈구에 주의를 기울이고 무혈류성 괴사를 피하기 위해 빨리 정복해야 한다. 고관절 골절이 있는 환자에서 병원 전 단계에서 견인 고정을 한 경우에는 응급실에서 제거해야 한다.

고관절 탈구

인공관절이 아닌 원래의 고관절의 탈구는 진정한 응급상황이며, 탈구가 6~12시간보다 길어지면 무혈류성 괴사의 발생가능성이 높다. 즉각적인 정복은 대퇴골두의 혈류를 회복시키고 무혈류성 괴사와 관련된 심각한 쇠약하고 고통스런 관절염을 예방한다. 인공 고관절의 정복도 중요하지만 무혈류성 괴사가 발생할 위험이 없으므로 응급 처치가 필요하지 않을 수 있다. 그러나 본연의 또는 인공관절에서 신경 혈관 손상의 징후가 있으면 즉각적인 정복이 필요하다. 탈구된 고관절의 정복은 척추 고정으로 환자의 움직임을 제한하는 다발성 외상 환자의 경우에는 어려울 수 있으며 환자의 다른 부상은 고관절의 정복보다 우선할 수 있다. 네이티브 고관절탈구에 큰 힘이 필요하므로 동반된 부상을 확인하기 위해 철저한 검사를 실시해야 한다. 노인 환자는 젊은 환자보다 고관절탈구와 함께 대퇴골두 골절을 동반하는 가능성이 많다. 골절은 전방 고관절탈구의 경우 훨씬 더 흔하게 발생하며 심각한 부상이 상해에 관련되어 있음을 나타낸다.

병력

노인 환자의 경우 대부분의 고관절 탈구는 낙상과 연관있다. 고관절 치환술을 받은 노인의 경우 인공 고관절을 탈구시키기 위해 최소한의 외상만 있으면 된다. 환자 본인의 엉덩이와 마찬가지로, 인공 고관절탈구 대부분은 후측 탈구이다.

신체검사

후방 탈구가 있는 환자는 전형적으로 엉덩이가 굽혀지고 외전되며 내부적으로 회전하며 다리는 일반적으로 짧아진다. 전방 탈구 환자는 둔부가 유연하고 외전되어 외부로 회전되어 있다. 동반된대퇴골 골절이 있을 때는 전형적인 고관절 탈구 양상이 관찰되지 않을 수 있다.

모든 탈구와 골절에서와 마찬가지로 정복 전후의 신경 혈관 손상을 평가하는 것이 중요하다. 고관절의 후방탈구에서 좌골신경의 비골신경 가지가 가장 흔히 손상된다. 엄지 발가락의 신전과 발등의 굽힘에 있어서 약화가 확인되어야 하는데, 이는 비골신경 손상의 민감한 징후이기 때문이다. 고관절 전방탈구에서 대퇴 신경 및/또는 대퇴동맥은 종종 손상을 입는다.

진단 결과

진단은 거의 항상 골반 전후 X-선으로 한다. 전위가 발견되거나 의심되는 경우, 전위의 존재 및 특성에 대한 더 많은 정보를 제공하기 위해 측면도를 촬영할 수 있다. 고관절 탈구는 골반의 X-선에서 일반적으로 명확하지만, 고관절 탈구 또는 골절의 미묘한 징후는 원위 대퇴골의 내면을 따라 폐쇄공의 위쪽 경계로부터 이어져 나온 부드러운 선(Shenton's line)을 붕괴시키는 것이다.

고관절 탈구의 또 다른 징후는 후방탈구일 경우 고관절이 손상되지 않은 쪽보다 X-ray 카세트에 더 가까워지면서 더 대

255

퇴골구가 작아보이고, 전방탈구의 경우에는 둔부의 X-ray 카세트에서 멀어지면서 대퇴골두가 더 커 보인다.

후방 탈구에서는 대퇴골두가 일반적으로 절구(acetabulum)보다 위쪽으로, 반면 전방 탈구에서는 대퇴골두가 acetabulum보다 아래쪽으로 관찰된다. 대퇴골두 골절은 미묘하지만 대퇴골의 탈구된 대퇴골과 대퇴골의 컵을 조심스럽게 관찰함으로써 발견될 수 있다. 이 작은 골절 단편은 대개 관절의 유지된 단편으로 보여진다.

치료

인공관절과 본인의 고유관절의 탈구를 줄이기 위해 동일한 방법이 사용된다. 고관절 후방탈구를 줄이기 위해 가장 일반적으로 사용되는 세 가지 방법은 Allis, Whistler 및 Morgan 방법이다. 3명 모두는 무릎과 엉덩이가 굴곡된 상태에서 고관절을 안정적으로 유지하는 반면 대퇴골두는 비구부에서 머리를 분리하기 위해 하향으로 잡아당긴다. 대퇴골두를 다시 맞출 때 다른 견인력으로 종방향 견인력이 적용된다. 정복 이후 엉덩이가 확장되고 외부 회전되며 무릎 고정 장치와 외전 베개가 반복적인 탈골을 방지하기 위해 사용된다. 모든 기술은 진정 절차가 필요하고, 적절한 정복을 확인하기 위해 절차 후 반복 X-ray를 촬영해야 한다.

모든 탈구와 마찬가지로 정복은 둔부의 손상을 피하기 위해 부드럽고 천천히 지속되는 조작을 해야 한다. 일반적으로 대퇴골두의 손상을 피하기 위해 환자를 수술실로 옮기기 전에 응급실에서 2회 이상 정복을 시도해서는 안 된다. 정복과 함께 보철물을 느슨하게 하거나 움직이거나 주위 골절을 일으킬 위험이 있기 때문에 인공 고관절 탈구의 경우 특별한 주의가 필요하다.

치료 결과

대부분의 고관절탈구는 정형외과 응급협진과 입원이 필요하다. 다른 고관절탈구와는 달리, 인공 고관절 탈구가 있는 환자는 정형외과로 협진과 정복 이후 집으로 퇴원할 수 있다. 탈구와 함께 대퇴골두나 대퇴골의 원위부의 골절이 있을 경우 정형외과에서 수술실에서 개방정복을 한다. 대퇴골두 골절을 동반 한 고관절 탈구는 일반적으로 폐쇄정복이 시행된다.

감별진단

고관절이나 골반 골절, 고관절 또는 골반 타박상, 무릎 부상으로 인한 통증 및 세균성 관절염은 고관절 탈구의 차이점에 있다.

핵심과 주의점

- 본인의 고관절 탈구는 진정한 정형외과 응급상황이며 대퇴골의 무혈성괴사를 피하기 위해 즉각적인 정복이 필요하다. 그러나 환자가 고관절 정복을 위한 진정술기를 하기 전에 기도, 호흡, 순환 및 신경학적 결손을 평가하고 해결해야 한다. 고관절 탈구의 X-ray 검사를 하는 것은 동반 골절에 대한 발견할 수 있으며, 이는 환자의 처치를 변화시키기 때문에 중요하다.

골반골절

골반은 장골, 결절 및 치골로 이루어져 있다. 이 뼈들은 함께 천골과 해부학적인 고리를 형성한다. 골반을 얽히게 하는 인대 구조와 그 곳곳에 있는 많은 근육을 고려할 때 상당한 힘이 필요하다. 따라서 중년에서 청소년기까지 골반 골절의 약 85%가 심각한 외상, 주로 자동차 사고 또는 차에 치인 보행자들이다.

반면에, 노인의 골반골절은 보통 서 있는 상태에서 낙상과 같은 작은 형태의 외상으로 인한 것이지만, 심한 골다공증 환자의 정상적인 스트레스로부터도 발생할 수 있다. 이 골절은 불완전 골절 또는 취약 골절로 알려져 있으며 반복적인 비정상적인 스트레스에 노출된 정상 뼈를 가진 젊은 환자에서 발생하는 피로 스트레스 골절과는 대조적이다. 골반 부전 골절은 가장 흔하게 두덩뼈가지와 천골을 포함하며 초기에 퇴행성의 허리질환으로 잘못 진단된다. 이러한 골절은 거의 생명을 위협하지는 않지만 심각한 장애와 독립성을 상실시킬 수 있다.

골반은 단단한 링구조이므로 골반이 골절되었을 때 일반적으로 두 가지로 분류한다. 두덩뼈가지 골절과 같은 전방 골절은 거의 항상 전방 두덩뼈가지 골절을 동반하거나 천골 골절에 의해 후방으로 골절된다. 천골 골절이 있는 환자는 말총(cauda equine)의 손상을 확인하는 것이 중요하다. 일반적으로 하나 이상의 골절로 발생하는 다른 골반 골절과는 달리, 노인의 부적절한 골절과 미세한 손상으로 발생한 골절은 종종 고립 골절로 발생한다.

노인에서 대부분의 골반 골절은 서 있는 상태에서 낙상에 의한 골절이지만 골반 골절은 자동차 사고나 보행자-자동차 충돌과 같은 큰 힘으로 인해 생기는 골절은 노인에게 생명을 위협하는 상황이 발생할 수 있다. 골반 골절은 4개의 두덩뼈가지 골절를 모두를 포함하거나, 치골결합이나 천장관절의 확장 또는 골반 링의 앞과 뒤의 아치를 포함하는 경우 불안정한 것으로 간주된다. 이러한 주요 골반 골절은 방광과 요도 손상 및 심각한 후복막출혈과 관련이 있다.

노인의 골반 골절로 인한 전반적인 사망률은 30%이며, 도착 시 저혈압이 확인되면 40~50%로 상승한다. 책을 펼친 형태의 골반 골절이 있는 노인 환자의 사망률은 최대 81%이다.

복잡한 골반골절이 수혈을 필요로 하기는 하지만, 외상으로 인한 골반 골절조차도 노인에서 중대한 출혈의 원인이 될 수 있음을 기억하는 것이 중요하다.

병력

골반골절은 사타구니, 엉덩이 또는 허리 통증을 호소하는 노인 환자에서 고려해야 한다. 골반 골절 환자는 앉아 있거나, 서 있거나, 엉덩이를 움직이거나, 배변 시에 악화되는 사타구니 통증을 호소한다. 허리 통증과 사타구니 통증은 관련 천골 골절의 의심을 해야 한다. 병력 및 신체 검사만으로 골반과 고관절 골절을 구별하는 것은 어려울 수 있다. 고관절 골절은 종종 옆으로 넘어짐에 의해 야기되는 반면, 골반 골절은 가장 흔히 전, 후방 낙상으로 인해 발생한다. 둔부쪽으로 후방 낙상이 가장 흔한 부상 기전이다. 불완전 골반 골절 환자는 지속적인 사타구니 또는 허리 통증, 또는 몇 주 또는 몇 달 동안의 보행 장애를 나타낼 수 있다.

신체검사

골반 골절은 골반의 촉진 시 압통이나 느슨함으로 의심할 수 있다. 신체 검사 중에 골반을 광범위하게 조작하면 통증이 증가하고 혈관을 손상하고 출혈을 증가시킬 수 있으므로 피해야 한다.

다리 길이의 불일치 또는 엉덩이의 운동 시 통증은 고관절이나 골반 골절을 암시한다. 척추 또는 천골에 대한 압통은 척추 또는 천골골절을 암시한다. 골반 골절과 관련된 말총손상(cauda equina injury)을 배제하기 위해서는 하지의 완전한 신경학적 검사와 항문 주위 감각 및 직장의 긴장에 대한 평가가 필요하다.

골반 골절을 나타내는 다른 징후로는 육안으로 확인되는 혈뇨 또는 샅고랑 인대 위 또는 음낭, 회음부 또는 근위부 허벅지 위의 표재성 혈종(Destot's sign)이 있다. 이 징후가 있거나 소변을 보지 못하면 요도 또는 방광 손상을 평가해야 한다.

진단 결과

CT와 MRI에 비해 골반 X-ray는 골반골절 진단에서 64~86%의 민감도와 둔상 환자에서 천골골절 진단에서 53~66%의 민감도를 갖는다. 복잡하고 불안정한 골반 외상을 진단하는 데 있어 속도와 정확성을 고려할 때, CT는 대부분의 혈역학적으로 불안정한 환자를 제외하고 모든 골반 외상을 평가할 때 선택하는 영상검사이다.

MRI와 비교할 때 약간의 미세한 골반골절을 진단하기 위한 CT의 민감도는 제한적이다. Henes 등은 CT는 미세한 골반골절에서 77%의 민감도와 천골골절에서 66%의 민감도를 보였으나 MRI 결과는 각각 96%와 98%였다. MRI는 또한 골절이 발견되지 않은 환자의 73%에서 통증의 원인을 확인했다.

골반 손상과 마찬가지로, 거동할 수 없는 미세한 골반 손상을 가진 환자들은 골반 X-ray가 정상이면 골반의 MRI나 CT 촬영을 해야 한다. CT가 음성이지만 골반 골절에 대한 의심이 남아 있는 경우, MRI는 다음 단계의 진단 도구가 되어야 한다.

골반 손상이 의심되고 낮은 속도의 기전으로 손상이 된 경우, 조영제를 사용하는 CT는 골반 골절과 혈종 및 출혈을 포함한 내부 손상이 있는지 여부를 설명하는 데 도움이 된다. 환자가 너무 불안정해서 CT 검사를 할 수 없는 경우, 골반 X선은 골반 출혈을 감시하거나 관리해야 하는 복잡한 골반골절을 진단하는 데 매우 유용하다.

저속 외상 이상의 손상으로 골반 골절이 있거나 의심되는 경우에 수혈을 위한 혈액형과 교차 검사를 하고, 연속적으로 적혈구용적율 검사하며 활력징후를 면밀히 관찰해야 한다. 노인 환자는 초기에 쇼크에 대한 보상기전이 나타내지 않을 수 있기 때문에, 비정상적인 염기의 결핍 또는 젖산염은 분명히 안정적인 정상 혈압 또는 고혈압의 노인 외상 환자가 빈맥을 앓거나 혈압이 떨어지기 전에 얼마나 아픈지를 조기에 확인할 수 있다. 일련의 젖산염이나 염기의 결손은 소생을 평가하고 유도하는 데 도움이 될 수 있다. 그러나 노인 환자의 약 15%는 외상으로 인한 심각한 부상을 입을 수 있으며 정상적인 젖산이나 염기결손을 갖는다.

치료

대부분의 골반 골절은 안정적이고 고통을 억제하고 혈전증, 물리 치료, 체중 조절 등으로 치료된다. 심하게 불안정한 골반 골절일 경우, 시트 또는 상업적으로 시판되는 골반 바인더를 사용한 외부 골반 압박을 사용하여 개방된 골반과 골절 부위의 출혈을 안정화할 수 있다. 환자의 안정성과 관련 부상에 따라, 골반 골절이 심한 환자는 외부 압박 장치 외에도 혈액 손실을 위한 대량 수혈 프로토콜과 외부 고정 장치의 사용이 필요할 수 있다. 환자가 CT를 받기에 안정적인지 아니면 수술실, 중환자실 또는 중재적 방사선 치료실로 직접 가야 하는지 결정해야 한다.

감별진단

고관절 또는 요추 골절 또는 타박상, 척추 협착, 무릎 통증 방사통, 고관절의 골관절염 및 서혜부탈장은 골반 골절의 경우와 감별해야 한다.

치료 결과

비록 노인들의 많은 골반 골절이 링의 한 부분만을 포함하여 안정적인 골절로 간주되지만, 이러한 환자들의 대부분은 통증 조절을 위한 입원과 가정 관리와 물리치료를 필요로 한다. 이 골절들 중 많은 것들이 치유되는 데 8주에서 12주가 걸릴 수 있다.

핵심과 주의점

- 골반 X-ray는 골반의 골절을 놓칠 수 있다. 그러므로 X-ray에서 확인이 안 되더라도 이 부상에 대한 의심이 높다면, 그것을 치료하기 위해, CT또는 MRI 검사를 해야 한다. 심지어 노인들의 작은 골반 골절도 상당한 출혈을 일으킬 수 있고 이러한 환자들은 면밀한 관찰과 적극적인 관리가 필요하다. 불안정한 골반 골절의 잠재적 위험과 그러한 환자에 대한 복잡한 작업 및 치료를 고려하여, 노인 응급의학과 외상 및 정형외과 의사가 환자의 응급진료센터 내에서의 처치에 참여하고 절차를 논의하는 것이 중요하다.

척추 골절

척추 압박 골절은 미국에서 폐경 후 여성의 약 25%, 80세 이상 여성의 40%에 영향을 미친다. 골절은 골다공증의 가장 흔한 결과이다. 대부분의 골밀도저하에 의한 척추의 압박골절은 무증상이지만, 여성의 경우 상당한 통증, 장애, 입원 및 사망 위험 증가를 일으킬 수 있다.

여러부위의 척추 압박 골절이 발생하면 신장이 줄어들 수 있으며 쐐기 모양 골절은 심각한 척추만곡증을 유발할 수 있다. 장을 압착하고 흡기 시에 늑골의 확장을 방해하는 짧은 척추 때문에 위 장관 및 폐의 문제가 발생할 수 있다.

병력

척추의 압박골절은 심각한 요통을 유발하거나 서서히 증상을 보일 수 있다. 기립과 보행이 고통을 가중시키고, 반듯이 누운 자세는 통증을 완화시킨다. 종종 환자는 외상이 없이 경증의, 비특이적인 등 통증을 보일 수 있으며, 통증을 부위를 파악하는 데 어려움을 겪을 수 있다. 노인들의 이러한 골절이 생기는 데 많은 양의 외상이 필요는 없다. 단순히 잘못 만지거나, 구부리거나, 기침하거나, 재채기를 하는 것이 골절을 유발할 수 있다. 실제로 그러한 골절의 최대 30%는 환자가 침대에 누워 있는 동안 발생한다.

신체검사

대부분의 척추 압박 골절은 골다공증과 관련된 흉추요추부위에서 발생한다. 척추를 타진으로 손상의 위치를 알 수 있다. 환자들은 쇄약함이나 다리 또는 흉벽으로 방사통을 호소할 수 있지만, 압박 골절에서는 신경학적 소견은 드물다.

진단 결과

진단은 일반적으로 척추 X-ray를 통해 이루어지며, 측면 촬영에서 가장 쉽게 볼 수 있는 골절이다. 척추 압박 골절은 대부분 흉부 또는 요추 하단에서 발생하지만 여러 개의 압박 골절이 동시에 발생하는 경우가 많으며 의사는 척추 전체를 평가해야 한다. 척추 높이가 20% 이상 감소하거나 척추 기준 높이에 비해 4 mm 이상 감소하면 척추 압박 골절로 간주된다.

CT는 압박 골절의 안정성과 골절 조각의 후방돌진 여부 및 척수의 잠재적인 손상 여부를 평가하는 데 유용하다.

MRI는 신경학적 결손이 있거나 근본적인 악성 종양 유무에 대한 의문이 있을 때 유용하다. 영상 검사를 통해 골절이 급성인지 오래되었는지 판단할 수 있다. ESR, CRP, CBC및 알칼리 인산염은 지속적인 경과일 때 감염이나 악성 종양 등을 감별할 때 유용하다.

치료

척추의 대부분의 압박 골절은 안정적인 골절이며 통증 조절과 물리 치료를 포함한 관리가 도움이 된다. 골다공증을 치료하는 약품은 미래의 골절을 예방하는 데 중요할 뿐만 아니라 척추 압박 골절의 급성 및 만성 통증을 치료하는 데도 도움이 될 수 있다. 보존적인 치료가 실패할 경우 척추수술과 척추후만증 교정이 고려될 수 있지만, 이러한 절차의 장기적인 이점은 평가되지 않았다.

감별진단

척추 골관절염, 골수염 또는 경막외 농양, 악성 종양, 근골격계 요통은 압박 골절과 감별해야 한다.

치료결과

대부분의 척추 압박 골절은 진통제와 정형외과 외래 추적을 통해 가정에서 퇴원할 수 있지만, 불치성 통증이나 신경 결손이 있는 환자는 입원을 해야 하며, 후자는 긴급 신경외과 또는 정형외과 협진이 필요하다.

핵심과 주의점

- 요통이 있는 노인들에게는 영상 촬영과 혈액 검사에 대한 낮은 역치를 가져라. 이 환자들은 최소한의 또는 외상에 대한 기억이 없는 경우에도 골절이 발생할 수 있다. 골다공증과 관련된 척추 압박 골절은 대부분 흉부 또는 상단 요추에서 발생하므로 4번째 흉부 척추보다 상위의 단독 척추 압박골절은 골다공증 이외의 원인을 고려해야 한다.

근위 상완골 골절

어깨는 쇄골, 견갑골, 상완골로 이루어져 있다. 힘줄, 근육, 인대와 함께, 세 개의 뚜렷한 관절들이 형성된다. 겹갑상완관절, 복장빗장관절과 봉우리빗장관절(glenohumeral, sternoclavicular, and acromioclavicular). 풍부한 혈관 구조와 많은 신경들이 팔에서 나오는 것으로, 팔은 인간 특유의 강력하고 섬세한 손 놀림을 만들어 낼 수 있다. 따라서 근위부 상완골의 골절은 즉각 인지하고 적절하게 치료하지 않는다면 사람의 삶의 질을 심각하게 저하시킨다. 이러한 골절은 노인 골다공증 환자들에게서 가장 흔하게 발생한다.

병력

근위상완골골절의 가장 일반적인 기전은 팔을 편 상태에서 낙상하는 것이다. 환자들은 보통 통증, 부종, 팔을 움직일 수 없는 증상을 보인다.

신체검사

부종, 압통, 반상출혈 등이 현저히 관찰되며 종종 근위상완골의 만져지는 변형이 나타나고 있으며, 이러한 골절의 36%는 신경 혈관손상과 관련이 있다. 가장 흔한 합병증은 상완신경총과 요골 신경 및 겨드랑 신경 손상으로 인해 손목 떨굼이나 이상감각을 초래한다. 신경 증상은 일반적으로 몇 달 이내에 해결된다.

진단 검사

효과적인 치료 계획의 수립뿐만 아니라 골절을 완전히 평가하기 위해 전후, 측면 및 겨드랑이뷰(axillary view)로 구성된 X-ray를 촬영해야 한다. Velpeau view는 환자가 팔걸이에 팔을 넣고 촬영하는 것으로 환자가 표준 겨드랑이뷰를 얻기에 통증이 심한 경우 수정된 겨드랑이뷰로 사용할 수 있다.

치료

최소한으로 변형되거나 각이 지거나, 충격을 받은 근위 상완골 골절은 팔걸이 또는 어깨 고정 장치를 사용하고 정형외과 의뢰 및 조기 운동으로 치료할 수 있다. 심한 통증의 환자는 관절 부목으로 치료한다. 뼈의 여러 조각이 포함된 대폭적으로 변위되거나 각이 진 골절은 폐쇄 또는 개방 정복 또는 관절성형술을 비롯한 수술이 필요하다.

감별진단

감별 진단은 어깨 탈구, 회전근개 파열, 석회성 건염, 급성 출혈성 활액낭염, 병적 골절, 이두근건 파열 및 봉우리빗장관절 분리를 포함한다.

치료 결과

근위 상완골 골절의 대부분의 치료 후 2주 이내에 정형외과 외래 진료를 받으면 된다.

골절-탈구, 분쇄 및 전위 골절, 개방골절이나 신경혈관 손상과 골절을 포함한 복잡한 상완골 근위부 골절은 환자가 신경혈관 합병증과 감염의 위험이 증가로 응급실에서 정형외과 협진이 필요하다. 이러한 골절의 대부분은 수술적 교정이 필요할 것이다. 근위 상완골 골절 환자를 전원하는 경우 원위부 맥박

을 자유로이 평가할 수 있는 U-slap 부목을 사용해야 한다.

> ### 핵심과 주의점
>
> - 근위 상완골 골절에서 신경 혈관 합병증이 이러한 손상에서 흔히 발생하므로 완벽하게 신경혈관 검사를 하는 것이 중요하다. X-ray를 검토할 때, 상완골 근위부 골절과 관련된 전위의 누락을 피하기 위해 상완골두와 관절오목(glenoid fossa)의 관계에 특별한 주의를 기울여야 한다.

어깨탈구

어깨는 신체에서 가장 움직임이 자유롭고 불안정한 관절이므로 모든 관절 전위의 대부분을 차지한다. 모든 탈구의 약 25%는 노인에서 발생하며, 젊은 환자와 마찬가지로 대부분의 어깨 탈구는 전방탈구이다. 청년들은 대부분의 어깨탈구가 남성들이지만, 노인 인구에서는 여성들이 대부분을 차지한다.

노인층에서 어깨탈구 또는 탈구의 정복으로 동반한 신경혈관 합병증이 더 자주 발생한다. 겨드랑신경의 기능 장애는 전방어깨탈구에서 흔하다. 일반적으로 추가 치료없이 4~6개월 이내에 해결된다. 어깨의 정복으로 발생하는 겨드랑신경 손상은 드물며 보존적으로 치료된다.

어깨탈구는 혈관 손상이 발생하는 경우가 거의 없지만, 노인 환자의 90% 이상이 탈구 시 또는 정복 시도로 손상을 받는다. 노인에서 겨드랑동맥 손상의 빈도 증가는 동맥경화증에 이차적인 동맥 탄성의 손실로 인한 것으로 생각된다. 어깨탈구와 관련된 혈관 손상은 급성 횡절단 또는 지연성 가성동맥류로 발생할 수 있다.

Stayner 등은 수술 전 수 주에서 수개월간 어깨탈구 노인 환자의 경우 겨드랑동맥 손상이 가장 흔하게 발생한다고 보고했다. 만성 어깨탈구가 급성 손상으로 오인되었을 수도 있는 이 환자들은 어깨 정복을 시도하는 동안 겨드랑동맥이 손상되었을 때 사지와 삶의 질의 저하 속도가 빠르다. 탈구된 상지의 맥박이 감소하거나, 겨드랑이 또는 세모가슴근(deltopectoral) 종괴가 증가하거나, 또는 어깨 정복 후 통증이 증가 할 때 혈관 손상을 의심해야 한다.

처음 전방 어깨탈구가 있는 노인 환자의 절반 이상이 회전근개 손상이 있지만, 이 손상은 처음에는 종종 호소하지 않는다[66]. 이 환자 중 상당수는 어깨의 안정성과 기능을 회복하기 위해 힘줄과 관절주머니의 치료가 필요하다. 회전근개 손상의 조기 진단은 중요하다. 3주 이내의 수술적 치료가 지연된 수술과 비교하여 기능적 결과를 향상시키는 것으로 나타났다.

병력

젊은 환자의 대부분의 탈구는 외회전된 팔에 대한 충격보다 이

차적인 것으로 발생하지만, 노인의 탈구는 대부분 낙상으로 인한다. 환자는 고전적으로 통증과 팔을 움직이지 못한다. 회전근개 손상은 환자가 정복 이후 몇 주 후에도 계속 통증이 있거나 어깨가 약해진다고 다시 외래로 방문한다.

신체검진

팔은 전형적으로 어깨의 전방 탈구에서 약간 고정되고 외부 회전된다. 어깨의 정상적인 둥근 모양은 사각형태(squared-off)로 대체된다. 겨드랑신경의 기능은 어깨의 외측에 대한 감각을 검사하고 환자가 어깨를 외전하려고 할 때 힘과 근육 수축을 느끼는 것으로 평가할 수 있다. 어깨의 감각은 몇 가지 신경이 연관되어 있어 운동검사는 감각검사보다 정확하다.

회전근개 파열은 종종 외측 삼각근에 부드러움과 어깨의 외전을 시작하고 유지하기가 어렵다. 능동적 운동 범위는 제한이 있지만 수동적 운동의 보존은 회전근개 손상의 특징이다. 회전근개 파열에서, 어깨를 외전할 수 없음은 겨드랑신경 손상으로 잘못 해석될 수 있다. 이 부상의 진단은 상해 직후 어려울 수 있으며, 종종 환자가 상완의 외전에 어려움을 겪을 때 추후 진단이 내려진다.

진단검사

어깨 탈구는 종종 임상적으로 진단될 수 있다. 그러나 골절은 공을 던지거나 스트레칭하는 것과 같은 비외상성 상황에서도 흔히 발생하며 어깨탈구 정복에서도 골절이 발생할 수 있으므로 노인에서는 어깨의 전-, 후- X-ray 검사가 특히 중요하다. AP, 견갑골 Y, 겨드랑이뷰를 포함한 X-ray는 거의 항상 어깨 탈구를 진단하기에 충분하다. 노인의 경우, 다른 어떤 연령층에 비해 탈골과 더불어 골절이 생긴다. 상완골 돌기의 찢김골절은 전 탈구의 10~15%에서 발생하며 노인 여성에서 더 흔하게 발생한다. 표준 X-ray는 일반적으로 급성 회전근개 파열에서 정상이지만, 견봉상완골(acromio-humeral)간격이 감소(<7 mm)하는 상완골두의 상방탈구는 급성이 아닌 완전한 회전근개 파열경우에서 일반 필름에서 확인할 수 있다.

치료

전방어깨탈구를 정복하는 데 사용되는 많은 방법이 있으며, 가장 많이 사용되는 견인력 또는 팔 또는 견갑골 조작의 방법으로 상완골두를 후방으로 이동하여 견갑상완와에 위치하도록 하는 것이다. 모든 기술은 부드럽고 천천히, 지속적으로 조작을 해야 한다. 갑작스럽고 정복으로 어깨에 손상을 입을 수 있다. 스팀슨(Stimson) 방법과 같은 특정 방법은 환자가 엎드린 자세로 영향을 받는 팔에 체중을 가하는 방법으로, 특히 진정 작용을 사용할 때 호흡 상태가 영향을 받을 수 있으므로 노인 환자에게 위험을 초래할 수 있다. 앉은 자세나 외회전 방법으로 환자의 견갑골 조작하는 것과 같은 다른 정복술은 노인 환자에게 통증이 적어서 진정제가 필요하지 않는다. 부드러운 견인/반대 견인은 효과적이지만 일반적으로 얕은 진정과 밀접한

모니터링이 필요하다. 리도카인의 관절 내 주사는 얕은 진정의 대안으로 시도될 수 있지만, 부상 후 6시간 이상 된 환자에서는 효과가 적다.

합병되지 않은 어깨탈골(즉, 골절이 없는)의 정복 후에, 젊은 환자에서 3~6주 동안 어깨 고정을 하는 것에 비해 40세 이상의 환자에서 단 1~2주 동안 고정해야 한다. 어깨의 재발성 탈구의 위험은 이 인구에서 아주 작아서 나이가 많은 환자는 장기간 고정시킬 필요가 없다.

더 중요한 것은 고정 기간이 짧고 어깨 운동을 일찍 시작하면 어깨가 뻣뻣해지고 견관절염이 발생할 위험이 줄어든다는 것이다.

치료 결과

대부분의 어깨탈구는 응급의학과 의사(EP)에 의해 정복된다. 그러나 탈구와 함께 골절이 추가로 발생할 수 있고 이 탈구를 정복하는 동안 기존 골절이 악화될 위험이 있기 때문에 탈구 정복과 이와 관련된 골절에 대해 협진해야 한다[75]. 정형외과 의는 어깨탈골의 정복으로 골절이 발생할 위험이 높은 매우 노쇠한 환자의 협진을 해야 한다.

응급의학의는 만성 탈구된 어깨의 정복, 혈관 손상의 위험이 증가하고 수술실의 개방정복이 종종 요구되기 때문에 어깨 탈구 후 1-3일 이상 된 노인 환자의 어깨를 정복해서는 안 된다. 환자의 탈구로 일주일 이내의 환자들도 그러하다.

합병증이 없는 어깨 탈구를 정복 후 정형외과 추적 관찰을 통해 환자를 퇴원시킬 수 있다. 회전근개 손상의 진단은 초기 방문에서 분명하지 않을 수 있으며, 이 손상의 조기 치료로 결과가 향상되므로, 어깨 전위가 있는 모든 노인 환자에서 정복 후 가능한 한 빨리 정형외과적 외래진료를 받도록 한다. 얕은 진정제를 사용하는 경우, 환자는 기저 상태의 정신 상태로 회복하여 걸을 수 있어야 한다. 신경학적 결손이나 어깨 정복이 성공적이지 않은 경우 입원이 필요할 수 있다.

핵심과 주의점

- 탈구의 정복 전후의 노인 환자에서 철저한 신경 혈관 검사를 하는 것이 중요하다. 회전근개 손상 환자를 평가하고 조기 정형외과 후속 진료를 받도록 하는 것을 잊지 말아야 한다. 이 검사 결과가 환자의 관리를 변화시킬 수 있으므로 관련 상완골 골절이 있는지 X-ray를 검사해야 한다. 환자가 이 정보를 제공하지 않을 수도 있고 관리 계획이 손상으로 인한 시간에 따라 매우 다르기 때문에 탈구가 급성인지 만성인지를 구체적으로 묻는 것이 중요하다.

원위 요골 골절

원위 요골과 척골은 손목 뼈의 근위부에 접하는 요절 관절을 형성한다. 섬세한 신경 및 혈관 네트워크와 결합된 인대 그룹에 의해 결합된 손목은 인간에게 우리 종에서만 볼 수 있는 독특한 손재주를 제공한다. 원위 요골 골절로 인한 기능 상실은 노인 환자의 기능 상실을 현저하게 초래할 수 있다.

노인의 낙상률이 높고 뼈의 연약한 성질을 감안할 때, 원위 요골 골절은 노인들에게 흔하다. 등쪽 변위와 각이 있는 원위 요골의 횡골절인 Colles 골절은 성인과 노인에서 볼 수 있는 가장 일반적인 손목 골절이다. 정중신경 손상은 손목 골절 중 가장 흔한 신경학적 합병증이다. 손목관절증후군처럼 손목 골절의 정중신경 손상은 손목 관절의 압력이 증가하여 발생하며 마비, 감각 상실 또는 손의 중앙신경 분포 부위에서의 강도 저하를 나타낸다. 두 가지 방법 모두 손목 터널 치료로 치료되지만, 이 과정은 외상으로 인한 정중신경 압박으로 조심스럽게 시행되어야 한다.

외상으로부터의 정중신경 압박은 초기에는 감각이 정상적이며 후속적으로 수 시간 내지 수일에 걸친 감각 상실을 일으킴으로써, 정중신경의 타박상 또는 신경진탕과 구별된다. 이것은 진행성이 아닌 즉각적인 감각 상실을 나타내는 정중신경 타박상과는 대조적이다. 정중신경 압박은 응급 수술이 필요하고 정중신경의 타갑상은 관찰이 필요하기 때문에 두 가지를 구별하는 것이 중요하다.

병력

노인의 대부분의 손목 골절의 메커니즘에는 FOOSH (fell onto [his or her] outstretched hand, 손을 외부로 향한 상태에서의 낙상)가 있다.

신체검사

원위 요골골절 환자는 손목을 반대쪽 손으로 잡고 몸통과 가깝게 유지한다. Colles 골절의 고전적인 모습은 손등쪽으로 옮겨진 원위 요골 부분, "디너 포크"기형이라고 알려진, 이 발견은 신체검사에서 분명하지 않을 수 있다.

진단 결과

X-ray는 손목 골절 진단을 위한 초석이다. X-ray는 골절의 진단을 확인하고 골절이 분쇄되었는지 여부 및 골절이 내-외부-관절인지 여부를 결정하는 데 사용된다. 후방-전방(PA)보기는 현재의 요골의 단축의 정도와 골절이 요수골 또는 요척골 관절로 확장되는지 여부를 보여준다. 측면도는 만곡 및 변위의 정도를 가장 잘 보여준다.

감별진단

감별 진단에는 손목 염좌, 주상골 골절, 손 골절 및 손목 세균성관절염이 있다.

치료

Colles 골절을 치료하는 목표는 요골 길이를 복원하고 등쪽 만곡을 교정하는 것이다. 대부분의 Colles 골절의 관리는 조기 정복과 함께 잘 채워진 sugar tong부목이나 캐스트를 포함한다. 환자가 손허리뼈손가락 관절과 엄지를 자유롭게 움직일 수 있도록 부목을 배치해야 한다. 환자와 보호자는 슬링을 사용하여 손을 올리도록 지시해야 한다. 그러나 팔꿈치와 어깨의 움직임을 허용하기 위해 슬링에서 팔을 자주 꺼내야 한다. 이러한 조치는 손, 팔꿈치 및 어깨의 뻣뻣함을 예방하는 데 도움이 된다.

개방성 골절이나 신경혈관손상이 있는 골절은 즉시 응급실에서 수술적 치료를 할 수 있는 정형외과 의사에게 협진을 해야한다. 그러나 개방골절이 아니며 신경혈관 손상이 없는 심각한 기형을 동반한 Colles 골절의 치료는 노인 환자의 기능 수준에 달려 있다. 수술적 치료는 일반적으로 심한 편위, 각화, 분쇄 또는 관절 내 확장과 같은 골절은 응급실에서의 정복은 이러한 부상으로 자주 실패하기 때문에 권장된다. 이러한 복잡한 손목 골절을 가진 고령의 노인 환자들은 외과적 치료의 가능성이 있다. 그러나 이 외상을 입은 다른 노인 환자들은 손목의 기형이 심각하더라도 보존적인 골절 관리 및 재활을 통해 기능적 결과가 양호한 것으로 나타났다. 고기능성이 아닌 노인 환자에서 최대 30°의 각과 5 mm의 원위 요골의 단축이 허용될 수 있다.

치료결과

원위 요골 골절이 있는 대부분의 노인 환자는 통증 관리 또는 가정 간호에 문제가 없는 한 정형외과적 추적 관찰을 통해 집으로 퇴원 할 수 있다. 개방골절이나 신경혈관 손상이 있는 골절은 즉각적인 정형주의와 입원을 필요로 한다. 개방골절이 아니며 신경혈관 손상이 없는 Colles 골절은 손목의 변형과 환자의 기능 수준에 따라 부목이 필요하고, 응급진료센터 내에서 또는 그 다음날 정형외과에서 진료를 볼 수 있어야 한다.

> ### 핵심과 주의점
>
> - 정중신경 손상은 손목 골절, 골절 감소, 부목, 또는 그 후 어느 시점에서 정복, 부목 및 후속 방문 중에 원위 요골 골절의 정중신경 분포에 따른 감각을 검사해야 한다. 또한 통증이 증가하거나 정중신경 압박의 증상이 나타나면 즉시 응급실로 복귀하는 것을 포함하는 퇴원 지시를 환자에게 제공해야 한다.

참고문헌

1. Gonzalez EB, Goodwin JS. Musculoskeletal disorders. In Practice of Geriatrics, 4th edn, ed. Duthie EH Jr, Katz PR, Malone ML (Philadelphia, PA : Saunders Elsevier, 2007).

2. Centers for Disease Control and Prevention (CDC). Prevalence of doctor-diagnosed arthritis and arthritis-attributable activity limitation – United States, 2007–2009 . MMWR. 2010 ; 59 (39); 1261 –65.

3. Mathews CJ. Septic arthritis in the elderly. Aging Health. 2010 ; 6 (4): 495 –500.

4. Shirtliff ME, Mader JT. Acute septic arthritis. Clin Microbiol Rev. 2002 ; 15 (4): 527 –44.

5. Gavet F, Tornadre A, Soubrier M, Risti JM, Dubost JJ. Septic arthritis in patients aged 80 and older: a comparison with younger adults. Am Geriatr. 2005 ; 7 : 1210 –13.

6. Del Pozo JL, Patel R. Infection associated with prosthetic joints. N Engl J Med. 2009 : 361 ;(8): 787 –94.

7. Dubost JJ, Fis I, Denis P, et al. Polyarticular septic arthritis. Medicine. 1993 ; 72 (5): 296 –310.

8. Gupta MN, Sturrock RD, Field M. A prospective 2-year study of 75 patients with adult-onset septic arthritis . Rheumatology (Oxford). 2001 ; 40 : 24 –30.

9. Mathews DJ, Kingsley G, Field M, Jones A et al. Management of septic arthritis: a sytematic review . Ann Rhem Dis. 2007; 66: 440–5.

10. Li SF, Henderson J, Dickman E, Darzynkiewicz R. Laboratory tests in adults with monoarticular arthritis: can they rule out a septic joint. Acad Emerg Med. 2004 ; 11 (3): 276 –80.

11. Margaretten ME, Kohlwes J, Moore D, Bent SD. Does this adult patient have septic arthritis? JAMA. 2007 ; 297 (13): 1478 –88.

12. Shmerling RH, Delbanco TL, Tosteson AN, Trentham DE. Synovial fluid: what tests should be ordered? JAMA. 1990 ; 264 : 1009 –14.

13. Trumpuz A, Hanssen AD, Osmon DR, et al. Synovial fluid leukocyte count and differential for diagnosis of prosthetic knee infection. Am J Med. 2004 ; 117 : 556 –62.

14. Carpenter CR, Schuur JD, Everett WW, Pines JM. Evidencebased diagnostics: adult septic arthritis. Acad Emerg Med. 2011 ; 18 : 782 –96.

15. Garcia-DeLaTorre I. Advances in the management of septic arthritis. Infect Dis Clin North Am. 2006 ; 20: 773 –88.

16. Thumboo J, O'Duffy JD. A prospective study of the safety of joint and soft tissue aspirations and injections in patients taking warfarin sodium . Arthritis Rheum. 1998 ; 41 (4): 736 –9.

17. Yu KH, Luo SF, Liou LB, et al. Concomitant septic and gouty arthritis – An analysis of 30 cases . Rheumatology (Oxford). 2003 ; 42 (9): 1062 –6.

18. Ene-Stroescu D, Gorbien MJ. Gouty arthritis: a primer on lateonset gout . Geriatrics Suppl. 2005 ; 60 : 24 –31.

19. Ning TC, Keenan RT. Gout in the elderly. Clin Geriatr. 2010 : 19 (1): 20 –5.

20. Scott DL. Arthritis in the elderly. In Brocklehurst's Textbook of Geriatric Medicine and Gerontology, 7th edn, ed. Fillit HM, Rockwood K , Woodhourse K (Philadelphia, PA : Saunders Elsevier , 2010).

21. Schlesinger N. Management of gout in seniors: addressing barriers and setting goals for optimal control. In: Management of gout in the elderly: new solutions to an age-old disease . Clin Geriatr. 2009 ;(Suppl.): 1 –15.

22. Keith MP, Gilliland WR. Updates in the management of gout. Am J Med. 2007 ; 120 : 221 –4.

23. Wise CM. Crystal-associated arthritis in the elderly. Rheum Dis Clin North Am. 2007 ; 33 : 33 –54.

24. Cherukumilli VS, Kavanaugh A. Elderly onset rheumatoid arthritis. In Geriatric Rheumatology: A Comprehensive Approach ,

ed. Nakasato Y, Young D (New York : Springer , 2011). 25. Meijers KSE , Cats A , Kremer HP . Cervical myelopathy in rheumatoid arthritis . Clin Exp Rheumatol. 1984 ; 2 : 239 –45.

26. Silvestris F, Anderson W, Goodwin JS, Williams RC Jr. Discrepancy in the expression of autoantibodies in healthy aged individuals. Clin Immunol Immunopathol. 1985 ; 35 : 234 –44.

27. Slobodin G, Hussein A, Rosenbaum M, Rosner I. The emergency room in rheumatic diseases . Emerg Med J. 2006 ; 23 : 667 –71.

28. Bandi V, Munnur U, Braman SS. Airway problems in patients with rheumatologic disorders . Crit Care Clin. 2002 ; 18 : 749 .

29. Altman RD. Osteoarthritis in the elderly population. In Geriatric Rheumatology: A Comprehensive Approach, ed. Nakasato Y, Young D (New York : Springer , 2011).

30. Felson DT. Osteoarthitis of the knee . N Eng J Med. 2006 ; 354 : 841 –8.

31. Salvarani C, Cantini F, Boiardi L, Hunder GG. Polymyalgia rheumatica and giant-cell arteritis . N Engl J Med. 2002 ; 347 : 261 –71.

32. Slobodin G, Hussein A, Rosenbaum M, Rosner I. The emergency room in rheumatic diseases . Emerg Med J. 2006 ; 23 : 667 –71.

33. Evans J, O'Fallon W, Hunder G. Increased incidence of aortic aneurysm and dissection in giant cell (temporal) arteritis . Ann Intern Med. 1995 ; 122 : 502 –7.

34. Salvarani C, Hunder GG. Giant cell arteritis with a low erythrocyte sedimentation rate: Frequency of occurence in a population-based study. Arthritis Rheum. 2001 ; 45 : 140 –5.

35. Cooney LM Jr. Back pain and spinal stenosis. In Hazzard's Geriatric Medicine and Gerontology , 6th edn, ed. Halter JB,

Ouslander JG, Tinetti ME, Studenski S, High KP, Asthana S (New York: McGraw-Hill , 2009).

36. Cornell, CN, Sculco TP. Orthopedic disorders. In Practice of Geriatrics , 4th edn, ed. Duthie EH , Katz PR , Malone ML (Philadelphia, PA : Saunders Elsevier , 2007).

37. Katz JN , Harris MB . Lumbar spinal stenosis. N Engl J Med. 2008 : 358 : 818 –23.

38. Deyo RA, Weinstein JN. Low back pain. N Engl J Med. 2001 : 344 : 363 –70.

39. Jarvik JG, Deyo RA. Diagnostic evaluation of low back pain with emphasis on imaging . Ann Intern Med. 2002 ; 137 : 586 –97.

40. Bills EA. Public Health: Fall Prevention for Older Adults (Explorebigsky.com Contributor, November 29, 2011 , posted by EMILY in HEALTH).

41. Sernbo I, Johnell O. Changes in bone mass and fracture type in patients with hip fractures . Clin Orthop. 1989 ; 238 : 139 .

42. Gourlay M, Richy F, Reginster JV. Strategies for the prevention of hip fracture . Am J Med. 2003 ; 115 : 309 –17.

43. Lane NE. Epidemiology, etiology, and diagnosis of osteoporosis. Am J Obstet Gynecol. 2006 ; 194 : S3 .

44. Lubovsky O, et al. Early diagnosis of occult hip fractures MRI versus CT scan . Injury. 2005 ; 36 : 788 –92.

45. Wood SP, Vrahas M, Wedel SK. Femur fracture immobilization with traction splints in multisystem trauma patients . Prehosp Emerg Care. 2003 ; 7 : 241 .

46. Handoll HH, Queally JM, Parker MJ. Pre-operative traction for hip fractures of the femur in adults . Cochrane Database Syst Rev. 2011; 12.Art. No. CD000168.

47. Aharonoff GB, Koval KJ, Skovron MD, Zuckerman JD . Hip fractures in older adults: Predictors of one-year mortality. J Orthop Trauma. 1997 ; 11 : 162 –5.

48. Sahin V, et al. Traumatic dislocation and fracture dislocation of the hip: A long-term follow-up study . J Trauma . 2003 ; 54 : 520 .

49. Potter HG, et al. MR imaging of acetabular fractures: Value of detecting femoral head injury, intraarticular fragments, and sciatic nerve injury . AJR. 1994 ; 163 : 881 .

50. Fiechtl JF, Fitch RW . Femur and hip. In Marx: Rosen's Emergency Medicine , 7th edn, ed. Marx JA, Hockberger RS, Walls RM, Adams JG , et al. (Philadephia, PA : Moseby/Elsevier , 2010).

51. Cornwall R, Radonmisli H. Nerve injury in traumatic dislocation of the hip . Clin Orthop Res. 2000 ; 377 : 84 .

52. Sindler OS, Watura R, Cobby M. Sacral insuffi ciency fractures. J Orthop Surg. 2007 ; 15 : 339 .

53. Martin RE, Teberian G. Multiple trauma and the elderly patient. Emerg Med Clin North Am. 1990 ; 8 : 411 .

54. Carrafiello G, Mangini M, Ierardi AM, et al. Vascular emergencies of the retroperitoneum: Emergency radiology of the abdomen . Med Radiol. 2012 ; 189 –205.

55. Sarin EL, Moore EE, et al. Pelvic fracture pattern does not always predict the need for embolization . J Trauma. 2005 ; 58 : 973 .

56. Berg EE, Chebuhar C, Bell RM. Pelvic trauma imaging: a blinded comparison of computed tomography and roentgenogram . J Trauma. 1996 ; 41 : 994 .

57. Kirby MW, Spritzer C. Radiographic detection of hip and pelvic fractures in the emergency department . AJR. 2010 ; 194 : 1054 .

58. Kessel B, Sevi R, Jeroukhimov I, et al. Is routine portable pelvic X-ray in stable multiple trauma patients always justifi ed in a high technology era? Injury. 2007 ; 38 : 559 .

59. Henes FO, Nuchtern JV, Groth M, et al. Comparison of diagnostic accuracy of magnetic resonance imaging and multidector computed tomography in the detection of pelvic fractures . Eur J Radiol. 2012 ; 81 : 2337 –42.

60. Davis JW, Kaups KL. Base deficit in the elderly: a marker of severe injury and death . J Trauma. 1998 ; 45 : 873 .

61. Callaway DW, Shapiro NI, Donnino MW, Baker C, Rosen CL . Serum lactate and base deficit as predictors of mortality in normotensive elderly blunt trauma patients . J Trauma. 2009 ; 66 (4): 1040 –4.

62. Mazanec DJ, Mompoint A, Podichetty V, Potnis A. Vertebral compression fractures; manage aggressively to prevent sequelae . Cleveland Clinic J Med. 2003 ; 70 : 147 –56.

63. Truumees E. Medical consequences of osteoporotic vertebral compression fractures . Instr Course Lect. 2003 ; 52 : 551 –8.

64. Ross PD, Davis JW, Epstein RS, Wasnigh RD. Pre-existing fracture and bone mass may predict vertebral fracture risk in women. Ann Intern Med. 1991 ; 114 : 919 –23.

65. Calvert M, Old J. Vertebral compression fractures in the elderly . Am Fam Physician . 2004 ; 69 (1): 111 –16.

66. Kim JH, Yoo SH, Kim JH. Long-term follow-up of percutaneous vertebroplasty in osteoporotic compression fracture: Minimum of 5 years follow-up . Asian Spine J . 2012 ; 6 (1): 6 –14.

67. Mali S, Chiampas G, Leonard H. Emergent evaluation of injuries to the shoulder, clavicle, and humerus . Emerg Med Clin North Am. 2010 ; 28 : 739 –63.

68. Stayner LR, Cummings J, Anderson J, Jobe CM. Shoulder dislocations in patients older than 40 years of age . Orthop Clin North Am . 2000 ; 31 : 231 .

69. Palcau L, Gouicem D, Dufranc J, Mackowiak E, Berger L. Delayed axillary artery pseudoaneurysm as an isolated consequence to anterior dislocation of the shoulder . Ann Vasc Surg. 2012 ; 26 : 279 .

70. Brunelli MP, Gill TJ. Fractures and tendon injuries of the athletic

shoulder . Orthop Clin North Am. 2002 ; 33 : 497 .

71. Simank HG, et al. Incidence of rotator cuff tears in shoulder dislocations and results of prospective randomized trial . Injury. 1997 ; 28 : 283 .

72. Neil J. Techniques for reduction of anteroinferior shoulder dislocation. Emerg Med Australas . 2005 ; 17 : 463 –71.

73. Riebel GD, McCabe JB. Anterior shoulder dislocations: A review of reduction techniques . Am J Emerg Med. 1991 ; 9 : 180 .

74. Kwon YW, Kulwicki KJ, Zuckerman JD. Glenohumeral joint subluxations, dislocations and instability. In Rockwood and Green's Fractures in Adults , 7th edn, ed. Bucholz RW, Heckman JD, Court-Brown CM, Tornetta P (Philadelphia, PA : Wolters Kluwer Health/Lippincott Williams & Wilkins , 2010).

75. Atoun E, Narvani A, Even D. Management of 1st time dislocation of the shoulder in patients over 40 years of age: the prevalence of iatrogenic fractures . J Orthop Trauma. 2013 ; 27 : 190 –3.

76. Goga, IE. Chronic shoulder dislocations . J Shoulder Elbow Surg . 2003 ; 12 (5): 446 –50.

77. Mack GR, McPherson SA, Lutz RB. Acute median neuropathy after wrist trauma. The role of emergent carpal tunnel release . Clin Orthop Relat Res . 1994 ; 300 : 141 –6.

78. Kelly, AJ, Warwick D, Crichlow TP, Bannister GC. Is manipulation of moderately displaced Colles' fracture worthwhile in patients older than 60 years . Am J Sports Med. 2012 ; 40 (4): 822 –7.

24장

노인 감염 질환

배경

노인 환자들에게 실제 존재하는 것보다 감염에 더 유리한 시나리오를 상상하는 것은 어렵다. 자연 숙주의 방어가 약화되고 위험 요소가 풍부하며 질병의 임상 증상이 다양하다. 더 어려운 것은 85세 이상의 노인 환자들이 가장 빠르게 늘어나고 있으며 건강과 관련된 합병증과 죽음의 가장 큰 위험에 처해 있다. 패혈증과 폐렴에 의한 상대적 사망률은 젊은이들보다 세 배 높지만, 충수돌기염의 사망률은 젊은 성인의 20배 정도 높다고 알려져 있다.

나이와 관련된 방어체계 손상

응급의학과 의사는 면역상태가 저하되어 있는 노인환자들을 응급실에서 가장 많이 접한다. 면역 결핍은 평생 T세포가 수명을 다해 피로한 면역력을 상실하는 현실적인 적응의 현실을 반영한다. 또한, B세포들은 약화된 항체 반응을 일으키는 T세포 작용의 결핍에 시달린다. 기능적이고 해부학적인 변화는 나이든 환자들이 감염에 더 취약하게 만든다. 신경 근육 장애나 폐쇄로 인한 소변 저류는 박테리아의 성장을 재촉한다. 상피보호막은 다른 외부 균주와 피부에 강력한 기계적 장벽을 제공한다. 이전에 견고한 호흡기 체계는 여러 단계를 거쳐 붕괴될 수 있다. 지연된 기침 반사, 떨어진 점막 제거기능, 늘어진 기도, 딱딱한 흉곽과 손상된 흉근 내구성은 노인에서 감염을 일으키기 쉬운 조건이다. 만성적인 영양 부족은 그나마 있던 보호체계마저 악화시킨다. 마지막으로, 체온 조절 기능 상실은 진행중인 감염에 대한 호스트 반응을 방해하여 일반적은 발열반응을 혼란시키고 임상 진료에 혼란을 준다.

위험의 맹공격

나이가 들수록 질병 부담, 약물 과다 복용, 그리고 건강관리 시스템과의 잦은 상호 작용 위협이 생긴다. 당뇨병, 류마티스 관절염, 전신성 홍반성 낭창, 만성 폐색성 폐질환, 악성 종양 등 만성 질환을 갖고 있는 노인들은 감염에 매우 취약하다. 베타차단제, 비스테로이드성 항염증제, 면역억제제, 항콜린제 억제제, 위산 억제제 등은 생리학적 대응과 방어를 방해를 할 수 있다. 정기적으로 병원을 방문하는 노인 즉, 투석이나 요양기관에 거주하는 사람의 경우 항생제 내성이 있을 확률이 높다.

바뀐 임상 마커

활력 징후는 환자의 상태를 알 수 있는 전통적인 표식이었다. 활력 징후는 의사 진료 시에 빠르게 환자 상태를 파악할 수 있는 중요한 요소들이다. 불행하게도, 소아과에서와 같이, 노인들의 필수적인 징후들의 해석은 조심해야 한다. 어린이와 달리 노인 환자에서 연령과 체중은 그렇게 의미가 있지 않을 수 있다. 노인 환자는 생리학적 또한 병리학적으로 매우 복잡하고 어려운 구성을 갖는다. 노인 환자의 활력징후는 우리가 흔히 고려하는 것과 다를 뿐만 아니라 각각의 개별 환자에게 고유한 한정된 범위로 고려되어야 할 수 있다. 이러한 이유로 노인 환자에서 활력징후의 추세는 특히 바쁜 응급의학과 의사에게 매우 중요하고 많은 가치가 있다.

발열은 장기요양시설(LTCF)에서 응급실로 내원하는 가장 흔한 이유이다. 전염성이 매우 강하고 10%만큼 높은 사망률의 원인이기도 하다. 그러나 노인 환자에서 손상된 체온조절은 월리암 오슬러경의 시간 이후 알려져 왔다. 이와 같이 저체온은 중요하며 알아채지 못한 감염을 의미할 수 있다. 손상된 열응답 메커니즘이 이를 잘 설명한다. 심한 감염을 갖는 노인 환자에서 30% 정도는 일반적으로 알려진 38℃ 이상의 열이 없다. 노인 환자의 열은 최근 37.2℃ 이상이거나 직장 온도는 37.5℃ 이상, 기존 온도에서 1.1℃ 상승으로 재정의 되었다. 장기요양시설에서 내원한 환자의 경우 단일 구강온도 37.8C 이상으로 정의한다.

의심스러운 감염이 있는 노인 응급환자에 대한 접근법

병력

응급실에 내원하는 노인들은 각종 만성질환을 갖고 있고 다양한 의료체계에 노출되어 있으며 여러 병원에서 약 처방을 받고 있고 인지능력이 떨어지거나 거주지 상태가 다양하다. 이런 복잡한 노인 환자들을 파악하고 분류하는 것은 쉽지 않고 시간도 많이 걸린다. 그래서 체계화된 접근이 치료 결정에 도움이 될 수 있다.

먼저, 환자의 의식 상태에 대한 세심한 주의와 세심한 주의가 중요하다. 급격한 의식 변화는 심각하게 고려되어야 한다.

의식 변화는 어떤 질병의 발현일 수도 있지만 감염성 질환과도 관련 있을 수 있다. 임상적인 면에서 병력 청취가 매우 유용하고 진단에 도움이 되지만 많이 간과되고 있다. 섬망 증상이 있는 3분의 2 환자는 치매를 갖고 있으며 가족들이나 시설 또는 다른 의료기관으로부터 병력을 청취하는 것을 중요하지 않게 생각하고 있다. 의식의 급격한 변화 없이라는 단순한 문구는 노인 환자 의식 상태를 고현 차트를 분명히 반영한다.

둘째, 부수적인 병력 청취에 있어서 선택적이고 일관적인 것이 중요하다. 중요한 요소는 기존 질환 동안 또는 그에 선행하는 활력 징후의 변화를 통해 질환을 감별하는 것도 중요하지만 의식이나 기능적인 측면의 변화를 파악하는 것 역시 중요하다. 이전 3개월간의 건강 관리에 대한 사전 접촉에 대한 지식과 이전 90일 이내의 항생제 투여가 약물 투여에 영향을 미칠 수 있으며, 약물 복용이나 약물 투여는 응급의학과 의사의 항생제 선택에 크게 영향을 미친다.

신체 검진

환자의 활력 징후에 대한 추세를 파악하는 것의 중요성은 아무리 강조해도 지나치지 않다.

응급실에서 110/70의 혈압을 가진 환자는 기존 혈압이 180/90이었다면 꽤 심각한 상태일 수 있다. 호흡수는 노인 환자에서 특별히 중요하다. 분당 27회 이상의 호흡수는 나쁜 결과와 연관되어 있으며 혈압보다 더 좋은 중증 질병의 표시가 될 수 있다. 앞서 언급한 바와 같이, 노인 환자의 저체온증은 매우 중요하게 생각되어야 한다.

비록 응급실에서 빠르게 사용할 수 있는 섬망 평가 도구가 없지만 신경학적 검사는 환자 상태를 파악하는 데 집중하여야 한다. 기존에 비해 급격한 변화는 섬망으로 간주할 수 있다. 진행된 치매 환자에서도 보호자들은 의식 변화를 정확하게 얘기해줄 수 있다.

피부 평가는 등이나 숨겨진 부분까지 검사하기 위해 다른 직원들의 협조가 필요할 수 있다.당뇨환자에서는 사타구니를 반드시 검사하여야 하며 이경이나 부비동 역시 검사가 필요하다 구강 역시 치과적 감염을 배제하기 위해 필요하다. 노인 복부에서 질병을 찾는 것은 어렵다. 가장 많은 질환은 급성담낭염이다. 3분의 1의 환자에서는 심한 복통이 없기 때문에 주의해서 복부진찰을 시행하여야 한다. 복막염의 징후가 없는 어떤 통증도 간과해서는 안 된다. 심폐기능 검사 역시 노인특이적인 부분은 없으며 심잡음이나 다른 부분들은 만성일 부분이 커서 기존 의무기록 리뷰가 필요하다.

노인의 발열 감별 진단

감염이 의심되는 경우에도, 열은 다른 질환 즉, 콜라겐 혈관 질환(temporal arteritis, 류마티스 관절염, polymyalgia rheumatica), malignancy와 각종 약물부작용의 징후일 수 있다. Temporal arteritis는 두통과 만져지는 temporal artery 그리고 상승된 ESR이 있을 수 있으며 악성 종양은 타고

난 증상을 동반하며 철저한 임파절 검사 중에 드러날 수 있다.

응급의학과 의사의 검체 검사 및 영상 검사는 이력 및 물리적 검사에 의해 수행되어야 한다. 노인 의료 전문가들은 노인병 치료법이 보편화됨에 따라 진단을 확인하기보다는 조사를 위해 연구를 하는 것을 종종 지시한다. 피할 수 없는 경우, 질병의 사전 확률을 먼저 확립하지 않고 진단 결과를 해석하는 데 추가 주의를 기울여야 한다.

부정적인 면이 있을 때 몇몇 테스트는 특정 감염의 가능성을 현저히 줄일 수 있다.

정상적인 C-반응성 단백질은 심각한 세균 감염에 대해 강하게 주장한다. 면역계(posterature)와 측면도(immuno-competentgranding)를 사용하는 고품질 흉부 방사선 투과 사진은 혈관 내 부피에 상관없이 세균성 폐렴의 가능성을 낮춘다.

백혈구, 박테리아, 또는 nitrite 없는 소변 샘플, 깨끗이 채취된 경우 요로감염 가능성이 떨어진다.

불행하게도 대부분의 시험들은 위험을 내포하고 있다. 높은 백혈구 수치(WBC)는 노인의 급성 담낭염 발병 건수의 3분의 1에 해당한다. 장기 요양기관 거주자의 백혈구수의 해석과 관련된 임상 가이드 라인이 존재한다. 세균 감염은 백혈구 4,000개 이상 , 왼쪽 시프트(band neutrophil 6% 이상), 또는 total band count가 1,500개 이상 등인 경우 의심되어야 한다.

폐렴

지역사회성 폐렴은 노인 환자에서 가장 흔한 감염병이다. 64세에서 74세의 미국 성인들의 폐렴에 대한 병원 입원 환자의 입원 비율은 시간이 지날수록 현저하게 증가했다. 20명 중 1명의 85세 이상의 노인들은 적어도 폐렴으로 입원한다. 동시에, 진폐증과 인플루엔자에 대한 노인들의 광범위한 백신 접종이 증가함에 따라, 지역사회성 폐렴으로 인한 사망률은 극적으로 개선되었다. 만성폐쇄성폐질환(COPD), 천식, 울혈성 심부전(CHF), 당뇨, 악성 종양, 면역 억제, 악성 종양, 담배 사용, 담배 사용 이력, 과거 폐렴의 이력 환자들은 특히 지역사회성 폐렴에 걸리기 쉽다. 장기요양 거주 시설에 거주하는 사람들은 노화를 유발하기 쉬운 요인들(예: 삼키기 곤란, 구강 위생 악화 등)과 더불어 폐렴에 걸릴 확률이 훨씬 높을 수 있다.

연쇄상 구균 폐렴은 노인들에게 영향을 미치는 지역사회성 폐렴에 관련된 가장 흔한 미생물이다. 다른 유기체로는 헤모필루스 인플루엔자, 레지오넬라 폐렴, 클라미디아 폐렴, 마이코플라스마 폐렴, 기관지 폐렴, 기관지 폐렴 등이 있다. 인공 호흡 바이러스 중증 급성 호흡기 증후군, 녹농균, 녹농균 등은 만성 폐 질환이나 요양 시설에 자주 노출되는 노인들에게서 발견될 가능성이 높다. 똑같은 환자들은 항생제 내성 생물체에 감염될 확률이 더 높다.

메티실린 내성 S. aureus는 심각한 괴사성 폐렴의 중요한

원인이다. 종종 잠재적인 질병의 재활 치료에 2차적으로 연관된 폐결핵은 노화를 앓고 있는 노인 환자의 감별 진단에서도 고려되어야 한다. 특히 그들이 요양원에서 내원하는 경우가 많다. 인플루엔자는 또한 폐렴을 유발할 수 있는데, 그것은 감염된 박테리아에 감염될 가능성이 있는 세균 감염의 잠재력을 가지고 있다.

폐렴과 관련된 주증상은 기침(가래가 없을 수도 있고), 호흡곤란, 가슴통증과 열인데 이는 노인환자에서 없을 수도 있다. 한 연구에서 폐렴, 호흡 곤란, 열에 시달리는 사람들의 3분의 1은 폐렴으로 진단된 성인의 3분의 1이었으며, 섬망은 절반 이상이었다. 3분의 1 이상이 열이 오르지 않았다. 때때로, 빈호흡과 빈맥은 노인의 폐렴에서 나타나는 유일한 증상이 될 수 있다. 허약함, 근육통, 식욕 부진, 복통, 기능 감퇴 등을 포함한 비특이적 호소는 흔한 일이다. 다양한 종류의 비정형 발현을 가능하게 할 수 있는 경우, 일반적인 신체 검사는 잘못될 수 있다. 청진이나 기관지 소리를 듣지 않은 일반적인 폐검사는 폐렴을 배제하지 못한다.

진단 검사는 항상 고품질의 Chest PA와 측면 사진을 통해 lobar consolidation, interstitial infiltrate 또는 cavity lesion을 파악한다. 면역억제 환자(neutropenic fever, HIV infection)에서 일반 X-ray는 정상일 수 있어서 Chest CT가 필요할 수 있다. 특히 면역 억제 요법을 가지고 있는 환자들은 항생제 투여 전에 세균 혈증에 걸리기 쉬운 세균을 투여하기 전에 항생제 투여에 앞서 두 개의 혈액 배양이 있어야 한다. 이와 같이 가래의 Gram stain과 배양 검사가 항생제 선택에 도움을 줄 수 있다. 가능한 경우, L-pneumophila(serogroup 1)과 S.pnemoniae는 빠르게 진단할 수 있으며 비록 노인 환자에서 여러 가지 이유로 hyponatremic 하지만 Legionella case의 경우 hyponatremia(<130 meq/l)는 진단에 clue가 될 수 있다.

계절에 따라, 비인두성 표본은 인플루엔자 A와 B를 포함한 호흡기 바이러스에 대한 평가를 위해 전송되어야 한다. 현재의 급속한 독감 항원 시험은 민감성이 결여되어 있으며, 역 반사 효소 중합 효소 연쇄 반응(RTR-PCR)기반 분석 또는 기타 사용 가능한 방법으로 확인해야 한다. 만약 독감이 심하게 의심된다면, 추가적인 작업을 진행하는 동안에 조차도 부정적인 빠른 항원 테스트가 존재하더라도, 경험적인 항 바이러스 치료법이 보장된다.

심각도 및 예후 점수 체계는 응급의학과 의사 결정에 대한 노인 환자의 입원과 집중 치료에 대한 의사 결정을 내릴 수 있다. CURB-65 기준은 폐렴 심각도와 30일 사망률을 추정하는 간단한 수단을 제공한다. 각각의 요소는 confusion, uremia, respiratory rate, low blood pressure와 65세 이상이다. 0또는 1의 점수를 가진 환자는 낮은 사망률(2%)로 간주되며 외래 환자로 취급할 수 있다. 점수가 높은 사람들 2급 위험(9%)이 부여되며, 병원 입원을 통해 이익을 얻을 수 있다. 점수가 ≥3이면 중환자실 입원이 필요하며 사망률이 높

표 24.1. CURB-65 criteria

- Confusion
- Uremia (blood urea nitrogen level >7 mmol/l or 20 mg/dl)
- Respiratory rate ≥ 30 breaths/min
- Low blood pressure (systolic blood pressure <90 mmHg or diastolic blood pressure ≤ 60 mmHg)
- Age ≥ 65 years

다. 미국의 폐렴 코호트에 기반하여 폐렴 심각 지수(PSI)는 또한 의료진이 사망률과 기타 합병증의 다른 합병증이 있는 환자를 식별할 수 있도록 돕기 위해 30일간의 사망률을 추정한다. CURB-65 기준보다 더 복잡한 경우, PSI는 인구 통계학적 요인, 종양 상태, 신체검사 결과, 실험실 및 방사선 투과 검사 이상의 다섯 가지 사망 위험 등급을 기준으로 환자를 분류한다. CURB-65 기준과 PSI는 응급실의 모집단에서 평가되었으며, 폐렴으로 인한 사망 위험이 낮은 노인 환자를 식별하는 데 가장 적합하다.

미국의 감염 질병 협회(IDSA)에서 이용 가능한 실무 지침은 응급실에서 지역사회성 폐렴을 관리하는 노인 환자를 위한 합리적인 프레임워크를 제공한다. 이전에 외래 환자 치료에 적합하다고 여겨지는 이전의 건강한 사람들에게, 경험적 치료는 둘 중 하나로 이루어져야 한다.

Macrolide (Azitroidycin, clarithromycin, erythromycin) 또는 Doxycycline을 포함한다.

만성 질환(예: CHF, COPD, 당뇨병, 신장병)을 가진 환자는 respiratory fluoroquinolone (Moxifloxacin, levofloxacin)이나 comination of beta-lactam(high-dose amoxicillin, amoxicillin-clavulate)와 macrolide 조합을 받아야 한다.

환자가 병원 병동에 입원하는 경우, respiratory fluoroquinolone이나 comination of beta-lactam (ceftriaxone, cefotaxime)과 microlide를 처방한다. 만약 환자 상태가 좋지 않거나 Pseudomonas가 관련 있는 경우 combination of an antipseudomonal beta-lactam (piperacillin-tazobactam, cefepime, meropenem과 ciprofloxacin이나 levofloxacin을 처방할 수 있다. 만약 MRSA 폐렴의 경우 vancommycin이나 linezolid가 추가되어야 한다. 폐렴에 대한 명확한 항생제 투여를 위한 결정적인 시간은 논란의 여지가 있는 것이지만, 대부분의 전문가들은 첫 번째 복용량이 응급실에서 이루어지고 가급적이면 배양검사가 이루어져야 한다고 동의한다.

요로 감염증

요로 감염증(UTI)은 기관에 속하지 않은 노인에게서 확인된 모든 감염의 거의 1/4을 차지한다. 60세 이상 여성에 대한 연간 UTI의 연간 발병률은 10%에 달하며, 80세에 가까워지는 남성의 경우는 5.3%이다. 노인 환자에서 소변 도뇨관은 많이

사용되고 있고 이는 감염 가능성을 잠재적으로 높이고 있다.

노인 환자에서 대장균은 노인들의 요로감염의 주요 원인이다. Proteus mirabilis, K. pneumoniae와 group B streptococcus는 가장 흔한 균주이다. 노인들에게는, 장내 구균을 동반한 감염된 포도상 구균이 발생할 수 있다. 게다가, 만성 소변 도뇨관이 있는 노인들에게는, 만성적인 도뇨관, Candida spp., 그리고 건강관리와 관련된 다른 유기체들이 있다. S.Aureus가 소변으로부터 격리될 때, 그것은 종종 기본 UTI 보다는 혈관 내막염과 관련이 있는 세균 혈증의 징후일 가능성이 높으며, 이를 평가하고 치료해야 한다.

노인들의 UTI진단과 관련된 근본적인 문제는 전통적인 임상 증세와 증상들의 신뢰성이다. 자극적인 배뇨 증상이 나타나지 않고 열도 나지 않는다. 이것은 노인들의 소변 분석에 대한 제한적인 진단 값으로 더욱 악화되고, 그것들을 해석하고 행동하는 방법에 대해 불충분하게 정의된 매개 변수들에 의해 더욱 악화된다. 불행하게도, 이러한 사실들은 제한된 자료에 근거하여 처리 의사 결정을 내리는 것을 담당하는 응급의학과 의사에 대한 도움이 되지 못한다.

Bacteriuria는 소변속 박테리아의 존재를 의미한다. 흔히 UTI의 진단을 요하는 배뇨 곤란, 빈도, 긴급성, 억제성 또는 혈뇨 현상의 고전적 증상과 연관되지 않을 수도 있다. 세균의 징후나 증상이 없는 환자에서 세균이 발견되었을 때, 그것은 무증상 세균뇨라고 불린다. 여성의 최대 50%와 65세 이상 남성의 30%가 무균 세균을 가지고 있다. 각 임상 시나리오(CFU)임계값은 각 임상 시나리오에 대해 서로 다르며, 특히 응급의학과 의사에게는 유용하지 않다. 농뇨는 소변에 백혈구의 존재를 일컫는다. 전통적으로 강력한 한 파일당 10개 이상의 WBC를 나타날 때 감염에 대한 강력한 증거로 간주되고, 최근의 지침은 반대로 강한 증거를 끈다. 사실, 증상이 없는 세균뇨(ASB)가 있을 경우, 정도에 관계없이 항균 치료를 보장하지 않는다. 게다가, 카테터 삽입 샘플에서, 농뇨는 세균류와 UTI 모두 진단하지 않는다.

증상이 없는 박테리아와 증상을 보이는 박테리아의 구별은 진단과 치료를 결정하기 때문에 매우 중요하다. 모호하고 비특이적인 증상을 호소하는 노인 진료에 있어서 간단한 알고리즘이나 답은 없다. 요로감염에 치명적이지 않은 증상을 부여하려는 충동은 완화되어야 하며 임상적 맥락 안에서 고려되어야 한다. 의식 변화가 있는 노인의 경우, UTI는 편의상 제외하고 배타적으로 배제해야 한다. 우리는 노인들의 UTI에 대한 접근법이 퇴원 목적지보다는 환자의 특성에 초점을 맞추는 것을 권장한다. 그러나 이것은 비정상적인 소변 분석이 무시되어야 한다는 것을 암시하는 것은 아니다. 감염된 환자를 감염시키는 병을 앓고 있는 환자에게는 요로 감염에 대한 치료를 항상 추구해야 한다.

집단 거주 노인

집에서 오는 노인들은 기능이나 의식 등에 있어서 장기요양시설에서 거주하는 사람에 비해 양호하다. 그들은 무증상 세균뇨나 요로감염을 진단을 단순화하지 않는다.

항생제 치료법의 선택은 환자의 임상적 상태, 국부적 항생제 내성 패턴, 신장 기능, 약물/약물/약물 치료 상호 작용의 고려에 근거해야 한다. 트리메토프림/설파메소사졸(TMP/TMP/SMX)에 대한 대장균의 증가 저항성은 형광 물질의 사용을 향한 1차 에너지 범위에 대한 의존성을 갖는다. 치료 전에 소변 배양을 위한 일상적인 관행을 뒷받침할 강력한 증거는 없지만, 특히 재발하거나 치료가 잘 되지 않는 요로감염이 있는 환자에게 권장된다.

치료 기간은 감염의 complexity에 따라 달라진다. 일부 저자들은 복잡하지 않고 복잡한 UTI의 차이가 나이가 들수록 덜 중요해지고 노인들의 대다수 UTI는 복잡한 감염으로 간주되어야 한다고 주장한다. 3일 코스로 충분할 수도 있지만, 일반적으로 7일 코스로 하는 것이 좋다. 환자의 특정 유형은 복잡한 것으로 정의되어 왔으며 최대 2주의 치료로부터 이득을 얻을 수 있다. 이러한 환자 하위 그룹에는 당뇨, 비뇨기 질환(예: 양성 전립선 비대, 방광 헤르니아), 신장 결석, 면역 억제, 신장 부전증이 있는 환자가 포함된다.

장기요양시설에서 응급실로 내원한 노인환자

이 노인 그룹은 최소한 7~14일의 치료가 필요한 complex UTI를 갖는 경우가 많다. 또한 이러한 환자들은 패혈증을 보일 가능성이 더 높으며, ICU의 입원이 필요할 수 있다. 또한 다재내성균 특히 항생제 선택에 어려운 ESBL에 감염될 가능성이 더 높다. 감염내과 의사와 협진이 특히 도움이 될 수 있으며, 응급실에서 가능한지를 확인해야 한다.

카테터를 갖고 응급실에 내원하는 노인

카테터 관련 요로감염(CAUTIs)은 전 세계적으로 가장 흔한 원인이며, 요로 카테터 사용과 관련된 감염의 최대 40%를 차지한다. 그러나 여러 지침들은 증상이 없는 환자들에 대한 박테리아의 일상적인 검사에 대한 일상적인 선별을 명확하게 지시하지 못하고 있다. 무균 기술을 사용하여 카테터 포트에서 채취한 소변은 다른 환자의 증상이나 증상을 설명할 수 있는 다른 대체 진단이 없는 경우에만 검사해야 한다. 카테터를 평소에 사용하는 환자에게서 얻은 소변 분석의 정확한 해석은 어려울 수 있다. 환자가 존재하는 유기체를 식별하는 기존의 문화를 가지고 있지 않은 한, 응급실에서 카테터 관련 요로감염을 진단하는 것은 마찬가지로 쉽지 않다. IDSA 지침서는 농뇨의 존재나 정도가 무증상 세균뇨와 구분하는 데 도움이 되지 않는다고 명시하고 있다. 그러므로 농뇨가 있는 무증상 세균뇨는 항생제의 indication이 되지 않는다. 반대로, 농뇨가 없다는 것은 진단적이고 요로감염이 아니라고 할 수 있다(표 24.2, 24.3).

일단 요로감염이 진단되면, 항생제를 투여하기 전에 카테터를 교체하고 새로운 도뇨관으로부터 소변을 받는 것이 바람직하다. 광범위한 항생제가 표시되지만 배양 데이터가 제공될 수 있으므로 분산될 수 있다. 치료는 최소 7일 이상 지속되어야 하며 환자의 반응에 근거해야 한다. 환자를 재평가하기 위해 적시에 외래 환자 후속 조치를 마련할 수 없는 경우, 환자 치료법을 10~14일 코스로 규정하는 것이 타당하다. IDSA가이드는 "not severe ill" 환자들에 대해서는, levofloxacin같은 fluoloquinolone 5일 사용이 적합하다고 한다. 다만, 소변에 효과적인 농도가 부족하기 때문에 Moxifloxacin은 피해야 한다(표 24.4).

복부 감염증

복부 감염은 특히 노인 환자들에게 치명적일 수 있다. 담낭염에 대한 상대적인 사망률은 젊은 성인들의 사망률의 거의 8배이며, 충수돌기염의 경우 거의 20배이다.

게다가, 복강 내 염증의 원인은 65세 이상의 어린이들에 비해 더 많았고, 절반 이상이 충수돌기염이나 게실염 그리고 사분의 일 이상이 담낭염이나 담관염으로 인한 것이다. 마지막으로 이런저런 이유로 입원율이 높아지고 결국 Clostridium difficile 관련 설사같은 감염이 발생한다. 복부 폐혈증을 위한 항생제는 신장 독성, 약물간의 관계, 약물과 질병과의 관계를 감안하여 처방하여야 한다(표 24.5).

충수염

한때 젊은 사람들의 병이라 생각되었지만 수술응급의 발생률은 두 시기에 많이 발생함이 입증되었다. 증상이 길고 여러 고려할 것들이 많은 노인 환자들이 충수염에 걸리는 것은 그리 놀랄 만한 일이 아니다. 복강 내 농양과 관련된 천공으로 내원하는 경우가 많다. 성공적인 치료는 검사의 한계를 정하지 않

표 24.2. IDSA defi nition of CAUTI

- Signs and symptoms compatible with UTI
- No other competing source of infection
- Greater than 10 3 CFU/ml of ≥ 1 bacterial species

표 24.3. IDSA signs and symptoms compatible with CAUTI

- Fever with no other identifi able cause
- Rigors with no other identifi able cause
- Altered mental status with no other identifi able cause
- Malaise or lethargy with no other identifi able cause

표 24.4. Antibiotic choices for treatment of UTI in elders presenting from long-term care facilities or with CAUTI

- Carbapenems
- Third- or fourth-generation cephalosporins
- Fluoroquinolones
- Piperacillin
- Aztreonam
- Aminoglycosides

표 24.5. Antimicrobial choices for treatment of intra-abdominal sepsis

- Third- or fourth-generation cephalosporin + metronidazole
- Piperacillin-tazobactam
- Ertapenem
- Meropenem
- Aztreonam + metronidazole
- Ciprofl oxacin + metronidazole

표 24.6. Indications for medical admission for elderly diverticulitis. In-formation obtained from reference

- High fevers and/or leukocytosis
- Nausea and vomiting
- Signifi cant comorbidities
- Older than 85 years of age
- Inadequate home support

고 열이나 백혈구 수로 한정짓지 않는 것이다. 충수염의 진단은 임상적으로 할 수 있지만, 방사선에 노출될 가능성이 있다. 사실, 비전형적인 증상들을 감안할 때 이미 다른 text에서 설명한 것처럼, 영상 검사를 하는 것이 매우 합리적이다.

게실염

게실은 나이에 따라 어디에나 흔하게 나타나지만 증상이 없을 수 있다. 그러나 일단 의심된다면 초기 CT 촬영이 강력히 추천된다. 왜냐하면 증상과 병의 중증도는 일치하지 않을 수 있기 때문이다. 재발성 게실염이나 합병증 즉, 천공, 농양, 폐색이나 출혈이 있는 경우 수술해야 한다. 수술적 치료의 경우가 이난 경우 입원환자와 외래 환자의 항생제 결정은 생각보다 어렵다(표 24.6).

급성 담낭염

양성 게실이 노화와 함께 흔하게 나타나는 것과 같이 무증상 담석도 많다. 담관질환은 나이가 있는 성인에서 많이 나타나는 반면 젊은 사람에 비해 합병증 발생율이 높다. 노인들에게 가장 흔하게 행해지는 개복 수술은 담도 수술이다. 특히 나이 든 여성들은 응급 수술을 요하는 중년 여성들보다 두 배나 많은 나이 든 사람들이고, 위궤양, 괴사 또는 출혈성 담낭염의 위험성이 있다.

그들은 또한 급성 담낭염의 위험성을 증가시킬 수 있으며, 이는 5배로 증가할 수 있다.

이 텍스트의 다른 곳에서 논의된 바와 같이, 담도질환은 복통이나 복부, 가슴 등의 통증을 완화시키는 통증이나 통증 없이 나타날 수 있다. 성공적인 진단과 치료는 영상과 외과 수술에 대한 더 많은 경각심을 갖는 것이 중요하다.

Clostridium difficile 관련 설사

장기요양기관에서 내원하는 노인 환자들은 Clostridium difficile로 인한 치명률과 사망률이 모두 높다. 불안정한 기본 건강 상태의 환경에서 높은 식민지화 비율로, C. difficile의

확산은 파괴적일 수 있다. 항생제 치료를 시작하는 데 내재된 위험 외에도, 볼륨 손실은 일련의 장기 기능 장애를 일으킬 수 있다. C. difficile 물질은 유독성 거대 결장을 촉진하여 설사 없이 급성 복부로 나타날 수도 있다.

C. difficile 감염은 독소를 위한 대변의 효소 면역 검정을 통해 가장 흔하게 진단된다. 독소 시험은 매우 특이적이지만 감수성이 떨어진다. 독소 따라서, 진단을 위해 대변을 반복적으로 검사해야 할 수 있다. C. difficile의 저항력 있는 변종이 존재하는 반면, 구강 메트로니다졸은 항생제 치료를 위한 합리적인 첫 번째 선택으로 남아 있다. 경구용 Vancomycin은 재발되는 심각한 감염에 사용될 수 있다. 특히나 힘든 경우에는 이식 수술을 할 수 있다.

중추 신경계 감염증

세균성 수막염의 유행은 효과적인 폐렴 구균과 H. influenzae B 백신의 출현 이후 지난 15년 동안 극적으로 변했다. 소아과 환자의 경우는 상당히 줄었지만, 65세 이상의 성인은 오늘날 유병의 상당한 비율에 기여하고 있으며, 환자의 경우 사망률이 23%에 근접하고 있다. 노인 사망 원인 중 일부는 심장 질환이다. 노인들은 또한 뇌경색, 뇌수종, 경막하농양, 발작 장애, 혼수상태를 포함한 세균성 수막염으로 심각한 합병증을 일으킬 가능성이 높다. 따라서 응급실에 나타나는 세균성 수막염을 노인 환자를 신속하게 인식하고 치료하는 것이 시급하다. 따라서 응급실에 내원하는 세균성 수막염 환자의 즉각적인 인식과 치료가 필수적이다.

폐렴과 마찬가지로, 노인들에게서 세균성 수막염의 가장 흔한 원인은 S. pneumoniae이며 확인된 사례의 2/3를 차지하고 있다. Neisseria meningitidis, H.influenza와 Group B streptococcus가 또한 원인이 된다. Listeria monocytogenes은 면역저하나 malignancy가 있는 노인에서 특이한 pathogen이다. Klebsiella pneumoniae, Ecoli, P.aeruginosa와 MRSA 역시 다른 부위 감염(폐렴, 요로감염, 심내막염, 복강 내 감염, 수술과 외상)으로부터 혈액으로 전파되는 세균성 수막염의 원인이 될 수 있다. 열과 목 경직과 의식 변화는 세균성 수막염 환자의 최대 58%에서 함께 나타날 수 있다. 그러나 일부 연구에 따르면 30%의 환자는 열이 없다. 목이 굳는 증상이나 다른 전형적인 뇌수막염 증상은 기존에 퇴행성 관절염이나 다른 관절 제한이 이미 있었던 환자에서 판단을 어렵게 한다. 세균성 수막염을 앓고 있는 노인 환자의 3분의 1 이상이 이미 신경학적 결손(실어증, 마비, 두개골 신경 마비)이 있다. 다른 노인들의 감염과 마찬가지로, 비정형 증상으로 내원하고 세균성 수막염이 의심될 경우 세심한 진단 평가를 진행하는 것을 강조한다.

세균성 수막염의 진단을 위해 세포수, 단백질, 포도당, 그램 염색, 그리고 호기성 박테리아 배양을 위해 뇌척수액을 채취하는 요추 천자가 필요하다. 뇌척수액 포도당 40 mg/dl보다 낮거나, 혈청 포도당 대비 뇌척수액 포도당 비가 0.4보다 낮고 뇌척수액 단백질이 150 mg/dl보다 높거나 뇌척수액 백혈구 수가 500개 이상인 경우 세균성 뇌수막염을 시사한다. 뇌척수액의 Gram stain 방법은 L. monocytogenes 감염을 제외하고 절반 이상의 경우에서 양성으로 나온다. 환자가 면역결핍증 환자이거나 결핵일 가능서이 높은 경우 진균 감염이나 acid-bacilli 감별을 위한 추가적인 뇌척수액 검사를 시행해야 한다. 추가적인 검사가 필요한 경우를 대비하여 여분의 뇌척수액을 보관해놓는 것이 좋다. 뇌척수압 역시 확인하고 혈액배양 검사 역시 진행되어야 한다. 요추천자를 시행하기 전 CT를 통해 다른 의식 저하 원인을 먼저 배제하는 것이 중요하다.

응급실에서 세균성 수막염을 위한 항생제 사용은 진단과 동시에 시작되어야 하며 강력히 의심되는 경우 요추천자 시행 전 투여할 수 있다. IDSA 지침에 따르면 세균성 뇌수막염이 의심되는 노인 환자는 Vancomycin 정맥 투여와 3세대 cephalosporin(ceftraixone) 그리고 penicillin 저항성 S.pneumoniae와 L. monocytogene을 커버할 수 있는 ampicillin이 추천된다. 부가적인 스테로이드(dexamethasone)는 응급실에 내원한 노인 환자의 pneumococal 뇌수막염에서 향상된 치료효과를 보여주었다.

HSME (herpes simplex meningoencephalitis)는 노인 환자의 발열, 이상행동, 기억상실, 지남력장애 또는 의식저하, 실어증이나 경련이 있냐 없냐가 중요하다. 일반적으로 HSV-1의 재활성화를 통해 발생하는 HSME는 잘 치료되어도 높은 치사율과 치명율을 보인다. HSME이 의심된다면 IV acyclovir 치료가 즉시 시작되어야 한다. 뇌척수액은 pleocytosis를 조금 보이거나 없을 수 있다. HSV-1을 위한 PCR 검사는 확진에 필요하다. 이와 같이 CT는 정상일 수 있다. 자기 공명 영상은 HSME과 관련된 전형적인 측두엽 질환을 식별하기 위해 더욱 민감하다.

뇌농양은 감염의 연속적인 확산(예를 들어, 축농증, 이성 감염)에서 발생할 수 있다. 혈관 내막 또는 폐 감염과 관련된 조혈 파종. 증상으로는 발열, 두통, 집중적인 신경학적 결손이 포함될 수 있지만 노인 환자에게서 이 세 가지를 모두 함께 보는 것은 드문 일이다. 진단을 확립하기 위해서는 뇌의 영상화(예: CT, MRI)가 필요하다. 경험적 항생제 치료법은 Vancomycin을 정맥 내 투여하고 cefepime과 metronidazole을 투여한다. 필요한 경우 외과적 흡인이 필요할 수 있다.

피부 및 연조직 감염

피부가 찢어지거나 궤양이 생길 가능성이 높아 세균이 연조직을 침범하는 원인이 된다. 당뇨병으로 인해 말초 혈관 질환, 악성 종양, 손상된 신체적 이동성은 상처 치료를 지연시킬 뿐만 아니라 노인을 감염에 더욱 취약하게 만든다. 피하 조직의 감염인 봉와직염은 특히 말단 궤양, 변형성 발감염, 림프 부종, 정맥 부전이 있는 노인들에게 흔하다. 관상 동맥 우회 수술이나 유방암 수술의 일환으로 림프절 절제술 중에 정맥 절제술을 받은 환자들은 봉와직염에 취약하다. 봉와직염은 온몸에 퍼지는 홍반, 부종, 경화, 통증의 증상으로 나타난다. 이와는 대조적으로, 상부 진피와 표면의 림프액 감염인 단독은 경계가 분명한 홍반, 부종, 경결 그리고 가끔 물집이나 피부 줄무늬, 국소적 임파선염을 동반한다.

봉와직염과 단독성 홍반은 주로 Streptococcus pyogenes와 S. aureus의 감염으로 주로 생긴다. IDSA지침은 dicloxacillin 같은 경구 페니실린이나 1세대 세팔로스포린 투여를 권장한다. 중증의 경우 Nafcillin이나 cefazolin 투여가 필요하며 지역 사회에서 획득한 MRSA, TMP-SMX, Clindamycin 및 Doxycycline의 경우 가벼운 봉와직염의 치료를 위해 허용 가능한 경험적 경구제재이고 Vancomycin이나 daptomycin이나 linezolid는 심각한 감염의 경우 사용된다. 단독은 페니실린이나 1세대 세팔로스포린으로 가장 잘 치료된다. 뿌리 깊은 감염이 더 긴 치료법을 필요로 할 수도 있지만, 대부분의 봉와직염과 단독 환자들은 7~10일 동안 치료된다.

괴사성 피부염은 근막 및 근육 조직을 침범한다. 흔히 외상, 외과 수술, 말초 혈관 질환, 당뇨병, 피부 궤양과 관련된 질병은 초기 단계에서 세포 염증이나 염증으로 쉽게 잘못 판단될 수 있다. 사실, 괴사성 피부염의 3분의 2이상이 초기에 세포염이나 농양으로 식별된다. 괴사성 피부염을 가진 노인 환자의 사망률은 지연된 진단으로 인해 역사적으로 높다. 감염이 진행됨에 따라 출혈성, 출혈성, 청색증, 피부 괴사 등의 피부 변화가 발생할 수 있다. Crepitus나 시체 검진상 통증과 피부 저림증상은 괴사성 피부염의 가능성을 높인다. 발열과 혈역학적 불안정성 의식 변화는 전신 질환의 전조 증상이다.

괴사성 피부염은 plymicrobial with Gram positive bacteria인 streptococci, staphylococci, entericocci와 enteric Gram negative bacteroa, anaerobe 또는 monomicorobial, 가장 흔한 group A streptococci 또는 S. aureus 감염이 있다. 일반 방사선 촬영 또는 CT를 통해 근막을 따른 기체를 육안으로 식별할 수 있지만 진단은 여전히 임상적으로 판단한다. 감염된 조직을 제거하고 질병의 진행을 중단시키기 위해서는 절제된 수술을 위한 수술이 필요하다. polymicrobial 감염의 경우 ampicillin-sulbactam과 clindamycin 그리고 ciprofloxacin으로 치료한다. monimicrobial infection의 경우 penicillin과 clindamycin을 함께 사용하는 것이 추천된다. 만약 MRSA 감염의 경우 Vancomycin을 추가하여야 한다.

대상 포진은 고령이나 숙주 세포의 면역력을 약화시키는 질병이다. 잠재적인 Varicella zoster 바이러스의 재활성화에 의해, 헤르페스 대상 포진의 발진은 일반적으로 2차적인 피부 발진에 의한 부차적인 피부 손상을 수반한다. 황반 파열은 며칠 내에 농포가 생기는 것을 막는 일단의 수포로 돌아가게 된다. 치료는 몇 주가 소요될 수 있으며, 노인들은 사춘기 이후의 신경통 발병에 상당한 위험을 감수할 위험이 있다. 임상 증상이

발생한 지 72시간 이내에 Acyclovir또는 valacyclovir를 투여하는 것이 좋으며 치료를 가속화할 뿐만 아니라 PHN의 가능성과 지속 시간을 감소시킨다.

인간 면역 결핍 바이러스

노인은 인간 면역 결핍 바이러스에 감염될 위험이 있는 가장 빠르게 성장하는 인구 중 하나이다. 2005년, 50세 이상의 사람들은 새롭게 진단된 후천성 면역 결핍증 환자의 15%와 잠복기의 HIV 환자의 24%를 차지했다. 일반적으로 발병률이 0.1%에서 64세 사이인 환자에 대한 일반적인 HIV검사는 13세에서 64세 사이의 환자에게 권장되지만, 노인 환자는 일상적으로 검진을 받을 가능성이 낮다. 주요한 HIV감염자들은 발열, 림프절 병증, 발진 티푸스, 근육통, 관절 강직, 후두염, 두통 등의 증상이 있는 환자에게서 발병하는 것을 고려하는 것이 중요하다. 일반적으로 노인들이 위험한 행동에 관여하지 않거나 불법 약물을 사용하지 않는다는 통념은 이 고도로 취약한 인구를 치료하기 위해 HIV와 연관된 초기 진단을 방해하고 있다.

특수 노인병 감염증

전통적으로 노인 인구는 세 가지 하위 단위로 분류된다. 젊은 노인(65~75세), 중년 노인(75~85세), 그리고 85세 이상의 노인들이다. 임상 실험은 우리에게 어떤 면에서 나이는 상대적이라는 것을 가르쳐 준다. 예를 들어, 75세의 한 노인이 제어 불능 고혈압, 고지혈증, 신부전 등을 앓고 있는 60세의 당뇨 환자보다 훨씬 더 잘 감염에 대처할 수 있을 것이다. 기본적인 건강 상태나 병의 유형과 상관없이, 노인들은 심각한 보상을 받지 못할 위험이 크다. 감염 관리에 접근할 때, 이러한 환자들은 다르게 치료되어야 한다. 추세에 특별히 주의를 기울이는 빈번한 활력 징후들이 필수적이다. 초기에 광범위한 항생제는 생명을 구할 수 있다. 의인성 실수를 줄이고, 과다 수액 투여를 방지하고, 침습시술이나 모니터를 제한하고 카테터 사용을 줄이는 노력과 통증을 조절하고, 편안함과 설명을 제공하려는 노력도 마찬가지로 중요하다. 응급실에서 바쁜 이동은 환자와 환자의 가족과 임종 치료에 대해 깊고 때때로 깊은 대화를 나누는 장소나 시간으로 보이지 않는다. 안타깝게도, 이러한 논의들은 점점 더 흔한 일이 되어가고 있고 종종 심각한 전염병 상황에서 일어나고 있다. 치료하는 의사들은 이러한 경우에 생명 유지 항생제로 지각되는 것을 만드는 것에 대해 갈등을 느낄 수도 있다. 응급실이나 호스피스 환자들이 폐렴과 요로감염을 확장하는 것이 아니라 삶의 질을 향상시키기 위해서 정기적으로 폐렴과 요로감염에 대한 항생제 치료를 받는 것을 이해하는 것이 중요하다. 각각의 경우는 고유하며 항상 확실한 것은 아니다. 어떤 경우에는 감염성 질환 과정이 치료 제공자가 치료 목표를 재검토해야 하는 최종 사건일 수도 있다.

항생제와 노인 환자

노인들의 약리학적 고려가 다른 곳에서 논의되는 반면, 대부분의 항생제는 와파린과 함께 복용할 경우 출혈 위험이 2~5배 크게 증가한다는 점을 강조한다. Azole은 출혈의 가장 큰 위험과 연관되어 있지만, 특히 요로감염 치료에서 UTI-SMI와 TMP-SMX-SMX를 포함한 항생제를 사용할 수 있다. 어떤 항생제를 선택하든, 와파린을 섭취하는 모든 노인 환자는 Prothrombin Time (PT)과 international normalized ratio (INR) 검사를 꼭 시행하는 것이 중요하다.

결론

감염병은 여전히 응급실에 내원하는 노인 환자의 치사율과 치명율의 가장 중요한 원인이다. 비전형적인 전계로 진단이 쉽지 않기 때문에 응급의학과 의사는 노인환자의 일반적인 감염 과정을 조기에 인지하고 적절한 경험적 항생제 치료를 선택함으로써 감염성 질환의 치료 결과에 엄청난 영향을 미칠 수 있다.

핵심과 주의점

- 활력 징후는 연령, 질병 및 약물에 의해 영향을 받지만 각 연령층의 환자에게 특정한 범위에 머무르는 경향이 있다. 교과서상 정상 범위라 하더라도 개인의 일반적인 기준에서 상당한 변화를 나타낼 수 있다는 것을 이해하라.
- 의식 상태 변화는 노인 환자에서 감염 때문에 발생하는 경우가 매우 흔하다.
- 기침, 호흡 곤란, 발열은 폐렴 환자의 3분의 1만에 해당한다. 빈맥과 빈호흡은 민감한 단서가 될 수 있으며, 흉부 방사선 촬영을 신속하게 실시해야 한다.
- 65세 이상 노인의 여성의 50% 남성의 30%는 무증상 세균뇨를 갖는다. 이런 경우 요로감염으로 진단해서는 안 된다.
- 노인에서 가장 흔하게 시행되는 복부 수술은 담도 수술이다. 노인에서는 화농성, 괴사성 출혈성 기종성 담낭염의 리스크가 증가한다.

참고문헌

1. Yoshikawa TT. Epidemiology and unique aspects of aging and infectious diseases . Clin Infect Dis . 2000 ; 30 (6): 931 –3.
2. High KP . Infections in the elderly. In Principles of Geriatric Medicine and Gerontology , ed. Hazzard WR (New York: McGraw-Hill , 2003).
3. High KP. Why should the infectious diseases community focus on aging and care of the older adult? Clin Infect Dis . 2003 ; 37 (2): 196 –200.
4. Chester JG , Rudolph JL. Vital signs in older patients: age-related changes. J Am Med Dir Assoc . 2011 ; 12 (5): 337 –43.
5. Liang SY , Mackowiak PA. Infections in the elderly . Clin Geriatr Med . 2007 ; 23 (2): 441 –56.
6. Strausbaugh LJ. Emerging health care-associated infections in the geriatric population . Emerg Infect Dis . 2001 ; 7 (2): 268 –71.
7. Katz ED . Fever and immune function in the elderly. In Geriatric Emergency Medicine , ed. Meldon SW (New York: McGraw-Hill , 2004), pp. 55 –70.
8. Kenney WL , Munce TA. Invited review: aging and human temperature regulation . J Appl Physiol . 2003 ; 95 (6): 2598–603.
9. Norman DC. Fever in the elderly . Clin Infect Dis . 2000 ; 31 (1): 148 –51.
10. Gavazzi G , Krause KH. Aging and infection . Lancet Infect Dis . 2002 ; 2 (11): 659 –66.
11. Han JH , Wilson A , Ely EW. Delirium in the older emergency department patient: a quiet epidemic . Emerg Med Clin North Am . 2010 ; 28 (3): 611 –31.
12. Fieselmann JF , et al. Respiratory rate predicts cardiopulmonary arrest for internal medicine inpatients . J Gen Intern Med . 1993 ; 8 (7): 354 –60.
13. Ragsdale L , Southerland L. Acute abdominal pain in the older adult . Emerg Med Clin North Am . 2011 ; 29 (2): 429 –48.
14. Fry , AM , et al. Trends in hospitalizations for pneumonia among persons aged 65 years or older in the United States, 1988–2002 . JAMA . 2005 ; 294 (21): 2712 –19.
15. Ruhnke GW , et al. Marked reduction in 30-day mortality among elderly patients with community-acquired pneumonia . Am J Med . 2011 ; 124 (2): 171 –8.
16. Jackson ML , et al. The burden of community-acquired pneumonia in seniors: results of a population-based study . Clin Infect Dis . 2004 ; 39 (11): 1642 –50.
17. Riquelme R , et al. Community-acquired pneumonia in the elderly. Clinical and nutritional aspects . Am J Respir Crit Care Med . 1997 ; 156 (6): 1908 –14.

18. Mandell LA , et al. Infectious Diseases Society of America/ American Th oracic Society consensus guidelines on the management of community-acquired pneumonia in adults . Clin Infect Dis . 2007 ; 44 (Suppl. 2): S27 –72.

19. Lim WS , et al. Defi ning community acquired pneumonia severity on presentation to hospital: an international derivation and validation study . Th orax . 2003 ; 58 (5): 377 –82.

20. Fine MJ , et al. A prediction rule to identify low-risk patients with community-acquired pneumonia . N Engl J Med . 1997 ; 336 (4): 243 –50.

21. Chen JH , et al. Comparison of clinical characteristics and performance of pneumonia severity score and CURB-65 among younger adults, elderly and very old subjects . Th orax . 2010 ; 65 (11): 971 –7.

22. Howell MD , et al. Performance of severity of illness scoring systems in emergency department patients with infection . Acad Emerg Med . 2007 ; 14 (8): 709 –14.

23. Ochoa-Gondar O , et al. Comparison of three predictive rules for assessing severity in elderly patients with CAP . Int J Clin Pract . 2011 ; 65 (11): 1165 –72.

24. Ruben FL , et al. Clinical infections in the noninstitutionalized geriatric age group: methods utilized and incidence of infections. Th e Pittsburgh Good Health Study . Am J Epidemiol . 1995 ; 141 (2): 145 –57.

25. Foxman B , Brown P. Epidemiology of urinary tract infections: transmission and risk factors, incidence, and costs . Infect Dis Clin North Am . 2003 ; 17 (2): 227 –41.

26. Nicolle LE. Urinary tract pathogens in complicated infection and in elderly individuals . J Infect Dis . 2001 ; 183 (Suppl. 1): S5–8.

27. Fircanis S. , McKay M. Recognition and management of extended spectrum beta-lactamase producing organisms (ESBL). Med Health R I . 2010 ; 93 (5): 161 –2.

28. Hooton TM , et al. Diagnosis, prevention, and treatment of catheter-associated urinary tract infection in adults: 2009 International Clinical Practice Guidelines from the Infectious Diseases Society of America . Clin Infect Dis . 2010 ; 50 (5): 625 –63.

29. Nicolle LE. A practical guide to antimicrobial management of complicated urinary tract infection . Drugs Aging. 2001 ; 18 (4): 243 –54.

30. Caterino JM. Evaluation and management of geriatric infections in the emergency department . Emerg Med Clin North Am . 2008 ; 26 (2): 319 –43.

31. Mezey E. Hepatic, biliary and pancreatic disease. In Principles of Geriatric Medicine and Gerontology , ed. Hazzard WR (New York: McGraw-Hill , 2003), pp. 601–13.

32. Podnos YD , Jimenez JC , Wilson SE. Intra-abdominal sepsis in elderly persons . Clin Infect Dis . 2002 ; 35 (1): 62 –8.

33. Sinanan M , Kao L , Vedovatti PA . Surgery in the elderly population. In Principles of Geriatric Medicine and Gerontology , ed. Hazzard WR (New York : McGraw-Hill , 2003), pp. 385–99.

34. Th igpen MC , et al. Bacterial meningitis in the United States, 1998–2007 . N Engl J Med . 2011 ; 364 (21): 2016 –25.

35. Weisfelt M , et al. Community-acquired bacterial meningitis in older people . J Am Geriatr Soc . 2006 ; 54 (10): 1500 –7.

36. Cabellos C , et al. Community-acquired bacterial meningitis in elderly patients: experience over 30 years . Medicine (Baltimore). 2009 ; 88 (2): 115 –19.

37. Tunkel AR , et al. Practice guidelines for the management of bacterial meningitis . Clin Infect Dis . 2004 ; 39 (9): 1267 –84.

38. de Gans J , van de Beek D , and European Dexamethasone in Adulthood Bacterial Meningitis Study Investigators. Dexamethasone in adults with bacterial meningitis . N Engl J Med . 2002 ; 347 (20): 1549 –56.

39. Riera-Mestre A , et al. Herpes simplex encephalitis in older adults . J Am Geriatr Soc . 2010 ; 58 (1): 201 –2.

40. Stevens DL , et al. Practice guidelines for the diagnosis and management of skin and soft -tissue infections . Clin Infect Dis . 2005 ; 41 (10): 1373 –406.

41. Liu C , et al. Clinical practice guidelines by the Infectious Diseases Society of America for the treatment of methicillinresistant Staphylococcus aureus infections in adults and children . Clin Infect Dis . 2011 ; 52 (3): e18 –55.

42. Wong CH , et al. Necrotizing fasciitis: clinical presentation, microbiology, and determinants of mortality . J Bone Joint Surg Am . 2003 ; 85-A (8): 1454 –60.

43. Brandt MM , Corpron CA , Wahl WL. Necrotizing soft tissue infections: a surgical disease . Am Surg . 2000 ; 66 (10): 967 –70; discussion 970–1.

44. Beutner KR , et al. Valaciclovir compared with acyclovir for improved therapy for herpes zoster in immunocompetent adults . Antimicrob Agents Chemother . 1995 ; 39 (7): 1546 –53.

45. Centers for Disease Control and Prevention . HIV/AIDS Surveillance Report, 2005 , Vol. 17, Rev. edn (Atlanta, GA : US Department of Health and Human Services, Centers for Disease Control and Prevention), pp. 1–54 (also available at www.cdc. gov/hiv/topics/surveillance/resources/reports/).

46. Branson BM , et al. Revised recommendations for HIV testing of adults, adolescents, and pregnant women in health-care settings . MMWR Recomm Rep . 2006 ; 55 (RR-14): 1 –17.

47. Lamba S , Quest TE. Hospice care and the emergency department: rules, regulations, and referrals . Ann Emerg Med , 2011 ; 57 (3): 282 –90.

48. Baillargeon J , et al. Concurrent use of warfarin and antibiotics and the risk of bleeding in older adults . Am J Med . 2012 ; 125 (2): 183 –9.

25 장

노인에서 혈액학 및 종양학적 응급상황

서론

국가 인구가 계속해서 증가함에 따라 응급의학과 의사는 점점 더 많은 혈액 및 종양 질환의 합병증과 그 병의 치료로 고통받는 노인 환자를 진료하게 될 것이다. 노인 혈액학 및 종양학 응급상황에 관한 이 장에서는 고열 및 백혈구 감소증, 종양 용해 증후군, 고칼슘혈증, 상대정맥 증후군, 과점도 증후군, 응고병증, 빈혈, 혈소판 감소증, 혈액 성분수혈, 비타민 K 투여 및 기타 혈액학/종양학적 응급 상황에 대해 언급할 것이다.

혈액 질환의 개요

혈액 질환은 범위가 넓으며 조혈 계통의 교란과 관련이 있다. 흥미롭게도, 이 시스템은 교란이 없는 안정상태에서는 혈액순환 세포를 상당히 일정하게 유지한다. 최근 연구 결과에 따르면 나이는 조혈 시스템의 항상성에 영향을 미치지 않는다고 한다. 그러나 다른 질병과 관련하여 스트레스에 반응하는 이 시스템의 능력은 나이에 따라 달라지게 된다. 노인의 혈액 세포 기능에는 결함은 비교적 적지만, 급성 또는 만성 질환의 스트레스가 생산 능력을 압도하는 요구를 일으키는 경우 누적성으로 기능 결핍이 발생한다.

종양학 질환 개요

암은 젊은 환자와 노인 모두에 만연한 공중 보건 문제이다. 미국에서 심장 질환 다음으로 두 번째 주요 사망 원인이며 2009년에 65세 이상 사망자의 22%를 차지했다. 사실, 미국에서 2009년 신생물 질환으로 인해 65세 이하 인구의 경우 10만 명당 55명, 65~74세의 인구는 10만 명당 693명, 75세 이상 인구의 경우 10만 명당 1,300명이 사망했다. 2005년과 2009년 사이에 미국의 모든 암 진단의 50% 이상이 65세 이상의 사람들에게서 이루어졌다(다른 인구 집단의 일부 연구는 그 수치를 60%로 집계했다). 종양 질환의 위험은 노인 연령대에서 분명히 더 높다. 유방암, 대장암, 전립선암, 췌장암, 폐암, 방광암 및 위암과 같은 특정 암은 노화 과정에서 발생하는 노화 및 생리적 변화와 관련이 있다.

노화와 신생물 변이의 관계는 이해하기 어렵고 복잡하다. 노화와 암 발병률이 밀접하게 연관되어 있음을 분명히 뒷받침

하는 데이터가 있다. 현재의 노화와 종양발생 관련 이론에는 노화와 함께 발생하는 숙주 종양 방어(예: DNA 복구 능력 감소, 종양 억제 유전자 손실, 면역 감시 감소 또는 종양 유전자 활성화)의 변화뿐만 아니라 이 증가에 기여하는 요인으로서 장기간에 걸친 발암 물질에 대한 노출(및 감수성) 증가가 포함된다.

암이 있는 노인 개인의 관리는 복잡하다. 조기 진단 및 예방은 모든 연령층에서 종양성 질환의 성공적인 관리의 핵심 요소로 널리 인식되고 있다. 의사들은 노인에서 선별 검사와 치료 결정에 덜 적극적이라고 알려져 왔으며, 노인 환자는 암을 절박하고 치료 불가능한 진단으로 보고 궁극적으로 치명적인 것으로 간주하고 있다. 의사와 환자의 편견(bias)은 암에 대한 선별검사 여부, 진단 테스트 수행 여부 및 치료 강도와 관련하여 적절한 환자 특정 결정 프로세스를 만드는 데 중요한 요소이다. 노인 환자에서 치료라도 젊은 환자와 비견할 만한 수준이 되어야 하지만, 종종 그렇지 못하다.

노인 암 환자에서 치료 옵션에는 노인에게 특정한 광범위한 고려 사항에 대한 평가를 통합해야 한다. 수술로 암을 제거하는 것은 종종 보조 화학 요법 및/또는 방사선과 함께 최적의 치료(treatment of choice)다. 무수한 동반된 조건 및 생리적인 변화, 즉 심폐 기능의 저하, 면역 반응의 감소, 배설 및 대사 메커니즘의 변화, 정신력의 감소 및 조혈의 감소와 같은 변화 때문에 노인은 치료에 적절한 대상이 아니라는 인식이 늘 있어왔다. 그러나 많은 연구에 의하면 그렇지 않은 것으로 나타났으며 실제로 더 적극적인 치료 과정을 받는 노인 환자의 경우 기능 및 삶의 질 측정 결과가 개선되는 것으로 나타났다.

특정 질병조건

발열과 백혈구 감소증

백혈구 감소증(특히 호중구 감소증, 절대 호중구 수가 < 500 cells/ml)과 함께 발열(38.3℃를 초과하는 단일 온도 또는 38℃ 이상의 반복 온도, 바람직하게는 직장에서 측정)은 의학적 응급 상황이다. 노인 암 환자의 경우 신체의 숙주 방어능력이 종종 떨어져 있으며, 이는 근본적인 병적 상태와 관련하여 또는 최근 또는 진행 중인 화학 요법 및 방사선 요법 때문이다.

감염이 급속히 진행되면 면역 결핍 환자의 생명을 위협 할 수 있으며 공격적인 치료가 필수적이다.

병력조사와 신체 검사는 열이 있는 면역 저하 환자에게 별로 중요하지 않다. 압도적인 감염은 신속히 진행할 수 있지만 증상 및 검사결과는 이에 따르지 못할 수 있다. 기저 질환(특히 노인에서 흔히 발생), 점막 면역 변화, 호중구 감소증(지속 기간이 10일 이상이라도 더 큰 경우), 체액성 또는 세포 면역성 결핍, 또는 거치된 카테터가 있으면 생명을 위협하는 감염을 일으킬 위험이 증가하며 이러한 요소에 대한 조사가 도움이 될 수 있다. 진단 검사에는 혈액 및 소변 배양 검사, 흉부 방사선 검사(완전 폐색을 유발하는 호중구 반응이 없기 때문에 정상으로 나올 수도 있음)를 포함한 전혈구검사가(diff analysis 포함) 포함되어야 한다. 거치된 카테터와 피부 부위는 배양되어야 한다. 바이러스 검사, 뇌척수액 검사(CSF), 컴퓨터 단층 촬영(CT) 또는 자기 공명 영상(MRI)과 같은 추가적인 진단 검사는 진단적 이점이 있다고 할 만한 특정 초점 증상이 있거나, 초기 평가가 음성인 경우, 환자의 임상 상태가 악화되거나 개선되지 않는 경우가 아니면 일상적으로 꼭 해야 할 필요는 없다.

혈역학적으로 불안정하면 소생술을 즉시 시행해야 한다. 열이 나는 호중구 감소증 환자 초기 평가에서는 일반적으로 감염 원인을 찾기 어렵기 때문에 원인 감별이 어려워질 가능성이 있더라도 광범위한 스펙트럼의 항생제를 경험적으로 투여해야 한다. 환자는 고위험 및 저위험군으로 나눌 수 있으며 후자는 잠재적으로 외래 추적 진료가 가능한 환자이다. 합병증의 위험이 가장 높고 따라서 입원 환자로 치료해야 하는 환자에는 호중구 감소가 7일 이상 지속되거나 호중구 수가 ≤ 100 cells/ml 이하인 환자 또는 저혈압, 폐렴, 새롭게 생긴 복통, 또는 신경학적 변화 등과 같은 합병증이 있는 환자가 포함된다. 또는 암 지지요법 다국적 협회(MASCC) 점수를 사용하여 환자를 분류하고 점수가 21점 이상인 사람들을 고위험군으로 분류할 수 있다. 이 환자들에서 강한 그람 음성 및 양성 세균을 커버할 뿐만 아니라 메티실린 내성 황색포도구균과 페니실린 내성 Streptococcus pneumoniae에 대한 항-슈도모나스 제제와 적용 범위를 고려해야 한다. 제안된 초기 처방으로는 카테터 감염, 피부 또는 연조직 감염, 폐렴 또는 혈역학 적 불안정성이 의심되는 경우 cefepime, carbapenem 또는 piperacillin-tazobactam과 vancomycin 또는 linezolid가 있다. 페니실린 내성 환자는 세팔로스포린을 투여할 수 있지만 ciproflxacin + clindamycin 또는 aztreonam + vancomycin 이 대안으로 제안되었다. 바이러스나 곰팡이에 대해서는 특정 항생제를 사용해야 한다.

백혈구 감소 환자에 대한 항생제 치료 및 입원 또는 외래 기반 치료 결정과정에는 환자의 노인병 및/또는 종양 전문의를 포함해야 한다. 또한, 응급의학과 의사는 환자에게 멸균되고 고립된 환경을 제공하기 위해 모든 노력을 기울여야 한다. 노인의 경우, 그러한 치료의 정신 사회적 영향에 대한 고려가 있어야 한다.

종양 용해 증후군

종양 용해 증후군은 세포 내 내용물과 전해질이 혈류로 갑자기 방출됨으로써 발생하는 여러 가지 신진 대사 장애를 포함하는 신생 세포의 사망과 관련된 상태이다. 일반적으로 화학 요법이나 방사선 치료 후 1~3일 이내에 발생하며 혈액 암을 앓고있는 모든 환자에서 가장 흔한 질병 관련 응급으로 간주된다. 종양 용해 증후군은 전형적으로 고요산혈증, 고인산혈증, 고칼륨혈증, 저칼슘혈증(고인산혈증에 이어 조직 내의 칼슘의 격리) 및 급성 신장 손상을 포함한다.

종양 용해 증후군 환자는 신진 대사 장애로 인해 여러 모호한 증상으로 응급실에 올 수 있다. 환자는 혼수 상태, 메스꺼움 및/또는 구토를 나타낼 수 있다. 또한 근육 경련, 신경근 과민증 또는 발작과 같은 저칼슘 혈증의 임상 증상이 나타날 수 있다. 다른 전해질 장애, 특히 고칼륨혈증은 독립적으로 또는 급성 신부전으로 인한 복합 효과와 함께 치명적인 심장 부정맥을 유발할 수 있다.

종양 용해 증후군에는 두 가지 분류 체계가 있다. 임상 분류 시스템은 종양 용해 증후군 환자에서 더 심각한 과거 및 검사 결과를 확인하고 실험실 분류 시스템과 함께 증가된 크레아티닌 수준, 발작, 심장 부정맥 또는 사망을 필요로 한다. 실험실 분류 시스템은 치료 시작 3일 전 또는 7일 이내에 동시에 발생하는 다음 중 2가지 이상을 필요로 한다. 고요산혈증(요산 〉 8.0 mg/dl), 고칼륨혈증(6.0 mmol/l), 고인산혈증(인 〉 4.5 mg/dl) 및 저칼슘혈증(수정된 칼슘 〈 7.0 mg/dl 또는 이온화 칼슘 〈 1.12 mg/dl).

화학 요법이나 방사선 요법 후에 비특이적인 증상을 보이는 노인 환자의 응급의학과 의사에 의한 평가는 초기 소생 조치 및 광범위한 감별 진단에 초점을 맞추어야 한다. 수행해야 할 구체적인 평가는 이 질병의 가장 치명적인 합병증인 고칼륨혈증 증거에 대한 심전도뿐만 아니라 지적 된 특정 이상(고칼륨혈증, 고인산혈증, 고요산혈증 및 저칼슘혈증)을 찾는 전해질 패널이다. 또한, 소변량 측정은 특히 합병증이 있는 노인 환자에서 급성 신장 손상의 인지 및 수액 소생술 관리에 유용 할 수 있다. 특정 전해질 이상이 있으면 이에 대한 치료를 해야 한다.

노인 환자의 경우, 병적인 의학적 상태가 종종 독성 종양 대사 산물의 최소 방출만으로도 갑작스런 심장 부정맥 및 급성 신장 손상의 위험이 높아지므로 종양 용해 증후군을 예방하는 것이 중요하다. 암세포의 용해를 늦추고 신장의 항상성 기작이 전해질의 급격한 변화를 보충하는 데 충분한 시간을 갖도록 저강도 초기치료법이 제안되었다. 집중적인 화학 요법의 시작 이전에 저용량 치료법은 여러 질병에서 효과적이었으며 권장된다.

고칼슘혈증

고칼슘혈증은 10.5 mg/dl 또는 2.7 mEq/l를 초과하는 이온화 된 칼슘 수준으로 정의한다. 칼슘 항상성은 부갑상선 호르몬(PTH), 칼시토닌(Calcitonin) 및 비타민 D로 엄격히 조절된

표 25.1. Treatment of hypercalcemia

혈청칼슘 농도 (mg/dl)	임상양상	치료
10.5 – 12.0	무증상	경구 수분공급 원인 약제 투여 중단(예: lithium, thiazide)
12.0 – 14.0	경증의 소화기 증상 불쾌감	경구 또는 경정맥 수분공급
>14.0	심전도 변화 의식변화	적극적인 경정맥 수분공급 (신부전 또는 심부전 환자에서는 루프 이뇨제 고려), 칼시토닌, 비스포스포네이트, 당질 글루코코르티코이드 수치가 18.0보다 높고 신경학적 증상이 동반된 경우는 혈액투석을 고려한다. 혈액투석은 급성과 만성을 감별하는 데 좀 더 효과적인 가이드요법 (guiding therapy)으로서 고려한다.

참고: 증상학(Symptomatology)은 급성 및 만성 사례와 신체의 보상 메커니즘을 보다 효과적으로 구별하기 때문에 치료 방향을 안내하는 데 더 중요한 지표이다.

다. 고칼슘혈증은 종종 부갑상선 기능 항진증 또는 악성 종양으로 인해 발생한다. 악성종양과 더불어 응급실에서, 특히 노인에서 발생할 수 있는 고칼슘혈증의 다른 일반적인 원인은 유육종증과 결핵과 같은 리튬 독성과 육아종성 질환이다.

고칼슘혈증 환자는 종종 다양하고 모호한 증상을 나타내지만 신장, 담즙 결석, 뼈 또는 관절의 통증, 우울증, 혼란, 기억 상실같은 신경 정신병 장애 및 위장관 과민성, 궤양성 질환 또는 췌장염과 같은 복통처럼 보다 일반적인 증상을 나타내는 기억법 "Bones, stones, groans and psychic moans" 또는 유사한 문구로 일반화할 수 있다.

전형적인 검사결과는 애매하거나 존재하지 않지만 일반적으로 신경근 활동 감소(감각 저하, 힘 및 반사 exe) 및 정신 상태 변화를 포함한다. 응급실에서 유용한 진단 테스트에는 혈청 칼슘 및 이온화 칼슘 수준뿐만 아니라 ST 분절 하강, 넓은 T파, QT 간격 축소 및 심방차단이 나타날 수 있는 심전도 검사가 포함된다. 추가 평가는 근원적인 원인을 확인하고 치료하는 것을 목표로 한다.

탈수증은 신장이 소변을 농축시키는 능력이 감소하여 유발된 다뇨증에서 이차적으로 발생한 고칼슘 혈증에서 흔히 볼 수 있다. 결과적으로, 대부분의 치료 목표는 탈수를 교정하고 그 다음으로 칼슘의 신장 배설 증가와 칼슘의 뼈로의 이동을 감소시키는 데 있다. Furosemide 또는 다른 루프 이뇨제는 전자에 영향을 미치지만 칼시토닌, 당질코르티코이드—응급실에서는 드물지만—비스포스포네이트에서는 후자에 영향을 미친다.

고칼슘 혈증을 앓고있는 고령자를 위한 구체적인 고려 사항은 근본적인 병인과 고칼슘 혈증 치료에 대한 필요성을 중심으로 이루어진다. 노인들은 다양한 형태의 항상성 균형을 관리할 능력이 적다. 장기 시스템에 영향을 미치기 때문에 상승하는 칼슘 수준에 효과적으로 반응 할 수 있는 능력은 둔해질 수 있다. 또한 고칼슘 혈증을 유발하는 가장 흔한 질병의 대부분

은 개인의 나이에 따라 유병률이 증가한다. 또한, 노인에서 모호한 위장 장애 또는 정신과적 증상을 평가할 때 임상가는 고칼슘혈증을 빨리 고려해야 한다. 그러나 대부분의 고칼슘 혈증 치료법은 정맥 내로 생리 식염수를 대용량으로 투여하기 때문에 노인에서 유병율이 높은 심부전을 악화시켜 폐 울혈 및 호흡곤란을 유발할 수 있다(표 25.1).

상대정맥 증후군

상대정맥 증후군은 상대정맥을 서서히 압박하는 진행성 상태이다. 가장 흔한 원인은 기관지 암종(사례의 거의 80%를 차지함)이지만 가슴이나 목의 다른 악성 종양에서도 발생할 수 있다. 매독과 결핵도 상대정맥증후군의 원인으로서 기록되어 있다. 상대정맥에 대한 종양 효과로 정맥 혈류가 감소된다.

상대정맥 증후군 환자는 종종 호흡 곤란으로 내원한다. 다른 증상으로는 상지 또는 몸통 부종이 있을 수 있다. 가슴 통증, 기침 및 성대 불편감은 덜 흔한 증상이다. 전형적으로, 신체검사에서는 암종이 커지거나 그리고/또는 주위조직으로 침범할 때 까지는 전형적 이상소견은 나타나지 않을 수 있으나, 상체 부종, 경정맥 정맥 팽창, 청색증 등은 나타날 수 있다. 드물게, 호너(Horner) 증후군, 성대 마비, 횡격막 신경 침범, 기도의 어려움이 발생할 수 있다.

노인 환자는 호흡 곤란, 흉통 또는 상체 종창이 나타날 수 있다. 급성 관상 동맥 증후군, 대동맥 박리, 동맥류와 같은 생명을 위협하는 상태를 먼저 고려해야 한다. 이러한 증상이 있는 환자에서는 심전도는 항상 시행해야 하며, 흉부 엑스선 사진에는 종격동이 확대되거나 악성 종양의 증거가 나타날 수 있다. 조영제를 사용한 전산화컴퓨터 단층촬영은 진단적이며 상대정맥증후군을 암시하는 임상 증상이나 흉부 방사선 사진을 보이는 환자에서 첫 번째 단계로 검사해야 한다. 흥미롭게도 단순한 검사 기술인 Pemberton 술기로도 진단할 수 있다(머리 위로 환자의 팔을 들어 올리면 안면 홍조, 머리 또는 목 정맥이 팽창, 흡기 시 협착음, 목정맥압 상승이 유발되는 경우).

과점도 증후군

점도는 외력에 의해 스트레스를 받는 유체의 저항을 측정한 것으로 점성이 적은 유체는 보다 쉽게 흐른다. 이것은 몸 전체에 혈액이 영양소를 공급하는 것과 관련하여 중요하다. 혈액의 점도는 물, 세포 및 순환 단백질과 같은 주요 구성 요소와 직접 관련이 있다. 과점도 증후군은 혈액의 점도가 증가하여 혈류가 약화되는 병리학적 증상이다. 이것은 백혈병, 적혈구 증가증 또는 골수 증식성 질환에서 세포수가 증가하거나 또는 왈덴스트룀마크로글로불린혈증(Waldenstrom's macroglubulinemia) 또는 다발성 골수종에서 볼 수 있듯이 단백질의 증가에 의해 발생한다.

임상 증상은 일반적으로 점막 출혈, 시각적 변화 및 신경학적 증상을 포함한다. 이러한 증상은 과점도에서 나타나는 혈액 흐름의 감소와 관련이 있으며, 혈액응고를 형성하지 못하거

나 적절하게 응고를 형성하지 못하는 혈소판과도 관련이 있다. 또한 관상 동맥 및 폐 순환의 감소 또는 정체로 인해 심폐 기능 붕괴가 발생할 수 있다. 응급실에서 흔히 볼 수 있는 신체 소견은 점막 출혈, 신경학적 결손 및 시력 감소, 망막 정맥 확장 또는 망막 출혈과 같은 안과적 증상이다.

과점도 증후군 진단에 있어 가장 유용한 응급실 검사는 전혈구검사이며 상승된 세포주 또는 적혈구염주(rouleaux formation)가 나타날 수 있다. 또한, 증가 된 글로불린 갭(총 단백질-알부민 > 4)이 있을 수 있으며, 이는 증가 된 면역 글로불린 수치를 시사한다. 다른 검사는 전해질 이상과 같은 동반되는 대사 장애를 식별할 수 있다.

과점도 증후군의 가장 흔한 원인은 혈액 질환이며, 이들은 노인 인구에서 가장 흔히 진단되므로, 과점도 증후군은 거의 노인 인구에서 진단된다. 비록 혈장/세포 교환술을 혈액/종양 전문의와 상의하여 시행해 볼 수 있지만 치료는 전반적으로 지지적 치료이다. 대용량 정맥 절개술 및 생리 식염수 대체는 응급 시 일시적 조치로 알려져 왔지만 노인 인구에서는 조심스럽게 사용해야 한다. 궁극적 치료를 위해서는 근본적인 원인을 밝혀야 한다.

응고병증

응고병증은 출혈 장애로 장기간 또는 과도한 출혈을 일으킨다. 이는 자연발생적으로 또는 의학적 또는 치과 치료 중에 발생할 수 있다. 혈액 응고는 혈소판뿐만 아니라 내인성 및 외인성 응고 과정이 복합적으로 작용하여 이루어진다. 응고 인자, 보조 인자 또는 혈소판의 기능 장애 또는 감소된 생산은 응고병증을 일으킬 수 있다.

혈우병이나 폰 빌레브란트 병과 같은 일차 응고병증은 노인에게서 드문 진단이다. 유전성 응고병증의 대부분은 출생 전 검사를 통해 또는 어릴 때 생리가 심하거나, 쉽게 멍이 들거나 잇몸 출혈과 같은 증상 때문에 검사를 수행하는 과정에서 진단된다. 노인에서 더 흔한 응고병증의 원인으로는 약물에 의한 부작용 또는 혈소판 억제를 유발하는 질환 또는 간 기능 장애, 패혈증 또는 비타민 K 결핍으로 응고 인자 부족이 있다. 특히, 와파린과 같은 비타민 K 길항제로 치료하는 것은 노인에서 흔한 일이며, 항생제 또는 양성자 펌프 억제제(PPI)와 같은 다른 약물에 의한 사이토크롬 P450 시스템과의 수많은 상호 작용 또는 억제는 치명적인 응고병증을 유발할 수 있다.

입수해야 할 문진 항목에는 쉽게 멍듦, 잇몸 또는 점막 출혈, 흑혈변, 혈변 및 육안적 혈뇨가 포함된다. 조사할 다른 양상은 뇌출혈을 시사하는 신경학적 이상 이상이 있는지와 전신적 피로감, 위약, 또는 기타 빈혈과 관계 있는 증상이다. 검사 과정에서 출혈성 체질의 특징을 찾아야 하는데, 이 특징에는 피부에서 점상 출혈이나 자반, 변에서 혈액 검출, 관절 내 출혈이 있는 경우 관절의 종창 등이 있다. 응고장애가 있는지에 대한 기본적인 진단 테스트에는 전혈구검사(아마도 특정 혈소판 수), 프로트롬빈 시간/국제 표준 비율(INR), 부분 트롬보플라

스틴 시간이 포함되어야 하며 출혈 시간(BT)은 중요하지 않다.

응고병증이 있는 노인 환자는 근본 원인을 찾아야 한다. 응급실에서의 평가는 약물 효과, 종양학적 질병 또는 패혈증의 가능성, 출혈의 위험이 증가할 가능성이 있는 환자의 거취결정 안전성에 초점을 맞추어야 한다. 노인은 부상을 당하거나 외상을 입을 가능성이 더 높으므로 응고 장애가 있는 고령 환자는 병원 입원 기준을 낮추어 적용해야 한다.

빈혈

빈혈은 혈액에서 적혈구 또는 헤모글로빈 수치가 감소하는 가장 일반적인 질환이다. 1968년 세계 보건기구(WHO)는 성인에서 11~13 g/dl로 빈혈을 정의했으며 그 정의에 거의 변화가 없었다. 많은 연구에서 다양한 요인에 따른 평균 헤모글로빈을 식별하기 위해 시도하였는데, 나이는 헤모글로빈에 영향을 미치는 요소가 아닌 것으로 보인다. 그 이유는 일부 연구에서는 연령에 따라 상승을 보였지만 다른 연구에서는 감소했기 때문이다. 현재 노인에서 빈혈에 대한 정의는 초기 정의와 일치한다.

빈혈은 일반적으로 적혈구 생산 장애, 적혈구 파괴 또는 혈액 손실의 증가로 인한 결과이지만, 체액 과다로 인해 희석형 빈혈이 발생할 수도 있다. 빈혈 환자에서는 과거 빈혈 여부와 병력에 대한 정보가 도움이 된다. 이에 더해 피로와 불쾌감 같은 막연한 증상이 나타날 수 있다. 더 심한 경우에는 산소 운반 능력이 실질적으로 감소되어 흉통이나 실신과 같은 증상이 나타날 수 있다.

비록 신뢰할 수 있는 것으로 여겨지지 않지만 신체 검사에서 피부가 창백해 보일 수 있다. 빈맥, 저혈압, 기립성 저혈압은 진정한 증상이 있는 빈혈로서 중요한 증상이며 임상 상황에서 수혈을 시작해야 하는 잠정적 근거가 된다. 추가 검사에서는 철 결핍성 빈혈에서 숟가락손발톱(koilonychia), 용혈성 빈혈에서 황달, 위장관 출혈에서 대변잠혈검사 양성 또는 혈액을 직접 관찰하는 등 원인을 감별할 수 있는 소견을 찾아야 한다. 검사실 검사는 근본 원인을 확인하기 위한 방향으로 진행해야 한다 - 전혈구검사, 응고검사, 혈액형 및 교차검사가 빈혈이 의심되는 환자를 대상으로 시행되어야 한다. 수혈을 포함한 소생 조치 이전에, 근본 원인을 찾는 데 도움이 되기 위해 첫 혈구용적검사 후 다른 보다 구체적인 혈액검사를 시행해야 한다. 이 검사는 헤모글로빈 정기영동검사(비록 노인에서는 전형적으로 도움이 된다고 보기 어렵지만), 젖산 탈수소 효소, 망상 적혈구 수, 철, 비타민 B12와 엽산 수준, 그리고 가장 중요하다고 할 수 있는 적혈구 형태를 보기 위한 말초혈액도말검사가 포함된다.

앞서 언급한 바와 같이, 나이 든 사람들은 나이가 들면서 증가하는 혈액학적 문제로 고생하는 것이 아니라, 빈혈과 같은 증상들이 더 해로운 결과를 초래한다. 따라서 근본 원인을 파악하는 것이 가장 중요하며 그러한 원인을 향해 치료를 유도해야 한다.

혈소판 감소증

혈소판 감소증은 순환 혈소판의 수가 150,000/μL 미만인 상황이다. 혈소판은 혈관 내피 손상이 있을 때 응고단계의 개시를 위해 필요하다. 혈소판 감소증의 임상적 의미는 광범위한데, 단순히 일상적인 혈액 검사에서 우연히 발견되는 것부터 혈소판 수혈이 필요할 정도로 생명이 위태로운 출혈상황일 수 있다. 혈소판 감소증의 원인은 생성 부족(비타민 결핍증, 종양성 질환, 패혈증), 파괴 증가(면역성 소판감소성 자반증, 혈전성 혈소판 감소성 자반증, 파종성 혈관내응고증), 그리고 약물로 인한 것(헤파린 투약 유도성 혈소판 감소증, 양성자 펌프 길항제, 메토트렉세이트) 등으로 분류할 수 있다. 특발성(또는 면역성) 혈소판감소성 자반증은 혈소판 감소가 명백한 임상적 원인이 없으면서 면역 반응의 변화로 인한 것으로 생각되는 경우이다. 혈전성 혈소판 감소성 자반증은 혈소판 감소증, 모세혈관병성 용혈성 빈혈, 신경증적 증상, 신부전, 발열로 쉽게 설명할 수 있다. 범발성 혈관 내 응고는 응고와 섬유소 용해 사이의 미묘한 균형에서 발생하며, 많은 질환에서 발생할 수 있는데, 패혈증도 이에 포함된다. 범발성 혈관 내 응고는 혈액과 소비의 응고와 출혈로 이끄는 혈류 내 응고 인자의 감소가 발생한다. 약물도 혈소판 감소증을 유발할 수 있는데, 헤파린을 사용하는 경우 헤파린 유도성 혈소판 감소증이 발생할 위험이 있으며, 이것은 헤파린에 의한 자가면역반응이 혈소판을 공격하기 때문에 발생한다. 또한 임상가는 아스피린, 클로피도그렐, NSAIDs와 같이 혈소판 기능을 떨어뜨려 "상대적인" 혈소판 감소증을 야기할 수 있는 약물을 사용할 때 주의를 기울여야 한다.

응고병증의 하위집합이기 때문에 혈소판 감소증도 병력 및 신체검사 정보는 기본 응고병증과 대체로 유사하다. 여기에는 쉽게 멍이 듦, 피부에 피지선과 자반병 발생, 점막출혈이 포함된다. 기본적인 진단 검사에는 출혈의 다른 잠재적 원인을 배제하기 위해 전혈구수, 프로트롬빈 시간/국제 표준 비율 및 부분 트롬보 플라스틴 시간이 포함되어야 한다. 또한 EDTA를 시험 배지로 사용하는 경우 혈소판 응집에 의한 가성 혈소판 감소증을 배제해야 한다. 헤파린으로 희석된 검체를 보내는 것이 혈소판 수를 더 정확하게 평가하는 방법이다. 혈소판 수가 감소하면 출혈 시간이 길어지고 유일한 이상 응고 인자가 된다.

혈소판 감소증은 약물 사용이 많고 영양 실조의 가능성이 높은 노년층에서 더 흔하다. 혈소판 감소증이 있는 노인 환자를 대하는 응급의학과 의사는 이 혈소판 감소증이 방심해서는 안 될 다른 질환의 전조증상일 수 있기 때문에 근본 원인을 확인하기 위해 광범위한 노력을 기울여야 한다. 또한 낙상이나 활동성 출혈의 위험이 높은 노인 혈소판 감소증 환자는 합병증 발생의 위험이 높기 때문에 입원시켜야 한다.

혈액성분의 수혈

특정 임상 조건에서는 혈액 성분의 수혈이 필요하다. 그러나 응급의학과 의사는 노인 환자를 돌볼 때 수혈의 이점 대 감염, 수혈 및 과량 부하의 위험을 신중하게 고려해야 한다. 중증의 증상이 있는 빈혈과 생명을 위협하는 응고이상이 있으면 노인에서 수혈의 주요 징후가 된다. 그러한 상황에서 기본 수혈 구성 요소는 농축적혈구, 혈소판 및 신선동결혈장이다. 프로트롬빈 복합 농축물은 생명을 위협하는 응고 병증의 경우 사용할 수 있는 새로운 합성 혈액 성분이지만 현재 비용이 많이 들며 혈전 생성 증가와 관련하여 안전성에 관해 의문이 있다.

적혈구 수혈의 사용과 관련된 많은 임상 지침이 있다. 일반적으로 대부분의 지침에서 6.0에서 8.0 g/dl 사이의 헤모글로빈 수준에서 적혈구 수혈을 권장한다. 하지만, 더 심한 부류의 노인 환자들에서는 심박출량이 낮고 관상동맥 혈전증이 증가하고 심근의 산소요구량이 증가되어 있어 빈혈에 대한 반응이 감소되어 있음에도 불구하고, 더 공격적인 접근법은 사망률을 감소시킬 수 있다고 한다.

혈소판의 사용은 일반적으로 외상 또는 생명을 위협하는 출혈이 있는 혈소판 감소증 환자를 위해 남겨둔다. 수술 또는 외상에서 일반적으로 허용되는 혈소판 수혈 역치는 50,000/uL 미만이며, 자발 출혈에 대한 수혈 역치는 10,000/μL 미만이다. 그러나 혈소판 기능을 저해하는 아스피린이나 클로피도그렐 또는 심한 요독증의 합병과 같이 생명을 위협하는 출혈이 있는 다른 조건에서는 그 이상의 수치에서도 혈소판 수혈을 할 수도 있다. 또한 혈전성 혈소판감소자반증(TTP) 또는 헤파린-유발성 혈소판감소증 2형(HIT II) 환자에서는 혈소판이 혈전증을 조장한다고 생각되기 때문에 혈소판을 수혈했을 때 결과가 좋지 않았던 것으로 나타났다.

신선동결혈장 및 최근에 프로트롬빈 복합체 농축제제(일반적으로 II, VII, IX, X 및 C 단백질 및 S를 함유하는 합성 또는 혼합 된 초 농축제제)의 사용은 외상환자이거나 응고병증 환자에서 생명을 위협하는 출혈이 있는 경우 적응증이 된다. 이러한 상황은 이것이 간부전, 범발성 혈관 내 응고 또는 와파린 항응고제 복용 환자에서 가장 흔하게 발견된다.

Xarelto (rivaroxaban)와 Pradaxa (dabigatran) 같은 직접적인 트롬빈 및 인자 Xa 억제제 분류에 속하는 새로운 항응고제에 대한 혈액 제제의 수혈에 대한 데이터가 서서히 나오고 있다. 노인 환자에게 이러한 약제를 투여할 때는 상당한 주의가 필요한데, 혈액제제나 다른 방법으로 이 약제들의 약효를 없앨 수 없기 때문이다. 또한 수혈은 급격한 체액 증가로 인해 잠재적인 심폐 기능 붕괴를 유발할 수 있으므로 노인에서 수혈할 때는 주로 환자의 체액량 상태에 초점을 맞추어야 한다. 수혈에 의한 불필요한 체액량 증가를 줄이고 혈액제제의 기능은 유지하기 위해 furosemide 또는 다른 이뇨제를 병용투여하는 방식이 시행되어 왔다.

비타민 K 투여

비타민 K는 일반적으로 혈액 응고에 필요한 요소로 알려져 있다. 비타민 K는 또한 뼈 신진 대사를 포함하여 신체 내의 다른 과정에 관여한다. 비타민 K는 잎이 많은 녹색 채소에서 광합성에 사용되는 자연성분이며, 박테리아 장내 세균이 생산하는 산물이기도 하다. 노인에서는 비타민 K의 자연적 생산이 감소한다. 또한, 노인들은 종종 비타민 K의 기능, 흡수 또는 생산을 감소시킬 수 있는 의약품을 복용하고 있다(쿠마딘이나 항생제와 같은 약물이 관련이 있다). 그런 이유로, 노인 인구에서 비타민 K 보충이나, 해독제로서 비타민 K 투여가 비타민 K-의존성 응고병증(인자 II, VII, IX, X 그리고 C, S, Z 단백질이 비타민 K 의존성임) 치료를 위해 사용될 수 있다.

비타민 K는 경구, 피하 또는 정맥으로 투여할 수 있다. 정맥 주사는 생명을 위협하거나 심각한 출혈이 있을 때만 권장한다. 그렇지 않은 상황에서 선호되는 방법은 경구 투여이다. 단, 어느 경우든, 치료효과가 효과적으로 발현되는 시기가 지연될 수 있으며(24시간까지), 그러한 이유로, 생명이 위험한 상황에서는 신선동결혈장(FFP), 프로트롬빈 복합체(PC) 또는 기타 혈액제제의 투여를 권장한다. 비타민 K의 적절한 용량은 임상

시나리오와 다양한 응고 인자 지표에 따라 결정한다. 생명을 위협하는 출혈의 경우, 항응고효과를 신속하게 역전시키기 위해 비타민 K를 정맥으로 천천히 최대 10 mg까지 투여하는 동시에 신선동결혈장(또는 프로트롬빈 복합체 농축제제 PCC 또는 재조합 인자 VIIa)을 동시에 투여해야 한다.

요약

응급의학과 의사가 만나는 대다수의 혈액 및 종양학 환자는 노인이다. 이러한 질환들의 복잡성과 노인에게 얼마나 특별히 발생하는지 완벽히 이해한다면, 응급의학과 의사는 혈액종양 질환이 있는 노인 인구를 적절하고 따뜻하게 치료할 준비가 된 것이다. 노인들에게 가장 중요한 것은 이러한 조건을 진단하고 치료하는 것에 대해 의미 있는 논의를 하는 것이다.

핵심과 주의점

- 고령화되는 노인 인구가 증가함에 따라, 응급 의료진은 혈액 순환 및 종양학적 응급 상황이 있는 환자에게 더 자주 노출되고 관리될 것이다.
- 조혈 시스템의 병태 생리학적 변화는 기능의 현저한 감소가 아니라 주로 스트레스 요인에 대한 반응 능력이 감소하는 것이다.
- 종양학 질환은 노인들에게 흔하므로, 관리에 있어 어느 정도의 민감성과 경계심이 필요하며 심폐 기능, 신장 및 소화기계에 자주 영향을 미칠 수 있다.
- 경향과는 반대로, 나이든 환자들은 젊은 환자와 비슷한 스크리닝 검진과 치료법을 제공받는 것이 적절하

며, 흔히 잘못 알려진 것과는 달리 노인들은 젊은 환자들과 같은 선택권을 받는 데서 큰 이득이 있다.
- 응급실에 온 노인 환자는 전혈구검사(CBC)를 하여 잠재적인 혈액학적 상태에 대해 알아보아야 한다. 전혈구검사는 노인 환자가 응급실에 방문하게 된 이유를 밝혀내거나 무증상의 혈액학적 장애 원인을 감별하는 데 도움이 될 수 있다.
- 종양학 질환 및 그 치료법의 합병증은 종종 질병 자체보다 더 치명적일 수 있다. 환자의 건강과 심폐 기능 상태에 특별한 주의를 기울여야 한다.

참고문헌

1. Chambers SM, et al. Aging hematopoietic stem cells decline in function and exhibit epigenetic growth dysregulation. PLoS Biol. 2007;5(8):e201.

2. Hazzard WR , Halter JB . Hazzard's Geriatric Medicine and Gerontology , 6th edn (New York : McGraw-Hill Medical , 2009).

3. Howlader N, Noone AM, Krapcho M, et al. (ed.) SEER Cancer Statistics Review, 1975–2009 (Vintage 2009 Populations) (Bethesda, MD: National Cancer Institute, http://seer.cancer. gov/csr/1975_2009_pops09/, based on November 2011 SEER data submission, posted to the SEER website, 2012).

4. Fillit H , Rockwood K , Woodhouse KW , Brocklehurst JC . Brocklehurst's Textbook of Geriatric Medicine and Gerontology

, 7th edn (Philadelphia, PA : Saunders/Elsevier , 2010).

5. Edwards BK , Brown ML , Wingo PA . Annual report to the nation on the status of cancer, 1975–2002, featuring population-based trends in cancer treatment . J Natl Cancer Inst. 2005 ; 97 : 1407 –27.

6. Murthy VH , Krumholz HM , Gross CP . Participation in cancer clinical trials: race, sex-, and age-based disparities . JAMA. 2004 ; 291 : 2720 –6.

7. Samet J , Hunt WC , Key C , et al. Choice of cancer therapy varies with age of patient . JAMA. 1986 ; 255 : 3385 –90.

8. Walsh TH . Audit of outcome of major surgery in the elderly . Br J Surg. 1996 ; 83 : 92 –7.

9. Gosney M . Cancer. In Drugs and the Older Population , ed. Crome P , Ford G (London : Imperial College Press , 2000), pp.

601 –51.

10. Tam-McDevitt J . Polypharmacy, aging, and cancer . Oncology. 2008 ; 22 : 1052 –5.

11. Balducci L , Beghe C . Pharmacology of chemotherapy in the older cancer patient . Cancer Control. 1999 ; 6 : 466 –70.

12. Chen H , Cantor A , Meyer J . Can older cancer patients tolerate chemotherapy? A prospective pilot study . Cancer. 2003 ; 97 : 1107 –14.

13. Freifeld AG , Bow EJ , Sepkowitz KA , et al. Clinical practice guidelines for the use of antimicrobial agents in neutropenic patients with cancer: 2010 update by the Infectious Diseases Society of America . Clin Infect Dis. 2011 ; 52 : e56 .

14. Pizzo PA . Fever in immunocompromised patients. N Eng J Med. 1999 ; 341 : 893 –900.

15. Howard SC , Jones DP , Pui CH . The tumor lysis syndrome . N Eng J Med. 2011 ; 364 : 1844 –54.

16. Pemberton HS . Sign of submerged goitre. Lancet. 1946 ; 251 : 509 .

17. Wilson LD , Detterbeck FC , Yahalom J . Superior vena cava syndrome with malignant causes . N Engl J Med. 2007 ; 356 (18): 1862 –9.

18. Adams BD , Baker R , Lopez JA , Spencer S. Myeloproliferative disorders and the hyperviscosity syndrome . Emerg Med Clin North Am . 2009 ; 27 (3): 459 –76.

19. Drews RE . Critical issues in hematology: anemia, thrombocytopenia, coagulopathy, and blood product transfusions in critically ill patients . Clin Chest Med . 2003 ; 24 (4): 607 –22.

20. Beutler E , Waalen J . The definition of anemia: what is the lower limit of normal of the blood hemoglobin concentration? Blood .

21. Konkle BA . Acquired disorders of platelet function . The Education Program of the American Society of Hematology . 2011 ; 2011 : 391 –6.

22. Sekhon SS , Roy V . Thrombocytopenia in adults: A practical approach to evaluation and management . South Med J. 2006 ; 99 (5): 491 –8; quiz, 499 –500, 533 .

23. Goodnough LT , Bach RG . Anemia, transfusion, and mortality . N Engl J Med . 2001 ; 345 (17): 1272 –4.

24. Vincent JL , Baron JF , Reinhart K , et al. Anemia and blood transfusion in critically ill patients . JAMA . 2002 ; 288 (12): 1499 –507.

25. Hoffman R . "Anticoagulants: Beyond Coumadin." Lecture at Third All NYC EM Conference, August 29, 2012 .

26. Popovsky MA . Transfusion and the lung: circulatory overload and acute lung injury . Vox Sang . 2004 ; 87 (Suppl. 2): 62 –5.

27. Hodges SJ , Pilkington MJ , Shearer MJ , Bitensky L , Chayen J . Age-related changes in the circulating levels of congeners of vitamin K2, menaquinone-7 and menaquinone-8 . Clinical Science. 1990 ; 78 (1): 63 –6.

28. Crowther MA , Julian J , McCarty D , et al. Treatment of warfarinassociated coagulopathy with oral vitamin K: a randomized controlled trial . Lancet . 2000 ; 356 (9241): 1551 –3.

29. Guyatt GH et al. Executive Summary: Antithrombotic Therapy and Prevention of Thrombosis, 9th edn: American College of Chest Physicians Evidence-Based Clinical Practice Guidelines . Chest. 2012 ; 141 (Suppl. 2): 7 –47S.

30. Ansell J , Hirsh J , Hylek E , et al. Pharmacology and management of the vitamin K antagonists: American College of Chest Physicians Evidence-Based Clinical Practice

26

노인정신응급

서론

노인 환자의 대다수는 행동 문제보다는 의학적인 문제로 응급실에 방문한다. 노인 환자는 전체 인구의 12%에 달하지만 정신과적 응급상황에 맞닥뜨리게 되는 상황에서 노인 환자의 비율은 5~6%에 불과하다. 이는 응급 상황에서 작은 부분일 수 있겠으나 진단과 치료를 가장 어렵게 하는 부분이 되기도 한다.

응급실에서 정신과적 평가의 목표는 정확한 평가, 안전의 보장, 시험적 가설의 진단, 적절한 급성기 치료, 적합한 사후관리이다.

이 장에서는 응급실에 내원하는 노인에게 일어나는 주요 정신과적 문제를 검토하고 이런 흔한 노인의 응급상황에 대한 진단, 평가, 치료에 대한 권고안을 제시 할 것이다.

특히, 노인자살, 우울증, 물질남용 및 심적 동요를 정신병이나 치매와 연계하여 자세히 다루었다.

자살

배경 및 역학

자살은 개인, 가족과 친구, 사회 및 인구집단에 광범위하게 영향을 주는 비극적인 사건이다. 전 세계적으로 매년 백만 명 이상이 목숨을 잃고 있는 자살은 질병에 따른 전체 부담의 1.5%에 달하고 장애년수로 2천만 년(disability-adjusted life years)이 넘는다. 자살률은 국가와 지역마다 다양한데, 동유럽에서 가장 높고 라틴 아메리카와 이슬람 지역에서 가장 낮다.

미국에서 매년 36,000명 이상이 자살을 하고 있으며 이는 미국 사망원인 중 10번째에 해당하고 있어 국가적 부담이 되고 있다. 전체 인구 집단에서 자살률은 지난 10년간 점차 증가하고 있는 추세이며 사망에 이른 자살은 2009년 인구 10만 명당 12명에 이르고 있다. 고 연령층에서는 전반적으로 위험도가 올라가 10만 명당 14.8명에 이른다. 2008년도 노인 인구는 전체 인구의 12.5%를 차지했고 전체 자살의 약 16%를 기록했다. 백인 노인 남성의 경우 가장 높은 비율을 기록했는데 10만 명당 31.1명에 이르렀다. 또한 사망률의 급격한 상승은 85세 이상에서 45.5명으로 주목할 만한데, 이는 전체 연령의 남성 자살 사망률의 거의 2.5배에 달하는 수치이다. 추가적으로 고려할 사항으로 이들의 출생 코호트는 이들 연령대가 가지고 있는

자살에 대한 특징적 소인을 말해주고 있다. 상대적으로 높은 자살률을 기록하고 있는 것으로 알려져 있는 베이비 붐 세대의 끝자락을 이끌고 있는 이 고령 세대에서 향후 20년 뒤에도 자살 사망률만이 아닌 절대적 사망자 수 역시 증가하게 될 수 있는 시작을 이제 막 알리게 된 것이다.

노인의 자살 시도 발생률은 아직 확실히 정립되지는 않았으며 감시 체계의 자료에서는 젊은 사람에 비해 낮은 것으로 알려져 있으나, 치료 역시 젊은 사람에 비해 불완전하거나 중도 포기하는 경우가 있는 것으로 보고되었다. 일반 인구 집단에서 자살 시도와 이로 인한 실제 사망 비율은 8:1에서 20:1인 반면, 노인에서는 4:1 이하로 더 떨어진다. 이 연령 코호트에서 자살시도의 치명률의 증가는 몇몇 위험요인에 의해 설명될 수 있다. 노년의 미국인은 총포류(71%), 목맴(11%), 추락 및 물질남용(11%)과 같은 폭력적인 방법을 주로 사용하는 젊은 층보다 치명률이 높다. 게다가 이 연령대에서 증가하고 있는 질병에 대한 부담은 그들을 위축시키고 물리적인 저항력을 감소시키게 하였다. 그뿐만 아니라, 노인은 혼자 살게 되기 쉬워 그들의 행동을 적기에 발견하기 위한 예방책을 수립해야 한다.

위험요인

자살에 기여하는 요소는 여러 요인이 있으며 절대로 한 가지 요인만으로 결과가 발생하지 않는다. 노인에게서 높은 자살률을 일으키는 요인들에 대한 이해의 대부분은 소위 '정신적 부검(psychological autopty, PA)'이라 불리는 후향적 분석에서 온다. 이 위험요인은 다양한 방법에 의해 분류할 수 있으나 이 장의 목적상 자살과 밀접한 연관이 있는 요인(근위요인)과 그렇지 않은 요인(원위요인)을 중심으로 검토할 것이다. 원위요인으로는 사회인구학, 정신 의학, 성격학, 의학, 생물학 및 가족력 등 여러 광범위한 분야에서 영향을 받는다. 다른 한편으로 근위 요인은 환경이나 상황의 인과 관계가 원위 요인보다 보다 밀접하게 자살과 연관되어 있다.

자살 데이터의 사회 인구학적 분석에서는 노인 인구에서 자살에 영향을 주는 3가지 요인 즉, 연령, 인종, 결혼여부를 보여주었다. 결론적으로 남성, 백인, 미혼인 경우가 노인에게서 자살을 사망으로 매듭짓는 주요 요인이었다.

정신 질환은 자살의 가장 강력한 예측인자로서 꾸준히 떠오르고 있는 요인이다. 정서 장애, 특히 주요 우울증은 전체

54~87%에 달할만큼 가장 흔한 질환이다. 젊은 연령층의 자살자들과 비교해 보았을 때 노인 연령층에서는 물질남용, 정신병 혹은 의학적인 문제 및 치료에 가장 잘 순응하는 형태의 우울증과 같은 것이 아닌 단일 삽화의 단극성 우울증으로 고통을 더 받는다. 노인 연령층의 자살에서 약물 남용의 이환율은 3~46%로 매우 다양하며 이 연령대의 코호트에서는 약물의 부정사용과 자살 목적의 사용 사이에서 복잡한 관계가 있을 뿐만 아니라 일반적인 자살 관련 연구와 인구 다양성 측면에서 접근한 연구에서도 방법론적으로 차이를 보이고 있다. 서구에서 문제가 되었던 음주율은 동구를 넘어선다. 게다가 술 자체가 자살과 연관된 독립적인 위험인자이기도 하지만 술이 동반된 정신 혹은 의학적인 문제를 악화시키는 전제 조건이 되기도 하며 이로인해 사회적 지원을 잃어버리게 되기도 한다. 일차적인 정신적인 질환, 불안장애 및 Axis II 진단은 코호트 집단에서 젊은 사람보다 고령층의 자살에 큰 결정인자로 작용하지 않은다는 것을 알게 되었다.

연구에 따르면 자살의 유발 요인으로서 확인된 몇 가지의 성격학적인 요소가 있다. Conner 등은 개개인의 성격과 자살과의 관계를 연구했고 대조군과 자살에 의한 사망자를 구분짓는 주요 다섯 가지 정신적인 구조가 있음을 알아냈다. 이것들은 각각 충동/공격, 우울, 절망, 신경과민, 수줍음/사회로부터의 이탈이고 정신의학적으로나 인구학적으로 또는 의학적으로 상호 작용을 하여 자살의 위험도를 증가시킨다.

수 많은 연구에서 의학적 질환과 자살과의 연관을 짓는다. 물론 물리적인 제약과 약해져가는 건강 문제가 노인 연령층에게는 흔히 발생하므로 자살과 구체적으로 연관성을 입증하기가 어려운 건 사실이다. 그러나 중추 신경계질환과 악성 종양과의 상관 관계에 있어 상대적인 위험도가 올라가는 것은 밝혀졌으며 추가적으로 시각장애, 조절되지 않은 통증, 물리적인 질환이 진행되면서 예감하게 되는 불안과 자율성의 소실에 따른 공포는 의학적으로 위태로워진 고령층에서 자살률을 증가시키는 데 일조하게 되었음을 알게 되었다. 세로토닌, 노르아드레날린 그리고 신경내분비계의 비정상적인 작동이 일반 인구에서의 가해 또는 자해를 하기 쉬운 자살과 관련한 병리기전과 연관되어 있다. 성별과 나이 또한 신경생물학적체계에서 자살률에서 차이를 보여줌을 암시한다. 세로토닌, 도파민, 노르에피네프린과 그들의 대사산물이 뇌에서 감소하고 이는 뇌의 MAO-B 활동성을 감소시키고 시상하부-뇌하수체-부신 체계의 활동성과 교감신경계를 과하게 활성화시키게 되어 우울증이나 정상 노화를 일으키게 된다. 그러나, 이러한 변화는 제한적인 자료로 인해 노인층에서 자살과 연관짓기에는 아직 완전한 결론에는 이르지 못하였다.

노인층에서 인지 장애 역시 자살과 연관되어 있다. 노인 우울 자살 시도자에게서는 전두엽 처리능력, 주의력 시험, 기억력 평가에서 낮은 수행률을 보여주었다. 다른 연구에서는 뇌의 병리학적 근거를 제시하였다. 특히, 일생에 자살 시도를 해본 경험이 있는 노인에게서는 그렇지 않은 경우에 비해 MRI

상에서 회백질의 겉질 부위에 고강도 신호가 조금 더 증가되어 나타나는 것을 보여주었다. 게다가 뇌의 해마부위의 신경섬유에 병리현상이 자살한 노인의 사후 분석에서 대조군에 비해 두드러지는 것을 보여주었다. 종합해보면 이러한 자료들에서 자살은 인지, 감정 및 행동과 연관된 신경학적 병리현상과 연관되어 있음을 보여주었다. 그러나 이러한 결과는 좀더 확장되고 발전된 추가 연구가 필요하다.

정신 사회학적 환경에 관한 분야는 자살과 보다 가깝게 연관되어 있다. 사람과 사람 사이의 관계를 뺏기거나 가족이나 지지해주는 사람과의 관계형성의 실패는 인생의 후반기에서 자살에 중요한 영향을 미친다. 정신적 부검 연구에서 인생의 특정 스트레스와 자살과의 연관이 노인층의 자살에 미치는 영향을 평가했다. Beautrais는 뉴질랜드에서 대조군에 비해 자살 및 치명적 자살 시도자에게서 심각한 인간관계와 재정적 문제가 있음을 발견했다. 이러한 결과는 스웨덴에서 Rubenowitz와 그의 동료들의 연구에서도 나타났다. 다른 연구에서는 동료들에 비해 성인 노인의 자살은 자신감이 결여되어있고, 혼자 살고 있는 경향이 높으며, 사회활동에 참여하지 못하고 있을 경우가 높음을 보여주었다.

또 다른 위험 요인으로는 자살하는 방법상의 문제이다. 노인층의 경우 자살 사고가 그 의도와 수행면에서 보다 치명적이고 특히, 화기 사용과 같이 보다 과격하다. 이러한 치명적인 방법은 자살률을 증가시킨다. 방법상에서 보면 미국에서 화기 사용으로 인한 자살 성공률은 75%에 이르고 대부분 자살하기 직전에 화기를 취득한다. 화기의 잠금장치를 풀고 장전을 한 총을 지닌 사람들은 자살 완료의 독립적인 위험요인 이다.

결론적으로, 기저 우울증이나 불안장애의 악화는 노인 자살의 초기 경고 신호이다. 이런 "syndromatic clues"는 우울증에 불안장애, 동반자에 의존하고 있다는 과도하고 경직된 죄의식, 심한 우울증이 갑자기 겉보기에 완전히 회복된 것처럼 보이는 정도의 크기와 연관되어 있다(표 26.1).

평가

자살 노인 환자의 발견은 의료 제공자에게 상당한 차이를 야기한다. 노인연령층은 젊은 연령층에 비해 자살 사고를 잘 표출하지 않지만 아직까지 자살이나 실행으로 옮기는 확실한 위험인자는 아니다. 고 위험군을 중심으로 한 임상중재 전략은 환자들의 생각과 행동에만 초점을 맞추었다기보다는 자살을 효과적으로 예방할 수 있는 사전 예방요소에 기초한다. 간병인들은 종종 임박한 자살위협 신호를 알아채는 데 실패하는데 심지어 자살 노인의 70%는 자살 1개월 내에 의료제공자와 접촉이 있었으며 40%는 일주일 전, 20%는 자살 당일에 접촉이 있었다. 이것은 자살 노인 환자가 표출하는 특징적인 자살 경고 징후를 전문가가 알아차리지 못하고 있는 경향을 보여준다. 존중하고 지지해주는 환자와의 관계형성은 임상능력을 발전시키고 유효하고 민감한 선별도구를 사용할 수 있도록 해주며 결국 이것은 자살에 대한 사전 인지 및 보다 효과적인 예방을 할

표 26.1. 자살 위험 요인

Distal factors	Demographic	Male
		Caucasian
		Unmarried
	Psychiatric	Hx MDD: unipolar, single episode
		EtOH dependence
	Personality characteristics	Impulsivity/aggression
		Depression/hopelessness
		Self-consciousness/social disengagement
		Neuroticism
	Medical	Huntington's disease
		Multiple sclerosis
		Seizure disorder
		Peptic ulcer disease
		Spinal cord injuries
		HIV/AIDS
		Malignant neoplasm
	Biological	Norepinephrine
		Serotonin
		Dopamine
		Cognitive determinants
Proximal	Psychosocial crisis	Bereavement
		Family discord
		Social isolation
		Financial stress
		Loss of independence
	Availability of means	Firearms at home
	Acute exacerbation of psychiatric illness	Depression

수 있게 해준다. 몇 가지 등급 측정 도구가 개발되고 유효성이 검증되었다. 노인자살사고(思考)등급 또는 삶의 이유 등급(노인용)은 자살 사고와 예방을 할 수 있는 요소를 확인하는 데 도움을 줄 수 있으나 임상 심리검사를 대체할 수는 없다. 환자가 위험에 처해 있다면 완전한 의학적 정신의학적 평가가 이루어져야 한다. 첫째, 자살사고의 강도를 알아보고 계획의 정도와 의도뿐만이 아니라 치명적인 정도와 사용가능한 방법까지 알아봐야 한다. 둘째, 환자에게 기분, 수면습관, 식욕, 흥미도, 동기, 절망의 기분 등을 물어봐야 한다. 거기다가 이전 자살시도 이력, 과거 우울, 정신병, 물질남용, 충동조절, 최근 스트레스를 받았던 일상들에 대해 알아봐야 한다. 보고서의 신뢰도는 정보를 제공하려는 능력과 의지에 따라 영향을 받으며 주변정보(가족, 보호자, 외래의료진)는 종종 자살시도 정황의 중요한 정보를 제공한다. 포괄적 평가, 자살 위험도를 측정하면서 얻은 임상 자료를 통합하여 평가와 결정을 하고 추후 심도있는 중재를 시도한다. 요약해서 말하자면, 의료인은 자살이 여러 요소들에 의해 결정되는 것이지 한 가지 위험 요인만으로 결정되는 것이 아님을 기억해야 하며 이것은 자살로 죽거나 죽을 운명에 처한 사람을 신뢰있게 인지해 낼 수 있을 것이다.

치료

적절한 치료 원칙을 세우는 데 있어서 가장 중요한 것은 평가과정에 이루어질 것이다. 위험도에 따라 폐쇄 병동, 낮 병동 및 최소한의 제한을 두고 외래에서 치료하는 프로그램 같은 치료 원칙의 범위가 결정될 수 있다. 정신과 입원은 반드시 직면한 위험에 처해 있는 환자에게 이루어져야 한다. 만일 환자가 자살의 급성 위험에 처해 있으나 입원을 거부하는 상황이라면 해당 지역의 법에 따라 강제 입원을 고려하는 절차를 진행해야 할 책임을 진다. 입원은 적절한 수준의 감시가 제공될 때 환자를 자해행위로부터 보호할 수 있다. 또한 입원은 자살로 이행할 가능성이 있는 정신상태에 약물 치료를 도입해 볼 수 있으며 정신적, 개인적 성격, 의학적 문제뿐만이 아니라 사회적 스트레스, 취약점과 기능상태 등과 같은 복합적 요소를 고려할 수 있는 기회를 가진다. 입원은 또한 추후 낮 병동이나 통원치료로 전환할 수 있도록 해 준다.

만일 입원 환자가 집에서 안전하게 모니터링이 가능하고 추적 가능하다면 외래통원치료로 전환해볼 수 있고 자살 환자들에게 행해졌던 중재술의 접근 방법을 줄여 나갈 수 있다.

예방

전술했듯이 노년층은 젊은 연령층에 비해 자살 행위가 보다 치명적이기 때문에 사망할 가능성이 높다. 그래서 노년층에서 특히 치명적이므로 자살로 발전하는 형태를 예방하기 위한 목적으로 중재술이 맞춰져야 한다. 이 주제를 해결하기 위해 광범위한 형태의 접근이 필요하다. 일반적으로 통용되는 중재술은 일반적인 사람들에서 영향을 주는 사망률을 낮추는 데에 초점이 맞추어져 있다. 인구 통계학적인 방법에 근거한 인생 후반기 자살에 가장 크게 연관되는 것에는 화기 접근제한과 약물의 분배 및 포장방법에 대한 지침이 포함된다. 미국에서 1994년에 시행된 Bady Handgun Violence 예방 행동지침은 55세 이상의 개인에게서 화기에 의한 자살률을 감소 시켰다. 영국에서는 1998년에 진통제 포장 최대 포장크기를 제한하는 법률을 제정한 뒤 비치명적인 과용, 간독성 치료율과 진통제 중독에 따른 사망률을 감소시켰다.

보다 선택적인 자살 예방 중재술은 증상이 없거나 증상이 생기기 전 혹은 원위 위험요소를 가진 개인이나 그룹에 목표를 맞춘다. 여기에는 만성적이고 고통스러우며 기능적으로 제한이 있는 노인들이나 사회적으로 고립되거나 혹은 스스로를 다른 사람에게 짐이라고 생각하는 사람들이 포함된다. 사회 서비스는 사회적으로 고립된 노인들은 물론 낮은 자살률을 이끄는데 필요한 사회적 요구에 접근하는 것에 이른다. De Leo 등에 의해 행해졌으며 이런 가설이 확인되었다.

결론적으로 초기 치료 원칙은 증상이 있는 정서적인 질환이 있는 노인에게 초점이 맞추어 진다. 노인 자살 조기 예방 합동연구(PROSPECT study)에서는 일차 진료 제공자에 의한 통상적인 치료와 항우울제, 정신치료, 교육과 치료 방법이 포함된 알고리즘에 따른 치료를 비교해 보았다. 자살 사고율은 중재 그룹에서 의미있게 감소하였고, 24개월 동안 큰 감소를 보여주었다. 물론 기분 향상을 위한 합동연구(IMPACT)는 자살 사고나 자해 행위를 하는 노인층에게 명확히 초점을 맞춘 건 아니지만, 문제를 해결하기 위한 정신치료와 항우울제의 조합 사용은 우울증세가 있거나 기분저하 증세가 있는 노년층의 자살사고나 죽음을 감소시켜 주어 비슷한 결과를 보여 주었다.

우울증

배경 및 역학

우울증은 전 세계적으로 장애의 주요 원인 중 하나이다. 인생 후반기 우울증은 흔하고 잠재적으로 생명을 위협하는 질환이다. 이것은 개인, 가족, 의료, 사회 및 경제적 부담을 막대하고 광범위하게 불러 일으킨다. 비록 인생 후반기에는 다양한 상실과 난제가 연관될 수 있고 슬픔역시 정상적인 반응이지만 우울증은 노화에 따른 자연적인 결과가 아니다. 인생 후반기 우울증은 복잡한 임상적 존재이다. 어떤 환자는 젊은 시절부터 반복적인 일화를 가지고 있고 다른 어떤 환자는 일생에서 드물게 우울 증상이 나타나기도 한다. 늦게 발현된 우울장애는 감정장애가 있는 가족력이 드물고 의학적 신경학적 문제가 강하게 존재하며 인지 장애 이환율이 높다. 우울증 자체로는 순서대로 인지 장애와 의학적 제약을 일으키고 이에 따른 사회적 고립을 야기하게 된다. 사회적 혼란은 우울증과 인지 기능 저하를 악화 시켜 인생 후반기 자살에 영향을 미친다. 만일 우울증이 인지되지 못하고 치료되지 못하면, 동반하는 의학적 문제와 자살의 위험도와 사망률 역시 증가시킨다.

주요 우울증의 이환율은 지역에 거주하는 노인층에서 1~2%로 다양하고 환자의 5~10%는 의학적으로 외래기반으로, 10~15%는 병원에서, 노인 환자의 14~42% 이상은 장기요양 시설에 거주한다. 우울증은 응급실에 내원하는 노인 환자의 1/3 이상에서 보여진다. 이것은 의학적 질환의 임상적 기록을 방해하기도 하고 수많은 응급실 방문의 형태를 야기하기도 한다.

위험요인

우울증의 선행요인이나 위험요인의 범위는 매우 다양하게 가정한다. 성별은 주요 역할을 하며 남자보다 여자가 두 배 정도 영향을 받는다. 인생 후반기 우울 증상은 종종 의학적 신경학적 질환의 개념으로 표출되곤 한다. 의학적인 질환은 종종 우울증과 연관된 선행요인이나 결과로 인용되곤 하며 이 두 그룹 사이에 양방향의 관계로 언급되곤 한다. 우울증은 관상동맥 질환 환자에서 흔하며 심근경색을 겪는 환자나 심장 중재술을 받은 환자의 약 1/4에서 주요 우울증을 가지고 있고 추가적으로 25%는 경미한 우울증을 가지고 있는 것으로 나타났다. 게다가, 심근경색 후 사망률은 비우울증 그룹보다 우울증 그룹에서 높다고 알려져 있는데 이는 심장질환의 병리기전에서 우울

증이 영향을 미치고 있음을 함축적으로 보여준다. 이와 비슷하게 뇌질환, 파킨슨병과 치매와 같은 다른 질환에서도 우울증과 의학적 질환 사이에 상호 관계가 있음을 보여주기도 하였다. 뇌졸중을 겪은 환자의 1/4~1/2에서 우울증을 겪는 것으로 나타났고 파킨슨병의 1/2에서도 그런 경향을 띄고 있었다.

비슷하게, 우울증 증상은 치매 환자에게도 비슷하게 나타난다. Utah 주의 Cache 카운티에서 시행한 인구통계학적 분석 결과 알츠하이머성 치매의 20%에서 불쾌한 감정을 겪는 것으로 나타났다. 임상 연구에서는 주요 우울증이 20~25%의 이환율을 나타냈고 경증의 우울증 역시 20~30%에 달하는 것으로 나타났다.

특정한 개인의 성격과 대처 형태 중 정신과적인 요인은 인생 전반에 우울증이 올 높은 가능성과 연관이 있다. 신경적으로 치명적인 것을 측정하는 개인 특성 요소의 높은 점수는 인생 후반기 우울증과 강하게 연관되어 있다. 암묵적이거나(다른 사람의 언짢음에 대한 평판과 수동적 사고) 이를 회피하기 위한 대처행태가 과하게 드러나는 경우는 고위험의 우울증과 연관되어 있다.

사회적 요인과 인생에서 계기가 되는 사건들 역시 후기 우울증과 연관이 있다(표 26.2). 이러한 것들은 가난, 제한적인 사회적 지원, 배우자와의 이별과 이혼은 물론 최근의 부적절하고 받아들이기 힘든 인생의 사건을 포함한다. 기능의 장애 역시 우울증의 또 다른 요인으로 언급되어진다. 지역사회 노인층에서, 장애의 존재는 우울증의 위험도가 연간 4.2배씩 증가한다. Penninx 등의 연구에서 우울증의 증상은 물리적 수행도를 50% 이상 감소시킨다는 것을 예측했고 우울증과 기능적 감소 사이의 양방향 인과관계의 더 많은 근거들을 보여 주었다.

평가

북아메리카에서 노년층이 응급실을 이용하는 비율은 젊은 연령층에 비해 높다. 심지어 만성적인 의학적 질환을 조정하고 비교해 보더라도 우울증을 가지고 있는 노년층에서는 그 비율이 높다. 우울증은 특히나 노년층에서 확인하기가 어렵고 우울증의 정도를 진단하기에는 일차 의료 제공자에 의해서는 정확도가 떨어진다. 인생 후반기 우울증을 인지하기 힘든 몇 가지 이유가 확인 되었다. 첫째, 우울증은 모르는 사이에 서서히 모호한 증상으로 나타나거나 은폐되거나 비슷한 우울 증상이 의학적 질환처럼 겹쳐서 나타나는 경우가 흔하다. 경도의 인지장애나 치매와 겹쳐서 나타나는 경우에는 양쪽 증상이 겹치면서 (쾌감결여, 식욕부진, 집중력 저하, 기능감퇴, 기억력 장애) 우울증의 진단을 복잡하게 한다. 게다가, 우울증의 삽화는 스트레스가 많은 일을 겪다가 나타날 수 있어 집중치료나 추적관찰을 하지 못하게 '정당화'시켜 버리는 것처럼 비춰지면서 방해를 할 수 있다. 환자 스스로가 정신 질환의 오명을 붙여 치료를 하는 것에 대한 추적 관찰이나 진단을 받아들이는 것을 꺼려 수 있다. 최근에는 의료진들이 이에 대한 지식과 인식이 부족하여 노인 인구에서 우울증 증상에 대한 적합한 인지와 평

표 26.2. 인생 후반기 우울증 위험 요인

Demographic	Female
Medical	Comorbid: Cardiac disease, cerebrovascular disease, diabetes, cancer
Cognitive	Mild cognitive impairment; dementia
Personality traits	Neuroticism
	Ruminations
	Avoidance
Social	Bereavement
	Defi cient social support
	Poverty
	Functional disability
	Relocation

표 26.3. 응급실 우울증 선별도구(ED-DSI)

변수	점수	
1. Do you often feel sad or depressed?	Yes	No
2. Do you often feel helpless?	Yes	No
3. Do you often feel downhearted and blue?	No	No

At least one positive response corresponds to a positive screening result for depression.

민감도 100%, 특이도 77%였다. 보다 세부적으로 들어가서 응급실 우울증선별도구(ED-DSI)(표 26.3)의 세 가지 질문을 통한 선별 도구로 검증하였다. ED-DSI는 인지 능력이 명확한 개인에게서 89%의 민감도와 73%의 특이도를 나타냈다.

진단적 우울증 검사는 의학적 신경학적 문제에 대한 검토, 적극적인 약물 사용, 물질 남용을 고려한 질문이 포함되어야 한다. 게다가 정신과적 병력과 인지 검사가 이루어져야 한다. 가족 구성원, 간병인과 친구들로부터 병행하여 정보를 얻고 병력을 확증하게 된다.

가가 필요하기도 하다는 주장도 있다.

정신질환의 진단과 통계학적 방법에 열거되어 있는 진단 기준(DSM IV-TR)은 진단 지표로서 사용되어야 한다. DSM IV-TR에 따르면, 주요 우울증 삽화의 진단기준에 맞기 위해서는 환자는 최근 2주 동안 아래 열거된 9가지 증상 중 적어도 5가지의 증상을 경험해야 한다. 비록 주요 우울증의 이환율이 노년층에서 감소하기는 하지만, 나이든 사람에게서 경미한 우울증이나 임상적으로 의미있는 준 증상의 발생은 조금씩 증가하고 있다. 이 그룹의 환자는 증상의 기간이나 몇 가지 모자라는 증상의 숫자 때문에 진단 기준에 완전히 부합하지는 않는다. 그러나 그들은 열약한 건간상태, 사회적 결과, 기능 장애 및 감소된 삶의 질을 비슷한 질환의 무게로 부담을 안고 있다.

주요 우울증 삽화의 DSM IV-TR 진단기준

2주 동안 다음의 5가지 이상의 증상이 있어야 한다. 또한 우울한 기분이나 쾌감결여 중 하나는 반드시 있어야 한다.

- 우울한 기분
- 쾌감결여
- 식욕저하
- 불면증/과다수면
- 정신적 초조/지연
- 피로/무기력
- 가치 없음을 느낌/죄의식
- 집중력 저하
- 죽음의 소망/자살사고/시도 또는 계획

몇 가지 표준적인 도구로 우울증을 선별할 수 있다. 사회에서 의학적으로 질환이 있는 환자들에게 간단한 질문으로 "당신은 자주 슬프거나 우울한 기분이 드나요?" 라고 물었을 때 환자가 이에 대한 대답으로 "예" 혹은 "아니오"로 답하는 것 만으로 민감도 69%, 특이도 90%로 확인되었다. 환자 건강 질문지-2(PHQ-2)는 우울한 기분을 가진 환자들에게 다음과 같이 물어봤다. 1) 지난주에 기분저하, 우울감 혹은 실망감이 당신을 괴롭혔던 적이 있나요?, 2)지난 한 달간 하는 일에 흥미가 저하되거나 기쁨을 느끼지 못할 때가 있었나요? 이 질문지는

치료

이전에 언급했듯이 치료되지 않은 우울증은 의학적 상황과 자살이 맞물려 사망률이 올라가는 것과 연관이 된다. 이것은 또한 장애율의 위험을 증가시키고 정신 사회적인 기능과 삶의 질에 장애를 주게 된다. 우울증 확인의 실패는 또한 불필요한 물리적, 실험실적 검사를 하게 되고 전문가접근을 어렵게 하고 종종 응급실로 재방문하게되는 자원의 남용을 가져오게 한다.

우울 장애는 심각한 증상을 가지고 있고 특히, 자살사고, 자살의지, 최근 자살시도가 동반되었거나 정신과적 증상과 함께 복잡하게 얽혀 있다면 거의 항상 정신과로 입원을 하기에 충분한 근거가 된다. 입원은 또한 사회적으로 고립되어 있거나 방치 혹은 동반 이환된 복잡한 의학적 질환을 겪고 있는 협조가 잘 되지 않는 사람들에게도 고려되어야 한다.

급성기 증상이 덜한 환자의 경우 치료 방침을 변경해 볼 수 있다. 이런 경우에는 부분 입원치료 프로그램, 정신과 상담 혹은 일차 의료 제공자에게 보낼 수 있다. 정신과 상담은 진단적으로 어려움이 있을 때, 불안 혹은 물질남용 및 의학적인 부분과 신경학적인 증상이 혼동되어 나타나 진단이 어려울 때 적절히 이용할 수 있다. 약물치료, 정신치료 및 전기자극 요법(ECT)들은 우울증을 겪고 있는 노인 환자에게 효과적인 치료법이다. 항우울제는 세로토닌 선택적 재흡수 억제제(SSRI)가 임상적으로 추천되는 우울 증상이 있는 환자에게 안전하고 효과적으로 고려된다. SSRI는 일반적으로 사용되며, 진정작용과 항콜린 효과가 비교적 적을 뿐만 아니라 삼환계 항우울제보다 과용 시 치사량에 도달할 위험을 줄여준다. 정신 치료의 다양한 형태가 자살 환자에게 의미있게 도움이 되는 쪽으로 제안되어 왔다. 정신치료는 교육시행, 자존감 증가, 사회적 지지 강화와 절망감의 감소와 같은 치료의 부가 효과를 향상시켜 주어 임상적으로 추천된다. 여러 많은 연구에서 노인 우울증의 치료에 ECT가 효과적임을 보여주었다. 그러나 심장 합병증, 인지능

력 감소와 섬망 등과 같은 부작용이 일부 환자에서 제한적으로 나타난다.

물질남용

배경 및 역학

노년층의 물질 남용은 최근에 들어 공공보건 분야에서 의미있게 주의를 기울이기 시작한 질환이다. 우리의 인구집단 연령대에서 이 문제는 "베이비 붐 연령대"의 코호트에서 알코올과 약물 과용 문제가 확산되고 있었을 때 불거졌다. 물질 남용에 의존하는 이런 환자들의 대부분은 일반 치료원칙을 시급히 시행해야 하는 의료 제공자로 하여금 진단기준, 위험요인, 결과와 치료선택에 친근하게 만들었다.

알코올은 노인에게서 가장 흔히 이용되는 남용 물질이다. 그러나, 알코올 중독 이환율의 측정은 그 사용 정의(자기진술 vs 엄격한 진단 도구)와 측정 인구집단(일반 사회집단 vs 의학적 원칙에 따른 집단)에 따라 연구들마다 다르다.

통계학적으로 수집한 전체 자료에서 일생에 알코올 남용이나 의존의 이환율은 65세 이상 남자에서 13.8%이고 전체 일생에서는 14%, 1개월 이환율은 1.93%이다. 65세 이상 여성의 경우 이환율은 1.49%, 1개월 이환율은 0.4%이다. 노인에서 과음을 하는 정도는 훨씬 높고 '문제'가 있다 혹은 '위험'이 있다고 할 정도의 과음은 남성의 15~20%, 여성의 8~10%를 나타낸다.

알코올 과용 비율은 의학적 관점에서는 높다. 응급실에 내원 하는 노인 환자의 약 14%, 병원에 내원하는 환자의 18%, 정신과에 입원한 환자의 20%를 초과하는 환자가 알코올 남용과 의존의 진단 기준에 부합한다.

DSM IV-TR은 두 개의 다른 범주로 알코올 남용 및 의존을 기술한다. 2013년 5월에 발간한 DSM V-TR은 하나의 독립된 범주로 알코올 사용질환을 진단 기준에 두었다.

알코올 남용은 다음의 기술 중 적어도 하나가 술과 연관되는 비적응적 형태이다. 의무를 다하지 못했을 경우, 위해가 되는 상황이나 법적인 문제를 야기하는 음주, 사회적 직업적 문제에도 불구하고 지속적으로 음주를 하는 경우가 그것이다.

알코올 남용의 DSM IV-TR 진단기준

A. 12개월 내에 한 가지 이상에 부합하는 장애나 불편을 야기하는 비적응적 형태
   a. 일, 학교 또는 집에서 의무를 다하지 못한 경우
   b. 위해가 되는 상황에서 반복적인 음주
   c. 반복적으로 법적인 문제를 일으키는 경우
   d. 지속적인 음주

알코올 의존은 12개월간 다음의 기술 중 적어도 세 가지에 해당되는 음주 형태의 경우를 말한다. 내성, 금단증상, 통제부족, 이미 선점하고 있거나 발현된 선입견, 소망했거나 성공하지 못한 노력의 중단, 부작용에도 불구하고 지속적인 사용. 증상은 사회, 직업, 여가 활동의 장애와 연관된다.

알코올 의존의 DSM IV-TR 진단기준

A. 12개월 내에 세 가지 이상에 부합하는 장애나 불편을 야기하는 비적응적 형태
   a. 알코올에 대한 내성
   b. 금단증상
   c. 의도한 것보다 많은 음주
   d. 조절이 불가능할 정도의 음주 욕구
   e. 술을 구매, 소비 및 음주 후 회복하는 데 많은 시간을 할애하는 경우
   f. 사회, 일, 여가활동에 무심한 경우
   g. 물리적 또는 정신적으로 문제가 있음에도 불구하고 지속적으로 음주하는 경우

세계보건기구는 진단 범주에 추가적으로 별도로 해롭고("위해성을 유발하는 사용") 위험한 음주("위해성의 위험에 놓인 환자의 사용형태와 질")로 인식한다.

일반적인 인구 집단에서 위해한 음주는 남자의 경우 주당 14번을 초과하는 음주이거나 한 번에 4번 이상의 음주를 하는 경우이고 여자의 경우 주당 7번을 초과하는 음주이거나 한 번에 3번 이상의 음주를 하는 경우로 순수한 알코올로 쳤을 때 10~12 g에 해당한다. 이러한 양적인 기준은 노인 인구에서는 더욱 엄격하다. 국립알콜중독남용 전문기관(NIAAA)과 미국 노인협회(AGS)는 일반적으로 65세 이상에서 주당 7회 이상, 하루에 3잔 이상을 위험한 음주 수준으로 정의한다.

노인 알코올중독의 약 2/3는 40세 이전에 문제가 발생한다("조기 발병"). 조기 발병 알코올중독은 정신적 의학적으로 동반 이환이 되어 있을 뿐만 아니라 음주와 관련한 가족력이 있는 경향을 띤다. 1/3은 후반기에 문제가 있는 음주행동 패턴("후기 발병")을 보이며 전형적으로 은퇴, 기능 감소, 배우자의 죽음이나 의학적 장애 등에서 오는 스트레스가 많은 삶에 대한 반응으로 온다. 후기 발병 알코올중독은 일반적으로 알코올 연관 문제가 적고 정신적으로 동반이환되어 있는 경우가 적으며 알코올 사용 문제에 대해 가족력 등이 적다.

위험요인

노인 인구집단에서 문제가 되는 음주는 젊은 환자와는 다르다. 이는 동반되어 있는 의학적 문제가 복잡하게 얽혀 있는 경우가 많고 통상적으로 처방받은 약물 부작용에 영향을 받기도 하고 인지 문제를 악화시킬 수도 있으며 사망률과 이환율을 눈에 띄게 증가시킨다. 나이와 연관된 물리적인 변화는 노인 환자를 알코올의 독성 효과로부터 보다 취약하게 한다. 체내의 알코올 잔류량의 분배로 인한 총 체수분의 감소는 주어진 알코올의 농도를 높게 응축 시킨다. 게다가, 위에서의 알코올 분해효소 활동 감소는 알코올 성질의 중독 효과를 증폭 시킨다.

다량의 알코올 섭취는 동반하여 존재하는 의학적인 질환을

악화시키는 명백한 위험을 야기한다. 이처럼, 여성에서 주당 2회 이상, 남성에서는 주당 4회 이상의 알코올을 소비하는 경우 고혈압의 위험이 두 배로 증가하는 것으로 알려져 있다. 알코올은 당뇨 조절을 방해하고 당뇨병성 신경병증과 망막병증을 악화시킨다. 게다가, 위장관 질환과 출혈의 원인을 제공하기도 하고 통풍의 위험을 증가시키고 암 발병률 특히, 머리, 목, 폐, 식도와 유방암의 발병률을 올린다. 여성에서 주당 2회 이상 남성에서 주당 4회 이상의 음주는 간경화 위험을 증가시킨다. 적은 양으로도 급성 혹은 만성 간염을 악화시키며 인터페론의 반응을 감소 시킨다.

알코올의 만성적인 노출은 말초신경병증, 근병증과 판단과 균형을 관장하는 소뇌손상을 야기하여 낙상이나 손상의 위험 역시 올라간다. 노인층에서의 알코올은 골다공증과 엉덩이뼈 골절의 연령보정 위험도를 증가시킨다.

정신적인 동반 이환 역시 만성적인 알코올에 노출되어 있는 충동장애나 불안, 인지 장애가 있는 노인에게서 흔히 발견된다. 이들에게서 우울 증상은 이환율과 사망률뿐만 아니라 자살의 위험도를 증가시키므로 특별히 고려되어야 한다.

평가

알코올 남용과 의존은 종종 인지하지 못하거나 치료받지 못한다. 진단이 틀리게 되는 이유는 다양한 원인에 의해 나타난다. 첫째, 이 인구 집단에서는 물질남용과 의존에 대한 DSM IV-TR 진단기준을 적용하는 데 있어 어려움을 겪는다(표 26.4). 둘째, 부모, 가족 및 의료제공자가 노인층은 그들의 물질남용에 대해 성공적으로 치료를 받는다 하더라도 여전히 노년층의 삶의 질은 나쁠 것이라는 노인차별에 대한 억측을 하게 된다. 셋째, 많은 노인 음주자들은 그들의 알코올 문제를 부끄러움과 치욕의 오점으로 도덕적 가치를 붕괴시키는 것으로 생각하여 그들을 도우려는 것을 막아버린다. 게다가, 다양하고 모호한 증상(낙상, 수면장애, 혼돈, 초조)으로 인해 진단기준을 적용하기 어렵게 하고, 고정관념(의사들은 여성, 고학력, 사회경제적 수준이 높은 사람에게는 알코올 문제를 확인하려 들지 않는다), 진료실이나 응급실 방문을 생략하여 노인에게서 알코올 관련 문제를 확인하는 임상적 가능성을 방해한다.

모든 노인 환자에게 일반적인 검사가 요구된다. 특히 인생의 주요 전환기를 맞았거나 비정형적인 이학적 증상이 있는 경우에 특히 그러하다. 표 26.5는 노인에게서 알코올 사용 관련 문제를 의심해야 하거나 선별검사를 시작해야 하는 이학적 증상이나 호소하는 증상을 요약했다.

알코올중독에 대한 몇 가지 상세하고 실용적이며 효과가 잘 검증이 된 도구가 있다. CAGE 질문지(표 26.6)와 SMAST-G (Short Michigan Alcoholism Screening Test-Geriatric Version) (표 26.7)이 이를 확인할 수 있는 도구로 흔히 사용된다. SMAST-G는 노인층에서 알코올 사용 문제에 대해 85%의 민감도와 90%의 특이도를 가지고 있는 반면, CAGE는 다양한 민감도(60~98%)와 특이도(56~100%)를

표 26.4. 노인층에게 물질남용/의존에 대한 DSM-IV진단기준을 적용하는 데 있어 어려운 점

Tolerance	Elderly drinkers may not exhibit tolerance because of increased sensitivity to intoxicating eff ects of alcohol
Withdrawal	Late-onset drinkers often lack physiological dependence
Loss of control (larger amounts taken than intended)	Elderly drinkers may exhibit impairment in self-monitoring due to cognitive defi cits
Unsuccessful eff orts to stop	Same issue across the lifespan
Large amount of time spent to obtain, use, or recover from eff ects of alcohol	Negative eff ects from alcohol can emerge even in absence of extensive time commitment
Giving up social, recreational activities	Detection may be impeded due to fewer activities
Continued use despite negative consequences	Same issue across the lifespan

표 26.5. 선별검사를 해야하는 이학적 증상

- Cognitive impairment
- Depression and anxiety
- Insomnia
- Weight loss and nutritional defi ciencies
- Diminished self-care
- Gait abnormalities, tremors, and frequent falls
- Refractory hypertension
- Poor glucose control
- Recurrent gastritis and esophagitis
- Recurrent seizures
- Diffi culty managing warfarin dosing

가지고 있다.

몇 가지 검증된 선별방법이 있는데 알코올 사용 문제를 가지고 있는 노인에게서 발견하는 데 도움이 된다는 것이 증명되었다. 알코올사용 질환 확인검사(AUDIT)는 전 세계적으로 일차 진료과정에서 사용이 권장된다. Audit-C는 3가지 AUDIT 요소로 구성이 되어 있는데 소비, 횟수, 혼란이 인구집단에서 위험한 음주를 확인하는 10가지 등급으로 균등하게 나뉘어져 있다(표 26.8). SBIRT (Screening, Brief Intervention, and Referal to Treatment)는 개인 간의 위험한 알코올 및 약물 사용은 물론 물질남용 질환을 가지고 있는 사람에게 집중적인 치료를 적절하게 받을 수 있도록 조기에 중재를 해주도록 하는 포괄적이고 통합적이며 공공 보건에 부합한 접근 방식이다. 이것은 물질 남용의 심한 정도를 빠르게 평가하고 적절한 수준의 치료를 확인하는 데 목표를 맞춘 세부적인 선별도구이다. 세부적인 중재술은 물질 남용에 대한 인지를 증가시키고 행동변화를 향한 동기를 불러 일으킨다. 결론적으로 치료로의 전환은 특별한 보살핌과 함께 보다 확장된 치료가 필요한 사람들을 확인하고 치료하는 것이다.

표 26.6. 실험실적 검사

- C (cut-down): Have you ever felt that you should cut down on your drinking?
- A (annoyed): Have people annoyed you by criticizing your drinking?
- G (guilty): Have you ever felt guilty about your drinking?
- E (eye-opener): Have you ever had a drink first thing in the morning to steady your nerves or get rid of a hangover?

표 26.7. 미시간 알콜 선별검사: 노인용

- Do you ever underestimate how much you drink?
- After drinking do you ever skip meals?
- Does drinking decrease shakes and tremors?
- Does drinking make you not remember parts of the day or night?
- Do you drink to relax or calm your nerves?
- Do you drink to take your mind off problems?
- Have you ever increased your drinking after a loss in your life?
- Has a doctor or nurse said they're worried about your drinking?
- Have you made rules to manage your drinking?
- When lonely, does drinking help?

Total score >2 "yes" responses points to alcohol problem.

표 26.8. 알콜남용질환 확인방법(표시된 점수로 확인)

- How often did you have a drink containing alcohol in the past year? Never, 0; monthly or less, 1; 2-4 per month, 2; 2-3 per week, 3; 4 or more per week, 4.
- How many drinks did you have on a typical day when you were drinking alcohol? 1-2, 0; 3-4, 1; 5-6, 2; 7-9, 3; 10 or more, 4.
- How often did you have 6 or more drinks on one occasion in the past year? Never, 0; less than monthly, 1; monthly, 2; weekly, 3; daily, 4.

표 26.9. CAGE 질문지

- Blood count: ↑ red blood cell size; mean corpuscular volume (MCV) >100
- Liver functions tests (LFTs)
- ↑ Aspartate aminotransferase (AST) >40 u/l
- ↑ Alanine aminotransferase (ALT) >40 u/l
- AST/ALT ratio >2 → suggestive of alcoholic liver disease
- ↑ Carbohydrate-deficient transferrin (CDT): high sensitivity and specificity/good indicator of early relapse: 20 U or 2.6%
- ↑ Gamma-glutamyltransferase (GGT): levels ↑ after 70 drinks/week for several weeks >35 u/l
- Urine/serum toxicology screen: to exclude other drug use
- Electrolytes: ↓ Na, ↓ Mg → ↑ risk of seizures
- Blood alcohol concentration (BAC): ~150 w/o intoxication or ~300 w/o somnolence → evidence of tolerance → ↑ risk of withdrawal

완벽한 평가는 만성적으로 알코올에 노출된 흔적(손바닥의 홍반, 간비대)을 확인하고 심한 알코올 중독에 의해 악화되는 것과 흔히 연관되는 의학적인 상태를 평가하는 데 초점이 맞추어져야 한다. 게다가, 금단증상의 위험도 평가는 집중적인 중재술과 보살핌의 수준을 결정하는 데 중요하다. 선별도구를 혼용하는 데에 있어 실험실적 검사 결과들은 알코올사용 질환의 진단을 향상시키는 데에 중요한 역할을 한다. 간접적인 생화학적 지표들은 알코올이 장기 및 인체의 생화학적인 부분에 미치는 영향을 설명해 준다. 대부분 흔히 감시하는 생화학지표는 mean corpuscular volume (MCV), gamma-glutamyltransferase (GGT), asparate aminotransferase (AST), alanine aminotransferase (ALT), carbohydrate-deficiency transferrin (CDT)가 있다(표 26.9).

치료

알코올 사용문제를 가지고 있는 노인 환자의 치료는 환자의 구체적인 필요, 준비와 동반된 문제를 모두 포괄하는 개념에서 맞춤형으로 접근해야 한다. 노인들은 이를 부끄러움과 치욕으로 생각하는 경우가 많으므로 대립하지 말고 지지해주는 방법으로 중재를 할 필요가 있다.

치료 중재는 사용의 형태와 심각성에 따라 분류될 필요가 있다. 선별도구와 질문지는 위험에 처한 노인들을 확인하는 데 도움이 된다. 다음으로 금단증상의 위험도를 결정하는 데 초점을 맞추어야 한다. 동반된 의학적 문제, 제한적 준비, 흥분하게 되는 정도의 수용성, 금단 증상을 치료하는 데 사용하는 약의 부작용의 약점 등은 이 인구집단에서 복잡한 금단증상의 위험도를 높힐 수 있다. 이전에 복잡하게 해독을 했던 병력, 경련이나 진전 섬망 병력이나 불안정한 의학적 동반이환 병력이 있는 경우는 입원해서 해독치료를 할 근거가 된다. 임상기관 알코올 금단 평가(CIWA-Ar)는 급성 금단증상의 치료에 벤조다이아제핀 치료가 유용할 수 있다. 의학적인 해독 치료가 끝나면 노인 환자는 정신교육, 상담 및 동기부여 면담이 이루어질 수 있는 자택, 낮 병동, 외래프로그램 등으로 옮겨져야 한다. 금주를 향상시키기 위한 약물의 사용은 노인들에게 광범위하게 연구되어 있지 않다. 몇 가지 연구가 단독 혹은 몇 가지 약물의 병합한 세부 중재의 효과를 결정하는 데 사용되고 있다. GOAL이란 계획에서는 조언, 교육, 제약을 포함한 두 차례의 10~15분간의 상담의 효과를 시험하였다. 중재 그룹에 있던 환자들에서 주당 알코올 섭취, 폭음삽화가 의미있게 감소하였고 12개월간의 추적 관찰을 통해 유지되고 있음을 확인하였다. 보다 최근의 시도는 A-FRAMES 모델에서 세부적인 행동 상담을 통해 참석자들 사이에 알코올 섭취가 의미 있게 감소하였다는 발견하였다. A-FRAMES 모델은 평가와 피드백을 수행하는 데 초점이 맞추어져 있다. 이것은 이어서 환자에게 책임감을 강조하고 변화로 인해 찾아오는 이득을 명확히 조언한다. 이것은 자존감을 높혀주고 감정적으로 말을 들어주기 등을 이용하여 변화를 촉진시키는 선택적 치료를 제공한다.

Naltrexone과 같은 약물치료가 50~74세 그룹에서 효과(재발방지)가 있음을 보여주었다. Acamprosate는 젊은 연령층에서 안전하고 효과적이었다.

노인 정신병

배경 및 역학

의학사전에 정신병은 증상의 범위가 환자 측면에서 인지되지 않는 망상, 환각, 모순되는 언어, 초조, 구조적이지 않은 행동에 의한 가시적인 현실감 장애로 기술된다. 노인 인구집단에서 정신병은 수많은 컨디션으로 표현이 되므로 임상에서는 의미 있는 진단도구를 사용하려 한다. DSM IV-TR은 조현병, 조현성 질환, 세부정신질환 및 일반적 의학적 상태에 기인하는 정신질환을 포함한 정신질환의 과다를 확인한다. 일차적인 정신질환 외에도 정신증상은 주요 우울증, 양극성 장애, 물질 중독과 금단뿐만 아니라 치매와 같은 다른 질환과 동반될 수 있다. 인생 후반기 정신 증상은 보통 처음에는 흔히 기저 의학적 신경학적 상태의 기술을 통한 진단적 조사로 증명된다.

역학 자료에 따르면 북아메리카에 노인 인구에서 조현병 및 조현성 질환의 유병률은 약 1%이다. 반면에 유럽에서는 1에서 2%가 나왔다. 다른 한편으로 노인 인구에서 치매 초기와 같은 다른 이유와 연관된 정신증상의 발현은 16~23%였다. 치매는 정신병의 취약성을 증가시키고 인지 장애 환자의 50% 이상에서 환각의 경험이나 언급이 보고되었다.

치매는 흔한 신경정신 증후군으로 여러 인지 영역의 기능의 점진적인 감소와 연관되어 있다. 이것은 65세 이상의 8~10%에 영향을 주며 85세 이상에서는 거의 50% 이상에 영향을 준다. 알츠하이머 병은 가장 흔한 치매 원인(60%)으로 그 뒤로 혈관성 치매(20%)와 Lewy 세포 치매(15%)가 있다. 치매 환자의 약 80%는 치매증후군(BPSD)과 연관된 행동 또는 정신적 증상을 경험하게 된다. 이러한 증상은 초조, 공격성, 망상, 환각과 인지장애, 공포와 반복적인 언행뿐만이 아니라 하루생활리듬의 불균형이나 일탈을 포함한다. BPSD는 환자나 보호자에게 고통을 주며 이는 좋지 않은 예후, 급격한 인지능력의 감소, 삶의 질의 소실 및 요양시설로의 입소하게 될 가능성을 높여준다. 정신행동 문제를 성공적으로 치료했을 경우 삶의 질의 증가, 보호자의 스트레스 감소 및 환자의 고통을 줄여줄 수 있다.

치매와 연관되어 있는 일차적인 정신질환이나 증후군은 섬망과 구분되어야 한다. 섬망은 흔한 정신의학적 증후군으로 인지, 주의와 의식수준의 급성 교란 의해 특정지어지며 종종 수면주기의 변화, 정신운동적 초조 혹은 정신지체뿐만 아니라 환각 및 섬망도 동반된다. 이것은 흔히 정신의학적 응급상황으로 입원하는 노인의 30~50%에서 발생한다. 섬망의 발현은 사망률 증가를 포함한 수많은 안 좋은 결과를 야기하고, 입원 지연과 시설에 입소할 가능성의 증가뿐만 아니라 6~12개월께 물리적 인지회복을 방해한다. 섬망의 조기 발견과 기저질환요소의 적극적 치료는 이것의 강도와 기간을 줄이고 환자에게 향상된 결과를 가져다 준다.

위험요인

일반적으로 정신병의 발생은 나이와 취약요인이 증가 함으로써 야기되는 위험요소의 숫자가 증가할 수록 따라 증가한다. 이것은 나이가 증가함에 따라 측두엽과 전두엽의 겉질의 기능악화뿐만 아니라 정신병의 발생을 악화시킨다고 알려져 있는 노화에 따른 신경화학적 변화로 파악된다. 후기에 발현되는 정신병을 가진 노인은 시력과 청력의 정확도가 감소해 있고 이것은 정신병의 소인과 감각저하 사이의 관계에서는 논란이 있다. 임상 경험에서 좋은 청력과 시력은 편집증적 섬망과 환각을 감소시킨다. 게다가, 노인에게서 흔히 마주치게 되는 물리적 질병, 사회고립, 다양한 여러 약제와 물질남용의 조합은 정신병의 취약요소로 잠재되어 있다. 유전적 경향, 특정한 병적인 성향, 초기 조현성향과 편집증뿐만 아니라 여성에서는 노인 정신병 발현의 추가 위험요소로 전제되어 있다.

알츠하이머와 정신병 환자에서 망상의 존재는 나이가 들수록, 우울증이 증가할수록, 초조할수록, 일반적인 건강이 악화될수록 연관이 크다. 반면에 환각의 존재는 심한 치매, 아프리카-아메리카인종, 짧은 정식교육 기간, 보행장애를 겪는 것과 연관이 있다. 알츠하이머에서 정신병이 유전적 경향이 있음을 보여주는 보다 새로운 자료가 나오고 있다.

평가

인생 후반기 정신병은 명확히 진단하고 치료할 수 있는 다양한 질병의 범주에 있다. 그들은 일반적으로 초기와 후기 발병 정신병으로 나뉘며 후자는 치매증상의 유무에 따라 둘로 나뉜다. 후기 발생 그룹의 가장 흔한 진단은 섬망, 치매, 후기 발현 정신병과 기분장애와 일반의학적 상태에 따른 정신병이다. 새로 발견된 후기 정신병의 평가는 의학적 신경학적 검사가 포함된다. 평가는 전형적으로 뇌 이미지와 CBC, 생화학적 검사, B12, 엽산 수준, 갑상선 기능검사, 요검사 및 심전도 검사와 같은 실험실적 검사가 포함된다. 일반 의약품과 한약 및 물질남용을 포함하는 약품의 포괄적인 검토도 당연하다. 섬망, 치매 및 초기 정신병 사이에서의 차이는 위험도, 예후 및 이들을 연계한 치료에 따른 다양함에 따라 달라진다. 표 26.10은 주요 차이점을 보여준다.

섬망은 의학적인 응급상황으로 정신병과 혼동해서는 안 되며 긴급하게 평가하고 치료되어야 한다. 섬망은 여러 갑작스럽고 이환되기 쉬운 요인들의 상호 작용에 의해 나타나는 복합적인 요소가 섞여있는 증후군이다. 이것의 중증도와 이환율은 존재하는 위험요소들의 수에 따라 증가한다. 사정 위험요소로 환자의 취약성, 나이, 이전에 존재하는 인지장애, 감각 결여 등이 있다. 반면에 위험에 빠뜨릴 수 있는 요소로 증후군이 발현되면서 병원과 연계되지 않는 것이 있다(표 26.11). 노인 환자에게서 내재적으로 사전 위험요소를 가지고 있는 수에 따른 위험이 있고 이것은 그들로 하여금 경도의 방아쇠 역할을 하게 되어 이에 따른 반응으로 섬망을 불러 일으킬 수 있다. 의인성 원인을 간과해서는 안 되며 노인의 섬망환자의 12~39%에서 약물 단독 사용이 그러한 결과가 있었다고 보고되어 있다.

정신병 증상에 의해 흔히 합병되는 치매는 흔히 여러 인지 영역에서의 점진적인 기능감소와 연관되어 있는 신경정신의학적 증후군이다. 평가의 첫 번째 접근은 치매과정에서 정신적인 방해를 일으키는 행동을 유발하는 의학적, 약물학적, 환경적인 변수를 평가하는 것이다. Table 26.12는 치매 환자에서 행동적 변화를 유발하는 데 관여할 수 있는 요소를 요약해 놓았다.

행동의 제약을 일으키는 모든 수정 가능한 원인을 확인하고 교정하는 것은 중요하나 평가는 이러한 증상들의 성격과 이것에 상호 반응하는 환자의 능력에 따라 유연할 수 있어야 한다.

치료

행동관련 증상과 초초함이 있는 환자의 치료는 전형적으로 환자의 물리적 건강, 환경의 안전과 정신증상에 초점을 맞추어 폭 넓은 정신사회적 치료를 포함하게 된다. 초기에 약물로 치료되지 않은 행동 관련 합병증은 규칙적인 일상리듬의 문제, 일탈, 화법과 비연속적인 반응(과도한 임무또는 상황에서 다양한 감정적 반응)을 포함한다(표 26.13).

정신병, 초조, 공격성과 같은 다른 증상들은 "약물에 반응"하는 것으로 알려져 있다. 그러나 이것은 식품의약품 안전청(FDA)에서 승인한 기준인 이런 흔하고 쇠약한 행동문제를 치료하는 데 적응증이 된다고 지적한 부분은 중요하다. 항 정신병 약물의 경우 라벨이 없이 사용되어 왔으나 FDA의 경고에서는 이런 약들이 사망률을 증가(대부분 심장이나 감염성 원인에 의해)시키고 연구 결과에서 중등도의 약물 효과나 그 이하의 효용성이 있음을 강조하며 처방에서 감축시킬 것을 경고했다. 최근 미국 대학 신경정신과학회지에서 전문가 집단은 치매가 있는 초조함과 정신병이 있는 환자의 치료에 몇 가지 권고안을 만들었다. 환경, 개인관계, 사회, 의학적 중재와 함께 병행하여 가역적인 원인을 확인하고 교정하는 것을 첫 번째로 한다. 가족, 환자, 간병인은 의사 결정 과정에서 통상적으로 가능한 범주 내에서 실익을 따지는 완전한 평가를 거쳐야 한다. 지속적이고 심한 증상만이 연속적인 약물요법이 고려되어야 하고 효과의 지속적인 관찰이 처방한 의사에 의해서 이해되어야 한

다. 이런 인구집단에서는 증상을 안정화시키기 위해 최소의 약물처방과 최소의 기간에 사용되어야 한다.

요약

노인 정신 질환은 일차적으로 오기보다 노인이 가지고 있는 의학적인 기저질환과 사회 환경적 변화가 복합된 이차적인 경우가 흔하다. 또한 치매, 우울증, 의학적인 질환 등으로 인해 감별하기가 어려우며 종종 일차 진료에서 놓치게 되는 경우가 흔

표 26.11. 섬망의 선행 및 유발요인

Predisposing factors	Precipitating factors
Age (>65	Polypharmacy
Cognitive impairment	Infection
Physical frailty	Immobility
Visual impairment	Catheters
Hearing impairment	Sleep deprivation
Male gender	Use of restraints (physical and
Dehydration on admission	pharmacological)
Infection on admission	Pain
Multiple comorbidities	High number of hospital procedures
Nutritional deficiencies	Hypoxia
Alcohol dependence	Electrolyte disturbance
Prior episodes of delirium	End organ failure
	Alcohol withdrawal

표 26.12. 치매에서 행동 및 정신장애를 유발할 수 있는 원인들

Medication side effects: especially anticholinergic, antimuscarinic
Delirium (infection, dehydration, acute medical illness)
Pain linked to chronic or acute medical problems
Frustration due to progressive memory/cognitive failure
Physical needs (hunger, need for toileting)
Emotional needs (separation from family)
Environmental factors (noise, overcrowding, overstimulation, understimulation)
Rigid caregiving

표 26.13. 행동장애에 따른 중재술

Behavior	Intervention
Day – night reversal	Avoidance of nighttime fluid and diuretics
	Effective treatment of pain
	Daytime structure, socialization, exercise
	Discouragement of daytime napping
Wandering	Elimination of environmental hazards: locks, alarms on doors and windows
	Redirection techniques
	Soft nighttime illumination
Catastrophic reaction	Relaxed, supportive approach
	Avoidance of sensory overload
	Limited demands

표 26.10. 응급실 우울증 선별도구(ED-DSI)

	Delirium	Dementia	Psychosis
Onset	Acute	Gradual	Variable
Course	Fluctuating	Progressive	Chronic
Course	Altered	Normal	Normal
Consciousness	Fluctuating	Impaired	Normal
Duration	Hours – months	Months – years	Months – years
Hallucinations	Common	Rare till late	Common
Attention	Impaired	Normal till late	May be impaired

하다. 노인 정신질환으로 인해 자살 및 기존 정신 질환이 악화되어 경제 사회적 비용의 증가는 물론 환자 개인의 정신 육체적 상태의 악화의 계기가 되는 바 이를 사전에 인지할 수 있는 적합한 선별검사가 필요하고 일차 진료에서 전문적인 치료까지 연계될 수 있는 시스템 구축이 필요하다. 또한 노인 정신 질환의 경우 약물 치료에 반응이 좋아 초기 적극적인 치료는 증상 해소에 도움이 될 수 있다.

핵심과 주의점

핵심

- 노인에서의 자살 위험은 다른 어느 인구집단보다 높다.
- "베이비 붐"세대에서 치료가 필요한 물질남용 문제를 가지고 있는 성인노인층의 숫자가 실질적인 증가가 있었다.
- 인생 후반기 정신병의 발현은 의학적, 신경학적 또는 물질과 연관된 상황일 수 있다.

주의점

- 노인 자살자는 보다 단극성 우울증의 단일 삽화를 겪는 경우가 많고 우울증의 형태는 일반적인 치료에 반응을 잘한다.
- 효과적인 선별과 중재 전략은 노인에게서 물질남용 문제 해결을 향상시키는 결과를 가져온다.
- 일차적인 정신질환은 노인 인구집단에서 극히 드물다.

참고문헌

1. World Health Organization . World Health Report 2010 .

2. Center for Disease Control and Prevention. National Center for Injury Prevention and Control . Web based Injury Statistics Query and Reporting System (online, accessed September 23, 2012).

3. Moscicki EK . Identifi cation of suicide risk factor using epidemiologic studies . Psychiatr Clin North Am. 1997 ; 3 : 499 –517.

4. Goldsmith SK , Pellmar TC , Kleinman AM , et al. (ed.) Reducing Suicide: A National Imperative (Washington, DC : National Academy Press, 2002).

5. Centers for Disease Control and Prevention , Atlanta, GA.

6. Conwell Y , Van Orden K , Caine E. Suicide in older adults. Psychiatr Clin North Am . 2011 ; 34 (2): 451 –68.

7. Murphy GE , Wetzel RD , Robins E , et al. Multiple risk factors predict suicide in alcoholism . Arch Gen Psychiatr. 1992 ; 49 (6): 459 –63.

8. Conner KR , Duberstein PR , Conwell Y , et al. Psychological vulnerability to completed suicide: a review of empirical studies . Suicide Life Th reat Bevah. 2001 ; 31 (4): 367 –85.

9. Di Giviovann G , Di Matteo V , Esposity E (ed.). Th e role of dopamine and serotonin in suicidal behavior and aggression. In Progress in Brain Research , vol. 172, ed. Ryding E , Lindstrom M , Traskman-Bendz L (Philadelphia, PA : Elsevier , 2008).

10. Dombrovski AY , Clark L , Reynolds CF 3rd, et al. Cognitive performance in suicidal depressed elderly: preliminary report . Am J Geriatr Psychiatr . 2008 ; 16 (2): 109 –15.

11. Alexopoulos GS , Meyers BS , Young RC , et al. ' Vascular depression' hypothesis . Arch Gen Psychiatr . 1997 ; 54 (10): 915 –22.

12. Rubio A , Vestner AL , Steward JM , et al. Suicide and Alzheimer's pathology in the elderly: A case-control study . Biol Psychiatr . 2001 ; 49 : 138 –45.

13. Beautrais AL. A case control study of suicide and attempted suicide in older adults . Suicide Life-Th reat Behav . 2002; 32(1): 1–9.

14. Rubenowitz E , Waern M , Wilhelmson K , Allebeck P . Life events and psychosocial factors in elderly suicides- a case control study . Psychol Med. 2001 ; 31 (7): 1193 –202.

15. Miller M . A psychological autopsy of a geriatric suicide . J. Geriatr Psychiatr . 1977 ; 10 (2): 229 –42.

16. Barraclough BM . Suicide in the elderly: recent developments in psychogeriatrics . Br J Psychiatr . 1972 ;(Suppl. # 6): 87 –97.

17. Duberstein PR , Conwell Y , Conner KR , et al. Poor social integration and suicide: fact or artifact? A case-control study . Psychol Med. 2004 ; 34 (7): 1331 –7.

18. Conwell Y , Duberstein PR , Caine ED. Risk factors for suicide in later life . Biol Psychiatr. 2002 ; 52 : 193 –204.

19. Miller M . Geriatric suicide: the Arizona study . Gerontologist. 1978 ; 18 : 488 .95.

20. Conwell Y , Duberstein PR , Connor K , et al. Access to fi rearms and risk for suicide behavior in middle-aged and older adults . Am J Geriatr Psychiatr. 2002 ; 10 (4): 407 .16.

21. Holkup PA , Hsiao-Chen J , Titler MG . Evidence based protocol. Elderly suicide secondary prevention . J Gerontol Nurs. 2003 ; 6 .17.

22. Venlaere L , Bouckaert F , Gastmans C . Care for suicidal older people: current clinical-ethical considerations . J Med Ethics. 2007 ; 33 : 376 .81.

23. Ludwig J , Cook PJ . Homicide and suicide rates associated with implementation of the Brady Handgun Violence Prevention Act . JAMA . 2000 ; 284 : 585 .91.

24. Howton K . United Kingdom legislation on pack size of analgesics: background, rationale, and eff ects on suicide and deliberate self-harm . Suicide Life Th reat Behav . 2002 ; 32 (3): 223 .9.

25. De Leo D , Dello BM , Dwyer J . Suicide among the elderly: Th e long-term impact of a telephone support and assessment intervention in northern Italy . Br J Psychiatr. 2002 ; 181 : 226 .9.

26. Bruce ML , Ten Have T , Reynolds CF III , et al. Reducing suicidal ideation and depressive symptoms in depressed older primary care patients: a randomized controlled trial . JAMA. 2004 ; 291 (9): 1081 .91.

27. Alexopoulos GS , Reynolds CF III , Bruce ML , et al. Reducing suicidal ideation and depression in older primary care patients: 24 months outcomes of the PROSPECT study . Am J Psychiatr. 2009 ; 166 : 882 .90.

28. Moussavi S , Chatterji S , Verdes E , et al. Depression, chronic diseases, and decrements in health: results from the World Health Surveys . Lancet. 2007 ; 370 : 851 .8.

29. Alexopoulos GS , Buckwalter K , Olin J , et al. Comorbidity of late life depression: An opportunity for research on mechanisms and treatment . Biol Psychiatr. 2002 ; 52 : 543 .58.

30. Huang BY , Cornoni-Huntley J , Hays JC , et al. Impact of depressive symptoms on hospitalization risk in communitywelling older persons . J Am Geriatr Soc. 2000 ; 48 (10): 1279 .84.

31. Schultz R , Dryer RA , Rollman BI. Depression as a risk factor for non-suicide mortality in the elderly . Biol Psychiatr. 2002 ; 52 (3): 205 .25.

32. Waern M , Runeson BS , Allebeck P , et al. Mental disorders in elderly suicides: a case control study . Am J Psychiatr. 2002 ; 159 (3): 450 .5.

33. Fiske A , Loebach Wetherell J , Gatz M . Depression in older adults . Annu Rev Clin Psychol . 2009 ; 5 : 363 .89.

34. Sanders AB . Older persons in the emergency medical care system. J Am Geriatr Soc. 2001 ; 49 : 1390 .2.

35. Meldon SW , Emerman CL , Schubert DS . Recognition of depression in geriatric ED patients by emergency physicians . Ann Emerg Med . 1997 ; 30 : 442 .7.

36. Charney DS , Reynolds CF III , Lewis L , et al. Depression and Bipolar Support Alliance Consensus statement on the unmet needs in diagnosis and treatment of mood disorders in late life . Arch Gen Psychiatr. 2003 ; 60 (7): 664 .72.

37. Carney RM , Freedland KE . Depression, mortality, and medical morbidity in patients with coronary heart disease . Biol Psychiatr. 2003 ; 54 : 241 .7.

38. Astrom M , Adolfsson R , Asplud K . Major depression in stroke patients. A 3 year longitudinal study . Stroke . 1993 ; 24 : 976 .82.

39. Cummings JL . Depression and Parkinson's disease: A review . Am J Psychiatr . 1992 ; 149 : 443 .54.

40. Fiske A , Wetherell J , Gatz M . Depression in older adults. Annu Rev Clin Psychol. 2009 ; 5 : 363 .89.

41. Prince MJ , Harwood RH , Th omas A , et al. A prospective population based cohort study of the eff ects of disablement and social milieu on the onset and maintenance of late life depression . Th e Gospel Oak Project VII. Psychol Med. 1998 ; 28 (2): 337 .50.

42. Penninx BW , Guralnik JM , Ferrucci L et al. Depressive symptoms and physical decline in community dwelling older persons. JAMA. 1998 ; 279 (21): 1720 .6.

43. Pines JM , Mullins PM , Cooper JK , et al. National trends in emergency department use, care patterns, and quality of care of older adults in the United States . J Am Geriatr Soc . 2013 ; 61 (1): 12 .17.

44. Kesser RC , Birnbaum H , Bromet E , et al. Age diff erences in major depression: results from the National Comorbidity Survey Replication (NCS-R) . Psycholog Med . 2010 ; 40 (02): 225 .37.

45. Schwenk TL . Diagnosis of late life depression: the view from primary care . Biol Psychiatr. 2002 ; 52 (3): 157 .63.

46. Alexopoulos GS , Kiosses DN , Heo M , et al. Executive dysfunction and the course of geriatric depression . Biol Psychiatr. 2005 ; 58 : 2004 .10.

47. Th ompson TL 2nd, Mitchell WD , House RM . Geriatric psychiatry patients' care by primary care physicians . Psychosomatics. 1989 ; 30 (1): 65 .72.

48. Meldon SW , Emerman CL , Schubert DS . Recognition of depression in geriatric ED patients by ED physicians . Ann Emerg Med. 1997 ; 30 (4): 442 .7.

49. Lyness JM , Kim J , Tang W , et al. Th e clinical signifi cance of subsyndromal depression in older primary care patients . Am J Geriatr Psych . 2007 ; 15 (3): 214 .23.

50. Park M , Unutzer J . Geriatric depression in primary care . Psychiatr Clin North Am . 2011 ; 34 (2): 469 .87, ix.x.

51. Watkins CL , Lightbody CE , Sutton CJ , et al. Evaluation of a single-item screening tool for depression aft er stroke: a cohort study . Clin Rehabil. 2007 ; 21 (9): 846 .52.

52. Li C , Friedman B , Conwell Y , et al. Validity of the Patient Health Questionnaire 2 (PHQ-2) in identifying major depression in older people . J Am Geriatr Soc . 2007 ; 55 (4): 596 .602.

53. Fabacher DA , Raccio-Robak N , McErlean MA , et al. Validation of a brief screening tool to detect depression in elderly ED patients . Am J Emerg Med. 2002 ; 20 : 99 .102.

54. Walsh PG , Currier G , Shah M , et al. Psychiatric emergency services for the US elderly: 2008 and beyond . Am J Geriatr Psychiatr . 2008 ; 16 (9): 706 .17.

55. DasGupta K . Treatment of depression in elderly patients: Recent advances. Arch Fam Med . 1998 ; 7 (3): 274 .80.

56. Birrer RB , Vemuri SP . Depression in late life: A diagnostic and therapeutic challenge . Am Fam Physician. 2004 ; 69 : 2375 .82.

57. Fiske A , Loebach Wetherill J , Gatz M . Depression in older adults . Annu Rev Clin Psychol. 2009 ; 5 : 363 .89.

58. Salzman C , Wong E , Wright BC . Drug and ECT treatment of depression in the elderly, 1996.2001: A literature review . Biol Psychiatr . 2002 ; 52 : 265 .84.

59. Helzer JE , Burnam A , McEvoy LT . Alcohol abuse and dependence. In Psychiatric Disorders in America: Th e Epidemiologic Catchment Area Study , ed. Robions LN , Regier DA (New York: Macmillan 1991), pp. 81–115.

60. O'Connell H , Chin A , Cunningham C , et al. Th e role of dopamine and serotonin in suicidal behavior and aggression . BMJ . 2003 ; 327 : 664 –7.

61. Schuckit MA . Alcohol use disorders. Lancet. 2009 ; 373 : 492 –501.

62. H elping patients who drink too much . A Clinician's Guide, 2005 edn (Rockville, MD : NIAAA, National Institute of Health, 2005).

63. Moore A , American Geriatrics Society Clinical Practice Committee. Clinical Guidelines for Alcohol Use Disorders in Older Adults, November 2003 .

64. Liberto JG , Oslin DW . Early versus late onset of alcoholism in the elderly . Int J Addict . 1995 ; 30 (13–14): 1799 –818.

65. Oslin DW . Alcohol use in late life: disability and comorbidity . J Geriatr Psychiatr Neurol. 2000 ; 13 : 134 –40.

66. Friedmann PD , Karrison T , Nerney M , et al. The effect of alcohol abuse on the health status of older adults seen in the emergency department . Am J Drug Alcohol Abuse . 1999 ; 25 (3): 529 –42.

67. Ozdemir V , Fourie J , Busto U , Naranjo CA . Pharmacokinetic changes in the elderly. Do they contribute to drug abuse and dependence? Clin Pharmacokin . 1996 ; 31 : 372 –85.

68. Moore AA , Whiteman EJ , Ward KT . Risk of combined alcohol/ medication use in older adults . Am J Geriatr Pharmacother . 2007 ; 5 (1): 64 –74.

69. Rigler SK . Alcoholism in the elderly . Am Fam Physician. 2000 ; 61 : 1710 –16.

70. Warren M . Alcohol dependence and misuse in elderly suicides . Alcohol. 2003 ; 38 (3): 249 –54.

71. Blow FC , Cook CA , Booth BM , et al. Age-related psychiatric comorbidities and level of functioning in alcoholic veterans seeking outpatient treatment . Hosp Community Psychiatr. 1992 ; 43 : 990 –5.

72. Finlayson RD , Hurt RE , Davis LJ , et al. Alcoholism in elderly persons: a study of the psychiatric and psychosocial features of 216 inpatients . Mayo Clin Proc. 1988 ; 63 : 761 –8.

73. Moore RD , Bone LR , Geller G , et al. Prevalence, detection and treatment of alcoholism in hospitalized patients . JAMA. 1989 ; 261 : 403 –7.

74. Keeler EB , Solomon DH , Beck JC , et al. Eff ects of patient age on duration of medical encounters with physicians . Med Care. 1982 ; 20 : 1101 –8.

75. Th e American Geriatrics Society . Clinical Guideliness for Alcohol Use Disorders in Older Adults (accessed January 27, 2013 from www.americangeriatrics.org/products/ positionpapers/ alcoholPF , updated November 2003).

76. Blow FC , Brower KJ , Schulenberg JR , et al. Th e Michigan Alcoholism Screening Test–Geriatric version (MAST-G): a new elderly specifi c screening instrument . Alcohol Clin Exp Res . 1992 ; 16 : 372 .

77. Blow SJ , Gillespie BW , Barry KL , et al. Brief screening for alcohol problems in elderly populations using the Short Michigan Alcoholism Screening Test: geriatric version . Alcohol Clin Exp Res. 1998 ; 22 (Suppl.): 131A .

78. Jones TV , Lindsay BA , Yount P , et al. Alcoholism screening questionnaires: Are they valid in the elderly medical outpatients? J Gen Intern Med . 1993 ; 8 : 674 –8.

79. Bradley KA , Dibenedetti AF , Volk RJ , et al. Audit-C as a brief screen for alcohol misuse in primary care . Alcohol Clin Exp Res . 2007 ; 31 : 1208 –17.

80. Center for Substance Abuse Treatment, Substance Abuse and Mental Health Administration . Screening, Brief Intervention, and Referral to Treatment, 2008 (accessed from http://sbirt. samhsa. gov).

81. Kraemer , KL , Mayo-Smith MF , Calkins R . Impact of age on the severity, course, and complications of alcohol withdrawal . Arch Intern Med . 1997 ; 157 : 2234 –41.

82. Rigler SK . Alcoholism in the elderly . Am Fam Physician. 2000 ; 61 : 1710 –16.

83. O'Connell H , Chin AV , Cunningham C , et al. Alcohol use disorders in elderly people: redefi ning an age old problem in old age . BMJ. 2003 ; 327 (7416): 664 –7.

84. Rosner S , Leucht S , Lehert P , Soyka M . Acamprosate supports abstinence, naltrexone prevents excessive drinking: Evidence from a meta-analysis with unreported outcomes . J Psychopharmacol. 2008 ; 22 (1): 11 –23.

85. Cohen CI . Outcomes of schizophrenia into later life: an overview . Gerontologist . 1990 ; 30 (6): 790 –6.

86. Neugebauer R . Formulation of hypothesis about the true prevalence about the functional and organic psychiatric disorders among the elderly in the United States. In. Mental Illness in the United States , ed. Dohrenwend B , Dohrenwend BS , Gould MS , et al. (New York, NY : Raven Press, 1990).

87. Khouzam HR , Battista MA , Emes R , et al. Psychoses in late life: evaluation and management of disorders seen in primary care . Geriatrics 2005 ; 60 (3): 26 –33.

88. Finkel SI . Introduction to behavioral and psychological symptoms of dementia (BPSD) . Int J Geriatr Psychiatr. 2000 ; 15 (Suppl. 1): S2 –4.

89. Overshott R , Burns A. Treatment of dementia . J Neurol Neurosurg Psychiatr. 2005 ; 76 (Suppl. V): v53 –9.

90. Hersch EC , Falzgraf S . Management of the behavioral and psychological symptoms of dementia . Clin Intervent Aging . 2007 ; 2 (4): 611 –21.

91. Cohen-Mansfield J. Non-pharmacologic interventions for inappropriate behaviors in dementia . Am J Geriatr Psychiatr . 2001 ; 9 : 361 –81.

92. Kirshner H . Delirium: A focused review . Curr Neurol Neurosc Rep . 2007 ; 7 : 479 –82.

93. Gills AJ , McDonald HT . Unmasking delirium . Can Nurse . 2006 ; 102 (9); 18 –24.

94. McCusker J , Cole M , Abrahamowicz M , Primeau F . Delirium predicts 12-month mortality . Arch Intern Med . 2002 ; 162 : 457 –63.

95. DeFrances CJ , Hall MJ . 2002 National Hospital Discharge Survey. Advanced Data from Vital and Health Statistics, 342 (Hyattsville MD : National Center for Health Statistics , 2004).

96. McCusker J , Cole M , Dendukuri N , Han L , Bedzile E . The course of delirium in older medical inpatients: a prospective study . J Gen Intern Med. 2003 ; 18 : 696 –704.

97. Sexena S , Lawley D . Delirium in the elderly: a clinical review . Postgrad Med J. 2009 ; 85 : 405 –13.

98. Lacro JP , Jeste DV . Geriatric psychosis. Psychiatr Q. 1997 ; 68 (3): 247 –60.

99. Manford M , Andemann F. Complex visual hallucinations. Clinical and neurobiological insights . Brain. 1998 ; 121 (10): 1819 –40.

100. Iglewicz A , Meeks TW , Jeste DV . New wine in old bottle: Latelife psychosis . Psychiatr Clin North Am . 2011 ; 34 (2): 295 –318.

101. Gill T , Khouzam HR , Tan DT . A mnemonic for monitoring the prescribing of atypical antipsychotics . Geriatrics 2004 ; 59 : 41 –5.

102. Burns A , Gallagley A , Byrne J. Delirium . J Neurol Neurosurg Psychiatr . 2004 ; 75 : 362 –7.

103. Meager DJ . Delirium: optimizing management . BMJ . 2001 ; 322 : 144 –9.

104. Young J , Inouye SK . Delirium in older people . BMJ . 2007 ; 334 : 842 –6.

105. Alagiakrishnan K , Wiens CA . An approach to drug induced delirium in the elderly . Postgrad Med J. 2004 ; 80 : 388 –93.

106. Schwab W , Messinger-Rapport B , Franco K. Psychiatric symptoms of dementia: Treatable, but no silver bullet . Cleveland Clin J Med . 2009 ; 76 (3): 167 –74.

107. Tueth MJ . Dementia: diagnosis and emergency behavioral complications . J Emerg Med. 1995 ; 13 (4): 519 –25.

108. Sultzer DL , Davis SM , Tariot PN , et al. Clinical symptom responses to antipsychotic medications in Alzheimer's disease: Phase 1 outcomes from CATIE-AD Eff ectiveness Trial . Am J Psychiatr . 2008 ; 165 : 844 –54.

109. Jeste DV , Blazer D , Casey D , et al. ACNP White Paper: Update on use of antipsychotic drugs in elderly persons with dementia . Neuropsychopharmacology. 2008 ; 33 : 957 –70.

27장

노인에서 대사성 및 내분비 응급질환

당뇨병 케톤산증과 고삼투압성 고혈당 상태

배경(Background)

당뇨병 케톤산증(Diabetic ketoacidosis, DKA)과 고삼투압성 고혈당 상태(Hyperosmolar hyperglycemic state, HHS)는 당뇨의 가장 심각한 합병증 중 2가지에 해당된다. DKA가 더 흔하며, 매년 당뇨병 환자 1,000명당 4~8건 정도가 발생하고 있다. 대개 1형 당뇨병을 앓고 있는 환자에게서 볼 수 있지만, 2형 당뇨병 환자에게서도 발생할 수 있다. HHS의 경우에는 일반적으로 2형 당뇨병 환자에게서 발생한다. HHS의 유병률에 대한 정확한 수치는 알 수 없지만, 당뇨병으로 병원에 입원하는 경우에서 1% 미만에 해당된다. 일반적으로 HHS 환자에 비해 DKA 환자에서 이상 소견이 더 빨리 나타나, 병원에 먼저 내원할 가능성이 있으며, 나이도 젊다. 게다가 DKA의 사망률은 5% 미만인 반면에 HHS 환자들의 사망률은 15%로 훨씬 높다. 중요한 것은 노인에서 두 질환의 사망률은 모두 더 높다는 것이다.

두 질환은 모두 인슐린 길항작용 호르몬(글루카곤, 카테콜라민, 코티솔 및 성장호르몬)의 분비와 함께 인슐린의 상대적 혹은 절대적인 결핍의 결과로 발생된다. DKA에서 인슐린 내성에 동반된 인슐린 결핍은 지방분해와 지방산생성을 촉진시켜, 결국은 케톤산증을 유발한다. 미국 당뇨병 협회에 따르면, DKA는 고혈당증(혈당 > 250mg/dl), 산증(pH < 7.3, 혈청 중탄산염 < 18mmol, 음이온 차이 > 10) 그리고 케톤혈증으로 정의된다. DKA의 가장 흔한 원인으로는 감염, 인슐린 처방의 변경, 복약 불순응, 새로 발현한 당뇨 등이 있다.

HHS 환자에서는 인슐린의 상대적인 결핍이 일반적으로 나타난다. 즉, 고혈당증을 조절하기에 충분하지 않지만, 인슐린이 어느 정도 분비되어 케톤증은 대개 억제되어 있다. HHS의 진단은 혈당이 600 mg/dl, 혈청 삼투압이 320 mosm/kg를 초과하는 경우에 진단되며, 약간의 케톤증은 있을 수 있다. HHS의 가장 흔한 원인은 감염과 탈수이다.

DKA와 HHS는 서로 배타적이지 않으며, 일부 환자에서는 DKA와 HHS의 구분이 힘들 수 있다. Gaglia 등이 발표한 613명을 대상으로 한 후향적 연구에서, 22%는 DKA 만을, 45%는 HHS만을 나타내었고, 33%는 두 질환 모두에 해당되었다. HHS와 DKA 양상을 같이 보이는 경우는 비만이거나,

아프리카-아메리칸에 해당하는 환자들에게서 흔했다. Gaglia 등은 두 질환 양상을 모두 보이는 환자 군의 대략 1/3이 노인 환자인 것을 발견하였다.

HHS와 DKA에서 가장 흔한 악화요인은 폐렴, 요로감염, 위장염 같은 감염으로 약 50%에 다다른다. 복약 불순응, 부적절한 당뇨 치료는 두 번째 흔한 요소로 사례의 약 20~40%를 차지한다. 그 밖에 드문 유발인자로 혈관 질환(급성 심근 경색, 뇌졸중), 췌장염, 외상, 화상, 기타 내분비 이상(갑상선 장애, 쿠싱 증후군), 및 약물(스테로이드, 이뇨제, 항정신병 치료제) 등이 있다.

병력(History)

체내 인슐린 활동 저하는 포도당의 생산을 증가시키나, 조직에서는 포도당의 이용을 감소시킨다. 이렇게 발생된 고혈당은 삼투압성 이뇨작용을 유도하고, 차례로 체액 부피를 감소시키고, 전해질의 손실을 야기한다. DKA 환자들은 산증이 빠르게(수 시간 동안에) 발현되기 때문에 의학적 처치를 위해 일찍 내원하는 경우가 흔하나, 수일에 걸쳐 발현하는 HHS 환자의 경우에는 늦게 내원하여 심한 전해질 불균형과 탈수가 동반되어 있다.

증상으로는 고혈당과 그로 인한 탈수와 관련된 다뇨증, 다음증, 다식, 흐린 시력, 권태감, 체중 감소가 포함된다. DKA 환자들은 복통과 오심, 구토, 과일향의 호흡냄새를 호소할 수도 있다. HHS 환자들은 의식변화, 혼수, 발작을 호소하기도 한다. 의식 변화의 정도는 대개 혈청 삼투압과 관련이 있다. HHS와 DKA 급성 발병 증상 외에도 원인질환과 관련된 증상들(예를 들면, 감염인 경우에는 고체온증 혹은 저체온증, 급성 심근경색인 경우에는 흉통)도 같이 나타날 수 있다.

신체 진찰(Physical)

신체 진찰 시에는 대개 점막의 건조, 피부 탄성의 감소, 빈맥, 빈호흡 및 산증이 동반된 경우 쿠스마울 호흡을 포함한 탈수 징후들이 대개 관찰된다. 노인에서는 사구체 여과율 감소, 갈증에 대한 감각 감소 및 수분을 섭취할 능력 부족으로 고삼투압이 발생할 위험이 높다. 이로 인한 이차적인 의식저하의 위험도 높다.

진단 검사(Diagnostic testing)

온혈구계산(Complete Blood count, CBC), 대사성 패널, 혈청 혹은 요 케톤 및 정맥/동맥혈 분석 검사, pH를 포함한 혈액 검사들이 반드시 필요하다. 기저 심장질환 혹은 전해질 장애 영향을 평가하기 위한 심전도(ECG) 검사도 필요하다. 추가적으로 환자가 호소하는 주 증상이나 표현을 바탕으로 DKA와 HHS의 발생촉진 원인을 진단하기 위하여 구체화된 검사를 진행하여야 한다. 예를 들면, 감염 시에는 소변 검사, 소변 배양, 흉부 촬영, 및 혈액 배양 검사도 시행되어야 한다. 뇌졸중이 의심되는 경우에는 두부 CT 검사도 반드시 필요하다.

감별 진단(Differential diagnosis)

DKA와 HHS의 감별진단은 주소에 따라 다르다. 환자가 구토와 복통 등을 호소한다면(DKA 증상), 충수돌기염, 위장염, 위염 및 췌장염이 모두 감별되어야 한다. 환자가 의식 저하와 기면 증상이 있다면, 패혈증, 뇌졸중, 점액수종 혼수, 약물 혹은 알코올 중독이 모두 고려되어야 한다. 증가된 음이온 차이와 함께 케톤산증이 있는 경우, 기아 케톤증, 알코올 케톤산증, 젖산 산증, 및 다양한 알코올 중독증(메탄올, 에틸렌글리콜)이 조사되어야 한다.

치료(Treatment)

DKA와 HHS의 치료는 다양하며, 탈수 교정을 위한 수액 보충, 혈당조절, 전해질 불균형 교정, 산-염기 상태 모니터링과 유발 촉진인자 치료를 포함한다. 등장성 수액 보충이 가장 중요한 치료이다. DKA 환자들은 5~8 L 정도의 수분 손실이 있으며, HHS 환자들의 경우 수분 손실이 10~12 L 정도로 더 심하게 탈수되어 있다. 정맥으로 한 시간 이내에 15~20 ml/kg/h의 수액 공급이 권장되며, 목표량이 보충된 경우 기저 심장 상태가 반드시 고려되어야 한다. 충분한 수액 공급은 혈관 내 혈장량을 증가시켜, 조직 관류를 호전시키고, 순환 포도당 수치는 낮춘다. 혈청 포도당 수치가 250 mg/dl로 내려가면, 5% Dextrose를 수액 공급에 추가하여야 한다. 지나치게 빠른 수액 공급은 뇌부종 혹은 심부전을 유발할 수 있다. 뇌부종은 DKA와 HHS 환자에서 가장 흔한 사인이다.

인슐린 치료는 환자가 혈역학적으로 안정하고, 수액 공급이 시작된 후에 개시되어야 한다. 인슐인은 케톤생성을 차단하여 케톤산증을 교정하고, 포도당 사용 증가와 생성 감소를 통해 혈청 내 포도당 농도를 줄인다. 인슐린 투여는 더 신속하고 신뢰있게 작용하도록(특히, 조직 관류가 안 좋은 경우) 초기에는 정맥 내 투여로 시작하여야 한다. 인슐린은 포도당 수치가 대략 시간 당 100 mg/dl 감소하도록 시간 당 0.1 unit/kg로 점적 투여하도록 추천된다. 인슐린 투여는 환자의 음이온 차이가 없어지고, 중탄산나트륨 수치 > 18 mmol/l이 될 때까지 중단되어서는 안 된다. 이러한 시점에 다다른 경우에 지속 작용 인슐린을 피하로 주는 것으로 전환할 수 있을 것이다. 다시 말하면, 혈청 포도당이 250 mg/dl 아래로 떨어지면, 5% Dextrose 수액을 정맥 투여로 추가하고 인슐린 주입은 중단하지 말고 지속되어야 한다.

인슐린은 혈관 내 체액의 세포 내 이동을 촉진하여, 저혈압을 악화시킬 수 있다. 그러므로, 수액요법이 인슐린 주입보다 앞서 시작되어야 한다. 또한, 저칼륨 혈증이 초기에 동반된 경우, 인슐린 투여는 칼륨을 세포 내로 이동시켜 저칼륨 혈증을 악화시키므로, 인슐린 투여 이전에 칼륨 보충이 반드시 필요하다. 중증의 저칼륨 혈증은 치명적인 부정맥 혹은 호흡 부전을 유발하는 심각한 근육 피로의 원인이 될 수 있다.

DKA와 HHS에서는 전신 내 저장된 칼륨이 고갈되며, 이는 3~6 mEq/kg 정도일 수 있다. 그러나, 초기 칼륨의 농도는 낮거나, 정상, 혹은 높을 수 있다. 인슐린이 주입되는 경우, 혈청 내 칼륨은 세포 내로 이동하여 종종 급격히 떨어진다. 그러한 이유로 칼륨 수치가 낮거나, 정상인 경우에는 칼륨 보충이 조속히 시작되어야 한다. 정상범위 수치 유지를 위하여 시간당 20~30 mEq를 중심정맥로를 통하여 공급한다. 초기에 고칼륨 혈증인 경우에는 초기 비정상 검사 수치에 주의를 하여야 한다. 고혈당증과 산증으로 2차적으로 칼륨이 세포 내에서 외로 이동하여, 실제로 칼륨이 부족하여도 초기 칼륨 수치는 높게 측정될 수 있다. 수액과 인슐린 치료는 칼륨을 세포 내로 이동시키는 치료 효과를 보이므로, 혈청 내 칼륨 수치를 급격히 떨어뜨리고, 감춰졌던 환자의 전체적인 칼륨 부족이 드러나게 된다.

중탄산염투여는 DKA 환자에서 대사성 산증을 치료하기 위하여 항상 투여하지는 않는다. 케톤증은 대개 수액과 인슐린 공급으로 호전되기 때문이다. 심한 산증(일반적으로 pH < 6.9)과 초기 수액 공급에도 심혈관계 허탈의 증거가 있는 경우에 중탄산염이 사용될 수 있다. 0.45% 염화나트륨 식염수 1 L에 2 앰플을 추가하여 1~2시간에 걸쳐 주입할 수 있다. 이러한 후에도 연속적으로 pH를 측정하고, 여전히 6.9 미만이면, 중탄산염 투여를 반복할 수 있다. 일단, pH > 6.9이면, 더 이상의 투여는 필요하지 않다.

혈청 내 마그네슘과 인산 수치 역시 모니터링하고 필요한 경우 보충을 하여야 한다.

거취 결정(Disposition)

DKA 혹은 HHS 환자들은 매시간 혈당 검사(Fingersticks)를 포함하여 활력징후를 자주 측정할 수 있고 모니터가 가능한 곳에 입원이 필요하다. 패혈증이나 급성 심근경색과 동반된 DKA 혹은 HHS처럼 혈역학적으로 불안정한 환자의 경우에는 중환자실 입원이 필요할 수 있다.

갑상선 응급 질환: 점액수종 혼수(Myxedema coma)와 갑상선 중독 발작(Thyroid storm)

배경(Background)

갑상선은 두 가지 생물학적인 갑상선 호르몬을 생산한다. —

티록신(T4)과 3,5,3 삼요오드티로닌(T3). T3는 약 20%만이 갑상선에서 만들어지나, T4는 전적으로 갑상선에서 생산된다. 체내에 순환되는 갑상선호르몬의 대다수는 T4로 (T4:T3 = 20:1) T4는 말초 조직에서 T3로 전환된다. T4와 T3의 99%가 다양한 혈청 단백질과 결합한 형태로 순환한다. 즉, T3와 T4의 1% 미만의 자유로운 형태(Free form)가 호르몬의 유일한 활성화 형태인 것이다. 시상하부는 갑상선분비호르몬(Thyroid-releasing hormone, TRH)을 분비하고, 이는 뇌하수체를 자극하여 갑상선자극호르몬(Thyroid-stimulating hormone, TSH)을 분비하여 갑상선에서 T4와 T3를 생산하도록 촉진한다. 증가된 Free T4와 T3는 뇌하수체에 음성 피드백을 주어 TSH 생산을 감소시킨다.

갑상선의 기능부전은 노인에게서 흔하다. 갑상선기능저하증은 60세 이상 여성에서 10% 이상, 남성에서 약 2%가 발생한다. 갑상선기능항진증 환자의 10~15% 정도는 60세 이상이다. 하지만, 갑상선기능저하/항진증의 전형적인 증상과 징후들이 노인에게서는 발현되지 않거나, 미미한 증상의 경우 노화 혹은 다른 동반질환 결과로 여겨지는 경우가 많다. 이러한 이유로 노인에게서 갑상선 질환은 흔하지만 자주 간과된다.

점액수종 혼수(Myxedema Coma)

병력(History)

갑상선기능저하증의 생명을 위협하는 합병증인 점액수종 혼수는 대개 75세 이상의 노인에게 발생하며, 의식저하와 심혈관계/호흡기계 허탈이 동반된 심한 갑상선기능저하증이 특징적이다. 일차성 갑상선 기능저하증(갑상선에서 호르몬 분비 기능부전)의 가장 흔한 원인으로는 하시모토 갑상선염(Hashimoto's thyroiditis), 방사능 요오드 절제술 기왕력, 요오드 섭취 결핍, 갑상선 절제술 기왕력, 아급성 갑상선염과 약물 부작용(예, 리튬, 아미오다론 및 인터페론-α) 등이 포함된다.

갑상선기능저하증의 임상증상은 매우 느리게 발현되고 노화에 따른 과정으로 자주 오인되어, 쉽게 인지되지 않을 수 있다. 증상으로는 추위를 견디지 못하고, 체중 증가, 기면, 변비, 피부건조, 우울감과 인지장애가 포함된다. 대개 점액 수종 혼수와 관련된 심한 의식 저하에는 감염, 급성심근경색, 진정제, 혹은 추위 노출(점액수종혼수는 겨울철에 더 흔한 이유) 등의 기저 스트레스 요인들이 있다.

신체 진찰(Physical)

진찰상 갑상선기능저하증과 관련된 전형적인 증상들이 나타날 수 있으며, 피부 건조, 털이 가늘어짐, 서맥, 저체온, 저환기 및 반사신경 지연들이 포함될 수 있다. 전반적인 피부와 연부조직 부종(특히 눈 부위)과 안검하수, 대설증, 차가운 피부 소견들 또한 발견될 수 있다.

진단 검사(Diagnostic testing)

갑상선 기능 검사는 free T4와 T3 감소와 TSH 증가(일차성 갑상선기능저하증) 혹은 TSH 정상/저하(시상하부/뇌하수체 기능부전)으로 비정상 소견을 보인다. 추가 혈액 검사로 온혈구계산(CBC), 기본 대사성 검사, 크레아티닌 인산분해효소 (CPK), 그리고 ABGA(저환기시, 고탄산 호흡부전)를 시행하여야 한다. 혈액/소변 배양 검사, 소변 검사, 그리고 X선 검사도 점액 수종 혼수를 유발 촉진하는 감염이나, 패혈증을 배제하기 위하여 얻어져야 한다. 두부 CT(뇌졸중 혹은 종괴), ECG (ST분절 상승 급성심근경색, 서맥성부정맥) 검사도 하여야 한다. 심장효소검사 또한 필요하다.

감별 진단(Differential Diagnosis)

의식 변화(혼수, 정신병, 간질)를 유발할 수 있는 어떠한 원인들도 감별되어야 한다. 수막염, 뇌염, 전해질 불균형, 패혈증(소변, 폐, 복부 기원), 다양한 약물 남용(진정제, 마약제), 뇌병적 상태, 뇌졸중 또한 고려하여야 한다. 치매의 악화 또한 감별되어야 한다. 저체온증은 저혈당증이나, 패혈증에서도 나타날 수 있다.

치료(Treatment)

갑상선 호르몬의 정맥 내 보충과 함께 갑상선호르몬 수치 검사는 치료의 가장 중요한 요소이다. 정맥 내 수액 주입으로 심한 저혈압과 서맥 교정이 불가능한 경우에는 혈압상승제 투여가 필요할 수 있다. 저체온은 수동적 가온(예, 보온 담요)으로 치료를 하여야 한다. 기계 환기 요법은 저환기와 고탄산혈증을 보이는 환자에게 필요할 수 있다. 갑상선 호르몬 대체 요법은 레보티록신(levothyroxine) 200~500 μ 부하량 투여로 시작 후 10~50 μ/day로 추가하여야 한다. 심한 갑상선기능저하증이 뇌하수체축의 기능 부전 혹은 다분비성 자가면역 질환으로부터 발생될 수 있으므로, 환자에게 코르티코스테로이드 투여 또한 고려하여야 한다.

갑상선 중독 발작(Thyroid Storm)

병력(History)

과도한 갑상선 호르몬 발현에 따른 갑상선 중독증은 심한 체온조절 기능 부전(체온 상승), 의식 변화, 다기관 기능 부전, 아드레날린성 위기와 관련되어 생명을 위협하는 응급질환이다. 이러한 경우를 갑상선 중독 발작이라고 한다. 노인에게서 이러한 흔한 원인으로는 그레이브스병(Graves' disease)과 독성 다발성 결절성 갑상선종이 있다. 갑상선항진증의 전형적인 증상들인 더위를 못 견딤, 설사, 두근거림, 떨림, 식욕 증가에도 발생한 체중 감소들이 노인에게서는 다양한 원인들로 나타나지 않을 수 있다. 예를 들면, 노인들은 대개 선행하는 변비를 가지고 있어 규칙적인 장운동으로 인한 변비 해소를 설사로 표현하기도 한다. 많은 노인들에게서 체중 감소 시 식욕 증가보다는 식욕 부진이 동반되기도 한다. 또한, 노인들은 이미 베타차단제 혹은 칼슘통로차단제를 복용하고 있는 경우가 많아, 빠른 심방 세동보다는 느린 심방세동 소견을 보인다. 초기 발현 시에는 심박출량이 높게 나타날 수 있다. 피로, 기면, 혼란, 초조 증상들이 다양하게 나타날 수 있다.

환자들은 두근거림, 불안, 심부전, 과잉발한들을 경험할 수 있다. 갑상선 중독 발작을 유발 촉진하는 기저 손상을 찾는 것이 중요하다. 잠재적인 기저 질환들은 급성 심근경색이나, 감염, 뇌졸중 같이 점액 수종 혼수를 유발하는 인자와 비슷하다.

신체 진찰(Physical Exam)

진찰 시, 갑상선 중독 발작을 호소하는 환자에서는 열, 빈맥, 고혈압이 관찰되고, 따뜻하고 습한 피부와 거친 떨림, 근육 약화, 반사항진 소견을 보일 수 있다. 발작의 기저 원인이 그레이브스병인 경우에는 환자들은 눈꺼풀 내림이 지체되고, 안구돌출 소견이 보이고, 또한 갑상선종(goiter)이 있을 수 있다.

진단 검사(Diagnostic testing)

대개 갑상선자극호르몬(TSH) 감소(일차성 갑상선기능항진증)와 증가된 free T4와 free T3 결과를 보인다. 일차적인 기능 부전이 갑상선이 아닌 시상하부나, 뇌하수체의 문제인 경우, 노인 환자, 그리고 장기간 스테로이드 사용 환자에서는 TSH 레벨은 억제되지 않을 수 있다. 비정상적인 간기능 검사소견이 관찰되고, 흉부 방사선 사진상 체액 과다 징후가 있을 수 있다.

감별 진단(Differential Diagnosis)

감별진단은 환자의 호소 증상에 따른다. 환자들에서 새로이 발생한 심방세동이나, 심부전이 보이는 경우, 급성 심근경색이나 급성 관상동맥 질환이 가능한 원인이다. 환자가 식욕부진과 체중감소를 호소하는 경우 잠재적인 암이 원인 일 수 있다. 기면 혹은 혼돈 증상이 우세한 증상인 경우에는 전해질불균형, 패혈증, 감염, 그리고 뇌병변이 있을 수 있다.

치료(Treatment)

치료는 호흡기계와 심혈관계 안정화를 포함하여 갑상선호르몬 생성과 분비를 차단하고, 말초조직에서 T4에서 T3로 전환이 안되도록 하거나, 호르몬의 작용을 차단하는 것이다.

빠른 심방세동과 빈맥, 고혈압 등 갑상선 중독증과 관련된 증상 치료를 위하여 금기증을 제외하고는 베타 차단제를 사용할 수 있다. 특히, 프로프라놀롤(Propranolol)은 T4에서 T3로 말초 전환을 차단하는 추가적인 이득이 있다.

갑상선호르몬 생성을 차단을 위한 초기에 사용되는 약제로 프로필티오우라실(Propylthiouracil, PTU)과 메티마졸(Methimazole)이 있다. PTU는 600~1,000 mg 부하용량 투여 후 200~300 mg을 4~6시간마다 투약을 하여야 한다. 메티마졸의 경우에는 60~100 mg 부하용량 투여 후 20~30 mg을 6~8시간마다 투약하면 된다.

칼륨 요오드(6 혹은 12시간 5 방울) 혹은 루골 용액(Lugol's solution, 6시간마다 4~8방울)의 요오드는 미리 생성된 갑상선 호르몬의 분비를 차단한다.

고용량 스테로이드 또한 T4에서 T3 말초전환을 차단한다. 추천되는 용량은 하이드로코르티손(Hydrocortisone) 100 mg을 정맥 내로 6~8시간마다 주입하면 된다.

거취결정(Disposition)

갑상선 중독 발작 혹은 점액수종 혼수를 환자들은 대부분 중환자실 입원이 필요하다.

횡문근융해증(Rhabdomyolysis)

배경(Background)

횡문근융해증은 근육세포가 손상되어 방출된 마이오글로빈(myoglobin)이 체내에 순환하며 신장 손상을 야기할 수 있다. 매년 약 26,000명의 횡문근융해증 환자가 발생한다고 보고된다. 급성 신부전의 비율은 횡문근융해증 환자의 4~33%에서 발생한다. 횡문근융해증의 원인은 매우 다양하다. 알코올, 약물(코카인, 암페타민, PCP), 처방약물 부작용(스타틴, 항정신병약, SSRIs), 외상(특히, 압궤손상, 화상, 혹은 허혈), 장기간 고정, 구획증후군, 근육효소 결핍, 운동/과사용 등으로 인한 근육손상 등이 원인이다. 횡문근융해증은 대개 복합적인 요소들이 원인이다.

근육 손상이 발생하면, 칼륨, 마이오글로빈, 크레아틴키나아제(Creatine kinase, CK)와 요산이 혈액 내로 방출된다. 마이오글로빈과 요산은 캐스트(cast)를 생성하여 직접적으로 신장의 세뇨관들을 막고 손상시켜 급성 세뇨관 괴사(ATN)를 유발할 수 있다. 횡문근융해증이 치료되지 않는 경우 손상 3~7일째 급성 신부전이 발생하며, 탈수와 산증은 이를 조장한다.

병력(History)

횡문근융해증의 세 가지 전형적 징후는 근육통, 약화, 갈색뇨(tea-colored urine)이다. 이 세 징후는 단지 10% 정도에서만 발현되므로, 철저한 병력 청취와 의심을 하여야 한다. 과도하게 증가된 근육 사용(예를 들면, 습하고 더운 환경에서 마라톤을 한 경우, 장기간의 발작)이 선행되는 경우도 있다. 고전압 감전(전기충격에서 회생한 환자의 약 10%에서 발생) 환자이거나, 압궤손상이 동반된 외상 환자에게서도 횡문근융해증이 고려되어야 한다. 장기간 고정 역시 횡문근융해증이 원인이 될 수 있다. 고정으로 인한 횡문근융해증의 범위는 혼자 낙상하여, 고관절 골절로 보행이 불가능하고, 장시간 동안 바닥에 누워 있는 낙상하는 노인에서부터, 알코올이나 약물 남용으로 쓰러져 장시간 움직이지 못하여 수 시간~수일 뒤에 발견되는 경우까지 다양하다.

철저한 치료약물 병력 조사 역시 중요하다. 2000년에만 7,600만 번 처방된 스타틴과 향정신병 약물은 횡문근융해증 원인이 될 수 있다. FDA는 2000년에 스타틴과 관련된 횡문근융해증 3,339 건을 보고 했으며, 세리바스타틴(Cerivastatin)의 경우 횡문근융해증과 관련된 사망 100건이 발생되어 2001년에 시장에서 철수되었다. 물질 남용 병력을 포함한 사회병력도 조사되어야 한다.

근육통의 가장 흔한 부위는 등, 허벅지, 그리고 종아리이다. 환자는 권태감, 주관적인 발열, 오심 및 구토에 대해 증상들을 호소하기도 한다. 진한 색(Darker-colored)의 소변이 주 증상일 수도 있다.

신체 진찰(Physical Exam)

외상에 의한 경우에는 신체 진찰로 명백히 발견될 수 있다. 부종, 경화, 괴사, 촉진 시 압통이 포함되며, 구획증후군의 경우에는 더욱 그러하다. 하지만, 비외상성의 경우에는 비정상적인 신체 진찰 특징이 매우 드물지도 모른다. 이러한 환자들의 경우에는 단순히 근육약화, 압통 및 수축만을 호소할지도 모른다.

악성고열 혹은 신경이완제악성증후군의 경우에는 환자들이 고열, 전반적인 근수축과 경직, 섬망이 동반된 상태일 수 있다.

진단 검사(Diagnotstic testing)

근육세포 파괴로 CK 증가(약 5배)가 횡문근융해증 진단 시 일반적으로 사용된다. 검사 수치는 근육 손상 후 약 2~12시간에 오르기 시작하며, 1~3일 정도에 고점에 다다른다. 소변에서 마이오글로빈이 발견되나, 이는 빠르게 감소하여 횡문근융해증을 진단하는 데 필요하지 않다. 요시험지(Urine dipstick) 검사상 혈액을 보이나, 현미경적 검사상 적혈구를 보이는 않는 경우 마이오글로빈요를 시사한다. 요검사상 단백뇨와 갈색 캐스트(Cast) 소견 또한 나타날 수 있다.

CK를 포함하여 BUN, Cr을 포함한 전해질 패널 검사를 하여야 한다. 신부전으로의 진행을 모니터하여야 하며, 근육세포로부터 칼륨이 직접 방출되어 발생한 치명적인 고칼륨 혈증과 급성 신부전은 치료와 회복이 필요하다. 횡문근융해증의 위험한 합병증인 파종혈관내응고를 배제하는 데 응고검사가 도움이 된다. 치명적인 부정맥 배제를 위하여 심전도(ECG) 검사도 반드시 하여야 하며, 불법 약물 검사를 위한 소변 독성학 검사가 도움이 될 수 있다. 저칼슘혈증 역시 확인이 되어야 하며, 신속히 치료되어야 한다.

추가적으로 골절 배제를 위한 영상 검사, 구획증후군 시 고압력 측정을 위한 압력계 사용 등 손상환자에게서 임상적으로 필요하다면 해당 검사를 하여야 한다.

치료(Management)

정맥 내 수액 투여가 가장 중요한 치료이며, 안정한 활력 징후 유지와 시간당 2 ml/kg 정도의 소변이 배출되도록 적정하게 유지되어야 한다. 만니톨 투여와 소변 알칼리화가 횡문근융해증 치료에 사용되어 왔으나, 정맥 내 수액 투여 단독요법에 비하여 개선효과를 증명한 연구는 없었다. D5W에 중탄산나트륨을 추가하여 소변을 알칼리화하는 것은 신손상을 유발하는 요산의 결정형성을 줄이는 데 도움이 될 수 있다. 만니톨은 이뇨작용을 강화시켜, 캐스트의 침착을 방지하고 신손상을 피하는 효과가 있을 수 있다.

정맥 내 수액 공급에 반응하지 않는 급성 신부전의 경우, 치명적인 고칼륨 혈증 또는 수액 과부하는 투석치료가 필요할 수 있다. 횡문근융해증으로 인한 2차적인 급성 신부전을 앓는 환자의 단지 4%만이 투석이 필요할 것이다.

고칼륨 혈증이 있는 경우, 특히 심전도상 이상 소견이 동반된 경우에는 정맥 내 칼슘 투여, 인슐린과 포도당, 베타-2 항진제, 및 카이엑셀레이트(Kayexalate)로 치료될 수 있다.

거취 결정(Disposition)

입/퇴원 결정은 환자 내원 시점의 안정성과 원인에 따라 다를 것이다. 만일 중증 다발성 손상이 있거나, 화상 손상이 있는 경우에는 외과적 중환자 치료가 필요할 것이다. 감염이 동반되고, 심박출량이 감소된 스타틴 복용 노인 환자는 수액 공급량과 소변 배출량이 모니터가 되는 중환자실이나 원격 측정이 가능한 집중 관찰실로의 입원이 필요할지 모른다. 부정맥, 고칼륨 혈증, 저칼슘혈증 혹은 급성신부전과 무뇨를 호소하는 환자들의 경우에도 중환자실 입원이 필요하다.

부신성 위기(Adrenal Crisis)

배경(Background)

부신은 피질과 속질로 구분된다. 부신피질은 글루코코르티코이드와 미네랄코르티코이드를 생산하며, 부신 속질은 카테콜아민을 분비한다. 글루코코르티코이드 생산은 시상하부-뇌하수체 축에 의하여 조절되며 미네랄코르티코이드의 분비는 레닌-안지오텐신 시스템에 따른다.

일차성 급성 부신 위기는 기존의 만성 일차성 부신기능부전 환자(애디슨병, Addison's disease) 혹은 외상/감염에 의해 자주 발생하는 양측성 부신 경색/출혈 위험이 높은 환자에서 일반적으로 발생한다. 부신기능부전은 자가면역질환, 부신 감염(결핵, 곰팡이 감염, 자가면역결핍성질환), 그리고 양측성 부신 전이에서 더 흔하게 생긴다. 신체적인 스트레스를 겪는 스테로이드 의존성 환자에게 스테로이드가 충분히 보충되지 않거나, 장기간 스테로이드를 사용한 환자가 갑자기 글루코코르티코이드를 중단한 경우에도 모두 부신 위기를 유발할 수 있다. 반면, 이차적인 부신 결핍은 미네랄글루코코르티코이드 기능이 유지되어 부신 위기가 잘 발생하지는 않는다. 그러나, 급성 뇌하수체 손실 혹은 기능부전(예: 뇌하수체졸중, Pituitary apoplexy)의 경우에는 부신 위기가 결과적으로 발생할 수 있다.

병력(History)

급성 부신 위기는 치명적인 응급상황으로, 일정기간 동안 발생하는 애디슨 병과 혼동되어서는 안 된다. 부신 위기 시에 대개 적극적인 수액 보충에도 반응하지 않는 저혈압성 쇼크가 나타난다. 관련 증상들은 비특이적이며, 피로, 권태감, 구토, 복통, 체중 감소, 기면 및 열이 포함될 수 있다. 일차성 부신 피질 부전의 경우 환자는 과다색소침착(특히, 햇빛에 노출되지 않은 부위)이 발견될 수 있다. 추가적으로, 앞서 위기를 촉발시킬 수 있는 감염병 병력이 있을 수 있다.

신체 진찰(Physical Exam)

환자는 저혈압을 동반한 저체온 혹은 고체온이 모두 있을 수 있다. 일차성 부신기능부전이 있는 여성에게서 액와부 및 음부 탈모가 있을 수 있다. 햇빛에 노출이 잘 안 되는 곳(예, 손바닥 부위)에 과다색소침착이 관찰될 수 있다. 수포음, 발진, 혹은 경부 강직 같은 감염 징후가 나타날 수 있다.

진단 검사(Diagnostic tests)

CBC, 전해질 관련 검사(electrolyte panel)를 하여야 한다. 급성 부신위기의 경우에는 저나트륨혈증과 고칼륨 혈증이 발견될 수 있다. 유발원인을 진단하기 위한 검사들도 하여야 한다. 급성심근경색 진단을 위한 심전도, 감염 배제를 위한 영상 검사, 혈액 배양, 소변 배양, 요검사도 반드시 필요하다. 급성 시, 스트레스 상황에서 코티솔 20 µg/dl 미만은 일차성 부신기능부전을 시사하기 때문에 코티솔 수치를 무작위로 검사할 수 있다. 하지만, 급성이 아닌 경우에는 이른 아침에 코르솔 수치를 검사하여, 10 µg/dl 미만인 경우에만 부신기능부전을 시사한다.

치료(Treatment)

등장성 수액(Isotonic) 보충(특히, 저혈압성 쇼크의 경우)으로 치료가 시작되어야 한다. 고용량 스테로이드(대개 하이드로코르티손, Hydrocortisone 100 mg IV)를 신속히 투여하고, 6시간마다 반복적으로 투여해야 한다. 미네랄코르티코이드는 급성 부신위기 경우에 추가 투여를 할 필요가 없다. 그 이유는 고용량 하이드로코르티손 투여가 약간의 미네랄코르티코이드의 효과를 가지고 있기 때문이다. 추가적으로, 정맥 내 수액 공급은 체내용적과 미네랄코르티코이드 결핍으로 인한 전해질 손실을 보충한다. 기저 감염이 동반된 경우 항생제 투여를 하여야 한다. 심근 경색의 경우 금기증이 아니면, 아스피린, 클로피도그렐, 헤파린, 베타 차단제 및 산소투여가 필요하다. 부신 위기가 지나간 후에는 장기간 스테로이드 사용 환자에게서 스테로이드 사용을 적정하게 맞추어야 한다. 일차성 부신기능부전이 있는 환자에게서 글루코코르티코이드 보충(대개, 하이드로코르티손 10 mg, 하루 두 번), 미네랄 코르티코이드 보충(플루드로코르티손, 하루 Fludrocortisone 50~200 µg, 체위성 혈압과 증상에 맞추어 조절)이 필요할 것이다.

감별 진단(Differential Diagnosis)

패혈증, 수막염, 및 뇌염은 감별진단에 포함된다. 위장염, 충수돌기염, 췌장염, 담낭염, 및 장간막 허혈 등 복통과 구토를 유발하는 다양한 원인들도 고려되어야 한다. 급성심근경색으로 인한 심장성 쇼크(Cardiogenic Shock)도 역시 감별되어야 한다.

거취 결정(Disposition)

부신위기에 일반적으로 나타나는 혈역학으로 불안정한 환자의 경우에는 중환자실 모니터링이 필요하다.

뇌하수체졸중(Pituitary apoplexy)

배경(Background)

뇌하수체졸중은 생명을 위협하는 응급상황으로 기존에 뇌하수체 선종(Pituitary adenoma)에 경색이나 출혈이 발생한 경우를 말한다. 발생률은 0.6~10%로 다양하다. 평균 50.9세에서 발병하며, 여성에게서 약간 더 많이 발생한다(ratio 1.0:2.1). 대부분의 사례가 피하수체 선종을 진단받지 않은 환자에게서 자발적으로 발생한다. 25~30% 경우에, 두부 손상, 방사선, 심장 수술, 항응고제 치료, 도파민작용제 치료를 포함한 선행요소들이 존재한다.

병력(History)

뇌하수체졸중의 전형적인 증상으로는 안과적 증상으로 동반한 갑작스런 심한 두통이 있다. 안과적 증상으로 시력 저하, 시야 결손, 혹은 안근마비가 포함될 수 있다. 환자들은 오심 구토, 경부 경직, 및 의식 저하를 호소할 수 있다. 수막자극증상은 지주막하 공간에 혈액이 누출되어 관련된 증상이다. 심혈관계 허탈은 글루코코르티코이드 생산을 자극하는 부신피질자극호르몬(Adrenocorticotropic hormone, ACTH)이 갑자기 소실되어, 심한 스트레스 상황 시 이차적으로 자주 발생한다.

갑상선 자극 호르몬(TSH)의 자극 소실로 인하여 이차적으로 발생한 갑상선 호르몬 결핍도 역시 합병증일 수 있다.

신체 진찰(Physical Exam)

환자들은 두통 오심, 구토, 복시 및 안검하수 증상들을 호소할 것이다. 이러한 증상들은 뇌하수체가 위치한 안장(Sella turcica)의 견고한 외벽에 대한 안장 내 급격한 압력의 상승으로 인해 근처에 위치한 뇌신경과 혈관이 눌려 발생하는 것이다. 뇌신경 진찰 시, 의료진은 시야 결손, 시력 저하, 이향 주시(Disconjugate gaze)를 찾을 수 있을 것이다. 환자들은 뇌하수체로부터의 출혈, 탈출된 조직이 수막을 화학적으로 자극하여 발생하는 수막자극현상(경부 강직, 의식저하, 열, 눈부심)을 보일 수 있다. 출혈 자극으로 내경동맥(Internal carotid artery, ICA)이 연축된다면, 환자들은 뇌졸중과 일치하는 증상과 징후들을 가질 수도 있다. 출혈이 내부까지 확장되는 경우에는 드물게 뇌척수액(CSF) 유출(뇌척수액 귓물, 콧물) 증상들이 나타날 수 있다. 시상하부를 압박하는 경우에는 고혈압이나, 악성 부정맥들이 생길 수 있다. 갑상선기능저하증과 부신 기능부전 관련 증상들 또한 발견될 수 있다.

진단 검사(Diagnositc Tests)

CBC, 전해질 관련 검사, 응고 검사, 및 두부CT 검사가 초기 검사이다. 두부 CT 검사는 쉽게 시행되며, 급성기에(증상 발현 1~3일 내) 뇌하수체 선종 내 대부분의 출혈을 진단할 것이다. MRI나 자기공명뇌혈관조영술(MRA)은 특히 아급성기에 유용할 수 있다. MRI 혹은 MRA는 근접한 혈관과 뇌신경의 주행과 선종의 출혈로 인한 이 구조물들의 영향을 볼 수 있다. 코티솔 수치와 갑상선 기능 검사 역시 반드시 시행되어야 한다. 요추 천자 검사는 진단에 필요하지 않다.

감별 진단(Differential Diagnosis)

심한 두통, 오심, 구토, 및 뇌신경 관련 증상을 호소하는 환자는 지주막하출혈(SAH), 해경정맥굴 혈전증(Carvenous sinus thrombosis), 뇌혈관 출혈을 배제하여야 한다. 환자가 두통과 열, 의식저하 및 수막자극징후가 있는 경우에는 세균성 혹은 바이러스성 수막염을 반드시 고려하여야 한다. 환자가 반신불완전마비(Hemiparesis)가 있는 경우에는 뇌졸중을 감별하여야 한다. 잠재적이나, 위급하지 않은 진단으로 편두통이 포함된다.

치료(Treatment)

혈역학적으로 불안정한 경우에는 환자들은 반드시 등장성 생리식염수 공급이 이루어져야 하며, ACTH 분비 급성 손실에 대한 스테로이드 투여가 필요하다. 신경외과 협진이 즉각적으로 행해져야 한다. 의식저하와 뇌신경 증상 및 혈역학적 상태 악화의 환자는 응급 수술이 필요하며, 대개 경접형동 감압술(Trans-sphenoidal decompression)이 시행된다.

거취 결정(Disposition)

뇌하수체졸중 환자는 중환자실 모니터링(가능한 신경외과 중환자실)이 필요하다.

칼륨 장애(Potassium disorder)

배경(Background)

칼륨은 체내 매우 풍부한 양이온이다. 칼륨은 대부분 세포 내에 저장되며, 대략 2%만이 세포 외 공간에 있다. 세포 내 대략 150 mmol/l, 세포 외에는 3.5~5.0 mmol/l로 두 구역 사이에 큰 분포차이가 있다. 이러한 차이는 경구 칼륨 섭취량, 두 구역 사이의 칼륨의 배분과 신장에서 배출에 따른다.

정상 신기능을 가진 환자들은 소변으로 칼륨의 90%를 배출하고, 나머지는 위장관계를 통해 제거된다. 신장 기능부전 환자의 경우에는 위장관계에서 25%까지 칼륨 제거를 할 수 있다. 칼륨의 신장 배출은 알도스테론의 자극, 원위부에 나트륨의 전달(distal sodium delivery), 요흐름(urine flow)에 영향을 받는다. 요흐름의 감소(요의 감소와 신장기능 저하)와 증가된 알도스테론 수치 둘 다 칼륨의 배출을 증가시킨다. 그 외로 칼륨 수치는 인슐린, 산-염기 상태, 카테콜라민 및 위장관계 손실에 영향을 받는다.

고칼륨 혈증(Hyperkalemia)

배경(Background)

고칼륨 혈증은 칼륨 유입의 증가, 배출의 감소, 세포 내에서 외로의 이동을 포함하여 보통 다양한 요인으로 발생된다. 가장 흔한 기여 요인은 급성 혹은 만성 신부전으로, 고칼륨 혈증의 33~83%를 차지한다. 두 번째로 가장 흔한 원인은 약물 부작용으로, 사례의 35~75%에서 관련이 있다. 고칼륨 혈증을 유발하는 흔한 약물로 스피로노락톤(spironolactone, 대개 약물 복용 시작 10일 이내에 고칼륨 혈증 발생), ACE 차단제(ACE inhibitor, 노인에서 고칼륨 혈증의 발생률을 7% 증가 시킴), 트리메토프림(Trimethoprim, 소변의 pH 저하 촉진), 및 비스테로이드성 소염진통제(NSAID, 저레닌혈증성 저알도스테론 혈증의 원인)가 있다. 고칼륨 식이 섭취 증가는 단지 중증 신기능 저하 환자에게서 중요한 요소가 된다. 다르게 말하면, 정상 신기능을 가진 사람에서는 고칼륨 식이로 인한 고칼륨 혈증이 잘 발생하지 않는다. 특히, 노인들은 여러 약물을 복용하고, 노화에 따른 GFR 감소, 이미 칼륨이 증가된 상태에 알도스테론에 대한 반응이 느려 고칼륨 혈증의 발병에 취약하다.

고칼륨 혈증은 상승된 칼륨이 심장 근육 탈분극과 그에 따른 악성 심장부정맥 발병에 영향을 주어 치명적이다. 심전도 변화는 보통 5.5~6.0 mmol/l의 칼륨 수준에서 시작된다. 심전도 변화로 peaked T파, PR 간격 연장, P파 손실, 넓어진 QRS, 사인파(sine wave) 패턴, 서맥, 심실 빈맥이 나타날 수 있다. 치료하지 않고 방치된 환자는 심장 마비가 발생할 수 있다. 심장에 미치는 영향은 혈청 내 칼륨 수치뿐만 아니라 칼륨의 증가 속도에 따른다.

병력 및 신체 진찰(History and physical exam)

고칼륨 혈증의 원인은 다양하며, 방대한 병력과 신체적 소견들이 있다. 말기 신부전 환자가 치료에 순응하지 않고, 혈액 투석을 중단하는 경우에 고칼륨 혈증이 자주 발견된다. 패혈증, 위장염, 경구 섭취의 부족, 또는 위장관 출혈로 인한 탈수/저관류를 겪는 환자는 급성신부전으로 이차성 고칼륨 혈증이 있을 수 있다.

심한 압궤 손상이나 추락 후 오랫동안 한 자세로 누워 있는 외상 환자에서 횡문근융해증, 급성 신부전 및 고칼륨 혈증이 발견될 수 있다. 앞서 언급한 경우들과 특정 약물 사용이 결합된 경우에는 고칼륨 혈증 정도가 악화될 것이다. 진찰 시 환자에게서 서맥, 의식 변화, 마비, 감각 이상 및 호흡 곤란을 찾을 수 있다. 저혈압, 볼 점막의 건조, 모세혈관 재충전 지연 및 피부 긴장도 감소와 같은 탈수/저관류 증상 및 징후들이 있을 수 있다. 말기 신부전 환자에서 고칼륨 혈증이 잘 발생할 수 있으므로 환자는 동정맥루(AVF) 또는 이식편(graft)과 같은 말기 신부전 환자에서 보이는 진찰 소견을 보일 수 있다.

진단 검사(Diagnostic test)

전해질 관련 패널 검사와 심전도를 반드시 먼저 시행한다. 그 다음으로 신부전의 근본 원인을 찾기 위한 검사는 나중에 하여도 된다.

치료(Treatment)

치명적인 고칼륨 혈증의 치료의 목표는 두 가지로 나뉜다. 첫 번째 목표는 심장막의 안정화이다. 특히 심전도상 심장과 관련한 증거가 있는 경우 그러하다. 두 번째 목표는 일시적으로 세포 내로 칼륨을 이동시키거나, 신체 밖으로 배설하여 혈청 칼륨 농도를 낮추는 데 있다.

심장막의 안정화는 염화칼슘 또는 글루콘산 칼슘의 형태로 정맥 내 칼슘 투여로 이루어진다. 심근에 대한 칼슘의 효과는 보통 1~3분 안에 신속히 작용하지만, 지속 시간은 약 60분 동안으로 짧다. 환자가 반응 후 다시 악화되면 용량을 반복 투여할 수 있다. 고칼륨 혈증과 함께 디곡신 독성이 있는 경우에는 칼슘으로 인하여 새로운 부정맥이 발생할 수 있어 칼슘 투여를 주의해야 한다.

칼륨을 세포 외에서 내로 이동시키는 약물을 투여함으로써 혈청 칼륨 수치를 급격히 감소시킬 수 있다. 혈당 수치가 아직 상승하지 않은 경우에 포도당 투여와 함께 인슐린 투여 치료가 이러한 경우에 포함된다. 말기 당뇨병성 신증을 앓고 있는 환자에서 잠재적인 부작용으로 반동저혈당(rebound hypoglycemia)이 발생할 수 있다. 따라서, 이러한 인슐린 치료 시에 손가락 혈당 검사(finger stick)가 자주 필요하다. 인슐린은 일반적으로 15~30분 내에 빠르게 작용하며, 60분 이내에 혈청 칼륨 수치를 대개 0.65~1.0 mmol/l까지 감소시킨다. Na-K 펌프를 자극하여 세포 내로 칼륨 이동을 증가시키는 분무 베타 작용제(Nebulizer beta agonist)도 사용될 수 있다. 이러한 경우에는 반응성 기도질환 치료 용량보다 많이 투여해야 하며, 대개 혈청 칼륨 수치를 0.53~0.98 mmol/l 떨어뜨린다. 부작용으로 빈맥이 발생할 수 있다.

체내에서 칼륨을 완전히 제거하려면 위장관에서 sodium polystyrene sulfonate(카이엑셀레이트, Kayexalate)와 같은 수지(Resin)나 투석을 통한 배출 증가가 필요하다. 불행하게도, 양이온 교환 수지(Cation exchange resin)는 천천히 작용하며, 4~6시간 후에 최대 효과가 일어난다. 장폐색이나

신장이식 후 초기 단계인 환자에게는 이를 투여해서는 안된다. 신장내과 전문의와 혈액 투석 전문간호사가 도착하고 혈액 투석 접근이 가능할 때까지 투석은 제한될 수 있다. 그러나, 일단 이러한 요소가 마련된 경우에 투석(특히, 혈액 투석)은 혈청 칼륨 농도를 낮추는 데 매우 효과적이다. 칼륨은 25~50 mmol/h의 속도로 제거된다.

고칼륨 혈증을 치료하기 위한 중탄산나트륨(sodium bicarbonate) 사용에 대한 근거는 모호하며, 대사성 산증과 관련된 고칼륨 혈증에 이를 사용하여 치료하는 것이 가장 좋다.

거취 결정(Disposition)

고칼륨 혈증과 심전도 변화가 있는 환자들은 심장 모니터가 가능한 중환자실이나, 원격 감시가 가능한 곳에 입원을 하여야 한다.

저칼륨 혈증(Hypokalemia)

배경(Background)

저칼륨 혈증은 입원 환자에서 발견되는 가장 일반적인 전해질 장애 중 하나이며, 혈청 칼륨수치가 3.5 mmol/l 미만인 경우를 말한다. 근육 약화, 근육 발작 및 피로와 같은 실제 증상들은 3.0 mmol/l 미만인 중등도~중증의 저칼륨 혈증 때까지 잘 발생하지 않는다. 저칼륨 혈증은 심하면, 2.0 mmol/l 미만으로 떨어지고, 근력 약화는 상행 마비, 호흡 부전 또는 횡문근융해증으로 변질될 수 있다. 또한, 심장 부정맥도 발생할 수 있다. 중등도~중증의 저칼륨 혈증 환자에서 심실빈맥 및 심실세동이 발생하기 쉽다. 많은 노인 환자들은 기저 심질환으로 디곡신을 복용하고 있으며, 디곡신 중독은 악성 부정맥의 발병 기전을 강화시킨다. 이러한 환자에서 torsades de pointes(칼륨과 마그네슘이 적절히 보충될 때까지 쉽게 해결되지 않는 심실빈맥의 일종)으로 변질될 수 있는 연장된 QTc 증후군 (Prolonged QT syndrome)이 나타날 수도 있다.

저칼륨 혈증은 칼륨 손실의 증가, 혈청 칼륨의 세포로의 이동, 및 식이 섭취 감소로 인해 발생한다. 가장 흔한 원인은 치료 약물(이뇨제가 가장 흔함)로 인한 손실 또는 위장관계 손실 증가이다. 다음 흔한 다른 원인은 신세뇨관 산증(Renal Tubular Acidosis, RTA), 설사제 남용, 내분비 장애(고알도스테론증 또는 쿠싱 증후군) 또는 저마그네슘 혈증이 동반된 경우에 이차적으로 발생할 수 있다. 식습관이 좋지 않은 환자(특히 만성 알코올 중독 환자나 요양원 거주자, 영양 섭취를 전적으로 타인에게 의존하는 노인 환자)에서 자주 저칼륨 혈증과 저마그네슘 혈증이 나타날 수 있다.

병력 및 신체 진찰(History and Physical Exam)

저칼륨 혈증의 원인은 대부분 아주 명백할 것이다. 예를 들어, 구토, 설사, 경구 섭취 장애와 같은 위장관 증상, 항고혈압제나

이뇨제(예: Hydrochlorothiazide, 혹은 Lasix)를 시작한 후에 발생한 전신 약화, 칼륨 섭취 부족을 유발할 수 있는 쇠약/만성 영양실조에서 나타날 수 있다. 저칼륨 혈증의 원인이 분명하지 않은 경우에는 고혈압/저칼륨 혈증을 보이는 환자는 고알도스테론 또는 쿠싱병과 같은 내분비 이상을 고려할 수 있으며, 정상혈압/저칼륨 혈증이 있는 환자는 RTA가 원인일 수 있다.

진단 검사(Diagnostic tests)

마그네슘과 칼슘이 포함된 전해질 관련 판넬을 검사해야 한다. 저칼륨 혈증의 원인이 분명하지 않은 경우에는 소변 칼륨 수치도 필요할 수 있다. 중등도 또는 중증의 저칼륨 혈증 시 QTc 수준의 연장, U파 생성, T파 평면화 또는 ST 분절 변화가 대개 발생하므로, 이를 찾기 위한 심전도 역시 검사하여야 한다.

치료(Treatment)

일반적으로, 혈청 칼륨에서 0.3 mmol/l의 감소는 체내 총 칼륨의 100 mmol의 결핍과 동일하다. 경증인 경우에는 경구를 통한 칼륨 보충이 가능하다. 중등도 또는 중증의 저칼륨 혈증 시, 특히 심전도 변화(특히, QTc의 연장)의 증거가 있거나, 환자가 경구섭취가 안되는 경우에는 정맥로 투여가 선호된다. 심정지 환자가 아니면, 정맥 내 보충 속도가 20 mmol/h를 초과해서는 안 된다. 심정지 환자라도, 칼륨을 정맥로를 통해 밀어(push) 주어서는 안 된다. 저칼륨 수치를 교정하기 위하여 동반된 저마그네슘과 칼슘 수치도 적극적으로 치료해야 한다.

거취 결정(Disposition)

증상이 없는 가벼운 저칼륨 혈증 환자는 경구 섭취를 할 수 있다면, 집에 퇴원하여 경구 칼륨 보충 및 추적 관찰을 할 수 있다. 중등도 이상 저칼륨 혈증 환자는 입원하여 정맥 내 칼륨 투여 치료가 필요할 수 있다. 이러한 환자가 심전도 변화, 호흡 피로 및 상행성 마비에 대한 증거가 없으면, 일반병동에서 치료할 수 있다. 앞서 언급한 증상/징후가 있는 환자들은 적어도 원격 측정 또는 중환자 모니터링이 가능한 곳에 입원이 필요하다.

나트륨 장애(Sodium disorder)

배경(background)

혈청 나트륨의 정상 범위는 135~145 mmol/l이다. 노인에서는 나트륨과 수분의 균형 장애가 증가한다. 나이는 저/고나트륨 혈증을 유발할 수 있는 독립적인 위험 요소로 밝혀졌다. 이것은 신체가 나이가 들수록 나타나는 수많은 생리적인 변화로 발생한 것이다. 체액의 감소, GFR의 감소, 요농축 능력의 감소, 알도스테론의 감소, 갈증 해소 메커니즘의 감소, 항이뇨호르몬의 증가 등이 포함된다. 30~85세 사이에 신실질(대개 피질)의 크기는 약 20~25% 정도 줄어들고 GFR(고유의 신장질환이 있는 경우는 제외)은 대략 50~63%정도 떨어진다. 즉, 이러한 변화로 노인들은 나트륨 결핍 시 나트륨을 유지하고, 증가 시에는 배출이 어려운 것이다. 노인에서는(특히 치매, 연하장애가 있는 뇌졸중, 및 외상 환자) 영양 섭취 부족과 함께 수분 및 전해질 이상을 유발할 수 있는 치료 약물로 복잡하게 변화된다. 따라서 노인들은, 특히 생리적인 스트레스 시, 전해질과 수액 불균형이 동반되기 쉽다.

저나트륨 혈증(hyponatremia)

배경(Background)

저나트륨 혈증은 혈청 나트륨 수치가 135 mmol/l 미만, 중증 저나트륨 혈증은 125 mmol/l 미만으로 정의된다. 저나트륨 혈증은 가장 흔한 나트륨 장애로, 외래 노인 환자에서 약 11%와 입원 환자에서 5.3%가 발견된다. 저나트륨 혈증이 있는 입원 환자의 최대 73%는 의인성 원인(가장 흔하게 치료약물과 정맥 내 수액 투여)을 가지고 있으며, 저나트륨 혈증이 동반된 노인입원 환자의 경우 사망률은 두 배이다.

저나트륨 혈증은 거의 항상 체액에 비례하여 나트륨 수치가 감소할 때 발생한다. 이는 체액 손실에 비해 나트륨의 손실이 더 크거나, 총 체액 증가로 인하여 상대적 혈청 나트륨이 희석될 때 발생할 수 있다. 따라서 수분의 항상성은 혈청 나트륨 균형에 매우 중요한 영향을 미친다. 또한 레닌-안지오텐신 시스템 자극으로 부신 피질에서 분비되는 알도스테론은 순수 나트륨 재흡수를 증가시킨다. 반면에, 심방근육세포로부터 나오는 심방나트륨이뇨펩티드(Atrial natriuretic peptide; ANP)는 나트륨의 재흡수를 억제한다. 저나트륨혈증의 원인은 환자의 세포 외액 상태에 따라, 저혈량(hypovolemic), 정상혈량(euvolemic), 과다혈량(Hypervolemic) 저나트륨 혈증으로 분류할 수 있다. 저혈량 저나트륨 혈증의 경우, 나트륨 손실은 체액 손실을 동반하지만, 등장성 용액보다는 저장성 용액을 사용하여 손실을 보충하거나 부족한 바소프레신 분비(저혈량에 대한 반응)로 체액 보유를 유도한다. 체액과 나트륨의 손실은 신장계를 통해, 신장 외로는 위장관계(설사와 구토) 또는 피부(과도한 발한이나 화상), 체액 울혈, 또는 치료 약물(이뇨제)을 통해 일어날 수 있다.

저혈량성 저나트륨 혈증의 가장 일반적인 원인 중 이뇨제 사용은 노인에게서 특히 더 흔하다. 이뇨제 사용으로 인한 저나트륨혈증 사례 중 50~90%가 약물 투여 시작 2주 이내에 발생한다. 티아지드(thiazide)에 의해 유발된 저나트륨 혈증의 위험 인자로는 여성, 기존 저칼륨 혈증, 티아지드 투여량 증가, 오랫동안 수분을 많이 섭취한 경우가 포함된다.

정상혈량성 저나트륨 혈증은 저나트륨 혈증의 가장 흔한 형태로, 그 원인으로 의인성 수액 투여, 항이뇨호르몬 분비 이상증후군(SIADH), 갑상선기능저하증, 부신기능부전, 심인성 일차성다음증 및 약물 부작용(선택세로토닌재흡수억제제(SSRI), 삼환계 항우울제(TCA), 엑스터시(Ecstasy))이 있다.

SIADH는 정상혈량 저나트륨 혈증의 가장 흔한 원인이며 폐암과 같은 악성 종양, 감염 및 중추 신경계 장애를 비롯한 수많은 질환과 관련되어 있다. 진단은 총 체액이 정상 균형 상태에 있는 것처럼 보이지만, 저나트륨 혈증과 부적절하게 소변이 희석되는 소견이 전형적인 증상이다.

체액이 세포 외에는 많지만, 혈관 내에는 부족한 환자(보통 부적절한 재관류로 이차적으로 생김)에서 바소프레신(Vasopressin)이 분비되어 체액 저류가 발생하면 저나트륨 혈증이 발생할 수 있다. 보통 울혈성 심부전(CHF) 또는 간경변 환자에서 이러한 소견이 발생한다. CHF의 치료 후, 퇴원 시에 저나트륨혈증의 유무는 퇴원 후 60일 사망률에서 통계적으로 유의한 예측인자이다.

병력 및 신체 진찰(History and Physical exam)

저나트륨 혈증 환자는 근본적인 원인에 따라 다양하고, 제 각각 다른 증상들을 호소할 수 있다. 저나트륨 혈증 자체(특히, 심한 경우 혹은 단기간에 갑자기 발생하는 경우)로는 어지럼증, 혼돈, 보행 장애, 기억 상실, 기면, 혼수 및 발작과 같은 신경 증상들을 유발한다. 급성으로 신속히 진행한다면, 환자에게 호흡 정지, 뇌간 탈출 및 사망이 유발될 수 있다. 이러한 심각한 영향의 위험 요소로 폐경 전 여성과 지구력이 필요한 운동 선수들이 포함된다. 다른 비특이 증상으로 기력저하와 구토가 포함될 수 있다.

저나트륨 혈증의 근본 원인이 저혈량인 경우에는 관련 징후로 점막 건조, 피부 긴장도 감소, 빈맥 및 기립성 저혈압이 있다. 과다혈량성 저나트륨 혈증이 있으면 부종, 복수, 청진 시 폐수포음, 경정맥 팽대와 같은 세포외 체액 증가의 징후가 나타날 수 있다.

진단 검사(Diagnostic tests)

저나트륨 혈증의 검사로 전해질 관련 패널 검사, 혈청삼투압, 요삼투압 및 요나트륨을 포함하여야 한다. 130 mmol/l 미만의 나트륨 수치는 유의한 저나트륨 혈증으로 고려한다.

나트륨 농도가 삼투압 농도에 큰 영향을 주므로, 저나트륨 혈증 환자에서는 대부분 낮은 혈청삼투압(정상 수준은 275~290 mosm/kg 범위)이 관찰될 것이다. 그러나, 고혈당증이나 요소수치가 높은 신부전증 경우에는 저나트륨 혈증임에도 높은 혈청 삼투압이 동반될 수 있다.

낮은 혈청 삼투압과 저나트륨 혈증이 있는 경우, 요삼투압은 감별 진단을 하는 데 도움을 준다. 환자가 저나트륨 혈증으로 밝혀지면 ADH 수치는 억제되어야 하고 소변 삼투압을 100 mosm/kg 미만으로 최대한 희석되어야 한다. 위 소견이 발견되는 경우는 저나트륨 혈증의 원인으로 ADH 분비는 적절하나, 수분 섭취가 너무 높아서 나트륨 배설이 최대가 되는 일차성 다음증일 가능성이 높다. 낮은 요삼투압과 저나트륨 혈증의 다른 흔하지 않은 원인으로는 삼투압 조절 중추 초기화와 영양 실조가 있다. 요삼투압이 높은 경우에는 ADH 분비가 적절하지 않은 것으로 이러한 원인들로는 저혈량, 심부전, 간경변 및 SIADH로 좁혀질 수 있다.

저나트륨 혈증, 낮은 혈청 삼투압 및 높은 요삼투압이 있는 경우에는 요나트륨 수치가 원인 감별에 도움이 된다. 효과적인 순환량이 적은 환자(저혈량, 간경변 환자, 심장 마비 환자 등)의 경우에는 이뇨제를 현재 사용하지 않는 경우에 일반적으로 요나트륨 수치가 낮으며, 대개 25 mEq/l 미만이다. 요나트륨 수치가 40 mEq/l을 넘으면 SIADH가 원인이 될 수 있다.

저나트륨 혈증의 원인을 진단하기 위한 추가 검사로 CHF의 진단을 돕기 위해 흉부 X선, B타입 나트륨이뇨펩타이드(BNP) 및 ECG를 시행할 수 있다. 간기능검사 및 응고검사는 간경변 진단에 도움이 될 수 있다. SIADH 경우에는 암이나 HIV에 대한 검사가 적절할 수 있다.

치료(Treatment)

치료는 증상의 발현과 중증도뿐만 아니라, 저나트륨 혈증의 기저 원인을 바탕으로 한다. 치료의 원칙에는 교정 속도에 대한 일반적인 합의가 형성되어 있다. 증상이 있더라도 최대 속도로 시간당 1 mmol/l로 교정 속도가 24시간에 걸쳐 8~10 mmol/l을 반드시 넘지 않아야 한다. 이보다 빠른 속도로 교정하는 경우에 특히 저나트륨 혈증이 만성적이거나 장기간에 걸쳐 발생한 환자의 경우에 대뇌 탈수초(cerebral demyelination)(특히 뇌교중심부수초용해증, Central pontine myelinolysis)가 발생할 수 있다. 삼투압성 탈수초성 발생은 알코올성 간경변증과 저산소증 발현 환자에게서 잘 생긴다.

환자가 저혈량성 저나트륨 혈증인 경우, 치료는 등장액으로 체액을 보충하고, 저혈량 및 저나트륨 혈증에 기여하는 이뇨제와 같은 원인제공 약제 사용을 중단하여야 한다. 환자의 저나트륨 혈증이 과다혈량증에 의한 이차적인 경우에 치료는 수액 제한과 함께 근본 원인을 치료한다.

무증상이고 만성적인 정상혈량성 저나트륨 혈증과 SIADH의 경우에는, 수액 제한이 초기 치료법이다. 수액 제한으로 정상 나트륨 수치로 회복이 되지 않는 경우 데메클로사이클린(demeclocycline, 300 mg × 하루 4회 × 10일)을 사용할 수 있다. 이것은 신장에 대한 ADH 효과를 억제하며 신장성 요붕증(Nephrogenic diabetes insipidus)을 유발한다.

증상이 심한 저나트륨 혈증(예: 발작 중)의 경우에는, 증상이 멈추고 나트륨 수준이 120 mmol/l에 도달 혹은 최대 10 mmol/l 증가할 때까지 3% 고장성 용액을 사용할 수 있다. Adrogué와 Madias에 따르면, 저나트륨혈증과 고나트륨혈증은 다음 공식과 특성을 사용하여 교정될 수 있다.

Na^+ 결핍량 = (목표 Na^+ − 혈청 Na^+)/(총 체액 + 1)

다양한 주입 용액에서 Na^+ 포함양(mmol/l):

　3% 염화나트륨 식염수 = 513 mmol/l

　0.9% 염화나트륨 식염수 = 154 mmol/l

　젖산링거용액(Lactated Ringers) = 130 mmol/l

　0.45% 염화나트륨 식염수 = 77 mmol/l

5% 포도당 용액 = 0 mmol/l
예상되는 총 체액(리터)을 계산
노인이 아닌 남성과 여성: 총 체중의 각각 0.6%와 0.5%
노인 남성과 여성: 총 체중의 각각 0.5%와 0.45%

거취 결정(Disposition)

심각한 증상이 있는 저나트륨 혈증 환자는 고장성 나트륨 식염수 주입이 필요할 것이며, 신경학적, 호흡기계 검사 및 화학적 패널 검사를 자주 받아야 한다. CHF의 징후와 증상이 있는 저나트륨 혈증 환자는 심혈관 및 호흡 상태에 따라 원격 측정이 가능한 곳, 심장 치료실 또는 일반병동에 입원 할 수 있다. 무증상 환자는 저나트륨 혈증의 기저원인 검사를 위해 외래에서 추적관찰할 수 있다.

고나트륨 혈증(Hypernatremia)

배경(Background)

고나트륨혈증은 나트륨 수치가 145 mmol/l 넘는 경우로 정의되며, 저나트륨혈증보다 드물게 발생하며 입원한 60세 이상 환자의 약 1%에서 발병된다. 하지만, 나이에 따라 대조군과 비교하였을 때 사망률이 7배나 증가한다. 고나트륨혈증의 가장 흔한 원인은 체액 손실이며, 드물게 흔한 원인으로 염분 섭취에 비해 수분 섭취가 없는 경우, 또는 의인성 고장성 수액 투여가 있다. 고나트륨혈증 발병의 위험 인자로는 80세 이상, 여성, 치매, 요양원 거주 등이 있다. 노인들은 소변 농축력의 저하, 나이에 따른 체액비율의 감소, 수분 보충 능력의 장애(예: 치매, 뇌졸중으로 인한 이차성), 갈증 완화 메커니즘의 감소 등 다양한 원인들이 고나트륨혈증을 일으킨다. 기저 유발 원인으로는 열성 질환, 감염과, 수술도 포함된다. 고나트륨혈증은 갈증해소기전이 보존되고, 수분을 마련할 수 있는 환자에서는 거의 발생하지 않는다.

고나트륨혈증의 가장 흔한 원인은 위장관과 비뇨생식기뿐만 아니라 피부를 통해 손실된 수액의 보충이 감소된 경우이다. 구토/설사와 함께 수분이 충분히 보충이 안 된 경우에도 고나트륨혈증이 생길 수 있다. 발열, 운동 또는 온열에 노출되었을 때 발생하는 피부를 통한 감각성/무감각성 수분 손실도 고나트륨혈증을 유발할 수 있다. 마지막으로, 요붕증이나 삼투성 이뇨(고혈당) 환자들도 고나트륨혈증이 발현될 수 있다.

병력 및 신체 검사(History and Physical exam)

나트륨 수치가 145 mmol/l 넘는 경우를 고나트륨혈증이라고 하며, 158 mmol/l을 넘는 경우에는 심각한 증상이 유발된다. 병력 청취 시 환자의 경구 수분 섭취 및 약물 사용(예: 리튬)이 포함되어야 한다. 고나트륨혈증 환자는 피부긴장도 감소, 점막의 건조, 빈맥, 기립성 저혈압 또는 현저한 저혈압과 모세 혈관 재충혈 시간 지연과 함께 탈수를 보인다. 신체 진찰 시 체액 상태 및 정신 상태 평가가 포함되어야 한다. 환자는 의식변화와 발작을 호소할 수 있으며, 심한 경우에는 뇌수축이 발생되어 자발성 두개 내 출혈과 영구 신경 손상으로 진행될 수 있다. 기력저하와 기면이 비특이적이나 흔하게 나타날 수 있다. 동반된 촉진 원인에 의한 증상과 징후도 나타날 수 있다. 구토와 설사의 병력이 있을 수 있다. 발열이 있으면 기침, 배뇨장애, 빈뇨, 측복통 혹은 봉와직염과 같은 감염의 증상 그리고/또는 징후가 나타날 수 있다.

진단 검사(Diagnostic tests)

나트륨을 포함하는 화학 패널은 고나트륨혈증을 진단하고, BUN과 혈당수치는 고나트륨혈증과 관련된 삼투성 이뇨를 진단하는 데 도움이 된다. 방사선 촬영, 소변 검사, 소변 배양 및 혈액 배양은 감염 진단에 필요할 수 있다.

치료(Treatment)

저나트륨혈증의 급속한 교정은 삼투성 탈수초의 원인이 되지만, 고나트륨 혈증의 신속한 교정은 특히, 만성 고나트륨혈증 환자에서 뇌부종을 유발할 수 있다. 따라서 교정속도는 24시간당 10~12 mmol/l 또는 시간당 0.5 mmol/l의 비율을 초과해서는 안 된다. 환자가 초기에 저혈압 상태인 경우, 우선 등장성 수액 공급으로 시작을 해야 한다. 저나트륨혈증을 교정하기 위해 사용된 동일한 공식이 고나트륨혈증을 치료하는 데 사용될 수 있다. 요붕증이 있는 환자는 바소프레신 치료가 필요할 수 있다. 고나트륨혈증과 관련된 박테리아 감염이 동반된 경우에는 항생제를 사용해야 한다.

거취 결정(Disposition)

둔감, 발작, 또는 혼수 상태에 있는 환자는 중환자실 또는 그에 준하는 시설에 입원하여 모니터링을 해야 한다. 환자는 신경 검사와 화학 검사를 자주 필요로 한다. 고나트륨혈증과 함께 패혈성 쇼크를 앓고 있는 환자 역시 ICU 또는 그에 준하는 시설에 입원이 필요할 수 있다. 전신 약화와 같이 증상이 심하지 않은 환자는 일반병동에 입원할 수도 있다.

칼슘 장애(Calcium disorder)

배경(Background)

총 체내 칼슘의 약 99%는 뼈에 존재하며, 1%만이 세포 외액에 있다. 세포 외에 존재하는 불활성 칼슘의 55%는 단백질과 무기산(대다수의 단백질은 알부민)에 결합하는 반면, 나머지 칼슘은 이온화되고 생물학적으로 활성화 상태이다. 칼슘 항상성은 부갑상선 호르몬(PTH) 농도와 비타민 D 및 칼시토닌(Calcitonin) 레벨에 따라 다르다. 칼슘 농도가 떨어지면 이온화된 칼슘 농도의 증가를 위해 PTH가 분비된다. PTH는 골흡수를 증가시키기 위해 파골세포(Osteoclast)를 자극하고 신장에서 칼슘 흡수를 증가시키며 1,25-dihydroxyvitamin D (1,25 (OH)2D)의 생성을 증가시켜 이를 달성할 수 있다. 1,25 (OH)2D는 또한 골 흡수를 증가시키고 위장관에서 칼슘과 인산염(phosphate)의 흡수를 증가시켜 칼슘 농도를 증가시킨다. 한편 증가된 칼시토닌 수치는 골 흡수를 억제하여 칼슘 수치를 떨어뜨린다. 정상 칼슘 수치는 8.5~10.2 mg/dl이다. 세포 외액에 있는 대부분의 칼슘은 알부민에 결합되어 있기 때문에, 알부민 수치의 변동이 혈청 칼슘 수치에 영향을 미친다. 알부민이 1.0 mg 감소할 때마다 실제 칼슘 수치가 0.8 mg/dl 감소한다. 정확한 칼슘 농도가 요구된다면, 이온화 칼슘 농도는 4.5~5.0 mg/dl 정상 범위어야 한다.

고칼슘혈증(Hypercalcemia)

배경(Background)

고칼슘혈증은 성인 인구의 약 1~4%, 입원 환자의 약 0.5~3%에서 발견된다. 11.0 mg/dl 초과하는 어떠한 경우에도 고칼슘혈증으로 간주되지만, 13.0 mg/dl 이상이거나 칼슘 농도가 급격히 증가하는 경우를 제외하고는 심한 증상은 대개 발생하지 않는다. 고칼슘혈증의 가장 흔한 원인은 원발성 부갑상선항진증으로 80~85%의 경우는 단일 선종에 의한 이차적인 경우이다. 원발성 부갑상선항진증은 대개 노인 여성에서 진단되며 70대에 발생빈도가 가장 높다. 대부분의 환자는 증상이 없으며 정상/부적절한 정상 PTH 농도와 정상 신장 기능과 함께 고칼슘혈증을 앓고 있다. 원발성 부갑상선 기능항진증과 관련된 수치는 보통 최소한으로 10.0~11.0 mg/dl로 상승한다.

입원 환자에서 고칼슘혈증의 가장 흔한 원인은 악성 종양이다. 또한, 전체 고칼슘혈증 환자에서도 두 번째로 흔한 원인으로, 30~40%의 경우를 차지한다. 폐, 두부, 경부, 및 신장과 같은 곳에서 발생한 고형 종양은 PTH 관련 펩타이드를 분비하여, PTH 수용체에 결합하여 칼슘 농도를 증가시킨다. 다발성 골수종(multiple myeloma) 및 유방암(breast cancer)은 뼈 전이 용해를 통해 고칼슘혈증을 유발한다. 다른 드문 보편적인 원인으로는 유육종증(Sarcodosis), 고정(immobilization), 가족성 저칼슘뇨 고칼슘혈증(familial hypocalciuric hypercalcemia), 우유 알칼리 증후군(milk-alkali syndrome), 과도한 비타민 D 섭취 및 리튬과 티아지드계 이뇨제와 같은 약물의 약물 부작용이 있다. 악성 종양에 의한 고칼슘혈증은 파골 세포 활동에 의해 유발된다.

병력 및 신체 진찰(History and Physical Exam)

고칼슘혈증에 의해 영향을 받는 가장 흔한 장기는 신경계 및 위장관이다. 환자들은 자주 구토, 설사 및 복통을 호소한다. 과민 반응, 인지 기능 장애, 피로, 기면, 혼수 상태 및 근력 약화가 있을 수 있다. 환자는 다뇨증 및 다음증을 호소할 수도 있다. 신장 결석은 소변에서 증가된 칼슘 배출로 인해 생기며,

환자는 신장 산통을 호소할 수 있다. 환자는 구토, 설사, 다뇨로 인하여 탈수가 나타날 수 있으며, 점막 건조, 피부 긴장도 감소, 빈맥, 기립성 저혈압 및 명맥한 저혈압 등을 포함한 증상과 징후가 같이 올 수 있다. 또한, 환자는 새로 진단된 고혈압을 주소로 올 수 있다. 용해성(lytic) 또는 생성(blastic) 병변을 일으키는 악성 종양은 병리학적 골절 (Pathologic fracture)을 일으킬 수 있다. 이러한 양상이 이 질환이 "뼈, 결석 및 복통"을 일으키는 것으로 알려져 있는 이유이다.

진단 검사(Diagnostic tests)

알부민, BUN 및 크레아티닌을 포함한 화학 패널 검사를 하여야 한다. 고칼슘혈증은 신부전을 유발할 수 있어 BUN 및 크레아티닌 수치를 확인하는 것이 중요하다. 고칼슘혈증이 있는 경우 상승 또는 정상 PTH 수치는 원발성 부갑상선항진증을 암시하며, 낮은 PTH 수치는 악성 종양과 같은 다른 가능성을 암시하기 때문에 PTH 수치도 함께 검사하여야 한다. 요칼슘 농도가 또한 상승할 수 있으며, 고칼슘 혈증 상태에서 요칼슘 농도 < 100 mg/dl 인 경우 가족성 저칼슘뇨 고칼슘혈증 일 수 있다. 뼈의 미네랄 밀도 검사에서는 특히 요추, 고관절, 전완부 원위 1/3에서 대개 피질골의 손실을 보인다. 신산통의 징후와 증상이 있다면, 신장 초음파 또는 복부/골반 CT 을 수행하여 폐쇄성 결석을 배제하여야 하고 요로 감염을 배제하기 위해 요검사를 얻어야 한다. 다발성 골수종이 의심되는 경우(X선 사진에서 용해성 병변이 관찰되고, 고칼슘혈증과 함께 정상 알부민 수치와 상승된 총 단백질 수치)에는 혈청 단백질 전기 영동(serum protein electrophoresis)과 24시간 요단백 전기 영동을 검사해야 한다. 고칼슘혈증의 원인이 분명하지 않은 경우에는 다른 악성 종양에 대한 연구가 필요할 수 있다.

감별 진단(Differential diagnosis)

저/고나트륨 혈증과 같은 다른 전해질 장애, 부신성 위기/점액 혼수와 같은 내분비 질환에서도 피로, 약화, 기면 및 혼수 상태가 나타날 수 있다. 저칼륨 혈증 및 횡문근융해증에서도 근력 약화가 발생할 수 있다. 다음증과 다뇨증은 새로 발병한 당뇨병, DKA 및 HHS 환자에게서 볼 수 있다. 오심, 구토 및 복통은 DKA, 위장염, 소장 폐색, 충수돌기염, 신우신염, 또는 장간막 허혈에 의한 이차적 증상일 수 있다.

치료(Treatment)

고칼슘혈증의 모든 사례에서 초기 치료는 수액 공급이다. 농도가 13 mg/dl보다 높거나 심한 증상이 동반된 환자는 혈관 내 용적을 회복을 위해 적어도 시간당 200~300 ml로 정맥 내 수액 공급을 받아야 한다.

Loop 이뇨제는 체액 과부하 증거가 있거나 충분히 수액 공급이 된 경우에 소변으로의 칼슘 분비의 촉진을 위해 추가할 수 있다.

비스포스포네이트(Bisphosphonate)는 파골세포 뼈흡수를

억제하며, 투여 24~48시간 후에 최대 효능을 나타내며, 특히 악성 종양에 의한 고칼슘혈증에서 효과적이다. 파미드로네이트(4시간 동안 60~90 mg IV) 또는 졸레드로네이트(15분 동안 4mg IV)를 투여할 수 있다. 고칼슘혈증에 대한 비스포스포네이트의 효과는 투여 후 1개월까지 지속될 수 있다.

반면에, 칼시토닌(Calcitonin, 4 U/kg SQ)은 신속하게 작용하지만 일시적으로만 사용되며, 반복 사용 시에 빠른 내성을 보여 효과가 떨어진다.

사코이드증(Sarcoidosis) 또는 림프종으로 이차적으로 발생한 고칼슘혈증의 경우에 자주 스테로이드 치료에 반응한다. 경구용 프레드니손(Prednisone)은 하루에 40~60 mg로 투여할 수 있다.

환자가 정맥으로 수액 공급을 받을 수 없거나(신부전 또는 급성 울혈성 심부전 환자), 칼슘 농도가 〉18 mg/dl인 경우에는 혈액 투석이 필요할 수 있다.

악성 종양에 의한 고칼슘혈증의 경우 근본적인 악성 종양을 치료하기 위한 화학 요법, 수술 또는 방사선 요법이 시급히 시작되어야 한다. 원발성 부갑상선항진증 환자에서 증상이 동반된 고칼슘혈증이 있는 경우 절제술 고려를 위해 전문가 협진이 필요하다.

거취결정(Disposition)

응급 투석이 필요하거나 혈역학적으로 불안정/혼수 상태인 고칼슘혈증 환자는 중환자실이나 그에 따른 시설을 갖춘 곳에 입원을 하여야 한다. 경미한 증상 환자들은 일반 병동에 입원하고, 무증상인 경우에는 외래에서 추적관찰 할 수 있다.

저칼슘혈증(Hypocalcemia)

배경(Background)

저칼슘혈증은 중환자에서 흔히 발생하며, 발병률은 15~88%에 이른다.

비타민 D 결핍, 저마그네슘 혈증(hypomagnesemia), 중증 화상, 패혈증, 췌장염, 중증 질병 그 자체 및 고인산 혈증(Hyperphosphatemia)은 심각한 저칼슘혈증을 유발할 수 있다.

비타민 D 결핍은 위장관에서 칼슘의 흡수를 저하시킨다. 종양용해증후군(Tumor lysis syndrome)이나 횡문근융해증에서 나타나는 고인산염 수치는 인산 칼슘염 형성을 유발하여, 이온화된 칼슘(ionized calcium) 수치를 감소하게 한다. 부갑상선저하증은 부갑상선, 갑상선 절제술 또는 경부 근치적 절제술로 인해 가장 흔하게 발생하며 저칼슘혈증의 흔한 원인이다.

총 칼슘(Total Calcium) 수치 〈 7.5 mg/dl 또는 이온화된 칼슘 수치 〈 2.8 mg/dl인 경우에 유의한 저칼슘혈증으로 고려된다.

중증의 저칼슘혈증은 지속적인 저혈압과 사망률 증가와 관련이 있다.

고칼슘혈증과 마찬가지로 칼슘 수치가 급격히 떨어질수록, 증상이 더욱 심해진다.

병력 및 신체 진찰(History and Physical exam)

신경근 과민증(Neuromuscular irritability)은 저칼슘혈증의 주요 증상이며, 피로감, 불안, 과민증같이 미묘한 증상에서 입주위 무감각, 사지 감각이상, 및 근육 경련처럼 명백한 경우가 있다. 더 심한 경우에는 저칼슘혈증 환자는 의식변화, 강직(Tetany), 기관지경련, 후두경련 및 발작을 경험할 수 있다. 신체 진찰 시 환자에서 크보스테크 징후(Chvostek's sign) 및 트루소 징후(Trousseau's sign)를 관찰할 수 있다. 장시간의 저칼슘혈증은 유두 부종(Papilledema), 건조하고 비늘 모양의 피부 및 거친 모발을 유발할 수 있다.

진단 검사(Diagonostic test)

마그네슘, 인산염 및 알부민을 포함하는 전해질 패널 검사를 해야 한다. 확진 검사가 필요한 경우, 이온화 칼슘 수치를 측정한다. 부갑상선기능저하증을 배제하기 위해 PTH와 비타민 D 수치 또한 필요할 수 있다. QT 연장을 확인을 위해 심전도도 검사해야 한다.

감별 진단(Differential Diagnosis)

다른 전해질 장애와 감염 질환에서도 저칼슘혈증 증상과 유사하게 일어날 수 있다.

치료(Treatment)

의식변화, 발작 또는 강직이 관련된 심한 저칼슘혈증 경우에는 10% 염화칼슘(Calcium chloride) (elemental calcium 272 mg 함유) 10 ml 또는 10% 글루콘산칼슘(Calcium Gluconate) (elemental calcium 90 mg 함유) 10 ml을 정맥 내 투여할 수 있다. 염화칼슘이 칼슘을 많이 함유하고 있지만, 글루콘산칼슘 사용이 혈관 외 유출로 인한 정맥염 및 조직 괴사가 적어 더 선호된다. 덩이 주사(bolus) 용량은 20분에 걸쳐 투여하며, 그 다음으로 elemental calcium을 0.5~1.5 mg/kg/h로 지속 주입한다. 심한 증상이 없어질 때까지 반복하여 투여한다.

중등도 이상의 경우에는 글루콘산칼슘 4 mg을 4시간에 동안 투여한다. 경도 저칼슘혈증의 경우 경구 대체로 충분하다. 탄산 칼슘(Calcium carbonate) 또는 구연산 칼슘(Calcium citrate)을 투여할 수 있다. 동반된 저마그네슘 혈증도 치료해야 한다. 칼슘 수치는 보충 후 6~10시간 정도에 반복 검사를 해야 한다.

거취결정(Disposition)

강직 또는 발작을 호소한 저칼슘혈증 환자는 중환자실이나, 그에 해당하는 모니터링이 필요하다.새로 연장 QT 간격이 있는 환자에서 원격 모니터가 가능한 곳에 입원을 하여야 한다. 경미한 증상 환자들은 일반병동에 입원하거나 외래로 추적관찰 할 수 있다.

산-염기 질환(Acid-Base disorders)

산-염기 평형은 정상 호흡기 및 신장 기능에 달려 있다. 산-염기 장애는 일반적으로 이러한 호흡기 및 신장 기능의 변화 결과로 정상 pH의 변동이 있을 때 발생한다. 이러한 장애는 별개일 수도 있으며, 다양한 질병의 조합으로 발생할 수 있다. 산-염기 질환이 발생하면 일반적으로 pH 교정을 위한 보상 반응이 있다. 예를 들어, 주로 대사성 산증이 발생하면 산증 교정을위해 호흡 보상이 시작된다. 그러나, 보상 반응이 pH를 정상화시키지 못하는 경우에는 혼합된 산-염기 질환을 의심하여야한다.

pH, 혈청 중탄산염(HCO_3) 및 이산화탄소(CO_2) 수치 측정은 산-염기 질환의 유형을 결정하는 데 도움이 되며, 다음과 같이 계산된다.

용존 $CO_2 + H_2O \leftrightarrow H_2CO_3 \leftrightarrow HCO_3 + H^+$

$pH = 6.10 \log ([HCO_3^-] / [0.03 \times pCO_2])$.

산-염기 장애에는 일반적으로 다음과 같이 네 가지 유형이 있다.

1. 대사성 산증(Metabolic acidosis): 혈청 HCO_3 감소와 pH 감소, 설사, 신세관 산증, DKA, 알코올성 케톤 산증, 젖산 산증, 중독(Methalol, Ethylene glycol, salicylate) 등이 대사성 산증을 유발한다[34].
2. 대사성 알칼리증(Metabolic alkalosis): 혈청 HCO_3 증가와 pH 증가, 구토, 지속적 비위관 흡인, 이뇨제 사용 등이 대사성 알칼리증을 유발할 수 있다.
3. 호흡성 산증(Respiratory acidosis): pCO_2 증가와 pH 감소, 만성 폐쇄성 폐질환(COPD) 악화, 심한 폐렴, 울혈성 심부전(CHF) 악화 및 천식 발작으로 인한 과탄산증 호흡 부전뿐만 아니라, 약물 과량투여 및 뇌졸중으로 인한 중추 신경계 저하 등이 호흡성 산증을 유발할 수 있다.
4. 호흡 알칼리증(Respiratory alkalosis): pCO_2 감소와 pH 증가, 패혈증, 살리실산염 중독 및 불안증이 급성 호흡기 알칼리증을 유발할 수 있다.

대사성 산증(Metabolic acidosis)

대사성 산증 유발과 관련된 3가지 기전으로는 산 생성 증가, 산 배출 감소 및 중탄산염 손실이 있다. HCO_3가 1 mEq/l 감소할 때마다 호흡 보상으로 pCO_2는 1.2 mmHg 감소한다.

이러한 보상은 신속하게 발생한다. 대사성 산증은 음이온 간격과 비음이온 간격 유형으로 더 분류할 수 있다. 음이온 간격은 측정된 양이온과 음이온의 차이를 말하며, 다음 공식을 사용하여 계산할 수 있다.

Na − (Cl + HCO_3). 정상적인 음이온 간격은 10~12이다.

음이온 간격 유형의 대사성 산증을 일으키는 질병 과정으로 젖산증(패혈증, 장간막 허혈, 메트포르민), 당뇨병케토산증(DKA), 다양한 독소 섭취(메탄올, 에틸렌 글리콜 및 프로필렌 글리콜) 및 요독증을 포함한다. 산증의 치료는 기저질환의 과정 치료를 목표로 한다. 패혈증에서 젖산증이 발생하면, 조직 관류를 개선을 위해 정맥 내 수액 보충, 항생제를 사용하고, 승압제(vasopressor) 투여가 필요할 수 있다. DKA가 원인인 경우 정맥 내 수액 보충과 인슐린을 가이드라인에 따라 치료한다. 독성 알코올 섭취 시에는, 에탄올 또는 포메피졸(fomepizole)이 치료 약제이다. 측정 및 계산된 혈청 삼투압의 차이를 삼투압 간격이라 하며, 높은 삼투압 간격과 높은 음이온 간격을 보이는 대사성 산증은 독성 알코올 중독을 나타낸다.

비음이온 간격 산증을 유발하는 과정으로는 신세관 산증(Renal tubular acidosis) I 형 및 II 형, 신부전 및 설사가 있다. 치료의 목표는 기저 질환을 치료하는 것이다.

환자가 혈역학적으로 불안정하거나 중독으로 인한 대사성 산증인 경우 중환자실에 입원해야 한다.

대사성 알칼리증(Metabolic alkalosis)

대사성 알칼리증은 주로 알칼리를 과량 섭취하거나, 위장관/신장계에서 수소이온 과다 손실로 인해 발생한다. 위장관의 손실은 대개 구토 또는 지속적 비위관 흡입에 의한 것이다. 환자는 위장관에서 하루에 최대 400 mEq의 산을 잃는다. 산 손실은 일반적으로 동등한 정도의 염소(Chloride) 손실과 관련 있다. 중탄산염(Bicarbonate) 손실은 신장계를 통해 이뇨제 사용이나 신세관 산증(Bartter's, Gitelman's, Liddleman's syndromes)에서도 발생할 수 있다. 일차성 무기질 코르티코이드(mineral corticoid) 과잉 시에도 대사성 알칼리증이 유발될 수 있다. 심한 대사성 알칼리증, 특히 pH가 7.55 이상인 경우에는 부정맥, 의식 변화, 발작 및 호흡 저하 등으로 이어질 수 있어 위험하다.

치료는 기저질환 치료를 목표로 한다. 위장관 손실이 주요 문제인 경우에는, 일반적으로 정맥 내 수액 공급과 구토완화제 투여로 대사성 알칼리증이 해결된다. 다양한 신세관 산증의 치료에는 아밀로라이드(amiloride), 트리암테렌(triamterene) 및 스피로놀락톤(spironolactone)과 같은 약물치료가 포함된다. 과탄산으로 유발된 대사성 알칼리증은 보통 알칼리증을 역전시키기 위해 정맥 내 수액 공급과 칼륨 투여가 필요하다. 호흡 보상은 빠르게 발생하며, HCO_3가 1 mEq/l 올라갈 때마다 pCO_2가 0.6 mmHg 증가해야 한다.

호흡성 산증(Respiratory Acidosis)

호흡성 산증의 가장 흔한 원인은 저환기로 인한 이산화탄소(CO_2)의 축적 및 고탄산혈증의 발생이다. 중추 신경계 기저 질환은 뇌 손상 및 뇌졸중을 포함하여 저환기를 유발할 수 있다. 중증 근무력증(Myasthenia gravis) 또는 길랑 발레 증후군(Guillain-Barre' syndrome)과 같은 신경 근육 질환, 진정제 및 마약으로 인한 약물 과용, 심폐 기저 질환(COPD 악화, 천식 천식, 대형 폐색전증 및 CHF 악화)으로 인해 호흡성 산증이 생길 수 있다. 환자는 호흡 곤란, 불안, 혼돈, 의식변화 또는 혼수를 호소할 수 있다. 치료는 기저질환 과정을 목표로, 대부분의 경우 이상성 또는 지속성 양압의 비침습적 보조 환기요법이나 기계 환기요법으로 호흡성 산증을 해결할 수 있다. 대사성 보상 작용은 느리게 일어나며, $PaCO_2$가 1 mmHg 증가할 때마다 HCO_3가 0.4 mEq/l 증가된다. 비 침습적 환기 또는 기계 환기요법이 필요한 환자는 중환자실이나, 모니터링이 가능한 곳에 입원을 해야 한다.

호흡 알칼리증(Respiratory alkalosis)

호흡 알칼리증은 일반적으로 빈호흡과 관련이 있다. 천식 발작, 폐색전증, CHF 악화 및 폐렴과 같은 호흡기 질환에서도 호흡기 알칼리증을 볼 수 있다. 불안증과 살리실산 독성에서도 호흡성 알칼리증이 있을 수 있다. 증상으로는 감각 이상, 어지럼증, 근육 경련, 강직이 있다. 치료는 다른 산-염기 질환과 마찬가지로 기저 질환 과정을 목표로 한다. 천식 치료로 기관지 확장제와 스테로이드, 폐색전증 치료로 항응고제는, CHF 치료로 이뇨제와 질산염(nitrates)을 사용하고, 폐렴 시 항생제로 치료할 수 있다. 대사성 보상 기전은 역시 느리게 발생하며, $PaCO_2$의 1 mmHg 감소마다 HCO_3가 0.4 mEq/l 감소하게 된다.

요약(Summary)

노인층은 국내 인구 분포에서 가장 빠르게 늘어나고 있는 연령층이다. 따라서 의료 제공자는 노인들이 겪는 대사 및 내분비 응급 질환과 관련된 독특한 상황에 대해 잘 숙지하고 있어야 한다. 노인들은 대개 여러 동반된 질병들을 가지고 있어, 이러한 응급 질환 발생 시 치료가 어려우며, 이환율과 사망률이 증가한다. 예를 들어, 뇌졸중과 치매가 동반된 노인 환자에서 과거력 정보 취득이 어려우며, 이로 인해 진단 및 치료 계획을 세우기 어렵다. 노인에서 다제 약물 요법은 위험한 의인성 부작용을 유발할 수 있다. 노인에서 심혈관 기저 질환은 치료 계획들을 복잡하게 만든다. 특히, 공격적인 수액 보충이 필요한 경우 집중관찰이 필요하다. 의료 제공자들은 노인 치료 시 이러한 점들을 항상 주의해야 한다.

핵심과 주의점

- 고삼투압성 고혈당증 상태(HHS)는 대개 DKA와 비교하여 더 장기간에 걸쳐 발병한다. 이 환자들은 치료를 위해 더 많은 수액 공급과 시간이 필요할 것이다. HHS 환자에서 체액을 지나치게 교정하는 경우 과부하가 발생할 수 있으므로, 체액 보충을 더 오랜 시간에 걸쳐 교정해야 한다. 특히 노인에서 더 주의가 필요하다.
- DKA 또는 HHS 환자에서 초기에 저칼륨 혈증이 동반된 경우, 인슐린 투여 이전에 칼륨이 공급되어야 한다. 인슐린이 먼저 투여된 경우, 칼륨이 세포 내 공간으로 유입되어 저칼륨혈증을 악화시키며 이로 인해 악성 부정맥이 발생할 수 있다.
- 갑상선 기능 항진증과 저하증의 전형적인 증상들은 노인에서 나타나지 않을 수 있다. 예를 들어, 갑상선 기능 항진증으로 급성 심방 세동이 발생한 경우에 노인 환자가 이미 베타차단제 또는 칼슘채널차단제를 복용하고 있다면 느린 심실 반응으로 나타날 수 있다. 갑상선 기능 항진증 증상으로 설사는 변비가 있는 노인 환자에서 정상 배변 활동으로 보여질 수 있다. 변비, 추위 못 견딤, 및 인지력 감소와 같은 갑상선저하증의 증상은 노화 과정으로 오인 될 수 있다.
- 점액 수종 혼수 환자에서 뇌하수체 기능부전으로 인한 이차성 갑상선저하증인 경우에 갑상선 호르몬 및 글루코코르티코이드를 같이 보충해야 한다.
- 광범위한 약물 요법으로 인한 이차적인 전해질 장애는 노인에서 흔히 볼 수 있으므로 철저한 약물 목록을 얻어야 한다. ACE 저해제(ACE inhibitor)는 고칼륨혈증, 하이드로클로로티아지드(Hydrochlorothiazide) 및 다른 이뇨제는 저나트륨혈증의 흔한 원인이다. 스타틴은 횡문근융해증을 유발할 수 있다.
- DKA, HHS, 횡문근융해증 및 고칼슘혈증과 같은 다양한 내분비/대사 장애는 공격적인 수액 공급을 필요로 한다. 하지만, 노인의 경우 대부분이 울혈성 심부전의 위험이 있는 심혈관 기저 질환이 있다는 것을 유의하여 보충하여야 한다.
- 뇌하수체졸중은 시력 감소, 시야 결손 또는 안구 마비 등의 시각적 호소증상들과 심한 두통의 갑작스런 발병이 특징적이다. 공격적인 수액 보충에도 반응하지 않는 설명할 수 없는 쇼크는 잠재적인 부신 위기를 신속

히 진단해야 한다.

- 저칼륨 혈증을 교정할 수 없다면, 저마그네슘혈증 및 저칼슘혈증을 확인해야 한다. 부족한 칼슘과 마그네슘이 보충되지 않으면 칼륨 수치가 정상화되지 않을 수 있다.
- 칼륨 수치가 높은 환자는 심전도 검사를 받아야 한다. 고칼륨혈증과 관련된 심전도 변화가 있으면 심장막 안정화를 위해 정맥 내 칼슘을 투여해야 한다.
- 저나트륨혈증에 대한 교정율은 증상이 있더라도 24시간 동안 8~10 mmol/l를 넘지 않아야 하며, 최대 속도

는 1 mmol/l/h이다. 이 속도를 넘는다면, 특히 저나트륨혈증이 만성적이거나 장기간에 걸쳐 발생한 환자의 경우에 대뇌 탈수초(Cerebral demyelination)(특히 뇌교중심부수초용해증, Central pontine myelinolysis)가 발생할 수 있다.

- 모든 고칼슘혈증에서 초기 치료는 수액 공급이다.
- 산-염기 장애에 대한 보상 반응이 pH를 정상화시키지 못하는 경우가 있다. 이러한 경우가 발생하면 혼합된 산-염기 질환을 의심하여야 한다.

참고문헌

1. Goldberg PA , Inzucchi SE . Critical issues in endocrinology . Clin Chest Med . 2003 ; 24 (4): 583 –606.

2. Kitabachi AE . Online Epidemiology and Pathogenesis of Diabetic Ketoacidosis and Hyperosmolar Hyperglycemic State [online]. UptoDate; 2012 (accessed from www.uptodate.com).

3. Kearney T , Dang C . Diabetic and endocrine emergencies . Postgrad Med J . 2007 ; 83 (976): 79 –86.

4. Gaglia JL , Wyckoff J , Abrahamson MJ . Acute hyperglycemic crisis in the elderly . Med Clin North Am . 2004 ; 88 (4): 1063 –84.

5. Wallace K , Hoff man MT . Th yroid dysfunction: how to manage overt and subclinical disease in older patients . Geriatrics . 1998 ; 53 (4): 32 –8, 41 .

6. Rehman SU , Cope DW , Senseney AD , Brzezinski W. Th yroid disorders in elderly patients . South Med J . 2005 ; 98 (5): 543 –9.

7. Melli G , Chaudhry V , Cornblath DR . Rhabdomyolysis: an evaluation of 475 hospitalized patients . Medicine (Baltimore) . 2005 ; 84 (6): 377 –85.

8. Bagley WH , Yang H , Shah KH . Rhabdomyolysis . Intern Emerg Med . 2007 ; 2 (3): 210 –18.

9. Huerta-Alardin AL , Varon J , Mark PE. Bench-to-bedside review: Rhabdomyolysis – an overview for clinicians . Crit Care . 2005 ; 9 (2): 158 –69.

10. Bouillon R. Acute adrenal insuffi ciency . Endocrinol Metab Clin North Am . 2006 ; 35 (4): 767 –75.

11. de Herder WW , van der Lely AJ . Addisonian crisis and relative adrenal failure . Rev Endocr Metab Disord . 2003 ; 4 (2): 143 –7.

12. Nawar RN , AbdelMannan D , Selman WR , Arafah B . Pituitary tumor apoplexy: a review . J Intensive Care Med. 2008 ; 23 (2): 75 –90.

13. Shields LBE , Balko MG , Hunsaker JC . Sudden and unexpected death from pituitary tumor apoplexy. J Forensic Sci. 2012 ; 57 (1):

262 –6.

14. Evans KJ , Greenberg A . Hyperkalemia: A Review . J Intensive Care Med . 2005 ; 20 (5): 272 –90.

15. Alfonzo AVM , Isles C , Geddes C , Deighan C. Potassium disorders – clinical spectrum and emergency management . Resuscitation . 2006 ; 70 (1): 10 –25.

16. Schlanger LE , Bailey JL , Sands JM . Electrolytes in the aging . Adv Chronic Kidney Dis. 2010 ; 17 (4): 308 –19.

17. Luckey AE , Parsa CJ . Fluid and electrolytes in the elderly . Arch Surg . 2003 ; 138 (10): 1055 –60.

18. Rastergar A , Soleimani M . Hypokalemia and hyperkalemia . Postgrad Med J . 2001 ; 77 (914): 759 –64.

19. Smith DM , McKenna K , Th ompson CJ . Hyponatremia . Clin Endocrinol (Oxf) . 2000 ; 52 (6): 667 –78.

20. Patel GP , Balk RA . Recognition and treatment of hyponatremia in acutely ill hospitalized patients . Clin Th er . 2007 ; 29 (2): 211 –29.

21. Egom EEA , Chirico D , Clark AL . A review of thiazide-induced hyponatremia . Clin Med . 2011 ; 11 (5): 448 –51.

22. Hix JK , Silver S , Sterns RH . Diuretic-associated hyponatremia . Semin Nephrol . 2011 ; 31 (6): 553 –66.

23. Upadhyay A , Jaber BL , Madias NE . Incidence and prevalence of hyponatremia . Am J Med . 2006; 119(7 Suppl. 1):S30–5.

24. Adrogué, HJ , Madias NE . Hyponatremia . N Engl J Med . 2000 ; 342 (21): 1581 –9.

25. Wakil A , Atkin SL . Serum sodium disorders: safe management . Clin Med . 2010 ; 10 (1): 79 –82.

26. Sterns RH . Online Causes of Hypernatremia [online]. UptoDate; 2012 (accessed from www.uptodate.com).

27. Tareen N , Martins D , Nagami G , Levine B , Norris KC . Sodium disorders in the elderly . J Natl Med Assoc . 2005 ; 97 (2): 217 –24.

28. Ariyan CE , Sosa JA . Assessment and management of patients

with abnormal calcium . Crit Care Med. 2004 ; 32 (4 Suppl.): S146–54.

29. Pellitteri PK . Evaluation of hypercalcemia in relation to hyperparathyroidism . Otolaryngol Clin North Am. 2010 ; 43 (2): 389 –97.

30. Marcocci C , Cetani F . Clinical practice. Primary hyperparathyroidism. N Engl J Med. 2011 ; 365 (25): 2389 –97.

31. French S , Subauste J , Geraci S. Calcium abnormalities in hospitalized patients . South Med J. 2012 ; 105 (4): 231 –7.

32. Moe SM . Disorders involving calcium, phosphorus, and magnesium. Prim Care. 2008 ; 35 (2): 251 –37.

33. Kelly A , Levine MA . Hypocalcemia in the critically ill patients .

J Intensive Care Med. 2013 ; 28(3): 166 –77.

34. Haber RJ . A practical approach to acid–base disorders. West J Med. 1991 ; 155 (2): 146 –51.

35 Emmet M . Online Simple and Mixed Acid–Base Disorders [online]. UptoDate; 2012 (accessed from www.uptodate.com).

36. Laski ME , Sabatini S . Metabolic alkalosis, bedside and bench . Semin Nephrol . 2006 ; 26 (6): 404 –21.

37. Herd AM . An approach to complex acid–base problems: keeping it simple . Can Fam Physician. 2005 ; 51 : 226 –32.

38. Ayers P , Warrington L . Diagnosis and treatment of simple acid–base disorders . Nutr Clin Pract . 2008 ; 23 (2): 122 –7.

28장

대안적 노인치료와 질 측정

이 단원은 전통적 노인 치료(geriatric care)의 또 다른 대안에 관하여 다룰 것인데, 이것은 가정 관리, 이행기 치료(transitional care), 노인 급성기 치료 유닛(mobile acute care unitis for elderly, MACE), 가정 내 치료 기타 등을 포함하여 다룰 것이다. 그리고 병원, 그리고 다른 환경에서 치료의 질에 관한 방법도 다루어 볼 것이다.

도입

노인의 수가 증가함에 따라, 의료 수요는 폭발적으로 늘어났다. 최근 연구에 의하면 병원 내의 응급실 이용률은 인구 증가를 앞질렀고, 85세 이상의 초고령 연령의 인구 증가를 목전에 두고 있다. 국제 건강 병원 의료 서비스 조사 기관(National Hospital Ambulatory Medical Care Survey, NHAMCS)에 의하면 65~74세 연령은 응급실환자의 14%를 차지하며, 대략 31% 정도가 입원을 한다. 75세 이상은 응급실 환자의 29%를 차지하며, 41%가 입원한다. 65세 미만 환자의 입원률은 약 13%임을 감안할 때, 고령에서의 입원률은 매우 높은 편이다.

　노인은 다양한 이유들로 응급실을 방문한다. 많은 수의 노인들이 정말 응급한 이유로 응급실을 방문하는 한편 또 다른 많은 노인들은 다른 젊은 연령층과 비슷하게 단지 응급실을 24시간 운영하는 1차 진료기관으로 이용하기도 한다. 다른 연령층과 비교하여 노인층은 응급실 이용률이 높은 편이며, 응급실 방문 후 건강상 부작용도 높은 편이다. 응급실 이용 후 3개월 동안 평균 사망률은 약 10% 정도로 예측된다. 노인층에서는 72시간 내 응급실 재방문율은 24%에 달하며, 재방문자 중 1/4는 입원한다. 노인층의 응급실 방문율이 높음에도 불구하고, 응급실 의사들은 그들의 복잡한 건강상태를 치료하는 데 자신감이 낮으며, 노인층을 치료하는 데 있어 직업상 만족도도 낮은 것으로 조사되었다. 많은 의료인들은 노인층을 특정한 의학적 훈련이나, 교육, 연구가 부족하다고 생각 한다. 실제 현장에서 일하는 응급실 의사들을 대상으로 약 45%는 젊은이를 진료하는 것보다 노인을 진료하는 것이 어렵다고 대답하였으며, 75%가 응급실이나 집중 치료실이 이 연령층으로 과밀화되는 것으로 인해 어려움을 겪었다고 답했다. 많은 의료인들이 노인 학대나 노인 인지장애를 선별하는 프로토콜에 익숙하지 않으며, 그리고 재정지원, 가정 방문 간호, 노인 이송 등의 사회적 자원들을 이용하는 방법을 잘 모르고 있다.

　노인층이 다른 연령층보다 입원율이 높으며, 나쁜 예후를 보이는 이유는 다양하다. 우선 노인층은 응급실을 다른 연령보다 훨씬 더 심각한 질환을 가지고 있기 때문에 나쁜 경과를 보일 가능성이 높다. 또한 노인은 건강상 동반된 다양한 문제들을 가지고 있고, 질환의 경과가 비전형적이기 때문에, 진단이 늦어지거나 진단을 놓치게 되는 경우가 많다. 그리고 의사들은 노인들은 질환이 악화되었을 때 응급실을 재방문한다거나 병원을 다시 찾는 경향이 젊은 사람들보다 떨어진다고 생각하기 때문에, 입원을 더 시키려 하는 성향이 있다. 많은 의사들이 노년층이 이용 가능한 외래 위주의 자원들이 많다는 것을 알지 못한다. 몇몇 의사들은 충분한 지지가 없는 병원 밖 환경으로 노인들을 퇴원시키는 것을 어려워한다. 또한 응급실 의사들은 응급실에서 질환을 선별할 시간과 그들을 위한 치료 방법을 찾을 시간이 부족하다고 여긴다. 그 결과 의사들은 노인 환자들을 쉽게 입원 환자로 분류하여 입원시키려는 경향이 있다. 마지막으로 노인 가족들과 간병인들이 입원을 요구하기도 한다. 왜냐하면 그들은 급성기의 노인 건강과 기능상의 급격한 악화를 두려워하며 그 문제들을 다루는 데 어려움을 느끼기 때문이다.

　하지만 몇몇 연구들은 환자나 보호자들이 그들의 집에서 의료 서비스를 이용하기를 바란다는 것을 보여주며, 또한 환자 만족도를 높인다고 말한다. 이 연구는 의료 제공자는 전통적인 입원 치료 말고 대체 방안들을 찾는 데 책임이 있다고 하며, 이 방안들은 가정내 치료(home care), 이행기적 치료(transitional care), 그리고 노인 급성기 치료 유닛 등이 있다. 입원을 시키지 않는 것은 단순히 비용측면의 장점을 넘어, 그들을 병원감염의 위험으로부터 보호한다는 장점도 있고, 그들이 몸을 스스로 움직이고 이용하게 하여, 기능이 퇴화되지 않게 하는 장점도 있다. 지난 수십 년간 병원 밖 다양한 자원들을 노인들이 이용할 수 있게 되었다. 이 단원은 전통적 입원치료를 대체할 수 있는 방법들에 대하여 다루어 볼 것이고, 또한 응급실이나 다른 환경에서 치료의 질을 측정하는 방법에 관하여도 다루어 볼 것이다. 이 단원에서 우리는 고위험 노인들을 중재하여 입원율과 응급실 방문율을 낮추어 주는 방법으로서 브렌트 아스플린의 인풋-스루풋-아웃풋 모델(Brent Asplin's Input-Throughput-Output model)을 사용해볼 것이다. 이

표 28.1. 아스플린의 인풋–스루풋–아웃풋 모델

방안	설명	효과
빠른 퇴원 후 가정 내 치료	가정 환경에서 병원 수준의 치료를 유지함	일상 생활능력 6% 증가, Barthel score 점수는 효과 없음
입원을 하지 않고 가정내 치료	다방면의 팀 접근을 통해 입원치료를 대체하며 가정 환경에서 병원수준의 치료를 유지함	병원 재입원율, 입원 재활 치료의 필요성, 입원 관련 합병증을 낮추어 총 의료비 감소. 삶의 질 개선. 치료 기간은 증가 이환율, 사망율, 전체 신경 기능은 변화 없음
고위험군을 감별함	짧은 조사를 통해 조기 재방문자를 감별해 내어, 재방문을 줄이기 위한 중재를 시행함	추적 치료가 개선되었고, 가정 방문, 정신과 서비스 중재가 도입됨. 효과를 알기 위해 추가 연구가 필요함
중재 전문 노인 의학 전문가	노인 의학 전문의가 환자의 만성 투약 내역 검토, 환자에게 질병을 스스로 관리하는 방법 교육, 외래 의료 제공자와 긴밀한 의사소통을 하여 적극적으로 중재함. 체계적 스크리닝 검사	3개월간 재입원율이 감소함
원격 의료	첨단 장비를 이용하여 환자가 의사를 만날 수 있도록 하여 위치나 교통의 제약을 극복함. 건강 상태를 규칙적으로 체크하고 모니터함	우울증상이 감소되고 응급실 재방문이 감소함. 스스로 느끼는 삶의 질이 증가됨. 이 기술을 가장 잘 이용하기 위한 방안에 대하여 추가적인 연구가 필요함
노인 전용 응급실	기존의 응급실을 대체함, 혹은 기존 응급실에서 치료하되 노인 전문 치료 프로토콜을 시작함	물리적으로는 더 안락하고 자극이 적은 편안한 환경을 제공함 노인 전문 약사가 약물 상호 작용을 검토함. 재내원 프로토콜이 있어 퇴원 후에도 재평가할 수 있는 기회를 제공함
노인 의뢰 서비스	노인 전문팀이 종합적 평가를 하여 환자가 입원할지 외래 치료할지 노인 전문 요양시설로 전원할지 결정함	병원 입원율을 낮추고 이환율과 병원 재입원율을 낮춤
사례 중심의 연락 서비스	응급실 도착 시 간단한 선별 검사로 기면, 영양실조, 시야, 청력, 치과 치료, 환자 이송, 일상 활동 수행 정도를 측정함	응급실 재방문이 줄어드는 경향을 보였으나 통계적으로 유의하지 않음. 환자가 응급실 밖으로 나간 이후에는 순응도가 떨어짐
이행기 치료	환자를 보내는 곳과 받는 기관의 환자 치료 팀의 연락 체계를 확립함. 충족되지 않은 필요를 알아내고 적절한 의뢰를 시행함	환자 추적 치료는 개선됨. 하지만 총 병원 이용수를 감소시키지는 못함. 고위험군 환자 간병시설 입소율은 감소함. 환자 만족도 증가함. 의료비 감소나 의료 질 향상은 없음
Ger–FiTT	노인 의학 전문의가 직원과 의료 제공자를 교육함, 치료의 연속성을 위해 1차 진료의와도 접촉함. 그리고 퇴원 후 추적 치료를 잘 할 수 있도록 확립함	환자 만족도 증가, 1차 진료의의 노인 치료 지식 증가, 이행기 치료에는 큰 영향을 미치지 못함. 효과를 검증하기 위해 더 많은 연구가 필요함
노인 급성기 치료 유닛 (ACE unit)	병원의 특정 장소에 노인들 전용 공간을 개설함. 노인 의학 전문의의 지시 아래 다방면으로 시설을 이용함. 빠른 거동과 재활, 약물 치료, 특정 질환의 치료, 포괄적인 입원 계획을 다룸	서비스 이용 기간 1일 감소, 비용 21% 감소, 1년 재입원율을 낮춤
이동식 노인 급성기 치료 유닛(MACE unit)	노인 급성기 치료 유닛과 비슷하지만, 장소의 물리적 제약이 없음	치료 기간 감소, 비용 감소, 하지만 병원 내 사망률이나 병원 재 입원률은 변화 없음

는 병원에 들어가거나 입원하는 단계부터, 응급실이나 입원실에서 포괄적으로 치료를 제공하는 단계, 그리고 집에서 이용 가능한 모든 도움들과 자원들을 활용하여 견고하게 퇴원을 계획하는 단계까지 포괄적인 측면을 포함한다(표 28.1).

응급실과 병원 내원을 낮춤(INPUT)

이 단원에서 우리는, '인풋'이라는 단어를 노인들이 병원이나 응급실을 이용하는 수요라고 정의할 것이다. 노인 관리의 목표 중 한 가지는 응급실과 병원 이용을 낮추는 것이다. 이는 노인들이 집에서 병원 바깥의 건강 관리자들에게 관리를 받을 수 있게 하는 것을 목표로 하는데, 이들은 노인들의 의학적 문제나 사회적 문제들을 다루는 데 능숙하다. 하지만 응급실을 방문하는 노인들은 증상이 훨씬 복잡하고 질환 중증도도 높기 때문에 이러한 요인들로 인해 치료를 받는 장소가 집인지 병원인지 거취가 결정된다. 몇몇 노인의학 연구자들은 노인들이 병원 방문 수를 줄이는 데 집중하지만, 많은 노인들이 치명적 질환을 가지고 있고 중증도가 높아 집중 치료실을 필요로 하기

때문에, 단순히 병원 방문 수를 줄이는 것이 총 병원 이용을 최종적으로 줄이지는 못한다고 한다. 2001년부터 2009년 까지 노인들이 응급실을 이용하는 주 증상이 흉통, 복통, 발열인데 이 세 가지 모두 고위험 증상들이다. 많은 의사들이 노인들의 이러한 증상들을 다루는 데 어려움을 느낀다. 노인층은 병원 내 급성기 치료 환자의 36%를 차지한다. 급성기 노인환자, 즉 중증 치료를 필요로 하고, 즉각적 시술이 필요한 환자는 의심의 여지 없이 병원 안에서 입원하여 치료받는 것이 맞다.

그러나 다른 경우도 있는데 단지 의학적 주의만 필요한 환자군은, 중증 치료가 필요하지도 않으며 외래 위주로 치료 받을 수 있다. 이런 환자들 또한 치료와 관리가 필요하지만, 딱히 입원 치료를 한다고 해서 얻는 장점이 없으며, 오히려 입원을 함으로써 잠재적 위험성을 가질 수 있다. 이러한 병원 내 치료 외에 대체 방안을 통하여, 최종적으로 노인들의 총 병원 이용을 줄일 수 있다. 비용 절감 측면에서 볼 때, 국가 건강관리 계획은 입원율을 낮추는 데 초점이 맞춰져야 한다. 노인들이 며칠만 입원해도 기능상 문제가 발생하는 위험성이 있다는 연구

를 감안할 때, 입원을 줄이는 것은 아주 매력적으로 보인다. 많은 노인 입원 환자들이 퇴원할 때는 그들의 원래 건강 상태보다 악화된 상태로 퇴원하며, 퇴원환자의 20~30%는 1년 안에 사망한다. 한 연구에서는 노인환자의 35%가 입원에서 퇴원할 때 일상생활 기능(Activities of daily living, ADL)이 저하된다는 것을 보여주며, 85세 이상에서는 50% 이상이 일상 생활기능이 저하됨을 보여준다. 물론 급성기 질환이 이런 문제를 유발시키겠지만, 단순히 입원 자체만으로 이런 문제가 야기되기도 한다. 병원 내 입원 환경에서는 환자가 필요 이상의 너무 많은 침상안정을 취한다거나, 충분한 바깥 활동이나 직업 활동을 할 수 없다거나, 소음이 심하다거나, 이로 인해 수면 장애를 일으킨다는 문제 때문에 입원 자체가 노인 건강 저하의 위험 요인이 될 수 있다고 생각된다. 약을 많이 쓴다거나 의인성의 문제들이 또한 나쁜 결과를 야기할 수 있다. 노인들이 일상 생활기능을 상실한다는 것은 매우 큰 문제이며, 독립적으로 옷을 입는다거나 목욕한다거나 변기를 사용할 수 있다거나 하는 것들은 노인들을 집으로 퇴원시킬지 요양 보호 시설로 보낼지 결정하게 되는 중요한 문제이다. 응급실 의사 측면에서 볼 때도 전통적 노인 입원 치료 대신에 이러한 대체 방안들을 이용하는 것이, 노인들의 이환율을 낮추고 일상 생활 기능 저하를 예방하는 장점이 있다.

비응급 환자의 응급실 이용을 줄임

응급실을 이용하는 노인의 일부 집단은 응급 상황도 아닌데 응급실을 이용하기도 한다. 이들은 충분히 일차 진료 기관에서 외래 위주로 치료 가능한 환자이다. 이러한 일이 일어나는 이유는 다음과 같다.

첫째 이유로 노인 환자수에 비해 일차 진료 의사 수가 적기 때문에 그들이 적절한 시기에 진료 예약을 하기 어려운 점이 있다. 2009년 미국에는 7,345명의 노인병 전문의가 있으며 이는 노인 인구를 감안할 때 필요한 인력의 절반밖에 안 되는 수치이다. 노인 인구는 매년 증가하기 때문에 2030년까지 부족한 노인병 전문의는 24,047명이다. 일부 환자들은 진료 예약을 잡기 위해 수주를 기다려야 한다. 의사들의 빡빡한 스케줄을 감안하여 볼 때, 예정되지 않은 긴급 진료 예약은 더욱 어려워질 것이다. 이런 문제 때문에 노인들은 외래에서 해결 가능한 문제를 가지고 응급실을 찾으며 이는 응급실 과밀 문제를 야기시키기도 한다. IOM (Institute of Medicine)이라는 단체에서 고령화된 미국에서 건강 관리 인력의 재정비(Retooling for an Aging America, Building the Health Care Workforce)라는 보고서를 발표하였는데, 이에 따르면 노인병 전문의 수뿐만 아니라 노인 건강관리를 하는 간호사, 약사, 물리치료사 같은 의료 인력 또한 부족하다는 것을 강조한다. 이 보고서에 의하면 현재의 인력으로는 미래의 증가하는 노인 인구의 의료 수요를 충족시키기가 매우 어렵다고 한다. 의료 연구소(IOM)는 이런 문제를 해결하기 위해 2007년 위원회를 구성하였고, 어떻게 향상된 의료를 제공하느냐의 문제뿐만 아니라 어떻게 의료 인력을 양성하고 유지시키는가에 대하여 다루었다. 몇몇 의견들은 노인병 전문의를 양성하기 위해 의학 교육 재정을 늘이자는 의견도 있었고, 의료 기금을 받는 기관이라면 소속 의료인들에게 노인 관리를 교육시켜야 한다는 의견도 있었다. 또한 어떤 의견은 가정의학과나 내과 의사와 노인병 전문의가 파트너쉽을 체결하여 복잡한 의학문제를 가지고 있는 노인들에게 숙련되고 경험 있는 의료를 제공하자는 의견도 있었다. 이런 파트너쉽은 노인병 전문의가 직접적 의료를 제공할 뿐 아니라, 적재적소 필요할 때마다 교육을 제공한다. 이 방법으로 소수의 노인병 전문가가 다수의 취약하고 위험한 노인 계층에게 도움을 줄 수 있게 된다. 국가 응급 계획에서 노인 의료를 우선으로 배정한다면, 노인 인구가 외래에서 의료서비스를 이용할 수 있게 되고 비응급 환자의 응급실 이용을 낮출 수 있게 된다.

둘째 이유로 노인의 상당수 의학적 문제들이 일차 진료기관이 문을 닫는 시간에 일어난다는 것이 있다. 그리고 응급실은 일차 의료기관에서 검사하는 데 걸리는 시간을 단축시켜주는 편리한 대체수단으로 여겨지는 경우도 있다. 비록 이용 가능한 야간 진료 기관은 많지 않지만, 많은 의료기관이 의료 상담 핫라인을 운용하고 있다. 하지만 의료 상담의 경우 직접 대면 진료를 하는 것이 아니기 때문에, 어떠한 증상이든 혹은 응급이든 아니든 단지 환자들에게 응급실을 방문하라는 조언으로 끝나는 경향이 있다. 야간에 비응급 진료를 줄이기 위한 해결책으로는, 진료 예약을 잡아주는 전용 핫라인을 운용한다던가, 의사의 집으로 직접 문의 전화를 한다거나, 일차 진료 기관이 야간에도 진료하도록 진료시간을 확장하는 방안 등이 있다. 이러한 방안들이 합리적인 방안처럼 보이지만, 많은 모델에서 일차 진료의들이 이런 응급상황에 대한 스케줄을 개방하는 것에 대한 유인책은 거의 없다. 하지만 점차적으로 가정 내 치료 방향으로 정책들이 수립되고 있기 때문에, 개방된 진료 스케줄과 커뮤니케이션을 통한 오프시간 조정을 통하여 비응급 환자가 응급실을 찾는 일은 점차 줄어들 것이다.

셋째 이유로 최근 보험사들이 외래 환자 경우에 본인 부담율을 점차 높이는 경향이 있다는 것이다. 본인 부담율이 높아지면서 노인층들은 점차 외래 방문을 하지 않으려는 성향이 생기게 되고, 이는 결과적으로 병을 키워 병원 이용을 증가시키는 결과를 야기하게 된다. 올해 자기 부담율을 높이고 나서, 환자들의 외래 방문수는 줄어들었고, 그 결과 입원 횟수가 증가했을 뿐 아니라 입원 일수도 더 증가했다. 이런 경향은 사회적 계층이 낮을수록, 만성 질환을 가지고 있을수록 더 뚜렷이 나타났다. 진료 횟수가 줄어들게 되면 만성질환 모니터링 하는 데 문제가 발생되고 미세한 건강상의 문제들을 놓치게 되어, 결과적으로 막을 수 있었던 응급실 방문과 입원이 증가하게 된다. 예를 들어 만성 심부전환자의 경우 정기적으로 심장내과 전문의를 방문하여 몸무게를 측정하고 약물을 조절하는 관리를 받아야 한다. 이런 규칙적 방문이 없이는 예측하지 못한 질환 악화를 초래하게 되고 결국 응급실을 방문해야 하게 된다.

가정내 치료

'가정내 치료'란 최근 연구가 많이 되는 모델로, 환자들이 입원해서 받을 수 있는 의료를 가정 내에서 동일하게 받는 것을 말한다. 환자가 가정 내에서는 편안함을 느끼기 때문에, 혼란을 적게 느끼게 되고, 가족들도 환자를 더 많이 도와줄 수 있게 된다. 가정 내 치료는 다음 두 가지 방식으로 접근한다.

첫 번째 방식은 보다 빠른 퇴원 후 이후의 치료를 가정 내에서 받는 방식이다. 이런 유형은 주로 의사들이나 주치의들에 의해 추천되며, 혈관 내 항생제 투여, 수혈, 경증 중풍 관리, 심부전 관리에 이르기까지 광범위하게 이루어질 수 있다. 병원 내 입원치료가 필요한 환자를 대상으로 빠른 퇴원 후 가정 내 치료 전환을 하는 것이 환자에게 미치는 영향을 연구한 한 연구가 있다. 이 연구는 진단 24시간 안에 빨리 퇴원해서 가정 내 치료를 받게 한 환자들을 대상으로 시행되었다. 가정 내 치료를 받은 환자들이 입원 치료를 받은 대조군에 비하여 수단적 일상생활동작(Instrumental Activity of Daily Living, IADL) 능력이 6% 상승되었으나, 바델 점수나(Bathel score) 의식 상태 설문(Mental Status Questionnaire, MSQ)은 향상되지 않았다. 바델 점수는 이동 능력이나 자기 스스로 돌보기(self-care) 항목을 통하여 일상생활 수행능력을 측정하여 기능적 장해 정도를 점수로 매기는 것이다. IADL이 좀 더 많이 향상 되었다는 것은 급성기에는 IADL 회복이 좀 더 민감하게 나타난다는 사실을 시사한다. 입원한 환자는 IADL 을 수행할 일이 더 적어지고, 게다가 누워만 지내기 때문에 기능저하는 좀 더 빨리 일어난다. MSQ는 노인에서 의식 수준 감퇴 정도를 측정하는 툴이다. 그 연구에서 입원 치료를 받는 집단과, 가정 내 치료를 받는 집단 둘 다 MSQ는 향상하는 것을 보였는데, 두 집단 간 의미 있는 차이는 없었다. 카플렌(Caplan) 등은 또한 예전에 한 연구에서, 빨리 퇴원하여 가정 내 치료를 받는 것이 방광이나 장기능 장애, 혼돈된 의식상태 같은 병원 내 합병증을 줄일 수 있다고 하였다.

두 번째 방식은 응급실 의사와 더 직접적으로 관계된 방안으로, 처음부터 "입원하지 않고 가정 내 치료"를 시작하는 방안이다. 이 방안은 입원이나 응급실에 가지 않고도 집에서 병원 수준의 치료를 받는 것을 말한다. 이것은 응급검사나 처치가 필요 없어, 딱히 병원 내 입원치료의 장점이 없는 환자들을 대상으로 하는데, 일차 진료의가 진료 후, 혹은 응급실 의사의 검사 후 진료의의 판단에 따라 시작된다. 짧은 시간 입원 후 빠른 퇴원 후 가정 내 치료를 받는 방식이 점차 요즘 트렌드가 되어가는 가운데 입원을 하지 않고 처음부터 집에서 치료하자는 의견이 나온 배경에는, 짧은 시간 입원을 하는 것이 환자에게 큰 도움이 되지 않을 뿐 아니라 집에서도 상당수의 입원환자에게 제공되는 치료를 받는 것이 가능하다는 것에서 기인하였다. 입원을 하지 않고 가정 내 치료를 받는 것은, 큰 치료상 손해를 보지 않으면서도 비용측면에서 절약을 할 수 있는 방안이다. 하지만 비용 절약이 가능하다는 연구는 그렇지 않은 연구와 혼재하여 존재하는데, 이 이유는 불명확하다. 아마도 조

사대상의 특정 의학적 상태와 관련이 되어있지 않을까 생각된다.

입원하지 않고 가정 내 치료하는 것이 가능하려면, 집안 환경에서도 입원 환경과 비슷하게 의사와 간호사에게 치료를 받아야 하는데, 이는 기존에 지역사회에서 시행하는 가정 의료 서비스와는 다른 것이어야 한다. 이 모델은 입원 치료에 준할 만큼의 적극적인 치료와 간호를 제공하며, 질적으로도 효용성 측면으로도 뒤지지 않는다. 이것은 의사 간호사, 다른 건강전문가 등 다양한 측면의 사람들이 팀을 이루어 시행되며, 평가와 교육도 중요하게 여겨져야 한다. 모델은 매우 복잡 다양하며, 만성 폐쇄성 폐질환 급성악화, 폐렴, 봉와직염, 허혈성 뇌졸중 급성기 질환군을 대상으로 연구가 되었다. 한 연구에서는 만성 폐쇄성 폐질환 급성악화 환자군에서 집에서 치료받은 환자가 입원 환자에 비교해 응급실 재입원 위험율이 낮았으며, 6개월 예후와 삶의 질은 향상된 것으로 보고하였다. 비록 집에서 치료받은 환자군이 입원 환자군보다 치료기간은 더 길어졌으나, 전체적인 치료비용은 더 적은 것으로 나타났다. 그리고 입원환자는 장기 요양 보호소 입소율이 11.5%나 되었으나 집에서 치료받은 환자는 단 한 명도 입소하지 않았다. 그들은 또한 집안 환경에서 재활치료 받을 수 있는 기회도 더 증가하였으며, 결과적으로 만족도 점수가 더 높게 나타났다. 또 다른 예로 허혈성 뇌졸중 첫 발병 환자를 대상으로 한 연구도 있다. 이 연구에서는 응급실에서 컴퓨터 단층촬영, 피검사, 신경학적 검사 등 초기검사만 받고 집에서 치료받은 환자군과 입원 치료 받은 환자군을 비교하였다. 집에서 치료받은 환자는 치료기간이 길었지만, 초기 치료 후 재활치료 필요성은 더 낮았으며, 우울증 점수에서는 더 좋은 점수를 받았다. 그리고 이환율 사망율, 최종 신경학적 기능은 두 군 간 차이가 없었다.

환자에게 입원하지 않고 가정 내 치료받는 것을 제안했을 때, 69%만 이 방법을 수용하였다. 입원 치료에서는 인지 기능, 일상 생활 능력, 삶의 질이 증가하지 않았는 데 반해, 집에서 치료받은 사람은 전반적으로 큰 만족도를 보였으며, 6개월 사망률도 낮았다. 몇몇 연구는 입원하지 않고 가정 내 치료받은 환자들이 요로감염, 장관 합병증, 낙상 같은 병원 합병증이 적었다고 보고한다. 그리고 그들은 더 적은 수의 침습적 시술을 경험했다. 치매 환자를 대상으로 한 연구에서는, 심지어 그들이 기능적 쇠퇴가 일어나는 상황에서도, 가정치료를 받은 사람들은 행동, 공격성향, 수면장애 같은 문제들은 더 적은 것으로 나타났다. 가정치료가 환자 만족도를 높이고 병원관련 합병증을 줄이는 효과가 있는 경향이 있지만, Cochrane 데이터베이스를 이용한 체계적 문헌고찰에서는 입원을 하지 않고 집에서 치료를 받는 것이 전통적 입원 치료와 비교해 볼 때, 건강상 예후가 차이가 없다고 하였다. 그리고 또 다른 체계적 문헌고찰 연구에서도 입원이나 집에서 치료나 통계학적으로 유의한 차이를 보이지 않았다고 한다. 이에 대한 더 많은 연구가 필요해 보인다.

앞서 서술했듯이, 입원하지 않고 가정 내 치료받는 방안들

에 대한 연구 결과는 매우 다양하고, 비용 절감면이나 효과 면이나 실효성 측면에서 아직 장점이 확실하지 않다. 이런 모순된 결과들은 어쩌면 다양한 연구들이 특정 질환군만을 대상으로 했기 때문에 생기는 결과일지도 모른다. 게다가 의사 입장에서는 어떤 사람을 집에서 치료하게 할지 판단 하는 것 도 어렵다. 단지 일반적으로는 불안정한 상태의 환자는 즉각적으로 의사가 보고 진단할 수 있는 장소인 병원에서 치료받는 것이 이득이다 생각된다. 또한 입원하지 않고 가정 내 치료받는 것과 병원에 입원하여 치료받는 것이 상호보완적이라는 것을 인지하는 것이 중요하다. 환자가 집에서 치료받더라도 만일 컨디션이 저하되고 필요하다면 다시 입원 치료를 받을 수 있기 때문이다.

병원 재방문을 줄임

응급실 재방문을 줄일 수 있는 방법 중 하나는 병원 재방문 위험성이 있는 고위험군을 찾아내고, 그들이 재방문하기 전 미리 조치를 취하는 것이다. 노인들은 응급실에서 퇴원한 후 종종 다시 재방문하게 되고, 그들 중 일부는 재방문 횟수가 잦다. 한 연구에서 응급실 내원 환자 44%가 최소 한 번 더 재방문하고, 19%는 30일 안에 재방문 한다. 게다가 8%의 환자는 다음 6개월 동안 3회 이상 재방문한다. 또 다른 연구에서 응급실을 퇴원한 노인환자 중 24%는 다음 3개월간 재방문 한다고 한다. 응급실을 재방문하게 되면 검사도 중복으로 더 하게 되며, 약도 더 쓰게 되고 결국 입원 가능성은 높아지게 된다. 한 연구에서는 재방문환자의 1/4은 입원한다고 한다. 응급실 재방문 성향과 재입원율로 인해 170억 달러 이상의 비용이 소요된다. 곧 있으면 노인의료보험제도와 지급자는 퇴원한 지 30일 이내 재입원 환자에 대하여는 의료비를 지급하지 않을 계획이다. 이로서 의료 보장 시스템은 환자들에게 양질의 입원치료를 제공하고 퇴원계획을 신중하게 유도하는 효과를 얻을 수 있다. 재입원환자는 궁극적으로 병원에 큰 재정적 부담으로 작용하게 될 것이며, 때문에 응급실 의사는 응급실로 재방문한 환자를 재입원보다는 퇴원을 시키려는 부담감을 가지게 된다.

환자들이 재방문하는 것에는 다양한 원인이 있는데, 만성 질환의 급성 악화라던가, 초기 치료가 적절하지 않았다거나, 꾸준히 외래 치료를 받지 않았다거나, 사회적 지지가 약해서 그렇다. 환자 재방문의 위험인자를 파악해서 재방문하기 전에 적절한 조치를 취하는 방안으로 연구가 진행이 되어 오고 있다. 한 연구는 환자와 환자 보호자를 대상으로 노인 환자 고위험군을 알아보는 조사인 ISAR (Identification of Seniors At Risk)이라는 질문지를 만들었다. 질문지는 6개월 후 좋지 못한 결과를 초래하는 것을 알아보는 방향으로 만들어졌는데, 이는 사망율, 요양시설 입소율, 신체 기능 저하 등이 있다. 이 연구에서 만성질환의 증상 지속, 혹은 증상 악화가 재방문에 가장 많은 영향을 끼치는 것으로 파악되었다. ISAR에 대한 추가 연구가 수년 후 재개되었는데, 응급실 환경에서는 신체 기능 저하와 우울증이 좋은 유효성을 보였다. 우울증, 신체 기능

저하, 사회적 지지기반의 약화가 응급실 재방문에 높은 위험인자로 나타났기 때문에, 초기 치료의 질을 높이고, 시기 적절하게 외래 치료를 잘 받게 하는 것이 응급실 재 방문율을 줄일 수 있다. 또한 정신건강 서비스와 가정 방문 서비스가 잠재적으로 응급실 방문 횟수를 줄이고 더 좋은 건강상태를 유지할 수 있게 한다. 명백하게 이 영역에 대하여 추가적 연구가 필요하지만, 이러한 연구를 통해 정확한 위험 인자를 찾고, 필요로 하는 분야를 찾아내는 것이, 추가적인 치료를 필요로 하거나 전원을 필요로 하는 노인을 선별하는 데 도움을 줄 수 있다.

또한 노인들의 경우 퇴원한 후 얼마 되지 않아서, 응급실이나 의료기관에 다시 내원하여 입원을 하는 경우가 많다. 이는 노인들이 치료 순응도가 떨어지거나, 약물 부작용이거나, 환자 자신이나 보호자가 치료 계획에 대한 이해도가 떨어지기 때문이다. 이런 재입원을 줄이는 방안이 파리에서 연구되었다. 이 연구에서 노인의학 중재 전문가가 다음 세 가지 방면으로 개입하였다. 1) 노인 처방 원칙에 맞추어 기존 약물 처방을 리뷰함, 2) 환자 스스로 관리할 수 있도록 질환에 대하여 교육함, 3) 퇴원 후 외래에서 치료를 이어서 할 수 있도록 의료인과 자세하게 소통함. 그리고 또한 계통적 선별 검사(systemic screening evaluation)도 제공하였다. 노인 환자가 입원해 있는 동안 노인의학 중재 전문가는 위 세 가지 방면에 맞추어 환자 주치의에게 조언하고 권고하였다. 70%의 환자가 적어도 한 가지 이상의 처방 약제를 변경받았다. 선별 검사에서 43% 이상 환자가 우울증이 있음이 밝혀졌으며, 78.5% 환자에서 영양실조 위험이 있음이 밝혀졌다. 이러한 중재를 통해 3개월 재 입원율이 현저하게 감소할 수 있었다.

1994년 Caplan 등은 특정 질환군에서 응급실 퇴원 후 입원을 위해 병원에 재내원하는 예측 인자를 연구하였는데 이를 DEED I (Discharge of Elderly from the Emergency Department)연구라고 명한다. 그는 4주 동안 응급실에서 퇴원한 75세 이상의 468명의 환자를 추적 관찰하였는데, 이 기간 동안 17%의 환자가 재입원하였다. 어떠한 특정 질환이나 질환군이 재입원 예측 인자로 작용하지는 않았다. 하지만 공통된 재입원 위험 인자들이 있었는데 일상생활을 의존해야 하거나, 독립적으로 이동을 못하거나, 독립적으로 치료를 받지 못하거나, 재정적으로 자립하지 못하거나, 인지 장애가 있거나, 혼자 사는 경우이다. 이 연구에서는, 이런 위험인자가 있는 환자들을 파악하고 적절한 조치를 취하고, 사회적 문제를 처리하고 치료를 방해하는 장애를 해결함으로써 입원을 하는 것이 줄어들 것이라고 결론내렸다. 이러한 가설이 DEED II 연구의 기초가 되었다. DEED II 연구는 응급실에서 퇴원한 70세 이상의 700명 이상의 환자를 대상으로 무작위 대조군 연구로 진행되었다. 환자는 즉각적인 무작위로 실험군이 선정되었고, 치료팀은 노인의학 전문가, 간호사, 기타 의료 서비스 제공자로 구성되었는데, 이들은 도움을 필요로 하는 환자를 선별하고, 협력하여 그들의 치료 계획을 세웠다. 그들은 1개월, 3개월, 6개월, 18개월 경과 관찰하였다. 조사 기간 동안 평균 1.65회의 문

제가 발생하였고, 즉각 조치가 취해졌으며, 그것은 1차 진료의사, 물리 치료사, 간호사, 협력된 건강 전문가에게 의뢰하는 형태로 이루어졌다. 실험군은 1차 진료기관 방문수가 더 높아졌으며, 1개월 3개월에는 대조군에 비하여 인지기능 장애가 더 적었다. 인지기능 장애는 Barthel index를 이용하여 측정되었다. 하지만 이러한 차이는 18개월째 접어들어서는 없어졌다. 이 연구에서 병원 입원 기간 혹은 응급실 내원 기간 동안 환자를 선별하고, 조치를 취하고, 필요시 전문가에게 의뢰하는 것이, 최소한 단기간 동안은 의료기관에 재내원하는 비율을 줄일 수 있고 전체 건강상태에 긍정적 영향을 미칠 수 있다고 나타났다.

원격 의료(Telemedicine)

병원 재내원을 줄이고 취약 계층에게 도움을 줄 수 있는 또다른 방법은 원격 의료이다. 원격의료란 미국 원격의료 협회(American Telemedicine Association)에서 정의하기를, 전자 통신을 사용하여 환자의 건강 상태를 증진시키기 위해 한 장소에서 또다른 장소로 의료 정보를 교환하는 것을 말한다. 원격 의료는 노인들이 그들의 집안의 환경에서 치료 기회를 제공한다. 이것은 물리적 거리의 장벽과 교통 수단의 장벽을 초월하여 환자를 의사 앞으로 데려오는 효과를 가진다. 이것은 환자와 의사 모두에게 서로 의사소통할 수 있게 하며 의사가 쉽게 환자에게 접근할 수 있게 한다.

원격의료는 환자 혼자서 병을 관리하고 있는 사람들을 의료 시스템 속으로 들어오게 해서 환자에게 긍정적 영향을 미치는 잠재력을 가졌다. 한 연구에서는 노인과 만성질환자 대상으로 원격 의료를 시행하는 것에 대한 무작위 연구가 진행되었다. 이 연구에서 원격의료팀은 기능적 장해가 있는 환자에게 약물 복용, 증상 감시, 그리고 육체적 활동을 늘리는 것에 대하여 조언하였다. 원격의료는 환자 치료 계획에 가장 중심적 역할을 하였고, 환자의 병원 후송뿐 아니라 치료팀 구성원 간 효과적 의사소통을 도와주었다. 원격의료 시행군의 우울증 증상은 감소하였으며, 본인이 느끼는 삶의 만족도가 높게 나타나므로 원격의료의 긍정적 효과를 볼 수 있었다. 그들은 또한 응급실 재방문율이 낮게 나타났다. 또다른 연구는 많은 만성 질환을 가진 노인들을 대상으로 하였는데, 간호실무자, 원격의료 기술자가 원격의료를 통하여 환자를 검사하고 그들의 건강상태를 체크하고 그들의 치료 방안을 지역사회와 협력하였다. 그 결과 그들의 건강상태가 증진되었을 뿐 아니라 응급실 방문율과 입원율이 줄어든 것으로 나타났다.

하지만 모든 연구가 원격의료가 입원율과 응급실 재방문율을 줄인것은 아니었다. 한 연구는 무작위 대조 연구로 진행되었는데, 원격의료를 통해 고위험군 환자의 혈압, 체중, 증상을 체크하였으나, 대조군 비해 입원율과 응급실 방문율이 낮지 않았다. 이 연구는 울혈성 심질환 환자를 대상으로 하였는데, 저자는 대조군이 이미 외래 진료를 규칙적으로 받고 있었기 때문에, 원격의료의 장점이 나타나지 않았을 것으로 해석하였다.

환자가 교통도 불편하고 정상적으로 의료기관에 접근하기 힘든 환자를 대상으로 추가 연구를 한다면, 이러한 바이어스를 극복할 수 있을 것이다. 분산되어 있는 의료기관과 서비스와 앞으로 증가할 노령인구에 대비하여, 원격의료의 관심도는 앞으로 높아질 것이다. 하지만 노인들에게 도움이 될 수 있도록 어떻게 이것을 가장 잘 활용하고 체계화시켜 나가야 할 것인가에 대한 것은 아직도 과제로 남아있다.

응급실 내에서 환자 관리(Throughput)

현행 응급실 진료 시스템에서는, 소아에서 노인까지 모든 환자들이 응급실에서 진료받는다. 그러나 이런 바쁘고 혼란스런 환경은 모든 환자에게 좋은 것은 아니다. 65세 이상 인구가 2000년도 350만 명에서 2030년 720만 명으로 늘어나는것을 감안할 때, 우리는 응급실에서 더 많은 노인 환자를 보게 될 것이다. 노인 환자는 복합적인 기저질환, 다량의 약물 복용력을 가지고 있고, 인지 장애도 떨어지고, 급성 질병에도 증상이나 임상적 징후가 잘 나타나지 않는 특징 때문에, 기존의 응급실에서 일반 환자에게 해 오던 빠르게 진단하고 거취를 분류하는 방식이 어렵다.

노인 전용 응급실은 기존의 바쁘고 복잡한 응급실 개념에서 탈피하여 잘 훈련된 노인 전문가가 진료를 볼 수 있도록 하는 개념으로 발전되어 왔다. 그게 어렵다면 대안으로, 노인 전용 응급실이 반드시 물리적으로 구분될 필요는 없으며, 기존 응급실을 사용하되, 단지 노인의 특별한 의학적 특성을 고려하여 프로토콜만을 바꾸는 것으로도 가능하다. 물리적인 설비 변경이 필요할 수도 있는데 예를 들면, 욕창을 방지하기 위한 두꺼운 매트리스, 벽은 노인들을 정서적으로 안정시키는 칼라를 칠하고, 바닥은 넘어짐을 방지하기 위해 지나친 광택이나 맨들거리는 자제를 피하는 것이다. 이 부서는 약물 상호작용을 판단하기 위해 환자들의 약물을 검토하는 전용 약사가 있다. 그리고 퇴원환자가 집에서 얼마나 잘 있고, 얼마나 약물복용을 잘 하는지 파악하기 위해 다시 불러오는 시스템도 있다. 이것은 환자들을 재평가하고 필요시 추가 검사할 수 있게 하는 기회를 제공해 준다. 노인 응급실에 대하여 보다 많은 내용을 보려면 본 책 2단원을 참조하라.

노인 전용 응급실은 또한 노인 환자를 보기 위해 포괄적인 접근의 중요성에 대하여 인지하고 있다. 포괄적인 의료를 제공한다는 점에서 노인 의료 전문 부서에 의뢰하는 것은 많은 장점이 있다. 홍콩에서 응급실 노인 환자를 대상으로 노인전단팀 운용이 얼마나 입원을 줄일 수 있는가에 대하여 연구하였다. 연구 기간 동안, 응급실 노인환자는 노인 의학 전문의와 간호사로 구성된 노인 전담팀으로 의뢰되었다. 이 팀은 노인환자를 종합적으로 평가하여 입원시킬지 퇴원시킬지 아니면 노인 전문 요양시설로 전원시킬지 결정했다. 단지 15%의 환자만이 입원하였으며, 단지 1.6%의 소수 환자만이 죽음 등의 나쁜 이벤트가 생겼으며, 오직 1.6%의 환자만이 14일의 기간 동안 병원에 재내원하였다. 이것은 노인환자 병원 입원율이 유의미하게 감소되었음을 나타낸다. 하지만 이 또한 해결해야 할 과제가 있다. 먼저 이것이 효과가 있기 위해서는 노인 전담 팀이 24시간 365일 내내 가동되어야 한다. 이 팀은 노인환자들을 도울 수 있는 자원들을 가지고 있어야 하며, 계속성을 유지할 수 있어야 한다.

응급실에서는 또한 환자의 주 증상에 상관없이, 노인환자들의 미충족된 의학적 필요를 채워 줄 수 있는 기회가 있다. 응급실에서 검사를 기다리는 동안 노인 환자의 미처 몰랐던 의학적, 치과적, 사회적, 인지적 필요들을 조사할 수 있다. Miller 등은 연구에서 응급실 환자를 대상으로 일상 생활 능력, 섬망 여부 영양상태, 시야 측정, 청력 측정, 치과적 문제, 환자 이송과 연락 문제 등을 조사하였다. 모든 정보는 평균 30분만에 수집되었고 정보를 토대로 응급실 의사에게 추가검사 시행이나 다른 전문가로의 의뢰에 대하여 조언하였다. 추가적으로 만약 퇴원한다면, 환자들이 권고된 약속을 잘 지키는 것을 돕기 위해 7~10일 안에 전화 연락을 하였다. 앞서 언급된 문제들은 응급실을 방문하는 노인들에게서 공통된 문제이며, 대부분 비교적 저렴한 비용으로 쉽게 찾아내고 도움을 위해 의뢰할 수 있는 문제이다. 하지만 환자들과 간병인들은 이런 응급실에서의 조언에 따르지 않아, 건강 상태 호전은 이루어지지 않았다. 이런 방식이 실패하는 원인은 아마 환자들에게 그들 조언을 지속적으로 따르도록 강제할 수 없기 때문이라 생각된다. 저자들은 이런 도움을 받은 환자군에서 응급실 재방문율이 감소되는 추세는 확인하였으나, 통계학적으로 유의하지 않았다고 밝혔다. 이 연구에서 의미 있는 것은, 응급실에서 간과될 수 있는 환자의 필요를 알아내는 것은 상대적으로 낮은 비용으로 가능하고, 필요한 경우 쉽게 의뢰 가능하다는 점이다. 하지만 연구 한계로는 대부분의 응급실은 이런 서비스가 이루어질 수 있는 장치가 제대로 이루어지지 않았고, 응급실 치료 이후에도 좋은 결과로 이어질 수 있을 만큼 영향력을 가지기 어렵다는 것에 있다.

응급실에서 노인환자의 건강을 위해 제공할 수 있는 범위가 점점 더 커질 것으로 전망되지만, 이런 의뢰와 조언을 기다리는 것이 환자 거취결정을 지연시키고 응급실 체류 시간을 증가 시킬 수 있다는 단점이 있다. 어떤 요인이 응급실 거취결정을 지연시키고 체류시간을 늘리는지, 그리고 이렇게 체류시간을 늘리면서까지 시행할 만큼 장점이 있는 것인지 더 연구할 필요가 있다.

응급실에서 안전하게 퇴원함(Output)

응급실에서 급성기 질환을 검사하고 치료한 후에도 퇴원하기는 여전히 많은 장벽들이 있다. 퇴원 시 교통문제, 집에서 안전유지 문제, 그리고 간병인들이 앞으로 치료 계획에 익숙한가 하는 문제 등이다. 게다가 노인 환자들은 응급실에서 퇴원한 후 예후가 안 좋은 경우가 많다고 알려져 있다. 거의 1/4의 응급실 퇴원 환자가 3개월 안에 재방문하며, 이들 중 상당수 환자가 재입원한다. 노인들은 잦은 환경변화에 적응하기 쉽지 않아 혼돈을 느끼고, 간병인이 자주 바뀌면 간병인이 환자의 치료나 의학적 문제를 파악하기 쉽지 않으며, 환자들을 인계함에 있어 표준화된 의사소통 양식도 존재하지 않은 실정이다.

이행기 치료(Transitional care)

이행기 치료 모형이란, 퇴원의 질을 개선시키고, 또 퇴원하고 나서의 치료계획이 충분히 이해되고 시행될 수 있도록 보장을 해 주게 하는 치료 모형을 뜻한다. 이행기 치료의 목적은 하나의 치료기관에서 다른 치료기관으로의 환자의 치료의 연속성을 보장하기 위해 의료진 간 협업, 포괄적 의사소통 등 환자를 인계하는 방법을 정형화시키는 것이다. 이것은 환자와, 그들의 가족들, 그리고 건강 관리자들에게 약을 정확히 복용하고, 치료받을 수 있도록 교육하고, 병원 바깥에서 겪을 수 있는 여러가지 어려움들을 알게 하여, 환자가 일이 있을 때 빨리 치료받을 수 있도록 하여 궁극적으로 병원 재입원을 줄이는 방안들을 포함한다. 병원에서 집으로 가거나 요양기관으로 옮기는 것은 노인 환자들에게나 그들 간병사에게 힘든 시간일 수 있다. 하나의 치료기관에서 다른 기관으로 옮기는 것이 일과시간 이후에나 주말에도 빈번하게 이루어진다. 의료진 간에 의사소통이나 환자 인계가 잘 되지 않으면, 치료 계획이 흐트러지고, 의학적 오류가 발생되며, 환자가 추구하는 가치와 가족의 선호도를 제대로 파악하기 어려우며, 궁극적으로 치료 목적을 달성하기 어려워진다. 이행기 치료 모델은 환자 개개인의 각기 다른 의학적 상태를 파악하는 것을 추구하며, 환자의 안전과 만족을 위해 모든 팀 구성원 간 협력하는 것을 추구한다.

한 무작위 대조 실험에서는 응급실 노인환자를 대상으로 포괄적 이행기 치료 모형의 효과와, 그것이 이후의 의료 서비스 이용률에 어떠한 영향을 끼치는가에 대하여 연구하였다. 이 연구에서는 퇴원 후 30일과 120일에 환자의 응급실 재방문 수, 입원율, 요양시설 입소율, 의료 비용을 측정하였다. 숙련된 간호 실무자들이 각각의 환자를 평가하고 충족되지 않은 요소들을 파악하여 적절한 처치를 제공하여 주거나, 다른 지역사회 기관으로 의뢰하였다. 그 결과 다른 기관으로 의뢰될 때, follow-up은 늘어난 것을 보였지만, 총 서비스 이용을 줄이는 데는 효과가 없었다. 총 삶의 질 향상이나 의료비용 절약 측면으로도 효과가 없었다. 하지만 고위험군에서는 요양원 입소율을 줄이는 것을 보였다. 그리고 응급실에서 퇴원하는 과정에서 환자의 만족도를 높일 수 있었다.

또다른 프로그램은 Geri-FITT (Geriatric Floating Interdisciplinary Transition Team)라는 모형이다. 이 모형은 노인 치료의 질을 개선하는 것을 추구하고, 한 기관에서 다른 기관으로 이행하는 동안 환자의 만족도를 높이는 것을 추구한다. 이것은 입원 환자 노인 관리와 이행기 치료를 하나의 모델로 합침으로써 이루어진다. 이 모델에서는 병원 안에 입원해 있을 때 노인병 전문의나 노인의학 트레이닝을 받은 전문 간호사가 노인 환자를 관리한다. 노인병 전문의는 병원 내 의료진들에게 노인치료 원칙에 대하여 교육하고, 노인들의 1차 진료의와 접촉해서 치료의 연속성을 확립함과 동시에 노인들이 퇴원 후 빠른 시일 안에 follow-up할 수 있게 한다. 퇴원 후 14일째, 환자들은 병원에서 집으로 이행될 때의 만족도와 관련된 CTM-3 (Care Transition Measure) 항목과, 그들의 입원 치료 중 병원 내 서비스와 관련된 4가지 항목에 응답하도록 하였다. 병원 내 서비스와 옮길 때 만족도인 CTM-3 간의 관계를 알아보기 위해 다변량 선형 회귀 모형(multivariate linear regression model)을 적용하였다. Geri-FITT 모형에서는 병원 내 서비스 만족도뿐 아니라, 그들의 지역 내 1차 진료의가 그들이 받은 입원 치료 내용을 잘 파악한다는 면에서 만족도가 높았지만 통계학적으로 유의하지는 않았다. 이러한 점에도 불구하고 Geri-FITT 모형은 환자에게 노인 전용 치료를 제공할 수 있게 하고, 노인 환자에 대한 관리를 이행기치료 서비스와 협력할 수 있게 한다는 면에서 의미가 있다. 이 모형에서 응급실 의사의 역할은 노인 환자를 노인병 전문의에게 의뢰하는 일을 하거나, 초기 치료에 직접 관여하여 치료 제공자가 됨으로써 중요한 역할을 한다. 치료 제공자들 간의 원활한 의사소통은 좀 더 향상된 이행기 치료를 가능하게 할 것이며, 이것이 응급실 이용율을 낮추거나 병원 재입원율을 낮출 수 있을 것이다. 그러므로 이런 개념들은 앞으로 아주 매력적인 연구 분야가 될 것이다.

노인 급성기 치료 유닛 / 이동식 노인 급성기 치료 유닛(acute care elderly unit / mobile acute care elderly unit)

이행을 더 간편하고 안전하게 도와줄 수 있는 또다른 모형은 노인 급성기 치료 유닛(Acute Care Elderly unit, ACE unit) 모형이다. 이것은 다차원적으로 확장된 모델로, 병원에 입원해 있는 동안의 노인 환자의 모든 의학적 필요들을 찾아내는 것으로 디자인되어 있다. 주치의는 노인 의학으로 트레이닝되어 있고 환자의 치료팀과 협력하게 되어 있다. 이 모형의 목표는 노인 환자의 이동과 재활, 약물 사용, 수행 능력, 특정 질환의 치료, 포괄적 퇴원 계획에 관련한 모든 개인적 필요를 알아내는 것이다. 이것은 다영역의 분야를 포괄하는 것을 목표로 하는데, 이는 영양과 식이 계획, 작업과 직업치료, 의사 혹은 노인병 전문의, 사회적 일, 그리고 간호 등도 함께 포함한다. 한 연구에서 노인 급성기 치료 유닛 모형을 이용하여 서비스 기간을 하루 줄였고, 비용을 21% 줄였고, 1년 동안의 재입원율을 낮추는 것으로 나타났다.

또다른 연구에서는 노인 급성기 치료 유닛 모형을 이용하여 더 진화된 형태인 이동식 노인 급성기 치료 유닛(Mobile Acute Care Elderly unit, MACE unit) 모형을 개발하였다. 이동식 모형은 일반 노인 급성기 치료 유닛 모형과 비슷하게 노인 환자가 병원에 입원해서 노인의학 기초의 포괄적 의료 관리를 받는데, 차이는 외래 치료 협력, 가족 미팅, 간병인 교육, 퇴

원 후 전화로 사후 추적하는 것까지 포함한다. 일반 모형은 지리적으로 국한되어 한 장소에서만 시행되는 데 비해, 이동식 모형은 입원 환자를 대상으로 다양한 장소와 의료시설에서 시행될 수 있도록 하였다. 이동식 모형은 일반 모형보다 치료 기간을 줄였고, 비용도 줄였으나, 병원 내 사망률과 재입원율은 변함이 없는 것으로 나타났다. 그러므로 이동식 모형은 일반 모형의 장점을 지리적인 제한 없이 보다 많은 노인 입원 환자를 대상으로 확대할 수 있을 것이다.

치료의 질 측정 지표

어떤 노인들은 모호한 증상을 가지고 있으며 병의 경과도 비정형적이며, 과거병력도 복잡하고 약의 처방 목록도 일반인보다 많다. 이러한 점들 때문에 응급실 의사들은 그들 치료에 어려움을 겪기도 한다. 응급실에서는 의사가 스트레스를 많이 받고, 환자가 혼잡하고, 환자가 충분히 검사되지 않았는데 의사는 즉각적 판단을 해야 하고, 또 환자수를 마음대로 제한할 수도 없다. 이러한 응급실의 특성 때문에 노인 환자들은 의학적 오류에 쉽게 노출된다. 이러한 점들 때문에 노인에게 시행되는 치료가 안전하고 적절한지, 또 개선될 부분은 없는지, 치료의 질을 측정하는 시도가 많이 있어 왔다.

SAEM (Society of Academic Emergency Medicine)이라는 기관의 노인 특별 전문팀은 노인 치료의 질을 측정하는 도구를 개발하기 위해 노력해왔다. 이 그룹은 ACEP (Academic College of Emergency Physicians)에서 인력이 투입되어 2005년도 결성되었으며, 세 가지 분야의 질적 향상에 초점을 맞추었는데, 이는 인지능력 검사, 통증 조절, 이행기 치료 분야이다. 각각의 분야마다 두 가지 질 측정 방법을 개발하였는데, If-Then 방법과, ACOVE (Assessing Care of Vulnerable Elders) 질측정 방법이 있다. 이 두 가지 방법은 질 향상을 돕기 위해 개발되었다.

65세 이상의 응급실 환자에서, 인지장애나, 섬망을 동반한 인지장애가 높은 것으로 나타났다. 최소 1/4 이상의 환자에서 어떤 형태로든 인지장애가 나타나며, 이는 나이가 높을수록 더 비율이 올라갔다. 인지장애 원인은 매우 다양한데, 약물 사용, 중단, 전신 질환, 중추신경 질환, 감염 등이 있다. 섬망은 단독으로도 10%의 환자에서 나타나며, 아직 해결되지 못한 숙제로 남아있다. 응급실에서 미처 진단되지 못한 섬망환자는 미리 진단된 환자에 비해 사망률이 세 배나 더 높다. 섬망이 없이 인지장애만 단독으로 있어도 응급실에서 퇴원할 시 의학적 지시나, 다음 진료 방문 약속이나, 응급실에 즉각 재방문해야 할 증상에 대하여 이해력이 떨어지기 때문에 문제가 된다. 이러한 이유로 퇴원 후 이환율과 사망율은 올라간다. 불행하게도, 응급실 의사들은, 대부분의 이런 환자들을 알아차리지 못한다. 이런 환자의 약 70%가 응급실 단계에서 인지기능장애나 치매로 진단되지 못하기 때문에, 이러한 환자를 대상으로 한 적극적 중재나 의뢰는 큰 도움이 될 수 있을것이다.

인지 장애를 응급실에서 알아내는 것은 추후 아주 큰 파급

력를 가지기 때문에, 노인 특별 전문팀은 응급실 모든 노인 환자를 대상으로 의식 수준을 평가하도록 하였다. Wilber 등은 표준화되고 보편적이고 시간도 절약할 수 있는 방법을 제안하였다. 우선 의료제공자는 환자의 의식이 또렷하고 대화가능한 환자를 선별해 낸다. 그리고는 SIS (Six-Item Screener) 같은 검증된 툴을 이용하여 의식 수준을 평가하는데, 이는 간단하며, 측정하는 데 시간이 1분 남짓 소요되며, 단기기억력과 지남력을 측정할 수 있다. 만일 환자 의식이 정상적이지 않다면, 의료제공자는 의식 상태가 예전과 변화가 있는지 기록한다. 평상시 상태보다도 의식 수준이 더 저하되었다면, 검사와 치료를 위해 입원을 강력히 고려해 볼 수 있다. 만일 환자가 퇴원해야 한다면, 의료 제공자는 집에서도 적절하게 도움을 받을수 있도록 기록상 명시를 해주고, 외래 진료 계획을 잡거나 타기관 의뢰를 고려한다.

그 다음 질 측정 방법이 목표하는 것은 응급실 노인 환자의 통증 관리가 적절한가에 대한 것이다. 통증은 이제는 "제 5의 활력 징후(vital sign)"로 인식이 되고, 응급실 환자 대부분이 급성 통증으로 방문하게 되지만, 통증은 아직도 비효율적이고 부적절하게 관리되고 있는 실정이다. 통증이 제대로 치료되지 않으면 입원 기간이 길어지고, 재활도 방해받게 되고, 섬망도 유발시키기 때문에, 결국 환자의 나쁜 예후를 초래한다. 하지만 높은 연령은 응급실 통증조절 실패의 가장 큰 예측인자이다. 노인 환자가 통증 평가가 잘 되지 않는 이유는 다음과 같다. 첫째 응급실 의사는 고령환자는 젊은 환자보다 통증을 덜 느낄 것이라 믿고 있다. 노인의 통증에 대한 인지나 감각둔화로 인해 통증호소를 적게 하기 때문에, 매우 바쁘고 혼잡한 응급실 환경에서는 그들에 대한 치료가 자칫 소홀해질 수 있다. 한 연구에서 노인 고관절 골절환자중 약 64%만이 진통제를 투약받았고, 그마저도 마약성 진통제를 처방받은 환자는 약 절반 정도에 불과하였다. 그리고 진통제가 투여되었을 때는, 종종 두 시간 이상 입원시간이 지연되기도 하였다. Terrell 등에 의하면 80세 이상의 노인은 골절 진단군과 아닌 진단군 모두에서 젊은 환자들보다 유의미하게 마약성 진통제를 적게 처방받았다고 하였다. 노인 통증조절 관련 조사에서, 많은 응급실 의사들이 그들은 노인 환자에 대한 약물 치료 훈련 교육 과정이 능숙하게 통증 조절을 할 수 있을만큼 충분치 못한 것 같다고 진술하였다. 응급실 의사의 약 절반 정도는 그들이 노인들 통증치료 하는 것이 부담된다고 진술하였는데, 약물 상호작용이나 부작용, 그리고 과다 진정이 걱정된다고 하였다. 통증 치료에 이렇게 주저함을 가지는 것은 노인들의 응급실 만족도를 떨어뜨리고, 응급실 재방문을 초래한다. 응급실에서 급성 통증치료를 향상시키기 위하여 노인 특별 전문팀은 환자의 응급실 체류시간에 기초하여 통증 질 측정 방법을 개발하였다. 예를 들어 응급실 도착 1시간 안에 통증 정도를 측정하여 기록해야 한다. 그리고 만일 응급실에 6시간 이상 체류하였다면, 그들은 한 번 더 통증 정도를 평가하여 두 번째로 기록해 두어야 한다. 그리고 퇴원하기 전에는 다시한 번 통증 정도를 평가하여

지속되는 통증이 있는가 파악해야 한다. 추가적으로 그들이 퇴원약으로 마약성 진통제를 처방받아 간다면, 변비를 방지할 수 있도록 위장약을 함께 처방하도록 하였다.

진통제뿐 아니라 다른 약물들도 노인들에게 처방하기 걱정되기는 마찬가지다. 의사 입장에서는 노인들이 많은 수의 약을 이미 복용하고 있는 경우가 많기 때문에, 약을 투약할 때 약물 상호작용을 걱정한다. 한 조사에서는 노인환자의 약 절반 정도만이 복용중인 약물을 의사에게 정확히 이야기할 수 있었다. 환자가 집에서 어떤 약을 복용하는지도 모르는데 약물을 처방하기 어렵고, 혹여나 약물 상호작용을 일으켜 활력 징후(vital sign)에 악영향을 미칠까 걱정한다. 일반적으로 노인 환자는 일반 인구에 비해 약을 많이 복용하고, 일반 성인 인구에서도 약물 처방량은 점차적으로 증가하고 있다. 1968년 미국에서는 10% 비율의 65세 이상 환자가 전체 처방약물 중 25%를 사용하였다고 보고하였다. 현재는 13% 비율의 65세 이상 환자가 전체 처방약물 31%를 사용하고 있다. 그리고 2040년에는 20%의 65세 이상 환자가 전체 처방약물의 50%를 사용할 것이다. 더 많은 약물을 사용할 경우, 약물 간 상호작용이 나타날 가능성은 높아진다. 환자가 응급실에서 진료받으면, 대부분 그들의 1차 진료의와 상의 없이 추가 투약을 받게 된다. 응급실 의사는 때론 그들의 기존약과 약물 상호작용을 체크하지 않고 약을 처방하며, 환자에게 더 상태악화를 일으킬 수 있다. 응급실에서 환자의 복용 약물을 조사하는 것은 환자의 약물 상호작용을 예방하고 잠재적 약물 부작용을 줄이는 방안이 될 수 있을 것이다.

앞에서 언급한 질 측정방법 외에도 Carpenter 등은 약물관리, 질병 선별 검사와 예방, 신체 기능 측정까지 범위를 확대하려는 시도를 하였다. 그들은 노인 환자를 최소한으로 치료하는 지침이 응급실 표준 지침으로 결론짓기에는 아직 증거가 부족하다고 말한다. 하지만 그들은 고품질 치료제공의 중요성을 강조하고, 향후 미래에 충분히 연구될 만한 가치가 있는 분야라고 강조하였다.

요약

결론적으로, 노인 인구는 점차 증가하고 있으며 노인 전문 관리와 치료는 다양한 분야에서 더 많이 요구될 것이다. 입원을 하지않고 가정 내 치료를 받는 방안부터 원격의료, 노인 급성기 치료 유닛 모형에 이르기까지, 취약한 노인 계층을 비용적으로 효율적이고 의사에게 더 보상을 줄 수 있고 환자에게는 더 안전을 가할 수 있는 치료와 관리 방안들이 있다. 이러한 관리 방안의 잠재성을 알아보고 고품질의 효과적인 치료가 제공될 수 있도록 앞으로 더 많은 연구가 필요하다. 기존에 해오던 방식의 응급실 치료, 입퇴원 결정 방식은 더이상 사회적 의학적으로 복잡한 노인 환자를 대상으로는 맞지 않는다. 환자와 가족간의 협력, 그리고 의료제공자와 사회 전문가와의 협력하여 전체적이고 전인적인 관리를 하는 것이 가장 적절하고 유익

한 방안이다.

핵심과 주의점

- 노인 환자 입원을 결정하기 위해서는 잠재적 이익과 위험성을 인지하고 있어야 한다. 노인 환자는 입원하게 되면 섬망, 낙상, 병원 감염, 일상 생활 기능 저하같은 잠재적 위험성이 있다.
- 이행기 치료 기간에는 노인환자가 취약성이 더 커진다. 명확환 퇴원 계획, 믿을 수 있는 가정 내 지지, 믿을 수 있는 추적 치료 등이 원치않는 응급실 재방문을 줄일 수 있다.

- 간략한 선별 검사 툴을 이용하여 응급실에서 충족되지 않은 의학적 사회적 필요들을 알아낼 수 있다.
- 응급실에서 의식수준 평가, 통증 조절, 약물 다제 투여에 대한 질 향상 지표 등이 있으며, 전인적이고 포괄적인 노인 치료 접근 방법이 강조된다.

참고문헌

1. Aminzadeh F , Dalziel WB . Older adults in the emergency department: a systematic review of patterns of use, adverse outcomes, and eff ectiveness of interventions . Ann Emerg Med . 2002 ; 39 (3) :238 .

2. Pines JM , Mullins PM , Cooper JK , Feng LB , Roth KE . Trends in emergency department use, care patterns, and quality for older adults in the United States . J Am Geriatr Soc . 2013 ; 61 (1): 12 –17.

3. US Department of Health and Human Services . Ambulatory Care Visits to Physician Offi ces, Hospital Outpatient Departments, and Emergency Departments: United States, 2001–02. Series 13, No 159 (accessed from www.cdc.gov/nchs/ products/series.htm).

4. Caplan GA , Williams A , Daly B , Abraham K . A randomized, controlled trial of comprehensive geriatric assessment and multidisciplinary intervention aft er discharge of elderly from the emergency department – the DEED II study . J Am Geriatr Soc . 2004 ; 52 (9) :1417 .

5. Kozak LJ , Hall MJ , Owings MF . National Hospital Discharge Survey: 2000 annual summary with detailed diagnosis and procedure data. Vital and health statistics. Series 13 . Data from the National Health Survey . 2002 ; 153 :1 .

6. Hastings S , Hefl in MT . A systematic review of interventions to improve outcomes for elders discharged from the emergency department . Acad Emerg Med . 2005 ; 12 (10) :978 .

7. Hogan T , Losman E , Carpenter C , et al. Development of geriatric competencies for emergency medicine residents using an expert consensus process . Acad Emerg Med . 2010 ; 17 (3); 316 .

8. Schumacher , JG. Emergency medicine and older adults: continuing challenges and opportunities . Am J Emerg Med . 2005 ; 23 (4) :556 .

9. McNamara R , Rousseau E , Sanders A. Geriatric emergency medicine: a survey of practicing emergency physicians . Ann Emerg Med. 1992 ; 21 (7) :796 .

10. Leff B , Burton L , Mader S , et al. Satisfaction with hospital at home care . J Am Geriatr Soc . 2006 ; 54 (9) :1355 .

11. Asplin B , Magid D , Rhodes K , Solberg L , Camargo C. A conceptual model of emergency department crowding . Ann Emerg Med . 2003 ; 42 (2) :173 –80.

12. Cassel CK . Geriatrics: A Vital Core of Hospital Medicine. Caring for the Hospitalized Elderly: Current Best Practice and New Horizons: a Special Supplement to the Hospitalist: the Offi cial Publication of the Society of Hospital Medicine , 2005 (2–3) (accessed from http://books.google.com/ books?id=VB1fNwAACAAJ).

13. Lanfi eld CS . Improving health care for older persons . Ann Intern Med . 2003 ; 139 (5) :421 .

14. Legrain S , Tubach F , Bonnet-Zamponi D , et al. A new multimodal geriatric discharge-planning intervention to prevent emergency visits and rehospitalizations of older adults: the optimization of medication in AGEd multicenter randomized controlled trial . J Am Geriatr Soc . 2011 ; 59 (11) :2017 .

15. Covinsky KE , Palmer RM , Fortinsky RH , et al. Loss of independence in activities of daily living in older adults hospitalized with medical illnesses: increased vulnerability with age . J Am Geriatr Soc . 2003 ; 51 (4) :451 .

16. Caplan GA , Coconis J , Woods J. Eff ect of hospital in the home treatment on physical and cognitive function: A randomized

controlled trial . J Gerontol A Biol Sci Med Sci . 2005 ; 60 (8) :1035 .

17. Leff B , Burton L , Madder S , et al. Comparison of functional outcomes associated with hospital at home care and traditional acute hospital care . J Am Geriatr Soc . 2009 ; 57 (2) :273 .

18. Committee on the Future Health Care Workforce for Older Americans, Institute of Medicine . Retooling for an Aging America: Building the Health Care Workforce . (Washington, DC : Th e National Academies Press , 2008), accessed from www.nap.edu/openbook.php?record_id=12089&page=15), 46pp.

19. Institute of Medicine . Retooling for an Aging America: Building the Health Care Workforce . Washington, DC : Th e National Academies Press, 2008.

20. Fried LP , Hall WJ . Editorial: Leading on behalf of an aging society . J Am Geriatr Soc. 2008 ; 56 (10) :1791 .

21. NCQA.org [Internet]. Washington, DC: National Committee for Quality Assurance; c2011 (cited July 12, 2012 ; accessed from www.ncqa.org/tabid/631/Default.aspx).

22. Trivedi AN , Moloo H , Mor V. Increased ambulatory care copayments and hospitalizations among the elderly . N Engl J Med . 2012 ; 362 (4) :320 .

23. Mahoney FI , Barthel D. Functional evaluation: the Barthel Index . Maryland State Med J . 1965 ; 14 :61 .

24. Pfeiff er E. A short portable mental status questionnaire for the assessment of organic brain defi cit in elderly patients . J Am Geriatr Soc . 1975 ; 23 (10) :433 .

25. Caplan GA , Ward JA , Brennan NJ , et al. Hospital in the home: a randomised controlled trial . Med J Australia . 1999 ; 170 (4) :156 .

26. Montalto M. Hospital in the Home: Principles and Practice (Melbourne: ArtWords Publishing, 2002).

27. Shepperd S , Doll H , Angus RM , et al. Hospital at home admission avoidance . Cochrane Database Syst Rev . 2008 ;(4): CD007491 .

28. Murtaugh CM , Litke A. Transitions through postacute and long-term care settings: patterns of use and outcomes for a national cohort of elders . Med Care . 2002 ; 40 (3) :227 .

29. Brennan TA , Leape LL , Laird NM , et al. Incidence of adverse events and negligence in hospitalized patients: results of the Harvard Medical Practice Study I. 1991 . Qual Safety Health Care . 2004 ; 13 (2) :145 .

30. Leff B. Acute? care at home. Th e health and cost eff ects of substituting home care for inpatient acute care: a review of the evidence . J Am Geriatr Soc . 2001 ; 49 (8) :1123 .

31. Leff B , Burton L , Mader S , et al. Hospital at home: feasibility and outcomes of a program to provide hospital-level care at home for acutely ill older patients . Ann Intern Med . 2005 ; 143 (11) :798 .

32. Aimonino Ricauda N , Tibaldi V , Leff B , et al. Substitutive "hospital at home" versus inpatient care for elderly patients with exacerbations of chronic obstructive pulmonary disease: a prospective randomized, controlled trial . J Am Geriatr Soc . 2008 ; 56 (3) :493 .

33. Aimonino Ricauda NA , Bo M , Molaschi M , et al. Home hospitalization service for acute uncomplicated fi rst ischemicstroke in elderly patients: a randomized trial . J Am Geriatr Soc .2004 ; 52 (2) :278 .

34. McCusker J , Cardin S , Bellavance F , Belzile E. Return to theemergency department among elders: patterns and predictors .Acad Emerg Med . 2000 ; 7 (3) :249 .

35. Hastings SN , Hefl in M. A systematic review of interventions toimprove outcomes for elders discharged from the emergencydepartment . Acad Emerg Med . 2005 ; 12 (10) :978 .

36. Dendukuri N , McCusker J , Belzile E. Th e identifi cation ofseniors at risk screening tool: further evidence of concurrentand predictive validity . J Am Geriatr Soc . 2004 ; 52 (2) :290 .

37. Chae YM , Heon Lee J , Hee Ho S , et al. Patient satisfaction withtelemedicine in home health services for the elderly . Int J MedInformatics . 2001 ; 61 (2–3): 167 .

38. Gellis ZD , Kenaley B , McGinty J , et al. Outcomes of a telehealthintervention for homebound older adults with heart or chronicrespiratory failure: a randomized controlled trial . Gerontologist .2012 ; 52 (4) :541 .

39. Kobb R , Hoff man N , Lodge R , Kline S. Enhancing elder chroniccare through technology and care coordination: report from apilot . Telemedicine J E-health . 2003 ; 9 (2) :189 .

40. Takahashi PY , Pecina JL , Upatising B , et al. A randomizedcontrolled trial of telemonitoring in older adults with multiplehealth issues to prevent hospitalizations and emergencydepartment visits . Arch Intern Med . 2012 ; 1960 :1 .

41. Yuen TMY , Lee LLY , Or ILC , et al. Geriatric consultation servicein emergency department: how does it work? Emerg Med J .2013 ; 30 (3): 180 –5.

42. Hwang U , Morrison RS . Th e geriatric emergency department .J Am Geriatr Soc . 2007 ; 55 (11) :1873 .

43. Miller DK , Lewis LM , Nork MJ , Morley JE . Controlled trialof a geriatric case-fi nding and liaison service in an emergencydepartment . J Am Geriatr Soc . 1996 ; 44 (5) :513 .

44. McCusker J , Jacobs P , Dendukuri N , et al. Cost-eff ectiveness ofa brief two-stage emergency department intervention for highriskelders: results of a quasi-randomized controlled trial . AnnEmerg Med . 2003 ; 41 (1) :45 .

323

45. Coleman EA , Berenson RA . Lost in transition: challenges andopportunities for improving the quality of transitional care . AnnIntern Med . 2004 ; 141 (7) :533 .

46. Coleman , EA . Falling through the cracks: challenges andopportunities for improving transitional care for personswith continuous complex care need . J Am Geriatr Soc .2003 ; 51 (4) :549 .

47. Arbaje AI , Maron DD , Yu Q , et al. Th e geriatric fl oatinginterdisciplinary transition team . J Am Geriatr Soc .2010 ; 58 (2) :364 .

48. Mion LC , Palmer RM , Meldon SW , et al. Case fi nding andreferral model for emergency department elders: a randomizedclinical trial . Ann Emerg Med . 2003 ; 41 (1) :57 .

49. Jayadevappa R , Chhatre S , Weiner M , Raziano D. Healthresource utilization and medical care cost of acute care elderlyunit patients . Value Health . 2006 ; 9 (3) :186 .

50. Farber JI , Korc-Grodzicki B , Du Q , Leipzig R , Siu AL .Operational and quality outcomes of a mobile acute care for theelderly service . J Hosp Med . 2001 ; 6 (6) :358 .

51. Terrell KM , Hustey FM , Hwang U , et al. Quality indicators forgeriatric emergency care . Acad Emerg Med . 2009 ; 16 (5) :441 .

52. Terrell KM , Heard K , Miller DK . Prescribing to older EDpatients . Am J Emerg Med . 2006 ; 24 (4) :468 .

53. Sanders AB . Quality in emergency medicine: an introduction .Acad Emerg Med . 2002 ; 9 (11) :1064 .

54. Carpenter CR , Heard K , Wilber S , et al. Research priorities forhigh-quality geriatric emergency care: medication management,screening, and prevention and functional assessment . AcadEmerg Med . 2011 ; 18 (6) :644 .

55. Hustey FM , Meldon SW . Th e eff ect of mental status screening onthe care of elderly emergency department patients . Ann EmergMed . 2003 ; 41 (5) :678 .

56. Wilber ST . Altered mental status in older emergencydepartment patients . Emerg Med Clin North Am .2006 ; 24 (2) :299 .

57. Hustey FM , Meldon SW . Th e prevalence and documentationof impaired mental status in elderly emergency departmentpatients . Ann Emerg Med . 2002 ; 39 (3) :248 .

58. Sanders AB . Missed delirium in older emergency departmentpatients: a quality-of-care problem . Ann Emerg Med .2002 ; 39 (3) :338 .

59. Hwang U , Richardson LD , Sonuyi TO , Morrison RS . Th eeff ect of emergency department crowding on the managementof pain in older adults with hip fracture . J Am Geriatr Soc .2006 ; 54 (2) :270 .

60. Neighbor ML , Honner S , Kohn MA . Factors aff ectingemergency department opioid administration to severelyinjured patients . Acad Emerg Med . 2004 ; 11 (12) :1290.

61. Rupp T , Delaney KA . Inadequate analgesia in emergencymedicine . Ann Emerg Med . 2004 ; 43 (4) :494 .

62. Kaufman DW , Kelly JP , Rosenberg L , Anderson TE , MitchellAA . Recent patterns of medication use in the ambulatoryadult population of the United States: the Slone survey . JAMA .2002 ; 287 (3) :337 .

노인의 기능 평가

29
장

서론

신체 기능(physical function)은 일상 생활에서의 일(작업)을 수행할 수 있는 능력으로 볼 수 있으며, 그러한 신체 기능을 평가하는 것은 노인들의 건강 관리(health care)에서 핵심적인 요소로 생각되고 있다. 신체 기능 수준이 높다는 것은 건강한 독립적인 생활을(타인에게 의지하지 않는)할 수 있는 기간이 길어짐을 의미한다. 신체 기능을 측정하는 것은 노인들의 삶을 변화시키는 것과 관련있는데, 훗날 발생할 수 있는 건강 관리상의 문제(질병 등을 의미), 장애, 입원, 그리고 사망률 등과 관련이 있다. 신체 기능의 소실, 혹은 기능 감퇴(functional decline)는 독립적인 생활을 할 수 있는 능력의 상실로 설명되며, 이는 의학적인 질병, 인지 능력의 감퇴, 정서장애(우울증 등을 의미), 사회적인 지지(social support)를 포함하는 사회 환경적인 문제, 경제적 안정성, 그리고 때론 영적인 문제(spirituality issue) 등과 같은 다양한 요소들의 결과이다. 현재 미국에서 노인 인구수가 증가함에 따라, 점점 더 많은 노인 환자들이 응급실(Emergency department, ED)을 방문하고 있다. 이들이 응급실을 찾게 되는 문제(issue)들은 노인층에서의 신체 기능의 감퇴의 결과이면서도, 신체 기능에 직접적인 영향을 끼치는 원인이기도 하다. 따라서 신체 기능 상태(functional status)를 적절하게 평가하고, 신체 기능 감퇴의 위험이 있는 환자들을 알아차리는 것은 응급실에서 근무하는 의료인(health care provider)에게는 필수적인 사항이다.

이번 챕터는 응급실에서 노인들의 신체 기능을 평가하는 데 사용될 수 있는 유용한 검사 도구들과, 응급실 방문 시 혹은 병원에의 입퇴원 시 추후 신체 기능의 감퇴의 가능성이 있는 환자들을 예측하는 예측 도구들에 대해서 이야기하고자 한다. 또한 시력감퇴, 청력장애, 알코올 사용장애, 영양실조, 낙상과 같은 노인들에서 흔하게 발생할 수 있는 문제들에 대한 선별 도구 들에 대해서도 이야기 할 것이다.

포괄적 노인 평가

노인들의 신체 기능을 평가하는 것은 포괄적 노인 평가(Comprehensive geriatric assessment, CGA)을 구성하는 구성 요소이다. 포괄적 노인 평가란 노인들의 의학적(medical)(동반된 질환이 많고, 복용하는 약이 많은 점을 고려), 정신사회

표 29.1. Risk factors identifi ed for functional decline

Increasing age
Pre-existing functional impairment
Recent ED visit or hospitalization
Visual impairment
Pre-existing cognitive impairment
Polypharmacy
Social isolation/lack of social support
Recent falls
Decubitus ulcer
Poor self-rated health status

적(psychosocial)(정서, 사회적인 지지, 영양), 기능적(functional)(일상 생활 활동의 가능성과, 낙상의 위험성), 그리고 사회 환경적(environmental) 유용가능한 자원(resource)과 문제(problem)들을 심층적으로 파악하고, 파악된 문제들을 치료하고 지속적으로 관찰하는 전반적인 계획을 적용하는 것을 의미한다. 이는 현재 존재하고 있는 건강이나 복지 문제의 사례를 발견하는 방법(case finding)이거나, 파악하는 방법이지만 의료인에 의해서 시행되는 것이 아니다. 포괄적 노인 평가는 응급실이 아닌 상황에서 사용되면 이로울지 모르지만, 응급실 상황에서의 포괄적 노인 평가(ED-based CGA와 중재(intervention)는 그 이점이 명확하지 않다. 응급실에서의 포괄적 노인 평가에 대한 여러 연구의 결과들은 응급실 재내원 빈도(repeat ED visit), 병원 입원(hospitalization)이나 요양원 입원(nursing home admission), 일상생활 수행(Activity of daily living, ADL)과 수단적 일생상활 수행(Instrumental ADL, IADL)과 같은 기능 상태 평가, 환자와 간병인(caregiver)의 만족도, 삶의 질, 사망률 등을 포함하고 있다 (표 29.1).

응급실에서의 포괄적 노인 평가에 대한 초기 연구들은 전반적으로 보았을 때 일치된 결과를 보이지 못하고 있다. 단, 신체 기능 상태(functional status)는 초기 연구들에서도 두드러지는 단 하나의 영역으로 나타났는데, 신체 기능 감퇴(functional decline)가 이러한 중재(intervention)의 결과로 호전되는 것이 4개 중 3개의 연구에서 밝혀졌다. 포괄적 노인 평가에 대한 최근의 체계적 연구에 따르면, 신체 기능 감

퇴의 위험성이 있는 환자들을 파악하기 위해서 ISAR (Identification of Seniors at Risk)이나, TRST (Triage Risk Screening Tool), 혹은 이후 기술할 유효한 측정 도구를 통해 환자들을 선별하는 것은 단순히 환자의 나이에 따라서 선별하는 것(age-based screening)보다 더욱 효과적이라고 이야기하고 있다. 또한, 선별 이후 응급실에서 포괄적 노인평가를 시행하고 이후 적절한 중재를 취하는 것은 신체 기능 감퇴, 응급실 재내원 빈도, 그리고 요양원 입원을 줄여준다고 이야기하고 있다. 그러나, 포괄적 노인 평가는 응급실에 추가적인 인력 자원(resource)이 있을 경우에만 실현이 가능하다. 그러한 평가를 시행하는 데는 전문 인력이나 자원 없이는, 많은 시간이 들기 때문이다.

신체 기능 상태(functional status) 평가 도구(assessment tools)

일상생활 수행 능력(ADL)과 수단적 일상생활 수행능력(IADL) 측정은 보통 의료인들에 의해서, 일상생활을 수행하기에 어려움이 있는 사람들을 평가하는 데 사용되는 도구들이다. 이러한 측정 도구는 처음 Lawton과 Brody에 의해서, 노인 환자들에서의 신체 활동 평가(functional assessment)를 정형화하려는 시도에 의해서 만들어졌다. 일상 생활 수행 능력(ADL)은 이러한 Lawton과 Brody의 제안 내용에 기반하여, 생존과 관련이 있는 기본적·개인적 일상생활활동(basic biologic ADL, BADL)과, 보다 높은 활동 능력과 관련이 있는 수단적 일상생활활동(Instumental ADL, IADL) 두 가지 모두를 포함하고 있다. OARS (Older Americans Resources and Services) 기능 평가도구는 이러한 일상 생활 수행 능력(ADL) 항목을 정형화된 설문지 형태로 포함시켰는데, 대면 조사나 전화 인터뷰를 통해서 사용될 수 있으며, 응급실에서 사용하기 유용하다고 평가되고 있다.

개인적 일상생활활동(basic biologic ADL, BADL)은 음식 섭취, 옷 입기/옷 벗기, 몸단장하기, 걷기, 침대나 의자에서 이동하기, 침대나 의자로 이동하기, 씻기, 용변보기와 같은 7가지 항목을 포함하고 있다. 수단적 일상생활활동(Instumental ADL, IADL)은 독립적인 가정 생활을 영위하기 위한 능력을 반영하는 추가적인 7가지 항목을 포함하고 있는데, 이는 전화 사용하기, 여행하기, 쇼핑하기, 식사준비하기, 집안일하기, 약 복용하기, 은행일 처리하기이다. 이러한 총 14개의 항목 들은 각각 0점에서 2점으로 점수를 매기게 되는데, 2점은 환자가 주변의 어떠한 도움 없이도 일을 수행할 수 있음을, 1점은 약간의 도움을 받아서 일을 수행할 수 있음을, 0점은 환자 혼자서는 전혀 일을 수행할 수 없음을 나타낸다. 각 문항에 대한 환자의 응답은 모두 기록된다. 높은 점수를 받았다는 것은 더 높은 독립성(independence)를 의미하고, 낮은 점수는 해당 신체 기능의 감퇴(functional decline)을 의미한다. 일상생활 수행 능력(ADL)을 평가하는 것은 노인에 대한 연구들에서 기본(routine)이 되었으며, 이들 연구에 따르면 일상생활 수행 능력(ADL)은 요양원 입원(nursing home), 방문 요양(paid home care), 병원 이용(hospital service), 주거 형태(living arrangement), 의료 서비스(physician service), 보험 급여(insurance coverage), 사망률(mortality) 등에 대한 예측인자로 작용하였다.

신체 기능(function)의 능력 평가(performance testing)

환자 스스로 혹은 환자의 대리인에 의해서 자가 보고하는 형식의 일상생활 수행 능력(ADL)과는 달리 신체 기능 능력 평가(physical function performance testing)는 피조사자는 조사자가 지켜보는 가운데 특정한 신체 활동을 해내야 한다. 객관적 측정 도구(objective measurement)와 객관적 수치들(objective scores)은 사망률, 장애 정도, 입원, 요양원 입원 등에 대한 예측을 할수 있다. 이러한 평가들에는 악력(hand grip strength), 보행 속도(walking speed), 중심잡기검사(balance testing), 일어서서 걷기 검사(timed up and go test), 의자에서 일어나기(chair rising)를 포함하고 있다.

보행, 중심잡기, 하지 근력(lower extremity strength)에 대한 간단한 선별 검사 도구(screening tool)(흔히 2~3분 이내의 시간이 걸리는 검사들)는 일부 선택적인 경우 응급실(ED)에서도 사용될 수 있을 것으로 생각된다. 일어서서 걷기 검사는 기능적 이동(functional mobility) 문제를 파악하는 데 민감성이 높은 검사이며, 환자가 팔걸이가 있는 의자에서 일어나서, 3미터를 걷고, 돌아와서, 다시 앉는 데 걸리는 시간이 20초 이상 걸리는 경우 비정상으로 판단한다. 10미터를 걷는 데 13초 이상이 걸리는 느린 보행 속도는 낙상의 재발(recurrent fall)이나 불량한 생존률(survival)을 예측하는 지표이다. 이 검사는 대부분의 응급실에서 빠르게 시행될 수 있다. 중심잡기 측면에서는 5초 이상 한 다리로 서 있기를 평가하는 것은 노쇠함(frail)과 낙상사고의 위험성에 대한 지표가 될수 있다. 더 흔하게 사용하는 중심잡기 검사는 10초 동안 발모아서기(side-by-side), 발-일자로-서기(tandem), 발-엇갈려-서기(semi-tandem)이다. 악력에 대한 측정에는 악력기가 필요하고 하지 근력을 측정할 때는 등받이가 똑바른 의자(straight-backed chairs)에서 팔짱을 낀 상태에서 다리의 힘만으로 5번 연속 앉았다 일어나기를 함으로써 평가하며, 이때 15초 이상 걸리는 경우 비정상으로 판단한다. 이러한 중심잡기, 보행 속도, 의자에서 일어나기와 같은 검사들은 단기 신체활동능력평가(Short Physical Performance Battery, SPPB)에 포함되는데, 이 단기 신체활동능력평가는 사망률, 요양원 입원에 대한 지표가 되며, 환자가 자가 평가하는 건강 상태와 잘 일치하는 것으로 나타났다.

중심잡기나 이동성에 대한 또다른 심층적인 평가에는 Gait Assessment Rating Scale, Berg Functional Balance Scale, Tinetti Balance and Mobility Scale 등이 있다. 이

러한 평가 도구들은 환자의 이동성과 중심잡기에 대한 심층적인 분석을 가능하게 하지만 응급실 상황에서는 사용하기에 너무 오래 걸린다.

응급실 내원 이후 신체 기능 감퇴(post-ED functional decline)의 예측 지표(Prediction tools)

ISAR (Identification of Seniors at Risk)

ISAR 도구는 65세 이상의 환자가 응급실 방문 이후 첫 6개월 동안에 발생할 수 있는 건강 악화(adverse health outcome)를 예측하기 위해서 개발되었다. ISAR은 신체 기능 감퇴(functional decline)를 예측할 수 있는 전반적인 요소(general factor)들과 특정한 질문들(specific question)에 대한 문헌 연구를 통해서 개발된 선별 도구(screening question)에서 유래하였다. 이러한 문항들은 응급실을 내원하도록 한 급성 질병(acute problem) 발생 이전의 신체 기능 상태(functional status)뿐 아니라, 질병 발생 이후의 신체 능력의 변화(change in function)를 측정한다. 이 문항의 주제들은 의학적 병력(약물 복용력), 의료 서비스 이용, 알코올 사용과 알코올 남용뿐 아니라, 신체적, 사회적, 기능적, 인지기능상의 위험 인자들에 대한 질문들로 이루어져 있다.

이러한 질문 문항들 중에서 가장 적합한 문항들만을 골라서 응급실에 내원하는 노인 환자들을 대상으로 응급실 내원 이후 6개월의 기간 동안 평가를 실시하였다. 그 결과, 이 도구는 응급실을 방문한 노인 환자에서 응급실 내원 이후 발생한 건강 악화(adverse health outcome)를 발견하는 데 유용하다는 것이 밝혀졌다. 건강 악화는 응급실 내원 6개월 이내에 발생한 사망, 입원, 임상적으로 유의한 신체 능력의 감퇴(OARS, Older Americans Resources and Services와 일상생활 수행 능력(ADL)에서의 3점 이상의 감퇴)로 정의하였다. ISAR 도구에 포함된 6개의 문항은 다음과 같다. 1) 응급실에 내원하게 된 질병이나 손상 이전에, 당신은 일상생활에 도움이 필요하였습니까? 2) 응급실에 내원하게 된 질병이나 손상 이후 스스로를 돌보기 위해서 더 많은 도움이 필요하게 되었습니까? 3) 응급실 내원 이후 6개월간 하루 이상 입원한 적이 있습니까? 4) 전체적으로 보는 것(시력)은 어떻습니까? 5) 당신은 기억력에 문제가 있으십니까? 6) 당신은 하루에 세 종류 이상의 약을 복용하십니까?

응급실이나 관련 병원 시스템에서 이용가능한 자원(resource)에 따라서 다양한 커트라인(cutoff point)이 사용될 수 있는 데, 응급실 내원 이후 6개월 이내에 발생한 건강 악화를 예상하는데 있어 2점 이상을 양성(positive)으로 판단할 경우 민감도/특이도가 각각 72/58%, 3점 이상을 양성으로 판단할 경우 44/80%, 4점 이상을 양성으로 판단할 경우 23/92%가 나왔다. ISAR 도구는 응급실 입원 환자와 퇴원 환자 모두에서 잘 적용될 수 있었다. 또 다른 연구에 따르면 ISAR 도구

는 건강 악화를 예상하는 것뿐 아니라 응급실에 재내원하거나 병원에 입원할 가능성이 있는 경우를 예측하는 데 이용될 수 있습니다. ISAR 검사의 결과를 공유하여 1차 의료인(primary care provider)이나 방문 요양(home care) 의료인에게 알려줌으로써, ISAR 도구는 65세 이상의 노인들이 응급실 방문 이후 발생할 수 있는 신체기능을 감소시킨다고(functional decline) 알려져 있다.

BRIGHT (Brief Risk Identification for Geriatric Health Tool)

Boyd 등은 응급실을 방문하는 노인 환자들을 대상으로한 단면 연구에서 BRIGHT (Brief Risk Identification for Geriatric Health Tool)의 유효성을 평가하였다. 이 평가 도구의 문항은 목욕, 개인위생, 하의를 입는 것, 실내에서 돌아다니는 것 등에 도움이 필요한지, 일상 생활 활동에서 결정을 내리는 데 어려움이 있는지, 숨이 찬지, 최근의 낙상 여부, 전반적인 건강 상태에 대한 인지, 기억 장애, 집안일을 할 수 있는지의 능력, 우울증 등에 대한 예, 아니오의 대답들로 구성되어 있습니다. BRIGHT 문항들은 본디 지역사회(community)에서 살고 있는 장애가 있는 노인들이 충족되지 못한 사회적, 기능적 그리고 건강 관리의 욕구가 있는지를 알기 위한 도구로서 개발되었다(지역사회 사례 발견 방법, community case finding).

11개의 BRIGHT 문항들은 환자 본인 스스로 응답, 혹은 비전문인 인력의 도움을 받아서 응답하더라도 무관하며, 노인들이 기타 의학적인 문제로 인해 응급실을 내원했을 당시에 신체 기능 감퇴가 있는지를 알아차릴 수 있게 해준다. 따라서 BRIGHT 문항은 응급실의 노인 환자들 중에서 포괄적 노인 평가가 필요한 환자가 누구인지를 파악하는 데 유용하다(응급실에서의 사례 발견 방법, ED case finding). 총 11개의 BRIGHT 문항 중 3개 이상의 양성 응답이 있을 경우를 커트라인(cut-off)으로 할 경우, 응급실 사례 발견 측면에서 ISAR 도구와 비슷한 민감도/특이도를 보이며, 기타 다른 도구들에 비해서 수단적 일상생활활동(IADL) 측면에서의 문제를 더 잘 파악하는 장점이 있다. 이 도구는 응급실 재내원, 병원입원, 시간에 따른 신체 기능 감퇴, 병의 이환율(morbidity), 사망률 등을 예측하는 지표는 아니다. 하지만 현재까지 건강 악화(adverse health outcome)를 줄이는 데 있어서 BRIGHT 도구를 기반으로 한 중재(intervention)에 대한 연구는 시행된 것이 없다.

SIGNET/TRST

SIGNET (Systematic Intervention for a Geriatric Network of Evaluation and Treatment) 모델은 건강 관리(health care)상의 위험성(risk)이 있는 지역사회에 거주하고 있는 노인들의 사례 발견 도구로서 개발되었으며 그들을 의료 기관이나 지역 사회 기관에 연계해주는 역할을 한다. TRST 선별 도구(Triage Risk Screening Tool)는 6가지의 상대적으

로 쉬운 요소들로 구성되어 있는데, 인지 기능 장애(cognitive impairment)의 여부, 혼자 사는지 혹은 도움을 주거나 줄 수 있는 간병인(caregiver)이 있는지 여부, 보행(walking) 장애 혹은 의자에서/의자로의 이동에 어려움이 있는지 여부, 지난 30일간 응급실 내원 여부 혹은 지난 90일간 병원 입원 여부, 다섯 가지 이상의 약물을 복용하는지 여부, 마지막으로(응급실 간호사의 임상적 판단에 기반한) 전문가의 권고 사항(professional recommendation)으로 구성되어 있다. 잠재적인 건강 관리상 위험에 처한 환자들은 인지기능 장애를 동반하거나 나머지 5가지 요소들 중 2가지 이상을 가진 경우로 정의된다. TRST 선별 도구는 응급실 재내원, 첫 응급실 방문 이후 30일 내의 병원 입원, 120일 내의 요양원 입원 등을 예측할 수 있는 유용한 지표이다. TRST 선별 도구는 단지 1~2분 정도 걸릴 뿐이다. TRST 선별 도구 항목에서 2점 이상 양성 응답이 나오면 위험성이 있다고 판단한다.

TRST 도구는 응급실을 방문한 노인환자에서 신체기능을 파악하는 것과 관련성이 있는데, TRST 도구는 응급실을 방문한 노인환자의 기저적인(baseline) 신체 기능 장애(functional impairment)를 파악하고, 응급실 방문 이후 추후 발생할 신체 기능 감퇴(functional decline)을 예측해주어, 앞서 이야기한 ISAR 도구와 유사하다. TRST 평가 점수는 환자 스스로 느끼는 신체 건강 상태뿐 아니라 기저적인 일상생활 수행 능력(ADL)과 수단적 일상생활 수행 능력(IADL) 상의 장애(impairment)와 연관성이 있다. TRST 점수가 2점 이상인 것은 응급실 내원 이후 30일 후 혹은 120일 후의 일상생활 수행능력(ADL)이나 수단적 일상생활 수행능력(IADL)상의 감퇴(decline)를 예측해준다. TRST 도구의 장점은 사용하기 쉽다는 점과, 환자가 응급실을 방문한 동안에 질문을 하는 것만으로도 충분하다는 점이다. 반면 ISAR 도구의 상당수는 질병 발생 이전의 기능적 의존 정도(functional dependence), 질병 발생 이후의 기능적 의존 정도, 시력 감퇴, 청력 장애와 같은 일반적인 응급실에서의 진료와는 다른 문항들에 대해서도 질문을 해야만 한다.

HARP (Hospital Admission Risk Profile)

HARP (Hospital Admission Risk Profile) 도구는 응급실에서 퇴원하는 것이 아닌 병원 입원 중인 70세 이상의 환자들에서의 신체 기능 감퇴의 위험성을 평가하기 위해서 개발되었다. HARP 도구는 총 29개의 설문 문항으로 구성되어 있는데 나이, 인지기능(간이정신상태검사(mini mental state examination, MMSE)를 축약한 21개의 항목), 7개의 수단적 일상생활 활동(IADL)으로 구성되어 있다. HARP 도구에 의해 고위험에 처한 환자들은 병원 퇴원 당시에 일상생활 활동(ADL)의 감퇴를 보일 가능성이 3배나 크며, 그중 일부에서는 퇴원 이후 3개월까지도 이러한 감퇴가 유지된다. HARP 도구는 입원 중인 노인 환자들 중에서, 포괄적 퇴원 계획(comprehensive hospital discharge planning), 특수화된 노인 입원 환자 관리(specialized geriatric inpatient care), 외래/입원 후의 재활(inpatient/outpatient post-hospital rehabilitation)의 도움을 받을 만한 경우를 파악하는 데 가장 적합하다.

SHERPA (Score Hospitalier d'Evaluation du Risque de Perte d'Autonomie)

Pascale Cornette 등은 70세 이상의 입원 환자에서의 신체 기능 감퇴를 예측하는 도구를 개발하였다. SHERPA (Score Hospitalier d'Evaluation du Risque de Perte d'Autonomie) 도구는 다섯 가지 항목으로 이루어져 있는데, 나이, 발생 이전의 수단적 일상생활 활동(IADL), 축약형 간이정신상태검사(mini mental state examination, MMSE), 지난 해의 낙상의 과거력, 그리고 본인의 불량한 건강상태에 대한 자가 평가로 이루어져 있다. SHERPA 점수 결과는 환자들을 저위험성, 경도 위험성, 중등도 위험성, 고위험성으로 분류한다. SHERPA 점수 결과는 퇴원 3개월째의 신체기능 감퇴를 예측하였다. SHERPA 도구의 각 항목의 점수가 커질수록 신체기능 감퇴의 가능성은 두 배 커진다. SHERPA 도구는 여전히 검증될 필요가 있으나, Pascale Cornette 등에 따르면 HARP 도구처럼 SHERPA 도구는 노인 환자를 적절한 입원 환자군(inpatient unit)에 배치하는 것이나, 추가적인 재활 치료(rehabilitation service)를 시작하는 데의 초기 선별 도구(screening tool)로 사용될 수 있을 것이다

Inouye 등

70세 이상의 내과 병동(general medical floor) 입원 환자의 신체 기능 감퇴에 대한 또다른 예측인자는 Inouye 등에 의해서 개발되었다. Inouye 등은 신체 기능에 대한 자가평가, 수단적 일상생활 수행(IADL, Instrumental ADL), 간이정신상태검사(mini mental state examination, MMSE), 발병 이전의 사회 활동 정도(social activity level), 우울증 척도, 사회관계와 지지(social network and support), 시력 검사와 청력검사, 섬망 선별검사(delirium screening), 정형화된 피부 검사 등의 자료를 수집하였다. 다음과 같은 4가지 요소(욕창(decubitus ulcer), 인지 기능 장애, 낮은 사회활동, 신체기능장애(functional impairment))가 예측 도구에 포함되었다. 욕창에 대한 피부검사는 신체기능 감퇴에 대한 도구들 중에서 독특한 항목이다. 각 항목들에서의 악화는 퇴원 당시 신체 기능 감퇴의 가능성이 4배 증가하게 된다. 욕창에 대한 검사는 입원 중인 노인 환자에서의 신체 기능 감퇴의 위험성에 대한 가장 중요한 독립인자로 작용하였다.

응급실을 방문하는 노인 환자에서 흔한 문제들에 대한 선별검사

시기능 장애(visual impairment) 선별(screening)

시기능 장애(visual impairment)는 흔히 일반적인 시력표에서 시력(visual acuity)이 0.5 이하인 경우로 정의되며, 미국에서는 흔한 문제이며 나이가 듦에 따라서 엄청나게 증가하고 있다. 시기능 장애의 가장 흔한 원인들 중 일부는 나이와 관련이 있으며, 황반변성, 당뇨병성망막병증, 노안, 백내장, 녹내장이 포함된다. 이러한 질병들은 전반적인 시력 감소, 대비 감도의 감소, 암점(scattered scotoma), 빛 번짐(light scatter), 색각 장애, 눈 부심, 근시, 깊이 인지 장애(depth perception), 중심 혹은 주변 시야 장애 등과 같은 불량한 결과들로 이어진다.

시력 감소(visual loss)는 많은 노인 환자들에서 일상 생활에 여러 가지 측면에서 부정적인 영향을 미친다. 시기능 장애(visual impairment)는 시력 감소(visual loss)의 정도로 판단하고, 이를 통해서 예측이 가능하다. 시력 감소는 여가시간 동안의 신체 활동을 감소, 운전하는 데 어려움, 우울증, 골반 골절과 관련있다. 시력 감소는 내과적 치료, 수술, 안경이나 확대경, 단안경이나 양안경과 같은 보조기구의 사용으로 치료 할 수 있으며, 큰 활자의 사용, 고대비 인쇄, 보조적인 조명 기구 등의 주변 환경 변화를 통해서 이러한 치료의 부작용을 완화할 수 있다. 시력 재활(visual rehabilitation)은 일반적인 시력 측정(visual acuity)으로는 파악할 수 없는 시기능 장애를 평가할 수 있는 ADVS 도구(Activities of Daily Vision Scale)를 통해서 파악할 수 있으며, 이는 응급실에서는 시행되기에는 힘들다. 이러한 설문조사를 이용한 시기능 장애에 대한 심층적인 평가는 응급실에서 시행되기에는 비실용적으로 여겨지며, 이 설문조사의 문항들은 포괄적 노인 평가에 의해서 이루어지고 있다.

응급실에서 빠르게 시행할 수 있는 시기능 장애에 대한 평가에는 전통적인 시력 측정과 환자 본인 스스로 평가하는 시기능 장애에 대한 자가 평가가 있다. 시기능 장애에 대한 자가 평가는 "원거리나 근거리 시력이 어떻다고 생각하십니까?"와 같은 질문에 대한 응답으로 시기능에 대한 어느 정도 신뢰성있는 평가를 가능하게 한다. 이러한 형태의 자가 평가는 단순한 시력 측정보다 시기능 장애를 더 잘 파악한다고 알려져 있는데, 단순한 시력이 아닌, 환자가 일상생활에서 느끼는 시기능을 나타내기 때문이다. 게다가, 응급실에서는 시력 측정시 안경을 이용한 교정을 하기는 어렵기 때문이다. 그럼에도 불구하고 시력은 시기능 장애가 있는 환자들을 분류하는 데 쉽고, 익숙하고 빠른 방법이 된다. 시력이 0.5 이하인 경우 시기능 장애가 있다고 판단하며 시력이 0.1 이하인 경우는 법적 실명으로 판단한다. 미국 질병예방 특별위원회(U.S Preventive Services Task Force, USPSTF)는 노인들에서 시력 측정을 통한 선별 검사의 이점이 아직 명확하지 않다고 이야기하고 있다. 그럼에도 불구하고 응급실 진료 도중 임상적으로 유의한 시기능 장애가 발견될 경우 환자나 보호자들이 추가적인 검사를 시행하고 시기능 장애를 치료하기 위해 지역사회에서 적절한 진료를 받도록 의뢰할 수 있을 것이다.

청각 장애(hearing impairment)

노화에 의한 청력 손실(hearling loss) 혹은 난청(presbycusis)은 상당수의 노인 환자에서 발견되며, 나이가 들어감에 따라서 더욱 증가하고 있다. 연골 이도의 손상, 고막의 강직, 이소골의 강직, 중이의 강직, 진주종, 종양, 귀지막힘 등과 같은 전도성 청력 손실(conductive hearing loss) 역시 일어나긴 하지만 노화에 의한 청력 손실의 대부분은 감각신경성(sensorineural) 청력 손실이다. 노화에 따라서 전반적인 청각 기관의 크기, 수, 신경 화학적인 구성이 변화가 일어나고, 소음에의 장기간 노출, 이독성 물질에의 노출, 국소적/전신적 질환 등과 같은 인위적/환경적인 손상의 누적이 발생한다. 이러한 변화는 양쪽 귀 모두에 발생하는 점진적인 청력 손실로 이어진다. 이 청력 손실은 특히 고주파수 청력 손실이 특징적인데 대화를 이해하는 것이나, 고주파수 소리(삐삐소리, 신호지시등소리, 증기소리)를 듣고 소리의 위치를 파악하는 것에서부터 문제가 발생한다. 이후 저주파수 청력 손실로 이어져서 대화 소리를 듣는 것조차도 힘들어지게 된다.

시기능 감퇴에서와 마찬가지로, 난청(presbycusis)은 상당한 건강상의 악화(adverse effect)를 초래한다. 청력 손실은 대화를 이해하고 대화 소리를 알아차리는 데 문제가 발생하는 것뿐 아니라, 소리가 나는 위치를 알아차리고, 음악을 듣고, 사회활동에 참여하는 데에도 문제를 일으킨다. 신체적, 사회적, 인지적 기능의 감퇴, 우울증의 발생, 삶의 질의 감소 등은 모두 청력 손실과 관련 있다. 또한 청력 손실은 추후 발생할 신체기능 감퇴(functional impairment)를 예측하는 것으로 생각된다.

이러한 청력 손실을 선별하는 데는 다양한 방법이 사용될 수 있는데, 자가 보고, 속삭임 검사(whisper test), HHIE-S (Hearing Handicap inventory for the Elderly-Screening), 청력검사기(audiometry) 등이 있다. 이러한 각각의 검사는 모두 1~2분 이내로 시행할 수 있다. 청력 손실에 대한 자가 보고는 "당신은 듣는 데 어떠한 문제가 있습니까?" 혹은 "당신은 청력 손실이 있습니까?"와 같은 질문에 대한 양성 응답을 통해서 파악할 수 있으며, 노인들에서 적절한 탐지율(detection rate)을 보이며 어느 정도 민감도/특이도가 있는 검사로 판단된다. 속삭임 검사(whisper test)는 한쪽 귀는 막고, 임의의 숫자나 단어들을 환자의 한 팔 거리 뒤에서 속삭이는 것으로 측정한다. 6개의 단어나 숫자 중 3개를 파악하는 데 문제가 있을 경우 유의한 청력 손실으로 판단한다. HHIE-S는 객관적 청력 손실과는 항상 일치하지는 않는, 사회적, 정서적, 기능적 측면에서의 청력 손실에 대한 자가 보고형태의 설문 검사이다. 청력검사기는 노인들의 청력 손실을 파악하는 가장 정확도가 높은 검사입니다. 응급실에서 청력검사기를 사용할 수 있지 않다는 점에서, 현재의 연구들은 청력 관련된 질문을 통한 자가보고나 속삭임 검사를 통해서 처음 선별 검사를 시행하고 나서, 선별 검사에서 문제가 있을 경우에 청력검사기를 사용하도록 권고한다. 청각 장애(hearing impairment) 치료가 청력과 관련된 삶의 질이나 전반적인 삶의 질을 회복하는 데 의미가 있는지에 대해서는 여전히 의문이 있으나, 선별 검사는 이러한 치료들을 시행할 의지가 있거나, 따를 수 있는 환자들에서는 여전히 의미가 있다고 할 수 있다.

영양 불량(Malnutrition)

체중과다와 저체중 모두를 포함하는 개념의 영양 불량(Malnutrition)은 노인 환자에서 흔한 문제로, 지역사회에 거주하는 노인들의 5~10%, 입원 중인 노인 환자의 30~60%를 차지하며 건강과 복지(well-being)에 부정적인 영향을 미친다. 수많은 요소들이 식이 패턴에 영향을 미쳐, 전반적인 영양 상태에 영향을 끼치는데, 이러한 요소들에는 노화에 따라서 감소하는 신체 활동 수준, 전반적인 신체 기능 감퇴, 동반된 질환, 나이에 따른 미각이나 후각 상실, 불량한 치아 상태, 불량한 인지기능 상태와 같은 식이에 영향을 미치는 의학적인 문제들, 사별이나 사회적 고립과 같은 사회적인 요소들, 재정적인 문제들 모두가 포함된다. 각 환자들의 전반적인 영양 상태를 완전히 파악하는 데 수많은 평가 도구가 존재하지만, 영양 선별검사의 목적은 영양 불량과 관련된 부정적인 결과(adverse outcome)의 위험성이 있는 환자들을 빠르고 쉽게 파악하는 것으로, 이러한 부정적 결과에는 사망률 증가, 감염에의 취약, 삶의 질 감소 등이 있다.

키와 체중에 대한 자가 보고는 적절한 민감도를 보이기에, 단순히 노인환자에게 의도치 않는 체중 감소에 대해서 물어보는 것만으로도 영양 불량에 대해서 선별할 수 있다. 키와 체중은 응급실 내원 시 루틴이며, 이 두 자료를 통해서 kg/m²으로 BMI (body mass index)를 계산할 수 있다. BMI 수치가 18.5 미만(저체중)이거나 25 초과(고체중)는 영양불량의 위험에 있다. 그외의 선별 도구로는 간이 영양평가(Mini Nutrional Assessment, MNA)와 Nutrition Screening Initiative가 있습니다. 이러한 선별 도구들은 섭취하는 음식의 양과 질에 대한 질문과, 식품 섭취와 관련된 신체, 사회적 내용들에 대해서 물어봄으로써, 정상적인 BMI 수치에도 불구하고 존재할 수 있는 영양 불량에 대해 탐색하도록 한다. 미국 질병예방 특별위원회(U.S Preventive Services Task Force, USPSTF)는 임상의사들에게 모든 성인에서 비만을 선별하고, 적절한 카운셀링과 중재를 시행하도록 권유하고 있다. 시기능이나 청각에 대한 선별 검사와 마찬가지로, 시간이 허용된다면, 영양에 대한 간단한 질문을 통한 자가보고나, 간이 영양평가를 통한 선별 검사는, 포괄적 노인 평가의 과정에서 영양불량의 고위험에 있는 환자들에게 특히 더 유용할 것으로 판단된다.

알코올 남용(Alcohol abuse)

65세 이상의 노인에서 알코올과 관련된 문제는 2~22%에서 나타난다. 이러한 문제에는 과도한 음주, 음주 운전, 알코올과 관련된 건강악화(adverse health), 사회적, 법적, 행동상의 문제 등을 포함한다. 알코올 섭취는 미국에서 가장 흔한 사망원인 중 하나로, 알코올을 사용(use)하는 노인들은 젊은 사람들에 비해 더 낮은 용량의 섭취로도 알코올 증상이 발생할 수 있는 데, 이는 알코올이 전반적인 건강 악화, 동반된 질환, 약물 사용, 신체 기능 감퇴와 관련이 있기 때문이다. 노인에게만 한정된 이야기는 아니지만, 미국 질병예방 특별위원회(U.S Preventive Services Task Force, USPSTF)는 일차 의료기관(primary care setting)에서 모든 성인에서 발생할수 있는 알코올 오용(alcohol misuse)을 줄이기 위해 선별 검사와 카운셀링 중재를 권고하고 있다. 어떤 이들은 이러한 선별 검사와 간단한 중재 활동이 응급실에서도 이루어지도록 권고 범위를 넓혀야 한다고 이야기하고 있다.

알코올 사용과 알코올 오용을 파악하는 데 도움이 되는 간단한 선별 검사들은 많다. 가장 널리 사용되고 연구된 도구는 CAGE 설문 도구로서, 알코올 섭취를 줄일 필요성을 느끼는지(Cut), 알코올 사용으로 인해 다른 사람들을 곤란하게 한 적이 있는지(Annoyed), 알코올 사용에 죄책감을 느끼는지(Guilty), 아침에 눈을 뜨자마자 알코올이 필요한지(Eye-opener)에 대해서 질문을 한다. 질문사항의 두 개 이상에서 양성 응답이 나오는 경우 알코올 오용의 가능성이 있다는 커트라인(cutoff)이다. TWEAK 설문 도구 역시 간단하고 쉽게 사용할 수 있는 알코올 사용과 관련된 5가지 항목을 묻는 도구있다(내성, 근심, 눈 뜨자마자 알코올을 찾는지, 불면증, 알코올을 줄일 필요성을 느끼는지). SMAST-G (Short Michigan Alcoholism Screening Test-Geriatric version) 도구는 노인에서의 알코올 사용의 독특한 점들을 선별하기 위한 초기 선별 도구들 중 하나였다. 이는 노인에서의 알코올 사용 장애의 양성 판단 기준을 낮추었으며, 노인에서는 크게 중요하지 않은 요소인 사회적, 직업적 합병증을 덜 중요시 하였다. SMAST-G 도구에 두 개 이상의 양성응답이 나오는 경우 알코올 중독(alcoholism) 양성으로 판단한다. AUDIT (alcohol Use Disorder Identification Test) 설문지는 혼재된 정신과적인 문제(psychatric issue)를 동반한 노인들에서 더욱 도움이 된다고 알려졌다. Cyr과 Wartman은 "당신은 알코올 관련 문제를 겪은 적이 있습니까?"와 "당신은 지난 24시간 동안 알코올을 섭취하였습니까?"의 두 가지 질문을 통한 선별을 제안하였다. 만약 두 가지 모두가 양성응답일 경우 알코올 오용의 가능성이 있다. ARPS (Alcohol Related Problem Survey) 도구는 알코올 사용과 동반 질환의 상호작용으로 인해 발생하는 알코올 관련 문제들에 대한 민감도가 좋다. 하지만 설문을 완성하는 데 10분까지 걸릴 수 있기에 응급실에서 사용하기에는 제한이 있다. 응급실에서 사용하기에 가장 이상적인 선별 도구에 대해서는 알려진 바가 없다. 사용하기의 익숙함, 단순함, 사용하기 쉬움 측면에서 볼 때 30초 미만으로 걸리는 CAGE도구가 응급실에서 알코올 사용 장애 초기 선별 도구로 사용될 수 있을 것이다.

알코올 오용에 대한 단순한 선별이라는 응급실의 역할을 확장하여, 알코올 오용에 대한 선별(Screening), 간단한 중재(Brief Intervention), 전문가에게로의 의뢰(Referral to Treatment)라는 개념의 ED-SBIRT는 단기간일지라도 건강을 악화시키는 음주를 줄일 수 있는 것으로 알려졌으며, 응급실 환자의 건강을 증진하기 위한 전략으로 많은 국가 의료기관에 의해 지지되고 있다. 초기 선별 이후, 알코올 오용으로 진단된 노인들은 간단한 중재 과정을 거치게 된다. 이러한 간단한 중재는 자기성찰적인 질문들을 통해 환자가 알코올 사용을 변화시킬 의지가 있는지를 판단하고, 알코올 사용 목표를 설정하고 적절한 외래 기반 치료를 받도록 의뢰하는 BNI (Brief Negotiated Interview)로 구성되어 있습니다. 알코올이 아닌 다른 약물에 대한 ED-SBIRT의 사용이나 노인에서의 사용은 상대적으로 많이 연구되지 않았다.

중심잡기(Balance), 보행(Gait), 낙상(Fall)

낙상은 노인에서 발생하는 흔한 문제로 지역사회에 거주하는 65세 이상의 노인의 1/3 정도가 매년 낙상을 경험한다. 병원내에서나 요양원에서의 낙상의 발생률은 더 높을 것으로 추정된다. 낙상은 노인에서의 수많은 손상(injury)과 응급실 방문으로 이어지게 된다. 또한 낙상은 개인에게 큰 심리적인 부담으로 작용하고, 건강관리 시스템(health care system)에는 상당한 재정적 부담으로 작용한다. 낙상 예방 프로그램이나 운동 프로그램은 지역사회, 병원이나 요양원의 노인들 모두에서 낙상 발생을 줄이는 데 효과적이다. 미국 질병예방 특별위원회(U.S Preventive Services Task Force, USPSTF)는 낙상위험이 있는 지역사회의 노인들에서 운동이나 물리치료를 권고하고 비타민 D의 섭취를 권고하지만, 이는 모든 노인들에게 심층적인 위험성 평가(in-depth risk assessment)를 권고하지는 않는다. 낙상에 대한 선별 검사는 환자들에게 지난 12달 동안(2번 이상의) 낙상 사고가 있었는지 물어보고 보행(gait) 이나 중심잡기(balance)에 문제가 있는지 물어봄으로써 이루어질 수 있다. 만약 환자가 이러한 선별 질문에 하나라도 양성 응답을 한다면, 낙상의 "조절 가능한 위험인자"를 알아보기 위한 다원적인 낙상 평가(multifactorial fall assessment)를 하게 된다. 이러한 "조절가능한 위험인자"에는 급성 질병, 요실금, 시력 소실이나 청력 소실, 약제의 부작용, 가정에서의 위험요소들, 부적절한 신발 등이 있다. 이러한 다원적 낙상 평가에는 누웠을 때와 일어났을 때의 혈압 측정, 시력 측정, 약물에 대한 평가, 일상생활 능력평가(ADL), 인지기능 평가와 가정 환경 평가가 포함되어야만 한다. 또한 보행, 중심잡기, 하지 근력 등에 대한

표 29.2. Suggested optimal timing of effective screening tools for common elderly issues

Vision	Self-reporting
	Visual acuity testing
Hearing	Self-reporting
	Whispered voice test
Malnutrition	Self-reporting
	BMI calculation
Alcohol misuse	CAGE questionnaire
	Cyr and Wartman 2-part questionnaire
Gait, balance, falls	Self-reporting

추가적인 평가 역시 이루어져야만 한다.

요약 및 권고사항

응급실에 내원하는 노인 환자의 신체기능 상태는 그들의 복지 측면에서 매우 중요한 요소이다. 이는 단순히 그들의 매일매일의 삶의 질에만 영향을 미치는 것이 아니라, 추후 발생할 수 있는 의료 서비스의 이용, 장애, 때론 사망률 등에 대한 예측인자가 된다. 포괄적 노인평가는 이러한 문제를 평가할 수 있는 이상적인 도구이지만, 현실적으로 응급실에 방문하는 모든 노인에서 실시하기에는 시간과 인력이 너무 많이 소요된다. TRST, ISAR, 때론 BRIGHT와 같은 유효한 도구들은 응급실 내원 이후 건강악화의 가능성이 있는 응급실 내원 노인 환자들에서 사례 발견의 첫 번째 단계로서 사용될 수 있습니다. 한편 HARP, SHERPA, Inouye의 도구는 응급실 내원 이후 병원 입원이 필요한 환자들에서 실시되어, 이들이 포괄적 퇴원 계획(advanced hospital discharge planning), 중재(intervention), 관리(care)가 필요한지 평가할 수 있다.

시력 감소(visual loss), 청력 손실(hearing loss), 약물 남용(substance abuse)과 같은 응급실 내원 노인 환자들에서 흔히 보일 수 있는 수많은 문제들에 대한 선별 검사는 모두 시행하기에 시간이 많이 소모될 수 있다. 앞에서 언급한 것처럼 많은 도구들이 존재하지만 이러한 도구들을 모두 다 사용하는 것은 응급실의 일상에서는 너무 번거롭다. 의료행위를 하는 의료인은 이러한 문제들 중 어떤 것이라도 노인 환자들의 복지에 큰 영향을 미칠 수 있다는 것을 이해하고, 항상 의심해야만 한다. 이러한 문제들의 대다수에 대한 선별 검사는 응급실 내원 당시 환자나 보호자에게 직접 질문함으로써 이루어질 수 있어 간단하다. 이러한 선별 질문에 대한 양성 응답이 발견되는 경우, 앞서 언급한 추가적인 정규적인 평가들을 응급실에서나 혹은 응급실 퇴원 이후 적절하고 적시에 건강 관리(health care)를 받도록 해야 할 것이다.

핵심과 주의점

핵심

- 응급실에 내원한 노인 환자들의 신체기능 상태(functional status)는 항상 고려되어야만 하고, 특히 건강관리나 사회적 지지가 없는 환경으로 퇴원하는 환자의 경우 반드시 그러해야만 한다.
- 보행 속도, 하지근력, 균형잡기 등의 파라미터를 측정하는 신체 기능 능력 평가(physical performance test)는 추후 발생할 수 있는 장애, 의료 서비스의 이용, 심지어 사망률에 대한 유용한 지표가 된다.
- 응급실에서 사용하여, 추후 발생할 수 있는 건강 상태 악화를 발견할 수 있게 예측해주는, 간단하면서도 유효한 도구들이 존재한다.
- 많은 노인환자들은 인지되지 않은 감각기능계의 문제나 약물 남용의 문제가 있으며, 이들은 치료를 통해서 조절이 가능하다.

주의점

- 응급실에서 노인 환자를 집으로 퇴원시키기 전에 그들이 기본적·개인적 일상생활 활동(basic biologic ADL, BADL)을 수행할 수 있는지 반드시 고려/평가하여야만 한다.
- 노인 환자에서 낙상의 원인을 간과하는 것은 추후 응급실 재내원이나 건강 상태 악화를 방지할 수 있는 적절한 중재를 취할 수 있는 기회를 놓치는 것이다.
- 시기능 장애나 청각 장애가 있는 환자들에게 이러한 한계를 고려하지 않고 퇴원 교육 등의 중요한 의학적 설명을 하게 되면, 설명에 대한 불이행이 따를 수밖에 없다.
- 노인 환자들의 약물 남용의 정도를 과소평가하는 것은 간단한 중재나 카운슬링의 기회를 잃게 한다.

참고문헌

1. Stuck AE , Siu AL , Wieland GD , et al. Comprehensive geriatric assessment: a meta-analysis of controlled trials . Lancet . 1993 ; 342 : 1032 –6.

2. Rubenstein LZ , Stuck AE , Siu AL , et al. Impacts of geriatric evaluation and management programs on defi ned outcomes: overview of the evidence . J Am Geriatr Soc . 1991 ; 39 : 8–16S ; discussion, 17–18S.

3. Hastings SN , Hefl in MT . A systematic review of interventions to improve outcomes for elders discharged from the emergency department . Acad Emerg Med . 2005 ; 12 : 978 –86.

4. Aminzadeh F , Dalziel WB . Older adults in the emergency department: a systematic review of patterns of use, adverse outcomes, and eff ectiveness of interventions . Ann Emerg Med . 2002 ; 39 : 238 –47.

5. Graf CE , Zekry D , Giannelli S , et al. Effi ciency and applicability of comprehensive geriatric assessment in the emergency department: a systematic review . Aging Clin Exp Res . 2011 ; 23 : 244 –54.

6. Lawton MP , Brody EM . Assessment of older people: selfmaintaining and instrumental activities of daily living . Gerontologist . 1969 ; 9 : 179 –86.

7. George LK , Fillenbaum GG . OARS methodology. A decade of experience in geriatric assessment . J Am Geriatr Soc . 1985 ; 33 : 607 –15.

8. Fillenbaum GG . Multidimensional Functional Assessment of Older Adults: Th e Duke Older Americans Resources and Services Procedures (Dallas, TX : Erlbaum, 1988).

9. Wiener JM , Hanley RJ , Clark R , et al. Measuring the activities of daily living: comparisons across national surveys . J Gerontol . 1990 ; 45 :S 229 –37.

10. Podsiadlo D , Richardson S . Th e timed "Up & Go": a test of basic functional mobility for frail elderly persons . J Am Geriatr Soc . 1991 ; 39 : 142 –8.

11. Fritz S , Lusardi M . White paper: "Walking speed: the sixth vital sign ." J Geriatr Phys Th er (2001) . 2009 ; 32 : 46 –9.

12. Hardy SE , Perera S , Roumani YF , et al. Improvement in usual gait speed predicts better survival in older adults . J Am Geriatr Soc . 2007 ; 55 : 1727 –34.

13. Michikawa T , Nishiwaki Y , Takebayashi T , et al. Oneleg standing test for elderly populations . J Ortho Sci . 2009 ; 14 : 675 –85.

14. Cesari M , Onder G , Zamboni V , et al. Physical function and self-rated health status as predictors of mortality: results from longitudinal analysis in the ilSIRENTE study . BMC Geriatr . 2008 ; 8 : 34 .

15. Cesari M , Kritchevsky SB , Newman AB , et al. Added value of physical performance measures in predicting adverse healthrelated events: results from the Health, Aging and Body Composition Study . J Am Geriatr Soc . 2009 ; 57 : 251 –9.

16. Guralnik JM , Simonsick EM , Ferrucci L , et al. A short physical performance battery assessing lower extremity function: association with self-reported disability and prediction of mortality and nursing home admission . J Gerontol . 1994 ; 49

:M 85 –94.

17. McCusker J , Bellavance F , Cardin S , et al. Detection of older people at increased risk of adverse health outcomes aft er an emergency visit: the ISAR screening tool . J Am Geriatr Soc . 1999 ; 47 : 1229 –37.

18. McCusker J , Verdon J , Tousignant P , et al. Rapid emergency department intervention for older people reduces risk of functional decline: results of a multicenter randomized trial . J Am Geriatr Soc . 2001 ; 49 : 1272 –81.

19. Boyd M , Koziol-McLain J , Yates K , et al. Emergency department case-fi nding for high-risk older adults: the Brief Risk Identifi cation for Geriatric Health Tool (BRIGHT) . Acad Emerg Med . 2008 ; 15 : 598 –606.

20. Meldon SW , Mion L , Palmer R , et al. Case fi nding of at-risk elders in the emergency department (ED): A multicenter study . Acad Emerg Med . 2000 ; 7 : 1166 .

21. Hustey FM , Mion LC , Connor JT , et al. A brief risk stratifi cation tool to predict functional decline in older adults discharged from emergency departments . J Am Geriatr Soc . 2007 ; 55 : 1269 –74.

22. Sager MA , Rudberg MA , Jalaluddin M , et al. Hospital admission risk profi le (HARP): identifying older patients at risk for functional decline following acute medical illness and hospitalization . J Am Greiatr Soc . 1996 ; 44 : 251 –7.

23. Cornette P , Swine C , Malhomme B , et al. Early evaluation of the risk of functional decline following hospitalization of older patients: development of a predictive tool . Eur J Public Health . 2006 ; 16 : 203 –8.

24. Inouye SK , Wagner DR , Acampora D , et al. A predictive index for functional decline in hospitalized elderly medical patients . J Gen Intern Med . 1993 ; 8 : 645 –52.

25. Nelson KAD . Statistical Brief #36: Severe visual impairment in the United States and in each state, 1990 . J Vis Imp Blind . 1993 ; 87 : 80 –5.

26. Watson GR . Low vision in the geriatric population: rehabilitation and management . J Am Geriatr Soc . 2001 ; 49 : 317 –30.

27. Mangione CM , Phillips RS , Seddon JM , et al. Development of the 'Activities of Daily Vision Scale'. A measure of visual functional status . Med Care . 1992 ; 30 : 1111 –26.

28. Lee PP , Smith JP , Kington RS . Th e associations between selfrated vision and hearing and functional status in middle age . Ophthalmology . 1999 ; 106 : 401 –5.

29. Rubin GS , West SK , Munoz B , et al. A comprehensive assessment of visual impairment in a population of older Americans. Th e SEE Study. Salisbury Eye Evaluation Project . Invest Ophthalmol Visual Sci . 1997 ; 38 : 557 –68.

30. US Preventive Services Task Force . Screening for impaired visual acuity in older adults: US Preventive Services Task Force recommendation statement . Ann Intern Med. 2009;151:37–43.

31. Cruickshanks KJ , Tweed TS , Wiley TL , et al. Th e 5-year incidence and progression of hearing loss: the epidemiology of hearing loss study . Arch Otolaryngol Head Neck Surg . 2003 ; 129 : 1041 –6.

32. Bagai A , Th avendiranathan P , Detsky AS . Does this patient have hearing impairment? JAMA . 2006 ; 295 : 416 –28.

33. Gates GA , Mills JH . Presbycusis . Lancet . 2005 ; 366 : 1111 –20.

34. Reuben DB , Mui S , Damesyn M , et al. Th e prognostic value of sensory impairment in older persons . J Am Geriatr Soc . 1999 ; 47 : 930 –5.

35. Clark K , Sowers M , Wallace RB , et al. Th e accuracy of selfreported hearing loss in women aged 60–85 years . Am J Epidemiol . 1991 ; 134 : 704 –8.

36. Nondahl DM , Cruickshanks KJ , Wiley TL , et al. Accuracy of self-reported hearing loss . Audiology . 1998 ; 37 : 295 –301.

37. Pirozzo S , Papinczak T , Glasziou P . Whispered voice test for screening for hearing impairment in adults and children: systematic review . BMJ (Clinical Research edn). 2003;327:967.

38. Ventry IM , Weinstein BE . Th e hearing handicap inventory for the elderly: a new tool . Ear Hearing . 1982 ; 3 : 128 –34.

39. McBride WS , Mulrow CD , Aguilar C , Tuley MR. Methods for screening for hearing loss in older adults . Am J Med Sci. 1994 ; 307 : 40 –2.

40. Chou R , Dana T , Bougatsos C , et al. Screening adults aged 50 years or older for hearing loss: a review of the evidence for the US preventive services task force . Ann Intern Med. 2011 ; 154 : 347 –55.

41. Pacala JT , Yueh B . Hearing defi cits in the older patient: "I didn't notice anything ." JAMA . 2012 ; 307 : 1185 –94.

42. Guigoz Y , Vellas B , Garry PJ . Assessing the nutritional status of the elderly: Th e Mini Nutritional Assessment as part of the geriatric evaluation . Nutrition Rev . 1996 ; 54 :S 59 –65.

43. Sahyoun NR , Maynard LM , Zhang XL , et al. Factors associated with errors in self-reported height and weight in older adults . J Nutrition Health Aging . 2008 ; 12 : 108 –15.

44. Salva A , Pera G . Screening for malnutrition in dwelling elderly . Public Health Nutr . 2001 ; 4 : 1375 –8.

45. Posner BM , Jette AM , Smith KW , et al. Nutrition and health risks in the elderly: the nutrition screening initiative . Am J Public Health . 1993 ; 83 : 972 –8.

46. US Preventive Services Task Force. Screening for obesity in adults: recommendations and rationale . Ann Intern Med . 2003 ; 139 : 930 –2.

47. Adams WL , Cox NS . Epidemiology of problem drinking among

elderly people . Int J Addictions . 1995 ; 30 : 1693 –716.

48. Reid MC , Anderson PA . Geriatric substance use disorders. Med Clin North Am . 1997 ; 81 : 999 –1016.

49. US Preventive Services Task Force. Screening and behavioral counseling interventions in primary care to reduce alcohol misuse: recommendation statement . Ann Intern Med . 2004; 140: 554–6.

50. D'Onofrio G , Degutis LC . Preventive care in the emergency department: screening and brief intervention for alcohol problems in the emergency department: a systematic review . Acad Emerg Med . 2002 ; 9 : 627 –38.

51. O'Connell H , Chin AV , Hamilton F , et al. A systematic review of the utility of self-report alcohol screening instruments in the elderly . Int J Geriatr Psychiatr . 2004 ; 19 : 1074 –86.

52. Ewing JA . Detecting alcoholism. The CAGE questionnaire . JAMA . 1984 ; 252 : 1905 –7.

53. Cherpitel CJ . Screening for alcohol problems in the emergency department . Ann Emerg Med . 1995 ; 26 : 158 –66.

54. Conigliaro J , Kraemer K , McNeil M . Screening and identification of older adults with alcohol problems in primary care . J Geriatr Psychiatr Neurol . 2000 ; 13 : 106 –14.

55. Saunders JB , Aasland OG , Babor TF , et al. Development of the Alcohol Use Disorders Identification Test (AUDIT): WHO Collaborative Project on Early Detection of Persons with Harmful Alcohol Consumption – II . Addiction (Abingdon, England) . 1993 ; 88 : 791 –804.

56. Philpot M , Pearson N , Petratou V , et al. Screening for problem drinking in older people referred to a mental health service: a comparison of CAGE and AUDIT . Aging Mental Health . 2003 ; 7 : 171 –5.

57. Cyr MG , Wartman SA . The effectiveness of routine screening questions in the detection of alcoholism . JAMA. 1988;259:51–4.

58. Fink A , Morton SC , Beck JC , et al. The alcohol-related problems survey: identifying hazardous and harmful drinking in older primary care patients . J Am Geriatr Soc . 2002 ; 50 : 1717 –22.

59. Fink A , Tsai MC , Hays RD , et al. Comparing the alcohol-related problems survey (ARPS) to traditional alcohol screening measures in elderly outpatients . Arch Gerontol Geriatr . 2002 ; 34 : 55 –78.

60. D'Onofrio G , Bernstein E , Bernstein J , et al. Patients with alcohol problems in the emergency department, part 1: improving detection. SAEM Substance Abuse Task Force. Society for Academic Emergency Medicine . Acad Emerg Med . 1998 ; 5 : 1200 –9.

61. Academic ED SBIRT Research Collaborative. The impact of screening, brief intervention and referral for treatment

in emergency department patients' alcohol use: a 3-, 6- and 12-month follow-up . Alcohol Alcoholism (Oxford, Oxfordshire) . 2010 ; 45 : 51419 .

62. Bernstein E , Topp D , Shaw E , et al. A preliminary report of knowledge translation: lessons from taking screening and brief intervention techniques from the research setting into regional systems of care . Acad Emerg Med . 2009 ; 16 : 1225 –33.

63. Vaca FE , Winn D . The basics of alcohol screening, brief intervention and referral to treatment in the emergency department . West J Emerg Med . 2007 ; 8 : 88 –92.

64. Tinetti ME . Clinical practice. Preventing falls in elderly persons. N Engl J Med . 2003 ; 348 : 42 –9.

65. Rubenstein LZ , Josephson KR . The epidemiology of falls and syncope. Clinics Geriatr Med . 2002 ; 18 : 141 –58.

66. Nurmi I , Luthje P . Incidence and costs of falls and fall injuries among elderly in institutional care . Scand J Prim Health Care . 2002 ; 20 : 118 –22.

67. Tinetti ME . Prevention of falls and fall injuries in elderly persons: a research agenda . Preventive Med . 1994 ; 23 : 756 –62.

68. Li F , Fisher KJ , Harmer P , et al. Fear of falling in elderly persons: association with falls, functional ability, and quality of life . J Gerontol B, Psycholog Social Sci . 2003 ; 58 :P 283 –90.

69. Stevens JA , Corso PS , Finkelstein EA , et al. The costs of fatal and non-fatal falls among older adults . Injury Prevention . 2006 ; 12 : 290 –5.

70. Chang JT , Morton SC , Rubenstein LZ , et al. Interventions for the prevention of falls in older adults: systematic review and meta-analysis of randomised clinical trials . BMJ (Clin Res edn) . 2004 ; 328 : 680 .

71. Cameron ID , Murray GR , Gillespie LD , et al. Interventions for preventing falls in older people in nursing care facilities and hospitals. Cochrane Database Syst Rev . 2010 : CD005465 .

72. Gillespie LD , Robertson MC , Gillespie WJ , et al. Interventions for preventing falls in older people living in the community . Cochrane Database Syst Rev . 2009 : CD007146 .

73. Moyer VA . Prevention of Falls in Community-Dwelling Older Adults: US Preventive Services Task Force Recommendation Statement . Ann Intern Med . 2012 ; 157 : 197 –204.

74. Ganz DA , Bao Y , Shekelle PG , et al. Will my patient fall? JAMA . 2007 ; 297 : 77 –86.

75. American Geriatrics Society/British Geriatrics Society . Summary of the Updated American Geriatrics Society/British Geriatrics Society clinical practice guideline for prevention of falls in older persons . J Am Geriatr Soc . 2011 ; 59 : 148 –57.

30 장

응급실의 완화 및 삶의 마지막 지점의 치료

소개

대부분의 만성 불치병은 노인에서 발생하고, 그 노인의 비율은 점점 증가하고 있다. 미국에서 평균 수명(중앙값)은 75세가 넘으며, 그 연령도 점점 증가하는 추세이다. 2030년에는 85세 이상 인구가 지금의 2배가 될 것이며, 거의 1/4의 노인들이 치매를 앓게 될 것으로 추정된다. 유아를 제외하고는 75세 이상의 노인들은 다른 연령대보다 응급실을 보다 빈번하게 방문한다. 삶의 마지막 지점에서 치료의 질적 수준은 높지 않고, 환자들은 삶의 마지막 날까지 고통받고 있다. 많은 노인 환자들이 자택에서 사망하기를 원하지만, 대부분은 병원이나 요양원에서 죽음을 맞고 있다.

완화 치료(Palliative care)는 "통증을 예방하거나 완화"하고, "질병의 단계나 치료의 필요성보다는 환자의 가치와 선호에 따라 환자와 그 가족들에게 최상의 삶의 질을 제공하기 위한 것"이다. 중환자실을 기반으로 한 연구에서, 완화 치료의 조기 시행이 재실 기간을 단축시키고 효과가 떨어지는 의료 중재를 줄이며 환자와 가족들 간 치료 목표의 일치를 더 잘 이뤄내는 것을 보여주었다. 생의 마지막 시점에서 조기 시행된 완화 치료는 증상 관리와 가족들의 만족도를 향상시킨다.

일상적인 응급 의학을 진료하면서, 우리는 특정 상황에 대한 환자의 예후를 평가하고 이를 설명하고, 통증과 기타 증상을 완화시키며, 그에 대한 적절한 처치와 배치(disposition)와 같은 치료 계획을 세우고, 윤리적 및 법적 문제를 이해하여 이를 환자 진료에 활용하고 있으며, 문화적으로 민감할 수 있는 처치를 제공하고, 생의 마지막 순간과 사후에 처치에 대해 소통을 하고 있다. 따라서, 우리는 이미 일상적 진료 중 일반적인 완화 치료의 많은 부분을 수행하고 있기 때문에, 응급실에서 생이 얼마 남지 않은 환자와 가족에게 좀 더 안락감을 주도록 좀 더 향상된 진료 기술을 제공하는 점만 보완하면 된다. 이 장에서는 죽음에 직면한 환자의 인지와 즉각적인 완화치료가 필요한 환자를 빠르게 인지하고 개입할 수 있는 구조적 접근법을 제공하고, 그들을 적절한 구역으로 배치를 하는 데 중점을 둔다.

질병과 예후의 궤도

일반적으로 나이가 들면 다양한 만성 질환의 누적 효과로 기능적 저하가 점차 발생하게 된다. 개별 질병의 악화는 다른 동반된 질환에 영향을 미쳐 더욱 급격한 기능적 저하를 유발할 수 있다. 죽음은 특히 공격적이고 예기치 못한 악화로 인해 또는 궁극적으로 신체의 생리적 방어력을 억제할 수 없을 정도로 압도적으로 압도하는 질병의 끊임없는 축적으로 발생한다. 응급 의학과 의사가 환자나 가족들과 함께 신속하게 중요한 의료 결정을 탐색하기 위해서는 환자의 질병의 예상 궤도와 의료 중재 시술의 시행과 관계없이 사망할 수 있는 위험도를 파악하는 것이 중요하다. 기능적 궤도(Functional trajectories)는 임상의가 상당히 악화된 질병을 가진 환자에서 기능적 저하를 인식하는 데 도움이 되도록 개발되었다. 기능적 궤도는 환자의 기능적 상태를 평가하기 위해 식사, 목욕, 화장실, 보행과 같은 일상 생활에서 활동의 감소를 측정한다. 일반적으로 시간이 지날수록 기능적 저하로 인한 사망 위험은 더 높아지게 된다(그림 30.1).

전형적으로 심각한 진행성 질환이 있는 환자가 급성 질환이나 악화에서 생존할 경우 회복할 수는 있지만 이전 수준으로 기능이 회복되지 못할 수도 있다. 특정 질병의 예후와 기능 평가를 결합하는 비교적 간단한 과정을 통해, 환자와 그 가족의 의사에 반하는 즉각적인 의료 중재의 위험과 그 장점을 명확하게 인식시킬 수 있다. 복잡한 중증 질환을 가진 치매 환자의 경우, 지난 몇 주와 몇 달 동안의 기능 상태 평가를 통해, 상호 수용 가능한 접근법으로 가족들과 치료에 대해 중요한 의사 소통을 원활하게 할 수 있다. 상대적으로 예측하기 어려운 치매에서 기능 감소를 객관화하기 위한 노력의 일환으로 치매를 위한 기능 평가 척도가 만들어졌다. 그러나, 기능 평가 척도(Functional Assessment Staging, FAST)가 그 유효성이 입증되었고, 흔히 사용되고 있는 방법이지만, 요양원에 입원해 있는 환자의 6개월 사망률에 대한 예측도는 사망위험지수 점수(MRIS, Mortality Risk Index Score)보다 낮았다. 6개월 사망률에 대한 가장 신뢰할 만한 예측 인자는 "하루 중 대부분 깨어 있지 않다."이다. 이 간단한 지표를 통해, 응급의학 의사는 질병의 상황을 신속하게 설명할 수 있는 기회를 얻고, 응급실에서 호스피스 병동으로 전실을 포함하여 연명 및 완화 치료에 대해 가족과 유용한 대화를 할 수 있다.

환자가 응급실에서 사망할 위험이 있는 경우, 응급실 도착 시점부터 환자가 응급실에서 이동하거나 혹은 사망할 때까지,

제안된 사망으로 진행하는 궤도

그림 30.1. 사망으로 진행하는 궤도. Lunney 등의 허락을 받아 게재

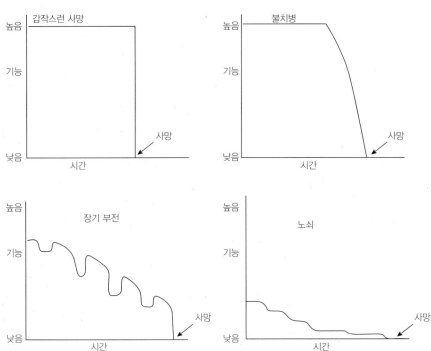

그리고, 가족이 응급실을 떠날 때까지 집중적인 지원이 필요하다. 사망이 임박했다면, 응급의학과 의사는 환자를 신속하게 평가하고, 치료 목표를 확인하여, 즉시 의료 중재 시술을 시행하여야 한다. 이러한 다양한 시나리오를 설명하기 위해 권장되는 7개의 궤적이 완화 조치와 함께 제시되어 있다. 환자의 목표가 불분명할 경우, 생명을 유지하기 위해 가장 기본적인 의료 중재 시술은 시행되어야 하고, 환자의 목표가 명확할 경우, 임상의는 환자의 치료 목표와 일치하지 않는 결과가 발생하지 않도록 하면서, 동시에 각 의료 중재 시술의 상대적 이점과 부담을 신중하게 고려해야 한다(표 30.1).

심폐소생술과 예후

응급의학 의사는 질병의 궤적과 심폐소생술의 결과를 명확하게 이해하여 환자가 치료 목표에 가장 잘 부합하는 결정을 하도록 유도할 수 있다. 환자와 그 가족은 심폐소생술의 결과뿐만 아니라 환자의 질병 궤적에 대한 이해가 부족할 수 있어서, 임상의의 판단에 잘못된 영향을 미칠 수 있다. 의사와 환자의 인식 차이는 여러 요인으로 발생한다. 의사와 환자는 예후 정보를 공유할 필요성에 대해 서로 다른 시각을 갖고 있어서, 환자의 예후에 대해 전혀 논의하지 않을 수 있다. 약 3분의 1의 경우에서 환자의 예후에 대한 의사와 환자의 시각이 일치하지 않는다고 한다. 예후는 일반적으로 종양 전문의보다는 환자들에 의해 과대 평가된다. 예후에 대한 과대 평가는 심폐소생술과 생명 유지 의료 중재에 대한 선호도에 영향을 끼칠 수 있다. 환자-의사 관계가 길어질수록 예후에 대한 소통이 덜 정확해

지면서, 역설적으로 응급의학 의사와 같은 임상의의 질병 예측에 대한 객관성이 좋아지게 되어, 환자가 더 선호하게 될 수 있다.

심폐소생술의 원래 사용은 비교적 건강했던 환자에게 발생된 예기치 않은 심장 마비가 목격된 경우, 이를 소생시키려는 의도였다. 현재 미국에서 심폐소생술을 원치 않는 경우를 제외하고는 심폐소생술은 심장 상태에 관계없이 모든 심정지 환자에게 시행되지만, 심폐소생술의 결과는 그리 좋지 않다. 병원에서 심정지 환자의 생존 퇴원율은 약 17%이다. 원내 심장 마비의 생존자 중 51%는 자택으로 퇴원했지만, 47%는 가장 좋은 기능이 심정지전 상태의 25%에 불과한 상태로 의료기관으로 전원되었다. 자발적 순환 회복이 있는 환자의 63%는 인공 호흡을 시도하지 말라는 결정을 하였고, 44%는 생명 유지를 위한 중재를 철회했다. 병원 내 심장 마비로 생존 퇴원 확률이 높은 예측 인자는 관상 동맥 질환으로 심정지가 발생했고, 중환자실에서 치료를 받던 경우였다. 생존 퇴원이 어려운 예측 인자로는 패혈증, 전이성 암, 치매, 혈청 크레아티닌 >1.5 mg/dl, 아프리카계 미국인, 식물인간 상태였다.

지난 30년 동안 큰 변함없이, 병원 밖 심정지의 경우 생존 퇴원율은 7.6%에 불과하여 원내 심정지보다 현저히 나쁜 결과를 보였다. 병원 밖 심정지에서 자발순환회복은 약 22%이었다. 그 중, 초기 심전도가 심실 세동 또는 심실 빈맥이라면, 생존 퇴원률이 14~25%까지 올라가지만, 초기 심전도가 무수축인 경우 생존 퇴원율은 단지 0.2~5%에 불과하였다. 병원 밖 심정지에서 생존 퇴원의 가장 강력한 예측 인자는 응급실 도착 전 자발 순환의 회복이었다.

표 30.1. A) 사망에 이르는 징후에 기여하는 사망 및 징후의 증상 및 징후의 예

증상 및 징후의 범주	예제
손상 기전	• 머리의 관통상/ 두부 총상 • 고속의 교통사고와 보행자 사고 • 심장의 자상 혹은 여러 차례 찔린 상처
주 증상	• 가슴 통증 • 호흡 곤란 • 복통 • 의식 수준의 변화
생리학적 지표와 진단 결과	• 활력 후(체온, 혈압, 맥박, 호흡수, 산소포화도) • 심장 리듬 (예: 심실 세동, 무수축) • 두부 CT상 정중선 이동 및 뇌 탈출증이 있는 대량 두개 내 출혈
인구 통계학적 요소	발달 지표(예: 연령 및 신장과 예상 체중의 불균형)
죽음이 임박하거나 다가올 경우의 환자의 감정	• 환자가 "죽을 것"이거나 "나를 죽게 두지 마세요"라고 말하는 환자 • 정신과적 문제 없이 곧 죽을 것이라는 것을 환자가 인식한 경우, 의사는 환자의 말을 경청하도록 한다.
필요한 시술	• 심폐소생술: 흉부 압박, 기도 삽관, 심장 박동기 • 신속한 대량 수혈 • 경막하 혈종 제거

Chan의 허락을 받아 게재

B) 응급실에서 관찰되는 사망 궤도, 궤도의 특성, 완화 치료의 예

증상 및 징후의 범주	특성	환자 또는 가족을 위한 완화 의료 조치
1. 도착 시 사망한 경우	• 환자는 살아있을 수 없는 손상/건강 상태를 가지고 있다. • EMT가 현장에서 소생술을 제공하였다. • 최종 사망에 관해 응급의학과 의사들 간 합의하였다. • 환자는 응급실 도착 수 분전에 사망했음을 선언한다.	*신체적/증상* – 심리적, 사회적 개입 없음 *심리적, 사회적* – 가족들이 심폐소생술을 지켜보도록 한다. – 능숙하게 사망 통보함 *영적* – 사제, 사회 복지사, 또는 임상의가 담당 – 사후 지지에 있어 문화적 사항 고려
2. 병원 전 심폐소생술 후 응급실에서 사망한 경우	• 신체 검사 결과 및 생리학적 지표를 통해 환자가 사망할 가능성을 확인할 수 있다. • 응급의학과 의사는 환자를 소생시키기 위해 사용 가능한 모든 자원을 사용한다. • 환자가 다시 소생할 경우, 의사는 신경학적 결과에 대해 염려한다. • 의사와 가족들이 사망이 임박했음에 대해 서로 다른 의견을 가질 수 있다 • 그러나 응급의학과 의사는 신생아 돌연 사망 증후군(SIDS)이나 소아 외상과 같은 다른 요인으로 명백한 사망 징후에도 불구하고 소생술을 지속할 수 있다.	*신체적/증상* –생명 유지를 위한 치료를 보류하거나 철회하고 통증 조절 치료를 고려한다. *심리적, 사회적* – 치료 목표를 명확히 하고, 이러한 목표에 부합하는 의료 중재를 한다. – 사전 지시문 평가한다. – 가족들이 심폐소생술을 지켜보도록 한다. – 심각한 상황 혹은 사망 확인을 능숙하게 전달한다. *영적* – 사제, 사회 복지사, 또는 임상의가 담당 – 사후 지지에 있어 문화적 사항 고려
3. 병원 전에 심폐소생술을 시행하고 입원할 때까지 생존한 경우	• EMT 및 응급의학과 의사는 사망에 이르는 다양한 징후를 통해 다가오는 죽음을 인지하도록 한다.	
3a. 소생 노력이 효과적 일 것 같은 경우	• 응급의학과 의사는 환자가 생존 할 가능성이 높음을 인지했기 때문에 생명을 구하기 위해 최선의 노력을 다한다. • 응급의학과 의사는 환자를 소생시키기 위해 적극적/침습적/영웅적인 노력을 기울여야 한다. • 응급의학과 의사는 소생을 위한 의료 중재에 집중하고 있기 때문에 사망의 가능성을 의식하지 않는다	*신체적/증상* – 혈역학을 저해하지 않는 통증 및 증상에 대한 약물 투여를 고려한다(예: 펜타닐). *심리적, 사회적* – 치료 목표를 명확히하고, 이러한 목표에 부합하는 의료중재를 한다. – 사전 지시문 평가한다. – 가족이 심폐소생술을 지켜보도록 함 – 가족 내에서 의사 결정을 내리는 방법을 정한다(환자 자율성 대 의사 결정의 공유). – 가족들이 심폐소생술을 지켜보도록 한다. – 심각한 상황을 능숙하게 전달한다. *영적* – 사제, 사회 복지사, 또는 임상의가 담당

증상 및 징후의 범주	특성	환자 또는 가족을 위한 완화 의료 조치
3b. 소생 노력이 효과 없을 것 같은 경우	• 소생이 불확실하다. • 소생술이 생명을 유지하기 위한 일시적인 효과에 불가할 수 있다 • 임상적 조치는 – 가족에게, 때로는 죽음이 유일한 결과임을 증명하도록 시행되도록 한다. – 사전 지시문에서 환자의 이전에 언급된 바람과 일치하도록 한다. – 환자/가족들의 바람이나 기대에 부합되도록 하여 임상의와 병원이 소송을 당하지 않도록 한다. – 의사 자신의 도덕적 가치와 일치해야 한다. – 임상의 및 병원의 명성을 보호하고 소송을 방지하기 위해 허용 가능한 실행 기준에 부합되어야 한다.	*신체적/증상* – 혈역학을 저해하지 않는 통증 및 증상에 대한 약물 투여를 고려한다(예 : 펜타닐). –생명 유지를 위한 치료를 보류하거나 철회하고 통증 조절 치료를 고려한다. *심리적, 사회적* – 치료 목표를 명확히 하고, 이러한 목표에 부합하는 의료 중재를 한다. – 사전 지시문 평가한다. – 가족이 심폐소생술을 지켜보도록 함 – 가족 내에서 의사 결정을 내리는 방법을 정한다(환자 자율성 대 의사 결정의 공유). – 가족들이 심폐소생술을 지켜보도록 한다. – 심각한 상황을 능숙하게 전달한다. *영적* – 사제, 사회 복지사, 또는 임상의가 담당
4. 말기의 상태로 응급실로 오는 경우	• 환자가 사망에 임박했음을 환자, 가족, 그리고 의료진이 비공식적으로 알게 되고, 사망에 임박했음에 대한 공식적인 예측/증명서를 발부한다. (예: 사망이 6개월 내로 다가왔다면 호스피스 등록이 가능하다) • 그럼에도 불구하고 가족은 다음과 같은 이유로 응급 의료 체계(예: 전화 911)를 활성화하여 환자를 응급실로 데려온다. – 호스피스의 역할에 대한 오해 – 임박한 죽음의 징후에 대한 경험적 지식 부족 – 문화적/영적 고려 사항	*신체적 / 증상* – 통증 및 증상에 대한 약물을 투여한다. – 생명 유지를 위한 치료를 보류하거나 철회하고 통증 조절 치료를 고려한다. *심리적, 사회적* – 응급실에 오게 된 이유를 조사한다. – 치료 목표를 명확히 하고, 이러한 목표에 부합하는 의료 중재를 한다. – 사전 지시문 평가한다. – 가족 내에서 의사 결정을 내리는 방법을 정한다(환자 자율성 대 의사 결정의 공유). – 간병인의 대처 능력을 평가한다. – 보호자 자원 네트워크 및 지원을 평가한다. – 가족들이 심폐소생술을 지켜보도록 한다. – 심각한 상황을 능숙하게 전달한다. *영적* – 사제, 사회 복지사, 또는 임상의가 담당
5. 허약해지고, 죽음이 임박한 경우	• 환자는 허약하고 위독하며 말기 환자 집단(예: 허약한 건강/기능적 상태)과 많은 부분이 유사하다. • 응급의학과 의사는 비록 불확실하지만 입원 중에 환자가 사망할 것으로 예상한다. • 사망이 임박했다는 비공식적인 인지나 공식적인 확인 및 예상이 없음(예: 사망 예상이 6개월 이내가 아님) • 이러한 인식 또는 인증 과정이 없으면, 응급의학과 의사가 환자를 위해 시행하는 치료의 희망과 목표에 대해 의문을 품게 된다.	*신체적 / 증상* – 통증 및 증상에 대한 약물을 투여한다. –생명 유지를 위한 치료를 보류하거나 철회하고 통증 조절 치료를 고려한다. *심리적, 사회적* – 응급실을 방문하는 이유를 평가한다. – 치료 목표를 명확히 하고, 이러한 목표에 부합하는 의료 중재를 한다. – 사전 지시문 평가한다. – 가족 내에서 의사 결정을 내리는 방법을 정한다(환자 자율성 대 의사 결정의 공유). – 간병인의 대처 능력을 평가한다. – 보호자 자원 네트워크 및 지원을 평가한다. – 심각한 상황을 능숙하게 전달한다. *영적* – 사제, 사회 복지사, 또는 임상의가 담당
6. 응급실 도착 당시 살아있고, 반응도 있었지만, 응급실에서 심정지가 발생한 경우	의사와 가족 모두에게 예상치 못한 죽음 • 응급의학과 의사는 생명을 위협하는 병인을 감별하거나 적극적으로 치료하는 중에 갑작스런 사망 혹은 심정지의 발생에 놀란다. • 응급의학과 의사는 환자를 소생시키기 위해 모든 적절한 자원을 사용한다.	*신체적 / 증상* – 통증 및 증상에 대한 약물을 투여한다. *심리적, 사회적* – 치료 목표를 명확히 하고, 이러한 목표에 부합하는 의료 중재를 한다. – 사전 지시문 평가한다. – 가족 내에서 의사 결정을 내리는 방법을 정한다(환자 자율성 대 의사 결정의 공유). – 가족들이 심폐소생술을 지켜보도록 한다.

증상 및 징후의 범주	특성	환자 또는 가족을 위한 완화 의료 조치
		– 심각한 상황을 능숙하게 전달한다. *영적* – 사제, 사회 복지사, 또는 임상의가 담당
7. 누락 또는 과실로 인한 예방 가능한 죽음이 발생한 경우.	• 환자가 사망에 가까워지고 죽어 가고 있지만, 인지하지 못했고, 인지했을 때는 이미 너무 늦었을 가능성이 있다. • 일상적인 상황과 생소한 상황 모두에서 발생 가능하다. • 사망 또는 부작용의 의심이 높지 않으며, 실수가 발생했을 수 있다. • 응급의학과 의사의 인식과 그들의 관심에 집중한 것이 잘못된 평가 또는 치료 경로를 초래할 수 있다. • 응급의학과 의사가 관리 지침을 따르는 것과 다양한 환자에 대한 우선 순위를 정하는 것을 잊어 버리거나, 환자의 치료 요구에 둔감해지고, 최선의 치료를 제공하는 방법에 대한 지식이 부족하다.	*신체적 / 증상* – 혈역학을 저해하지 않는 통증 및 증상에 대한 약물 투여를 고려한다(예 : 펜타닐). – 생명 유지를 위한 치료를 보류하거나 철회하고 통증 조절 치료를 고려한다. *심리적 / 사회적* – 치료 목표를 명확히 하고, 이러한 목표에 부합하는 의료 중재를 한다. – 사전 지시문 평가한다. – 가족 내에서 의사 결정을 내리는 방법을 정한다(환자 자율성 대 의사 결정의 공유). – 가족들이 심폐소생술을 지켜보도록 한다. – 심각한 상황을 능숙하게 전달한다. *영적* – 사제, 사회 복지사, 또는 임상의가 담당

EMT = 응급의료제공자(Emergency medical technician)
13번 참고문헌의 허락을 받아 게재 [13]

암 환자의 경우 병원 내 심정지 후 생존 퇴원율은 6.2%로 전체적으로 더 나쁜 결과를 보였다. 일개 3차 암 병원에서 5년 동안 243명의 암 환자를 대상으로 시행된 후향적 연구에 따르면, 패혈증, 진행성 심장 발작, 산성증, 또는 여러 장기 기능 장애 등의 점진적인 의학적 쇠퇴로 심정지가 발생한 경우, 생존 퇴원율은 0%라고 하였다. 일반적으로, 환자와 가족은 심폐소생술의 결과에 대해 잘 모르고 있다. 환자와 가족이 심폐소생술의 결과에 관한 정보를 알게 되면, 환자가 말기 진행성 질환을 가진 경우는 보통 심폐소생술을 하지 않는 쪽을 선호하게 된다.

병원 전 상황

시한부 환자의 간호와 치료적 개입에 대한 병원 전 의료 제공자의 자세는 점차 향상되고 있다. 사전 지시문을 따르는 것도 있지만, 생명 유지 치료의 적절한 중단을 보다 잘하기 위해서는 반복적인 경험과 훈련, 그리고 프로토콜 기반의 지원이 필요하다. 진료의 중단과 정책의 집행, 그리고 완화 및 응급 처치의 조정 시스템에 대해 특별히 규정된 규칙은 모두 병원 밖 상황에서 특별한 장점이 없는 심폐소생술의 시도를 하지 않는 데 효과적인 역할을 하고 있다.

소생술 현장에서의 가족의 참여

불량한 예후가 예측되는 심폐소생술의 경우, 자발 순환 회복을 시도하는 동안 가족의 슬픔을 배려하는 것이 중요하다. 가족을 배려하는 직접적인 방법은 응급실에서 심폐소생술을 시행하는 동안 보호자가 현장에 같이 있도록 하는 것이다. 이미, 소아 응급실에서는 소생술 현장에 가족이 있는 것을 허용하고 있다. 가족이 현장이 있다고 심폐소생술에 방해되지는 않으며, 오히려 죽음을 받아들이는 측면에서 가족들은 심폐소생술 현장에 있는 것에 대해 긍정적인 반응을 보였다. 이러한 측면에도 불구하고, 여전히 심폐소생술이 가족들과 격리되어 진행되고 있고, 심폐소생술 동안 가족이 같이 있도록 하자는 보편적 지침은 아직 만들어지지 않고 있다. 일반적으로, 이러한 것들이 자연스럽게 진행되기 위해서는 프로토콜로 정해지는 것이 권장된다. 가족이 심폐소생술 현장에 같이 있도록 하기 전에, 가족 관계가 먼저 확인되어야 한다. 의료 비용상의 의무가 없는 지인도 설명과 심리적 지원, 그리고 독립된 환경을 보장받을 수 있도록 미리 정해진 제한된 수의 가족 구성원과 함께 지낼 수 있도록 한다.

완화 및 삶의 마지막 지점에 있는 환자를 위한 응급 의학(EPEC-EM) 교과 과정에 기초한 유용한 구조학적 접근법은 이 과정을 9단계로 나누고 있다(표 30.2 및 30.3 참조).

응급실에서의 신속한 식별 및 평가

속도

생명을 위협하는 상황이 아니더라도, 완화 치료를 받는 환자들도 종종 응급실을 방문한다. 조기에 완화 치료를 시작하면 치료 비용뿐만 아니라 환자와 가족의 만족도를 향상시킬 수 있다. 생명이 위급한 상태를 파악하고 이를 중재, 처분하는 일반적인 응급 의학의 업무로는 말기 진행성 질환 환자의 치료의 필요성을 인식하지 못할 수도 있다. 응급실에서 안정적으로 보이지만, 완화 치료의 필요성이 있는지를 식별하는 것은 일반적으로 삶이 얼마 남지 않은 환자의 기능적 저하를 예측할 수 있는 숙련된 의사들에게 달려있다. 이러한 환자를 쉽게 인지하

표 30.2. 소생술에서 가족 존재의 9단계

단계	과정	사례문구
1. 소개	가족을 지원하는 분이 소생술을 수행하는 임상의에게 가족 구성원을 소개한다. 소생 팀 리더가 가족들에게 자기를 소개한다.	"이분은 환자의 아들인 조지 스미스입니다" "저는 어머니의 치료를 담당하는 존스 박사입니다"
2. 상태	구체적으로 현재의 상태를 설명한다.	"당신 어머니의 심장이 멈춘 상태입니다. 우리는 심장이 다시 뛰도록 노력하고 있습니다"
3. 예후	위험한 상황이 발생할 수 있음을 설명한다.	"우리는 당신의 어머니가 매우 심각한 상황에서 회복되지 못할 수 있음을 걱정하고 있습니다"
4. 계획	무엇을 할 것인지에 대해 설명한다.	"우리는 어머니의 심장이 다시 뛸 수 있도록 가능한 모든 의료 중재 시술을 할 것입니다"
5. 제공	심폐소생술을 계속 시행한다.	
6. 검토	자발순환회복(ROSC *) a. 검토: 상황을 요약한다. b. 계획: 중환자실 또는 다른 치료 단계로 이동하는 과정을 설명한다. 자발순환회복 없음(No ROSC) a. 개요: 상황을 설명한다. b. 검토: 상황을 검토한다. c. 권장 사항: 심폐소생술팀이 추가로 더 시행할 것이 있는지에 대해 확인한다. d. 전환: 심폐소생술 중단을 위해 가족을 준비시킨다. e. 사망 선언 f. 공감: 공감의 뜻을 전하고, 모든 알람 및 의료 장비를 끄고 침묵을 지키며 가족이 사랑하는 사람과 마지막을 함께 할 수 있는 공간을 제공한다.	a. "스미스 부인에게 심장 마비가 발생하였고, 현재 자발적 순환이 없는 상태입니다" b. "우리는 20분 동안 적절한 인공 호흡과 흉부 압박을 시행했지만, 현재 모니터에서는 맥박 없는 전기 활동이 지속되고, 자발 순환 회복은 되지 않고 있습니다" c. "우리 심폐소생술팀에게 추가로 요구할 사항이 있습니까?" d. "우리는 환자가 생존하기 어려울 것으로 판단됩니다. 좀 더 가까이 와서 환자에게 작별인사를 하면 어떨까요? 환자에게 작별인사를 할 가족 분이 바깥에 계신가요?" e. "환자는 오전 2시 36분에 사망했습니다" f. "우리는 당신의 상실감에 유감을 표합니다. 괜찮다면 다른 가족분들께도 알리려고 합니다. 저희와 함께 가셔도 되고 어머니와 함께 남아 계셔도 괜찮습니다."
7. 인정	의료팀의 노력에 대한 감사를 전달한다.	"이 어려운 상황에서 당신의 기술과 헌신에 감사 드립니다"
8. 정보	소생팀 책임자는 결과를 전달하고 조용한 방에서 남은 가족에게 공식적으로 사망 선언을 할 것을 제안한다.	표 30.3. "사망 선언"참조
9. 자신 및 팀원 관리	심폐소생팀 리더는 팀원들이 환자 진료에 복귀하기 전에 심폐소생술에 대한 팀 디브리핑을 하고, 팀원 스스로가 평가하는 시간을 가지도록 한다.	"심폐소생술의 과정과 개별적 수행에 대해 잠시 생각해 보는 시간을 가져 보겠습니다" "무엇이 잘 됐고, 무엇이 개선되어야 할지에 대해 말씀해 줄 수 있나요?" "이 환자의 생명과 사랑하는 사람들의 슬픔을 기리기 위해 잠시 시간을 내어 봅시다. 잠시 시간을 내어 본인과 다른 팀원들을 지원하면서 재정비하도록 합시다"

*자발순환회복(Return of spontaneous circulation).

기 위한 노력의 일환으로 전문가들의 합의 위원회는 응급실에서 완화 치료 및 삶의 마지막 치료가 필요한 환자를 선별하는 도구(SPEED)를 고안하였다. 이 방법은 응급실을 방문하는 암 환자에서 신뢰성과 타당성이 입증된 간단한 다차원 평가 도구이며, 환자 분류 과정에서 가능한 한 조기에 신속하게 적용할 수 있다. 완화 치료 필요성의 다섯 가지 주요 영역인 신체적, 치료적, 정신적, 사회적 및 영적의 항목이 SPEED 방법에 포함되어 있다. 이 방법에 대한 최근 평가에서, 이 도구로 선별된 환자의 거의 절반이 내원 당시 중등도에서 중증의 통증을 가지고 있었고, 환자의 1/4 정도는 약물 치료 문제, 자택 치료의 요구, 그들의 목표에 부합하는 의료 서비스 요청, 치료에 있어 전반적으로 압도 당하는 느낌 등과 같은 기능적 항목에서 어려움을 호소하고 있었다.

ABCD

생명이 위급한 상태에 있는 외상 및 비 외상 환자 모두에서 초기 평가 및 의료 중재는 "기도(Airway)", "호흡(Breathing)", "순환(Circulation)", "장애(Disability)"로 구성된 "ABCD" 순서로 진행된다. 생의 마지막 지점의 기능적 궤도에 있는 중증 환자에서도 이와 유사한 ABCD 접근법으로 환자 및 가족들의 목표를 동시에 해결하면서 적극적인 의료 중재를 제공할 수 있다. 다음 세션은 절은 EPEC-EM의 신속 완화 의료 평가에 있어 ABCD 접근법의 적용에 관한 내용이다.

사전 지시문

사전 지시문의 존재는 응급상황에서 의사 결정 과정을 변경할 수 있다. 생명 윤리학의 가장 중요한 원칙 중 하나인 환자의 자율적인 결정이 무엇보다 우선되어야 한다는 점은 응급실을 포함한 어디서든 지켜져야 한다. 의사가 타당한 근거를 바탕으로 선의로 행동하고, 전문가적인 판단을 할 때, 소생술을 시도하

표 30.3. 사망 통고(Death disclosure)

1: 준비(Preparation)	• 가족 도착 • 환자의 성명(full name)을 포함한 환자의 정보를 확인한다. • 미리 준비하고 있던 다학제 팀은 동료에게 휴대폰 및 호출기를 맡기고 가족과 함께 방으로 들어간다. • 환경 • 조용하고 정숙한 환경 마련 • 좌석과 얼굴을 닦을 수 있는 티슈 준비
2: 참여(Engagement)	• 적절하고 경건한 태도로 소개 • 팀을 소개한다. • 환자의 성명(full name)으로 신원을 확인한다. • 환자에게 가장 가까운 사람(가장 가까운 가족)과 환자와의 관계를 확인한다. • 어린이 • 연령과 성숙도에 근거하여 어린이가 처음에 참석해야 하는지 여부를 권고한다. • 착석 • 가장 가까운 가족이 어디에 앉든 간에 그들과 가장 가깝게 앉는다. • 위치와 터치로 문화적으로 민감한 바디 랭귀지를 유지한다.
3: 전환(Transition)	• 사망 직전의 사건에 대한 정보를 전달한다. • 예: "무슨 일이 있었는지는 잘 모르겠지만, 유감스럽게도 (당신의 아버지 존스씨에 대한) 나쁜 소식이 있습니다"
4: "죽은" 또는 "사망 한" ("Dead" or "Died")	• 완곡 어법을 피한다. • 예: "유감스럽게도 (당신의 아버지 존 존스가) 죽었습니다"

5: 반응 내성
(Reaction tolerance)
	• 시간과 존재(Time and presence)
	• 공감대 형성(Empathic communication)
	 • 인정(Acknowledge)
	  • "예상치 못한 상황입니다"
	  • "화난 것처럼 보입니다"
	 • 정당화(Legitimize)
	  • "이 상황에 처한 많은 사람들이 화가 날 것입니다"
	 • 탐색(Explore)
	  • "현재 가장 우려되는 사항이 무엇인지 말씀 주실 수 있을까요?"
	 • 공감(Empathize)
	  • "좋은 소식이었으면 좋겠어요"
	 • 약속(Commit)
	  • "오늘이 가기 전, 좋은 계획을 세울 것을 확신해요"

6: 정보(Information)	• 사망 전, 환자는 고통이 없었고, 무의식 상태였다고 말한다. • 사망 진단서에 필요한 정보를 요청한다. • 예: "(사망한 환자의 이름) 무슨 일이 있었는지 더 잘 이해하기 위해, 그/그녀의 병력에 대해 몇 가지 질문을 드려도 되겠습니까? 또한 알고 있는 사항을 알려 드리겠으며, 어떤 질문에도 답변을 해 드리겠습니다"
7: 시신 확인(Viewing)	• 직원의 안내하에 시신 확인
8: 결론(conclusion)	• 애도를 표하고, 추가 질문이 있을 경우 연락할 연락처를 제공한다. • 망자가 어린이일 경우, 어린이의 머리카락 고리 같은 것을 가족에게 전해준다.
9: 자기 및 직원 관리 (Self and staff care)	• 보고 듣기(debrief) • 수속(check-in)

지 않는 것은 불법적이지 않고, 윤리적으로도 가능하다. 반대로 생명 유지 장치의 개입을 하지 않을 충분한 증거가 있고, 그 증거가 의도적으로 무시되었다면 의사는 그 책임을 져야 할 것이다. 의사의 처방(POLST)과 같은 표준화된 양식이 체계적으로 적용되면 생명 유지 장치가 환자의 의도에 따라 적용되었음을 쉽게 알 수 있게 된다.

환자의 악화된 상태가 질병의 진행에 따른 자연스런 결과일 경우, 사전 지시문이 있으면 의사 결정 하기가 용이해진다. 사전 지시문이 일반적으로 변질 및 변형되지 않음에도 불구하고, 사전 지시문에 따른 행동이 윤리적으로 올바른 결정이 아닌 경

우도 있음을 알고 있어야 한다. 생명 유지 장치를 중단하기 전에는 항상 사전 지시문의 맥락을 고려해야 한다. 특히 판단하기 어려운 경우는 말기 진행성 질환을 앓고 있는 환자가 자살 시도를 한 후 사전 지시문을 가지고 응급실에 방문하는 경우이다. 환자가 우울증으로 자살을 시도했다면 다른 자살 시도와 마찬가지로 환자의 자율적인 선택을 존중하는 원칙이 더 이상 적용되지 않을 것이다. 이러한 상황에서 생명 윤리의 네 가지 기본 원칙인 자율성, 선행, 합법, 정의의 문제를 균형 있게 고려하여 판단하는 것이 가장 좋다.

4 단원: 특별 주제

표 30.4. C–U–R–V–E–S.

스텝 1 치료에 대한 의사 결정을 할 수 있는 지 평가하라.	C: 의사 소통과 선택 능력?	환자가 여러 대안 중에서 객관적인 선택을 하고, 이를 의사 소통할 수 있는가?
	U: 상황에 대한 이해?	환자가 자신의 선택에 있어 "위험, 유익성, 대안 및 결과"를 인식할 수 있는가?
	R: 이유?	여러 선택 사항 중 환자가 왜 그 선택을 했는지 합리적으로 설명할 수 있는가?
	V: 가치관?	평소 알려진 환자의 가치관과 일치하는가?
스텝 2 즉각적인 중재가 필요한 지 결정하라.	E: 응급 사항인가?	생명이나 사지의 소실을 유발할만한 즉각적인 위험이 있는가?
	S: 의사 결정 대리인?	합리적으로 이용 가능한 의사 결정 대리인이 있는가?*

* 의료 의사결정을 위한 대리인의 선정은 해당 주법에 따르도록 하며, 그 결정은 합법적으로 작성된 사전 지시사항을 항상 염두에 두고 있어야 한다.

증상의 개선

좀 더 침습적인 의학적 개입이 필요한지 평가하기 위해 추가적인 정보를 수집하는 동안에도 증상은 호전시킬 수 있다. 처음에는 의료 개입의 목표가 명확해질 때까지 양압 기도 압력(Biphasic Positive Airway Pressure, BiPAS) 또는 정맥 체액 소생술과 같은 덜 침략적인 방법을 시도할 수 있다. 이 기간 동안 사회 복지사는 적절한 의사 결정 대리인을 찾아 의도를 파악하여 의료 개입 목표를 간략히 검토할 수 있다. 대부분의 환자에서, 심지어 치료 목표가 아직 정해지지 않은 환자에서도 통증, 호흡 곤란 및 정신 착란은 신속하게 처치될 수 있는 흔한 증상이다. 생의 마지막 지점에 있는 환자에게 급성 중증 통증은 즉각적으로 치료되어야 한다. 환자가 저혈압 상태이고 신기능이 약한 경우에도 마찬가지다. 그런 경우 펜타닐은 합리적인 선택이 된다. 펜타닐은 오피오이드 계열 중 혈압에 가장 적은 영향을 미치며, 신장 기능으로 배설되지 않는다. 기면 혹은 구토와 같은 부작용이 생기기 전까지, 0.25~0.50 µg/kg을 통증이 조절될 때까지 매 5분마다 투여할 수 있다. 다른 상황에서는 모르핀이나 하이드로모르핀을 적절한 용량으로 투여할 수도 있다. 오피오이드 내성이 있는 환자가 급성 중증 통증을 호소하면, 이전 24시간 동안 투여된 총량의 10~20%를 초기용량으로 투여하도록 한다. 15분간의 재평가(비경구 약물 주입에 대한 최대 농도 추정치) 후에도 환자가 여전히 명료하고, 통증이 지속되면, 복용량을 50~100% 증가시키도록 한다. 통증 점수가 전혀 개선되지 않거나, 환자가 명료하지만, 중등도~중등도의 통증이 지속되는 경우는 초기 계산된 용량을 반복 투여하도록 한다. 국립 종합 암 네트워크(National Comprehensive Cancer Network)는 위급한 상황을 포함하는 암성 통증 처치를 위한 포괄적인 지침을 제공하고 있다. 이 가이드라인은 최고의 근거와 전문가들의 공통된 의견에 기반을 두고 있으며, 생의 마지막 지점에 있는 환자의 안전한 통증 관리를 위한 훌륭한 토대를 제공한다. 이 권고 사항은 미국 통증 협회(American Pain Society)의 지침과 유사하다.

호흡 곤란은 생의 마지막 지점에서 경험하는 가장 고통스러운 증상일 수 있다. 호흡 곤란의 근본적인 원인을 치료하는 시도가 가장 효과적인 의료적 중재 시술이다. 증상의 조절은 상황에 따라 산소, 분무 베타 작용제 치료 또는 이뇨제와 같이 응급실에서 일반적으로 시행되는 중재로 시작할 수 있다. 팬 제공, 열린 공간, 조용한 환경 및 횡격막 호흡을 완화하기 위한

직립 자세와 같은 다른 간단한 기계적 및 환경적 개입도 효과적일 수 있다. 기저 질환이 더 이상 치료하기 힘들거나 다른 치료법이 불충분한 경우는 부가적으로 오피오이드 치료법을 고려해야 한다. 난치성 호흡 곤란에 오피오이드를 안전하게 사용할 수 있다는 증거는 이미 충분하지만, 여전히 충분히 활용되지 않고 있다. 그 메커니즘은 복잡하지만, 부분적으로 통증 경험으로 광범위하게 자극 받는 복강 외투 회색질(periaqueductal gray matter)의 작은 영역에서 뇌 자극의 감소를 유발하는 것을 포함한다. 오피오이드를 처음 투여하는 환자에서는 보통 계산된 복용량의 1/10에서 1/3로 심한 통증을 조절할 수 있지만, 반면에 오피오이드 내성 환자는 통증 조절을 위해 일반적인 통증 복용량보다 25% 증가해야 한다. 오피오이드의 반복 투여가 부적절하거나 호흡 곤란에 상당한 불안 요소가 포함되어 있는 경우는, 1~2 mg 정도 낮은 용량의 미다졸람을 효과가 나타날 때까지 추가할 수도 있다.

통증과 호흡 곤란 이외에도 섬망은 생의 마지막 지점에 있는 환자에서 흔한 증상이다. 섬망은 인지 기능의 수 시간에서 수십 시간의 악화와 완화 및 의식 변화의 변화로 정의될 수 있다. 섬망 치료의 핵심은 원인을 인지하고, 가능한 한 그 원인을 회복시키는 것이다. 죽어가는 암 환자에서 섬망은 88%까지 존재하지만 섬망에 대한 가역적인 원인은 겨우 50%에서만 발견할 수 있다. 흥분성 섬망이 발생하면, 즉시 개입해야 한다. 할로페리돌(Haloperidol)은 섬망에 효과적인 초기 치료제로, 진정효과가 가장 적다는 장점이 있다. 피하로 0.5~1.0 mg을 30~60분마다 효과가 있을 때까지 투여한 다음, 6시간 간격으로 투여할 수 있다. 할로페리돌이나 다른 진정제에 부적절한 반응을 보이는 심한 흥분 상태에서는 로라제팜(0.5~1.0 mg IV 또는 SC)과 같은 벤조디아제핀을 효과가 있을 때까지 1~2시간마다 추가할 수 있다. 속효성 진정제가 필요하면, 효과가 있을 때까지 미다졸람을 매 5분마다 1~2 mg씩 증량하여 정맥 투여할 수 있으며, 효과를 보인 용량을 6시간마다 반복 투여할 수 있다.

의사 결정 능력

모든 의료에 대한 결정은 환자의 의사에 기초해야 하며, 자율성(autonomy)은 지침이며 가장 우선적인 생명 윤리 원칙이다. 환자가 의사 결정 능력이 결여되어 있다면, 의사 결정 대리인이 환자의 의사를 대리해서 전달해야 한다. 사전 지시문이 있는

경우, 의사 결정 대리인은 의학적 권고에 대해서 사전 지시문 상 환자의 의사를 전달한다. 사전 지시문은 의료적 개입을 시행하는 데 있어 신뢰할 수 있는 안내서가 된다. 그 내용을 환자가 직접 작성하였으므로, 이를 따르는 것이 환자의 자율적 의사 결정을 따르는 것이 된다. 때로는 사전 지시문이 의학적으로 모순되거나 특정 상황에서는 적용하기 어려울 수 있다. 흔하지 않지만, 때로는 "의료서비스를 위한 의사 결정 대리인 지정"이라고도 하는 의사 결정 대리인 또는 건강 관리 의사 결정자의 지정이 사전 지시문에서 대한 가장 중요한 지정이 되는 경우도 있다. 해당 개인 의사 결정 대리인 또는 최고 수준의 법적 의사 결정 대리인(주 정부만 해당)이 상황 발생 시에 합리적인 의사결정이 가능하고, 환자가 이전에 밝힌 치료 목표를 이해하고 있다면, 지체 없이 의료적 개입을 위한 의사 결정을 할 수가 있다. 생명이 위급하거나 사지 손실의 위협이 있는 상황에서도 환자나 의사 결정 대리인을 의료적 중재 시술 전에 개입시키는 것은 중요한 사항이다. 유용한 암기단어인 Curves는 2단계 과정으로 일련의 질문들을 사용하여 상황을 빠르게 평가하고 언제 개입할 것인지를 결정하도록 한다(표 30.4 참조).

합리적으로 이용 가능한 대리 의사 결정권자가 있는가? 이 질문을 통해, 해당 주법에 따라 의료 결정을 대신할 수 있는 대리인의 순서를 고려해야 한다. 또한, 이 질문에서는 이용 가능한 사전 지시문이 있음을 가정한다. 즉각적인 생명이나 사지 손실의 위협이 있지만, 환자는 의학적 의사 결정을 할 수 있는 능력이 없고, 합법적인 의사 결정 대리인과 합리적으로 접촉할 수 없는 경우에는 의료 개입은 사전 지시문을 통해 시행되어야 한다. 그러한 상황에서 사전 지시문이 없다면, 삶과 사지의 즉각적인 보전을 목표로 환자의 최선의 이익에 기초하여 의료 개입을 시행해야 한다. 환자가 의사 결정할 능력이 있거나 의사 결정 대리인이 있는 경우는, 의료 개입 목표를 즉시 결정해야 한다. 예를 들어, 기도 삽관의 의학적 목표는 즉각적인 또는 단기간 내 사망을 막는 것이다. 환자의 목표가 중환자실에서 기계환기장치를 한 채로 사망하는 것이 아니라면, 그리고, 기도 삽관이 환자가 기존 질병으로 예측된 결과라면, 기도 삽관은 환자의 자율적인 목표와 일치하지 않게 된다. 따라서, 즉각적인 생명의 위협이 있다 하더라도, 의료 개입 전에는 환자의 관점을 이해하려는 시도가 있어야 한다. EPEC-EM 커리큘럼은 말기로 진행된 질환 환자에게 그들의 목표에 빠르게 도달할 수 있는 훌륭한 구조적 접근법을 제공한다. 다음의 효과적인 의사 소통을 위해 "묻고-답하고-묻다(ask-tell-ask)" 모델의 방법을 변형한 것이다.

진료 목표: 6 단계

1. 준비

진료 목표에 대한 합리적이고 신속한 논의를 시작하기 위해 가능한 경우 사전 지시문을 포함하여 최대한 많은 정보를 수집한다. 다음으로, 환자가 의학적 의사 결정을 할 수 없다면, 합법적인 의사 결정 순서로 가장 적합한 의사 결정

대리인과 의사 소통하기 위한 노력을 한다.

2. 문의

(i) 알려진 정보

• 가장 중요한 첫 번째 단계는 환자의 상태에 대해 이미 알고 있는 사항을 묻는 것이다. 이것은 임상의와 환자 및 가족들이 상황에 대한 이해하는 바가 일치하는지를 확인하는 과정이다.

(ii) 기대 / 희망

• 다음 단계는 환자와 가족이 의료 개입의 전반적인 결과에 대한 기대치를 설정하는 것이다. 이것은 응급의학과 의사가 그 목표를 달성할 수 있는지 평가하는 데 도움이 된다. 환자가 명백히 죽어가고 있는 상황에서, 가족들이 "나는 아버지가 돌아가실 것이라는 것을 안다. 나는 그 분이 고통받는 것을 보고 싶지 않다"고 말하면, 이어지는 의사 소통은 다음과 같이 가능한 편안하고 평화로운 죽음이 되도록 의료 개입을 안내할 수 있다. 다른 한편으로는, 같은 환자의 가족들이 환자를 기능적인 상태로 퇴원시키는 것을 희망하는 경우에는 이러한 목표에 달성하지 못할 것으로 생각되는 의료 중재는 시행에 앞서 동의를 위한 또 다른 의사 소통이 이루어져야 하겠다.

3. 선택 사항 제시

환자의 치료에 가능하거나 사용 가능한 선택 사항을 제시하려 할 때, 일반적이지만 관련 있는 용어를 사용하면 보다 객관적인 대화를 하는 데 도움이 된다. 초기 의사 소통은 "우리는 죽음이 가까워 진 환자를 볼 때…" 또는 "우리가 살 날이 얼마 남지 않은 환자를 만날 때.."와 같은 현재의 환자의 상태를 확인하는 데 도움이 되도록 해야 한다. 의사 소통의 두 번째 부분은 가능한 의료 개입에 어떤 것이 있는지에 대한 선택 사항과 예상되는 결과가 무엇인지를 제시하는 것이다. 이 접근 방식의 중요한 점은 의료 개입 전에 동의를 위한 정보를 제공하는 것이다. 염두에 두어야 할 중요한 사실은, 죽어가는 환자의 경우, 침습적인 의료 개입이 있던 없던 간에 여전히 사망할 가능성이 높다는 것이다. 기도 삽관과 같은 생명 유지 중재로 사망이 미뤄질 수도 있지만, 그 결과로 호스피스 병동 혹은 호스피스 시설을 갖춘 자택과 같은 곳이 아닌 중환자실에서 죽음을 맞을 수 있다. 특정 상황에서 생명 유지 중재를 시작할 때 발생할 수 있는 결과에 의문이 남아 있으면 중환자 치료팀의 조언이 도움이 될 수 있다.

4. 권고 사항

일단 환자의 관점이 제시되면, 환자와 가족에 대한 대부분의 임상 의사 소통과 마찬가지로, 의료 개입에 대한 선택 사항과 권고 사항이 제공되어야 한다. 응급 의료진은 환자

와 가족의 목표에 가장 부합하는 치료법을 권장함으로써 의료적인 의사 결정을 지원하는 매우 중요한 위치에 있다.

5. 동의

임상의는 환자 또는 의사 결정 대리인과 적절한 의료 개입의 시행과 진행을 합의할 수 있다. 결과가 불분명하고 목표가 불확실한 경우, 기본적으로 가족들과 더 많은 시간을 보낼 수 있는 생명 유지를 위한 중재를 선택하도록 한다. 그러한 상황에서는, 중재 시술에 앞서 중환자실에서 치료가 지속될 수 있음에 대한 의사 소통이 전체 가족들과 지속적으로 진행되어야 한다.

6. 계획

최종 치료 계획은 합의된 목표에 따라 추진된다. 환자가 생이 얼마 남지 않았고, 즉각적인 고통 처치만을 하길 원하면, 적극적인 증상 관리가 최종 치료 계획이 될 것이다. 그러한 상황에서는 환자는 응급실에서 이동하지 않을 수 있다. 우선적인 치료 계획은 응급실에 있으면서, 환경을 편안하게 조정하고 최대한 개인 사생활 보호를 받는 것이다. 예를 들어, 환자는 개방되지 않은 방에서 모니터를 달지 않은 채 누워 있으면서, 정맥 혈액검사를 피하며, 생체 활력 징후 측정을 그만 할 수 있다. 빈번한 평가와 적극적인 치료가 필요한 상황에는 간호 등급을 조정할 수 있다. 가족들이 계속해서 삶이 지속되는 비현실적인 결과를 기대하고 있다면, 최종 의사 소통에서는 악화 가능성을 대비하여 가족을 준비시키면서 동일한 결과에 대한 희망을 공유하기 위해 노력한다. 일반적으로 "최선을 기원하며, 최악의 상황에 대비하십시오"와 같은 말을 한다.

결정과 처분

일단 중요한 상황에서 치료 목표가 명백해지면, 중요한 의학적 중재를 진행하거나, 피하거나, 중단하는 것에 대한 최종 결정이 내려 질 수 있다

인공 호흡기 중단

환자와 이전에 의사 소통한 치료 목표와 다르게, 생명 유지를 위한 중재를 이미 받고 있는 경우가 있다. 중요한 것은 이러한 중재에 반하는 사전 지시문을 적용하거나 신뢰할 수 있는 의사 결정 대리인이 의사 결정을 하기 전에 환자에게 인공 호흡기를 적용한 것이다. 인공 호흡기가 환자의 치료 목표와 일치하지 않음이 확인되면 인공 호흡기는 제거되어야 한다. 생명 유지를 위한 중재에서 치료 목표가 변화하더라도, 그러한 환자를 중환자 실에서 옮길 수 없을 수도 있다. 그러나 가용 침대가 있고 중환자 치료 팀이 그런 치료 과정에 익숙하다면 중환자실에서 전실이 가능할 수 있다. 일부 병원에서는 호스피스 병동 또는 완화치료실을 이용할 수 있다. 가족들의 입장이 허용되거나 가

능한 곳은 여러 이점이 있다. 보다 안정적인 환경에서 환자는 전문적인 증상 치료를 받게 되고 가족들은 전문가와 의사소통과 지속적인 사별에 대한 지원을 받을 수 있다. 대부분의 다른 상황에서는 응급의학 의사는 이러한 절차를 자체적으로 능숙하게 수행해야 한다. 이 프로세스는 구조화된 접근 방식으로 안전하고 편안하며 효율적으로 진행된다.

가장 중요한 첫 번째 단계는 인공 호흡기 중단 여부에 대한 합의를 도출하는 것이다. 사전 지시문이나 신뢰할 수 있는 의사 결정 대리인의 진술로 현 의료 상황에서 환자의 입장이 잘 반영될 수 있도록 하여야 한다. 환자의 목표가 인공 호흡기로 생명을 유지하는 것과 분명히 일치하지 않으면 응급센터의 다양한 분야의 전문가가 모여서 평가하고 의견을 모아야 한다. 응급 센터의 다양한 분야의 전문가에는 간호사, 의사, 사회 복지사, 목사, 기타 전문가가 포함된다. 환자의 목표가 인공 호흡기의 유지와 양립할 수 없는지, 인공호흡기의 적절한 제거가 가능한 지를 객관적으로 평가하도록 한다.

응급실에서 의료 중재를 수행하는 목적에 대한 문서는 다음의 단계로 진행되어야 한다. 이는 동의서를 받는 것과 유사한 방식으로 진행되고, 문서화되어야 한다. 다른 모든 시술과 마찬가지로 위험, 이익 및 대안에 대한 내용을 의사 결정 대리인에게 설명하고, 이해시키도록 한다. 인공 호흡기 제거가 환자에게 도움이 될 것으로 기대됨에 대한 명확한 기록과 함께, 가족 및 응급 센터의 다양한 분야의 전문가가 동의한 자료도 문서화해야 한다.

진행에 대한 합의가 성립되고 문서화되면, 가족에게 그 과정에 대해 설명을 하고, 가족들이 요구하는 것을 듣고, 이를 준비하도록 한다. 예를 들어, 응급실은 일반적으로 소음이 많고, 개인 정보를 보호하기 곤란하며, 공간적 여유가 없다. 이러한 문제점을 감안할 때 환자를 다른 구역으로 이동시킬 수 있다. 이런 점을 가족에게 알리고, 편안한 환경을 마련하기 위해, 모니터와 각종 알람을 끄도록 설명하는 것이 좋다. 또 다른 고려할 사항은 인공 호흡기를 중단할 때 기관 내 삽관을 유지할 것인지 여부이다. 기도 폐쇄가 우려된다면, 인공 호흡기를 중단할 때 기관 내 삽관을 유지하는 것이 보다 바람직할 수 있다. 이러한 상황에서 오피오이드 또는 벤조디아제핀을 적절히 사용하여 환자의 편안함을 보장하는 의료를 시행하는 것이 중요하다. 생이 얼마 남지 않은 상황에서 불안과 호흡곤란에 대한 벤조디아제핀 및 오피오이드의 투여가 사망을 앞당기지 않을 것이라는 증거가 점점 늘어나고 있다는 점에 주목해야 한다.

가족이 요구하는 바를 준비하면서, 인공 호흡기를 제거하면서 발생할 수 있는 상황에 대해 설명하도록 한다. 정상적인 반사 반응(예: 호흡의 일시 중지 및 헐떡거림)과 조난징후(예: 보조 근육 사용, 비강 발적, 그르렁거리는 소리 또는 얼굴 찡그림)를 구별하는 것은 중요하다. 가족들이 부드러운 접촉과 음성으로 환자를 안심시키도록 격려하도록 한다. 끝으로, 가족은 환자가 계속 호흡을 할 수도 있음을 알고 있어야 한다. 상황에 따라 며칠 동안 지속될 수 있다. 이 경우, 환자는 병원이나

입원 환자 호스피스 또는 완화 치료실에 입원할 수 있다. 만약 응급실에서 사망할 가능성이 높다면, 가능한 한 다양한 분야에서의 지원으로 증상에 대한 적극적인 관리가 이뤄져야 한다.

생의 마지막 지점

곧 사망할 것으로 예상되는 환자

응급실에서 곧 사망할 것으로 예상되는 환자의 경우, 치료의 초점은 생명 유지 치료에서 환자와 가족의 편안함으로 전환되어야 한다. 임상의는 먼저 이러한 상황을 파악한 다음 세심한 주의와 동정심으로 개입해야 한다. 가족들이 사망이 임박한 환자를 자택에서, 심지어 호스피스에 있다 하더라도, 신체적 또는 정신적으로 돌보는 것이 쉽지 않다. 호흡 곤란이나 급성 신경학적 변화는 환자가 응급실을 방문하는 가장 흔한 원인이 된다.

자택에서 일어난 최근의 이러한 증상 발현은 환자가 생리학적으로 명백히 사망하기 전, 곧 사망할 것임을 인지하는 데 도움이 될 수 있다. 며칠 또는 몇 주에 걸쳐, 환자는 점점 식사와 음료를 잘 먹지 못하게 되고, 점차 기력이 떨어지게 된다. 생리적인 죽음이 점점 명백해지면서, 활력 징후가 비정상적이고 피부가 칙칙하고 얼룩지게 된다. 호흡은 무호흡을 동반하면서 불규칙해지고, 삼킴 반사가 소실되면서 구강 인두의 분비물이 생기게 된다. 이것을 "임종 시 가래 끓는 소리"라고도 하며, 일반적으로 환자를 힘들게 하지는 않지만 가족에게는 고통을 줄 수 있다. 반사 신경의 소실이 원인이므로, 일반적으로 흡입은 효과가 없으며 오히려 불편함을 유발할 가능성이 더 크다. 가장 빠르고 가장 효과적인 처치는 필요에 따라 2시간마다 글리코피롤레이트(0.2~0.4 mg) 또는 아트로핀(1 mg) 정맥 또는 피하로 투여하는 것이다.

일단 환자가 곧 사망할 것으로 예상되면, 관련 직원이 지원을 담당하고, 치료 환경을 최적화하며, 신체적 증상을 적극적으로 치료하는 등 환자에게 최적화된 의료를 제공하는 과정이 시작되어야 한다. 환자가 곧 사망할 것으로 예상될 경우, 다양한 분야의 지원 직원은 그들의 복잡한 심리적, 사회적 및 영적 요구 해결에 중요한 역할을 한다. 사제, 사회 사업, 혹은 기타 지원 직원은 편안한 환경을 보장하는 동시에 가족들에게는 안심을 시켜주고, 의사에게는 위험 신호를 알려 줄 수 있다. 사망이 임박한 경우, 환자와 가족들의 혼란을 최소화하기 위해 응급실에 머물 수 있도록 하며, 환자와 가족을 사생활이 보장되는 조용한 지역에 배치하도록 한다.

모니터 및 알람은 끄도록 하고, 정맥 혈액검사를 중단하고, 활력 징후 평가는 제한적으로 시행하도록 한다. 사망이 며칠 걸리더라도 환자는 상당 기간 동안 응급실에 머무를 수도 있다. 따라서 응급의학의사는 환자의 통증을 관리하는 것에 익숙해져야 한다.

특정 권장 사항에 대해서는 ABCD의 B(좀 더 증상 조절)

를 참조하자.

응급실의 호스피스 환자

호스피스는 말기 질환의 마지막 단계에서 환자에게 지지적 치료를 제공하는 것을 목표로 하는 종합 의료 시스템으로, 통증과 여러 증상을 효과적으로 조절하고 환자의 정서적, 정신사회적, 정신적인 요구를 해결하며, 가족들에게는 지지와 사별 지원을 제공하는 데 중점을 두고 있다. 질병이 진행되고 있고, 삶의 연장이 아닌 증상을 완화하고 삶의 질을 유지하기 위한 의료 치료를 원할 경우와 환자의 예후가 6개월 이하인 경우 호스피스를 이용할 수 있다. 어떤 질환도 호스피스를 이용할 수 있다, 현재 호스피스 병동에 입원한 환자의 과반수 이상은 비 암성 질환이다. 흔한 비암성 질환으로는 말기 만성 폐색성 폐질환, 울혈성 심부전, 치매, 성장 장애, 진행성 신경근 질환이 있다.

호스피스에 등록하면 응급실 방문이 감소되지만, 그렇다고, 응급실 방문이 없을 수는 없다.

응급실을 방문하는 호스피스 환자

호스피스 환자는 다양한 이유로 응급실을 방문한다. 환자가 적극적인 치료법을 찾고 있다고 가정하기에 앞서, 먼저 응급실을 찾은 원인에 대한 확인이 필요하다. 일반적으로 호스피스 환자가 응급실을 찾는 이유로는 증상이 조절되지 않는 경우(통제되지 않은 통증이나 말기의 호흡 곤란), 발열, 보조기구(예, 위루관)의 오작동, 임박한 사망에 대처할 수 없는 상황, 간병인의 피로감 등이 있다. 호스피스 초기에는 이러한 것에 대한 스트레스 요인이 엄청나서, 호스피스 프로그램으로 이러한 문제를 해결할 기회가 없을 수 있다. 신체 증상 이외에도 정신적, 사회적 또는 영적 문제가 환자의 고통에 기여할 수 있음을 인식해야 한다. 호스피스 환자가 응급실을 방문할 경우, 호스피스 프로그램과 조기에 의사소통해야 한다. 호스피스 프로그램은 환자의 사전 지시문에 대한 정보를 제공하고 치료의 전반적인 목표를 명확히 하는 데 도움을 줄 수 있다. 응급의학 의사는 환자의 고통스러운 신체 증상을 치료하고 목표에 따른 치료 방법을 추가로 준비해야 한다. 환자와 가족들과 더 많은 논의가 필요할 수 있지만, 일반적으로 부담이 적고 비침습적인 검사와 불편감을 개선하고 증상을 완화하는 처치가 여기에 해당된다. 치료 목표에 맞춰 환자를 자택으로 다시 보내거나 호스피스 병동으로 입원할 수 있도록 모든 시도를 한다.

응급실부터 호스피스 병동으로 전실

응급의학 의사는 말기 환자를 일상적으로 치료한다. 말기 환자를 조기에 확인하여, 호스피스를 원하는 환자는 호스피스를 추천하여 생의 마지막에 있는 환자와 가족들의 만족도를 향상시킬 수 있다. 메디 케어 및 메디 케이드 서비스 센터에서는 6개월 이내에 환자가 사망할 가능성이 있는 환자를 인지하는 데 도움이 되도록 온라인으로 이용할 수 있는 일반 지침을 제공하고 있다. 환자가 호스피스의 자격을 갖춘 것으로 간주되고 호스피스의 목표가 환자의 생의 마지막 치료와 부합된다면, 응급의학 의사는 호스피스의 개념을 환자와 가족에게 소개해야 한다. 가능한 한 주치의가 이러한 설명을 하도록 하고, 이것은 생의 마지막의 중요한 시기에 최적의 편안한 삶을 보낸다는 목표를 달성하기 위한 방법으로 호스피스를 고려하는 데 도움이 된다. 이 방법을 사용하면 호스피스가 "포기"를 의미하거나 "사람들이 죽는 장소"라는 사람의 두려움을 덜어 줄 수 있다. 환자가 동의할 경우 응급의학 의사는 지역 호스피스 자원을 통해 호스피스를 시작할 수 있다. 사회 복지사는 이러한 과정을 돕는 데 매우 큰 도움을 줄 수 있다.

요약

노인 인구가 증가함에 따라, 말기 진행성 질환(advanced progressive illness)과 관련된 응급상황에 대한 응급실에서의 완화 치료의 필요성이 증대될 것으로 기대된다. 다양한 분야의 자원을 활용하고 구조화된 접근으로 완화 치료의 원칙에 접근하고, 응급의학 전문가들은 환자와 그 가족들이 그들의 치료 목표에 부합되는 치료를 받을 수 있도록 신속하고 능숙하게 안내할 수 있다.

참고문헌

1. Kung HC, Hoyert DL, Xu J, Murphy SL. Deaths: fi nal data for 2005. National vital statistics reports: from the Centers for Disease Control and Prevention, National Center for Health Statistics, National Vital Statistics System. 2008;56:1–120.

2. NHAMCS 2008. National Hospital Ambulatory Medical Care Survey: 2008 Emergency Department Summary Tables.

3. Shugarman, LR, Lorenz, K, Lynn, J. SUPPORT study; End-oflife care: An agenda for policy improvement. Clin Geriatr Med. 2005; 21 (1): 255–72.

4. Morden NE, Chang CH, Jacobson JO, et al. End-of-life care for Medicare benefi ciaries with cancer is highly intensive overall and varies widely. Health Aff (Millwood). 2012; 31 (4): 786–96.

5. Barnato AE, Herndon MB, Anthony DL, et al. Are regional variations in end-of-life care intensity explained by patient preferences? Med Care. 2007; 45 (5): 86–393.

6. AAHPM, American Academy of Hospice and Palliative Medicine. Statement on Clinical Practice Guidelines for Quality Palliative Care (2006, online, accessed August 15, 2012).

7. Campbell ML, Guzman JA. Impact of a proactive approach to improve end-of-life care in a medical ICU. Chest. 2003;123:266–71.

8. Delgado-Guay MO, Parsons HA, Li Z, Palmer LJ, Bruera E. Symptom distress, interventions, and outcomes of intensive care unit cancer patients referred to a palliative care consult team. Cancer. 2009; 115: 437–45.

9. Gelfman LP, Meier DE, Morrison RS. Does palliative care improve quality? A survey of bereaved family members. J Pain Symptom Management. 2008; 36: 22–8.

10. Smith AK, Fisher J, Schonberg MA, et al. Am I doing the right thing? Provider perspectives on improving palliative care in the emergency department. Ann Emerg Med. 2009; 54 (1): 86–93.

11. Lunney JR, Lynn J, Hogan C. Profi les of older medicare decedents. J Am Geriatr Soc. 2002; 50: 1108–12.

12. Mitchell SL, Kiely DK, Hamel MB, et al. Estimating prognosis for nursing home residents with advanced dementia. JAMA. 2004; 291 (22): 2734–40.

13. Chan GK. Trajectories of approaching death in the emergency department: clinician narratives of patient transitions to the end of life. J Pain Symptom Manage. 2011; 42 (6): 864–81.

14. Hancock K, Clayton JM, Parker SM, et al. Discrepant perceptions about end-of-life communication: a systematic review. J Pain Symptom Manage. 2007; 34 (2): 190–200.

15. Fried TR, Bradley EH, O'leary J. Prognosis communication in serious illness: perceptions of older patients, caregivers, and clinicians. J Am Geriatr Soc. 2003; 51: 1398–403.

16. Christakis NA, Lamont EB. Extent and determinants of error in doctors' prognoses in terminally ill patients: prospective cohort study. BMJ (Clin Res ed.). 2000; 320 (7233): 469–72.

17. Glare P, Virik K, Jones M, et al. A systematic review of physicians' survival predictions in terminally ill cancer patients. BMJ (Clin Res ed.). 2003; 327: 195–8.

18. Meropol NJ, Weinfurt KP, Burnett CB, et al. Perceptions of patients and physicians regarding phase I cancer clinical trials: implications for physician-patient communication. J Clin Oncol. 2003; 21 (13): 2589–96.

19. Weeks JC, Cook EF, O'day SJ, et al. Relationship between cancer patients' predictions of prognosis and their treatment preferences. JAMA. 1998; 279 (21): 1709–14.

20. Haidet P, Hamel MB, Davis RB, et al. Outcomes, preferences for resuscitation, and physician-patient communication among patients with metastatic colorectal cancer. SUPPORT Investigators. Study to Understand Prognoses and Preferences for Outcomes and Risks of Treatments. Am J Med. 1998;105(103):222–9.

21. Lamont EB, Siegler M. Paradoxes in cancer patients' advance

care planning . J Palliat Med. 2000 ; 3 (1): 27 –35.

22. Kouwenhoven WB , Jude JR , Knickerbocker GG . Closed-chest cardiac massage . JAMA. 1960 ; 173 : 1064 –7.

23. Peberdy MA , Kaye W , Ornato JP , et al. Cardiopulmonary resuscitation of adults in the hospital: a report of 14720 cardiac arrests from the National Registry of Cardiopulmonary Resuscitation . Resuscitation. 2003 ; 58 (3): 297 –308.

24. Ebell MH , Becker LA , Barry HC , Hagen M. Survival aft er in-hospital cardiopulmonary resuscitation. A meta-analysis . J General Intern Med. 1998 ; 13 (12): 805 –16.

25. Sasson C , Rogers MA , Dahl, J , Kellermann AL . Predictors of survival from out-of-hospital cardiac arrest: a systematic review and meta-analysis . Circulation Cardiovascular Qual Outcomes. 2010 ; 3 (1): 63 –81.

26. Reisfi eld GM , Wallace SK , Munsell MF , et al. Survival in cancer patients undergoing in-hospital cardiopulmonary resuscitation: a meta-analysis . Resuscitation. 2006 ; 71 (2): 152 –60.

27. Ewer MS , Kish SK , Martin CG , Price KJ , Feeley TW . Characteristics of cardiac arrest in cancer patients as a predictor of survival aft er cardiopulmonary resuscitation . Cancer. 2001 ; 92 (7): 1905 –12.

28. Heyland DK , Frank C , Groll D , et al. Understanding cardiopulmonary resuscitation decision making: perspectives of seriously ill hospitalized patients and family members . Chest. 2006 ; 130 (2): 419 –28.

29. Murphy DJ, Burrows D, Santilli S, et al. Th e infl uence of the probability of survival on patients' preferences regarding cardiopulmonary resuscitation. N Engl J Med. 1994;330(8):545–9.

30. El-Jawahri A , Podgurski LM , Eichler AF , et al. Use of video to facilitate end-of-life discussions with patients with cancer: a randomized controlled trial. J Clin Oncol. 2010;28(2):305–10.

31. Stone SC , Abbott J , Mcclung CD , et al. Paramedic knowledge, attitudes, and training in end-of-life care . Prehosp Disaster Med. 2009 ; 24 (6): 529 –34.

32. Sherbino J, Keim SM, Davis DP. Clinical decision rules for termination of resuscitation in out-of-hospital cardiac arrest. J Emerg Med. 2010;38(1):80–6.

33. Grudzen CR , Hoff man JR , Koenig WJ , et al. Th e LA story: what happened aft er a new policy allowing paramedics to forgo resuscitation attempts in pre-hospital cardiac arrest . Resuscitation. 2010 ; 81 (6): 685 –90.

34. Burnod A , Lenclud G , Ricard-Hibon A , et al. Collaboration between pre-hospital emergency medical teams and palliative care networks allows a better respect of a patient's will . Eur J Emerg Med. 2012 ; 19 (1): 46 –7.

35. Morrison LJ , Kierzk G , Diekema , DS , et al. Part 3: Ethics: 2010 American Heart Association Guidelines for Cardiopulmonary Resuscitation and Emergency Cardiovascular Care . Circulation. 2010; 122(18 Suppl. 3): S665–75.

36. Kleinman MD , deCaen AR , Chameides L , et al. Part 10: Pediatric Basic and Advanced Life Support: 2010 International Consensus on Cardiopulmonary Resuscitation and Emergency Cardiovascular Care Science With Treatment Recommendations . Circulation. 2010 ; 122 (16 Suppl. 2): S466–515.

37. Dingerman RS , Mitchell EA , Meyer EC , Curley , MA . Parent presence during complex invasive procedures and cardiopulmonary resuscitation: a systematic review of the literature . Pediatrics. 2007 ; 120 (4): 842 –54.

38. Dudley NC , Hansen KW , Furnival RA , et al. Th e eff ect of family presence on the effi ciency of pediatric trauma resuscitations . Ann Emerg Med. 2009 ; 53 (6): 777 –84.

39. Tinsley C , Hill JB , Shah J , et al. Experience of families during cardiopulmonary resuscitation in a pediatric intensive care unit . Pediatrics. 2008 ; 122 (4): e799 –804.

40. Farah MM , Th omas CA , Shaw , KN . Evidence-based guidelines for family presence in the resuscitation room. A step-by-step approach. Pediatr Emerg Care. 2007 ; 23 (8): 587 –91.

41. Desandre PL , May K. Palliative care in the emergency department. In Oxford Textbook of Palliative Medicine , 5th edn, ed. Cherny N , Fallon M , Kaasa S , Portenoy R , Currow D [To be published by Oxford University Press in 2014].

42. Institute of Medicine . Hospital Based Emergency Care: At the Breaking Point (Washington, DC : Institute of Medicine , 2006).

43. Casarett D, Pickard A, Bailey FA, et al. Do palliative consultations improve patient outcomes? J Am Geriatr Soc. 2008;56(4):593–9.

44. Morrison RS , Penrod JD , Cassel JB , et al. Cost savings associated with US hospital palliative care consultation programs . Arch Intern Med. 2008 ; 168 (16): 1783 –90.

45. Mahony SO , Blank A , Simpson J , et al. Preliminary report of a palliative care and case management project in an emergency department for chronically ill elderly patients . J Urban Health. 2008 ; 85 (3): 443 –51.

46. Glajchen M , Lawson R , Homel P , Desandre P , Todd KH . A rapid two-stage screening protocol for palliative care in the emergency department: a quality improvement initiative . J Pain Symptom Manage. 2011 ; 42 (5): 657 –62.

47. Richards CT , Gisondi MA , Chang CH , et al. Palliative care symptom assessment for patients with cancer in the emergency department: validation of the Screen for Palliative and End-oflife care needs in the Emergency Department instrument . J Palliat Med. 2011 ; 14 (6): 757 –64.

48. Quest T , Gisondi M , Engle K , et al. Implementation of the Screening for Palliative Care Needs in the Emergency Department (SPEED) Instrument in Two Emergency Departments (Boston, MA : Society for Academic Emergency Medicine Annual Meeting , 2011).

49. Emanuel L , Quest T. ed. Education in Palliative and End-oflife Care of Emergency Medicine (EPEC-EM) (Chicago, IL: EPEC Project, Buehler Center on Aging, Health & Society, Northwestern University , 2008).

50. In re Dinnerstein, 6 Mass. App. Ct. 466, 380 N. E. 2d, 134 (1978).

51. Cruzan v. Director of Missouri Department of Health, 109 S. Ct 3240(1990).

52. Scheible v. Joseph Morse Geriatric Center Inc., District Court of Appeal of Florida, Fourth District, No. 4D07–3064 (2008).

53. Hickman SE , Nelson CA , Moss AH , et al. Th e consistency between treatments provided to nursing facility residents and orders on the physician orders for life-sustaining treatment form . J Am Geriatr Soc. 2011 ; 59 (11): 2091 –9.

54. Leeman C. Distinguishing among irrational suicide and other forms of hastened death: implications for clinical practice . Psychosomatics. 2009 ; 50 (3): 185 –91.

55. Entwistle V , Carter SM , Cribb A , Mccaff ery K. Supporting patient autonomy: the importance of clinician-patient relationships . J Gen Intern Med. 2010 ; 25 (7): 741 –45.

56. National Comprehensive Cancer Network (2012). Adult Cancer Pain, v. 1.2012. NCCN Clinical Practice Guidelines in Oncology (NCCN Guidelines).

57. American Pain Society . Principles of Analgesic Use in the Treatment of Acute Pain and Cancer Pain , 6th edn (Glenview, IL : American Pain Society , 2008).

58. Campbell ML . Dyspnea prevalence, trajectories, and measurement in critical care and at life's end . Curr Opin Support Palliative Care. 2012 ; 6 (2): 168 –71.

59. Jennings AL , Davies AN , Higgins JP , Gibbs JS , Broadley KE . A systematic review of the use of opioids in the management of dyspnoea . Th orax. 2002 ; 57 (11): 939 –44.

60. Mahler DA . Understanding mechanisms and documenting plausibility of palliative interventions for dyspnea . Curr Opin Support Palliative Care. 2011 ; 5 (2): 71 –6.

61. Von Leupoldt A , Sommer T , Kegat S , et al. Down-regulation of insular cortex responses to dyspnea and pain in asthma . Am J Resp Crit Care Med. 2009 ; 180 (3): 232 –8.

62. Ben-Aharon I , Gaft er-Gvili A , Paul M , Leibovici L , Stemmer SM . Interventions for alleviating cancer-related dyspnea: a systematic review . J Clin Oncol. 2008 ; 26 (14): 2396 –404.

63. Lawlor PG , Gagnon B , Mancini IL , et al. Occurrence, causes, and outcome of delirium in patients with advanced cancer: a prospective study . Arch Intern Med. 2000 ; 160 (6): 786 –94.

64. Centeno C , Sanz A , Bruera E. Delirium in advanced cancer patients . Palliative Med. 2004 ; 18 (3): 184 –94.

65. Chow GV , Czarny MJ , Hughes MT , Carrese JA . CURVES: a mnemonic for determining medical decision-making capacity and providing emergency treatment in the acute setting . Chest. 2010 ; 137 (2): 421 –7.

66. Curtis, J. Interventions to improve care during withdrawal of life-sustaining treatments. J Palliat Med. 2005;8(Suppl.1):16–31.

67. Chan JT , Treece PD , Engleberg RA , et al. Association between narcotic and benzodiazepine use aft er withdrawal of life support and time to death . Chest. 2004 ; 126 (1): 286 –93.

68. Campbell MB , Bizeck KS , Th ill M. Patient responses during rapid terminal weaning from mechanical ventilation: A prospective study . Crit Care Med. 1999 ; 27 (1): 73 –7.

69. Savory E , Marco CA . End-of-life issues in the acute and critically ill patient . Scand J Trauma Resusc Emerg Med. 2009 ; 17 (21):doi: 10.1186/1757-7241-17-21.

70. Lamba S , Nagurka R , Murano T , Zalenski RJ , Compton S. Early identifi cation of dying trajectories in emergency department patients: Potential impact on hospital care . J Palliat Med . 2012 ; 15 (4): 392 –5.

71. Ferris FD . Last hours of living . Clin Geriatr Med . 2004; 20(6): 641–67.

72. Abraham JL . Th e Last Days…and the Bereaved. A Physician's Guide to Pain and Symptom Management in Cancer Patients (Baltimore, MD: Th e Johns Hopkins University Press , 2005), pp. 397 –435.

73. Bookman K , Abbott J . Ethics Seminars: Withdrawal of treatment in the emergency department. When and how? Soc Acad Emerg Med. 2006 ; 13 (12): 1328 –32.

74. Chan GK . End-of-life models and emergency department care . Acad Med. 2004 ; 11 (1): 79 –86.

75. Zieske M , Abbott J. Ethics Seminars: Th e hospice patient in the ED: An ethical approach to understanding barriers and improving care . Soc Acad Emerg Med . 2011 ; 18 (11): 1201 –7.

76. Olsen ML , Bartlett AL , Moynihan TJ . Characterizing care of hospice patients in the hospital setting . J Palliat Med . 2011 ; 12 (2): 185 –9.

77. Centers for Medicare & Medicaid Services , Medicare Coverage Database [online]. Updated May 25, 2012 . Local Coverage Determination (LCD) for Hospice: Determining Terminal Status (L32015). [Accessed September 6, 2012].

78. Lamba S , Mosenthal AC . Hospice and palliative medicine: A novel subspecialty of emergency medicine . J Emerg Med . 2010 ;43(5): 1 –5.

79. Lamba S , Quest TE . Hospice care and the emergency

department: Rules, regulations, and referrals . Ann Emerg Med . 2011 ; 57 (3): 282 –90.

80. Fogarty LA , Curbow BA , Wingard JR , McDonnell K , Somerfi

eld MR . Can 40 seconds of compassion reduce patient anxiety? J Clin Oncol 1999 ; 17 (1): 371 –9.

사회서비스와 사례별 해결 방안

장 31

개요

미국 인구의 고령화와 함께 노인 환자의 응급실 방문이 급격히 증가 하였다. 더욱이, 베이비부머 세대의 나이가 고령화 됨에 따라, 응급실의 노인 인구 방문은 앞으로 더욱 증가할 것으로 예상된다. 노인 인구의 응급실 방문이 증가하면, 수일에서 수주 이후에 많은 일들이 뒤따르게 된다. 기존 연구에 의하면, 노인 환자의 응급실 방문은 재방문이 높고, 이후 많은 의료 시설을 사용하게 되며, 환자의 부작용이 많고 사망률도 높다. 최근에서야, 응급실 근무하는 의료진은 이 노인환자들과 관련된 이러한 여러 가지 문제에 관심을 가지게 되었다.

더욱이, 인구의 고령화는 지속적인 의료비 상승으로 이어진다. 의료비는 GDP의 17.6%가량 되는데, 2035년까지 26% 까지 상승할 것으로 예상되며, 경제 전문가들에 의하면, 이는 경제 상승에 지장을 줄 수 있다는 분석이다. 이 의료비의 상당부분은 65세 이상의 노인으로부터 이루어지며, 메디케어, 사보험 혹은 다른 방식으로 부담을 하게 된다. 행위별 수가제나 포괄수가제의 증가하는 추세임을 고려 하면, 의료 서비스 제공자로 하여금 노인 인구에 대한 불필요한 비용을 줄이고 효용을 높이라는 압박이 있을 것으로 예상 된다.

이 단원에서는 노인 환자가 응급실을 방문한 이후에 일어나는 여러 가지 이슈에 대해 다루고, 또 이 이슈들의 위험을 줄이기 위한 여러가지 방법들을 논의할 것이다. 이후, 이 단원에서는 응급실에서 노인 환자를 도와줄 수 있는 다른 인력과 어떻게 유기적으로 서비스를 제공할 수 있는지 다루게 될 것이다. 마지막으로, 노인 환자들이 자동차를 안전하게 운전하고 갈 수 있을지를 스크리닝하는 방법과, 또 응급실 의료진이 이 사항에 대해 환자들과 논의해야 하는 책임에 대해 다루게 될 것이다.

응급실 방문하는 노인 환자의 여러가지 이슈

지난 30년 동안, 응급실의 방문자수는 급증하였다. 그리고 그 중, 노인 인구의 방문이 가장 많이 증가하였다. 1993년부터 2003년까지 65세 이상의 환자의 응급실 방문이 34% 증가 하였다. 더욱이, 이 추세가 지속된다면, 20년 전의 연간 640만명의 노인 인구 응급실 방문에서 2013년 연간 1,170만명으로 노인 응급실 방문은 급증할 것이다. 이렇게 급증하는 상황에

서 응급실 의료진은 노인 인구의 응급실 방문과 그 이후의 특징에 대해 몇 가지를 알아 둘 필요가 있다.

노인 인구의 응급실 방문의 증가하는 추세에 따라, 노인 환자의 응급실 방문과 그 이후에 일어나는 파급 효과에 대한 연구가 증가하는 추세이다. 노인 인구의 응급실 방문은 여러 가지 특징을 가지게 된다. 노인 환자가 응급실에 오면, 응급실 재원시간이 긴 경향이 있고(Length of stay, LoS), 다른 환자보다 많은 자원을 요하며, 더 많은 검사를 시행하는 경향이 있다. 더욱이, 고령의 환자들은 중증도가 더 높고 입원율도 높다.

노인 환자들은 응급실 방문 이후, 더 많은 나쁜 예후를 가지는 경향이 있다. 응급실 방문 이후 6개월 동안 다른 환자군보다 응급실 재방문율이 높고, 한 연구에서는 25%까지 높은 결과도 보였다. 이 재방문율이 높은 환자들은 일차의료 이용율도 매우 높아, 결과적으로 높은 의료 시설을 사용하게 되는 결과를 보였다. 노인 환자들은 또 많은 약을 처방받게 되면서 병원 방문 때마다 새로운 약을 처방받으면서 약에 의한 부작용이 일어날 확률이 늘어나게 된다. 게다가, 응급실 퇴원 이후에 사망률이나 기능적으로 쇠퇴할 위험성이 높다. 마지막으로, 노인 환자들은 퇴원하면서 듣게 되는 주의사항에 대해 이해하는데 어려움이 있을 수 있어, 응급실 방문에 대한 진료의 불만족이 있는 경향이 있고, 내원 당시의 주 증상을 해결하지 못하고 퇴원하는 경향이 있다. 이러한 여러 가지 복합된 문제들이 있어 의료제공자는 전체적인 임상적인 문제를 찾기 힘든 경우가 있다. 결과적으로, 노인의 응급실 방문은 대개 다른 환자들의 응급실 방문보다, 훨씬 복잡하고 복합적인 경향이 있다(표 31.1)

노인 환자는 대개 여러 개의 다른 기관으로부터 도움을 받고 있어, 진료하기가 더욱 복잡한 경우도 있다. 의료 종사자들은 노인 환자들이 직면하게 되는 여러 가지 의료 서비스 관련된 문제들을 요양원에서 함께 해결해야 한다고 주장하고 있다. 노인 환자들은 매우 복잡한 의료 문제들이 많고, 많은 전문가, 가정 요양사, 요양원, 방문 간호 등의 도움을 받아야 하는 경우가 많다. 환자의 요양원과 환자의 의학적인 상태에 대한 의사소통을 원활하게 하지 못하면, 외래 방문 및 응급실 방문 이후의 적절한 의료서비스를 제공받지 못할 수 있다. 이어, 응급실 재방문으로 이어지게 된다.

이러한 이유로 응급실 의료제공자들은 노인 환자의 응급

표 31.1. 노인 환자의 응급실 방문의 특징.

- 입원할 가능성이 높다.
- 응급실 이용이 적절한 편이다.
- 응급실 방문 인구의 많은 수를 차지한다.
- 낮 시간에 내원하는 경향이 있다.
- 구급차를 타고 내원하는 경향이 있다.
- 내과적인 문제가 있는 경향이 있다.
- 중증도가 높은 경향이 있다.
- 많은 검사를 요하는 경향이 있다.
- 응급실 재원시간이 긴 경향이 있다.
- 의사의 지시를 잘 이해하지 못한다.
- 의료진이 환자 스스로 생활할 수 있는지 잘 챙겨보지 않는다.
- 기능적인 문제가 생기는 경향이 있다.
- 재방문율이 높다.
- 의사의 지시에 잘 못 따르는 경향이 있다.
- 오진율이 높다.
- 응급실 방문하면서 문제가 해결되지 못하는 경우가 많다.
- 응급실 비용이 많이 든다.

Adapted from Greif

실 방문을 예의주시해야 한다. 이러한 환자를 진료할 때, 환자가 응급실 내원 당시와 그 이후에 겪게 될 수 있는 잠재적인 이슈들에 대해 고려해야 한다. 이러한 이슈들을 고려함으로써 의료제공자는 문제의 잠재성이 있는 환자의 스크리닝에 신경을 쓰고, 또 나쁜 예후를 피하기 위해 여러 방법으로 도움을 청할 수 있다.

사례별 관리

증가하는 노인 환자의 관리에 있어서 가장 어려운 점 중에 하나는, 응급실에서 퇴원한 이후에 누가 환자를 관리할 것인가의 문제이다. 응급실의 초기 방문 이후에 많은 문제들이 연이어 나타날 수 있고, 고령의 환자의 기능이 이후에 감소될 수 있다. 많은 스크리닝 도구들이 생기고 연구되었지만, 어떤 요소들이 응급실에서 노인환자들의 케이스 관리를 하는 데 있어서 중요한지는 아직 논란이 있다. 더욱이, 언제 어디서 인터벤션을 누가 할 것이냐 또한 논의가 필요한 상황이다.

일단, 응급실 의료진은 각 응급실의 환자 구성에 맞게, 어떠한 사례 관리 모델을 도입하는 것이 좋을지 결정해야 한다. 여러가지 근거 중심의 모델들이 제안되고 연구되어 왔다. 또, 여러 연구결과에 의하면 노인 방문 사례관리 프로그램을 결정하는 데 있어서 몇 가지 중요하게 고려해야 할 요소들이 있다 (그림 31.1). 이 요소들을 잘 이해한다면, 서비스 제공자들이 더욱 효율적인 프로그램을 구축할 수 있을 것이다.

사례관리 프로그램을 결정하는데 있어서 중요한 요소는 어디에서 사례관리를 할 것이냐를 결정하는 것이다. 바쁜 응급실에서는 과부하가 있는 의료진에게 추가 업무를 주게 된다면 현실성 있게 관리하기가 어려울 것이다. 그래서 응급실에서 사례 관리를 하는 것은 큰 모험이지만, 노인의 사례 관리를 응급실에서 하는 것이 중요한 이유가 여러 가지 있다. 앞에서 언급했

듯이, 노인 인구의 응급실 방문은 급속도로 많아지고 있고, 미래에는 노인 환자가 응급실 방문의 다수를 차지하게 될 것이다. 응급실 방문 후의 합병증의 확률도 높고, 노인 환자의 신속한 평가는 이러한 합병증을 줄이는 것뿐 아니라, 바쁜 응급실에서의 회전율을 높이는 데 중요할 것이다.

일차의료진이 부족한 것 또한 이전부터 있어왔던 문제이다. 의료에 대한 접근성이 떨어지면 환자들이 갑자기 악화되었을 때 응급실은 안전망 역할을 할 것이다. 게다가, 'Patient Protection and Affordable Care Act'가 도입되고 포괄수가제의 형태로 바뀌어 가면서 응급실 의료진으로 하여금 의료 비용을 줄이도록 하는 압박이 증가할 것이다. 응급실에서 스크리닝을 하는 것이 불필요한 입원과 응급실 재방문을 줄이면서 입원이 필요한 환자들을 간과하지 않도록 도와줄 것이다. 위의 이유와, 응급실의 편리성과 많은 입원이 응급실을 경유하여 이루어지는 점을 생각하면, 왜 응급실에서 사례관리가 이루어져야 하는지 알 수 있을 것이다.

응급실에서 노인환자들의 스크리닝을 하는 것의 중요성을 확인했지만, 누가 이 스크리닝을 하는 것이 좋을지 다루어야 한다. 대부분의 응급실에서 노인환자의 스크리닝을 시행했던 연구에서 특수간호사가 스크리닝을 담당했다. 이 간호사는 응급실 보조 인력으로 환자의 스크리닝을 담당하고 있었거나, 어떤 연구에서는 환자의 치료를 약간 도와주기도 했다. 그러나, 환자의 치료를 전적으로 하는 의료제공자에서 제외 되어, 초기 응급실 평가에서 놓칠 수 있는 요소들을 평가하기에 적합했다. 이 특수 의료진은 모든 노인환자의 스크리닝을 담당했고, 약물 복용의 순응도가 떨어지는 경우, 최근 외래 방문 환자, 응급실 재방문율이 높은 경우, 낙상, 간병 스트레스와 같은 특수한 문제들에 집중하였다. 여러 연구에 의하면, 이 '노인 케어' 전문가들은 위험요소가 있는 환자들을 잘 가려내고, 입원한 환자의 적극적인 치료 계획을 세우는 데 도움을 주고, 퇴원하는 환자들의 외래방문 치료 계획을 세우기도 하였다.

사례관리를 하는 인력은 이 역할을 하는 데 특별히 훈련된 사람들이어야 한다는 것이 중요하다. 노인 환자를 평가하는 것은 쉬운 일이 아니기 때문이다. 사례관리를 하는 사람은 환자의 주증상 뿐 아니라, 기능 평가 및 비임상적인 문제까지 아울러 충분한 평가를 해야 한다. 이 부분은 주 증상을 치료하는 의료진이 간과하거나 놓치기 쉬운 부분이다. 그래서 의학적 사회적 평가를 각각 다른 전문인력이 평가를 하고 긴밀히 의사소통하는 것이 매우 중요하다.

케이스 관리자의 업무 범위를 고려하여 업무의 도움이 필요하고, 이러한 이유로 응급실의 사회사업가 또한 노인 케이스 관리에 중요한 역할을 한다. 케이스 관리자는 의사와 함께 스크리닝과 치료계획을 세우는 데 관여하고, 사회사업가는 이 모든 것이 이루어질 수 있도록 이어주는 역할을 할 수 있다. 주로 가족, 생활환경 그리고 재진을 위한 이동수단을 담당하고, 치료계획이 현실적으로 이루어질 수 있도록 한다. 이는 팀에서 매우 중요한 역할로, 이러한 요소 없이는 성공적인 인터벤션을

1. 근거중심의 모델
사례 관리 모델은 응급실에 방문한 노인과 그 간병인의 요구사항에 맞춰 진화할 것이다. 모델의 효용성은 특정 요소(위험요인 스크리닝 도구와 같은) 혹은 실행 요소(퇴원 후 진료와 같은) 에 대하여 기록된 근거를 중심으로 발전할 수 있다.

2. 간호의 참여와 리더십
간호사와 중급 이상의 임상의사들이 참여하여 폭넓은 다학제 진료를 하여 노인의 건강과 관련 있는 사회적인 문제들을 함께 해결할 수 있다. 사회사업가들과 다른 보건 전문가들이 단독으로 프로젝트를 진행하는 것보다 이러한 참여로 다학제 접근이 가능할 것이다.

3. 고위험 환자군의 스크리닝
노인 환자의 임상적 다양성으로, 고위험 환자군 스크리닝은 검증된 스크리닝 도구를 이용하여 가장 위험요소가 높은 환자들을 감별하고 그들의 요구사항을 우선순위로 해결해야 한다. 특히 제한된 자원에서 개입을 해야 할 때 더욱 필요하다. 이러한 고위험군 스크리닝을 함으로써, 위험 환자들을 놓치지 않도록 하는 것이 중요하며, 환자가 응급실 방문 당시 모든 치료를 마치지 못했다면, 사례 관리자가 이후에 이 고위험 환자들을 재진료할 수 있도록 도울 수 있어야 한다.

4. 노인환자 집중 평가
입원 환자나 외래의 노인학을 하는 의사들이 사용하는 구체적인 평가 도구보다는, 응급실에서의 고위험 환자를 가리는 데 집중하는 평가 도구를 사용하는 것이 응급실에서 고위험 환자를 놓치지 않는 데 더 적절하다. 개인의 생활능력, 기능이나 사회적인 요소와 같이 여러 임상적, 비임상적 문제들을 함께 평가하는 것이 환자의 주 증상 이상의 치료계획을 세울 수 있고, 이는 환자의 재방문을 줄이는 데 더욱 효과적일 수 있다.

5. 응급실에서의 진료와 입퇴원여부 계획
환자가 응급실에 내원했을 때 치료를 시작하고 입퇴원에 대해 계획을 세움으로써 불필요한 입원을 줄이고 필요한 입원을 조속히 할 수 있다. 퇴원 이후 치료가 지속된다는 것을 보장할 수 있도록 응급실 내원 당시에 외부 사회서비스 제공자들과 의사소통을 할 수 있어야 한다.

6. 다학제적 접근
노인전문 간호사와 중급 이상의 임상가들이 병원 밖의 타응급실, 타병원 및 일차 의료기관 의료진과 함께 일하여 각자의 전문 분야를 가지고, 시스템을 통하여 더 나은 의료서비스를 제공할 수 있어야 한다.

7. 응급실 퇴원 후 진료
응급실 퇴원 후 진료를 제공하여 입퇴원여부를 계획할 수 있고 추가적으로 생기는 문제나 문제에 대한 원활한 진료를 제공함으로써 새로운 접근을 통하여 입퇴원 결정을 조정할 수 있고, 많은 문제를 해결하며 추가 진료를 조기에 할 수 있다.

8. 과정의 평가와 모니터링
모든 인터벤션은 루틴 평가와 모니터링 과정을 가지고 결과를 평가하고 질과 효용성을 개선할 수 있도록 해야 한다.

참고자료: Sinha et al

그림 31.1. 응급실에서 노인 사례 관리 프로그램 개발의 중요 요소.

하기 어려울 것이다.

노인 사례관리의 또 다른 중요한 요소는 다학제적인 접근이며, 이는 이 시스템의 중요한 성공 요인이다. 노인 환자의 다양하고 복합적인 요구 사항은 어느 한 사람이 다 해결 할 수 없는 상황들이다. 응급실에서 스크리닝을 하는 것이 누가 더 특수한 치료를 해야 할지 가리는 데 매우 중요하다. 그러나, 사례관리 인터벤션에도 불구하고, 노인 환자의 특수한 요구사항을 해결 할 수 있는 팀이 존재하지 않는한, 환자의 입원, 응급실 재원시간, 생활기능의 저하의 개선이 없었다. 그래서 더욱 '가정 내 의료'의 개념이 특히 중요하다. 환자의 간병을 주로 도맡아서 하는 사람과 의사소통을 함으로써, 응급실 의료진은 치료계획을 제대로 실행할 수 있다.

마지막으로, 사례관리 프로그램은 모든 인터벤션을 추적하고 평가할 수 있어야 한다. 새로운 시스템을 사용하여 결과를 추적하여 원하는 효과를 내고 있는 것을 확인하는 것이 필수적이다. 이 과정이 있어야, 프로그램이 목표하는 바를 달성하기 위한 개선을 할 수 있을 것이다. 예를 들어, 어떤 연구들은 환자의 만족도를 조사했다. 이러한 프로그램을 평가할 수 있는 명확한 모델은 없지만, 프로그램을 성공적으로 끌어가기 위해서 꼭 필요한 요소이다.

퇴원 계획

노인 환자들을 진료할 때 가장 큰 문제는 환자의 퇴원이다. 기존 연구들에서 환자들이 퇴원 지시를 얼마나 잘 이해했는지 평가하였고, 더욱이 퇴원과 관련된 네 가지 분야에 대해 분석하였다. 질병의 진단, 질병의 경과, 자가치료, 그리고 언제 재방문해야 할지에 대한 주의사항. 연구 결과, 약 반수의 환자들이 질병의 경과나 주의사항을 이해하지 못하였고, 21%의 환자들은 본인의 질병의 진단에 대해 이해하지 못하였다. 이 결과는 중요하게도, 본인의 질병을 이해하거나 경과를 이해하지 못한 환자들에게 부작용이 늘어나는 경향을 보였다.

많은 연구들은 현재의 퇴원 시스템을 어떻게 개선할 수 있는지 분석하였고, 응급실 재방문을 줄이고 나쁜 예후를 줄이는 중요한 몇 가지 요소를 찾았다. 그러나 위 연구들에서 반복적으로 보인 중요한 요소는 퇴원 계획만 전담하는 서비스 제공자이며, 이 사람은 사례관리자와 긴밀히 협업을 해야 한다. 이 퇴원 계획을 세우는 전문가는 많은 분야를 다루고 환자의 예후에 큰 영향을 줄 수 있다. 응급실에서 여러 업무를 담당해야 하는데, 환자의 퇴원 당시 환자들에게 더 많은 교육을 하고, 외래 방문 계획을 세우며, 환자들이 퇴원 후에 팔로우업 전화를 하여 진료를 지속하며 환자들이 퇴원 후에 연락할 수 있도록 한다. 이러한 인력이 있었기 때문에 응급실 재방문이 줄고, 환자 퇴원 당시 만족도가 높았다.

또 다른 중요한 요소는 퇴원 당시, 응급실뿐 아니라 보조서비스와 일차 의료기관과의 협업된 치료계획을 세우는 것이다. 퇴원과 외래에서의 치료계획은 응급실에서 이루어질 수 있지만, 다른 기관의 서포트 없는 노인 환자들에게 줄 수 있는 이득은 제한적이다. 퇴원 계획 속에 일차 의료기관이나 지역 의원의 접근성을 높이는 것도 중요하지만, 응급실 방문 후 생활

기능의 감소를 줄일 수 있는 중요한 요소는 가정 내에서의 치료이다.

이 요소에 더 구체적으로 접근하기 위해, 한 연구는 퇴원 계획의 다학제적 접근을 평가하였다. 이 연구에 의하면, 응급실 노인 평가자, 퇴원 계획을 세우는 사람, 병원기반 다학제팀이 함께 노인 환자를 위한 28일 퇴원 후 계획을 세웠을 때 좋은 결과를 보였다고 한다. 일반 퇴원 환자군과 한 달째 비교하였을 때, 다학제적인 치료계획을 세웠던 환자가 의료자원을 덜 사용하였고, 정상적인 정신적, 신체적 기능이 높았다고 한다. 불행히도, 이러한 긍정적 효과에도 불구하고 사망율은 다르지 않았고, 저자들은 이러한 인터벤션에도 불구하고 1년이 지났을 때 생활기능의 감소는 비슷하게 이루어졌다. 또 다른 연구들에서 응급실의 재방문이 유의하게 감소하지 못했다는 연구결과도 있었다. 여전히 어떠한 인터벤션이 정말 노인 환자들에게 이로울지 아직 미지수이다.

사례별 관리의 효용성

인구의 고령화, 의료 비용의 증가, 그리고 노인 인구의 응급실 이용 증가로 노인 환자와 관련된 연구와 사례별 관리에 대한 연구가 많다. 이 연구들에 의하면 응급실에서의 인터벤션은 효과적이다. 또, 여러 연구에 의하면 응급실 사례 관리자들이나 노인학의 전문가들이 응급실 의료진과 사회사업가와 함께 생각하는 위험인자가 있는 환자들이 있다. 이 위험인자가 있는 환자들을 구분하여 응급실의 재방문, 기능의 감소, 그리고 사망률을 줄이려는 노력을 할 수 있었다. 이러한 작업을 통하여, 노인 환자들이 필요한 것을 다학제적 접근을 통하여 병원 안팎으로 해결해야 한다는 것을 발견했다. 그러나, 여러 가지 인터벤션에도 불구하고 어떠한 해결방안도 사망률을 줄이거나 기능적인 쇠퇴나 재방문에 큰 효과를 줄 수 있는 것은 없었다.

노인 응급에 대한 연구는 증가하는 추세이다. 그러나 노인 환자들을 돌보는 의료진이 노인 환자의 특성에 대해 잘 모르는 경우가 많다. 노인 응급실에서는 구조부터 사용하는 침대, 바닥, 심지어 조명도 노인 환자에게 맞출 수 있다. 이러한 환경에서 의료진은 다학제적 접근과 여러 전문가의 도움을 받아 최상의 진료를 제공할 수 있을 것이다. 이러한 상황에서 사례별 해결방안은 더욱 중요할 것이다.

노인 사례별 관리를 잘 하기 위해서는, 미래에 어떠한 인터벤션이 환자의 치료에 실제로 도움이 되었는지, 또 어떠한 시스템이 이러한 인터벤션을 하는 데 가장 효과적이었는지에 대해 모색해야 할 것이다. 지금까지의 문헌은 사례별 관리 프로그램을 어떻게 하면 가장 효과적으로 할 수 있을지 아직 모호하고, 어떠한 인터벤션이 사망을 줄이고 재방문을 줄일 수 있는지 명확하지 않다. 진료하는 응급실 의료진 입장에서는, 여러 가지 모델들 사이에서 각 병원의 규모나 환자 비율에 맞게 적절한 시스템을 구축해야 한다. 앞으로 많은 연구를 통하여, 의료진이 사례별 관리를 하는 시스템을 구축하고 개선하는 데 있어

많은 도움이 되는 것이 좋겠다.

노인 환자의 안전한 운전

응급실 노인 환자 스크리닝의 새로운 한가지 요소는 운전기능의 평가이다. 지난 십년 동안 65세 이상의 운전자 수는 20% 증가하였다. 이는 다른 연령대의 운전자가 11% 증가한 것보다 더 많이 증가한 것이다. 이 운전자들은 다른 연령대의 운전자들보다 교통사고의 위험이 높다. 최근의 보고와 문헌과 메스컴은 이러한 문제들을 많이 다루고 있다. 환자의 운전기능을 평가하는 것은 많은 요소가 있어 매우 복잡하지만, 노인환자 뿐 아니라, 공공안전에 지대한 영향을 미칠 수 있다. 고령 운전자의 급증과 함께, 응급실 의료진은 그들의 노인환자의 운전 기능을 평가하고 스크리닝할 책임이 있을 수 있다.

노인 환자가 운전을 안전하게 하는 데 여러 가지 요소가 있다. 시력의 감퇴, 인지능력 저하, 그리고 생활기능의 저하는 운전을 매우 어렵게 한다. 더욱이, 심장질환, 치매, 당뇨, 그리고 여러 약물도 운전 능력에 영향을 줄 수 있다. 나이가 들면서 쇠약해짐에 따라 노인 환자는 교통사고가 발생할 확률이 증가할 뿐 아니라, 사고가 발생했을 때 크게 다칠 가능성이 있다. 더욱이, 이동능력은 고령의 환자들의 삶의 질에 많은 영향을 준다. 여러 연구에 의하면 운전기능 상실은 정신적인 건강과 사회활동, 독립성 그리고 건강과 사망률에 영향을 미친다고 한다. 이러한 맥락에서 응급실 의료진은 노인 환자의 운전기능 평가를 하는 것을 고려 해야 한다.

여러 운전기능평가 도구가 있지만, 이 단원에서 모든 스크리닝과 평가도구를 검토하기는 어려울 것이다. 일차 의료기관에서 평가할 수 있도록, 고령의 운전자 프로그램이나 주에서 하는 교통과에서 사용하도록 만들어진 도구들이 많다. 그러나, 문헌에서 이 도구들이 검증되지는 못했고 응급실 세팅에서 사용하는 것에 대해 평가한 것도 별로 없다. 그러나 최근의 문헌을 리뷰 하면서, 어떤 요소들은 노인환자들의 운전능력을 평가하는 데 중요하다고 밝혀졌다.

American Medical Association (AMA)는 운전능력을 평가하는 스크리닝도구를 출판했다. 고령의 환자들의 평가와 상담을 위한 가이드(Physician's Guide to Assessing and Counseling Older Drivers)의 운전관련 기능평가(Assessment of Driving-Related Skills, ADReS)는 운전하는 데 있어서 세 가지 중요한 요소인 시력, 인지기능 그리고 운동/감각기능을 평가한다. 참여자들은 각 분야에 여러 가지 능력을 평가받고, 의료진은 운전능력을 평가한다. 저자들은 이러한 기능은 운전능력의 간접적인 평가이며, 개인의 교통사고 위험도를 나타내지는 않는다는 점을 언급하였다. 의료제공자가 환자가 운전을 할 수 있을지 없을지를 결정하는데 도움이 되는 평가이다. 그러나, ADReS 전체를 응급실의 기본검사로 사용하기에 부적절할 수 있다. 응급실 의료진에게 운전기능과 관련된 여러 가지 요소에 대해 윤곽을 그려주고, 어떤 고령의 환자들

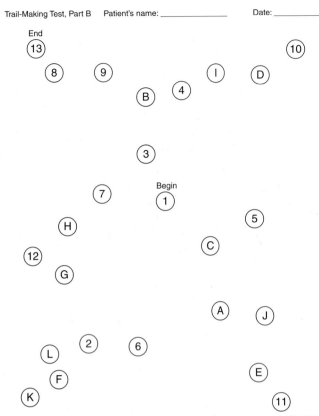

Trail-Making Test, Part B   Patient's name: _____   Date: _____

그림 31.2. Trail-Making Test B, from ADReS (www.nhtsa.gov). 환자들은 순서대로 숫자와 알파벳을 번갈아 가면서 이어가도록 한다.₩

Reproduced from American Medical Association/National Highway Traffic Administration, Physicians' Guide to Assessing and Counseling Older Drivers, 2nd edn (Washington, DC: Dept of Transportation, 2003), 30 pp.

이 추가검사를 요할지 감별해줄 수 있다.

또 다른 평가 도구는 신경정신검사인 Trail-Making Test B (TMT-B)이다. 이 짧은 검사로 운전을 하는 데 어려움이 있을만한 환자를 예측할 수 있을 수 있다. 더욱이, CAGE기반의 스크리닝 도구인 4C도 고령의 운전자를 스크리닝하는데 사용할 수 있다. 4C 검사는 네 가지 기능을 검사한다. 충돌(crash/citation), 염려(concern), 임상적 상태(clinical status) and 인지기능(cognition). 각 카테고리의 환자의 상태에 따라 1점에서 4점을 주고, 점수가 높을수록 운전의 위험이 높다. 이 평가를 통과하지 못한 사람은 실제 운전기능평가를 통과하지 못하는 경향을 보였다(그림 31.2).

이 도구들은 고령의 운전자 스크리닝 도구이지만 이러한 도구의 응급실에서의 사용에 관해 적절성을 평가한 연구는 매우 적다. 응급실 의료진에게 가장 중요한 것은, 고령의 환자가 운전하는 데 위험할 수 있는 여러 가지 요소를 알고 있는 것이다. 시력장애가 있거나, 여러 의학적 문제가 복합되어 있거나, 확연한 인지기능장애가 있거나, 최근의 교통사고 병력이 있거나, 운동기능 장애가 있는 경우이다. 이 환자들은 추가적인 운전기능 평가가 이루어질 때까지 운전을 하지 않는 것 안전 하다. 상담을 받고 나서, 이 환자들은 일차진료기관이나 고령 환자 운전 프로그램, 혹은 교통과에서 추가 검사를 할 수 있다.

응급실 사례 관리의 범위는 매우 넓기 때문에 노인의 운전기능 평가에 대해 더욱 큰 책임이 지워질 수 있다. 그러나, 어떤 환자들이 응급실 내에서 스크리닝이 필요할지 아직 의문이다. 모든 노인환자를 다 스크리닝하는 것은 응급실 자원의 낭비일 것이며, 최근에 교통사고가 있었던 환자에 한해서 평가한다면, 운전기능이 떨어진 환자를 놓칠 수 있다. 어떤 환자들에게 스크리닝 검사를 해야할지 감별하는 추가 연구가 미래에 필요하다.

요약

노인 환자들은 응급실 방문 당시와 그 이후에 여러 가지 문제들에 직면하게 된다. 이 문제들은 응급실의 노인 방문율이 증가하면서 더욱더 커질 것이고, 안 그래도 많은 것을 감당하고 있는 의료시스템에 많은 부담을 주게 될 것이다. 이러한 문제들을 이해하고 문제를 해결하는 것이 응급실 의료진의 책임이 될 것이다.

많은 스크리닝 도구들이 논의되었다. 그러나, 가장 좋은 효과를 나타내기 위해서는 잘 적용이 되어야 한다. 이상적으로는, 노인 환자가 많이 방문하는 응급실에서는 진료하는 의료진을 보조할 수 있는 간호사, 사례관리자와 사회사업가 등으로 팀을 구성하여, 노인환자의 진료에 접근하는 것이 중요하다. 이 팀은 응급실과 이후에 환자가 직면하게 되는 여러 문제를 도울 수 있을 것이다. 또, 환자의 가정 내에서 의사소통을 도울 수 있고, 환자에게 도움을 줄 수 있는 다른 인력과 원활히 의사소통을 할 수 있을 것이다.

퇴원계획을 세우는 것 또한, 노인 환자가 응급실 방문할 때 중요한 부분이다.

기존 연구에 의하면 퇴원계획이 잘 세워지지 않으면서 환자의 만족도가 떨어지고 나쁜예후를 가지게 되었다는 보고들이 있다. 환자의 진단에 대한 혼란과 재방문, 외래의 방문 등에서 복합적인 문제가 생길 수 있다. 의료팀은 환자와 간병인에게 의료지도를 하고, 투약 변경을 확인하고, 상호작용을 확인하는 등의 방법을 통하여 이러한 문제를 많이 해결할 수 있다. 임상약사를 함께 참여시키는 것이 새로 추가된 약을 검토하고, 약물 간 상호작용을 확인하고, 투약지도를 하면서 퇴원계획을 세우는 데 도움이 될 수 있다. 이 팀은 또, 환자의 가정 방문이나, 퇴원 후 가정간호, 물리치료, 직업치료 혹은 추가 재활치료를 위한 요양병원 시설로의 전원을 계획할 수 있다.

응급실 의료진은 노인 환자들에게 일어날 수 있는 잠재적인 위험성에 예의주시해야 한다. 노인들이 운전할 때 여러 가지 문제들로 어려움이 있을 수 있다. 응급실에서 검증된 스크리닝 도구는 아직 없지만, 고령의 환자들의 운전 습관을 알아보고 경우에 따라 추가 검사를 할 수 있도록 일차 의료기관이나 교통과의 여러 운전평가 프로그램에 의뢰를 해야 한다. TMT-B와 같은 간단한 검사는 앞으로 응급실에서 고령의 운전자의 스크리닝 도구로 사용될 수 있다.

노인 환자들이 직면하는 문제들이 더욱 확연해지는 동안, 어떤 인터벤션이 나쁜 예후를 줄일 수 있고, 응급실에서 이러한 것을 어떻게 적용하는 것이 좋을지에 대해 추가적인 연구가 필요한 실정이다. 의료진은 다학제적 접근으로 노인 환자들을 보살피고 이를 평가하고 경험하는 과정에서 여러 가지 부분을 개선할 수 있을 것이다. 응급실 의료진은 향후 노인 의학의 중요성이 더욱 강조될 것이며, 미래에 이와 관련된 연구에 대해서 알고 있어야 할 책임이 있다는 것을 알아 둘 필요가 있다.

핵심과 주의점

- 노인 응급실 방문은 해마다 증가하고 있고, 향후 이십 년 동안 지속적으로 증가할 것이다.
- 노인의 응급실 방문은 이후의 나쁜 예후와 관련을 있고, 의료진은 이것을 무시하면 본인과 환자를 위험하게 할 수 있다.
- 효과적인 사례관리 프로그램은 진료하는 의료진과 별도로 일을 하고 환자의 요구를 충족시켜 주는 전문 간호사, 사례 관리자 그리고 사회사업가가 필요하다. 이 사람들은 노인 환자들의 문제를 평가할 수 있게 전문적인 교육을 받아야 한다.
- 입퇴원 여부와 상관 없이, 환자의 가정이나 요양원과 그리고 다른 간병하는 인력과 의사소통 하는 것이 치료를 지속하고 나쁜 예후를 줄이는 데 중요하다.
- 응급실에서 사례 관리를 하는 것은 적절할 뿐 아니라, 노인환자의 전반적인 치료를 위해 필수적이며, 병원 안팎으로 다학제적인 접근이 필요하다.
- 퇴원 당시에 노인 환자 전문가의 도움을 받는 것은 환자의 만족도를 높이고, 환자 본인의 질환에 대한 이해도를 높이고, 응급실 재방문율을 줄인다.
- 노인 환자가 안전 운전을 하는 데 여러 가지 요소가 관여한다. 응급실 의료진은 이러한 요소들을 잘 알고 있어야 하며, 필요시 추가검사를 의뢰할 수 있어야 한다.

참고문헌

1. Roberts DC , McKay MP , Shaff er A. Increasing rates of emergency department visits for elderly patients in the United States, 1993 to 2003 . Ann Emerg Med . 2008 ; 51 (6): 769 –74.

2. Aminzadeh F , Dalziel WB . Older adults in the emergency department: A systematic review of patterns of use, adverse outcomes, and eff ectiveness of interventions . Ann Emerg Med . 2002 ; 39 (3): 238 –47.

3. Grief CL . Patterns of ED use and perceptions of the elderly regarding their emergency care: A synthesis of recent research . J Emerg Nurs . 2003 ; 29 (2): 122 –6.

4. Horney C , Schmader K , Sanders LL , et al. Health care utilization before and aft er an outpatient ED visit in older people . Am J Emerg Med . 2012 ; 30 (1): 135 –42.

5. McCusker J , Healey E , Bellavance F , Connolly B. Predictors of repeat emergency department visits by elders . Acad Emerg Med. 1997 ; 4 (6): 581 –8.

6. Fuchs VR . Provide, provide: Th e economics of aging. NBER Working Paper 6642; 1998 .

7. Spillman BC, Lubitz J. Th e eff ect of longevity on spending for acute and long-term care. N Engl J Med. 2000;342(19):1409–15.

8. Baicker K , Skinner JS. Health care spending growth and the future of US tax rates. NBER Working Paper 16772; 2011 .

9. Institute of Medicine . Report Brief: Rewarding Provider Performance: Aligning Incentives in Medicare. National Academy of Sciences; 2006 .

10. Rosenthal MB, Dudley RA. Pay-for-performance: Will the latest payment trend improve care? JAMA. 2007;297(7):740–4.

11. Rosenthal MB , Landon BE , Normand SL , Frank RG , Epstein AM . Pay for performance in commercial HMOs . N Engl J Med. 2006 ; 355 (18): 1895 –902.

12. National Hospital Ambulatory Medical Care Survey . 2008 Emergency Department Summary Tables; 2008.

13. McCusker J , Roberge D , Vadeboncoeur A , Verdon J. Safety of discharge of seniors from the emergency department to the community . Healthc Q . 2009 ; 12 : 24 –32.

14. Hastings SN , Barrett A , Weinberger M , et al. Older patients' understanding of emergency department discharge information and its relationship with adverse outcomes . J Patient Saf . 2011 ; 7 (1): 19 –25.

15. Rosenthal TC . Th e medical home: Growing evidence to support a new approach to primary care . J Am Board Fam Med [online]. 2008 ; 21 (5): 427 –40.

16. McCusker J , Dendukuri N , Tousignant P , et al. Rapid two-stage emergency department intervention for seniors: Impact on continuity of care . Acad Emerg Med . 2003 ; 10 (3): 233 –43.

17. Hustey FM , Mion LC , Connor JT , et al. A brief risk stratifi cation tool to predict functional decline in older adults

discharged from emergency departments . J Am Geriatr Soc . 2007 ; 55 (8): 1269 –74.

18. Sinha SK , Bessman ES , Flomenbaum N , Leff B. A systematic review and qualitative analysis to inform the development of a new emergency department-based geriatric case management model. Ann Emerg Med . 2011 ; 57 (6): 672 –82.

19. Lowthian JA , Smith C , Stoelwinder JU , et al. Why older patients of lower clinical urgency choose to attend the emergency department . Intern Med J . 2013 ; 43 (1): 59 –65.

20. Naughton C , Drennan J , Treacy P , et al. The role of health and non-health-related factors in repeat emergency department visits in an elderly urban population . Emerg Med J . 2010 ; 27 (9): 683 –7.

21. Studnicki J , Platonova EA , Fisher JW . Hospital-level variation in the percentage of admissions originating in the emergency department . Am J Emerg Med . 2012 ; 30 (8): 1441 –6.

22. McCusker J , Jacobs P , Dendukuri N , et al. Cost-eff ectiveness of a brief two-stage emergency department intervention for highrisk elders: Results of a quasi-randomized controlled trial . Ann Emerg Med . 2003 ; 41 (1): 45 –56.

23. Basic D , Conforti DA . A prospective, randomised controlled trial of an aged care nurse intervention within the emergency department . Aust Health Rev . 2005 ; 29 (1): 51 –9.

24. Guttman A , Afi lalo M , Guttman R , et al. An emergency department-based nurse discharge coordinator for elder patients: Does it make a diff erence? Acad Emerg Med . 2004 ; 11 (12): 1318 –27.

25. McCusker J , Verdon J. Do geriatric interventions reduce emergency department visits? A systematic review . J Gerontol A Biol Sci Med Sci . 2006 ; 61 (1): 53 –62.

26. Hastings SN , Hefl in MT . A systematic review of interventions to improve outcomes for elders discharged from the emergency department . Acad Emerg Med . 2005 ; 12 (10): 978 –86.

27. Caplan GA , Williams AJ , Daly B , Abraham K. A randomized, controlled trial of comprehensive geriatric assessment and multidisciplinary intervention aft er discharge of elderly from the emergency department – the DEED II study . J Am Geriatr Soc . 2004 ; 52 (9): 1417 –23.

28. Hickman L , Newton P , Halcomb EJ , Chang E , Davidson P. Best practice interventions to improve the management of older people in acute care settings: A literature review . J Adv Nurs . 2007 ; 60 (2): 113 –26.

29. Mion LC , Palmer RM , Meldon SW , et al. Case fi nding and referral model for emergency department elders: A randomized clinical trial . Ann Emerg Med . 2003 ; 41 (1): 57 –68.

30. Hwang U , Morrison RS . The geriatric emergency department . J Am Geriatr Soc . 2007 ; 55 (11): 1873 –6.

31. US Department of Transportation: National Highway Traffi c Safety Administration . Traffi c Saft ey Facts 2009 Data – Older Population; 2009 .

32. Bayam E , Liebowitz J , Agresti W. Older drivers and accidents: A meta analysis and data mining application on traffi c accident data . Expert Syst App . 2005 ; 29 (3): 598 –629.

33. Stiffl er KA , Wilber ST . Older emergency department drivers: Patterns, behaviors, and willingness to enroll in a safe driver program . West J Emerg Med . 2011 ; 12 (1): 51 –5.

34. Eby DW , Trombley DA , Molnar LJ , Shope JT . The Assessment of Older Drivers' Capabilities: A Review of the Literature (Ann Arbor, MI : The University of Michigan Transportation Research Institute, 1998).

35. Carr DB , Schwartzenberg JG , Manning L , Sempek J. Assessing functional ability. In Physician's Guide to Assessing and Counseling Older Drivers , 2nd edn (Chicago, IL : American Medical Association , 2010), p. 17.

36. Li G , Braver ER , Chen LH . Fragility versus excessive crash involvement as determinants of high death rates per vehicle-mile of travel among older drivers . Accid Anal Prev . 2003 ; 35 (2): 227 –35.

37. Edwards JD , Lunsman M , Perkins M , Rebok GW , Roth DL . Driving cessation and health trajectories in older adults . J Gerontol A Biol Sci Med Sci . 2009 ; 64 (12): 1290 –5.

38. Ragland DR , Satariano WA , MacLeod KE . Driving cessation and increased depressive symptoms . J Gerontol A Biol Sci Med Sci . 2005 ; 60 (3): 399 –403.

39. Betz ME , Fisher J. The trail-making test B and driver screening in the emergency department . Traffi c Inj Prev . 2009 ; 10 (5): 415 –20.

40. Shepperd S , McClaran J , Phillips CO et al. Discharge planning from hospital to home . Cochrane Database Syst Rev . 2010 (1): CD000313 .

41. Martin AJ , Marottoli R , O'Neill D. Driving assessment for maintaining mobility and safety in drivers with dementia . Cochrane Database Syst Rev . 2009 (1): CD006222 .

42. Classen S , Horgas A , Awadzi K , et al. Clinical predictors of older driver performance on a standardized road test . Traffi c Inj Prev . 2008 ; 9 (5): 456 –62.

43. O'Connor MG , Kapust LR , Lin B , Hollis AM , Jones RN . The 4Cs (crash history, family concerns, clinical condition, and cognitive functions): A screening tool for the evaluation of the at-risk driver . J Am Geriatr Soc . 2010 ; 58 (6): 1104 –8.

32

노인의 낙상과 낙상 예방

역학

낙상이란 의도치 않게 바닥이나 아래쪽으로 갑자기 하강하는 것이다. 응급실로 내원하는 대부분의 낙상은 일어선 높이(2미터 미만)에서 발생하며 이 장에서는 이런 종류의 낙상을 다룰 것이다. 응급실에서 낙상 및 낙상 관련 손상으로 내원하는 노인환자를 종종 접하게 된다. 실제, 지역 내 거주하는 노인의 27%가 매년 낙상하고, 낙상으로 인한 손상 발생률은, 베이비 붐 세대의 영향을 고려해서 예상했던 것보다도 더 빠르게 증가하고 있다. 낙상 빈도는 나이가 들면서 증가하고, 80세 이상에서는 매년 50%에서 낙상한다. 낙상의 거의 50%는 집 안과 집 주변에서 일어나고, 낙상의 20%는 중증 손상으로 이어진다. 미국에서 낙상으로 인한 입원은 2001년, 373,128명에서 2008년, 559,335명으로 50% 증가하였다. 이에, Centers for Medicare and Medicaid Services는 2007년에 'never events'라는 8가지 예방 가능한 조건들을 발표했다. 예방 가능한 심각한 부작용 중 하나로 알려져 있는 병원 내 낙상은 이 'never events' 중 하나로, 향후 의료 비용을 감소시킬 것이다.

이환률과 사망률

서 있는 높이에서의 낙상은 손상 기전에 비해 심각한 손상을 유발하고 노인 외상 사망의 주 원인이 되며, 미국에서만 의료 비용이 연 190억 달러에 달한다. 낙상은 낙상에 대한 공포, 사회적 고립, 기능 저하, 보호시설 입원으로 이어진다. 낙상 후 환자가 바로 일어서지 못하는 것을 'long lies'라고 하며, 서 있는 수준에서 낙상 후 환자가 바닥에 3시간 이상 그대로 있게 되는 현상이다. 낙상 관련 손상(fall-related injuries)이란 서 있는 수준에서 낙상하면서 발생한 중증의 열상이나 골절을 정의한다. 미국에서 시행한 National Hospital Ambulatory Care Survey에서 2000~2004년 동안, 외상으로 응급실에 내원한 65세 이상은 2천백만 명, 모든 손상 관련 환자 중 낙상이 48%로 100명년당(patient-years) 5.9명의 환자비율이었다. 2000~2002년, 미국의 응급실로 내원한 노인환자는 4천8백만 명이고 그 중 20%가 외상이었다. 영국에서는 응급실 노인환자의 33%가 외상이었다.

낙상과 관련된 손상은 두개 내 출혈, 골절, 열상, 타박상이다. 낙상으로 의한 손상을 결정하는 요소는 낙상 충돌의 운동에너지, 낙상 방향, 신체조직과 바닥재의 완충력이다. 낙상으로 의한 골절은 낙상기전과 성별에 따라 달라진다. 남자는 고관절, 늑골, 척추, 상완골, 골반 골절 순으로 발생하고, 여자는 고관절, 상완골, 손목, 골반, 발목 순이다. 옆으로 넘어지는 경우 고관절 골절이 많고, 뒤로 넘어지는 경우 손목 골절이 증가한다.

고관절 골절은 남녀 모두에서 가장 흔한 골절로 미국에서 연 300,000명이 발생하고, 2040년에는 두 배가 될 것이다. 일어 선 높이에서 낙상 시, 고관절 골절 소견이 x-ray상 바로 나타나지 않을 수 있으므로 자기공명영상(MRI)이 초기 골 손상을 진단하는 데 비용면에서 효율적이다. 그 다음으로 흔한 골절은 척추와 손목 골절이다. 손목 또는 요골 원위부 골절은 두 번째로 흔한 낙상 관련 골절이며, 뒤로 낙상 시 팔을 뻗은 상태에서 손으로 땅을 짚어서 발생하는 Colles' 골절을 포함하여, 전체 낙상 골절환자의 12~29%에서 발생한다. 상완골 근위부 골절은 낙상 골절의 8~11%에서 나타난다. 손 골절은 장기 요양 시설에서 더 흔하다.

급성 척추 골절의 가장 흔한 원인은 낙상이며, 노인 치아돌기(odontoid) 골절의 90%가 낙상에 의해서 발생한다. 낙상은 척수 손상의 독립 예측인자이고, 낙상으로 의한 척수 손상 빈도가 증가하고 있다. 양측, 주로 상지 원위부의 근력 약화를 보이는 중심 척수 증후군(central cord syndrome)은 노인에서 가장 흔한 척수 증후군이다.

늑골골절은 시설에 있는 노인 환자 낙상 관련 골절의 6%를 차지한다. 골반골절은 지역에 거주하는 노인 낙상 골절의 4~8%를 차지하며, 노인 골반골절의 85%가 낙상에 의한다. 가장 흔한 골반 골절은 치골지(pubic ramus) 손상이다. 노인에서 낙상 관련 손상 치료는 일반적으로 응급의학, 정형외과, 노인의학, 물리치료사, 작업치료사, 약사로 구성된 다학제 접근이 요구된다.

경막하 혈종 같은 두부 손상은 낙상 관련 사망의 46%를 차지한다. 와파린 항응고제를 복용중인 환자가 낙상 시 사망률은 더 증가한다(48 vs 16%). 환자가 와파린을 복용 중이면 경한 둔상에도 중증의 두부 손상이 발생한다. 치명적 지상 수준의 낙상(fatal ground-level fall)의 85%에서 급성 경막하 혈종이 동반되고 70세 이상에서 더 흔하다. 경막하 혈종 시 모호한 증상으로 내원할 수 있으므로, 임상의는 낙상 후 두개 내

출혈 가능성을 고려해서 가족으로부터 수상 당일 환자의 인지 상태와 최근 인지상태를 확인하여 비교 평가해야 한다.

위험인자들(고위험 낙상환자를 인지할 수 있는)

낙상 위험 인자는 내인적(개인의 특성) 또는 외인적(환경적 위해) 인자로 구분할 수 있다. 그림 32.1은 낙상 위험 인자들과 흔한 낙상 손상을 보여준다. 응급실 의료진이 환자의 집을 확인할 수 없으므로 병원 전 단계 인력이 집 안을 확인해서 낙상 위험을 빠르게 평가하고 응급실 의료진에게 알려야 한다. 많은 낙상 위험 분류 도구가 입원실과 외래에서 사용되고 있으나 응급실에서의 유용성은 입증되지 않았다.

CAREFALL Triage Instrument (CTI)은 응급실에서 유용성이 증명된 낙상 예방 평가 도구이다. CTI는 8가지의 교정 가능한 낙상 위험 인자들로 구성되어 있다. 약물, 균형과 거동성, 낙상에 대한 공포, 기립성 저혈압, 감정 상태, 골다공증 위험, 시력 저하, 요실금. CTI는 네델란드의 한 응급실에서만 증명된 이차 예방 도구로 다른 응급실 기반에서의 유용성은 아직 확인되지 않았다. 또한, 44 항목으로 구성된 CTI 자가 설문이 너무 길어서 응급실에서 수행하기 어렵다.

PROFET (Prevention of Falls in the Elderly Trial)은 영국에서 시행된 이차 낙상 예방 연구이다. PROFET 연구자들은 낙상의 세 가지 예측 인자와 낙상을 감소시킬 수 있는 세 가지 인자를 확인했다(표 32.1). 한 응급실에서 진행된 전향적 집단 관찰 연구로 낙상뿐 아니라 응급실에서 검사한 모든 환자를 대상으로 6개월 이내 낙상 위험 인자를 평가했고 세 가지 위험 인자를 확인했다.

응급실이 아닌 환경에서의 연구들에 대한 체계적 문헌 검토상 많은 위험 인자들이 의미있는 우도비(likelihood ratios)를 보였다(표 32.2, 32.3). 낙상 과거력은 미래 낙상 위험 증가와 항상 연관되나 약물, 발 문제, 침상 옆에서 시행한 기능 검사상 이상, 인지 장애는 응급실 상황에서 노인 낙상 위험을 항상 증가시키지는 않았다. 또한 낙상 위험 분류 연구에서 '일어서서 걸어가기(Get up and go)' 같은 기능 검사는 응급실 노인 환자에서 시행하기에 어려움이 있다. 예를 들면, 한 응급실에서 시행한 일차 낙상 예방 연구에서, 연구에 등록된 환자의 50%가 '일어서서 걸어가기' 검사 또는 '일자 보행' 검사를 거부하거나 시행할 수 없는 건강 상태였다. 다양한 이유들로 인해 응급실 상황에서는 보행 능력 검사와 안정성 검사 시행에 어려움이 있다. 응급실 환자는 심하게 아픈 상태이고 그들의 수행 상태가 그들의 기저 역량(baseline capabilities)을 반영하지 않는다. 신체적 보유능력이 저하된 노인 환자는 질병으로 검사를 수행할 활력과 의지가 떨어진다. 또한 대부분 응급실의 구조적 설계나 의료진의 교육 측면에서 노인 친화적이지 않다. 간호사들은 자주 낙상 위험 평가를 하지만, 응급의학 의사는 거의 하지 않는다. 정상 보행하는 노인 환자에서 낙상 위험이 있으나, 보행 검사를 할 수 없거나 시행하지 않은 경우, 퇴원의

적절성을 다시 한번 고려해야 한다. 만일 입원한다면 입원팀은 낙상 위험을 인지하여 손상 예방을 위한 적절한 의뢰와 처치를 즉시 시행해야 한다.

어떤 처치가 성공하기 위해서는 낙상 위험을 정확히 평가할 수 있는 도구에 대한 유효성 입증 단계가 반드시 필요하다. 노인의 다양한 인구 구성원들은 낙상 위험에 동일하지 않으므로, 이런 도구가 하나 이상 있어야 한다. 예를 들면 65~74세 노인군은 75세 이상 노인군과는 다른 낙상 위험을 보이며, 지역사회 거주 노인과 장기요양시설 환자나 신체적으로 노쇠한 환자도 서로 다른 낙상 위험을 가진다. 낙상이 발생한 장소도 미래 낙상 위험의 중요한 인자로 환자 치료 계획에도 영향을 준다. 또한 응급실에서 인지 장애를 확인할 수 있는 도구가 최근에서야 나오고 있는 상황이고, 개입적 낙상 시도들(interventional falls trials)에서도 치매는 제외기준이기 때문에, 대부분의 예방적 노력이 인지 장애 환자에게 적용했을 때 어떤 결과가 나올지 예측 불가한 상태이다.

낙상 예방의 핵심과 헛점

노인 낙상 환자를 응급실에서 진료하는 의료진은 두 가지 목적을 인지해야 한다. 첫째, 낙상의 원인을 알아내고, 둘째, 낙상과 관련된 모든 손상을 기술해야 한다. 낙상의 원인이 항상 명확한 것은 아니며 그림 32.1에서처럼 여러 원인일 수 있다. 영국과 미국 노인 의학회(British and American Geriatric Societies)에서 공동으로 낙상 예방 가이드라인을 발표했다(그림 32.2). 이 가이드라인이 일차 진료 또는 응급실을 대상으로 하지만, 이전에 보고된 낙상 위험 요인들이 응급실 상황에서 낙상 또는 낙상 손상과 항상 관련있는 것은 아니다. 또한 낙상 검사를 시행할 적절한 인력과 바쁜 응급실 상황에서 시간 소요의 문제도 있다. 낙상 손상을 감소시키려는 대부분의 처치들이 다학제 접근이고 기존의 응급의학 진료 영역에서 벗어나 있지만, 응급의학은 낙상 위험을 감소시키는 데 중요한 역할을 한다.

어떠한 낙상 예방법도 환자가 적극적으로 참여해야 성공할 수 있다. 고위험 낙상 환자에게 운동을 처방하거나 낙상팀으로 의뢰하면, 환자와 관련된 요인들 즉 이송의 문제, 사회적 고립 또는 환자의 서로 다른 가치관으로 종종 시행되지 않는다. 또한 간호사와 의사에게 근거 기반한 낙상 예방 가이드라인을 제공해도 진료 형태가 변하거나 낙상 손상이 줄지 않는다. PROFET 연구는 효과적이고 엄격히 통합된 다학제 이차 낙상 예방 프로그램을 제공했다. 이 연구는 응급실로 낙상 환자가 내원하면 일반 의사와 작업치료사로 구성된 팀이 진료에 참여한다. 이런 다학제 개입이 낙상을 20%까지 감소시켰다.

Davison 등은 영국에서 낙상 예방 시도로, 지역사회에 거주하는 낙상자가 다시 낙상하여 응급실로 재내원한 경우, 다학제 개입과 일반적 처치를 무작위 배정하여 비교 연구하였다. 낙상 위험, 낙상 횟수, 1년간 입원율에는 차이가 없고, 입원일

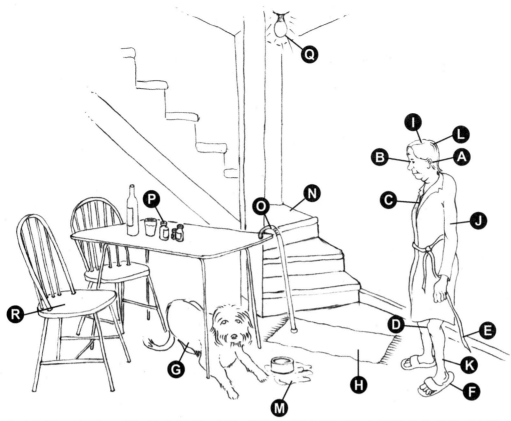

(a) **낙상 전 인자들** A: 불균형, B: 시력 저하, C: 부정맥, 기립성 저혈압, D: 퇴행성 관절 질환, E: 헐렁한 옷, F: 헐렁한 신발 또는 발 상처, G: 애완동물, H: 깔개 또는 낡은 매트, I: 치매, 파킨슨 병, J: 영양실조, K: 건강 악화, 노쇠, 근육 소모, L: 뇌졸증 병력 또는 다른 운동 장애, M: 미끄러운 바닥, N: 계단, O: 보행기 또는 목발, P: 약물, 술, Q: 어두운 조명, R: 앉았다 일어서는 동작

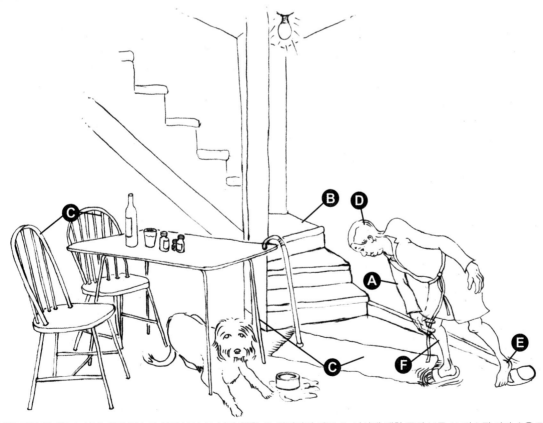

(b) **낙상 동안 인자들** A: 반사 신경 감소로 쉽게 낙상, B: 난간 없음, C: 어질러진 가구, D: 낙상에 대한 주의 부족, E: 감소된 자기 수용 감각, F: 체력 저하

그림 32.1. 노인환자에서 서 있는 높이에서의 낙상 – 집 안에서 위험인자들과 흔한 손상들(John Wiley & Sons Publishing Company 인용).

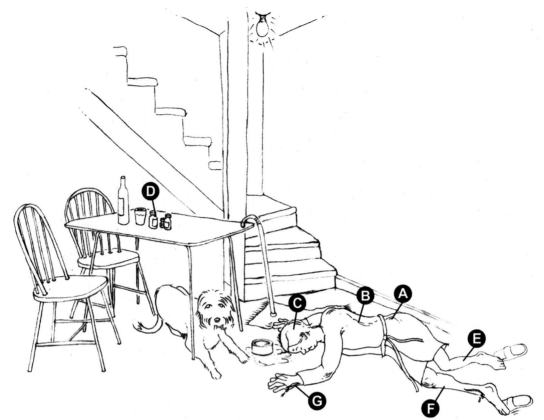

(c) **낙상 후 인자들과 손상들** A: 골다공증=경한 외상에도 골절, B: 척추 협착과 경추 추간판탈출증=척수 좌상(전반 척수 증후군), C: 뇌 위축=경막하 혈종, D: 약물(항응고제, 항혈소판제)= 두개 내(다른 부위)출혈 증가, E: 근육 감소=일어나지 못하고 오래 누워있게 됨(long lies), F: 신체 지방/충전재 감소=골절 증가, G: 약한 피부=찢어짐과 열상

그림 32.1.

표 32.1. 응급실 낙상 노인환자에서의 낙상 예측과 예방 인자들

변수	Odds ratio (95% CI)
지난 12개월 동안 낙상	1.5 (1.1 – 1.9)
실내에서 낙상	2.4 (1.1 – 5.2)
낙상 후 거동 불가	5.5 (2.3 – 13.0)
보통 수준의 음주	0.55 (0.28 – 1.1)
낮은 의식 검사 점수	0.70 (0.53 – 0.93)
낙상으로 입원	0.26 (0.11 – 0.61)
* Odds ratio 〉1 = 낙상의 위험 증가, odds ratio 〈 1 = 낙상의 위험의 감소	

표 32.2. 12개월 이내 1회 이상 낙상할 가장 중요한 위험 인자들

위험 인자	Positive likelihood ratio (95% CI)	Negative likelihood ratio (95% CI)
Benzodiazepine, phe-nothiazine, 또는 항우울제 사용	27 (3.6 – 270)	0.88 (0.82 – 0.95)
치매	17 (1.9 – 149)	0.99 (0.97 – 1.0)
검사상 뇌졸증 기왕력 소견[a]	15 (3.6 – 67)	0.91 (0.86 – 0.96)
파킨슨병	5.0 (1.5 – 16)	0.98 (0.97 – 1.0)
의자 손잡이를 사용하지 않으면 의자에서 일어서지 못함[b]	4.3 (2.3 – 7.9)	0.77 (0.66 – 0.90)
의식상태에 대한 짧은 질문지 ≥ 5 오답	4.2 (1.9 – 9.6)	0.88 (0.81 – 0.96)
지난 한 달 내 낙상	3.8 (2.2 – 6.4)	0.84 (0.77 – 0.92)
원래 상태로 회복되기까지 한달 동안 4일 이상 침상생활	3.7 (1.6 – 8.6)	0.94 (0.89 – 0.99)
전 년도에 1회 이상 낙상	2.8 (2.1 – 3.8)	0.86 (0.81 – 0.92)
[a]여자, [b]남자		

수는 3.6일 감소하고 균형감각이 호전됨을 보고했다. PROFET 과 Davison 연구는 1년 낙상 예방 효과에 대한 서로 다른 결과를 보였다. Davison은 낙상 원인이 약물인 경우와 한 번만 낙상한 환자를 연구대상에서 제외했고, PROFET은 이런 저위험 환자들을 포함시켰다. PROFET은 더 많은 환자가 추적 관찰도중 중도 탈락했다(23 vs 10%). 1년 추적 후 낙상 빈도 조사를, Davison 연구에서는 일기와 매달 엽서를 이용해서 평가하였고 PROFET은 4개월마다 엽서 질문을 이용했다. PRO-FET 환자가 Davison 환자보다 낙상 빈도가 더 적었다(42.8 vs 62.6%). 다학제 개입은 PROFET과 Davison 연구에서 유사한 강도, 복합성과 기간을 보였다. 그래서 두 연구의 서로 다

표 32.3. 12개월 이내에 2회 이상 낙상할 수 있는 위험인자들

증후들	Positive likelihood ratio (95% CI)	Negative likelihood ratio (95% CI)
치매	13 (2.3 – 79)	0.97 (0.94 – 1.0)
뇌졸증	3.2 (1.9 – 5.4)	0.87 (0.78 – 0.97)
낙상에 대한 공포	2.6 (1.9 – 3.5)	0.70 (0.59 – 0.84)
일자보행검사 불가[a]	2.4 (2.0 – 2.9)	0.51 (0.38 – 0.68)
전년 동안 1회 이상 낙상	2.3 (1.8 – 2.9) to	0.60 (0.47 – 0.76) to
3회 의자에서 일어서기가 10초 이상 소요[b]	2.4 (1.9 – 3.0)	0.61 (0.49 – 0.76)
본인이 거동에 문제가 있음을 인지	2.3 (1.8 – 2.9)	0.66 (0.54 – 0.80)
원래 상태로 회복되기까지 한달 동안 4일 이상 침상생활	2.0 (1.7 – 2.4)	0.48 (0.34 – 0.68)

[a]일자보행(tandem walk)검사는 한쪽 발꿈치가 다른 쪽 발의 발가락을 터치하면서 2 m 정도 걷는 것이다.
[b]의자에서 일어났다가 다시 앉는 것을 3번 연속 시행

른 결과에 대한 가장 명확한 설명은 낙상 위험을 연구한 대상 환자군(Davison 연구에서 더 고위험군)과 1년 추적 관찰 후 낙상 확인 방법(Davison연구가 더 자세하고 더 자주 시행)이다. 두 연구 모두 응급실에서 개입이 시행되지 않았다는 점을 주목해야 한다. 환자가 응급실로 접수할 때 연구대상자로 등록하였고 응급 처치 후 수일 후에 전화나 편지로 낙상 환자들과 접촉했다.

한 체계적 문헌 고찰에 15개국, 55,000명의 지역 거주민이 참여한 111개의 연구들을 분석했으나 응급실 기반의 연구는 6개 미만이었다. 낙상 예방 처치는 운동, 비타민 D 보충, 심박동기 삽입, 백내장 수술, 환경 개입이었다. 10개의 연구들은 여러 처치를 동시에 평가했고 31개 연구는 환자 특성에 따라 다인성 개입(multifactorial interventions)하였다. 집에서 할 수 있는 운동과 태극권이 낙상률을 감소시켰고 운동 요법이 골절률을 감소시켰다(상대적 위험 0.36; 95% CI 0.19~0.70). 심장억제 경동맥동 과민증(cardioinhibitory carotid sinus hyper-sensitivity)환자에서 심박동기가 골절을 감소시키지는 않았으나 낙상률은 감소시켰다. 새 안경 처방은 오히려 낙상과 골절률을 증가시켰으며, 집 안전 개입(home safety intervention)은 특히 시력저하 환자에서 효과적이었다. Yaktrax walker가 미끄러운 겨울에 야외 낙상을 감소시켰다. 낙상률 또는 낙상 관련 골절을 감소시키지 못한 개입은 약물 수정, 비타민 D 보충, 환자교육, 인지-행동 교정이었다. 그러나 최근 26개 연구들에 대한 메타 분석에서 비타민 D와 칼슘 복합요법이 낙상을 감소시켰다고 보고했다. 운동 요법도 웰빙의 다른 중요한 측면에서 좋은 효과를 보였다. 고관절 보호기(hip protector)는 요양원이나 지역사회 거주 환자의 고관절 골절을 감소시키지 못했다. 다인성 개입은 노쇠한 지역사회 거주 낙상 환자에서 효과가 없었다. 임상 효과가 서로 달라서 다인성 개입의 비용 효율성은 아직 규정할 수 없다.

추천과 미래 연구 방향

낙상 노인이 응급실 내원 시 가이드라인에 따른 처치를 제대로 받지 못하고 있다. 전 세계적으로 모든 전문 분야의 의사들은 낙상 예방 연구를 일반 처치에 포함시키려고 노력하고 있다. 오스트레일리아의 한 응급실에서 시행된 연구에서 임상의가 가이드라인을 따를 수 있도록 낙상 전문인력 배치, 의뢰 경로, 평가, 피드백 사용으로 낙상 위험 평가가 62.7%에서 89.0%로 증가하였고 낙상 의뢰도 3.4%에서 20.6%로 증가하였다. 응급의학 의사는 종종 낙상 위험 평가를 제대로 시행하지 못하나 간호사는 더 확실하게 수행한다. 응급실 사례 관리자(case manager)와 사회사업팀이 지역사회의 낙상 예방 인력을 환자와 가족에서 연결시켜줄 수 있다. 또한, 지역 또는 지방에서는 웹사이트를 통해 낙상 예방 자료들을 저비용으로 이용할 수 있다.

노인의학 의사와 응급의학 의사가 서로 협력하여 응급실에서 고위험 낙상 노인을 인지하고 효과적인 치료를 할 것을 제안하고 있다. 우선사항들은 다음과 같다.

1. 입원 또는 빠른 외래 추적이 필요한 고위험 낙상 환자를 응급실에서 정확히 분류할 수 있는 도구의 타당성
2. 낙상 손상률을 감소시킬 수 있는 응급실에서의 실용적 개입의 개발
3. 낙상 환자를 지역 사회 내 활용 가능한 자원과의 연결을 효과적으로 하기 위해, 응급실에서 노인 환자를 대상으로 입원 또는 퇴원 전에 이동식 급성 돌봄(mobile acute care) 평가
4. 고위험 낙상 환자에서 입원 대신 hospital-at-home 모델에 대한 평가
5. 전자 의무 기록을 이용한 정확하고 신뢰할 수 있는 현장(point-of-care) 낙상 위험 분류법 촉진

과거 낙상 연구들은 의도적으로 대상환자에서 인지 장애 환자를 제외하였고 노쇠하고 경제적으로 빈곤한 환자를 간접적으로 제외시켰다. 임상 연구들에서 평균적으로 지역사회 거주 성인의 거의 50%만 낙상 예방 개입을 적용했다. 향후 낙상 위험 평가와 개입 연구는 이런 환자들도 포함해야 한다. 또한 균형 평가, 제자리 걷기나 계단 오르기 같은 기능적 이동성 평가, 보행 속도 평가뿐 아니라, 여러 낙상 위험 분류법들의 응급실에서의 적용 가능성, 정확도, 신뢰도에 대한 평가가 이루어져야 한다. 비타민 D 보충요법 같은 새로운 관리법에 대한 응급실 기반 연구도 필요하다. 퇴원 후 낙상 위험이 있는 노인환자를 더 평가하기 위해 응급실 일부 구역을 관찰구역(observation units)으로 제공할 수 있다.

요약

전세계적으로 응급실로 내원하는 노인 낙상은 증가하고 있다.

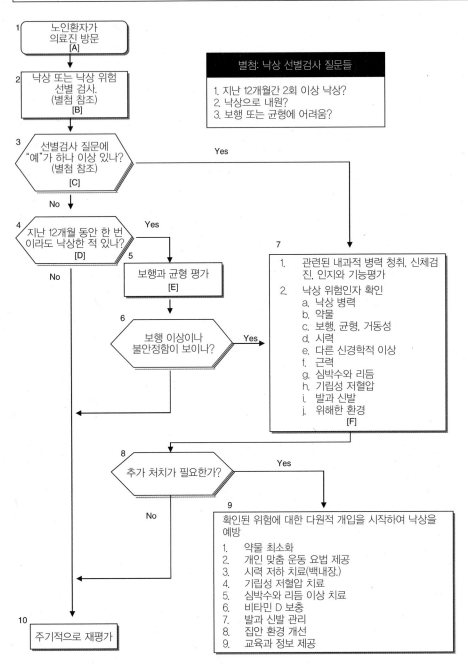

그림 32.2. 영국과 미국 노인학회에서 공동 발표한 낙상 예방 가이드라인.

1 노인환자가 의료진 방문 [A]

2 낙상 또는 낙상 위험 선별 검사. (별첨 참조) [B]

별첨: 낙상 선별검사 질문들
1. 지난 12개월간 2회 이상 낙상?
2. 낙상으로 내원?
3. 보행 또는 균형에 어려움?

3 선별검사 질문에 "예"가 하나 이상 있나? (별첨 참조) [C]

No

Yes

4 지난 12개월 동안 한 번이라도 낙상한 적 있나? [D]

Yes

No

5 보행과 균형 평가 [E]

6 보행 이상이나 불안정함이 보이나?

Yes

7
1. 관련된 내과적 병력 청취, 신체검진, 인지와 기능평가
2. 낙상 위험인자 확인
   a. 낙상 병력
   b. 약물
   c. 보행, 균형, 거동성
   d. 시력
   e. 다른 신경학적 이상
   f. 근력
   g. 심박수와 리듬
   h. 기립성 저혈압
   i. 발과 신발
   j. 위해한 환경
   [F]

8 추가 처치가 필요한가?

No

Yes

9 확인된 위험에 대한 다원적 개입을 시작하여 낙상을 예방
1. 약물 최소화
2. 개인 맞춤 운동 요법 제공
3. 시력 저하 치료(백내장.)
4. 기립성 저혈압 치료
5. 심박수와 리듬 이상 치료
6. 비타민 D 보충
7. 발과 신발 관리
8. 집안 환경 개선
9. 교육과 정보 제공

10 주기적으로 재평가

노인 낙상 원인이 하나인 경우는 드물며 여러 내인적과 외인적 위험 인자에 의해 발생하며 이들을 쉽게 교정할 수 있는 건 아니다. 입원 또는 외래 환자의 낙상 위험 분류 도구가 응급실 환자의 미래 낙상 가능성을 정확히 예측할 수 있는 것도 아니고 응급실 기반 연구의 결과 또한 일정하지 않다. 그럼에도 불구하고 노인의 낙상 관련 이환률을 고려하면 고위험 낙상 환자 확인과 적절한 처치를 간소화하는 노력이 필요하다. 비록 손상을 감소시킬 수 있는 대부분의 효과적인 개입들이 응급의학의 기존 진료 구역과 진료 범위 밖에서 가능한 것이나, 응급실 의료진은 다학제 팀원으로 낙상 위험 감소에 중요한 역할을 할 것이다.

참고문헌

1. Stalenhoef PA, Crebolder HFJM, Knottnerus JA, et al. Incidence, risk factors, and consequences of falls among elderly subjects living in the community: a criteria-based analysis. Eur J Pub Health. 1997;7:328–34.

2. Kannus P, Parkkari J, Koskinen S. Fall-induced injuries anddeaths among older adults. JAMA . 1999;281:1895–9.

3. Masud T, Morris RO. Epidemiology of falls. Age Aging. 2001;30:3–7.

4. Hartholt KA, Stevens JA, Polinder S, et al. Increase in fall related hospitalizations in the United States, 2001–2008. J Trauma. 2011;71:255–8.

5. Mattie AS, Webster BL. Centers for Medicare and Medicaid Services' "never events": An analysis and recommendations to hospitals. Health Care Manag. 2008;27:338–49.

6. Stevens JA, Corso PS, Finkelstein EA, et al. The costs of fatal and non-fatal falls among older adults. Inj Prev. 2006;12:290–5.

7. Sterling DA, Bonadies J. Geriatric falls: injury severity is high and disproportionate to mechanism. J Trauma. 2001;50:116–19.

8. Russell MA, Hill KD, Blackberry I, et al. Falls risk and functional decline in older fallers discharged directly from emergency departments. J Gerontol A Biol Sci Med Sci. 2006;61:1090–5.

9. Tinetti ME, Liu WL, Claus EB. Predictors and prognosis of inability to get up after falls among elderly persons. JAMA. 1993;269:65–70.

10. Grisso JA, Schwarz DF, Wolfson V, et al. The impact of falls in an inner-city elderly African-American population. J Am Geriatr Soc. 1992;40:673–8.

11. Carter MW, Gupta S. Characteristics and outcomes of injury related ED visits among older adults. Am J Emerg Med. 2008;26:296–303.

12. Carter MW, Datti B, Winters JM. ED visits by older adults for ambulatory care-sensitive and supply-sensitive conditions. Am J Emerg Med. 2006;24:428–34.

13. Downing A, Wilson R. Older people's use of accident and emergency services. Age Aging. 2005;34:24–30.

14. Nevitt MC, Cummings SR. Type of fall and risk of hip and wrist fractures: The study of osteoporotic fractures. The Study of Osteoporotic Fractures Research Group. J Am Geriatr Soc. 1993;41:1226–34.

15. Norton R, Campbell AJ, Lee-Joe T, et al. Circumstances of falls resulting in hip fractures among older people. J Am Geriatr Soc. 1997;45:1108–12.

16. Cummings SR, Rubin SM, Black D. The future of hip fractures in the United States. Numbers, costs, and potential effects of postmenopausal estrogen. Clin Orthop Relat Res. 1990:163–6.

17. Carpenter CR, Stern ME. Emergency orthogeriatrics:concepts and therapeutic alternatives . Emerg Med Clin North Am. 2010;28:927–49.

18. Lips P. Epidemiology and predictors of fractures associated with osteoporosis. Am J Med. 1997; 103:3–8S.

19. Tromp AM, Smit JH, Deeg DJ, et al. Predictors for falls and fractures in the Longitudinal Aging Study, Amsterdam. J Bone Miner Res. 1998;13:1932–9.

20. Cali CM, Kiel DP. An epidemiologic study of fall-related fractures among institutionalized older people. J Am Geriatr Soc. 1995;43:1336–40.

21. Lovasik D. The older patient with a spinal cord injury. Crit Care Nurs Q. 1999;22:20–30.

22.. Muller EJ, Wick M, Russe O, et al. Management of odontoid fractures in the elderly. Eur Spine J. 1999;8:360–5.

23. Pirouzmand . Epidemiological trends of spine and spinal cord injuries in the largest Canadian adult trauma center from 1986 to 2006. J Neurosurg Spine. 2010;12:131–40.

24. Clayton JL, Harris MB, Weintraub SL, et al. Risk factors for cervical spine injury. Injury. 2012;43: 431–5.

25. Tinetti ME, Doucette JT, Claus E, et al. Risk factors for serious injury during falls by older persons in the community. J Am Geriatr Soc. 1995;43:1214–21.

26. Alost T, Waldrop RD. Profi le of geriatric pelvic fractures presenting to the emergency department. Am J Emerg Med. 1997;15:576–8.

27. Chisholm KM, Harruff RC. Elderly deaths due to ground-level falls. Am J Forensic Med Pathol. 2010;31:350–4.

28. Hartshorne NJ, Harruff RC, Alvord EC. Fatal head injuries in ground-level falls. Am J Forensic Med Pathol. 1997;18:258–64.

29. Velasco J, Head M, Farlin E, et al. Unsuspected subdural hematoma as a differential diagnosis in elderly patients. South Med J. 1995;88:977–99.

30. Tinetti ME. Clinical practice. Preventing falls in elderly persons. N Engl J Med. 2003;348:42–9.

31. Snooks H, Cheung WY, Close J, et al. Support and Assessment for Fall Emergency Referrals (SAFER 1) trial protocol. Computerised on-scene decision support for emergency ambulance staff to assess and plan care for older people who have fallen: Evaluation of costs and benefits using a pragmatic cluster randomised trial. BMC Emerg Med. 2010;10:2.

32. Comans TA, Currin ML, Quinn J, et al. Problems with a great idea: Referral by pre-hospital emergency services to a community-based falls-prevention service. Inj Prev. 2013;19:134–8.

33. Nandy S, Parsons S, Cryer C, et al. Development and preliminary examination of the predictive validity of the Falls Risk Assessment Tool (FRAT) for use in primary care. J Public

Health. 2004;26:138–43.

34. Oliver D, Papaioannou A, Giangregorio L, et al. A systematic review and meta-analysis of studies using the STRATIFY tool for prediction of falls in hospital patients: how well does it work? Age Aging. 2008;37:621–7.

35. Russell MA, Hill KD, Day LM, et al. Development of the falls risk for older people in the community (FROP-Com) screening too. Age Aging. 2009;38:40–6.

36. Gates S, Lamb SE, Fisher JD, et al. Multifactorial assessment and targeted intervention for preventing falls and injuries among older people in community and emergency care settings: a systematic review and meta-analysis. Brit Med J. 2008;336:130–3.

37. Bongue B, Dupre C, Beauchet O, et al. A screening tool with five risk factors was developed for fall-risk prediction in community-dwelling elderly. J Clin Epidemiol. 2011;64:1152–60.

38. van Hensbroek PB, van Dijk N, van Breda GF, et al. The CAREFALL Triage instrument identifying risk factors for recurrent falls in elderly patients. Am J Emerg Med. 2009;27:23–36.

39. Close JC, Hooper R, Glucksman E, et al. Predictors of falls in a high risk population: results from the prevention of falls in the elderly trial (PROFET). Emerg Med J. 2003;20:421–5.

40. Carpenter CR, Scheatzle MD, D'Antonio JA, et al. Identification of fall risk factors in older adult emergency department patients. Acad Emerg Med. 2009;16:211–19.

41. Ganz DA, Bao Y, Shekelle PG, et al. Will my patient fall? JAMA. 2007;297:77–86.

42. Hwang U, Morrison RS. The geriatric emergency department. J Am Geriatr Soc. 2007;55:1873–6.

43. Hogan TM, Losman ED, Carpenter CR, et al. Development of geriatric competencies for emergency medicine residents using an expert consensus process. Acad Emerg Med. 2010;17:316–24.

44. Carpenter CR, Griffey RT, Stark S, et al. Physician and nurse acceptance of geriatric technicians to screen for geriatric syndromes in the emergency department. West J Emerg Med. 2011;12:489–95.

45. Kelsey JL, Procter-Gray E, Berry SD, et al. Re-evaluating the implications of recurrent falls in older adults: location changes the inference. J Am Geriatr Soc. 2012;60:517–24.

46. Shaw FE, Bond J, Richardson DA, et al. Multifactorial intervention after a fall in older people with cognitive impairment and dementia presenting to the accident and emergency department: A randomized controlled trial. Brit Med J. 2003;326:73–8.

47. Kenny RAM, Rubenstein LZ, Tinetti ME, et al. Summary of the Updated American Geriatrics Society/British Geriatrics Society clinical practice guideline for prevention of falls in older persons. J Am Geriatr Soc. 2011;59:148–57.

48. Bloch F, Jegou D, Dhainaut JF, et al. Do ED staffs have a role to play in the prevention of repeat falls in elderly patients? Am J Emerg Med. 2009;27:303–7.

49. Bleijlevens MHC, Hendriks MRC, van Haastregt JCM, et al. Process factors explaining the ineffectiveness of a multidisciplinary fall prevention programme: A process evaluation. BMC Public Health. 2008;8:332.

50. Hughes K, van Beurden E, Eakin EG, et al. Older persons' perception of risk of falling: implications for fall-prevention campaigns. Am J Public Health. 2008;98:351–7.

51. Horne M, Speed S, Skeleton D, et al. What do community dwelling Caucasian and South Asian 60–70 year olds think about exercise for fall prevention? Age Aging. 2009;83:68–73.

52. Baraff LJ, Lee TJ, Kader S, et al. Effect of practice guidelines for Emergency Department care of falls in elder patients on subsequent falls and hospitalizations for injuries. Acad Emerg Med. 1999;6:1224–31.

53. Close J, Ellis M, Hooper R, et al. Prevention of falls in the elderly trial (PROFET): A randomised controlled trial. Lancet. 1999;353:93–7.

54. Davison J, Bond J, Dawson P, et al. Patients with recurrent falls attending Accident and Emergency benefit from multifactorial intervention–a randomised controlled trial. Age Aging. 2005;34:162–8.

55. Gillespie LD, Robertson MC, Gillespie WJ, et al. Interventions for preventing falls in older people living in the community. Cochrane Database Syst Rev. 2009;2:CD007146.

56. Murad MH, Elamin KB, Abu Elnour NO, et al. Clinical review. The effect of vitamin D on falls: A systematic review and meta analysis. J Clin Endocrinol Metab. 2011;96:2997–3006.

57. Fairhall N, Sherrington C, Clemson L, et al. Do exercise interventions designed to prevent falls affect participation in life roles? A systematic review and meta-analysis. Age Aging. 2011;40:666–74.

58. Parker MJ, Gillespie LD, Gillespie WJ. Hip protectors for preventing hip fractures in the elderly. Cochrane Database Syst Rev. 2004;3:CD001255.

59. Faes MC, Reelick MF, Melis RJ, et al. Multifactorial fall prevention for pairs of frail community-dwelling older fallers and their informal caregivers: A dead end for complex interventions in the frailest fallers. J Am Med Dir Assoc. 2011;12:451–8.

60. Peeters GM, Heymans MW, de Vries OJ, et al. Multifactorial evaluation and treatment of persons with a high risk of recurrent falling was not cost-effective. Osteoporos Int. 2011;22:2187–96.

61. Salter AE, Khan KM, Donaldson MG, et al. Community dwelling seniors who present to the emergency department with a fall do not receive Guideline care and their fall risk profile worsens significantly: a 6-month prospective study. Osteoporos Int. 2006;17:672–83.

62. Tinetti ME, Baker DI, King M, et al. Effect of dissemination of evidence in reducing injuries from falls. N Engl J Med. 2008;359:252–61.

63. Lord SR, Sherrington C, Cameron ID, et al. Implementing falls prevention research into policy and practice in Australia: Past, present and future. J Safety Res. 2011;42:517–20.

64. Speechley M. Knowledge translation for falls prevention: the view from Canada. J Safety Res. 2011;42:453–9.

65. Waldron N, Dey I, Nagree Y, et al. A multi-faceted intervention to implement guideline care and improve quality of care for older people who present to the emergency department with falls. BMC Geriatr. 2011;11:6.

66. Stopping Falls One Step at a Time. Fall Prevention Center of Excellence website. Available at www.stopfalls.org/ (accessed July 9, 2012).

67. Think Tall, Prevent a Fall Arizona Fall. Prevention Coalition website. Available at www.azstopfalls.org/ (accessed July 9, 2012).

68. Falls–Older Adults Centers for Disease Control website. Available at www.cdc.gov/HomeandRecreationalSafety/Falls/index.html (accessed July 5, 2012).

69. Carpenter CR, Shah MN, Hustey FM, et al. High yield research opportunities in geriatric emergency medicine research: prehospital care, delirium, adverse drug events, and falls. J Gerontol Med Sci. 2011;66:775–83.

70. Stineman MG, Strumpf N, Kurichi JE, et al. Attempts to reach the oldest and frailest: Recruitment, adherence, and retention of urban elderly persons to a falls reduction exercise program. Gerontologist. 2011;51:S59–72.

71. Nyman SR, Victor CR. Older people's participation in and engagement with falls prevention interventions in community settings: An augment to the Cochrane systematic review. Age Aging. 2012;4:16–23.

72. Muir SW, Berg K, Chesworth B, et al. Quantifying the magnitude of risk for balance impairment on falls in community-dwelling older adults: A systematic review and meta-analysis. J Clin Epidemiol. 2010;63:389–406.

73. Tiedemann A, Shimada H, Sherrington C, et al. The comparative ability of eight functional mobility tests for predicting falls in community-dwelling older people. Age Aging. 2008;37:430–5.

74. Quach L, Galica AM, Jones RN, et al. The nonlinear relationship between gait speed and falls: The Maintenance of Balance, Independent Living, Intellect, and Zest in the Elderly of Boston Study. J Am Geriatr Soc. 2011;59:1069–73.

75. Ganz DA, Alkema GE, Wu S. It takes a village to prevent falls: reconceptualizing fall prevention and management for older adults. Inj Prev. 2008;14:266–71.

노인 학대

33 장

배경

노인 학대는 대략 미국 노인 인구의 10~20% 정도에서 일어난다. 많은 전문가들은 학대가 의도적인 홀대 행동과 비의도적인 홀대 혹은 방치행동을 포함하는 개념이기 때문에 노인 홀대(elder abuse)보다는 노인 학대(elder mistreatment)라는 말을 더 선호한다. 노인 학대는 가정폭력의 다른 형태들과 동일한 고려사항과 위험요소들을 포함하고 있지만, 어떤 독특한 측면들(인식장애, 고립, 허약한 건강, 그리고 잠재적인 결정능력 장애)은 신분확인과 주변간섭 때문에 노인홀대를 더 복잡하고 어려운 상황으로 만든다. 노인 학대를 어느 정도 사적인 일로 생각해서 노인들은 관계자들에게 학대를 말하는 것을 망설일 수 있다. 노인환자들이 잦은 빈도로 응급실에 방문하기 때문에 응급실 직원이 홀대받은 노인들 대신 처음 발견하고 개입할 수 있다. 응급실에서 노인 홀대/방치의 행태는 의도적인 손상으로 나타난 치매환자로부터 심한 탈수 노인, 어수선한 아파트에서 떨어져 골반 뼈 골절이 있는 환자까지 다양하게 나타날 수 있다. 응급실 의사들은 의심을 많이 해야 하고 병원 내 사회적 서비스 지원, 지역 자원과 지역의 의무적 보고 요건들에 대해 숙지해야 한다.

역사

노인 학대와 의도적 방치/자살에 대한 기술은 고대 그리스 문헌으로 거슬러 올라가 찾을 수 있다. 노인 학대의 첫 현대적인 기술은 1970년대 영국의 의학문헌(1975, 1977년 reports)에서 발견할 수 있는데 여기서는 "할머니 구타"라는 표현을 쓰고 있다. 배우자 폭력과 소아학대는 많은 관심과 연방 자금지원을 받을 수 있지만 노인 학대는 공공적 인식이 덜하고 자금투자가 적다. 의료가 발전함에 따라 기대수명은 연장되었고 미국에서 노인인구는 가장 빨리 증대되고 있다. 미국 인구조사기관 뷰로우(Bureau)는 2010년에 65세 이상의 노인들이 미국인구의 13%를 차지했다고 보고했다. 이 부류의 사람들은 2030년까지 19.3%, 2050년까지 20.2%를 차지할 것이라고 평가했다. 사람이 65세가 되면 그들은 평균적으로 17살 더 살 것이라고 기대할 수 있다. 사람들이 더 오래 살면 살수록 지원받아야 할 가능성이 크고 학대와 방치에 대한 취약성도 증가한다.

노인 학대의 문제는 1970년대 후반에서 1980년대 초반, 의

회 청문회를 개최하면서 정부의 관심을 끌게 되었다. 거기서 노인 학대를 없애기 위한 자원과 단체들의 발전과 확대를 예고했다. 노인 학대를 고심한 연방 정부의 첫 방안은 1974년 사회보장법, 표제 XX였다. 개인에게 권한을 준 이 법은 노인과 소아 모두를 보호하기 위한 사회복지 차단보조자금 이용을 언급한다. 1985년 의회는 노인 학대방지법, 확인법, 치료법을 통과시켰고 여기에서 노인 학대를 정의함으로써 용어를 명료화시켰다. 또한 이 법은 보건사회복지부 장관에게 노인 학대와 맞서기 위한 자원으로서 노인 학대 국가자원본부와 미국노화행정부서 창설을 지시했다. 노인 학대 국가자원본부는 노인 학대의 빈도와 원인을 조사하는 연구와, 연구 결과를 요약해주는 정보처리기관에 자금을 제공하고 노인 학대 교육과 방지에 대한 자원을 편집하고 분배하는 역할을 한다. 보건복지부의 한 부분인 노인 학대 대책 위원회는 1990년에 창설되었다. 그 이후 의료기관들의 승인으로 합동위원회는 국내 폭력의 한 형태로서 노인 학대를 특별히 포함시켰다. 2011년 가장 최근에 적정관리법의 한 부분인 노인형법은 노인 학대에 대응하고 방지하기 위해 노인 학대평가 연구뿐만 아니라 훈련과 서비스 중재 프로그램들을 위한 자금을 늘렸다.

정의

학대에 관련된 "나이듦"의 정의는 개인적인 의견이나 문헌에 따라 60~65세 사이로 다양하다. 더군다나 많은 연구들은 나이듦을 "늙음"(65~74세), "더 늙음"(75~84세), "가장 늙음"(85세 이상)으로 세분화하고 있다. 일찍이 언급된 것처럼, 많은 전문가들은 노인 홀대보다는 노인 학대라는 말을 선호하는데 노인 학대가 수동적인 홀대나 방치뿐만 아니라 능동적이거나 의도적인 홀대를 포함하기 때문이다. 노인 학대는 신체적, 감정적/정신적, 성적, 재정적 홀대뿐만 아니라 방치와 유기를 포함하는 개념이다.

신체적 학대는 학대의 가장 흔한 형태인데 이는 노인에 대한 다양한 신체적 폭력의 형태들을 포함한다. 예를 들면 밀치기, 때리기, 주먹질, 발로 차기, 할퀴기, 부적당한 제지 혹은 노인에게 손상을 주는 행동들이다. 감정적 혹은 정신적 학대는 폭력적 언사나 위협, 겁주기나 다른 언어적 형태의 괴롭힘을 통해 괴로움과 고통을 가하는 것이라고 정의할 수 있다. 성적

표 33.1. 노인 학대 범주(NCEA)

신체적 학대	취약한 노인에 대한 가학 혹은 신체적 고통이나 손상을 가하려는 위협. 혹은 기본적인 요구 박탈
감정적 학대	노인에게 언어적 혹은 비언어적 행동을 통해 정신적 고통, 괴로움을 가함
성적 학대	어떤 종류이든 비상식적인 성적 접촉
재정적 학대	취약한 성인이 가진 자금, 재산의 불법적인 착취, 남용 및 은폐
방치	취약 음식, 보호시설, 의료서비스, 혹은 취약한 성인에 대한 보호를 제공할 책임이 있는 사람들의 거부나 거절
유기	노인의 보호권이나 돌봄에 대한 책임을 맡은 사람이 취약한 노인을 버림
자기 방치	자신의 안전을 위협하는 취약한 노인들의 행동. 적당한 음식과 물, 옷과 보호시설, 개인 위생과 의약품, 안전에 대한 주의를 제공하려는 것에 대한 거부나 거절

학대는 사람들이 대체로 동의하지 않는 어떤 성적인 접촉으로 정의할 수 있다. 이 성적 학대는 삽입뿐만 아니라 동의하지 않는 애무, 강압적인 포르노그래피의 시청이나 다른 사람에 대해 노인에게 강요된 행동수행이 포함될 수 있다. 이러한 형태의 학대는 노인을 그러한 행동을 당할 수 있는 사람으로 의심할 수 있는 부양자가 없고 노인들이 보고하는 것을 부끄러워하기 때문에 매우 적게 신고되는 것 같다. 재정적 학대는 응급실에서 확인하기 어려울 수 있고 자금 횡령, 현찰이나 사회보장연금의 절도, 자산양도처럼 강요하는 일들이 포함된다.

방치는 노인 학대의 가장 흔한 형태이고 의도적 비의도적으로 음식과 약 혹은 다른 생활 필수품들(안경, 보청기, 지팡이, 휠체어)을 제공하지 않는 것을 포함한다. 방치는 또한 인간관계로부터의 사회적 고립을 포함한다. 자기 방치는 다른 사람에 의한 학대는 아니지만 때때로 학대의 범주에 포함된다. 자기 방치는 자신의 건강과 안전을 위협하는 노인의 행동으로 정의한다. 이 개념은 적당한 음식과 물, 옷, 주거지, 개인적 위생, 약과 안전 예방책을 스스로에게 제공할 수 없거나 거부되는 상태를 포함한다. 비축, 불결한 자기 위생, 아주 더러운 생활 상태와 같은 다른 환경적인 위험, 상한 음식과 의약품의 부족과 같은 특수한 행동들이 포함될 수 있다. 의사결정 결과를 이해하는 정신적으로 온전한 노인은 개인적인 선택의 문제로서 자신의 건강과 안전을 위협하는 행동을 하려고 의식적이고 자발적인 결정을 할 수 있는데 이런 상황은 제외됨을 기억하자. 자기 방치의 유발율은 낮은 건강 상태와 육체적 인지적 기능이 나쁠 때 증가한다.

역학

노인 학대는 NCEA가 7가지 형태로 나누어 정의했다(표 34.1). 노인 학대는 지역사회의 노인 학대와 보호시설의 노인 학대로 좀 더 나누어질 수 있다.

최근 연구들이 보고한 바에 따르면 모든 형태의 노인 학대가 일어나는 유병률은 지난해에 지역사회에 거주한 노인들의 대략 10%정 도이다. 학대의 형태로 나누어 보면 감정적 학대(4.6~12.9%), 재정적 학대(3.5~6.6%), 잠재적 방치(5.1~5.4%)를 가장 흔하게 보고하고 있고, 신체적 학대(0.2~2.1%)는 덜 흔하게 보고하였으며 성적 학대(0.6~0.6%)는 가장 적게 보고

하였다. 이것은 인구를 기반으로 하고 있고 행동으로 특수한 질문들을 부탁한다는 강점을 지니지만(둘 다 확인을 증가시키는 것으로 보인다), 이러한 많은 연구들은 인지적으로 정상이고 전화기를 가진 노인들만 포함한다는 사실을 유의해야 한다. 그래서 지역사회 거주 노인들의 실제적인 학대 유병률은 더 높을 것 같다. 어떤 형태이든 학대로부터 고통 받는 노인들은 1년 사망률의 위험이 3배 증가한다. 자기방치로 고통받는 노인들 또한 사망률이 증가한다.

학대 위험요인들

노인 학대의 위험요인들은 논란이 많고 노인과 간병인 요인 둘 다와 연관된다. 어떤 연구들은 80세 이상의 노인들이 가장 큰 위험에 노출되어 있고 70세 이하에서도 증가된 위험성이 있다고 보고하고 있다.

어떤 독립된 노인이든 학대의 위험에 노출되어 있지만, 사회적 지원이 낮고 이전 외상 경험이 있을수록 노인 학대의 위험이 높다고 알려져 있다. 노인과 관련된 가능한 위험요인들은 아래와 같다.

- 기능적 혹은 인지적 손상
- 사회적 고립
- 건강상태 불량
- 낮은 사회경제적 위치
- 자원접근의 어려움
- 이전 정신적 문제
- 이전 가정 폭력의 경험
- 약물 남용
  간병인 요인은 다음과 같다
- 약물 남용
- 간병인 스트레스
- 이전 가정 폭력의 경험
- 노인에 대한 재정적 의존성

인종과 성별의 기여는 논란거리이고 아마도 더 많은 부분이 혼란 변수들과 연관될 것이다. 이런 많은 연구들은 단지 인지적으로 명료하고 지역사회 거주 노인들만 포함된다는 사실을 유념해야 하므로 이런 위험성에 관한 인지기능장애의 영향은 판단하기 어렵다.

의심할만한 정황들

신체적 학대

노인에게서, 특히 운동성의 문제, 보행불안정이 있거나 혈전억제제 복용 중인 사람 중에 넘어지거나 손상을 받는 일은 흔하게 일어나지만 의사는 항상 신체적 학대의 가능한 지표들을 가지고 이 손상들을 평가해야 한다. 어떤 의심할만한 손상의 예는 다음과 같다. 몸 돌출부위가 아닌 신체 부위 타박상, 패턴 표시가 있는 손상(즉, 손, 허리띠, 구두), 화상, 다발성 골절이나 세대별 타박상, 억제로 인해 생긴 손목이나 발목 주위의 타박상/찰과상, 그리고 응급실의 지연된 방문.

성적 학대

성적 학대의 증후는 다음을 포함한다. 새로 발견된 요실금이나 옷의 더러움, 설명되지 않는 항문이나 회음부의 출혈이나 성기 손상들, 설명되지 않는 성기 감염들, 유방과 생식기나 항문의 타박상.

방치

방치는 다음과 같은 상황으로 나타날 수 있다. 침상 욕창들, 더럽거나 얼룩진 옷, 심한 탈수, 위생불량; 약의 부재로 인해 조절되지 않는 의학적 문제들(즉, 당뇨나 고혈압).

사실적 지표들

- 응급실에 반복적 방문
- 치료책을 간구함에 있어 설명되지 않는 지연
- 약의 부재로 인한 조절되지 않는 의료적 문제들
- 설명되지 않는 과거 손상들
- 상충하는 손상에 대한 설명
- 새로 발견된 요실금이나 옷의 더러워짐

신체적 지표들

- 뼈가 돌출된 부위가 아닌 신체의 타박상
- 제지함으로 인해 생긴 손목과 발목 주변의 타박상/찰과상
- 반복된 형태의 손상자국(즉, 손, 허리띠, 신발)
- 화상(특히 담배)
- 세대 간 다발성 골절이나 타박상
- 엉덩이, 손목, 척추 압박이 아닌 부위의 골절
- 설명되지 않는 항문이나 생식기 출혈 혹은 생식기 손상들
- 설명되지 않는 생식기 감염들
- 유방, 생식기 혹은 항문에 생긴 손상이나 타박상
- 영양실조, 심한 탈수
- 보청기, 안경, 혹은 다른 지원의 부재
- 침상 욕창들

행동적 지표들

- 극도로 내성적임
- 감정적으로 화나거나 흥분된 상태
- 갑작스런 행동의 변화(간병인에 의해 보고되어지는)
- 말하는 것을 두려워하고 주저함
- 병원에서 노인 유기
- 사적으로 환자에게 면담받는 것을 막는 간병인
- 학대받았다는 노인의 보고

노인 학대 선별검사

응급의학과 의사가 학대나 방치에 대한 모든 노인 환자들을 선별 검사할 수 없지만 의심의 정황이 있을 때 실무자는 선별검사나 선별할 사회복지사의 개입을 고려해야 한다. 노인 학대의 선별검사가 많이 있지만 어떤 것들은 응급의학과 의사에게 시간이 많이 걸리므로 잘 훈련된 사람이 사용하게 될 것이고 대부분의 것들은 입증되어지지 않았다. Yaffe와 그의 동료들은 노인 학대 의심 지표(EASI) 선별법을 개발했고 가정 실무자 단체에서 그것의 효용을 입증했다. EASI 선별법은 세밀한 사회복지업무 평가와 비교했을 때 민감도 0.47, 특이도 0.75로 나타났다. 가장 중요하게도 이 선별법은 시행하는 데 2분도 채 안 걸렸다. 가능한 선별 질문들에 대해서는 표 34.2와 34.3을 보라.

기록

노인 학대가 의심되는 증상들은 의료기록지에 조심스럽게 기록되어야 한다. 가까운 배우자의 폭력과 소아학대의 경우에서 기록이 적용되는 동일한 원칙은 노인 학대에도 적용된다. 환자에 의해 표현된 말들을 따옴표로 적거나 가능할 때마다 "환자 진술"이라는 표현을 앞에 적어둬야 한다. 환자 행동에 대한 관찰은 주관적인 말(즉, 환자에 대해 말하는 간병인 혹은 거친 방법으로 그들을 다룸)이 아닌 객관적인 말(즉, 부양자가 접근할 때 움츠러듬, 매우 울먹거림, 시선을 피함)로 차트에 기록되어야 한다. 손상들은 크기, 신체그림을 이용한 묘사, 가능하다면 사진 같은 것들을 이용해서 기록되어야 한다. 어떠한 부양자의 관심사들과 사회복지사업으로의 위탁 혹은 성인 보호서비스에 대한 보고조차도 기록되어야 한다.

법적/윤리적 고려사항들

노인들은 미국에서 법에 의해 보호받고 있지만 노인 학대의 상황을 보고하는 바는 주마다 다르다. 많은 주에서 의무적 보고가 필요하지만 모든 주에서 시행되는 것은 아니다. 의무적으로 보고하는 일은 만약 환자들이 보호자가 보고하는 것을 원하지 않을 경우 때때로 보호자들과 인지적으로 명료한 환자들 간에 의견충돌을 야기할 수 있다. 보호자는 보고나 조사가 아닌 환자가 이용할 만한 부가적인 서비스를 찾을 기회로 생각하고 보고를 짜맞추어서 이런 문제를 해결할 수 있다. 의무보고법이 있으나 보호자들은 학대의 어떤 고려할 만한 사항일지라도 보

표 33.2. 미국의사회에서 제시한 노인 학대에 대한 통상적 선별법.

누가 당신을 아프게 했는가?
누가 당신의 동의 없이 만졌는가?
누가 당신에게 당신이 원하지 않는 일을 하게 만들었는가?
누가 부탁 없이 당신의 것을 가져갔는가?
누가 당신을 꾸짖거나 위협했는가?
당신은 이해하지 못한 문서에 서명했는가?
당신은 집에서 누군가를 두려워하는가?
당신은 많이 혼자 있는가?
누가 당신이 도움을 필요로 할 때 스스로를 돌보는 것을 도와주지 못하게 했는가?

표 33.3. 노인 학대 의심 지표(EASI).

지난 12개월 이내

환자는 이 질문들에 답한다.

1) 당신은 다음의 것들에 대해 사람에게 의존하는가?: 옷, 목욕, 쇼핑, 은행업무, 음식들

2) 누가 당신이 음식, 옷, 약품, 안경, 보청기, 혹은 의료를 가지지 못하게 하거나 당신이 함께 있기를 원하는 사람들과 지내지 못하도록 했는가?

3) 당신은 당신을 수치스럽게 만들거나 위협하는 방식으로 누군가가 당신에게 말한 것으로 인해 화났던 적이 있는가?

4) 누가 당신의 의지와 상관없이 서류에 서명을 강요하거나 당신의 돈을 갈취하려고 하였는가?

5) 누가 당신을 겁주고 당신이 원하지 않았던 혹은 당신을 신체적으로 해를 주는 방식으로 당신을 건드렸는가?

6) 노인 학대는 다음과 같은 소견들과 연관될 수 있다. 시선 회피, 내성적인 성향, 영양실조, 위생문제, 자상, 멍, 부적당한 옷이나 의학적 합병증들. 당신은 이와 같은 것들 중 어떤 것이라도 오늘이나 지난 12개월 이내 의식했는가?

누가 당신이 도움을 필요로 할 때 스스로를 돌보는 것을 도와주지 못하게 했는가?

고할 윤리적 도덕적 의무를 가진다. 대부분의 주들은 선한 양심을 가지고 보고하는 보호자에게 시민의 형사책임으로부터 면제권을 제공하고 많은 주들은 의심된 학대를 간과하고 보고하지 않을 때 벌금을 부과한다. 보고할지 말지 의문 시될 때엔 이런 일이 노인에게 많이 필요한 자원과 도움을 가져올 수 있기 때문에 보호자는 지나치다 싶을 정도로 보고해야 한다[23]. 그런 다음은 이런 일을 조사하는 성인 보호 서비스(APS)의 책임이다. 지역 거주 노인들의 학대는 성인 보호 서비스(APS)를 통해 보고되고 조사된다. 보호시설 거주 노인들의 학대는 장기적 치료 옴부즈맨 프로그램(LTCOP)에 의해 보고되고 조사된다. 옴부즈맨은 신뢰성 있는 중재자라는 스위스 말이다. 장기적 치료 옴부즈맨 프로그램(LTCOP)은 장기적 치료 거주민에게 도움과 지지를 제공하며 조사하고 개입하는 일을 하거나 성인 보호 서비스(APS)와 연계할 수 있다. 성인 보호 서비스는 의사에게 지역의 장기적 치료 옴부즈맨 프로그램(LTCOP)

을 시작하는 방법을 알려줄 수 있다. 일단 보고서가 만들어지면 성인 보호 서비스는 조사할 것이다. 면밀한 조사는 노인과 그들의 가족들을 위한 증가된 서비스, 지원, 자원을 가져올 수 있다. 각 주정부의 자원들과 법들은 NCEA website (www.ncea.aoa.gov/NCEAroot/Main_Site/Find_Help/State_Resources.aspx)에서 찾을 수 있다. 보호자가 환자가 임박한 위험에 처해 있다고 생각한다면 성인 보호 서비스가 즉시 조사하지 않을지도 모르니 환자를 병원에 입원시키는 것이 좋다.

예방적 서비스

의사는 종종 환자가 어떤 보고도 하지 않기를 원하는 경쟁력 있는 노인이지만 학대가 의심되는 딜레마에 직면할 수 있다. 또 하나의 도전적인 상황은 환자, 보호자가 불충분한 지원이나 자원을 제공함에도 의도적인 학대나 방치가 의심되지 않을 때이다. 확실히 학대에 대한 의심이 들면 공식적인 보고를 해야 하지만 환자 복지를 향상시킬 수 있는 많은 다른 선택사항이 있다. 사례관리자와 사회복지사는 훌륭한 자원인데 이들은 환자와 보호자를 사회적 지원 서비스, 간호사 방문, 공동체 프로그램들, 알맞은 이송, 정신 건강 서비스와 중요한 차이를 만들 수 있는 다른 종류의 지원으로 인도할 수 있다. 이에 더하여 이런 계획에 일차 진료의를 포함하면 응급실 치료로 연결해주는 중요한 통로가 될 것이다.

국가와 주들은 비용을 조절하고 응급실 재방문을 막으며 병원에 입원시키는 일을 강조하고 있기 때문에 아마도 응급실 사례 관리와 같은 자원의 투자를 증가시킬 것이다. 앞서 말한 바처럼 응급 사례 관리자들은 노인 환자들에게 핵심적인 자원을 연결해주고 그들의 삶의 질을 향상시키고 그래서 미래에 그들의 학대와 방치의 위험을 감소시킬 수 있다는 점에서 놀라울 만큼 큰 도움이 될 수 있다.

결론

노인들은 응급실 방문에 큰 비중을 차지하고 있고 이전 문헌에서 노인 학대의 희생자들은 응급실과 의미 있는 상호관계를 가진다고 보고했기 때문에 모든 응급의학과 의사들은 높은 수준의 의심을 가지고 응급실에서 나타나는 노인의 학대와 방치의 가능성에 대해 비판적으로 생각할 수 있어야 한다. 사례가 조사되고 추가적인 자원이나 서비스가 제공될 수 있도록 부양자는 적당한 성인 보호 서비스에 잠재적인 학대와 방치를 보고하는 권한을 가져야 한다.

핵심과 주의점

핵심

- 낮은 사회적 지원은 노인 학대의 중요한 위험인자이다.
- 노인이나 보호자의 약물 남용은 위험인자이다.
- 뼈가 튀어나온 부위가 아닌 몸의 타박상, 반복된 형태의 손상, 억제로 인한 손상, 응급실에 지연된 내원은 의심할 만한 손상이다.
- 응급실 사례 관리자는 뛰어난 자원이다.

주의점

- 부양자들은 간혹 노인들을 성적 학대를 받았다고 생각하지 못할 수 있다.
- 방치의 신호로써 조절하지 않은 의학적 문제를 고려하지 못한다(특히 의약품의 부재 시).
- 학대와 방치의 잠재적인 신호로써의 행동 변화들을 고려하지 못한다.

참고문헌

1. Acierno R , Hernandez MA , Amstadter AB , et al. Prevalence and correlates of emotional, physical, sexual, and fi nancial abuse and potential neglect in the United States: the National Elder Mistreatment Study . Am J Public Health . 2010 ; 100 (2): 292 –7.

2. Laumann EO , Leitsch SA , Waite LJ . Elder mistreatment in the United States: prevalence estimates from a nationally representative study . J Gerontol B Psychol Sci Soc Sci . 2008 ; 63 (4): S248 –54.

3. Amstadter AB , Zajac K , Strachan M , et al. Prevalence and correlates of elder mistreatment in South Carolina: the South Carolina elder mistreatment study . J Interpers Violence . 2011 ; 26 (15): 2947 –72.

4. Baker AA . Granny battering . Nurs Mirror Midwives J . 1977 ; 144 (8): 65 –6.

5. Burston GR . Letter: Granny-battering . Br Med J . 1975 ; 3 (5983): 592 .

6. Vincent GK , Velkoff VA . Th e Next Four Decades, Th e Older Population in the United States; 2010 to 2050 (Washington, DC : US Census Bureau , 2010), pp. 25 –1138.

7. Anon . Sixty-fi ve Plus in America (Washington, DC : US Bureau of the Census , 1992), pp. 1023 –178.

8. Dong X , Simon MA . Enhancing national policy and programs to address elder abuse . JAMA . 2011 ; 305 (23): 2460 –1.

9. Dong X-Q , Simon M , Evans D. Cross-sectional study of the characteristics of reported elder self-neglect in a communitydwelling population: fi ndings from a population-based cohort . Gerontology . 2010 ; 56 (3): 325 –334.

10. Dong X , Simon M , Mendes de Leon C , et al. Elder self-neglect and abuse and mortality risk in a community-dwelling population . JAMA . 2009 ; 302 (5): 517 –526.

11. Lachs MS , Williams CS , O'Brien S , Pillemer KA , Charlson ME . Th e mortality of elder mistreatment . JAMA . 1998 ; 280 (5): 428 –32.

12. Dong X , Simon M , Rajan K , Evans DA . Association of cognitive function and risk for elder abuse in a community-dwelling population . Dement Geriatr Cogn Disord . 2011 ; 32 (3): 209 –15.

13. Mitka M. Elder abuse . JAMA . 2011 ; 305 (14): 1402 .

14. Homer AC , Gilleard C . Abuse of elderly people by their carers . BMJ . 1990 ; 301 (6765): 1359 –62.

15. Wiglesworth A , Mosqueda L , Mulnard R , et al. Screening for abuse and neglect of people with dementia . J Am Geriatr Soc . 2010 ; 58 (3): 493 –500.

16. Gorbien MJ , Eisenstein AR . Elder abuse and neglect: an overview . Clin Geriatr Med . 2005 ; 21 (2): 279 –92.

17. Kleinschmidt KC . Elder abuse: a review . Ann Emerg Med . 1997 ; 30 (4): 463 –72.

18. Lachs MS , Pillemer K. Abuse and neglect of elderly persons . N Engl J Med. 1995 ; 332 (7): 437 –43.

19. Moody LE , Voss A , Lengacher CA . Assessing abuse among the elderly living in public housing . J Nurs Meas . 2000 ; 8 (1): 61 –70.

20. Nelson HD , Nygren P , McInerney Y , Klein J. Screening women and elderly adults for family and intimate partner violence: a review of the evidence for the U.S. Preventive Services Task Force . Ann Intern Med. 2004 ; 140 (5): 387 –96.

21. Reis M , Nahmiash D. Validation of the indicators of abuse (IOA) screen . Gerontologist . 1998 ; 38 (4): 471 –80.

22. Yaff e MJ , Wolfson C , Lithwick M , Weiss D. Development and validation of a tool to improve physician identifi cation of elder abuse: the Elder Abuse Suspicion Index (EASI) . J Elder Abuse Negl . 2008 ; 20 (3): 276 –300.

23. Heath JM , Kobylarz FA , Brown M , Casta ñ o S. Interventions from home-based geriatric assessments of adult protective service clients suff ering elder mistreatment . J Am Geriatr Soc . 2005 ; 53 (9): 1538 –42.

24. Anon . Major Types of Elder Abuse (Orange, CA : National

Center on Elder Abuse , 2011 , available at www.ncea.aoa.gov/ FAQ/ Type_Abuse/index.aspx).

25. Levine JM . Elder neglect and abuse. A primer for primary care physicians . Geriatrics . 2003 ; 58 (10): 37 –40, 42 –4.

Index

영문

A

B